Veterinärmedizinische Parasitologie

Josef Boch · Rudolf Supperer

Veterinärmedizinische Parasitologie

Josef Boch · Rudolf Supperer

Unter Mitarbeit von

Johannes Eckert, Zürich · Erich Kutzer, Wien · Michel Rommel, Hannover

Dritte, völlig neubearbeitete Auflage 1983
Mit 192 Abbildungen und 28 Tabellen

Verlag Paul Parey · Berlin und Hamburg

Autorenverzeichnis

Dr. med. vet., Dr. h. c. JOSEF BOCH
o. Professor, Vorstand des Instituts für vergleichende Tropenmedizin und Parasitologie der Tierärztlichen Fakultät der Universität München, Leopoldstraße 5, D-8000 München 40

Dr. med. vet. JOHANNES ECKERT
o. Professor, Direktor des Instituts für Parasitologie der Veterinärmedizinischen Fakultät der Universität Zürich, Winterthurerstr. 266, CH-8057 Zürich

Dr. med. vet. ERICH KUTZER
a. o. Professor am Institut für Parasitologie und Allgemeine Zoologie der Veterinärmedizinischen Universität Wien, Linke Bahngasse 11, A-1030 Wien

Dr. med. vet. MICHEL ROMMEL
Professor, Vorsitzender des Vorstands des Instituts für Parasitologie der Tierärztlichen Hochschule Hannover, Bünteweg 17, D-3000 Hannover 71

Dr. med. vet., Dr. h. c. RUDOLF SUPPERER
o. Professor, Vorstand des Instituts für Parasitologie und Allgemeine Zoologie der Veterinärmedizinischen Universität Wien, Linke Bahngasse 11, A-1030 Wien

---

CIP-Kurztitelaufnahme der Deutschen Bibliothek

Boch, Josef:
Veterinärmedizinische Parasitologie / J. Boch ; Rudolf Supperer. Unter Mitarbeit von Johannes Eckert...– ... – 3., völlig neubearb. Aufl. – Berlin ; Hamburg : Parey, 1983.
ISBN 3-489-66116-8

NE: Supperer, Rudolf :

Einband: Christian Honig BDG/BDB, D-5450 Neuwied 1

© 1983 Verlag Paul Parey, Berlin und Hamburg
Anschriften: Lindenstr. 44–47, D-1000 Berlin 61; Spitalerstr. 12, D-2000 Hamburg 1

Gesetzt aus der Borgis Times Roman

ISBN 3-489-66116-8 · Printed in Germany

Das Werk ist urheberrechtlich geschützt. Die dadurch begründeten Rechte, insbesondere die der Übersetzung, des Nachdrucks, des Vortrages, der Entnahme von Abbildungen, der Funksendung, der Wiedergabe auf photomechanischem oder ähnlichem Wege und der Speicherung in Datenverarbeitungsanlagen, bleiben, auch bei nur auszugsweiser Verwertung, vorbehalten. Werden einzelne Vervielfältigungsstücke in dem nach § 54 Abs. 1 UrhG zulässigen Umfang für gewerbliche Zwecke hergestellt, ist an den Verlag die nach § 54 Abs. 2 UrhG zu zahlende Vergütung zu entrichten, über deren Höhe der Verlag Auskunft gibt.

Satz und Druck: Saladruck Steinkopf & Sohn, D-1000 Berlin 36

Lithographie: Carl Schütte & C. Behling, D-1000 Berlin 42, und Excelsior Erich Paul Söhne OHG, D-1000 Berlin 61

Bindung: Lüderitz und Bauer Buchgewerbe GmbH, D-1000 Berlin 61

Vorwort zur dritten Auflage

Auch die 1976 erschienene 2. Auflage unseres Lehrbuches war nach 6 Jahren vergriffen. Wiederum wurde von Studierenden und praktizierenden Tierärzten die Unterteilung des Lehrbuches in einen allgemeinen und in einen nach Tierarten gegliederten Abschnitt gut geheißen, so daß an dieser Gliederung festgehalten wird.

Die vorliegende 3. Auflage bringt einige wesentliche Neuerungen. Durch die dankenswerte Mitarbeit erfahrener Parasitologen waren wir bemüht, die wissenschaftliche Aussagekraft des Lehrbuches noch zu steigern. So haben die Herren Prof. Dr. Eckert (Zürich) die Systematik der Helminthen, die helminthologischen Methoden, die Grundlagen der Parasitenbekämpfung sowie die Chemotherapie der Helminthosen, Prof. Dr. Kutzer (Wien) die Systematik der Arthropoden, die entomologischen Methoden, die Chemotherapie der Ektoparasitosen sowie die Parasitosen des Wildes und des Kaninchens, Prof. Dr. Rommel (Hannover) die Systematik der Protozoen, die protozoologischen Methoden und die zystenbildenden Kokzidien bearbeitet. Die große wirtschaftliche und veterinärmedizinische Bedeutung des jagdbaren Wildes sowie der Kaninchenhaltung und Bienenzucht hat uns veranlaßt, diese Tiergruppen nun stärker zu berücksichtigen. Die tabellarische Anführung der Anthelminthika bei den einzelnen Tierarten soll vor allem dem Praktiker eine rasche Orientierung ermöglichen. Die Anzahl der Abbildungen wurde weiter vermehrt.

Wie auf allen wissenschaftlichen Gebieten wächst auch in der Parasitologie das Schrifttum überaus rasch an und ist nur mehr schwer zu überblicken. Wir waren daher aus Gründen der Platzeinsparung gezwungen, die in der 1. und 2. Auflage gebrachten Literaturangaben, von wenigen Ausnahmen abgesehen, wegzulassen und nur das seit 1976 bis Mitte 1982 angefallene Schrifttum anzuführen. Ältere Literaturangaben können in den beiden ersten Auflagen nachgesehen werden. Trotzdem bleibt die Auswahl der Literaturstellen bei der Fülle des Angebots in manchen Fällen problematisch, man wird manche vermissen, andere für überflüssig erachten.

Unseren Mitarbeitern dürfen wir erneut für ihre tatkräftige Unterstützung sowie dem Verlag für die ausgezeichnete Ausstattung und die so schnelle Fertigstellung dieser dritten Auflage herzlichen Dank sagen.

München und Wien, im Januar 1983

JOSEF BOCH und RUDOLF SUPPERER

Vorwort zur zweiten Auflage

Die von uns 1971 herausgegebene »Veterinärmedizinische Parasitologie« war nach 5 Jahren vergriffen. Das große Interesse, das unser Lehrbuch in Instituten, bei den Studierenden und bei den Kollegen in der tierärztlichen Praxis gefunden hat, und die vielen positiven Stellungnahmen ließen uns auch in der 2. Auflage an dem bewährten Prinzip eines allgemeinen Abschnittes sowie eines nach Tierarten gegliederten speziellen Teiles festhalten.

Die Erkenntnisse der letzten Jahre machten eine völlige Neubearbeitung vieler Abschnitte und eine Erweiterung des Gesamtumfanges notwendig. Die Besprechung jeder einzelnen Parasitose wurde gegliedert in Morphologie, Entwicklung, Pathogenese, Diagnose und Bekämpfung; dabei fanden Fragen der Wechselbeziehungen zwischen Wirt und Parasit, immunologische und serologische Probleme sowie die elektronenmikroskopische Darstellung von Ultrastrukturen mit ihrem besonderen Informationswert gebührende Berücksichtigung. Die Auswahl und Abgrenzung der sehr umfangreichen Literatur war nicht immer leicht. Für jede Tierart wurden die wesentlichen Antiparasitika besprochen und die Anthelminthika tabellarisch zusammengestellt. Die Anzahl der Abbildungen konnte erheblich erhöht werden; ergänzend stellten uns Kollegen aus anderen Instituten eindrucksvolle schematische Darstellungen und instruktive Abbildungen in dankenswerter Weise zur Verfügung. Schließlich wurde das Sachverzeichnis zur besseren Orientierung erheblich erweitert.

Unseren Mitarbeitern dürfen wir auch dieses Mal wieder für ihre tatkräftige und bereitwillige Unterstützung ebenso herzlichen Dank sagen wie dem Verlag für sein großzügiges Verständnis, die ausgezeichnete Ausstattung und die schnelle Fertigstellung dieser zweiten Auflage.

München und Wien, im September 1976

JOSEF BOCH und RUDOLF SUPPERER

Aus dem Vorwort zur ersten Auflage

Das Fehlen eines modernen deutschsprachigen Werkes über die Probleme der veterinärmedizinischen Parasitologie, das zugleich dem Tierarzt und dem Studenten der Veterinärmedizin in kurzer, aber doch alles Wesentliche umfassender Form die notwendigen Kenntnisse für Praxis und Studium vermittelt, hat uns zur Abfassung dieses Buches veranlaßt.

Es soll dem praktizierenden Tierarzt ein spezielles Nachschlagewerk für seine tägliche Arbeit sein und ihn rasch über Epizootologie, Klinik, Diagnose, Therapie und Prophylaxe der verschiedenen Parasitosen orientieren. Um ihm die Arbeit mit dem Buch zu erleichtern, haben wir unsere »Veterinärmedizinische Parasitologie« nach Tierarten (Wiederkäuer, Equiden, Schweine, Fleischfresser, Geflügel) gegliedert. Durch die für die einzelnen Tierarten gegebenen Zusammenstellungen der im Kot nachweisbaren Wurmeier und Kokzidienoozysten (mikroskopische Aufnahmen in natürlicher Größenkorrelation) möchten wir zur Sicherung der Diagnose wesentlich beitragen. Dem Studierenden soll das Werk als ein den gesamten Wissensstoff konzentriert darstellendes Lehrbuch dienen, in dem er morphologische und biologische Einzelheiten der Erreger und die Möglichkeiten ihrer Bekämpfung ebenso findet wie grundlegende Angaben über Systematik, Pathogenese, Wirt-Parasit-Verhältnis und parasitologische Nachweismethoden. Auch für die Veterinärverwaltung, die Untersuchungsämter und die Gesundheitsdienste bringt das Buch manche Hinweise für die Planung und Durchführung systematischer sowie großflächiger Parasitenbekämpfungsaktionen. Ebenso wird der in tropischen und subtropischen Gebieten arbeitende Veterinär sich über wesentliche Parasitosen und ihre Überträger orientieren können. Schließlich sind in tabellarischer Form die Parasiten der gebräuchlichsten kleinen Labortiere aufgeführt, Möglichkeiten ihrer Bekämpfung kurz skizziert und zahlreiche Literaturhinweise gegeben.

Wir haben uns bemüht, in diesem mit zahlreichen Originalaufnahmen illustrierten und sich auf das Wesentliche beschränkenden Buch einen wissenschaftlich exakten Überblick über den derzeitigen Stand der Kenntnisse auf dem für eine wirtschaftliche Tierhaltung wichtigen Spezialgebiet der Parasitologie zu geben. Unsere Ausarbeitung stützt sich vor allem auf das Studium der neuesten internationalen Literatur, die Erfahrungen der parasitologischen Institute sowie die tatkräftige Hilfe unserer Mitarbeiter. Die jeweils am Ende aller Abschnitte gegebene Literaturübersicht kann verständlicherweise nur eine gewisse Auswahl der zahlreichen Arbeiten in parasitologischen, zoologischen, klinischen und landwirtschaftlichen Fachzeitschriften darstellen, wobei sicherlich die Ansichten über die richtige Auswahl differieren werden. Auch fachlich wird das Buch trotz unseres Bemühens möglicherweise Mängel aufweisen. Wir wären deshalb dankbar, auf diese aufmerksam gemacht zu werden, und würden uns über jeden Ergänzungshinweis freuen. Insgesamt war es unser Wunsch, daß diese Zusammenstellung das Interesse für die Parasitologie vielerorts wecken und zu weiterer wissenschaftlicher Arbeit anregen möge.

Berlin und Wien, im Oktober 1970   JOSEF BOCH und RUDOLF SUPPERER

Inhaltsverzeichnis

Allgemeines **1**

Systematik	2	*Literatur*	20
Protozoen	2	**Pathogenese**	**21**
Helminthen	6	**Wirt-Parasit-Verhältnis**	**23**
Stamm: Plathelminthes	6	*Literatur*	26
Klasse: Trematoda (Saugwürmer)	6	**Grundlagen der Parasitenbekämpfung** . .	**26**
Klasse: Cestoda (Bandwürmer)	8	*Literatur*	31
Stamm: Nemathelminthes	10	**Möglichkeiten der Abtötung parasitärer**	
Unterstamm: Nematoda (Faden- oder		**Dauerformen**	**31**
Rundwürmer)	10	*Literatur*	34
Unterstamm: Acanthocephala (Kratzer)	13	**Methodik**	**34**
Pentastomiden	14	Protozoologische Methoden	34
Arthropoden	14	Helminthologische Methoden	39
Literatur	16	Entomologische Methoden	49
Epidemiologie	**18**	*Literatur*	51

Parasitosen der Wiederkäuer **54**

Protozoen	**55**	Wildwiederkäuer	81
Trypanosomosen	55	*Literatur*	81
Literatur	60	Besnoitiose	83
Giardiose	61	*Literatur*	85
Trichomonadose	62	Sarkozystose	85
Literatur	63	Rind	87
Kokzidiose	63	Schaf	90
Rind	64	Ziege	93
Literatur	67	Wildwiederkäuer	94
Schaf	68	*Literatur*	95
Ziege	71	Piroplasmosen	97
Literatur	72	Babesiose	97
Kryptosporidiose	73	Rind	98
Literatur	75	Schaf und Ziege	102
Toxoplasmose	76	*Literatur*	103
Rind	78	Theileriose	104
Schaf	79	Rind	107
Ziege	81	Schaf und Ziege	110

Literatur	110
Ziliaten	112
Buxtonellose (Balantidiose)	112
Panseninfusorien	112
Literatur	112
Helminthen	**113**
Trematoden	113
Faszioldose (fasciola hepatica)	113
Rind	118
Schaf	122
Fasciola gigantica	123
Fascioloides magna	123
Literatur	123
Dicrocoeliose	125
Dicrocoelium dendriticum	125
Dicrocoelium hospes	127
Literatur	127
Amphistomatose	128
Literatur	130
Schistosomatose	131
Literatur	133
Zestoden	134
Bandwürmer	134
Literatur	137
Bandwurmfinnen	137
Cysticercus bovis	137
Literatur	140
Cysticercus tenuicollis	141
Cysticercus ovis	142
Coenurus cerebralis	142
Literatur	145
Echinococcus hydatidosus (E. cysticus)	145
Literatur	147
Nematoden	147
Trichuridosen	147
Trichurose	147
Capillariose	149
Literatur	149
Strongyloidose	149
Literatur	151
Strongylidosen	151
Dictyocaulose, Protostrongyliden-Befall	152
Rind	152
Literatur	157
Schaf und Ziege	158
Großer Lungenwurm	158
Kleine Lungenwürmer	160
Literatur	164
Trichostrongylidosen	165
Literatur	168
Rind	168
Haemonchose	168
Ostertagiose	169
Trichostrongylose	171
Cooperiose	172
Nematodirose	174
Literatur	174
Schaf und Ziege	175
Haemonchose	175
Ostertagiose	177
Trichostrongylose	178
Cooperiose	178
Nematodirose	179
Literatur	179
Trichostrongyliden der Haus- und Wildwiederkäuer	180
Literatur	181
Strongylidosen und Ancylostomatosen	181
Oesophagostomose	181
Chabertiose	183
Bunostomose	184
Literatur	185
Bekämpfung der Trichostrongylidosen, Strongylidosen und Ancylostomatidosen	186
Rind	186
Schaf	190
Literatur	191
Askaridose	194
Rind	194
Schaf und Ziege	195
Literatur	195
Spiruridosen	196
Thelaziose	196
Gongylonematose	197
Filariosen	197
Parafilariose	198
Stephanofilariose	198
Setariose	199
Onchozerkose	200
Literatur	201
Pentastomiden	**201**
Arthropoden	**202**
Acarida	202
Zeckenbefall	204
Literatur	208
Demodikose	209
Rind	209
Schaf und Ziege	210
Trombidiose	210
Psorergates-Befall	211
Literatur	211
Räude	212
Rind	214
Schaf	216
Ziege	217
Literatur	218

Hexapoda (Insekten)	218	Tabanidae (Bremsen)	229
Läuse	218	Muscidae (Fliegen)	231
Rind	219	Calliphoridae (Gold- und Schmeiß-	
Schaf und Ziege	220	fliegen)	232
Haarlinge	220	*Literatur*	234
Rind	220	Oestridae (Dasselfliegen)	234
Schaf und Ziege	222	Nasendasselfliegen	234
Literatur	222	Hautdasselfliegen	236
Dipteren	222	Rind	236
Culicidae (Stechmücken)	223	Schaf und Ziege	238
Simuliidae (Kriebelmücken)	224	Hippoboscidae (Lausfliegen)	239
Literatur	228	*Literatur*	240

Parasitosen der Einhufer **241**

Protozoen	**242**	Kleine Strongyliden	264
Trypanosomosen	242	*Literatur*	269
Trichomonadose	243	Askaridose	270
Giardiose	243	*Literatur*	271
Literatur	243	Oxyuridose	272
Kokzidiose	244	*Literatur*	273
Literatur	245	Spiruridosen und Filariosen	273
Toxoplasmose	245	Thelaziose	273
Literatur	245	Habronematose	274
Besnoitiose	246	Parafilariose	276
Sarkozystose	246	Setariose	276
Literatur	247	Onchozerkose	277
Babesiose	247	Elaeophorose	278
Literatur	250	*Literatur*	279
Ziliaten	250	**Arthropoden**	**280**
Literatur	250	Acarida	280
Helminthen	**251**	Zeckenbefall	280
Trematoden	251	Demodikose	280
Literatur	253	Trombidiose	280
Zestoden	253	Räude	281
Bandwürmer	253	*Literatur*	282
Bandwurmfinnen	254	Hexapoda	282
Literatur	254	Läuse	282
Nematoden	254	Haarlinge	283
Strongyloidose	255	Diptera	283
Micronematose	256	Simuliidae	283
Trichinellose	257	Tabanidae	284
Literatur	257	Muscidae	284
Dictyocaulose	257	Oestridae	285
Trichostrongylose	258	Gasterophilidae	286
Literatur	259	Hippoboscidae	288
Strongylidosen	259	*Literatur*	289
Große Strongyliden	259		

Parasitosen der Schweine 290

Protozoen 291
Trichomonadose 291
Kokzidiose 291
Literatur 294
Toxoplasmose 294
Literatur 296
Sarkozystose 297
Literatur 299
Kryptosporidiose 300
Literatur 300
Babesiose 301
Literatur 301
Balantidiose 301
Literatur 302
Eperythrozoonose 302
Literatur 303
Helminthen 303
Trematoden 303
Literatur 304
Zestoden 305
Cysticercus cellulosae 305
Cysticercus tenuicollis 305
Echinococcus hydatidosus (cysticus) ... 307
Sparganose 308
Literatur 308
Nematoden 308
Trichurose 308
Literatur 310
Trichinellose 310
Literatur 311
Strongyloidose 312
Literatur 315
Metastrongylose 315
Literatur 318
Hyostrongylose 318
Literatur 320
Oesophagostomose 320
Literatur 322
Globocephalose 323
Askaridose 323
Literatur 329
Stephanurose 330
Literatur 330
Seltene Nematoden 331
Literatur 332
Acanthocephalen 332
Pentastomiden 333
Arthropoden 333
Acarida 333
Zeckenbefall 333
Demodikose 333
Räude 334
Literatur 336
Hexapoda 336
Läuse 336
Kriebelmücken 338
Myiasen 338
Flöhe 338
Literatur 338

Parasitosen der Fleischfresser 339

Protozoen 340
Leishmaniose 340
Literatur 341
Giardiose 342
Literatur 343
Entamoebose 343
Literatur 344
Kokzidiose 344
Literatur 347
Toxoplasmose 348
Hund 348
Katze 349
Literatur 352
Hammondiose 353
Besnoitiose 355
Literatur 356
Sarkozystose 356
Literatur 359
Babesiose 360
Literatur 361
Hepatozoonose 362
Literatur 363
Andere Protozoen 363
Helminthen 363
Trematoden 363
Leber 363
Dünndarm 366
Lunge 366
Literatur 367
Zestoden 367
Pseudophyllida 367
Cyclophyllida 368
Bandwurmfinnen 378
Literatur 379

Nematoden	381	Pentastomiden	**400**
Trichurose	381	**Arthropoden**	**402**
Literatur	382	Acarida	402
Nematoden des Respirationstraktes	382	Zeckenbefall	402
Literatur	385	Demodikose	404
Ancylostomatose	385	Trombidiose	406
Literatur	388	Räude	407
Askaridose	389	Hund	407
Hund	389	Katze	408
Katze	393	Cheyletiellose	410
Literatur	393	*Literatur*	411
Spirozerkose	394	Hexapoda	412
Literatur	395	Läuse	412
Filariose	396	Haarlinge	413
Literatur	398	Flöhe	413
Ollulanose	398	Kriebelmücken	416
Literatur	399	Myiasis	416
Weitere Nematoden	399	*Literatur*	416
Literatur	400		

Parasitosen des Geflügels **417**

Protozoen	**418**	*Literatur*	445
Histomonadose	418	**Helminthen**	**445**
Literatur	420	Trematoden	445
Hexamitose	421	Trematoden des Verdauungstraktes	445
Trichomonadose	421	Trematoden des Eileiters	447
Taube	421	Weitere Trematoden	448
Huhn	423	*Literatur*	449
Literatur	423	Zestoden	449
Entamoebose	423	Huhn	450
Kokzidiosen	423	Gans und Ente	452
Huhn	423	Taube	453
Literatur	435	*Literatur*	453
Pute	436	Nematoden	453
Gans	437	Dioctophymatose	453
Ente	438	Capillariosen	453
Taube	438	Trichostrongylidosen	454
Literatur	439	Syngamose	458
Kanarienvögel	439	Askaridose	460
Wellensittich	439	Heterakidose	462
Literatur	440	Spiruridosen	463
Toxoplasmose	440	*Literatur*	464
Literatur	441	**Acanthocephalen**	**465**
Sarkozystose	441	*Literatur*	466
Huhn	441	**Arthropoden**	**466**
Andere Haus- und Wildgeflügelarten	442	Acarida	466
Literatur	442	Argasidae	466
Plasmodiidosen	442	Ixodidae	467
Plasmodium	442	Dermanyssidae	467
Haemoproteus	443	Cheyletiellidae, Harpyrhynchidae und	
Leucocytozoon	443	Syringophilidae	469

Hypodectidae ... 470
Analgidae, Dermoglyphidae, Epidermoptidae ... 470
Knemidocoptidae ... 472
Cytoditidae ... 474
Laminosioptidae ... 474
Literatur ... 475

Hexapoda ... 475
Mallophaga (Federlinge) ... 475
Heteroptera (Wanzen) ... 477
Siphonaptera (Flöhe) ... 477
Myiasis ... 478
Coleoptera (Käfer) ... 478
Literatur ... 479

Parasitosen des Wildes ... **480**

Wildwiederkäuer ... **480**
Protozoen ... 480
Literatur ... 481
Trematoden ... 481
Leberegelkrankheit ... 481
Literatur ... 482
Zestoden ... 482
Nematoden ... 482
Metastrongylidose ... 482
Elaphostrongylose ... 483
Magen-Darmwurm-Krankheit ... 484
Filarien ... 486
Literatur ... 486
Acarida ... 487
Zeckenbefall ... 487
Trombidiose ... 487
Gemsenräude ... 487
Literatur ... 489
Hexapoda ... 489

Läuse und Haarlinge ... 489
Haut-(Wund-)myiasis ... 489
Rachendasseln ... 490
Hautdasseln ... 491
Lausfliegen ... 492
Literatur ... 492
Wildschwein ... **493**
Literatur ... 494
Fasan ... **495**
Protozoen ... 495
Kokzidiose ... 495
Helminthen ... 496
Zestoden ... 496
Nematoden ... 496
Capillariose ... 496
Syngamose ... 497
Askaridose und Heterakidose ... 498
Arthropoden ... 498
Literatur ... 498

Parasitosen des Kaninchens ... **499**

Protozoen ... **499**
Kokzidiose ... 500
Toxoplasmose ... 503
Literatur ... 504
Helminthen ... **505**
Zestoden ... 505
Nematoden ... 505
Trichostrongylidose ... 505
Passalurose ... 506
Literatur ... 507

Arthropoden ... **508**
Acarida ... 508
Cheyletiellose ... 508
Ohrräude ... 508
Literatur ... 510
Hexapoda ... 510
Läuse ... 510
Flöhe ... 511
Literatur ... 511

Parasitosen der Bienen ... **513**

Nosematose ... 513
Milbenseuche (Acarapidose) ... 514
Varroatose ... 515

Bienenlaus ... 516
Literatur ... 517

Sachverzeichnis ... **518**

Allgemeines

Systematik 2	**Pathogenese** 21
Protozoen 2	Wirt-Parasit-Verhältnis 23
Helminthen 6	Literatur 26
Stamm: Plathelminthes 6	**Grundlagen der Parasitenbekämpfung** 26
Klasse: Trematoda (Saugwürmer) 6	Literatur 31
Klasse: Cestoda (Bandwürmer) 8	**Möglichkeiten der Abtötung parasitärer**
Stamm: Nemathelminthes 10	**Dauerformen** 31
Unterstamm: Nematoda (Faden- oder Rundwürmer) . 10	Literatur 34
Unterstamm: Acanthocephala (Kratzer) 13	**Methodik** 34
Pentastomiden 14	Protozoologische Methoden 34
Arthropoden 14	Helminthologische Methoden 39
Literatur 16	Entomologische Methoden 49
Epidemiologie 18	Literatur 51
Literatur 20	

Kein Organismus ist eine in sich abgeschlossene, völlig autonome Wesenseinheit. Er ist Mitglied einer Gemeinschaft, mit der er durch vielfache Wechselwirkung verbunden ist. Ein Zusammenleben artverschiedener Organismen in Form einer Körper-Kontakt-Beziehung bezeichnet man als Somatoxenie; der eine Partner ist der Wirt, der andere der Gast. Je intensiver diese Wechselwirkungen sind, desto mehr nähern sie sich jenem Phänomen, das mit dem Begriff Symbiose im weitesten Sinne zu umschreiben ist. Wir verstehen darunter jede Form des Zusammenlebens von tierischen mit tierischen oder pflanzlichen Organismen, die ein gewisses Abhängigkeitsverhältnis einschließt. Je nach dem Grad der gegenseitigen oder einseitigen Abhängigkeit und nach dem relativen Gewinn oder Verlust, der den einzelnen Partnern aus dieser Lebensgemeinschaft erwächst, wird zwischen Symbiose im engeren Sinne, Mutualismus, Kommensalismus und Parasitismus unterschieden.

Bei der Symbiose im engeren Sinne (sym – bios = Zusammenleben) werden die beiden Partner grundsätzlich zusammen gefunden; sie sind in ihrer Existenz gegenseitig abhängig, aufeinander angewiesen. So leben in den Vormägen, insbesondere im Pansen der Wiederkäuer, in ungeheurer Zahl Bakterien und Protozoen, die den normalen Ablauf der Verdauungsprozesse bestimmen. Die Bakterien leben in enger Abhängigkeit, so daß bereits das Absterben weniger Arten Rückwirkungen auf die Protozoenfauna hat; damit kann das übergeordnete Symbiosesystem Wirt – Vormagenflora und -fauna zum Nachteil des Wirtes gestört werden.

Als Mutualismus (mutuus = gegenseitig) wird eine Lebensgemeinschaft bezeichnet, bei der sowohl Wirt als auch Gast Vorteile haben, ohne daß dieses Zusammensein lebensnotwendig ist. Als Paradebeispiel werden hierfür meist die Ameisen angeführt, welche die zuckerhaltigen Ausscheidungen von Blattläusen aufnehmen und diesen gleichzeitig Schutz vor spezifischen Feinden gewähren.

Kommensalismus (cum = mit, mensa = Tisch, Essen) stellt eine Lebensgemeinschaft dar, bei welcher der Wirt für Lebensraum und Nahrung seines Gastes sorgt, ohne daß ihm daraus Nutzen oder Schaden erwächst; der »Kommensale« lebt vom Nahrungsüberschuß, entzieht dem Wirt keine für dessen Stoffwechsel unbedingt notwendigen Substanzen, ist lediglich Nutznießer des Zusammenlebens. So leben im Darm von Säugern verschiedene Protozoen, beispielsweise Entamoeba coli im Dickdarm des Menschen, die andere Darmbewohner, z. B. Bakterien, aufnehmen. Es ist dies zweifellos ein Übergangszustand zum Parasitismus.

Parasitismus (para = bei, neben; sitos = Esser) stellt eine einseitige funktionelle Abhängigkeit dar. Der eine Partner (Parasit) hält sich vorübergehend oder dauernd in oder auf dem anderen Partner (Wirt) auf und lebt teilweise oder ausschließlich auf Kosten des Wirtes. Bei diesem engen Zusammenleben ernährt sich der Parasit von lebenden Zellen oder assimilierten Nahrungsbestandteilen des Wirtes; es kommt zu einer Schädigung des Wirtsorganismus, die sich morphologisch oder funktionell auswirkt. Es sind aber nicht alle Parasiten »Krankheitserreger«; oftmals ist ein erheblicher Schaden für den Wirt kaum oder zumindest mit den derzeitigen Methoden noch nicht nachweisbar.

Eine klare Abgrenzung zwischen Kommensalismus, Mutualismus, Symbiose und Parasitismus ist vielfach nicht möglich, da sich Gewinn oder Verlust aus einer Partnerschaft häufig nicht erfassen lassen. Auch umfaßt der Begriff »Parasit« keine bestimmte Tiergruppe. In diesem Lehrbuch werden im wesentlichen Protozoen, Helminthen und Arthropoden besprochen, welche bei Haus- und Wildtieren auf der Körperoberfläche (Ektoparasiten) oder im Körperinnern (Endoparasiten) während eines Abschnittes ihrer Entwicklung leben und dort die für ihren Stoffwechsel oder zur Erzeugung von Nachkommen erforderlichen Bedingungen finden. Hierbei haben morphologische und physiologische Adaptationen z. B. zur Rückbildung nicht gebrauchter Organe, zur Anpassung der Organe für die Nahrungsaufnahme, die Nahrungsspeicherung sowie den anaeroben Stoffwechsel oder zur Bildung von Klammerorganen bei Ektoparasiten, die eine feste Verankerung an der Körperoberfläche ermöglichen, geführt. Die Ausbildung einer Immunität wiederum, die den Wirt vor lebensbedrohenden Infektionen schützt, liegt sowohl im Interesse des Wirtes als auch des Parasiten zum Zwecke der Erhaltung seines Lebensraumes.

Die Parasitologie beschäftigt sich mit der Morphologie, Taxonomie und Biologie von Parasiten, den Wirt-Parasit-Beziehungen im weitesten Sinne sowie der Epidemiologie, Pathogenese, Diagnostik, Prophylaxe und Bekämpfung von Parasitosen.

Systematik

Protozoen

Protozoen sind die primitivsten Lebewesen des Tierreichs und bilden den Übergang von der Pflanze zum Tier. Von den rund 20 000 beschriebenen Arten lebt nur ein Teil parasitisch. Sie sind mikroskopisch klein und bestehen aus einer einzigen Zelle, die in eine Reihe von sogenannten Organellen differenziert ist. Sie besitzen einen oder mehrere Kerne und sind von einer deutlichen Membran umschlossen. Zur Fortbewegung wurden verschiedene Organellen ausgebildet: eine oder mehrere an Basalkörperchen entspringende Geißeln, die nach vorn (Zuggeißel) oder hinten (Schleppgeißel) gerichtet sein können. Häufig ist die Geißel in ihrem Anfangsteil an die Zelloberfläche angeheftet und bildet eine undulierende Membran. Bei den Ziliaten ist die Körperoberfläche ganz oder teilweise mit feinen metachron schlagenden Wimpern (Zilien) besetzt. Andere Arten bilden zur Fortbewegung bruchsackartige Ausstülpungen des Ektoplasmas (Pseudopodien). Eine Bewegungsart, bei der keine Organellen oder Gestaltsänderungen sichtbar sind, wird als Gleiten bezeichnet.

Systematik 3

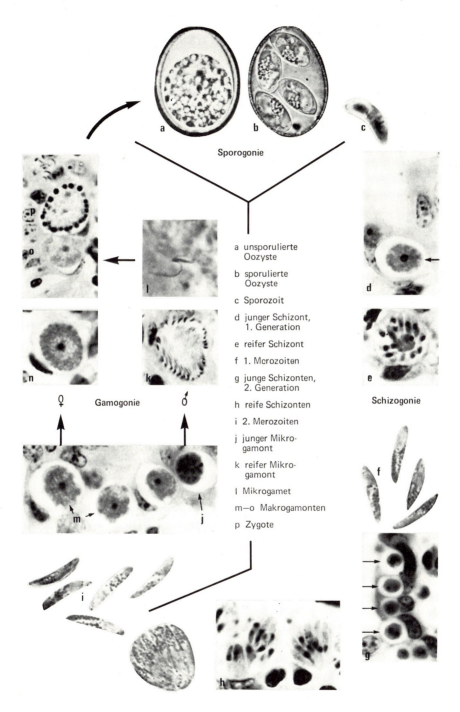

Abb. 1 Schematische Darstellung der Kokzidien-Entwicklung (Eimeria scabra) – von den 3 Schizontengenerationen sind nur 2 dargestellt

Die Nahrungsaufnahme erfolgt entweder durch einen Zellmund (Zytostom), der z. T. mit einer speziellen Geißel oder mit Zilien besetzt ist, oder durch Phagozytose. Werden Flüssigkeitströpfchen phagozytiert, spricht man von Pinozytose. Oft können aber auch überhaupt keine Organellen zur Nahrungsaufnahme wahrgenommen werden. Die zunächst in Nahrungsvakuolen eingeschlossenen Nahrungsbestandteile werden nach ihrer Verdauung bei einigen Arten durch einen besonderen Zellafter (Zytopyge) wieder ausgeschieden.

Die Vermehrung erfolgt bei vielen Arten nur ungeschlechtlich durch eine einfache Zweiteilung. Eine ungeschlechtliche Vielfachteilung wird als Merogonie oder Schizogonie bezeichnet. Die ursprünglichste Art der Schizogonie ist die Endodyogenie oder Endopolygenie genannte innere Sprossung. Bei der Endodyogenie entstehen in einer Mutterzelle 2, bei der Endopolygenie mehrere Tochterindividuen. Bei den Apicomplexa und Ciliophora kommt noch eine geschlechtliche Generation hinzu. Bei den Ciliophora (Ziliaten) findet eine vorübergehende Aneinanderlagerung (Konjugation) zweier Individuen statt, bei der die haploiden sogenannten Pronuklei ausgetauscht werden. Bei den Apicomplexa werden besondere geschlechtlich differenzierte Formen gebildet: zunächst Gamonten, die zu weiblichen (Makro-) oder männlichen (Mikro-)Gameten heranreifen. Nach der Befruchtung der Makro- durch die Mikrogameten entsteht die Zygote, die bei einigen Arten beweglich ist (Ookinet). Ist die Zygote von einer festen, dauerhaften Hülle umgeben, spricht man von einer Oozyste. Der in der Oozyste stattfindende Teilungsvorgang wird Sporogonie genannt. Es entstehen Sporozysten, die jeweils mehrere Sporozoiten enthalten *(Abb. 1)*. Bei vielen Arten findet die Sporogonie im Freien, bei wenigen in einem Zwischenwirt statt.

Einige Arten bilden widerstandsfähige Dauerstadien (Zysten, Oozysten), die in die Außenwelt gelangen und der Weiterverbreitung der Art dienen. Eine Reihe von parasitischen Protozoen hat nur einen Wirt, bei anderen findet die Entwicklung in mehreren Wirten (neben dem Wirbeltierwirt zumeist in einem Arthropoden, gelegentlich auch in einem Nematoden) statt.

Die systematische Einteilung der Protozoen basiert auf dem Vorhandensein bestimmter Organellen, auf der Morphologie und Feinstruktur, auf den Lebenszyklen sowie auf biochemischen und serologischen Eigenschaften. Derzeit gliedern die meisten Autoren das Unterreich der Protozoen in 5 Stämme. In der folgenden, auf den Vorschlägen von DE PUYTORAC u. a. (31), LEVINE u. a. (21), COX (10) sowie BOCK (42) basierenden Zusammenstellung sind nur die human- und veterinärmedizinisch wichtigen Gattungen aufgenommen.

Protozoa
Stamm: Sarcomastigophora (mit Geißeln und/oder Pseudopodien, ungeschlechtliche Vermehrung)
   Unterstamm: Mastigophora (mit Geißeln)
      Klasse: Zoomastigophora (ohne Chromatophoren)
         Ordnung: Kinetoplastida (1–2 Geißeln, mit Kinetoplast; blattförmig oder rund)
            Familie: Trypanosomatidae (1 Geißel)
               Gattungen: Trypanosoma, Leishmania
         Ordnung: Diplomonadida (bilateral symmetrisch, 8 Geißeln, 2 Kerne)
            Familie: Hexamitidae (wie Ordnung, einige Arten mit Achsenstab)
               Gattungen: Giardia, Octomitus, Spironucleus
         Ordnung: Trichomonadida (bis zu 6 Geißeln, 1 davon als Schleppgeißel mit undulierender Membran, Achsenstab, Parabasalkörper)
            Familie: Monocercomonadidae (bis zu 5 nach vorn gerichtete Geißeln, 1 nach rückwärts gerichtete freie oder teilweise an die Zellwand angeheftete Geißel)
               Gattungen: Dientamoeba, Histomonas
            Familie: Trichomonadidae (4–6 Geißeln, 1 davon als Schleppgeißel mit undulierender Membran)
               Gattungen: Trichomonas, Tritrichomonas
   Unterstamm: Sarcodina (mit Pseudopodien, bei einigen Formen temporär auch Geißeln)
      Überklasse: Rhizopoda (mit Lobopodien, Filopodien oder Retikulopodien)
         Klasse: Lobosa (mit Lobopodien)
            Ordnung: Amoebida (ohne äußere Schale, ohne Geißeln)
               Familie: Entamoebidae (Parasiten des Verdauungstraktes)
                  Gattungen: Endolimax, Jodamoeba, Entamoeba

Familie: Hartmannellidae (Kernteilung ohne Promitose, breites Lopopodium)
    Gattungen: Acanthamoeba, Hartmannella
Ordnung: Schizopyrenida (temporär begeißelte Stadien im Lebenszyklus)
    Familie: Vahlkampfiidae (Kernteilung durch Promitose, Monopodien)
        Gattungen: Naegleria, Vahlkampfia
Stamm: Apicomplexa (mit apikalem Komplex, bestehend aus Polring, Conoid, Mikronemen u. Rhoptrien; subpellikuläre Tubuli mit Mikroporen)
    Klasse: Sporozoa (geschlechtliche u. ungeschlechtliche Vermehrung, am Ende der Entwicklung Oozystenbildung)
        Unterklasse: Coccidia (Trophozoiten und sexuelle Stadien intrazellulär)
            Ordnung: Eucoccidiida (Merogonie, in Vertebraten u. Invertebraten)
                Unterordnung: Adeleina (Mikro- u. Makrogamonten aneinandergelagert)
                    Familie: Haemogregarinidae (Zygote beweglich, obligat zweiwirtig, Merogonie in Vertebraten, Sporogonie in Evertebraten)
                        Gattung: Hepatozoon
                    Familie: Klossiellidae (Zygote unbeweglich, einwirtig)
                        Gattung: Klossiella
                Unterordnung: Eimeriina (Makro- u. Mikrogameten entwickeln sich getrennt, Zygote unbeweglich, Oozysten mit 1, 2, 4 oder mehr Sporozysten; jede Sporozyste mit 1 oder mehr Sporozoiten)
                    Familie: Eimeriidae (Entwicklung intrazellulär, Sporogonie im Freien, einwirtig oder fakultativ zweiwirtig)
                        Gattungen: Eimeria, Isospora, Tyzzeria, Caryospora
                    Familie: Toxoplasmatidae (im Endwirt geht der Gamogonie eine Merogonie voraus; Sporogonie im Freien; Grundzyklus zweiwirtig)
                        Gattungen: Toxoplasma, Hammondia, Besnoitia
                    Familie: Sarcocystidae (keine Merogonie im Endwirt; Sporogonie im Endwirt; obligat zweiwirtig)
                        Gattungen: Sarcocystis, Frenkelia
                    Familie: Cryptosporidiidae (Merogonie, Gamogonie und Sporogonie im Wirt; einwirtig; Oozyste mit 1 Sporozyste mit 4 Sporozoiten; Entwicklung intrazellular, aber extraplasmatisch)
                        Gattung: Cryptosporidium
                Unterordnung: Haemosporina (zweiwirtig, Merogonie in Vertebraten, Sporogonie in Evertebraten, Mikro- u. Makrogameten entwickeln sich getrennt, Sporozoiten hüllenlos im Vektor)
                    Familie: Plasmodiidae (wie Unterordnung)
                        Gattungen: Haemoproteus, Leucocytozoon, Plasmodium
        Unterklasse: Piroplasmia (in Vertebraten in Erythrozyten oder Lymphozyten; apikaler Komplex unvollständig; Gamogonie u. Sporogonie im Vektor)
            Ordnung: Piroplasmida (wie Unterklasse)
                Familie: Babesiidae (in Vertebraten in Erythrozyten; sexueller Zyklus im Vektor; transovarielle Übertragung möglich)
                    Gattung: Babesia
                Familie Theileriidae (in Vertebraten in Erythrozyten u. Lymphozyten; Gamogonie u. Sporogonie im Vektor; Sporozyste beweglich, keine transovarielle Übertragung)
                    Gattungen: Haematoxenus, Theileria
Stamm: Microspora (Sporen mit 1 Polfilament; meist Parasiten von Evertebraten; Vermehrung intrazellulär)
    Klasse: Microsporea (Polfilament: dünnes aufgewickeltes Rohr)
        Ordnung: Microsporida (asexuelle Vermehrung durch Zwei- oder Vielteilung; ohne Mitochondrien; mit Polaroplast)
            Familie: Nosematidae (Sporen oval oder birnförmig)
                Gattungen: Nosema, Encephalitozoon
Stamm: Myxozoa (Sporen mit 2 u. mehr Polfilamenten; meist Parasiten der Fische)
    Klasse: Myxosporea (wie Stamm)
        Ordnung: Bivalvulida (Spore mit 2 Klappen)
            Familie: Myxobolidae
                Gattungen: Myxobolus, Lentospora, Henneguya
Stamm: Ciliophora (mit Zilien, Makro- u. Mikronukleus, Konjugation)
    Klasse: Kinetofragminophora (Zilien auf Zelloberfläche, einfach u. gleichförmig, Mundapparat undeutlich)
        Ordnung: Prostomatida (keine Zilien im Zytostom)
            Gattungen: Buetschlia, Buxtonella
        Ordnung: Trichostomatida (Zilien im Zytostom nur im vestibulären Bereich)
            Gattung: Balantidium
        Ordnung: Entodiniomorphida (keine Zilien auf Zelloberfläche)
            Gattungen: Entodinium, Ophryoscolex
    Klasse: Oligohymenophora (Mundapparat deutlich)
        Ordnung: Hymenostomatida (einheitlich geformte Zilien, Zilien im Zytostom bilden Membranellen)
            Gattung: Ichthyophthirius.

Helminthen

Unter dem Sammelbegriff »Helminthen« (helmins = Wurm) faßt man ausschließlich oder vorwiegend parasitisch lebende Würmer zusammen, die zoologisch den Stämmen »Plathelminthes« (Plattwürmer) und »Nemathelminthes« (Schlauchwürmer) zugeordnet werden.

Stamm: Plathelminthes

Bei den Plathelminthes handelt es sich um Metazoen, deren primäre Leibeshöhle durch ein lockeres mesenchymales Gewebe ausgefüllt ist, in dem die inneren Organe eingebettet sind. Von den drei Klassen Turbellaria (Strudelwürmer), Trematoda (Saugwürmer) und Cestoda (Bandwürmer) sind nur die beiden letzteren von parasitologischem Interesse.

Klasse: Trematoda (Saugwürmer)

Die Trematoden leben ausschließlich parasitisch. Von den drei Unterklassen sind die Aspidogastrea Ekto- und Endoparasiten bei Mollusken, Fischen und Reptilien und die Monogenea vorwiegend Ektoparasiten bei Fischen. Sie werden in diesem Lehrbuch nicht behandelt. Die dritte Unterklasse der Digenea umfaßt Parasiten von Vertebraten. Auf diese Gruppe beziehen sich die folgenden Angaben (weitere Informationsquellen: 12, 14, 15, 26, 32, 34, 35).

Morphologie Der ungegliederte Körper der Digenea ist meist blatt- oder lanzettförmig, selten rundlich, birnenförmig oder fadenartig. Die Länge schwankt bei den einzelnen Arten zwischen 0,2 und 130 mm (eine Ausnahme: 12 m). Die Körperdecke bildet ein glattes, vielfach auch ein mit Stacheln und Schuppen bedecktes Tegument, dessen zytoplasmatische Natur auf Resorptions-, Sekretions- und Respirationsfunktionen schließen läßt. Ebenso wie bei Bandwürmern haben Feinstrukturuntersuchungen eine synzytiale Außenlage des Integumentes ergeben, in welcher keine Zellkerne enthalten sind. Diese synzytiale Schicht ist durch Plasmabrücken mit tief im Parenchym liegenden, kernhaltigen Anteilen von Integumentzellen verbunden. Zwischen synzytialer und kernhaltiger Schicht verläuft die äußere Ring- und die innere Längsmuskulatur, die von den Plasmabrücken durchzogen wird. Die Außenschicht des Integumentes ist durch viele Falten und ein Kanälchensystem vergrößert. Außen aufgelagert befindet sich eine Schicht aus Polysacchariden (»surface coat«), die dem Schutz gegen Abwehrmaßnahmen des Wirtes dient. Als Haftorgane fungieren meist 2 muskuläre Saugnäpfe, von denen der vordere in der Regel die Mundöffnung umgibt (Mundsaugnapf) und der andere ventral in der Nähe der Körpermitte liegt (Bauchsaugnapf). Bei einigen Gruppen ist der Bauchsaugnapf reduziert oder an den hinteren Pol verschoben, auch können zusätzliche Adhäsionsorgane vorhanden sein. Der Verankerung im Wirt dienen auch die Schuppen bzw. Stacheln des Integumentes. Die Mundöffnung befindet sich am Grunde des Mundsaugnapfes (Ausnahme: Bucephalidae). An dem muskulösen Ösophagus setzt der gegabelte Darm an, dessen beide Schenkel in der Regel blind enden; bei den Cyclocoeliden und Schistosomatiden gehen sie ineinander über. Beim großen Leberegel sind der Darm und einige andere Organe baumförmig verästelt.

Die Digenea sind Zwitter, mit Ausnahme der Schistosomatiden. Der weibliche Geschlechtsapparat besteht aus einem unpaaren Ovar, dem Oviduct, dem Receptaculum seminis (fehlt z. B. bei Fasciola), zwei Dotterstöcken (Vitellarien), dem Ootyp und dem Uterus, dessen Endabschnitt auch als Vagina fungiert und dicht neben der männlichen Geschlechtsöffnung nach außen mündet. Die Bildung der zusammengesetzten Eier ist ein komplizierter Prozeß, der im wesentlichen wie folgt verläuft (35): Das Ovarium entläßt periodisch einzelne Eizellen in den Oviduct, gleichzeitig treten aus dem Receptaculum Samenzellen und aus den Vitellarien Dotterzellen aus. Die Befruchtung erfolgt wahrscheinlich im Ootyp. Dort setzt die Sekretion der Mehlis'schen Drüsen ein, die in dieses Organ münden. Daraufhin werden aus den Dotterzellen im Uterus Substanzen freigesetzt, die eine halbflüssige Schale um die Eizelle und eine Anzahl von Dotterzellen bilden. Im weiteren erfolgt eine Chinon-Gerbung der Schalensubstanzen, die zur Bildung von Sklerotin führt. Die Eier der Digenea sind mit einem Deckel (Operculum) versehen, mit Ausnahme jener von Schistosomatiden. Hauptbestandteile des männlichen Genitalapparates sind Hoden (meist zwei), deren Ausführungsgänge (Vasa efferentia) sich zu einem Samenleiter (Vas deferens) vereinigen. Dieser mündet in ein sackförmiges Organ, den Zirrusbeutel, der sich distal dicht neben der weiblichen Geschlechtsöffnung nach außen öffnet. Im Zirrusbeutel liegt der Zirrus, ein penisähnliches, ausstülpbares Begattungsorgan.

Die Digenea besitzen ein einfaches Nervensystem mit einem paarigen Zerebralganglion sowie Exkretionsorgane, die aus Wimperflammenzellen und einem reichverzweigten Röhrensystem bestehen.

Entwicklung Der Entwicklungszyklus der Digenea ist ein mit Metamorphose verbundener Generationswechsel mit einfachem oder zweifachem Wirtswechsel. Der erste Zwischenwirt ist fast immer ein Weichtier (Schnecke oder Muschel), in dem die Entwicklung der Larvenformen (Sporozysten, Redien) bis zu den Zerkarien (Ruderschwanzlarven) verläuft. Die Zerkarien verlassen den Zwischenwirt und dringen direkt in einen Endwirt (Vertebrat) ein oder sie enzystieren sich in der Außenwelt und wandeln sich dadurch zur Metazerkarie um, die der Endwirt mit der Nahrung aufnimmt. In anderen Fällen erfolgt die Bildung der Metazerkarie in einem zweiten Zwischenwirt, der mit der Nahrung in den Endwirt gelangt.

Systematik Ein einheitliches und allgemein anerkanntes Klassifikationssystem der Trematoden existiert nicht (12, 13, 15, 32, 34, 35, 38, 41). Daher werden in der folgenden Übersicht nur die Unterklassen sowie die wichtigsten Familien berücksichtigt.

Klasse: Trematoda (Saugwürmer)
    Unterklasse: Aspidobothrea (großes Haftorgan auf Ventralseite, direkte Entwicklung. Endo- und Ektoparasiten bei Mollusken, Fischen, Reptilien)
    Unterklasse: Monogenea (hinteres Haftorgan, direkte Entwicklung. Vorwiegend Ektoparasiten bei Fischen)
        Familie: Gyrodactylidae (Haftorgan mit 2 großen und 16 kleinen Haken. An Haut und Kiemen von Fischen)
            Gattung: Gyrodactylus
        Familie: Dactylogyridae (Haftorgan mit 4 großen und 14–16 kleinen Haken. Vorwiegend an Kiemen von Fischen)
            Gattung: Dactylogyrus
        Familie: Polystomatidae (Haftorgan mit 6 Saugnäpfen und mehreren Haken. Endoparasiten von Amphibien und Reptilien)
            Gattung: Polystoma
    Unterklasse: Digenea (meist 2 Saugnäpfe, indirekte Entwicklung, Endwirte: Vertebraten)
        Familie: Strigeidae (kelchförmiger Vorderkörper mit Saugnäpfen und Adhäsionsdrüse = »Tribozytisches Organ«, länglicher Hinterkörper mit Geschlechtsorganen. Adult im Darm von Vögeln und Säugern)
            Gattungen: Apatemon, Strigea, Cotylurus
        Familie: Diplostomatidae (Vorderkörper flach oder löffelförmig, mit Saugnäpfen und »Tribozytischem Organ«, Hinterkörper zylindrisch. Adult im Darm von Vögeln und Säugern)
            Gattungen: Alaria, Diplostomum, Posthodiplostomum
        Familie: Schistosomatidae (fadenförmig, getrenntgeschlechtlich. Adult Parasiten des Venensystems bei Vögeln und Säugern)
            Gattungen: Schistosoma, Trichobilharzia, Ornithobilharzia, Austrobilharzia, Gigantobilharzia
        Familie: Brachylaimidae (meist länglich, bestachelt oder glatt, Genitalporus und Zirrusbeutel hinten. Adult im Darm von Vögeln und Säugern)
            Gattungen: Leucochloridium, Brachylaima
        Familie: Echinostomatidae (länglich, mit Stacheln um Mundsaugnapf. Endwirte: Reptilien, Vögel, Säuger)
            Gattungen: Echinostoma, Echinoparyphium, Echinochasmus, Hypoderaeum
        Familie: Fasciolidae (groß, blattförmig, Hoden und andere Organe verästelt. Adult in Leber und Darm von Säugern)
            Gattungen: Fasciola, Fascioloides, Fasciolopsis
        Familie: Cyclocoelidae (länglich oder oval, Saugnäpfe unscheinbar oder fehlend, Darmschenkel hinten vereinigt. Adult in Atmungssystem und Luftsäcken von Vögeln)
            Gattungen: Cyclocoelum, Typhlocoelum
        Familie: Paramphistomidae (meist konisch, großer Bauchsaugnapf am Hinterende. Adult vorwiegend im Verdauungstrakt von Vertebraten)
            Gattungen: Paramphistomum, Calicophoron, Cotylophoron, Gigantocotyle
        Familie: Gastrothylacidae (ähnlich Paramphistomidae)
            Gattungen: Fischoederius, Gastrothylacus

Familie: Notocotylidae (oval oder länglich, Bauchsaugnapf fehlt, Hoden hinten und außerhalb der Darmschenkel, Eier mit langen Polfäden. Adult im Darm von Vögeln und Säugern)
  Gattungen: Notocotylus, Catatropis
Familie: Plagiorchiidae (klein, oval-länglich, bedornt. Endwirte: Amphibien, Vögel, selten Säuger)
  Gattung: Plagiorchis
Familie: Prosthogonimidae (oval, bedornt. Endwirte: Vögel)
  Gattung: Prosthogonimus
Familie: Dicrocoeliidae (klein, lanzettförmig, Hoden nahe Bauchsaugnapf. Adult in Leber und Pankreas von Säugern)
  Gattungen: Dicrocoelium, Eurytrema
Familie: Troglotrematidae (mittelgroß, oval-birnenförmig, Genitalporus hinter Bauchsaugnapf, meist paarweise in Zysten. Adult in Lunge, Nasen- und Stirnhöhlen sowie Darm von Säugern und Vögeln)
  Gattungen: Troglotrema, Paragonimus, Collyriclum, Nanophyetus
Familie: Opisthorchiidae (klein, lanzettförmig, Hoden hinten. Adult in Gallenwegen von Vertebraten).
  Gattungen: Opisthorchis, Clonorchis
Familie: Heterophyidae (klein, bestachelt, Bauchsaugnapf mit Genitalöffnung vereinigt. Adult im Darm von Säugern und Vögeln)
  Gattungen: Metorchis, Heterophyes, Metagonimus

Klasse: Cestoda (Bandwürmer)

Die Bandwürmer sind endoparasitisch lebende, darmlose Plattwürmer. Im Rahmen dieses Buches ist nur die Unterklasse der Eucestoda von Interesse, die durch folgende morphologische und biologische Merkmale gekennzeichnet ist (34, 35).

Morphologie Der gegliederte, darmlose und von einem Tegument überzogene Körper besteht aus dem Skolex und der Bandwurmkette. Haftorgane des Skolex sind entweder zwei seitliche Sauggruben (bei den Pseudophyllidea) oder vier diagonal angeordnete Saugnäpfe sowie ein oder mehrere Hakenkränze, die auf einem vorstreckbaren muskulösen Zapfen, dem Rostellum, sitzen. Der Skolex kann aber auch unbewaffnet sein, andererseits sind bei einigen Arten auch die Saugnäpfe bewaffnet. In einer dem Skolex folgenden Proliferationszone (Sprossungszone) entstehen durch oberflächliche Einschnürung einzelne Glieder oder Proglottiden, welche die Bandwurmkette (Strobila) bilden und deren Anzahl je nach Zestoden-Art nur wenige bis zu mehreren Tausend betragen kann. Dementsprechend schwankt die Länge der Bandwürmer von wenigen Millimetern bis zu mehreren Metern. Die zwischen den Proglottiden sichtbaren Abschnitte entstehen durch oberflächliche Faltenbildung, denen keine innere Trennwand entspricht (25). Jede reife Proglottis enthält einen vollständigen zwittrigen Geschlechtsapparat. Der weibliche Genitalapparat besteht im wesentlichen aus folgenden Anteilen: Ovarium (Germarium), Dotterstock (Vitellarium), dem Ootyp und einem Begattungsgang (Vagina), der entweder an der Ventralseite oder am Seitenrand in das Genitalatrium mündet, sowie dem Uterus, der entweder eine Öffnung nach außen besitzt oder blind geschlossen ist. In den hinteren, graviden Proglottiden tritt der Uterus, je mehr er sich mit Eiern füllt, immer deutlicher hervor, während der übrige Genitalapparat zurückgebildet wird. Die letzten Proglottiden enthalten nur mehr den Uterus mit Eiern, lösen sich von der Bandwurmkette und gelangen mit dem Kot nach außen. Die Eier der Pseudophyllidea ähneln jenen der digenen Trematoden; denn sie haben ein Operculum. Sie enthalten bei der Ablage die befruchtete Eizelle sowie Dotterzellen und embryonieren an der Außenwelt. Bei den Cyclophyllidea entsteht nach der Befruchtung der Eizelle bereits im Uterus eine mit 6 Häckchen versehene, kugelige Larve (Onkosphäre), die von einer dünnen Onkosphärenhülle und später von mehreren inneren Hüllen (Embryophore) und einer weiteren äußeren Schicht umschlossen wird. Diese Eier sind zum Teil sehr widerstandsfähig.

Der männliche Genitalapparat besteht aus einer je nach Zestoden-Art verschieden großen Anzahl von Hoden. Die Ausführungsgänge vereinigen sich zu einem gemeinsamen Samenleiter, dessen Endabschnitt wie bei den Trematoden in den Zirrusbeutel mündet, welcher einen ausstülpbaren und als Begattungsorgan fungierenden Zirrus enthält. Die männliche Geschlechtsöffnung liegt dicht neben der weiblichen im Genitalatrium.

Ein Darm fehlt; die Nahrung wird durch das Integument aufgenommen, das ähnlich wie bei den Trematoden aufgebaut ist, dessen Oberfläche jedoch durch zahlreiche Mikrothriches vergrößert ist, die den Mikrovilli des Dünndarms ähneln.

Das Exkretionssystem besteht aus Protonephridialzellen und Kanälen, die am Skolex durch mehrere Anastomosen und in jeder Proglottis durch Querkommissuren verbunden sind. Das Nervensystem wird von Ganglien im Skolex und längs durch den Körper verlaufenden Strängen gebildet.

Die meisten Zestoden-Arten enthalten Kalkkörperchen, deren Nachweis manchmal diagnostisch hilfreich ist.

Entwicklung Die Entwicklung verläuft stets indirekt über einen oder zwei Zwischenwirte. Bei den Pseudophyllidea entwickelt sich innerhalb des Eies in der Außenwelt eine mit Wimpern ausgestattete Larve (Coracidium), die aus der Eihülle schlüpft und sich im ersten Zwischenwirt zum Procercoid (zigarrenförmig, am Hinterende mit Blase mit sechs Haken) entwickelt. Im zweiten Zwischenwirt entsteht die Infektionslarve, das Plerocercoid (bandförmig, ungegliederter Körper mit zwei Sauggruben am Vorderende).

Die meisten Cyclophyllidea benötigen nur einen Zwischenwirt (Ausnahme: Mesocestoididae), in dem aus der Onkosphäre die infektiöse Larve entsteht.

Stadien von Zestoden in einem Zwischenwirt werden als Metazestoden bezeichnet. Davon unterscheidet man folgende Hauptformen:

▷ Procercoid und Plerocercoid (s. oben)
▷ Cysticercoid: Larve in evertebraten Zwischenwirten (Arthropoden, Mollusken) mit vorderer Blase, den Skolex enthaltend, und hinterem Schwanzanhang
▷ Cysticercus: Metazestode = Finne von Taenia-Arten. Dünnwandige, mit Flüssigkeit gefüllte Blase mit einem eingestülpten Skolex (z. B. bei Taenia saginata)
▷ Coenurus: mit Flüssigkeit gefüllte Blase, von deren Innenschicht mehrere Skolezes sprossen (z. B. von Taenia multiceps)
▷ Echinococcus: Blase aus äußerer, azellulärer Kutikularschicht und innerer, zellulärer Keimschicht. An dieser entstehen grießkorngroße Bläschen (Brutkapseln) und in diesen Kopfanlagen (Protoskolezes) (z. B. bei Echinococcus granulosus)
▷ Strobilocercus: Skolex mit einem langen, soliden, äußerlich segmentierten Anhang, der mit einer Blase endet (z. B. Taenia taeniaeformis).

Zum Teil werden die Metazestoden im Sinne einer Artbezeichnung mit zwei Namen belegt, z. B. Cysticercus bovis, was nach den internationalen Nomenklaturregeln nicht zulässig ist und außerdem oft Verwirrungen stiftet. In diesem Buch werden einige der üblichen Bezeichnungen noch beibehalten, doch wird empfohlen, in Zukunft eine Änderung anzustreben und z. B. auf einen Namen für C. bovis zu verzichten und dieses Stadium als Finne (Metazestode) von Taenia saginata zu bezeichnen.

Systematik Angaben zur Systematik der Cestoden finden sich in verschiedenen Standardwerken (33, 34, 36, 37, 39).

Klasse: Cestoda (Bandwürmer)
   Ordnung: Pseudophyllidea (Skolex mit Sauggruben, Uterusöffnung und Genitalpori meist median.
      Endwirte: Fische, Reptilien, Vögel, Säuger)
      Familie: Diphyllobothriidae (2 spaltförmige oder anders geformte Sauggruben, Proglottiden i. R. breiter als lang, Uterus rosettenförmig, Eier gedeckelt.
         Endwirte: Fische, Reptilien, Vögel, Säuger)
         Gattungen: Diphyllobothrium, Spirometra, Schistocephalus, Ligula, Bothridium
   Ordnung: Cyclophyllidea (Skolex mit 4 Saugnäpfchen, oft mit hakentragendem, apikalem Rostellum, keine Uterusöffnung, Genitalpori meist lateral.
      Endwirte: Vögel und Säuger)
      Familie: Mesocestoididae (kein Rostellum, Genitalöffnung ventromedian, Paruterinorgan.
         Endwirte: Vögel und Säuger)
         Gattung: Mesocestoides
      Familie: Anoplocephalidae (kein Rostellum, in jeder Proglottis einfache oder doppelte Genitalorgane, gravide Proglottiden breiter als lang, Uterus z. T. netzförmig, Eier mit birnenförmigem Apparat.
         Endwirte: vorwiegend herbivore Säuger)
         Gattungen: Anoplocephala, Paranoplocephala, Moniezia, Thysanosoma, Thysaniezia, Avitellina, Stilesia, Cittotaenia, Andrya, Bertiella
      Familie: Taeniidae (Skolex meist mit Rostellum und doppeltem Hakenkranz, Genitalpori lateral, Uterus mit Medianstamm und Seitenästen, gravide Glieder i. R. länger als breit, Eihülle radiär gestreift.
         Endwirte: Säuger)
         Gattungen: Taenia, Echinococcus, Hydatigera

Familie: Davaineidae (Rostellum mit hammerförmigen Haken, Saugnäpfe meist bewaffnet, Uterus mit Eikapseln).
  Endwirte: vorwiegend Vögel)
  Gattungen: Davainea, Raillietina
Familie: Dilepididae (Rostellum mit 1–2 Reihen Haken, Saugnäpfe nicht bewaffnet, Uterus sackförmig).
  Endwirte: Vögel)
  Gattungen: Amoebotaenia, Choanotaenia
Familie: Hymenolepididae (Rostellum mit 1 Hakenreihe, meist 1–4 Hoden, Uterus sackförmig, Proglottiden i. R. länger als breit.
  Endwirte: Vögel und Säuger)
  Gattungen: Hymenolepis, Echinolepis, Echinocotyle, Diorchis
Familie: Dipylidiidae (Rostellum mit Haken, in jeder Proglottis doppelte Genitalorgane mit 2 Genitalpori lateral und gegenständig, gravide Proglottiden länger als breit.
  Endwirte: Säuger)
  Gattungen: Dipylidium, Joyeuxiella, Diplopylidium

Stamm: Nemathelminthes

Der Stamm Nemathelminthes (Schlauchwürmer) umfaßt mehrere Unterstämme, von denen die Nematoda (Faden- oder Rundwürmer) und die Acanthocephala (Kratzer) von veterinär-parasitologischem Interesse sind. Wichtigstes Merkmal der Nemathelminthes ist die primäre Leibeshöhle (Pseudocoel) ohne Füllgewebe.

Unterstamm: Nematoda (Faden- oder Rundwürmer)

Morphologie Die Nematoden sind meist langgestreckte, fadenförmige oder spindelförmige Helminthen mit rundem Querschnitt. Die Länge adulter Stadien schwankt zwischen wenigen Millimetern und etwa einem Meter. Als Integument fungiert eine glatte oder fein geringelte, manchmal auch längsgestreifte azelluläre Kutikula, die von der darunterliegenden zellulären Hypodermis gebildet wird. Hypodermis und Längsmuskulatur bilden den Hautmuskelschlauch. Die Kutikula kann zu Hautflügeln verbreitert sein, entweder entlang des ganzen Körpers, nur in der Kopfregion oder am Hinterende der Männchen.

Die Mundöffnung ist meist von Lippen umgeben, die Sinnesorgane tragen. Es folgt eine mehr oder weniger geräumige Mundhöhle oder direkt der Ösophagus; dieser ist bei den einzelnen Gruppen verschieden ausgebildet. Er besteht aus einem dünnen, dreistrahligen Rohr, das von Muskulatur, bei den Trichuridae von einem Zellkörper (Stichosom), umgeben ist. Beim muskulösen Ösophagus wird ein rhabditiformer und ein filariformer Typus unterschieden. Der relativ kurze rhabditiforme Typus beginnt mit dem Schlundkörper, der in einen Isthmus übergeht und mit einer kugelförmigen Anschwellung, dem Bulbus, endet. Der filariforme Typus ist meist länger und nimmt nur gegen das Hinterende geringgradig an Dicke zu. Vielfach sind im Bereich des Vorderendes Drüsen vorhanden, die ihr Sekret in die Mundhöhle ergießen. Der entodermale Mitteldarm besteht aus einer einfachen Lage von Epithelzellen, die Mikrovilli tragen und auf einer Basalmembran sitzen. Der Enddarm ist ein kurzes kutikuläres Rohr, das durch den After nach außen mündet. Zwischen dem Verdauungstrakt und dem Hautmuskelschlauch befindet sich eine geräumige, mit Flüssigkeit gefüllte Leibeshöhle. Als Exkretionsorgane fungieren zwei große, in der Hypodermis gelegene und die ganze Körperlänge durchziehende Exkretionszellen mit einem gemeinsamen Ausführungsgang auf der Ventralfläche im Bereich der hinteren Ösophagushälfte. Bei den Adenophorea fehlen die Exkretionskanäle, doch ist eine ventral gelegene Exkretionsdrüse vorhanden. Atmungs- und Zirkulationsorgane fehlen. Die Nematoden sind fast durchwegs getrennten Geschlechtes. Eine Ausnahme bildet Strongyloides, deren parasitäre Generation nur aus Weibchen besteht, die sich parthogenetisch fortpflanzen.

Die Geschlechtsorgane sind röhrenförmig und bei den Männchen meist unpaar, bei den Weibchen meist paarig ausgebildet und mit unpaariger Mündung. Der männliche Apparat besteht aus dem Hoden, dem Samenleiter und dem Ductus ejaculatorius, der in die Kloake mündet. Akzessorische Bestandteile des männlichen Begattungsapparates sind in der Ein- oder Zweizahl vorhandene sklerotisierte Stäbe, die sogenannten Spikula, ferner ein stets unpaares, als Gubernakulum bezeichnetes Gebilde. Bei manchen Arten ist ein Genitalsaugnapf ausgebildet, ferner sind mit Sinnespapillen versehene Hautflügel und bei den Männchen der Strongylida eine Bursa copulatrix vorhanden. Es handelt sich dabei um ein sattelförmiges, meist durch Muskelzüge (sogenannte Rippen) verstärktes Gebilde, das bei der Kopulation den Körper des Weibchens umfaßt. Der weibliche Geschlechtsapparat ist bei den Trichuridae einfach, sonst doppelt ausgebildet und besteht aus dem Ovarium, dem Eileiter und dem Uterus. Die beiden Uteri vereinigen sich zur unpaaren Vagina, die bei den einzelnen Gruppen an verschiedenen Körperstellen nach außen mündet (weitere Informationen bei: 4, 9, 11, 22, 23).

Entwicklung Bei den Nematoden gibt es ovipare Arten, die ungefurchte Eier ablegen, ferner ovovivipare Arten, bei denen sich die abgelegten Eier in mehr oder weniger weit fortgeschrittenem Stadium der Furchung befinden, und vivipare Arten, die Larven ausscheiden. Vivipare Nematoden sind beispielsweise die Trichinellen und die meisten Filarien.

Die Entwicklung verläuft vom Ei über vier Larvenstadien zu den adulten 5. Stadien, die nach einiger Zeit die Geschlechtsreife erlangen. Da die Kutikula nicht wächst, werden die einzelnen Entwicklungsstufen durch insgesamt vier Häutungen unterbrochen. Dabei werden alle oder nur die oberflächlichen Lagen der Kutikula des Körpers, des Ösophagus, des Rektums und des Exkretionsporus abgestoßen. Die freilebenden Larven II der Strongylida werfen bei der Weiterentwicklung die abgelöste Kutikula nicht ab, so daß die Larven III von einer locker anliegenden »Scheide« umhüllt sind (= bescheidete Larven). Erst im Wirt erfolgt die Vollendung der Häutung (= Abwerfen der Scheide).

Verschiedene Nematoden-Arten können die Entwicklung im Wirt durch Einschaltung einer »Ruhepause« des dritten, vierten oder fünften Stadiums vorübergehend unterbrechen. Dieses als »Hypobiose«, »Diapause« oder »verzögerte Entwicklung« (»arrested development«) bezeichnete Phänomen hat eine erhebliche praktische Bedeutung in bezug auf Epidemiologie, Pathogenese, Diagnostik, Chemotherapie und wahrscheinlich auch Immunitätsbildung (Lit. bei 5, 19, 27, 28).

Die Entwicklungswege der Nematoden sind vielfältig. Einige entwickeln sich direkt, d. h. ohne Zwischenwirt, bei anderen ist ein Zwischenwirt Bedingung (indirekte Entwicklung). Trichinella durchläuft die gesamte Entwicklung in einem Wirt, der zugleich als End- und Zwischenwirt fungiert. Zahlreiche Nematodenarten führen im Wirt eine Körperwanderung aus, wobei verschiedene Organsysteme berührt werden (trachealer Wanderweg: vom Darm über Leber, Herz, Lunge zum Darm; somatischer Wanderweg: Darm, Leber, Herz, Lunge, großer Kreislauf, Gewebe).

Systematik Die Nematoda werden unterschiedlich als Klasse, Unterstamm oder als Stamm angesehen und in viele Ordnungen und Familien eingeteilt (22).

Die folgende Übersicht enthält die veterinär-parasitologisch wichtigsten Gruppen nach neueren Angaben (1, 2, 3, 6, 7, 8, 18, 22, 23, 30).

Unterstamm: Nematoda (Faden- oder Rundwürmer)
   Klasse: Adenophorea (Ösophagus zylindrisch mit Drüsenzellkörper = Stichosom; keine Phasmidien = glanduläre Sinnesorgane am Hinterende; keine oder wenige Kaudalpapillen, mit Exkretionsdrüse; u. a. Parasiten von Vertebraten)
      Ordnung: Enoplida (Ösophagus mit Stichosom, Mn. 1 oder kein Spikulum)
         Familie: Trichuridae (mit Stichosom, Mn. 1 Spikulum. Adult im Verdauungskanal von Vertebraten)
            Gattungen: Trichuris, Capillaria, Trichomosoides
         Familie: Trichinellidae (Mn. ohne Spikulum mit 2 Zapfen am Hinterende. Adult im Darm von Vertebraten)
            Gattung: Trichinella
   Klasse: Secernentea (ohne Stichosom. Ösophagus von unterschiedlicher Form; mit Phasmidien, zahlreichen Kaudalpapillen, mit Exkretionskanälen; u. a. Parasiten von Vertebraten)
      Ordnung: Rhabditida (freilebende Mn. und Wb. mit rhabditoidem Ösophagus, parasitisch z. T. nur Weibchen oder protandrische Hermaphroditen. Darm- und Gewebeparasiten)
         Familie: Rhabdiasidae
            Gattungen: Rhabdias, Micronema

Allgemeines

Familie: Strongyloididae (parasit. Wb. mit zylindrischem Ösophagus, Vulva am hinteren Körperdrittel. Darmparasiten)
   Gattung: Strongyloides
Ordnung: Strongylida (Mn. mit Bursa, 2 Spikula. Adult in Vertebraten, Larven z. T. freilebend oder in Invertebraten)
   Familie: Strongylidae (Mundkapsel und Bursa gut entwickelt, Mundöffnung von Blätterkranz umgeben. Vorwiegend Darmparasiten bei Herbivoren)
      Gattungen: Strongylus, Triodontophorus, Oesophagodontus, Trichonema, Gyalocephalus, Cylindropharynx, Poteriostomum, Cylicocercus, Cylicostephanus, Oesophagostomum, Chabertia, Stephanurus
   Familie: Ancylostomatidae (Mundkapsel groß mit hakenförmigen Gebilden oder Schneideplatten. Darmparasiten)
      Gattungen: Ancylostoma, Uncinaria, Bunostomum, Globocephalus
   Familie: Syngamidae (Mundkapsel mit dickem Rand. Am Grunde Zähnchen, Mn. und Wb. in Dauerkopulation. Parasiten der Atemwege)
      Gattungen: Syngamus, Cyathostoma
   Familie: Metastrongylidae (mit dreiteiligen Mundlippen, Mundkapsel sehr klein, Mn. mit langen Spikula, Lungenparasiten von Schweinen)
      Gattung: Metastrongylus
   Familie: Dictyocaulidae (4 Lippen, Mundkapsel klein, Spikula kurz. Lungenparasiten von Herbivoren)
      Gattung: Dictyocaulus
   Familie: Protostrongylidae (keine Mundkapsel, gut entwickeltes Gubernakulum und Telamon, Parasiten in Lunge, Muskulatur, ZNS von Ungulaten und Lagomorphen)
      Gattungen: Muellerius, Protostrongylus, Neostrongylus, Cystocaulus, Pneumostrongylus, Spicocaulus, Elaphostrongylus, Parelaphostrongylus
   Familie: Crenosomatidae (Kutikula mit bedornten Ringen. Parasiten in Lunge, Gefäßen und Sinus bei Karnivoren und Insektivoren)
      Gattungen: Crenosoma, Paracrenosoma
   Familie: Angiostrongylidae (Mundkapsel fehlt, Bursa kurz. Parasiten in Gefäßen, Lunge und ZNS von Vertebraten)
      Gattungen: Angiostrongylus, Aelurostrongylus, Gurltia
   Familie: Filaroididae (Bursa zu Papillen reduziert, Parasiten von Karnivoren)
      Gattungen: Filaroides, Parafilaroides
   Familie: Skrjabingylidae (Bursa als dicke Laterallappen mit Papillen. In Stirnhöhlen von Karnivoren)
      Gattung: Skrjabingylus
   Familie: Pseudaliidae (Bursa reduziert. Parasiten von Meeressäugern)
      Gattung: Pseudalius, Halocercus
   Familie: Trichostrongylidae (Mundkapsel klein oder fehlend. Bursa meist gut entwickelt, vorwiegend Magen-Darm-Parasiten von Herbivoren)
      Gattungen: Trichostrongylus, Haemonchus, Ostertagia, Marshallagia, Grosspiculagia, Spiculopteragia, Cooperia, Nematodirus, Hyostrongylus, Obeliscoides
   Familie: Amidostomatidae (Mundkapsel deutlich, mit Zähnchen, Magenparasiten von Vögeln)
      Gattung: Amidostomum
   Familie: Ollulanidae (Rudimentäre Mundkapsel. Hinterende des Wb. mit drei Spitzen. Magenparasiten bei Karnivoren)
      Gattung: Ollulanus
Ordnung: Oxyurida (Ösophagus mit Bulbus, Hinterende des Wb. gewöhnlich lang und spitz. Parasiten im Dickdarm von Vertebraten)
   Familie: Oxyuridae (3 Lippen, Mn. mit 1–2 Spikula, z. T. wesentlich kleiner als Wb.)
      Gattungen: Oxyuris, Enterobius, Passalurus
   Familie: Syphaciidae (mit Zervikalflügeln)
      Gattungen: Skrjabinema, Syphacia, Aspiculuris
   Familie: Cosmocercidae
      Gattung: Probstmayria
   Familie: Heterakidae (Mn. mit präanalem Saugnapf)
      Gattung: Heterakis
Ordnung: Ascaridida (gewöhnlich 3 Lippen um Mundöffnung, Ösophagus zylindrisch mit oder ohne hintere Erweiterung = Ventriculus, Darm mit oder ohne Blindsäcke. Mn. ohne Bursa, 1 Paar Spikula, gelegentlich mit präanalem Saugnapf. Parasiten im Verdauungskanal von Vertebraten)
   Familie: Ascaridae (deutliche Lippen, mit oder ohne Ventriculus, ohne präanalen Saugnapf)
      Gattungen: Ascaris, Toxascaris, Toxocara, Parascaris, Ophidascaris
   Familie: Anisakidae (Mn. ohne präanalen Saugnapf, Ösophagus mit Ventriculus, z. T. mit Blindsäcken)
      Gattungen: Anisakis, Paranisakis, Contracaecum, Cucullanus
   Familie: Ascaridiidae (Ösophagus ohne Ventriculus, Mn. mit präanalem Saugnapf)
      Gattung: Ascaridia
   Familie: Dioctophymatidae (Mn. mit rippenloser Bursa u. 1 Spikulum. Nieren- und Darmparasiten bei Säugern und Vögeln)
      Gattungen: Dioctophyme, Eustrongylides, Hystrichis

Ordnung: Spirurida (mit Mundkapsel, häufig mit Kutikulaornamenten, Ösophagus vorn muskulös, hinten drüsig; Spikula ungleich
    Adulte: Parasiten des proximalen Verdauungstraktes und des Gewebes)
  Familie: Gnathostomatidae (Kopfanschwellung mit Häkchen, Körper mit Dornen. Magenparasiten)
    Gattung: Gnathostoma
  Familie: Physalopteridae (2 seitenständige Lippen mit je 3 Papillen, 2 große Kaudalflügel. Magen-Darmparasiten)
    Gattungen: Physaloptera, Streptocara
  Familie: Reticulariidae (Mundöffnung m. o. w. dorsal gerichtet, Kutikula mit Dornen. Darmparasiten)
    Gattung: Reticularia
  Familie: Thelaziidae (Mundkapsel ohne Zähne, Ösophagus nicht geteilt. Parasiten der Tränengänge und Konjunktiven)
    Gattung: Thelazia
  Familie: Gongylonematidae (Vorderkörper mit Kutikulawarzen. Parasiten in Ösophagus und Magen)
    Gattung: Gongylonema
  Familie: Spirocercidae (Mundkapsel i. R. mit Zähnen, Ösophagus z. T. mit ringförmigen Verdickungen. Parasiten im Ösophagus und Magen von Vertebraten)
    Gattungen: Spirocerca, Ascarops, Streptopharagus, Simondsia, Physocephalus
  Familie: Acuariidae (Vorderende mit 2 großen Lippen und Kutikularbändern. Parasiten im Magen und Darm von Vögeln)
    Gattungen: Acuaria, Echinuria
  Familie: Tetrameridae (Mn. und Wb. unterschiedlich, Wb. in Mitte stark verdickt. Parasiten im Magen von Vögeln)
    Gattung: Tetrameres
  Familie: Habronematidae (Pseudolabien groß, Mundkapsel dickwandig, Hinterende von Mn. spiralig mit Kaudalflügeln. Magenparasiten von Säugern und Vögeln)
    Gattungen: Habronema, Parabronema, Draschia
  Familie: Dracunculidae (Vulva zurückgebildet, Wb. wesentlich größer als Mn. Gewebeparasiten in Vertebraten)
    Gattung: Dracunculus
Ordnung: Filariida (meist keine Mundkapsel, keine Lippen, Ösophagus zweiteilig mit muskulösem und drüsigem Anteil, Spikula ungleich. Parasiten in Gefäßen, Geweben oder Körperhöhlen von Vertebraten)
  Familie: Filariidae (Vulva vor Nervenring, Spikula in Größe und Form sehr unterschiedlich. Parasiten der Subkutis)
    Gattungen: Stephanofilaria, Parafilaria, Suifilaria
  Familie: Onchocercidae (Vulva hinter Nervenring. Spikula in Form unterschiedlich, in Größe ähnlich oder verschieden. Parasiten im Gefäßsystem, in Körperhöhlen und Gewebe)
    Gattungen: Setaria, Loa, Dirofilaria, Litomosoides, Cutifilaria, Brugia, Wuchereria, Elaeophora, Onchocerca.

Unterstamm: Acanthocephala (Kratzer)

Bei den Kratzern befindet sich am Vorderende des zylindrischen Körpers ein kolbenförmiger, manchmal kugeliger, in eine sackförmige Scheide rückziehbarer Rüssel (Proboscis), der mit Haken besetzt ist. Er dient zur Verankerung in der Darmschleimhaut des Wirtes. Ein Darmkanal fehlt; die Nahrung wird durch die Körperwand aufgenommen, die ein komplexes Synzytium mit wenigen, zum Teil sehr großen Kernen und einem verzweigten Kanalsystem darstellt. Letzteres ist mit Flüssigkeit gefüllt und dürfte der Verteilung von Nahrungsstoffen dienen; es steht mit zwei eigenartigen Strukturen unbekannter Funktion in Verbindung, die am Vorderende von der Körperwand aus in das Pseudocoel hineinragen (Lemnisken).

Die Acanthocephalen sind getrenntgeschlechtlich. Die Entwicklung erfolgt mit Zwischenwirt (Arthropode). Die Eier enthalten bereits eine mit Häkchen bewaffnete und als Acanthor bezeichnete Larve.

Systematik Von den verschiedenen Ordnungen sind die Neoechinorhynchida und die Echinorhynchida vorwiegend Parasiten von Fischen. Aus den übrigen Ordnungen mit zahlreichen Familien und Gattungen (29, 40) kann hier nur eine Auswahl aufgeführt werden.

Ordnung: Polymorphida (Körper i. R. bedornt. Adult vorwiegend in Wasservögeln und marinen Säugern)
  Familie: Polymorphidae
Ordnung: Gigantorhynchida (Körper glatt oder mit Pseudosegmentation, i. R. nicht oder nur schwach bedornt. Adult vorwiegend in Vögeln)
  Familie: Filicollidae
    Gattung: Filicollis

Ordnung: Oligacanthorhynchida (oft groß und mit Konstriktionen des Körpers, der nicht bedornt ist. Adult in Säugern, selten in Vögeln)
   Familie: Moniliformidae
      Gattung: Moniliformis
   Familie: Oligacanthorhynchidae
      Gattungen: Macracanthorhynchus, Prosthenorchis

Pentastomiden

Die als Zungenwürmer oder auch als Wurmspinnen bezeichneten Pentastomiden haben einen wurmförmigen, geringelten Körper und 2 Paar Klammerhaken beiderseits der Mundöffnung.

Ordnung: Porocephalida
Überfamilie: Linguatuloidea
Familie: Linguatulidae
Gattung: Linguatula

Arthropoden

Die Arthropoden sind der formenreichste Tierkreis, der etwa ¾ aller jetzt lebenden Tierarten umfaßt. Sie sind durch den Besitz gegliederter Extremitäten und eines chitinösen Außenskeletts, das während des Wachstums periodisch gehäutet wird, charakterisiert.

Die Arthropoden besitzen ein gangliöses Nervensystem (Strickleiternervensystem), ein offenes Blutgefäßsystem, einen Darmkanal mit auffallend kurzem entodermalen und langem ektodermalen Anteil sowie als Exkretionsorgane die schlauchförmigen Malpighischen Gefäße und als Atmungsorgane Kiemen (Krustazeen), Fächertracheen (Spinnentiere) bzw. Tracheen (Arachniden und Insekten).

Die Arthropoden sind getrennt-geschlechtlich; Parthenogenese und Heterogonie kommen häufig vor.

Die systematische Einordnung der Vielzahl von Arthropoden ist noch sehr im Fluß. Insbesondere wird die Untergliederung einzelner Familien und Gattungen durch spezielle Arbeitsgruppen in vergleichenden morphologischen Untersuchungen bearbeitet. So wurden z. B. für die Zeckengattung Ixodes 14 Subgenera postuliert, wovon das Subgenus Ixodes LATREILLE mit der Leitform Ixodes ricinus L. die größte Untergattung mit 79 Arten darstellt.

In der nachfolgenden Übersicht haben wir uns im wesentlichen auf die Familien und Gattungen beschränkt, die in Mitteleuropa von veterinärmedizinischer Bedeutung sind.

Die Klassifikation erfolgt bei den Arachnidea unter Berücksichtigung der Arbeiten von VAN DER HAMMEN (17) und KRANTZ (20) sowie bei den Insecta, denen von BEIER (43), von FRITSCHE, GEILER und SEDLAG (16) und MCALPINE u. Mitarb. (24).

1. Amandibulata, Kieferlose
   Unterstamm: Chelicerata (Cheliceren u. Pedipalpen, keine Antennen)
      Klasse: Arachnidea, Spinnentiere
         Unterklasse: Acarida (= Acari, Milben; Cephalothorax mit Abdomen verwachsen, 4 Beinpaare, Larven 3 Beinpaare)
            Überordnung: Anactinotrichida (= Parasitiformes)
               Ordnung: Ixodida (= Metastigmata; Hallersches Organ an den Tarsen des 1. Beinpaares)
                  Familie: Argasidae, Lederzecken (Integument lederartig)
                     Gattungen: Argas, Ornithodoros, Otobius
                  Familie: Ixodidae, Schildzecken (Schildchen, das bei Mn. den ganzen Rücken, bei nüchternen Wb. Nymphen u. Larven das 1. Drittel bedeckt)
                     Gattungen: Ixodes, Amblyomma, Boophilus, Dermacentor, Haemaphysalis, Hyalomma, Rhipicephalus
               Ordnung: Gamasida (= Mesostigmata; Stigmen dorsal oder dorsolateral der Coxen II, III oder IV)
                  Familie: Dermanyssidae (langbeinig, Rückenschild)
                     Gattung: Dermanyssus
                  Familie: Macronyssidae
                     Gattung: Ornithonyssus
                  Familie: Halarachnidae (Parasiten der Atmungsorgane)
                     Gattung: Pneumonyssus
            Überordnung: Actinotrichida (= Acariformes)

Ordnung: Actinedida (= Prostigmata; Stigmen, wenn vorhanden, zwischen Cheliceren oder dorsal auf dem Rücken cranial Coxa II)
    Familie: Cheyletiellidae (große Klauen an den Palpen)
        Gattungen: Cheyletiella, Ornithocheyletia
    Familie: Myobiidae (1. Beinpaar klauenartig)
        Gattungen: Myobia, Sarcopterinus
    Familie: Harpyrhynchidae
        Gattung: Harpyrhynchus
    Familie: Syringophylidae, Federspulmilben (langgestreckt; Coxen II u. III liegen weit auseinander)
        Gattung: Syringophilus
    Familie: Psorergatidae (Beine kurz, radiär angeordnet, ohne Haftscheiben)
        Gattung: Psorergates
    Familie: Demodicidae (langgestreckt; Coxen liegen dicht beieinander)
        Gattung: Demodex
    Familie: Trombiculidae (nur Larven parasitisch)
        Gattungen: Trombicula, Neotrombicula, Euschöngastia
Ordnung: Acaridida (= Astigmata; ohne Stigmen)
    Familie: Listrophoridae, Haarmilben (Körper lateral abgeplattet, Palpen u. Beine häufig in Klammerorgane umgebildet)
        Gattung: Listrophorus
    Familie: Glycyphagidae, Nahrungs- und Nestmilben (extrem lange Körperbeborstung, Haare kammartig)
        Gattung: Glycyphagus
    Familie: Acaridae (= Tyroglyphidae), Nahrungsmilben (extrem lange Körperbeborstung, Haare glatt)
        Gattungen: Acarus (= Tyroglyphus), Tyrophagus
    Familie: Hypodectidae, Nestmilben
        Gattung: Hypodectes
    Familie: Dermoglyphidae, Federmilben
        Gattungen: Dermoglyphus, Falculifer
    Familie: Analgidae, Federmilben
        Gattungen: Analges, Megninia, Leptosphyra
    Familie: Myocoptidae (Wb. 3. u. 4. Beinpaar mit Klammerorganen)
        Gattung: Myocoptes
    Familie: Epidermoptidae (alle 4 Beinpaare mit Haftscheiben)
        Gattungen: Epidermoptes, Rivoltasia
    Familie: Psoroptidae (Haftscheibenstielchen kurz, oder lang u. gegliedert)
        Gattungen: Psoroptes, Chorioptes, Otodectes
    Familie: Sarcoptidae (Capitulum rund, Beine stummelförmig; Haftscheibenstielchen lang u. ungegliedert)
        Gattungen: Sarcoptes, Notoedres
    Familie: Knemidocoptidae, nur auf Vögeln (Capitulum rund, Beine stummelförmig; bei Wb. Tarsen krallenförmig)
        Gattungen: Knemidocoptes, Neoknemidocoptes
    Familie: Cytoditidae, Luftsackparasiten bei Vögeln
        Gattung: Cytodites
    Familie: Laminosioptidae, Unterhautparasiten bei Vögeln
        Gattung: Laminosioptes

2. Mandibulata (mit Kiefer)
    Unterstamm: Tracheata (1 Antennenpaar, Extremitäten nicht gespalten)
        Klasse: Hexapoda, Insecta (heteronome Segmentierung; 3 Beinpaare; Kopfsegmente zu Kopfkapsel verschmolzen; Mundwerkzeuge beißend (kauend), leckend-saugend, saugend oder stechend-saugend)
            Unterklasse: Pterygota, Fluginsekten
A. Heterometabola (= Exopterygota; Pterygota mit unvollkommener Metamorphose)
    Ordnung: Mallophaga, Haarlinge und Federlinge (Kopf breiter als Thorax)
        Unterordnung: Amblycera
            Gattungen: Haarlinge: Gliricola, Gyropus, Trimenopon;
                  Federlinge: Eomenacanthus, Menopon, Hohorstiella, Trinoton, Uchida
        Unterordnung: Ischnocera
            Gattungen: Haarlinge: Bovicola, Werneckiella, Lepikentron, Trichodectes, Felicola, Holakartikos
                Federlinge: Anaticola, Anatoecus, Columbicola, Cheliopistes, Goniocotes, Goniodes, Lipeurus, Reticulipeurus
        Unterordnung: Rhynchophthirina
            Gattung: Haematomyzus
    Ordnung: Anoplura, Läuse (Kopf schmäler als Thorax)
        Familie: Pediculidae (Menschenläuse)
            Gattungen: Pediculus, Phthirus

Familie: Haematopinidae (Tierläuse)
    Gattung: Haematopinus,
Familie: Linognathidae (Tierläuse)
    Gattungen: Linognathus, Solenopotes, Ratemia
Familie: Hoplopleuridae (Tierläuse)
    Gattungen: Haemodipsus, Polyplax
Ordnung: Heteroptera, Wanzen (dorsoventral abgeplattet, Saugrüssel nach caudoventral umgeschlagen; mit Stinkdrüse)
    Gattung: Cimex
B. Holometabola (= Endopterygota; Pterygota mit vollkommener Metamorphose)
    Ordnung: Diptera (2. Flügelpaar zu Schwingkölbchen reduziert)
        Unterordnung: Nematocera, Mücken (Antennen vielgliedrig, oft länger als Kopf u. Thorax zusammen)
            Familie: Culicidae, Stechmücken (Stechrüssel fast halb so lang wie Körper)
                Gattungen: Aedes, Anopheles, Culex
            Familie: Simuliidae, Kriebelmücken (fliegenähnlich; mit kurzen, 11 bis 15gliedrigen Antennen)
                Gattungen: Simulium, Eusimulium, Wilhelmia, Odagmia, Boophthora, Prosimulium
            Familie: Phlebotomidae, Sandmücken (Körper u. Flügel behaart, Flügel in Ruhe angehoben u. gespreizt)
                Gattung: Phlebotomus
            Familie: Ceratopogonidae, Gnitzen (½–1 mm groß; Flügel in Ruhe übereinandergelegt)
                Gattung: Culicoides
        Unterordnung: Brachycera (Antennen dreigliedrig; drittes Glied [1. Geißelglied] trägt einen borsten- oder griffelförmigen Fortsatz)
            Zwischenordnung: Tabanomorpha
                Familie: Tabanidae, Bremsen (Kopf dreieckig, Antennen nach vorn gestreckt; Rüssel meist nach unten gerichtet; Flügel mit 6eckiger Discalzelle)
                    Gattungen: Chrysops, Hybomitra, Atylotus, Tabanus, Haematopota, Philipomyia
            Zwischenordnung: Muscomorpha
                Familie: Muscidae, Fliegen (Hypopleuralborsten fehlen)
                    Gattungen: Musca, Stomoxys, Siphona, Lyperosia
                Familie: Glossinidae, Tsetsefliegen (Stechrüssel vorgestreckt; Flügel in Ruhe übereinandergelegt, mit beilförmiger Discalzelle)
                    Gattung: Glossina
                Familie: Calliphoridae (den Musciden sehr ähnlich, jedoch Hypopleuralborsten vorhanden)
                    Unterfamilie: Calliphorinae, Goldfliegen, Schmeißfliegen (häufig gefärbt, glänzend, ovipar)
                        Gattungen: Calliphora, Lucilia, Chrysomyia
                    Unterfamilie: Sarcophaginae, Fleischfliegen (ähnlich Calliphorinae, jedoch nicht gefärbt, nicht glänzend und larvipar)
                        Gattungen: Wohlfartia, Sarcophaga
                Familie: Oestridae (Mundwerkzeuge verkümmert; gedrungener Körper; Kopf breit, Kopf u. Thorax mit warzenartigen Erhebungen)
                    Unterfamilie: Oestrinae, Nasen- und Rachendasselfliegen (larvipar)
                        Gattungen: Oestrus, Rhinoestrus, Cephenemyia, Pharyngomyia
                    Unterfamilie: Hypoderminae, Hautdasselfliegen (ovipar)
                        Gattungen: Hypoderma, Oedemagena, Przhevalskiana
                Familie: Gasterophilidae, Magendasselfliegen (Mundwerkzeuge verkümmert, hummelähnlich)
                    Gattung: Gasterophilus (Larvenbestimmung anhand der kaudal gelegenen Stigmenplatte)
                Familie: Hippoboscidae, Lausfliegen (Körper dorsoventral abgeplattet; teils mit, teils ohne Flügel; Beine kurz, mit starken Krallen)
                    Gattungen: Melophagus, Hippobosca, Lipoptena
    Ordnung: Siphonaptera, Flöhe (Körper stark zweiseitig abgeplattet)
        Gattungen: Ctenocephalides, Pulex, Nosopsyllus, Ceratophyllus.

Literatur

1. ANDERSON, R. C. (1978): CIH keys to the nematode parasites of vertebrates. No. 5. Keys to genera of the superfamily Metastrongyloidea, Slough: Commonwealth Agric. Bureaux. – **2.** ANDERSON, R. C., O. BAIN (1976): CIH keys to the nematode parasites of vertebrates. No. 3. Keys to genera of the order Spirurida Part 3. Diplotriaenoidea, Aproctoidea and Filarioidea. Slough: Commonwealth Agric. Bureaux. – **3.** ANDERSON, R. C., A. G. CHABAUD, S. WILLMOTT (1974): CIH keys to the nematode parasites of vertebrates. No. 1. General introduction. Slough: Commonwealth Agric. Bureaux. – **4.** BIRD, A. F. (1971): The structure of nematodes. New York: Academic Press. – **5.** BORGSTEEDE, F. H. M., J. ARMOUR, J. JANSEN (1978): Arrested development of nematodes in sheep and cattle. Facts and reflections III. Rotterdam: Central Vet. Inst. Lelystad, Bronder-Offset. – **6.** CHABAUD, A. G. (1975 a): CIH keys to the nematode parasites of vertebrates. Keys to genera of the order Spirurida Part 1. Camallanoidea, Dracunculoidea, Gnathostomatoidea, Physalopteroidea, Rictularioidea and Thelazioidea. Slough: Commonwealth Agric. Bureaux. – **7.** CHABAUD, A. G. (1975 b): CIH keys to nematode parasites of vertebrates. No. 3. Keys to genera of the order Spirurida Part. 2. Spiruroidea, Habronematoidea and Acuarioidea. Slough: Commonwealth Agric. Bureaux. – **8.** CHABAUD, A. G. (1978): CIH keys to the nematode parasites of vertebrates. No. 6. Keys to genera of the superfamilies Cosmocercoidea, Seuratoidea, Heterakoidea and Subuluroidea. Slough: Commonwealth Agric. Bureaux. – **9.** CHITWOOD, B. G., M. B. CHITWOOD (1974): Introduction to nematology. Baltimore: University Park Press. – **10.** COX, F. E. G. (1981): A new classification of the parasitic protozoa. Protozool. Abstr. **5**, 9–14. – **11.** CROLL, N. A. (1976): The organization of nematodes. London: Academic Press. – **12.** DÖNGES, J. (1980): Parasitologie. Stuttgart: Thieme. – **13.** EDUARDO, S. L. (1982): The taxonomy of the family paramphistomidae Fischoeder, 1901, with special reference to the morphology of species occurring in ruminants. I. General considerations. Syst. Parasitol. **4**, 7–57. – **14.** ERASMUS, D. A. (1972): The biology of trematodes. London: E. Arnold Publ. – **15.** FRANK, W. (1976): Parasitologie. Stuttgart: E. Ulmer. – **16.** FRITZSCHE, R., H. GEILER, U. SEDLAG (1968): Angewandte Entomologie. Stuttgart: G. Fischer. – **17.** HAMMEN, L. VAN DER (1972): A revised classification of the mites (Arachnidea, Acarida) with diagnoses, a key, and notes on phylogeny. Zool. Meded. **47**, 273–292. – **18.** HARTWICH, G. (1974): CIH keys to the nematode parasites of vertebrates. No. 2. Keys to genera of the Ascaridoidea. Slough: Commonwealth Agric. Bureaux. – **19.** INDERBITZIN, F. (1976): Experimentell erzeugte Entwicklungshemmung von Dictyocaulus viviparus des Rindes. Zürich: Vet. med. Diss. – **20.** KRANTZ, G. W. (1978): A manual of acarology. 2. Aufl. Corvallis: Oregon State University Book Stores. – **21.** LEVINE, N. D., J. O. CORLISS, F. E. G. COX, G. DEROUX, J. GRAIN, B. M. HONIGBERG, G. F. LEEDALE, A. R. LOEBLICH, J. LOM, D. LYNN, E. G. MERINFELD, F. C. PAGE, G. POLJANSKY, V. SPRAGUE, J. VAVRA, F. G. WALLACE (1980): A newly revised classification of the Protozoa. J. Protozool. **27**, 37–58. – **22.** MAGGENTI, A. R. (1981): General nematology. New York: J. Springer. – **23.** MAGGENTI, A. R. (1982): Nemata. In: PARKER, S. P. (ed.) Synopsis and classification of living organisms. New York: McGraw-Hill. – **24.** MC ALPINE, J. F., B. V. PETERSON, G. E. SHEWELL, H. J. TESKEY, J. R. VOCKEROTH, D. M. WOOD (1981): Manual of nearctic diptera. Vol. 1. Research Branch Agric. Canada, Monograph Nr. 27. – **25.** MEHLHORN, H., B. BECKER, P. ANDREWS, H. THOMAS (1981): On the nature of the proglottids of cestodes: A light and electron microscopic study on Taenia, Hymenolepis, and Echinococcus. Z. Parasitenkd. **65**, 243–259. – **26.** MEHLHORN, H., G. PIEKARSKI (1981): Grundriß der Parasitenkunde. Stuttgart: G. Fischer. – **27.** MICHEL, J. F. (1974): Arrested development of nematodes and some related phenomena. Adv. Parasitol. **12**, 279–366. – **28.** MICHEL, J. F. (1978): Topical themes in the study of arrested development. In: BORGSTEEDE, F. H. M., J. ARMOUR, J. JANSEN (eds.). Arrested development of nematodes in sheep and cattle. Facts and reflections III. Rotterdam: Central Vet. Inst. Lelystad, Bronder-Offset. – **29.** PETROCHENKO, V. I. (1956, 1958): Acanthocephala of domestic and wild animals. Vol. I and II. Akademiya Nauk SSSR, Moskva (Israel Program for Scientific Translations, Jerusalem, 1971). – **30.** PETTER, A. J., J.-C. QUENTIN (1976): CIH keys to the nematode parasites of vertebrates. No. 4. Keys to genera of the Oxyuroidea. Slough: Commonwealth Agric. Bureaux. – **31.** PUYTORAC, P. DE, A. BATISSE, J. BOHATIER, J. O. CORLISS, G. DEROUX, P. DIDIER, J. DRAGESCO, G. FRYD-VERSAVEL, J. GRAIN, C. GROLIÈRE, R. HOVASSE, F. IFTODE, M. LAVAL, M. ROQUE, A. SAVOIE, M. TUFFRAU, P. P. GRASSÉ (1974): Proposition d'une classification du phylum Ciliophora Doflein 1901 (réunion de Systématique, Clermont-Ferrend). C. R. Acad. Sci. Paris **278**, 2799–2802. – **32.** SCHELL, ST. C. (1970): How to know the trematodes. Dubuque: Brown Comp. Publ. – **33.** SCHMIDT, G. D. (1970): How to know the tapeworms. Dubuque: Brown Comp. Publ. – **34.** SCHMIDT, G. D., L. S. ROBERTS (1981): Foundations of parasitology, 2nd edit. St. Louis, Toronto, London: Mosby Comp. – **35.** SMYTH, J. D. (1976): Introduction to animal parasitology. 2nd edit. London: Hodder and Stoughton. – **36.** WARDLE, R. A., J. A. MCLEOD (1968): The zoology of tapeworms. New York: Hafner Publ. Comp. – **37.** WARDLE, R. A., J. A. MCLEOD, S. RADINOVSKY (1974): Advances in the zoology of tapeworms, 1950–1970. Minneapolis: University of Minnesota Press. – **38.** YAMAGUTI, S. (1958): Systema helminthum. Vol. I. Digenetic trematodes of vertebrates. Parts I and II. New York: Interscience. Publ. – **39.** YAMAGUTI, S. (1959): Systema helminthum. Vol. II. The cestodes of vertebrates. New York: Interscience Publ. – **40.** YAMAGUTI, S. (1963): Systema helminthum. Vol. V. Acanthocephala. New York: Interscience Publ. – **41.** YAMAGUTI, S. (1971): Synopsis of digenetic trematodes of vertebrates. Vol. I and II. Tokyo: Keigaku Publ. Comp. – **42.** BOCK, W. J. (1982): Biological classification. In: PARKER, S. P. (ed.): Synopsis and classification of living organisms. New York: McGraw – Hill. – **43.** BAIER, M. (1969). In: W. KÜKENTHAL: Handbuch der Zoologie, 4. Bd. Arthropoda 2. Hälfte: Insecta, 2. Aufl. Berlin: Walter de Gruyter & Co.

Epidemiologie

Freilebende Organismen besitzen entsprechend ihrer Organisationsstufe verschieden spezialisierte Organe und Gewebe, deren Zusammenwirken das spezifische Verhalten des Individuums ergibt und das Überleben in dem jeweiligen Lebensraum (Biotop) ermöglicht. Auf die Lebensweise und den Biotop abgestimmte Adaptationen sind bei Parasiten besonders ausgeprägt und auf verschiedene Entwicklungsstadien verteilt, die in ihrer Gesamtheit den Lebenszyklus der betreffenden Art darstellen. Diese Spezialisierung hat allerdings auch zur Folge, daß jeweils ein nur ganz bestimmter, eng begrenzter Biotop von den unterschiedlichen Entwicklungsstadien besiedelt werden kann; es gibt dementsprechend Parasitenarten mit einem relativ einfachen (z. B. Haemonchus contortus) und mit komplizierteren (z. B. Fasciola hepatica) Lebenszyklus mit den entsprechenden Anpassungen.

Es sollen nun einige allgemein gültige Begriffe erläutert werden. Aufgrund der Artenentwicklung und insbesondere des spezifischen Sitzes wird zwischen Ektoparasiten und Endoparasiten unterschieden. Außenschmarotzer befallen die Körperoberfläche, sitzen auf oder in der Haut, an den Haaren oder im Federkleid. Sie sind ausschließlich stationär (z. B. Läuse) oder temporär (rote Vogelmilbe). Als Übergangsformen zum Endoparasitismus können z. B. Sarcoptes-Milben (Grabmilben) angesehen werden. Endoparasiten schmarotzen im Innern des Wirtes, und zwar sowohl in Organen (z. B. Magen-Darm-Kanal, Leber, Lunge) als auch in Geweben (Muskulatur) sowie zwischen, in oder auf den Blutzellen. Endoparasiten sind vor allem Protozoen und Helminthen, vereinzelt nur Arthropoden.

Als Wirt werden Organismen bezeichnet, in denen der geschlechtsreife Parasit oder Larvenstadien eines Schmarotzers leben. Da die parasitäre Lebensweise eine hochgradige Adaptation an den Stoffwechsel des jeweiligen Wirtes voraussetzt, kann kein Schmarotzer jedes beliebige Tier als Wirt nutzen. Deshalb gibt es unter den verschiedenen Parasiten erhebliche Unterschiede. Von der Bindung an einen einzigen Wirt (der geschlechtsreife Bandwurm Taenia solium lebt nur im Menschen) oder an einige nah verwandte Wirte (der Pferdespulwurm Parascaris equorum schmarotzt in Pferd und Esel) reichen die Möglichkeiten bis zu einem breiten Wirtsspektrum (Trichinella spiralis in zahlreichen Warm- und auch Kaltblütern).

Man unterscheidet deshalb zwischen der realen Wirtsspezifität, bei der eine Parasitenart sich auf eine Wirtsgruppe oder auch eine Wirtstierart beschränkt (dieses spiegelt sich in der natürlichen Verbreitung wider), und der potentiellen Wirtsspezifität; diese Wirtsbindung ergibt sich aus der experimentellen Prüfung der Eignung von in der Natur nicht in Frage kommenden Organismen als Wirte. Die Wirtsspezifität kann breit oder eng, veränderlich oder starr sein. So haben die stenoxenen (engwirtigen) Parasiten nur einen (monoxenen) oder 2–3 Wirte (oligoxene), während man bei den euryxenen (breitwirtigen) Parasiten eine größere Zahl von Wirtstierarten voraussetzen kann. Andererseits werden Schmarotzer, welche während ihrer Entwicklung den Wirt nicht wechseln, als homoxene, diejenigen mit obligatem Wirtswechsel als heteroxene Parasiten bezeichnet. Als *Hauptwirt* wird eine Tierart bezeichnet, in welcher der Parasit optimale Lebens- und Entwicklungsmöglichkeiten (2) findet, also einen intensiven Befall, eine lange Lebensdauer, die maximale Größe, eine einheitliche Präpatenz und die beste Lebens- und Infektionsfähigkeit der Geschlechtsprodukte erreicht. Für Trichinella spiralis z. B. sind Schwein und Ratte Hauptwirte, der Mensch nur Nebenwirt, da von diesem die Entwicklung nicht weitergehen kann. Der Begriff Endwirt beinhaltet das Geschlechtsreifwerden des Parasiten. Als Zwischenwirt gilt jene Tierspezies, in der die ungeschlechtliche Vermehrung, die Larvenentwicklung, die Zystenbildung u. a. ablaufen. Der Zwischenwirt ist ein unbedingt notwendiges Glied im Lebenszyklus. Es können auch zwei Zwischenwirte eingeschaltet sein (bei den meisten Trematoden), also erster und zweiter Zwischenwirt. Immer steht der Zwischenwirt, der das infektiöse Stadium enthält, mit dem Endwirt in einer Beziehung, die dem Parasiten den Übergang sichert. Am ehesten ist dies der Fall, wenn der Zwischenwirt ein Nahrungstier des Endwirtes ist.

Weitere Wirtstypen, die jedoch nicht im Gegensatz zum End- und Zwischenwirt stehen, sind Reservoir-, Transport- und Fehlwirt. Reservoirwirte sind Wirbeltiere, bei denen der jeweilige Parasit angeht und von denen aus der Schmarotzer z. B. auf den Menschen übertragen werden kann. Als Transportwirt (auch Stapel- oder Wartewirt) bezeichnet man ein Wirtstier, das kein notwendiges Glied im Lebenszyklus darstellt, dem jedoch die Rolle des sicheren »Transportes« in den Endwirt zufällt. In ihm erfolgt keine Weiterentwicklung, die parasitären Infektionsstadien können jedoch lange in einem Ruhezustand am Leben bleiben. Transportwirte spielen epidemiologisch eine bedeutende Rolle, da sich in ihnen oft zahlreiche Infektionsstadien ansammeln und stets eine günstige Beziehung zum Endwirt gegeben ist. Als Fehlwirte werden Tierarten bezeichnet, von denen sich der Parasit unter natürlichen Bedingungen nicht mehr lösen kann oder in denen er sich nicht weiter entwickeln kann (z. B. Schwein für Toxocara canis); die Entwicklung läuft nur bis zu einer bestimmten Stufe ab.

Bei der Entwicklung mit Zwischenwirt findet also stets ein Wirtswechsel statt; dieser Entwicklungstypus wird als indirekte Entwicklung bezeichnet. Viele Parasiten haben einen Lebenszyklus, in dem nur ein Wirt auftritt. Es handelt sich um eine direkte Entwicklung. Als Beispiel sei die freilebende Phase im Lebenszyklus eines Pferdestrongyliden kurz dargestellt: Die vom reifen Wurm im Pferdedarm abgelegten Eier gelangen mit dem Kot ins Freie. Dort schlüpft nach einigen Tagen die rhabditoide Larve I (Oesophagus mit doppelter Anschwellung und Bulbus mit Klappenapparat, der zur Nahrungsaufnahme im fäkalen Milieu geeignet ist, wie bei den verwandten freilebenden Erdnematoden). Nach Wachstum und 1. Häutung bildet sich die rhabditoide Larve II, die nach einer 2. Häutung zur filariformen Larve III wird (Oesophagus keulenförmig wie bei den parasitär lebenden Formen). Die Larve III ist das infektiöse Stadium, das wieder den Übergang von der freilebenden zur parasitären Lebensweise zu vollziehen hat. Sie wirft bei ihrer Häutung die abgehobene Kutikula nicht ab (bescheidete Larve) und ist so gut geschützt; sie nimmt keine Nahrung auf und kann u. U. länger als 1 Jahr leben. Die Infektionslarve ist sehr beweglich und kriecht immer wieder an feuchten Gräsern hoch, bietet sich also gleichsam zum Fraße an, eine Eigenschaft, die für die Wirtfindung notwendig ist.

Als parasitäre Infektion werden sowohl der Vorgang des Befallenwerdens des Organismus mit Parasiten als auch der Zustand des Befallenseins bezeichnet. Der Begriff Invasion, der mancherorts noch wegen des aktiven Erreichens des Wirtes verwendet wird, erscheint uns nicht mehr berechtigt.

Entsprechend der Entwicklung der einzelnen Parasiten sind die Infektionswege recht verschieden. Relativ selten ist die kontaminative Übertragung, wobei die Erreger mit den Exkrementen des Überträgers in das Wirtstier gelangen. Bei der peroralen oder phagären Infektion werden das Infektionsstadium selbst (z. B. Larve III der Pferdestrongyliden), der infizierte Zwischenwirt oder Organe desselben vom Wirt aufgenommen. Im Verlauf der perkutanen Ansteckung dringen Parasitenlarven aktiv durch die unverletzte Haut des Wirtes ein, während bei der inokulativen Infektion der Vektor durch Biß oder Stich den Erreger in die Blutbahn überträgt. Ferner werden bei der intrauterinen, diaplazentaren Infektion bereits die Föten befallen. Sie kommt vor allem bei solchen Parasiten zustande, deren Jugendstadien vor ihrer endgültigen Ansiedlung im Darm des Wirtes eine Blut-Lungen-Wanderung machen, jedoch nicht den trachealen, sondern den somatischen Wanderweg einschlagen und so über den großen Blutkreislauf in die verschiedenen Organe gelangen. Vielfach bleiben sie in der Muskulatur als Ruhestadien, bis sie gegen Ende der Trächtigkeit über die Plazenta in den Fötus wandern. Hundewelpen werden z. B. bis zu 90 % mit dem Spulwurm Toxocara canis intrauterin infiziert. Andere ehemals hypobiotische und später reaktivierte Larven (Ruhestadien) wandern in die Milchdrüse ein, werden dann mit der Milch ausgeschieden und vermitteln so den Neugeborenen galaktogen den Parasiten. Bemerkenswert ist dieser Infektionsmodus durch die lange Überlebenszeit der Larven (mehrere Trächtigkeitsperioden ohne Neuinfektion) im Muttertier.

Eine Reihe von Parasiten schmarotzt in Geweben oder Organen, die keinerlei Verbindung zu den natürlichen Körperöffnungen besitzen (Bindegewebe, Blutgefäße). In diesen Fällen fungieren meist Arthropoden als Vektoren und Zwischenwirte, die mit dem Blut oder mit Körper- bzw. Wundsekreten die Erreger aufnehmen.

Bei Arthropoden, die in erster Linie Hautparasiten sind (Milben, Läuse, Haarlinge, Flöhe), spielt die Kontaktinfektion, also der direkte Übergang von einem Tier auf das andere, die wesentliche Rolle. Vielfach nehmen hierbei die Infektionen von Muttertieren ihren Ausgang, bei denen der Befall oft nicht deutlich in Erscheinung tritt (Räude, Demodikose) und wo während der Säugeperiode enger Kontakt zu den Jungtieren gegeben ist. Die Übertragung der Parasiten kann auch durch Geräte aller Art, wie Putzzeug, Decken, Geschirr, Sättel usw., wie auch durch den Menschen selbst erfolgen. Hierauf ist bei der Bekämpfung besonders zu achten. Von Bedeutung ist in diesen Fällen auch, wie lange solche Ektoparasiten vom Wirtstier getrennt überleben können.

Bei den Endoparasiten muß die Parasitenbrut in den meisten Fällen den Wirt verlassen und kann erst nach einer in der Umwelt ablaufenden Entwicklungsphase in einem neuen Wirt zur Geschlechtsreife heranwachsen. Bei der direkten Entwicklung findet dieser Lebensabschnitt ganz im Freien statt, bei der indirekten währt die freilebende Phase bis zum Erreichen eines Zwischenwirtes. Sie kann entfallen, wenn die Erreger aus dem Wirt aufgenommen werden (z. B. Mikrofilarien, Babesien). Es ist verständlich, daß die Umwelt, die von Parasiten im direkten oder indirekten Entwicklungsgang zur Erreichung eines neuen Wirtes überwunden werden muß, epidemiologisch eine bedeutende Rolle spielt.

Je ungünstiger sie für die Parasitenstadien ist, desto mehr werden diese dezimiert, desto weniger Exemplare erreichen das infektiöse Stadium und desto geringer ist die Gefahr für die potentiellen Wirtstiere (Infektionsexposition).

Der Verseuchungsgrad der Umwelt (z. B. einer Weide) hängt allerdings von einer Reihe von Faktoren ab, insbesondere von

1. der Anzahl der ausgeschiedenen Eier oder Larven (Ausscheidungsrate); dabei spielen individuelle Unterschiede beim Einzeltier, saisonbedingte Schwankungen der Eiausscheidung sowie Alter und Immunstatus der Tiere eine große Rolle;
2. der Zahl der je Raumeinheit gehaltenen Tiere (überstockte Weiden);
3. den mikroklimatischen Verhältnissen auf der Weide, die für die Entwicklung der ausgeschiedenen Stadien und die Dauer ihres Überlebens maßgebend sind (Feuchtigkeit, Bodenstruktur, Temperatur, Sonneneinstrahlung, Dichte des Graswuchses u. a.);
4. von hygienischen Maßnahmen, durch die die Parasitenbrut unschädlich beseitigt oder in ihrer Entwicklung gehemmt wird;
5. der Lebensdauer der Oozysten, Eier oder Larven und der Möglichkeit ihrer Überwinterung auf den Weiden;
6. dem Vorhandensein und der Populationsdichte spezifischer Zwischen-, Warte- und Transportwirte bei Parasiten mit indirekter Entwicklung.

Darüber hinaus können für das Auftreten von klinischen Helminthosen bei Rindern Mineralstoffmangel (Phosphor, Kobalt), überdurchschnittliche Laktation, Neuinfektionen vor der Geburt, Weidemanagement, Absinken der Immunität, fehlende oder zum falschen Zeitpunkt durchgeführte Wurmkuren u. a. verantwortlich sein (1).

Literatur

1. ARMOUR, J. (1980): The epidemiology of helminth disease in farm animals. Vet. Parasitol. **6**, 7–46. – **2.** HIEPE, TH. (1981): Allgemeine Parasitologie, Bd. 1. Jena: VEB-Gustav Fischer.

Pathogenese

Sind parasitäre Infektionsstadien in das Wirtstier eingedrungen oder von ihm aufgenommen worden, so kommt es zu einer Auseinandersetzung zwischen den Partnern. Ist der Wirt für die aufgenommene Parasitenart empfänglich (Suszeptibilität) und individuell auch entsprechend empfindlich (Disposition), entwickelt sich eine Parasitose. Parasitosen können bei Tieren als Krankheiten auftreten, ihre Gesundheit und Leistungsfähigkeit beeinträchtigen, die Verwertung der von Tieren stammenden Lebensmittel mindern oder auch eine Gefahr für die menschliche Gesundheit darstellen. Dabei versteht man unter der Pathogenität eines Parasiten seine unter bestimmten Voraussetzungen schädigende oder krankmachende Eigenschaft; die Pathogenität ist also eine Arteigenschaft, die sich auch in der Wirtsspezifität eines Parasiten widerspiegelt. Als Virulenz bezeichnet man die Intensität der pathogenen Eigenschaften eines Einzelparasiten oder eines Parasitenstammes innerhalb einer Spezies. Charakteristisch ist dabei deren große Variabilität, so daß sich unter gewissen Umständen (z. B. nach Passagen in bestimmten Wirtstieren) die Virulenz (avirulent, virulent, hochvirulent) innerhalb der Parasitenart erheblich ändern kann.

Inwieweit der Schmarotzer auf dem Wirt leben oder in diesen eindringen kann, hängt aber nicht nur von der Virulenz und der Pathogenität des Erregers ab, sondern auch wesentlich auf seiten des Wirtes von dessen artgebundener Empfänglichkeit, Empfindlichkeit, individueller Disposition und allgemeiner Kondition. So können sich z. B. Trichinellen in fast sämtlichen Warmblüterarten entwickeln, trotzdem sind diese wenig wirtsspezifischen, euryxenen Parasiten für die einzelnen Tierarten unterschiedlich pathogen. Andererseits sind einzelne Wirtstierarten auch in der Lage, aufgrund ihrer Verdauungsfermente oder infolge des Aufbaues ihrer Epidermis nicht an sie adaptierte Schmarotzer am Eindringen zu hindern (z. B. tierartspezifische Kokzidien, Hakenwürmer). Auch wenn es diesen stenoxenen Parasiten verschiedentlich gelingt, den Wirtsorganismus zu befallen, finden sie nicht das notwendige Entwicklungsmilieu (z. B. in Form des für ihren Stoffwechsel essentiellen Nahrungsangebotes); sie werden rasch eliminiert oder abgekapselt und abgetötet. Dabei können derartige nicht wirtsspezifische Parasiten doch vorübergehend Schädigungen hervorrufen, wie man sie z. B. von der »Badedermatitis« des Menschen infolge des Eindringens von für Vögel spezifischen Zerkarien kennt.

Die eigentliche Schadwirkung für den Wirt erfolgt entweder durch den Parasiten selbst oder durch von ihm indirekt ausgelöste Reaktionen, welche dann zur Erkrankung führen. Direkte Schäden verursachen z. B. Kokzidien, indem sie Darmepithel durch ihr intrazelluläres Wachstum während der Schizogonie und Gamogonie zerstören. Blutiger Durchfall, Darmentzündung und Resorptionsstörungen sind die Folge. Durch wandernde junge Stadien von Fasciola hepatica oder anderen Helminthen verursachte Leberparenchymschäden werden durch den Anstieg leberzellspezifischer Enzyme im Serum deutlich. Neben dem zu Anämien führenden Blutentzug können bestimmte Stämme verschiedener Zeckenarten während des Saugaktes ein Speicheldrüsensekret abgeben, das beim Wirtstier zu neurotoxischen Schädigungen führt.

Als Beispiele indirekter Schadwirkung lassen sich die während der Wanderphase von Strongylus vulgaris-Larven im Bereich der vorderen Gekrösearterie hervorgerufenen Thromben anführen; Loslösung oder Auflösung dieser Thromben verursacht embolische Koliken bei Pferden. Die Verdauungsstörungen bei der Ostertagiose der Kälber werden durch eine Hyperplasie der Magendrüsen, damit einen Verlust der differenzierten Salzsäure-produzierenden Belegzellen und eine Erhöhung des pH-Wertes verursacht. Verschiedentlich stellen Zellinfiltrate und Granulombildungen Abwehrreaktionen dar, die durch mechanische Reize des Parasiten selbst oder seiner Produkte (z. B. Verletzungen durch den Stachel bei Schistosomeneiern) oder chemisch durch Stoffwechselprodukte (Exkrete,

Sekrete) ausgelöst werden. Schließlich startet das Wirtstier im Verlauf der Parasiteninfektion auch spezifisch gegen den Schmarotzer gerichtete Abwehrreaktionen (Ausbildung von Allergien, Quaddelbildung nach wiederholten Flohstichen) und bildet gegen Antigene des Parasiten humorale Antikörper und zelluläre Abwehrmechanismen (Einzelheiten siehe Kapitel »Grundlagen der Parasitenbekämpfung«).

Das Ausmaß der Schadwirkung hängt von verschiedenen Faktoren sowohl von seiten des Parasiten als auch vom Wirtstier ab. Vielfach verursachen nur massive Parasiteninfektionen (große Parasitenzahl) Erkrankungen (z. B. bei Magenwürmern der Wiederkäuer, bei Haarlings- und Milbenbefall). Auch die Größe des Parasiten kann einen gewissen Einfluß haben. So ruft ein einziger, allerdings bis zu 10 m langer Diphyllobothrium latum bei Menschen erheblichen Vitamin B_{12}-Mangel und schwere Anämie hervor. Auch die Art des Parasitismus (z. B. Ancylostoma caninum als Blutsauger) beeinflußt die Pathogenität in ähnlicher Weise wie ein vielfach ausgeprägter Organotropismus. Coenurus cerebralis im Gehirn des Schafes und Cysticercus cellulosae im Gehirn des Menschen führen zu Druckatrophie und zentralnervösen Ausfallerscheinungen. Thelazien parasitieren ausschließlich im Konjunktivalsack ihres Wirtstieres und verursachen Keratitiden. Babesien sind Schmarotzer der Erythrozyten und bedingen Hämoglobinurien. Schließlich können mehrere gleichzeitig in einem Wirt am selben Siedlungsort vorkommende Parasitenarten sich gegenseitig in ihrer Zahl einschränken, meist jedoch ihre krankmachende Wirkung potenzieren.

Andererseits nimmt das Wirtstier deutlichen Einfluß auf die Schadwirkung des Parasiten. So können zelluläre, reaktive Veränderungen das Ausmaß der tatsächlichen Erkrankungen wesentlich prägen. Es kommt z. B. nach dem Eindringen von Toxocara canis-Larven ins Gehirn von Mäusen zu einer zellulären Abwehr und zur Abtötung der Larven. Aber erst die Organisation dieser Zellinfiltrationen führt zu zentralen Ausfallerscheinungen. Auch wenige Fasciola hepatica-Exemplare sind in der Lage, über längere Zeit starke Veränderungen in den Gallengängen aufrechtzuerhalten. Ferner lösen gewisse durch Parasiten induzierte Immunreaktionen Allergien (z. B. nach mehrfachem Zeckenbesatz) oder Schockwirkungen aus. Auch Autoimmunitätserscheinungen bei Blutprotozoen können das Krankheitsbild (z. B. bei Malaria) erschweren.

Darüber hinaus spielt das Alter des Wirtes eine gewisse Rolle. Für die Kokzidiose und Strongyloidose sind Jungtiere anfälliger als ältere Wirte, obwohl dies sicherlich nicht ausschließlich vom Alter, sondern auch von der allmählichen Ausbildung der Immunität abhängt. Andererseits erkranken Kälber bei Babesienbefall, neugeborene Mäuse bei Trichinellen-Infektion überhaupt nicht. Schließlich beeinflussen Hormone des Wirtes die Aktivität von Parasiten. So kommt es bei der Hündin im letzten Drittel der Trächtigkeit zu einer Mobilisierung larvaler Ruhestadien von Toxocara canis, so daß diese teilweise auf den Fötus überwechseln und die pränatale Infektion der Welpen bedingen. Auch wird eine vermehrte Ansammlung von Ancylostoma-Larven in der Bauchhaut und in der Milchdrüse der trächtigen Hündin beobachtet. Es kommt so vielfach zur galaktogenen Infektion.

Der wirtschaftliche Schaden von Parasiten kann unmittelbar in Erkrankungen, Organzerstörungen und Todesfällen liegen oder mittelbar geringere Leistung (z. B. verlängerte Mastdauer, Fruchtbarkeitsstörungen und Sterilität, reduzierte Legeleistung) bedingen. Geschieht die Beeinflussung von Gesundheit und Leistung, unabhängig von anderen Faktoren, direkt durch den Parasiten, wird von einer primären Parasitose (akute Dictyocaulose des Jungrindes), bei Beteiligung anderer Faktoren als Folge einer Parasiteninfektion von der sekundären Parasitose gesprochen.

Die von der Aufnahme des Infektionsstadiums bzw. von dessen Eindringen bis zur ersten Ausscheidung von Eiern (Larven, Oozysten) im Kot verstreichende Zeit wird als Präpatenz, diejenige bis zum Auftreten von Krankheitserscheinungen als Inkubationszeit (incubare = ausbrüten) bezeichnet. Diese ist kürzer als die Präpatenz bei Parasiten, deren Jugendstadien eine pathogene Wirkung haben (z. B. Wanderstadien des großen Leberegels), sie ist länger bei einer pathogenen Bedeutung geschlechtsreifer Erreger (z. B. Ostertagia). Der Zeitraum vom Beginn der

Ausscheidung von Eiern, Larven oder Oozysten nach einmaliger Infektion bis zum Sistieren der Ausscheidung gilt als Patenz.

Während man nach dem jeweiligen klinischen Verlauf einer Parasitose zwischen einer akuten, perakuten und chronischen Erkrankung unterscheidet, wird epidemiologisch die frische der latenten (latens = verborgen) Infektion gegenübergestellt. Unter Infektion (inficere = hineinbringen) oder Ansteckung versteht man das Eindringen (aktiv oder passiv), das Haften und die Entwicklung der Parasiten im Wirt. Infektionen, bei denen nur eine Erregerspecies vorhanden ist, nennt man Monoinfektion. Wird ein infizierter Wirt mit dem gleichen Erreger wieder infiziert, solange von der Erstinfektion her noch lebende Parasiten vorhanden sind, spricht man von Superinfektion. Wenn dagegen ein Wirt nach Überstehen einer Infektion, also zu einem Zeitpunkt, in dem keine lebensfähigen Erreger mehr vorhanden sind, mit dem gleichen Erreger wieder neu infiziert wird, liegt eine Reinfektion vor; sie ist zeitlich nicht begrenzt. Folgt jedoch auf eine bereits bestehende Infektion noch eine zusätzliche mit einer anderen Erregerart, liegt eine Sekundärinfektion vor. Schließlich sind Infektionen, an denen gleichzeitig mehrere Erregerarten beteiligt sind, Mischinfektionen.

Wirt-Parasit-Verhältnis

Beim Zusammentreffen von Parasit und Wirt beeinflussen sowohl Eigenschaften der beiden Partner als auch Umweltfaktoren das gegenseitige Verhältnis.

Der Parasit wird durch seine genetischen Eigenschaften geprägt, welche seine Zellinteraktionen, sein Wirtsspektrum und seine Kontagiosität, seine Virulenz und Toxizität, seine Antigenität und seine immunisierenden Fähigkeiten bestimmen.

Der Wirt verfügt demgegenüber über ein gestaffeltes, mehrstufiges Abwehrsystem, das sich aus unspezifischen, d. h. gegen eine Vielzahl von Infektionserregern gerichteten Abwehrfaktoren (Resistenz) und spezifischen, sich nur gegen ganz bestimmte Erreger entwickelten Abwehrvorgängen (Immunität) zusammensetzt. Auch beim Wirt prägen und steuern Erbanlagen und Konstitution die Empfänglichkeit der verschiedenen Zellen. Der augenblickliche physiologische Status (Alter, Ernährung, Trächtigkeit, Laktation) begünstigt oder schwächt dabei die allgemeine Abwehrkraft.

Außerdem beeinflußt die Umwelt (Klima, Bodenbeschaffenheit, direkte Sonneneinstrahlung, Stall- und Weideverhältnisse) die verschiedenen freilebenden Parasitenstadien ebenso wie den Wirt. Parasit, Wirt und Umwelt setzen sich also gegenseitig mit ihren vielfältigen Reaktionsmöglichkeiten auseinander. Gleichzeitig bestimmen, ähnlich wie bei bakteriellen und viralen Infektionen, unspezifische und spezifische Abwehrmechanismen das Schicksal des parasitenbefallenen Wirtstieres. Diese bleiben meist als Erklärung für die teilweise recht unterschiedlichen Reaktionen der gleichen Parasitenart in oder auf dem spezifischen Wirt (klinische Erkrankung, latente Infektion, Nichtangehen) übrig.

Die Abwehr gegenüber Protozoen, Helminthen und Arthropoden sowie gegenüber einzelnen Parasitentoxinen ist sehr komplex.

Die Resistenz ist überwiegend angeboren. Sie wirkt sich entsprechend der jeweiligen Kondition des Wirtes verschieden stark aus. Sie wird hormonell und vegetativ beeinflußt und kann sich auf Tiergruppen eines bestimmten Alters, auf verschiedene Rassen der gleichen Wirtsart oder auf Einzeltiere erstrecken. Diese natürliche Resistenz kann durch die Struktur des Gewebes, die Funktion der Schleimhäute oder den Mangel an für den Parasiten notwendigen Stoffen bedingt sein (passive Resistenz). Man spricht von einer aktiven Resistenz, wenn der empfängliche Wirt mit unspezifischen Sofort-Reaktionen die pathogene Wirkung des Erregers hemmt und dadurch die Infektion sofort zum Stehen bringt. Im unspezifischen Schutzsystem sind die Phagozytose und die Entzündung die wichtigsten Resistenzfaktoren. Nicht immer ist die Resistenz bestimmter Tierarten gegen einzelne Parasitenspezies durch das Fehlen gewisser, für die Erreger notwendiger Stoffe zu erklären. So können z. B. durch Immunsuppressionen einige Parasitenarten in normalerweise unempfänglichen Tierarten zur Entwicklung gebracht werden (Putenkokzidien in Hühnern nach Kortikosteroidgaben). Auch ist die Wirtsspezifität vielfach (Kokzidien) in Gewebekulturen aufgehoben.

Die Jugendresistenz wird nicht grundsätzlich vom Muttertier übertragen, sondern ist teilweise durch die besondere Ernährungsweise bedingt (z. B. Kokzidien, Babesien). Die vielfach als Altersresistenz bezeichnete Widerstandsfähigkeit ist nicht ausschließlich passiv, teilweise handelt es sich um einen fließenden Übergang zur Immunität. Eine Rassenresistenz ist besonders deutlich beim Ndama-Rind gegenüber Trypanosomeninfektionen (Trypanotoleranz). Familienresistenz und individuelle Resistenz werden häufiger beobachtet, ohne daß die Ursache geklärt ist.

Im Gegensatz zur Resistenz werden die spezifischen Abwehrmechanismen erst auf eine bereits vorliegende Infektion gegen die Antigene der Erreger allmählich gebildet. Die sich dabei entwickelnde erhöhte Abwehrkraft ist nur gegen den betreffenden Krankheitserreger oder seine Antigene gerichtet; sie ist nur für ihn spezifisch und selbst gegen Erreger der gleichen Gruppe wirkungslos, es sei denn, es besteht ein gemeinsames Antigen- und Immunitätsspektrum. Resistenz und Immunität werden im internationalen Sprachgebrauch nicht einheitlich definiert. Teilweise trennt man sie begrifflich überhaupt nicht auf oder man gebraucht sie beliebig wechselweise.

Immunität (immunire = bewaffnen) ist der Zustand des Wirtes, in dem ein Parasit eindringen kann, jedoch keine klinische Erkrankung auszulösen vermag. Besteht Immunität nach dem Verschwinden, nach der Vernichtung oder nach der Neutralisierung der Erreger durch die spezifischen Abwehrvorgänge in einem Organismus weiter fort, so bezeichnet man sie als sterile Immunität. Diese ist bei Parasitosen außerordentlich selten (z. B. bei Theileria parva-Infektion) und oft von kurzer Dauer. Im Gegensatz dazu spricht man von Infektionsimmunität oder Prämunität, wenn die Immunität nur so lange anhält, wie der Wirt noch Parasiten beherbergt.

Die Immunität läßt sich nicht als stets gleichbleibende Zustandsform, als fester Begriff für jeden Organismus definieren. Sie ist von vielen biologischen Reaktionen des Wirtes wie des Erregers abhängig, so daß sie stets in einem anderen Aktivitätsgrad erscheint. Praktisch kann jede noch so gute Immunität unter bestimmten Voraussetzungen durchbrochen werden. Der Abwehrmechanismus des Wirtes kann durch Belastungen verschiedenster Art versagen. Auch eine plötzliche massive Infektion mit anderen Parasiten kann zum Zusammenbruch der Immunität führen.

Die spezifische Immunität wird aktiv oder passiv erworben. Die aktive Immunität kommt entweder im Verlaufe eines natürlichen Infektionsgeschehens oder durch künstliche Applikation von lebenden oder inaktivierten Erregern zustande. Die passive Immunität entwickelt sich auf natürliche Weise dadurch, daß von einem immunen Muttertier über die Kolostralmilch oder über den Uterus maternale Schutzstoffe auf das Neugeborene übergehen. Sie kann auch künstlich durch Injektion von Immunseren erzeugt werden; ihre Dauer ist von der Menge der aufgenommenen Antikörper abhängig.

Die Immunität wird durch ein humorales und ein zelluläres Abwehrsystem aufrechterhalten. Die humoralen Antikörper (Immunglobuline) neutralisieren Antigene und töten Parasiten entweder direkt oder unter Mitwirkung von Komplement oder Makrophagen ab. Sie können aber nicht nur eingedrungene Antigene (Parasiten, Bakterien etc.) vernichten, sondern auch Krankheitserscheinungen beim Wirt hervorrufen (Hypersensibilitätsreaktionen vom Soforttyp, Immunkomplexbildungen). Je nach ihrer serologischen Nachweisbarkeit spricht man von komplementbindenden, hämagglutinierenden oder präzipitierenden Antikörpern. Die zelluläre Abwehr wird durch sensibilisierte T-Lymphozyten vermittelt, die auf ihrer Oberfläche antikörperähnliche Moleküle tragen. Diese Immunität äußert sich u. a. in der Hypersensibilitätsreaktion vom Spättyp oder in der Abstoßung von Gewebetransplantaten. Zelluläre Immunmechanismen sind überwiegend für die Abwehr intrazellulär lebender Parasiten angelegt. Die humorale Immunität ist passiv durch Seruminjektion von Tier zu Tier übertragbar, während die Übertragung der zellvermittelten Abwehr nur durch die Transplantation von Lymphozyten bei isohistogenen Individuen möglich ist (adoptive Übertragung).

In ihrer Anlage sind beide Abwehrsysteme zellulär verankert. Im Verlauf der Embryogenese und möglicherweise auch noch danach entstehen im Körper thymusabhängige sogenannte T-Lymphozyten und thymusunabhängige (bursaäquivalente) B-Lymphozyten, die die lymphatischen Organe (Lymphknoten, Milz) besiedeln. Je nach der Art des Antigenreizes, der direkt oder durch die Vermittlung von Makrophagen auf die Lymphozyten einwirkt, werden entweder die T- oder die B-Lymphozyten sensibilisiert. Nach der Sensibilisierung von T-Lymphozyten entstehen über Blasten u. a. die sogenannten Killerlymphozyten. Außerdem können lösliche Faktoren abgegeben werden, die zu einer Erhöhung der vaskulären Permeabilität führen oder die eine die Makrophagen aktivierende Eigenschaft besitzen. Nach der Sensibilisierung von B-Lymphozyten bilden sich ebenfalls über Blasten Plasmazellen, in denen humorale Antikörper synthetisiert werden. Aus beiden Blastentypen entwickeln sich außerdem sogenannte Gedächtniszellen, die für kurzfristig einsetzende Sekundärantwort bei Reinfektionen sorgen sollen (2).

Die spezifischen Serumantikörper nehmen im Verlaufe der Infektion zu, erreichen ein gewisses Maximum und persistieren verschieden lang. Sie wirken entweder direkt auf den Parasiten (Präzipitate an Helminthen) oder vernichten sie bei Anwesenheit von komplementähnlichen Substanzen (Toxoplasmen oder Trypanosomen im Blut durch lysierende Antikörper). Antikörper können auch die Oberfläche von Parasiten besetzen und so deren Phagozytose durch Makrophagen bewirken (opsonierende Antikörper). Zytophile Antikörper lagern sich ebenso wie Reagine an Zellen an und sensibilisieren sie gegen bestimmte Antigene (Hypersensibilitätsreaktion vom Soforttyp), wie dies bei Trichostrongylideninfektionen, z. B. beim self cure-Phänomen, angenommen wird. Bei der Reaktion zytophiler Antikörper mit dem Antigen wird aus Mastzellen Histamin freigesetzt. Hierdurch kommt es zur Erhöhung der Kapillarpermeabilität, so daß Serumantikörper ins Darmlumen einsickern und die Darmparasiten angreifen können. Das Wirksamwerden von lokalen Antikörpern, die als sogenannte Muko- und Koproantikörper am Sitz des Parasiten gebildet oder zumindest dort angereichert werden, konnte bisher gegenüber Helminthen nur vereinzelt beobachtet werden. Bei Rindern, die gegen Tritrichomonas foetus immun waren, ließen sich im Mukus von Uterus und Vagina agglutinierende und immobilisierende Antikörper nachweisen.

Die humoralen Antikörper ermöglichen den serologischen Nachweis von Parasiteninfektionen, wobei IgG und IgM Hauptträger der Antikörperreaktionen sind. Nach dem Eindringen des Antigens (Parasiten) in den Körper werden in der Regel zunächst die zumeist nur für kurze Zeit persistierenden IgM-Antikörper gebildet. Im späteren Verlauf der Infektion treten dann überwiegend Antikörper der IgG-Klasse auf. Große Fortschritte brachte die Anwendung der Serologie in der Diagnostik von Protozoeninfektionen, während sie bei Helminthosen noch besondere Forschungsarbeit in der Trennung und Reinigung von Parasitenantigenen erfordert.

Die sogenannten Killerlymphozyten zerstören körperfremde oder auch körpereigene, an der Oberfläche mit Fremdantigenen besetzte Zellen (Zytotoxizität). Sensibilisierte T-Lymphozyten setzen ferner lösliche Faktoren (Lymphokine) frei und regen so andere lymphoide Zellen zu gezielten Reaktionen an (3). Der Nachweis der zellulären Immunität kann in einer Reihe von in vitro- und in vivo-Tests (Reaktionsfähigkeit der Lymphozyten) geführt werden.

Eine natürliche Immunisierung gegen einzelne Parasitenarten erfolgt durch wiederholte Infektionen der Tiere im Stall oder vor allem auf der Weide. Eine experimentelle Immunisierung ist durch Verabreichung von wenig virulenten Stämmen oder von bestrahltem Parasitenmaterial möglich. Bei allen Immunisierungsversuchen mit derartigen Lebendvakzinen besteht neben der nicht leichten Massenherstellung eine große Schwierigkeit in der nur kurzen Haltbarkeit. Trotzdem haben in den letzten Jahren zumindest Versuche zur oralen Vakzinierung gegen Taenia taeniaeformis-Finnen, Cysticercus bovis und C. ovis sowie gegen Trichinella spiralis erfolgversprechende Ergebnisse gezeigt (1). Außerdem hat sich die Vakzinierung der Jungrinder gegen Dictyocaulus viviparus sowie gegen Babesia argentina und B. bigemina in der Praxis bewährt (4).

Literatur

1. LLOYD, SH. (1981): Progress in immunization against parasitic helminths. Parasitology **83**, 225–242. – **2.** ROITT, J. (1977): Leitfaden der Immunologie. Darmstadt: D. Steinkopf. – **3.** ROLLE, M., A. MAYR (1978): Mikrobiologie, Infektions- und Seuchenlehre. 4. Aufl. Stuttgart: F. Enke. – **4.** URQUHART, G. M. (1980): Application of immunity in the control of parasitic disease. Vet. Parasitol. **6**, 217–239.

Grundlagen der Parasitenbekämpfung

Die wichtigsten Ziele der Parasitenbekämpfung in der Veterinärmedizin sind: die Verhütung von Parasitosen und damit verbundener Leiden bei Tieren; die Heilung von Parasitosen; die Minderung durch Parasiten verursachter Schäden in der Tierproduktion; die Verhütung gesundheitlicher Risiken des Menschen durch Parasiten (= Bekämpfung von Zoonosen); die Tilgung von Parasitosen.

Zur Erreichung dieser Ziele werden verschiedene Maßnahmen eingesetzt, die im folgenden beschrieben werden.

Diagnose Die Bekämpfungsmaßnahmen sind in jedem Einzelfall auf die ätiologisch relevante Parasitenart oder ein Artengemisch und ihre Biologie abzustimmen. Eine sichere Diagnose ist daher eine unabdingbare Voraussetzung jeder Bekämpfungsmaßnahme.

Die Diagnose umfaßt den Erregernachweis, die Feststellung des klinischen Zustandes des Einzeltieres oder des Tierbestandes, die Analyse epidemiologischer Faktoren und häufig auch die Berücksichtigung ökonomischer Aspekte.

Endoparasiten werden beim lebenden Tier im allgemeinen durch Nachweis ihrer Eier oder Larven bzw. Oozysten oder Vegetativformen mit der Kotuntersuchung oder durch Feststellung von Entwicklungsstadien im Blut diagnostiziert. Dies ist jedoch erst nach Ablauf der Präpatenz (Zeitraum von der Infektion bis zur Ausscheidung der ersten Fortpflanzungsprodukte aus dem Tierkörper bzw. bis zu ihrem Erscheinen im Blut) möglich. Die Präpatenz kann je nach Parasitenart nur wenige Tage oder auch viele Wochen und Monate betragen. Von Bedeutung ist dies besonders dann, wenn klinische Erscheinungen innerhalb der Präpatenz auftreten, d. h. wenn die Inkubation (Zeit zwischen Infektion und Auftreten von Krankheitserscheinungen) kürzer ist als die Präpatenz. Dies kann bei Dictyocaulose und Fasciolose der Wiederkäuer, beim Befall von Pferden mit großen Strongyliden, beim Askariden- und Hakenwurmbefall der Fleischfresser und anderen Infektionen der Fall sein. In solchen Situationen ist die diagnostische Abklärung erschwert, sie kann jedoch häufig durch die genaue Analyse epidemiologisch-anamnestischer Faktoren in Kombination mit klinischen Untersuchungen erreicht werden. So ist z. B. eine akute Fasziolose des Schafes aufgrund der Anamnese (Weidegang in einem Biotop mit Lymnaea truncatula, Zeitpunkt der Erkrankung) und klinischer Daten (erhöhte Konzentrationen von Leberenzymen im Serum, Anämie) mit hoher Wahrscheinlichkeit diagnostizierbar. In manchen Fällen ist allerdings eine sichere Diagnose nur durch Sektion eines oder mehrerer Tiere möglich.

Bei verschiedenen Infektionen mit Endoparasiten treten keine Geschlechtsprodukte auf, z. B. bei der Infektion von Zwischenwirten mit Toxoplasmen, Sarkosporidien und larvalen Zestoden bzw. von Fehlwirten mit Nematodenlarven. Die Diagnose wird hier durch den indirekten Erregernachweis auf serologischem Weg oder post mortem durch Sektion gestellt (s. S. 46).

Besondere Schwierigkeiten bereitet in der Praxis die Bestandesdiagnose in bezug auf prophylaktische Bekämpfungsmaßnahmen. In diesem Fall muß der Tierarzt über den Einsatz von Bekämpfungsmaßnahmen zu einem Zeitpunkt entscheiden, an dem der Tierbestand noch nicht infektionsgefährdet oder erkrankt ist. So stellt sich z. B. die Frage, ob die Jungtiere eines Rinderbestandes im Frühjahr gegen Dictyocaulose vakziniert werden sollen oder ob in einem Schweinebestand eine planmäßige Bekämpfung gegen Askaridenbefall indiziert ist. Hier kann nach dem Stand der Kenntnisse der Tierarzt seine Entscheidung oft nur auf die Erregerfeststellung und das Auftreten von Schadensfällen im vergangenen Zeitraum sowie auf die genaue Kenntnis der epidemiologischen Situation abstützen und versuchen, das für den Bestand zu erwartende Infektionsrisiko prospektiv abzuschätzen. Da bei verschiedenen Parasitosen die Höhe des Infektionsrisikos durch die aktuelle Wettersituation beeinflußt wird, sind Versuche unternommen worden, aufgrund von Wetterdaten und epidemiologischer Beobachtungen die Wahrscheinlichkeit des Auftretens starker Infektionen mit Fasciola, Nematodirus, Ostertagia und Dictyocaulus bei Rindern bzw. bei Schafen zu ermitteln und als Basis für einen »Frühwarndienst« zu verwenden (4, 11, 13). Ferner wird versucht, den Serum-Pepsinogen-Test bei Rindern zur Früherkennung von Labmagenschäden durch Trichostrongyliden einzusetzen (8). Andere Bemühungen gehen in die Richtung, durch Untersuchungen von Grasproben auf Weideflächen den Grad der Kontamination der Futterpflanzen mit infektiösen Strongylidenlarven und das sich daraus ergebende Infektionsrisiko frühzeitig erkennen zu können.

Zur Zeit sind solche Verfahren jedoch in der Praxis nur begrenzt einsetzbar.

Daher wird heute eine Entscheidung über die Durchführung einer planmäßigen Bekämpfung (s. S. 30) hauptsächlich auf folgende Faktoren gestützt: a) die Feststellung des Erregers und seiner Schadwirkungen im vergangenen Zeitraum und b) auf die allgemeine Kenntnis der epidemiologischen Situation und der Risikofaktoren hinsichtlich Infektion und Schadwirkung.

In der Aufklärung epidemiologischer Zusammenhänge sind bei einigen, wirtschaftlich bedeutsamen Parasitosen der landwirtschaftlichen Nutztiere in den letzten Jahren erhebliche Fortschritte erzielt worden (12). Durch die Kenntnis des Infektionsverlaufes in einem Tierbestand und der Zeiten des größten Infektionsrisikos (Hauptinfektionszeit) ist es heute möglich, einige Parasitosen gezielt und ökonomisch sinnvoll zu bekämpfen. Daher kommt der Berücksichtigung epidemiologischer Faktoren bei der Diagnose eine große praktische Bedeutung zu.

Für Ektoparasiten gilt ähnliches wie für Endoparasiten.

Bekämpfung Die vielfältigen Maßnahmen zur Bekämpfung von Parasitosen werden hier unter den Begriffen »Prophylaxe«, »Therapie«, »Metaphylaxe« sowie »planmäßige und integrierte Bekämpfung« zusammengefaßt. Eine ausführliche Darstellung der Problematik findet sich bei HIEPE (5).

1. Prophylaxe
Unter »Prophylaxe« versteht man Maßnahmen zur Verhütung von Infektionen oder Krankheiten. In der Parasitenbekämpfung sind davon folgende Aspekte wichtig, die hier nur stichwortartig wiedergegeben werden.

a. Stall-, Weide- und Fütterungshygiene, Haltung und Zucht
▷ Haltung (im Stall, auf der Weide, Käfig- oder Bodenhaltung, Einzel- oder Gruppenhaltung, Stallklima)
▷ Reinigung und Desinfektion des Stalles
▷ Lagerung, Dekontamination und Beseitigung von Gülle, Abwasser und Mist
▷ Weidemelioration (Drainage, Anlegen von Kunsttränken, Einzäunen oder Verändern der Biotope von Zwischenwirten)
▷ Regulation der Besatzdichte von Tieren auf Weiden
▷ Weidewechsel nach epidemiologischen Gesichtspunkten
▷ Beweiden mit unempfänglichen oder weniger empfänglichen Tiergruppen oder -arten
▷ Silieren und Trocknen von Gras
▷ Sachgerechte und ausreichende Fütterung angemessene Tierpflege
▷ Zucht von Rassen mit erhöhter Resistenz gegen bestimmte Parasitenarten (noch in den Anfängen der Entwicklung)

b. Bekämpfung von Zwischenwirten und Vektoren
Die Bekämpfung von Zwischenwirten und Überträgern (Vektoren) von Parasiten stellt eine prophylaktische Maßnahme dar, z. B. die Zeckenbekämpfung bei Wiederkäuern zur Prophylaxe gegen Babesiosen und Theileriosen, die Flohbekämpfung bei Fleischfressern zur Vorbeuge des Dipylidium-Befalles und die Kontrolle von Mollusken, die Zwischenwirte für Trematoden darstellen.

c. Chemoprophylaxe
Dabei handelt es sich um chemotherapeutische Behandlungen zur Verhütung von Para-

sitosen. Die Chemoprophylaxe bewirkt die Verhinderung oder Reduktion der Ansiedlung, Entwicklung und Reproduktion von Parasiten. Hauptindikationen für solche Maßnahmen sind derzeit die Kokzidien-Infektionen bei Geflügel und Kaninchen sowie der Befall mit gastrointestinalen Nematoden bei Wiederkäuern.

d. Immunprophylaxe
Durch aktive Immunisierung werden empfängliche Wirte zur Bildung einer Immunität stimuliert, die gegen die Auswirkungen einer Infektion mit einer homologen Parasitenart Schutz verleihen soll. Bisher gibt es zur Parasitenbekämpfung nur ganz wenige, in die Praxis eingeführte Immunisierungsverfahren, z. B. die Vakzinierung von Rindern gegen Lungenwurmbefall.

Der Immunitätsstatus eines Tierbestandes ist bei Bekämpfungsmaßnahmen stets zu berücksichtigen. Unter anderem muß darauf geachtet werden, daß bei Tiergruppen, die auf einen Immunitätsschutz angewiesen sind (z. B. Legehennen gegen Kokzidien), die Entwicklung einer ausreichenden Immunität nicht durch bestimmte Maßnahmen, wie Chemoprophylaxe oder Chemotherapie, verhindert wird. Dies gilt z. B. für den Einsatz gewisser Antikokzidia in Hühnerbeständen.

e. Biologische Bekämpfung
Unter biologischer Bekämpfung versteht man den Einsatz von Lebewesen zur Begrenzung der Populationen schädlicher Tiere und Pflanzen (3). Von den verschiedenen Möglichkeiten der biologischen Bekämpfung (Einsatz natürlicher Feinde, mikrobiologische Verfahren, Selbstvernichtungsverfahren und biotechnische Verfahren) haben einige auch zur Bekämpfung von Parasiten und Vektoren eine gewisse praktische Bedeutung im Sinne der Prophylaxe erlangt.

Ein eindrucksvolles Beispiel eines Selbstvernichtungsverfahrens (Autozidverfahren) ist die Bekämpfung der »Schraubenwurmfliege« (Cochliomyia hominivorax) in den Südstaaten der USA. Die Larven dieser Fliegenart parasitieren in Wunden von Weidetieren und verursachen große Verluste. Durch Gammabestrahlung der aus Massenzuchten gewonnenen Fliegenpuppen und anschließender Freilassung und Verteilung sterilisierter Fliegenmännchen durch Flugzeuge konnte Cochliomyia im Schadgebiet nahezu ausgerottet werden. Diese auch als »Sterile male technique« bezeichnete Methode befindet sich auch zur Bekämpfung von Tsetse-Fliegen (Glossinen), Stechmücken und Zecken in Prüfung. Zur Sterilisierung der männlichen Insekten können auch Chemikalien (= Chemosterilantien) eingesetzt werden. Andere Prinzipien der Autozidverfahren sind die Kreuzung natürlich inkompatibler Stämme (z. B. von Culex- und Aedes-Mücken unterschiedlicher geographischer Herkunft) sowie die Freilassung »semisteriler«, d. h. genetisch durch Bestrahlung oder chemische Behandlung partiell geschädigter Männchen (angewandt bei Culex-Mücken). In beiden Fällen wird die Vermehrungsrate reduziert.

Als Beispiel der mikrobiellen Bekämpfung sei der Einsatz von Toxinen von Bacillus thuringiensis zur Bekämpfung von Fliegen, die sich in Mist entwickeln, erwähnt. In verschiedenen Ländern sind diese sog. »bacterial insecticides« als Handelspräparate erhältlich (Agritol, Larvatrol, Thuricide u. a.) (1).

Ein interessantes und zukunftsweisendes Gebiet stellen die biotechnischen Verfahren dar, bei denen man bestimmte physikalische und chemische Reize zur »Fehlsteuerung« schädlicher Organismen ausnutzt. Anwendungsbeispiele sind das Ködern bzw. Anlokken von Arthropoden durch Lockstoffe (Attraktantien oder Attractants) an bestimmte Stellen und ihre anschließende gezielte Vernichtung durch Insektizide oder andere Methoden, der Einsatz von Sexuallockstoffen (Sex-Attractants, Sexualpheromone) in gleicher Indikation oder zwecks Chemosterilisation der Männchen. In diesem Zusammenhang ist auch die Anwendung von Wachstums- und Entwicklungsregulatoren zu erwähnen. Aus dieser Gruppe findet z. B. der Chitinsynthesehemmer Diflubenzuron als Larvizid zur Fliegenbekämpfung Anwendung (5).

Der Weiterentwicklung biologischer Verfahren zur Parasitenbekämpfung als Alternative zur Anwendung chemischer Mittel wird erhebliche Bedeutung beigemessen.

f. Gesetzliche Maßnahmen
Verschiedene Vorschriften der Tierseuchen-, Fleischuntersuchungs- und Lebensmittelgesetzgebung sowie über Tierverkehr, das Hal-

ten landwirtschaftlicher Nutztiere und von Hunden, über Abwasserreinigung und Verwendung von Klärschlamm usw. dienen der Vorbeuge und Bekämpfung gegen gewisse Parasitosen bei Tier und Mensch. Einige Parasitosen unterliegen in verschiedenen Ländern der Anzeigepflicht, z. B. die Räude des Schafes.

2. Metaphylaxe

Als metaphylaktische Maßnahme bezeichnet man eine medikamentelle Behandlung zu einem Zeitpunkt, an dem Einzeltiere oder der Tierbestand bereits infiziert sind, jedoch Hauptinfektion bzw. -schaden noch nicht eingetreten sind. Eine solche Metaphylaxe ist z. B. die Behandlung von Rindern im Herbst gegen im Organismus wandernde Dassellarven, bevor diese die Rückenhaut erreicht und Schaden angerichtet haben.

3. Therapie

Unter diesem Begriff faßt man Maßnahmen zur Heilung einer klinisch manifest gewordenen Krankheit zusammen. Sie sollte stets nur die ultima ratio darstellen, weil das Hauptziel der Parasitenbekämpfung die Verhütung von Parasitosen sein muß.

Bei der Heilbehandlung von Parasitosen ist zwischen kausaler und symptomatischer Behandlung zu unterscheiden.

a. Kausale Behandlung

Zur Therapie stehen zahlreiche, gegen die Parasiten wirksame Medikamente (Antiparasitika, Antiparasitaria) zur Verfügung, deren Wirkung sich ausschließlich oder vorwiegend gegen Protozoen, Helminthen sowie Akarina (Milben u. Zecken) und Insekten richtet und die daher auch als Antiprotozoika, Anthelminthika und als Insektizide bzw. als Akarizide bezeichnet werden. Übersichtliche Zusammenstellungen der Wirkstoffgruppen finden sich in der Literatur (5, 10, 14, 15) und in den Therapie-Tabellen dieses Buches (s. S. 121, 189, 267, 324, 378, 431, 459).

Für die praktische Anwendung der Antiparasitika sind verschiedene Gesichtspunkte wichtig:

Die Wirkung der Antiparasitika wird im allgemeinen als sog. »Intensitätseffekt« angegeben, der ausdrückt, wieviel Prozent einer bestimmten Parasitenart oder eines -stadiums durch die empfohlene therapeutische Dosis eliminiert werden (5). Wichtig ist in vielen Fällen auch der »Extensitätseffekt«, der angibt, welcher Prozentsatz von zuvor infizierten Tieren durch die Behandlung von Parasitenbefall befreit worden ist. So muß z. B. für Anthelminthika zur Behandlung des Echinococcus granulosus-Befalles bei Hunden ein hoher Extensitätseffekt gefordert werden; denn Mittel, die zwar 90 % der Wurmbürde beseitigen, jedoch nur 10 % der Hunde vom Befall befreien würden, wären für die Praxis nicht brauchbar.

Das Wirkungsspektrum der Antiparasitika erstreckt sich nur auf eine oder wenige Arten oder auf ein breites Spektrum von Spezies aus verschiedenen Ordnungen und Klassen (Breitspektrum-Antiparasitika). Heute besteht die Tendenz, bevorzugt Breitspektrum-Antiparasitika einzusetzen, was bei den häufig auftretenden Mischinfektionen wesentliche Vorteile mit sich bringt. Andererseits muß auch auf gewisse Gefahren hingewiesen werden: Die Bezeichnung Breitspektrum-Antiparasitikum verführt gelegentlich zur Fehlannahme, daß durch solche Präparate alle wichtigen Parasitenarten oder -stadien erfaßt werden. Dies ist jedoch nicht der Fall, da jedes Präparat ein definiertes Wirkungsspektrum hat, das genau beachtet werden muß, und zwar in bezug auf die Parasitenarten sowie die Entwicklungsstadien (adulte, unreife, hypobiotische Stadien). Unqualifizierte Reklamehinweise wie »das Mittel beseitigt den Wurmbefall« tragen zur Irreführung von Tierhaltern und Tierärzten bei.

In bezug auf die Wirkungsweise unterscheidet man parasitizide Mittel, die den Parasiten töten und parasitifuge Chemotherapeutika, die den noch lebenden Parasiten eliminieren. Weiterhin unterscheidet man zwischen ovizider, larvizider und adultizider Wirkung. Hinsichtlich der komplexen und zum Teil noch wenig bekannten Wirkungsmechanismen von Medikamenten auf Parasiten sei auf die Literatur verwiesen (9, 10, 14, 15, 17).

Im Zusammenhang mit der Wirkung von Antiparasitika ist auf das Problem der Arzneimittelresistenz hinzuweisen, die sich nach einer gewissen Anwendungsdauer eines Antiparasitikums bei einzelnen oder mehreren Stämmen oder Arten von Parasiten einstellen kann. Als resistent bezeichnet man Parasiten dann, wenn sie die Dosis eines Antiparasitikums tolerieren, die die Mehrheit von Individuen einer vollempfänglichen Population abtöten würde (2, 6, 7, 14, 15). Eine »Kreuzresistenz« liegt vor, wenn eine Parasitenart (oder ein Stamm) gegen Antiparasitika unterschiedlicher Struktur und Wirkung resistent ist; als »Nebenresistenz« bezeichnet man die Resistenz gegen mehrere Antiparasitika ähnlicher Struktur und Wirkung.

Die Arzneimittelresistenzen verursachen in der Parasitenbekämpfung erhebliche praktische Probleme, vor allem in folgenden Bereichen: Protozoen: Malaria des Menschen (in den Tropen), Kokzidien des Geflügels (weltweit), Trypanosomiasis der Haustiere (Afrika); Helminthen: Nematoden des Schafes (Australien, Südafrika, USA, Südamerika, in Europa bisher nur in Großbritannien, den Niederlanden und partiell auch in der Schweiz), Strongyliden des Pferdes (USA, Australien, Großbritannien); Arthropoden: Zecken (bes. in den Tropen), Fliegen (weltweit), Anopheles-Mücken (Tropen). Diese Aufzählung ist jedoch nicht vollständig.

Zur Vorbeuge gegen die Entwicklung von Resistenzen werden u. a. folgende Maßnahmen empfohlen: Antiparasitika planmäßig so einsetzen, daß die Anzahl der notwendigen Behandlungen möglichst gering gehalten werden kann, nicht unterdosieren, die Wirkstoffgruppen von Zeit zu Zeit im Bestand wechseln (7, 16).

Die Verträglichkeit eines Antiparasitikums wird als chemotherapeutischer Index oder Sicherheitsindex (S. I.) ausgedrückt, worunter man den Quotienten aus maximal verträglicher Dosis und empfohlener kurativer Dosis versteht. Als letztere wird bei Antiparasitika in der Regel die Dosis eingesetzt, die mindestens 90 % der Parasitenpopulation beseitigt (14, 15). In einigen Therapie-Tabellen dieses Buches ist der S. I. aufgeführt. Dieser muß für Antiparasitika mindestens 2,0 betragen (5).

Beim Einsatz von Antiparasitika bei Tieren ist das Verbleiben von Arzneimittelrückständen im Fleisch sowie deren Ausscheidung in der Milch (und in Eiern) zu beachten. Vielfach werden heute auf dem Firmenprospekt für Antiparasitika die Wartefristen angegeben, die eingehalten werden müssen, bevor nach einer Behandlung Fleisch von Schlachttieren bzw. Milch als Lebensmittel für den Menschen verwendet werden dürfen. Diese Wartefristen sind auch in einigen der Therapie-Tabellen dieses Buches vermerkt. Dabei ist zu berücksichtigen, daß die Wartefristen je nach Land unterschiedlich festgelegt sein können. Weiterhin sind bei Applikation von Antiparasitika verschiedene Vorschriften zu beachten, wie Giftgesetze, Milchregulative sowie Gewässerschutz- und Umweltschutzvorschriften. Letzteres gilt insbesondere für die Beseitigung von Insektizid- und Akarizidresten.

Auf die verschiedenen Möglichkeiten der Applikation von Antiparasitika wird im speziellen Teil des Buches bei den einzelnen Tierarten hingewiesen.

b. Symptomatische Therapie

Bei schweren Parasitosen ist die kausale Behandlung durch eine symptomatische Therapie zu ergänzen, z. B. durch Flüssigkeitsersatz bei schwerem Durchfall und Exsikkose, Diätmaßnahmen, Bekämpfung des Juckreizes usw.

4. Planmäßige und integrierte Bekämpfung

Als »planmäßige« oder »strategische« Bekämpfung bezeichnen wir eine Maßnahme, die aufgrund genauer Kenntnisse der Epidemiologie so in den Entwicklungszyklus eingreift, daß mit möglichst geringem Aufwand eine maximale Schädigung des Parasiten einerseits und ein möglichst großer Nutzen für das Wirtstier andererseits erzielt werden. Dabei kann es sich um einen einzigen Typ von Bekämpfungsmaßnahme handeln, z. B. eine planmäßige Chemotherapie oder um mehrere, unterschiedliche, jedoch zu einem Programm integrierte Maßnahmen. Aufgrund der komplexen Entwicklungszyklen von Parasiten lassen sich Bekämpfungserfolge oft nur durch integrierte Maßnahmen erzielen. Die moderne Forschung fördert die Entwicklung solcher Programme, um für verschiedene epidemiologische und ökonomische Situationen einen breiteren Fächer von Maßnahmen zur Verfügung zu haben und zum anderen, um Einseitigkeiten in der Bekämpfung vorzubeugen, wie sie z. B. bei sehr häufiger Verwendung von Anthelminthika und Insektiziden vorliegen, wodurch die Entwicklung von Resistenzen bei Parasiten gefördert werden kann.

Die oben beschriebenen Bekämpfungsverfahren werden am Beispiel der Fasziolose bei Rindern erläutert: Eine planmäßige Bekämpfung ist die regelmäßige chemotherapeutische Behandlung der Tiere im Herbst und Frühjahr. Ein planmäßiges, integriertes Programm sollte neben der planmäßigen Behandlung weitere Maßnahmen einbeziehen, wie Einzäunen oder Trockenlegen der Zwischenwirtbiotope, Anlegen von Kunsttränken, Modifikationen in der Grünlandnutzung als Weideland oder zur Futtergewinnung sowie Silierung oder Trocknung des Grases. Die Durchführung integrierter Bekämpfungsprogramme stellt hohe fachliche Anforderungen, die oft nur durch enge Zusammenarbeit zwischen Tierärzten und Agronomen erfüllt werden können.

Literatur

1. ANON, (1977): A guide to veterinary pesticides. Poole: J. Lookers, Ltd. – **2.** ECKERT, J. (1982): Resistenz von Helminthen gegen Arzneimittel – ein Problem? Fortschr. d. Vetmed. **35**, 269–273. – **3.** FRANZ, J. M., A. KRIEG (1982): Biologische Schädlingsbekämpfung. 3. Aufl. Berlin, Hamburg: P. Parey. – **4.** GETTINBY, G., K. BAIRDEN, J. ARMOUR, C. BENITZ-USHER (1979): A prediction model for bovine ostertagiasis. Vet. Rec. **105**, 57–59. – **5.** HIEPE, TH. (1981): Lehrbuch der Parasitologie. Band 1: Allgemeine Parasitologie. Jena: VEB G. Fischer. – **6.** JORDI, R. (1980): Untersuchungen zur Anthelmintika-Resistenz von Trichostrongyliden des Schafes. Schweiz. Arch. Tierheilk. **122**, 679–694. – **7.** KELLY, J. D., C. A. HALL (1979): Resistance of animal helminths to anthelmintics. Adv. Pharmacol. Chemother. **16**, 89–128. – **8.** KERBOEUF, D., G. LE GARFF, C. MAGE (1981): Forecasting of bovine abomasal worm burden by means of serum pepsinogen measurement study on suckling calves and heifers in first and second grazing season. Ann. Rech. Vét. **12**, 201–213. – **9.** KÖHLER, P. (1981): Energiestoffwechsel von Endoparasiten und seine Bedeutung für die Chemotherapie. Habil.-Schrift. Zürich: Juris. – **10.** LÄMMLER, G. (1977): Antiparasitäre Mittel. In: FRIMMER, M.: Pharmakologie und Toxikologie. Stuttgart: Schattauer. – **11.** LEIMBACHER, F. (1978): Intérêt d'utiliser la prévision du risque de grande douve. Facteur de progrès dans la lutte contre la fasciolose. Méd. Vét. **129**, 1027–1046. – **12.** NANSEN, P., R. J. JØRGENSEN, E. J. L. SOULSBY (1981): Epidemiology and control of nematodiasis in cattle. The Hague: M. Nijhoff. – **13.** OLLERENSHAW, C. B., L. P. SMITH (1969): Meteorological factors and forecasts of helmintic disease. Adv. Parasit. **7**, 283–323. – **14.** PRICHARD, R. K. (1978): Sheep anthelmintics. In: DONALD, A. D., W. L. SOUTHCOTT, J. K. DINEEN (eds.): The epidemiology and control of gastrointestinal parasites of sheep in Australia. Commonwealth Sci. Ind. Res. Org. Austr. Div. Animal Health. – **15.** PRICHARD, R. K. (1978): Anthelmintics. Proc. Refresher Course Univ. Sydney, No. 39, 421–463. – **16.** PRICHARD, R. K., C. A. HALL, J. D. KELLY, I. C. A. MARTIN, A. D. DONALD (1980): The problem of anthelmintic resistance in nematodes. Aust. Vet. J. **56**, 239–250. – **17.** REW, R. S. (1978): Mode of action of common anthelmintics. J. Vet. Pharmacol. Therap. **1**, 183–197.

Möglichkeiten der Abtötung parasitärer Dauerformen

Helmintheneier und Kokzidienoozysten sind gegen Umwelteinflüsse teilweise sehr widerstandsfähig; diese Resistenz ist im wesentlichen durch den Bau und die Zusammensetzung der Schalen und Wandungen der Dauerstadien bedingt. So besteht die Schale der Helmintheneier aus 3–4 chemisch unterschiedlichen Membranen (äußere Sklerotinschicht, mittlere Chitinhülle, innere Lipidmembran). Die Wand der Oozysten setzt sich in der Regel aus einer äußeren (Sklerotin und Mukopolysaccharide) und einer inneren Hülle (Mukopolysaccharide und Lipide) zusammen. Die Lipide machen die Schalen aller Dauerformen für Chemikalien semipermeabel und schützen den Keim weitgehend gegen Austrocknung (3).

In den vergangenen Jahren wurden viele Untersuchungen durchgeführt über die Widerstandsfähigkeit von Wurmeiern und Kokzidienoozysten gegen verschiedene Chemikalien (Desinfektionsmittel) sowie gegen hohe oder tiefe Temperaturen und Austrocknung. Im wesentlichen haben sich zur Abtötung schwefelkohlenstoff- und phenolhaltige Präparate bewährt, obwohl der unangenehme Geruch und die leichte Brennbarkeit ihre Anwendung erschweren. Für die sachgerechte Prüfung derartiger Desinfektionsmittel sind vom Ausschuß »Desinfektion in der Veterinärmedizin« der Deutschen Veterinärmedizinischen Gesellschaft Richtlinien festgelegt worden, die eine gewisse Standardisierung der Prüfmethoden gewährleisten. Als Testmaterial werden beim Suspensions- und Keimträgerverfahren ungefurchte Eier von Ascaris suum sowie versporte Oozysten des Hühnerkokzids Eimeria tenella verwendet; als Parameter für die Auswertung dient die Aufhebung der Entwicklungsfähigkeit und Infektiosität. Auch wenn zystenbildende Kokzidien (Toxoplasma-Oozysten, Sarcocystis-Sporozysten) teilweise widerstandsfähiger sind, lassen sich die bei der Testung von Eimeria tenella erzielten Ergebnisse unter Berücksichtigung eines wesentlichen Sicherheitsfaktors doch übertragen, zumindest geben sie einen gewissen Anhalt (1). Präparate, die nach den gegebenen Richtlinien geprüft und vom Ausschuß begutachtet sind, werden in die Desinfektionsmittelliste der DVG aufgenommen und sind für die Stalldesinfektion brauchbar. Derzeit sind dies das Dekaseptol 6 % (Chem. Fabrik Marienfelde, Hamburg), das Incicoc 5 % (Fa. Henkel KG, Düsseldorf) sowie Lysoask 4 % und Lysococ 4 % (Fa. Schülke u. Mayr, Norderstedt) mit entsprechenden Mindesteinwirkzeiten. Die im Labor erzielten Ergebnisse können nicht ohne weiteres in die Praxis übertragen werden; im allgemeinen ist hier nur eine Desinfektionswirkung von 70–80 % erreichbar, auch wenn eine intensive Reinigung des Stalles vorausgeht. Für eine derartige Reinigung eignen sich die wenig aufwendigen Hochdruckreiniger; optimal sind Apparate mit stufenloser Einstellung des Wasserdrucks. Ein Düseninnendruck von 80–100 bar ermöglicht eine einwandfreie Reinigung (5).

Gegenüber hohen Temperaturen haben parasitäre Dauerformen keine große Resistenz, da die Proteine ihrer Hüllen bei Temperaturen über 55 °C in kürzester Zeit koagulieren. Ungefurchte Askarideneier sind bei 35 °C nach 30 Tagen zu 61 %, bei 40 °C bereits nach 8 Stunden zu 98 % abgetötet. Die sehr widerstandsfähigen Ostertagia-Larven III überleben 30 °C bis zu 4½ Monaten, sterben aber bei 40 °C schon nach 16 Tagen ab. Während versporte Eimeria-Oozysten 36 °C 9 Tage und 45 °C nur noch 24 Stunden überstehen, bleiben versporte Toxoplasma-Oozysten bei 35 °C und 75 % rel. Luftfeuchte 5 Wochen, Sarkosporidiensporozysten 8 Wochen lang infektionstüchtig (2).

Gefriertemperaturen werden relativ lange vertragen. Ungefurchte Spulwurmeier blieben wenige Grade unter dem Gefrierpunkt mindestens 6 Monate, bei − 10 °C 8 Wochen, bei − 20 °C 4 Wochen, Ostertagia-Larven III bei − 5 °C 112 Tage, bei − 10 °C 43 Tage infektionsfähig (3); ferner überstehen diese Stadien ein mehrmaliges Auftauen und Wiedereinfrieren, auch wenn die Lebenszeit dadurch verkürzt wird. Versporte Eimeria-, Toxoplasma- und Hammondia-Oozysten vertragen − 18 °C mindestens 8 Wochen lang.

Die meisten Dauerstadien brauchen für ihr Überleben Feuchtigkeit, sind also gegen Austrocknung relativ empfindlich. So degenerieren Askarideneier bei einer rel. Luftfeuchte unter 90 % vollständig, während sie bei 98 % r. F. mindestens ½ Jahr überleben. Dünnschalige Nematodeneier überstehen Trockenheit im Morula-Stadium besser als nach der Larvenentwicklung. Die gedeckelten Eier des großen Leberegels gehen bei direkter Sonneneinstrahlung schon innerhalb 10 Minuten zugrunde. Kokzidienoozysten brauchen zur Versporung 90 % rel. Luftfeuchte. Versporte Oozysten von Eimeria tenella und E. brunetti überleben bei 20 °C und 45 % r. F. 3 Wochen nicht, wohl aber diejenigen von Toxoplasma und Sarcocystis.

Besondere parasitologische Probleme treten bei der Beseitigung von Abwasser, Abwasserschlämmen und Abfällen landwirtschaftlicher Nutztiere auf, zumal hier die meist starke Anreicherung von Erregern eine ständige Bedrohung der Gesundheit von Mensch und Tier darstellt (6). Im Verlauf der mechanischen Klärung der häuslichen und städtischen Abwässer sedimentieren Wurmeier nach einer Aufenthaltszeit des Abwassers in Absetzbecken von 1½ bis 2 Stunden, wobei der Sedimentierungsprozeß durch Flockungsmittel unterstützt werden kann. Der Ablauf einer richtig dimensionierten mechanischen Kläranlage kann, ausgenommen Bandwurmeier und Sarkosporidiensporozysten, als parasitenfrei gelten. Die im Klärschlamm angereicherten Parasitenstadien lassen sich durch Chemikalien nicht vernichten, werden jedoch im alkalischen, methanbildenden Faulschlamm nach einer Ausfaulzeit von 3 Monaten, in beheizten Faultürmen von 2 Monaten größtenteils abgetötet. Dagegen sind Spulwurmeier in gut arbeitenden Hauskläranlagen sowie in 2- bis 3kammerigen Faulgruben erst nach einer Fäulniseinwirkung von 10–12 Monaten nicht mehr entwicklungsfähig. Bei Verfahren zur Entwässerung von Frischschlamm bleiben Wurmeier ungeschädigt im Schlammkuchen oder im Filterwasser. Der entwässerte Frischschlamm muß deshalb verbrannt und das Filterwasser der üblichen mechanischen Reinigung unterworfen werden. Durch eine kurzfristige Erhitzung des Schlammes auf mindestens 70 °C können jedoch Wurmeier vernichtet werden. Bei Ausbringung ausgefaulter Klärschlämme auf landwirtschaftlich genutzte Flächen im Herbst verlieren die meisten Wurmeier bis zur nächsten Ernte ihre Infektiosität. Die in neuerer Zeit zur Abwasserklärung bevorzugten Schlammbelebungsverfahren, bei denen mit Hilfe von Sauerstoffeintrag eine Mineralisation der organischen Substanz durch Oxydation erreicht wird, schädigen Wurmeier nicht. Die Verwendung derartiger Abwässerschlämme in der Landwirtschaft ist nur nach Sterilisierung oder Pasteurisierung hygienisch vertretbar. Neuerdings bietet sich die Möglichkeit der Vernichtung von Parasitenstadien im Abwasserschlamm mit Bestrahlung (CS-137) an. Die hierzu erforderliche Dosis von 200 krad erfordert Strahlungsquellen, deren Einsatzmöglichkeit an den Beschaffungskosten gemessen werden muß.

Große Bedeutung für die Verbreitung von Parasiteninfektionen bei den Nutztieren hat die Verwertung von Mist, Gülle und Jauche. Bei sachgemäßer Stapelung des täglich anfallenden Dunges sind in 2 Monaten alle Dauerformen abgetötet. Für Wurmeier in Gülle- und Jauchegruben ist eine Aufenthaltszeit von ebenfalls 8 Wochen erforderlich, damit sie die Fähigkeit zur Weiterentwicklung einbüßen; diese Sicherheitsfrist muß unbedingt eingehalten werden (6). Auf Wiesen aufgebrachte Wurmeier bleiben bei der Heugewinnung ansteckungsfähig. Bei der Heugärung ist eine Vernichtung nur dann zu erwarten, wenn Temperaturen über 45 °C erreicht werden. Bei der Futtersilierung gehen Trematoden- und Spulwurmeier in 30 Tagen, Lungenwurmlarven und Bandwurm-Onkosphären erst in 4 Monaten zugrunde.

Die moderne Massentierhaltung hat vielfach zur Verflüssigung der tierischen Exkremente zu Schwemmist oder Flüssigmist geführt; dabei fallen Kot und Harn ohne oder mit nur wenig Kurzstreu durch die Spaltenböden in einen Kanal und werden in eine Auffanggrube geschwemmt. Nach einer Gärungszeit von meist 2–3 Monaten wird das Produkt aufs Feld gebracht. Bei einer Temperatur von 8 °C bleiben in Rinderflüssigmist die meisten Wurmeier bis 2½ Monate (Askarideneier mehr als 3 Monate), bei 40 °C 14 Tage und bei 45–50 °C 3 Tage ansteckungsfähig. Eine derartige Verweilzeit deckt sich etwa mit der für die Heißfermentation benötigte Zeit. Je nach Größe des Betriebes und parasitologischer Situation des Tierbestandes sind entsprechende Kompromisse zwischen der Parasitenvernichtung (Betriebstemperatur 45 bis 50 °C) und der Geruchsminderung (Temperaturen unter 40 °C) zu schließen. Eine schnellere Vernichtung der Krankheitserreger kann auch durch eine Umwälzbelüftung erreicht werden, indem Flüssigmist 5–6 Tage lang bei mindestens 45 °C umgepumpt wird (4).

Ähnliche Untersuchungen mit Schweinefließmist ergaben eine Abtötung aller Wurmeier frühestens nach 2½ Monaten im Sommer in solchen Betrieben, die den tierischen Ausscheidungen kein oder nur wenig Wasser zusetzen. Eine derartig lange Lagerzeit ist aber in den wenigsten Betrieben garantiert. Es kann deshalb nur eine Kompostierung des wurmeierhaltigen Schweineflüssigmistes empfohlen werden, da bei der entstehenden Verrottungstemperatur alle Parasitenstadien absterben.

Ein besonderes hygienisches Problem stellen die mit Hunde- und Katzenkot kontaminierten Kinderspielplätze in unseren Städten dar. Mit Eiern von Spul- (Toxocara), Haken- (Ancylostoma, Uncinaria) und Bandwürmern (Echinococcus granulosus) sowie mit Toxoplasma-Oozysten (Katze) werden Anlagen und private Lebensräume verseucht; dadurch sind Infektionen insbesondere von Kindern mit diesen Zoonose-Erregern nahezu vorprogrammiert. Die Einzäunung von Sandkästen und das regelmäßige Auswechseln des Sandes auf den Spielplätzen können die Infektionsgefahr mindern (7). Eine weitere Begrenzung wird durch eine systematische parasitologische Überwachung und gegebenenfalls Behandlung von Hunden und Katzen erreicht.

Literatur

1. BARUTZKI, D., M. ERBER, J. BOCH (1981): Möglichkeiten der Desinfektion bei Kokzidiose (Eimeria, Isospora, Toxoplasma, Sarcocystis). Berl. Münch. Tierärztl. Wschr. **94**, 451–454. – **2.** BERGLER, K. G., M. ERBER, J. BOCH (1980): Untersuchungen zur Überlebensfähigkeit von Sporozysten bzw. Oozysten von Sarcocystis, Toxoplasma, Hammondia und Eimeria unter Labor- und Freilandbedingungen. Berl. Münch. Tierärztl. Wschr. **93**, 288–293. – **3.** ENIGK, K. (1979): Resistenz der Dauerformen von Endoparasiten der Haustiere. Berl. Münch. Tierärztl. Wschr. **92**, 491–497. – **4.** ENIGK, K. (1980): Vernichtung parasitärer Formen in Flüssigmist. Berl. Münch. Tierärztl. Wschr. **93**, 379–384. – **5.** ENIGK, K. (1981): Maßnahmen zur Vorbeuge von Endoparasiten im Stall. Berl. Münch. Tierärztl. Wschr. **94**, 392–399. – **6.** FORSTNER, M. J. (1973): Parasitologische Probleme bei der Beseitigung von Abwasser, Abwasserschlämmen und Abfällen landwirtschaftlicher Nutztiere. Tierärztl. Praxis **1**, 119–126. – **7.** STOYE, M. (1981): Helmintheninfektionen und Spielplatzhygiene. Notabene medici **11**, 214–225.

Methodik

In diesem Abschnitt sollen dem Nachweis der Parasiten und damit der Sicherung der Diagnose dienende Methoden aufgeführt werden. Gleichzeitig werden Hinweise für das Sammeln, den Versand und die Fixierung von Untersuchungsmaterial gegeben. Da die anzuwendenden Verfahren vielfach für einzelne Parasitengruppen verschieden sind, wird die folgende Zusammenstellung nach protozoologischen, helminthologischen und entomologischen Methoden gegliedert. Hochspezialisierte Untersuchungstechniken, die nur bei ganz bestimmten Parasitosen zur Anwendung kommen (z. B. Kryptosporidiendiagnose, Trypsinverdauungstechniken zur Gewinnung von Sarkosporidienzysten und -zystozoiten etc.) werden im speziellen Teil an entsprechender Stelle wiedergegeben.

Protozoologische Methoden

Viele Protozoen lassen sich schon durch die mikroskopische Betrachtung (Objektiv 10× oder 40×) nicht gefärbter Nativpräparate leicht feststellen. Ein Phasenkontrastmikroskop kann hierbei hilfreich sein, unbedingt erforderlich ist es nicht. Der direkte mikroskopische Nachweis ist besonders für bewegliche oder stark konturierte Stadien geeignet. Er wird zur Feststellung von Trypanosomen im Blut oder in Lymphknotenpunktaten, von Flagellaten, Amöben, Kokzidien und Ziliaten im Kot oder in Darmschleimhautabstrichen sowie von Trichomonaden im Sediment von Spülproben angewendet. Kot und Darmschleimhautabstriche versetzt man zweckmäßigerweise vor der Durchmusterung mit einigen Tropfen physiologischer Kochsalz- oder besser Ringerlösung (4000 ml Aqua dest., 34 g NaCl, 1 g KCl, 0,8 g $NaHCO_3$; nach vollständigem Lösen Zusatz von 1,2 g $CaCl_2$ und anschließend 1stündige Sterilisation bei 100 °C). Einige nicht sichtbare Strukturen können durch Zusatz der gleichen Menge verdünnter Lugolscher Lösung (1 Teil Lugolsche Lösung, 4 Teile Aqua dest.) dargestellt werden. Zum Nachweis intrazellulär lebender Protozoen sowie zur genauen Artdiagnose ist eine Färbung notwendig.

Zur Herstellung eines Blutausstriches gewinnt man möglichst staubfrei einen Tropfen Kapillarblut und zieht ihn (nicht schieben!) mit einem Deckgläschen auf einem Objektträger aus. Bei steiler Haltung des Deckgläschens erzielt man einen kurzen dicken, bei flacher Haltung einen langen und dünnen Ausstrich. Um sehr störende Verunreinigungen des Ausstrichs zu vermeiden, ist die Blutentnahmestelle zuvor sehr sorgfältig zu reinigen. Bei nur schwachem Befall lassen sich die Blutparasiten durch den Geübten rascher und sicherer im sogenannten Dicken Tropfen diagnostizieren. Durch kräftiges Verrühren eines Tropfens Blut auf einem Objektträger mit einem Glasstab erreicht man eine gewisse Haftfähigkeit auch ohne Fixierung. Beim Färben des nicht fixierten Dicken Tropfens werden die Erythrozyten aufgelöst; die freigewordenen Parasiten sind auf der relativ kleinen Fläche angereichert. Zur Verhinderung von Verformungen empfiehlt sich eine Vorfärbung des getrockneten Dicken Tropfens mit

0,5%iger wäßriger Methylenblaulösung für 1 Sekunde. Zur Anfertigung von Organtupfpräparaten wird die frische, mit Fließpapier abgetrocknete Schnittfläche auf den Objektträger aufgetupft. Die meisten Protozoen können nur in sehr dünnen und von frischem Material gefertigten Präparaten nachgewiesen werden.

Zur Färbung von Blutausstrichen, Dicken Tropfen und Organtupfpräparaten ist die Methode nach Giemsa am besten geeignet. Die Präparate sollen möglichst unmittelbar nach dem Trocknen fixiert und spätestens nach 1 Woche gefärbt werden. Eine längere Aufbewahrung nicht fixierter Präparate muß im Tiefkühlschrank bei $-20\,°C$ erfolgen. Beim Auftauen ist durch geeignete Maßnahmen (Ventilator, stufenweise Erhöhung der Temperatur der in Folie verpackten Präparate) die Bildung von Kondenswasser auf den Objektträgern zu verhindern. Zur Fixierung werden die Präparate an der Luft vollständig getrocknet (ca. 20 Minuten oder Ventilator) und danach 5 Minuten lang in Methanol eingetaucht oder mit dieser Flüssigkeit überschichtet. Vor der eigentlichen Färbung müssen die Objektträger wieder vollständig getrocknet sein. Dicke Tropfen werden nicht fixiert. Zur Färbung sind folgende Reagenzien notwendig: Azur-Eosin-Methylenblau-Lösung nach Giemsa, Merk Nr. 9204 (stets gut verschließen, nach ½ Jahr filtrieren), Pufferwasser pH 7,2 (5 l Aqua dest., 2,45 g KH_2PO_4 Merck Nr. 4873, 5,45 g Na_2HPO_4 Merck Nr. 6580) oder Puffer-Titrisol nach Weise (Merck Nr. 9879). Die Gebrauchslösung wird aus 1 ml Pufferwasser und 1 Tropfen Farblösung unter leichtem Schwenken gemischt. Für ein Präparat werden 3 ml fertige Lösung gebraucht. Die Präparate werden auf eine Färbegabel gelegt und mit je 5 ml Giemsagebrauchslösung für 30 bis 45 Minuten bedeckt. Anschließend sind Ausstriche mit scharfem Wasserstrahl 2 bis 5 Minuten lang abzuspülen. Dicke Tropfen schwenkt man vorsichtig in Wasser. Alle Präparate läßt man dann in Schrägstellung abtropfen und an der Luft trocknen.

Die Giemsafärbung eignet sich zur Diagnose von allen Blutprotozoen, von Trypanosomen und Theilerien in Lymphknotenpunktaten, von Toxoplasmen, Besnoitien und Mikrosporidien in Aszitesflüssigkeit sowie von Leishmanien in Milz-, Leber- und Knochenmarkspunktaten oder in Abklatschpräparaten von den Geschwürsrändern. Bei der parasitologischen Sektion ist sie ferner zum Anfärben von Sarkosporidienschizonten in Organtupfpräparaten sowie von Giardien und allen Entwicklungsstadien der Kokzidien und Kryptosporidien in Darmschleimhautausstrichen brauchbar. Die Strukturen empfindlicher Darmprotozoen (Amöben, Trichomonaden, Giardien) bleiben besser nach Fixierung in Sublimat-Alkohol und Färbung nach Heidenhain erhalten. Die Anwendung dieser Färbemethode ist in der Veterinärprotozoologie nur selten notwendig; es wird deshalb für den Bedarfsfall auf die spezielle Literatur verwiesen (62).

Der Nachweis von mit dem Kot ausgeschiedenen Zysten von Giardien, Amöben und Balantidien, Oozysten von Kokziden (Eimeriidae, Toxoplasmidae) und Sporozysten der Sarkosporidien wird mit der $ZnCl_2$-NaCl-Technik oder einer anderen Flotationsmethode (spezifisches Gewicht 1,3) geführt (s. Flotationsverfahren Helminthologie). Die Oozysten des Pferdekokzids Eimeria leuckarti sind jedoch so schwer, daß sie sich nur mit Sedimentationsverfahren anreichern lassen (s. Sedimentationsverfahren Helminthologie). Beim Nachweis von Giardienzysten ist das Auftropfen einer 1%igen Eosinlösung auf das zu mikroskopierende Material zweckmäßig. Für die Kleintierpraxis sind fertige Flotationstestsets (Ovassay®, Fecalizer® u. a.) im Handel, die zwar nicht billig sind, aber ein sauberes und angenehmes Arbeiten erlauben. Zur Untersuchung von Kotproben von Wiederkäuern, Pferden und Schweinen sind diese Sets nicht geeignet, sondern lediglich für Proben von Hund und Katze.

Im Fleischfresser- und Affenkot lassen sich vegetative und enzystierte Protozoen (insbesondere Giardien und Amöben) sowie Helmintheneier sehr gut auch mit der MIFC (Merthiolate-Iodine-Formaline-Concentration)-Technik nachweisen (83). Diese in *Abb. 2* dargestellte Methode ist ein Fixierungs-, Färbe- und Anreicherungsverfahren. Die Proben müssen unmittelbar nach dem Kotabsatz mit dem Fixierungsmittel gemischt werden, damit auch die empfindlichen vegetativen Stadien erhalten bleiben. Im Vergleich zum Flotationsverfahren ist bei der MIFC-Technik die Nachweissicherheit für Helmintheneier etwas geringer. Für das MIFC-Verfahren sind folgende Lösungen erforderlich:

MF-Lösung:	Merthiolat-Tinktur 1:1000	200 ml
	Formaldehyd (38 %ig)	25 ml
	Glyzerin	5 ml
	Aqua dest.	250 ml
Lugolsche Lösung:	Kaliumjodid	10,0 g
	Jod. krist.	5,0 g
	Aqua dest.	100 ml

Die Lösungen sind in braunen Flaschen aufzubewahren. Die MF-Lösung ist bei Zimmertemperatur mehrere Monate haltbar, die Lugolsche Lösung sollte etwa alle 6 Wochen frisch angesetzt werden. Die mikroskopische Untersuchung wird mit den Objektiven 10× und 40× (Okular 10×) vorgenommen. Die Zellstrukturen von Giardia sind manchmal ohne Anfärbung mit Lugolscher Lösung deutlicher erkennbar. Deshalb wird die Untersuchung je eines Sedimenttropfens mit und ohne Lugol-Anfärbung empfohlen. Eine genaue Beschreibung der Morphologie protozoärer Stadien nach MIF-Anreicherung gibt PRICE (55). Die MF-Lösung kann in dicht schließenden Röhrchen mit Entnahmelöffel leicht an die Tierbesitzer abgegeben oder verschickt werden.

Die Zählung der im Kot ausgeschiedenen Oozysten oder Sporozysten (z. B. im Rahmen von Immunisierungs- oder Therapieversuchen) erfolgt am besten nach einem hierfür erarbeiteten und bewährten Verfahren. Der während der Patenz ausgeschiedene Kot wird gesammelt, mit 30 % gesättigter NaCl-Lösung (30 ml gesättigte NaCl-Lösung auf 70 ml H_2O) auf ein je nach Menge des Kotes unterschiedliches Volumen aufgefüllt und mit einem elektrischen Rührstab intensiv gemischt. Während des Mischens werden mit einer Pipette mit weiter Öffnung 3 × 3 ml entnommen und durch ein grobes Sieb in Zentrifugenröhrchen mit 3 ml Eichung gegeben. Das Sieb wird bis zur Füllung der Röhrchen mit Wasser nachgespült. Nach 10minutigem Zentrifugieren bei 300 g wird der Überstand in den Röhrchen abgesaugt, der Bodensatz mit Wasser aufgewirbelt und wieder bis zur 3 ml-Marke aufgefüllt. Aus jedem Röhrchen verdünnt man eine Probe, je nach der zu erwartenden Oozystenmenge, im Verhältnis 1:20 bis 1:200 mit

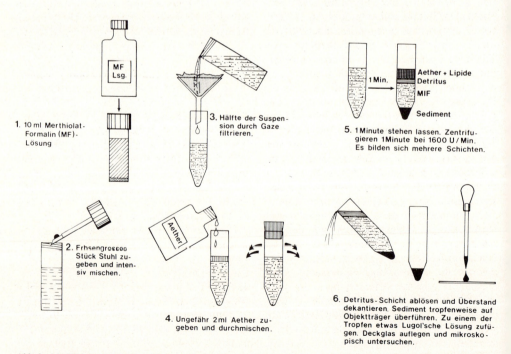

Abb. 2 Modifizierte MIFC-Technik zum Nachweis von Darmprotozoen und Helmintheneiern in Fleischfresser- und Affenkot

gesättigter NaCl-Lösung. Nach kräftigem Schütteln werden mit diesen Verdünnungen rasch eine McMaster-Kammer gefüllt und die am Zählnetz angereicherten Oozysten ausgezählt. Die Summe der in 3 Feldern gezählten Oozysten × Verdünnung × Menge der Kotsuspension (ml), geteilt durch 0,45, ergibt die im Kot enthaltene Menge der Oozysten. Selbstverständlich kann man mit diesem Verfahren bei leichter Modifikation auch die Zahl der Oozysten pro g Kot ermitteln (s. Methoden in der Helminthologie).

Zur Herstellung histologischer Präparate zum Nachweis von Kokzidienschizonten, Mikrosporidien, Toxoplasmen und den verschiedenen Sarkosporidienstadien bei der parasitologischen Sektion wird auf die Speziallliteratur über die histologische Technik verwiesen. Histologische Protozoenpräparate werden zweckmäßigerweise nach der HE-, Heidenhain-, Giemsa- oder PAS-AO-Methode gefärbt.

In vielen Fällen ist ein Tierversuch zur Sicherung der Diagnose notwendig. Für Trypanosoma brucei, T. evansi und T. congolense eignen sich als Versuchstiere Mäuse und Ratten, denen man 1 bzw. 5 ml Blut i. p. verabreicht. Die Inkubation beträgt bis zu 14 Tage, bei T. congolense gelegentlich auch länger. Für T. vivax, T. simiae und T. theileri ist der Tierversuch ungeeignet. T. equiperdum kann durch intratestikuläre Injektion auf Kaninchen übertragen werden. Zur Leishmania-Diagnose eignet sich der Hamster besonders gut. Latente Toxoplasma-Infektionen lassen sich durch i. p.-Injektion des verdächtigen Materials (Körperflüssigkeiten, mechanisch zerkleinerte oder künstlich verdaute Organteile) an toxoplasmenfreie Mäuse feststellen. Die beimpften Mäuse werden nach 4 Wochen serologisch auf Antikörper gegen Toxoplasmen untersucht. In der Regel gelingt bei serologisch positiven Mäusen dann auch der Zystennachweis im Gehirnquetschpräparat. Noch empfindlicher, doch wesentlich aufwendiger ist der Katzenfütterungsversuch. Toxoplasmenfreie Katzen erhalten das zu untersuchende Material verfüttert. Enthält es Toxoplasma-Zysten, so beginnen die Katzen nach wenigen Tagen mit dem Kot Oozysten auszuscheiden.

Eine Reihe von Protozoen läßt sich auch in der Kultur nachweisen (viele Trypanosomenarten, Leishmanien, Amöben, Trichomonaden, Balantidien), andere können nur in Gewebekulturen vermehrt werden (z. B. alle Sporozoen). Darstellungen der gebräuchlichen Methoden sind von TAYLOR und BAKER sowie TRAGER (68, 84) bzw. MARAMOROSCH und HIRUMI (45) herausgegeben worden.

Für die Trypanosomen-Kultur, speziell zum Nachweis von T. theileri, eignet sich das NNN-Medium. 6 g NaCl, 20 g Agar und 900 ml Aqua dest. werden aufgekocht, filtriert, zu 200 ml in Erlenmeyer-Kolben abgefüllt und 2 × 20 Minuten sterilisiert. Je 50 ml defibriniertes, steriles Kaninchenblut werden zugefügt und in Reagenzröhrchen (je 5 ml) abgefüllt und schräg erstarren gelassen. Das zu untersuchende Material (z. B. heparinisiertes Blut) wird auf dem Agar ausgebreitet. Die Trypanosomen wachsen bei 27 °C auf der Oberfläche des Agars oder in dem sich bildenden Kondenswasser. Im Routinebetrieb werden die Kulturen jeden 5. Tag auf epimastigote Formen untersucht, indem man den schrägen Agar mit der am Grunde der Kultur angesammelten Flüssigkeit abspült und einige Tropfen davon untersucht. Zur Erhaltung isolierter Stämme werden einige Tropfen der Kultur in das Kondenswasser eines frischen Nährbodens verbracht. Das gleiche Medium ist auch zur Anzüchtung von Leishmanien geeignet.

Zur Diagnose von T. brucei und T. congolense wird der Nährboden nach WEINMAN empfohlen: 31 g Difco »Nähragar 1,5 %« werden in 1 Liter Aqua dest. gelöst und autoklaviert. Nach Abkühlung auf 45 °C fügt man zu je 75 ml dieses Grundmediums 12,5 ml inaktiviertes menschliches Serum und 12,5 ml gewaschene menschliche Erythrozyten hinzu, füllt je 5 ml davon in Reagenzröhrchen und läßt schräg erstarren. Die Kulturen werden bei 27 °C im Brutschrank gehalten.

Für den kulturellen Nachweis von Tritrichomonas foetus eignen sich mehrere Medien. Häufig wird das BGPS (Beef Extract-Glucose-Peptone-Serum)-Medium verwendet. Man löst 3 g Difco Beef Extract, 10 g Glukose, 10 g Bacto Pepton, 1 g NaCl und 0,7 g Agar durch Aufkochen in 1000 ml Aqua dest. und stellt den pH durch Zusatz von 1,0 normaler NaOH auf 7,4 ein. Nach dem Autoklavieren werden 20 ml inaktiviertes (30 Min., 56 °C) Rinderserum eingemischt. Das fertige

Medium wird zu je 10 ml in Röhrchen abgefüllt und kurz vor der Beimpfung mit 1000 I. E. Penizillin und 1 mg Streptomyzin pro ml versetzt. Das Inokulum wird vorsichtig über das Medium geschichtet. Nach 3- bis 5tägiger Bebrütung bei 39 °C lassen sich die Trichomonaden am Grunde des Röhrchens nachweisen. Der kulturelle Trichomonadennachweis wird in der Regel zusammen mit der bakteriologischen Untersuchung in den Instituten für Mikrobiologie durchgeführt.

Balantidien lassen sich in einem Medium aus 1 Teil Pferdeserum und 9 Teilen Ringerlösung, zu 5 ml in Reagenzröhrchen abgefüllt und mit einer Lanzettspitze voll Reisstärkepulver versetzt, bei 37 °C am Boden der Röhrchen kultivieren.

Serologische Nachweismethoden gewinnen in der Protozoologie zunehmend an Bedeutung. Mit Hilfe der Komplementbindungsreaktion (KBR) wird die Beschälseuche und die Babesiose der Pferde diagnostiziert. Zum Nachweis der Beschälseuche ist die KBR amtlich vorgeschrieben. Sie wird in verschiedenen Veterinäruntersuchungsämtern durchgeführt. Die Untersuchung auf Antikörper gegen Babesia equi und B. caballi ist nur für den Pferdeexport und beim Verbringen von Sportpferden ins Ausland erforderlich. Dieser Test wird in den Parasitologischen Instituten Hannover und München angeboten.

Zum Nachweis von Antikörpern gegen Toxoplasma gondii ist, abgesehen vom Huhn, der Sabin-Feldman-Test (SFT) die zuverlässigste Methode. Der Test beruht darauf, daß sich Kerne und Plasma vitaler Toxoplasmen mit Methylenblau intensiv blau anfärben, während sich der Wirkung von Antikörpern ausgesetzte Erreger fast ungefärbt, nur mit blauem Kern, darstellen. Antikörper bewirken diese Änderung der Anfärbbarkeit der Toxoplasmen nur in Gegenwart eines frischen, nicht inaktivierten Serums (Aktivator). Als Aktivator dient menschliches Serum von SFT-negativen Blutspendern. Der in der Durchführung schwierige Test wird für die Veterinärmedizin z. B. im Untersuchungsamt für das Gesundheitswesen, Südbayern in Oberschleißheim routinemäßig angeboten.

Der indirekte Fluoreszenztest (IFAT) hat in der Humanmedizin bei der Diagnose protozoärer Erkrankungen eine große Bedeutung erlangt. In der Veterinärprotozoologie wird er im deutschsprachigen Raum nur zu wissenschaftlichen Zwecken zum Nachweis von Antikörpern gegen Leishmanien, Trypanosomen, Babesien, Theilerien, Toxoplasmen, Sarkosporidien und Mikrosporidien in verschiedenen parasitologischen Instituten durchgeführt. Als Antigen dienen parasitenhaltige Blut-, Kultur- oder Aszitesausstriche sowie Gefrierschnitte von befallenem Gewebe. Bei dem Test lagern sich gegebenenfalls die im Serum befindlichen Antikörper an das Antigen an. Mit diesen Antigen-Antikörper-Komplexen läßt man dann mit einem fluoreszierenden Farbstoff gekennzeichnete, gegen die wirtstierspezifischen Antikörper gerichtete Immunglobuline (Konjugate) vom Kaninchen reagieren. Die Reaktion wird unter einem Fluoreszenzmikroskop abgelesen. Der Test wird in verschiedenen Varianten durchgeführt, Einzelheiten sind der Spezialliteratur zu entnehmen (31, 67, 75). Auf die Literatur zur Antigenherstellung wird im speziellen Teil hingewiesen. Bei einigen protozoären Erkrankungen kann durch die Verwendung von gegen bestimmte Immunglobulinklassen hergestellte Konjugate auf das Alter der Infektion geschlossen werden (20, 51, 78).

Mit dem vor einigen Jahren erarbeiteten ELISA (Enzyme Linked Immunosorbent Assay) werden Antikörper durch enzymmarkierte Antiglobuline nachgewiesen. Dieser Test kann automatisch abgelesen und damit gut standardisiert werden. Zum Studium der von Labor zu Labor sehr unterschiedlichen Durchführungstechniken wird auf die Spezialliteratur hingewiesen (19, 49, 72, 73). Literaturhinweise zur Antigenherstellung werden im speziellen Teil gegeben. Erfahrungen liegen für den Nachweis von Antikörpern gegen Trypanosomen, Toxoplasmen, Besnoitien, Sarkosporidien, Babesien und Theilerien vor. Bei der Verwendung von speziell gegen IgM und IgG gerichteter Konjugate können Hinweise auf das Vorliegen einer frischen bzw. chronischen Infektion gewonnen werden (47, 49, 50, 51, 78).

Fast alle Protozoen lassen sich über längere Zeit durch Tiefgefrieren bei −196 °C und Zusatz von Glyzerin oder Dimethylsulfoxid (DMSO) als Gefrierschutzmittel lebend erhalten (Gefrierkonservierung). Dadurch ist die Vorratshaltung von Trypanosomen-, Giardien-, Trichomonaden-, Babesien-, Theilerien-, Kokzidien-, Plasmodien-, Toxoplasmen- und Besnoitienstämmen für Demonstrationszwecke und wissenschaftliche Arbeiten möglich (5).

Allgemein ist der Aussagewert serodiagnostischer Nachweismethoden entscheidend vom verwendeten Antigen abhängig. Parasitenantigene sind kaum durch den Fachhandel zu beziehen, der Untersucher ist weitgehend auf die eigene Antigenherstellung angewiesen. Mit Hilfte immundiagnostischer Tests sollte im Idealfall zwischen frischen und latenten Infektionen differenziert, der gegenwärtige Status als Parasitenträger oder ein Therapieerfolg festgestellt werden.

Helminthologische Methoden

Untersuchung auf Helminthen-Befall erfolgt am lebenden Tier mit Hilfe parasitologischer, immunologischer und klinischer Methoden oder post mortem durch die sogenannte »helminthologische Sektion«.

a. Entnahme und Versand von Untersuchungsmaterial

Die Sicherheit der Diagnostik hängt wesentlich von einer korrekten Probenentnahme sowie den Bedingungen der Aufbewahrung bzw. des Transportes des Untersuchungsmaterials ab.

Kotproben werden rektal entnommen oder unmittelbar nach dem Absetzen so gesammelt, daß keine Verunreinigung mit Erde erfolgt (Gefahr der Kontamination mit freilebenden Nematoden). Die Proben sind in dicht verschließbaren und bruchfesten Behältern (Dosen) aus Plastik aufzubewahren und zu transportieren, möglichst nicht in Gefäßen aus Glas, Metall oder Holz bzw. in Plastikhandschuhen oder -beuteln. Für die Untersuchung von Proben mit dem Ovassay® oder Ovatector® sind spezielle Sammelbehälter im Handel. Außer beim MIFC-Verfahren (s. S. 35) ist eine Fixierung der Proben im allgemeinen nicht erforderlich. Bei langen Transportzeiten von mehr als 4 Tagen und hohen Außentemperaturen können Kotproben jedoch durch Zusatz 10%iger Formaldehydlösung (handelsübliches Formalin® enthält ca. 40% Formaldehyd) im Verhältnis von etwa 1 ml zu 10 g Kot konserviert werden. Der Nachweis lebender Larven ist dann nicht mehr möglich.

Im Kot ausgeschiedene Parasiten (z. B. Spulwürmer, Proglottiden von Bandwürmern) oder verdächtige Gebilde sind nach Möglichkeit separat zu sammeln und in physiologischer Kochsalzlösung oder in Fixierungsflüssigkeit einzusenden.

Die für koproskopische Untersuchungen erforderlichen Probenmengen sind *Tab. 1* zu entnehmen.

Tab. 1 Für koproskopische Untersuchungen erforderliche Mindest-Probenmengen

Tierart	Kotmenge pro Tier	
	Jungtier	Alttier
Rind, Pferd	5–10	20–30
Schaf, Ziege, Schwein	3–5	10–20
Hund, Katze, Kaninchen	2–3*	3–5*
Geflügel	0,5–1	1–2

* Bei Anwendung der MIFC-Technik (s. S. 35) nicht mehr als 0,5–1,0 g.

Um einen Überblick über die in einem Bestand vorkommenden Parasitenarten zu erhalten, müssen Tiere aller Altersklassen untersucht werden. Die zu entnehmende Probenzahl richtet sich nach der Größe der betreffenden Tiergruppe. Bei Gruppen bis 100 sind von ca. 10% der Tiere Proben zu entnehmen, bei Tierzahlen über 100 von etwa 5%. Sammelproben werden vor allem von Tieren in Gruppenhaltung (Schweine, Geflügel) entnommen.

Die Proben sind möglichst frisch oder nach Aufbewahrung im Kühlschrank zu untersuchen, da sich Eier verschiedener Helminthenarten sowie Kokzidienoozysten durch Weiterentwicklung in ihren diagnostischen Merkmalen verändern und bei warmem Wetter Larven von Strongyloides innerhalb von 5 Stunden und von Strongyliden in 1–2 Tagen aus den Eihüllen schlüpfen können. Die Vitalität der Larven von Dictyocaulus viviparus wird bei Temperaturen von +20°C oder höher negativ beeinflußt (11, 21). Daher ist es hier besonders wichtig, die Proben beim Transport vor hohen Außentemperaturen zu schützen und sie im Kühlschrank zu lagern, wenn eine sofortige Untersuchung nicht möglich ist. Bei Untersuchung der Proben in einem Labor sind diese direkt zu überbringen oder auf dem schnellsten Weg einzusenden.

Der Versand von Kotproben hat entsprechend den internationalen Postvorschriften so zu erfolgen, daß kein Material auslaufen und von der Sendung keine Infektionsgefährdung ausgehen kann.

Zum Nachweis von Antikörpern oder Pepsinogen ist *Serum* (2–5 ml) oder Blut (10–15 ml) ohne Zusätze einzusenden. Für Blutproben zum Nachweis von Mikrofilarien gelten besondere Vorschriften.

Die Probenbehälter sind mit wasserfester Schrift deutlich zu kennzeichnen. Ein Begleitformular sollte folgende Angaben enthalten: Name und Anschrift des Einsenders und des Tierbesitzers; Kennzeichen (Nummer/Name), Alter, Rasse und Geschlecht des Tieres. Informationen über die Haltung (Weide-, Stall-, Einzel-, Gruppenhaltung), die Herkunft (Importtier) usw. können für den Untersucher sehr wertvoll sein. Der Untersuchungsantrag sollte eindeutig formuliert sein.

Zur helminthologischen Sektion sind ganze Tiere, Organe bzw. Organteile einzusenden. Einer richtigen Materialauswahl kommt für die Diagnose eine entscheidende Bedeutung zu. Folgende Hinweise sollen dabei als Richtlinien dienen:

Bei Verdacht auf Helminthenbefall des Verdauungstraktes sind Magen (beim Wiederkäuer der Labmagen), Dünndarm und Dickdarm proximal und distal durch doppelte Ligaturen zu unterbinden und möglichst uneröffnet einzusenden. Bei großen Tierarten (z. B. Pferd) können repräsentative Anteile der verschiedenen Abschnitte, gesondert in Plastikbeutel verpackt, eingesandt werden. Zur Untersuchung auf Helminthenbefall der Leber und Lunge sind die ganze oder größere Teile der Leber mit Gallenblase bzw. die ganze oder halbe Lunge mit Trachea einzusenden. In anderen Fällen sind die verdächtigen Organe oder Teile davon der Untersuchung zuzuführen. Für den Versand von Sektionsmaterial gilt ähnliches wie für Kotproben. Wegen der leichten Verderblichkeit des Materials ist bei warmer Witterung ein Versand in Kühlbehältern zu empfehlen.

b. Untersuchungen am lebenden Tier
Kotuntersuchung
In Kotproben können größere Parasiten oder Teile davon (z. B. Spulwürmer, Oxyuren, Proglottiden von Bandwürmern) makroskopisch nachgewiesen werden. Daher sollten die Proben zunächst durch Adspektion untersucht werden, wobei auch auf die Kotkonsistenz, Farbe, Blutbeimengungen usw. zu achten ist.

Mikroskopisch sind in den Kotproben Eier oder Larven von Helminthen des Verdauungstraktes, der Leber und der Lunge feststellbar. Die Abbildungen 29, 82, 100, 128,

Tab. 2 Eignung verschiedener Methoden zum Nachweis von Helmintheneiern und -larven sowie von Protozoenoozysten in Kotproben

Verfahren	Nachweisbar sind:
Sedimentation – in Wasser	Eier von Fasciola, Paramphistomiden, Diphyllobothrium, Dicrocoelium (unsicher), Oozysten von Eimeria leuckarti des Pferdes
– in 0,85%iger NaCl-Lösung	Eier von Schistosomatiden
Flotation in Lösung von: – $ZnSO_4$, $ZnCl_2$, $ZnCl_2$/NaCl (D = 1,30)	Eier von Zestoden und Nematoden sowie Zysten, Oozysten und Sporozysten von Protozoen (ausgenommen Oozysten von Eimeria leuckarti)*
– NaCl (D = 1,20) – $NaNO_3$ (D = 1,20)	Eier von Strongyloides, Strongyliden, Askariden, Oxyuren, Anoplocephaliden, Zysten, Oozysten und Sporozysten von Protozoen (Nachweis unsicher: Eier von Trichuris, Capillaria)
Auswanderverfahren	Larven von Lungenwürmern, in älteren Proben auch Larven von Strongyloides und Strongyliden.

D = Dichte = spezifisches Gewicht.
* Die Eier von Fasciola, Paramphistomiden und Diphyllobothrium sowie Giardia-Zysten werden deformiert. Erstere sind mit dem Sedimentations-Verfahren wesentlich sicherer nachweisbar, Giardia-Zysten mit der MIFC-Technik.

Tab. 3 Herstellung von Flotationslösungen

Chemikalien (Qualität)	Menge in Gramm, die in 1000 ml Wasser zu lösen ist	Dichte (= spezifisches Gewicht) bei +20°C
NaCl (chem. rein)	360	1,20
$NaNO_3$ (technisch)	350	1,20
$ZnSO_4 \cdot 7 H_2O$ (reinst)	703	1,30
$ZnCl_2$ (rein)	436	1,30
NaCl/$ZnCl_2$-Gemisch	262 und 275	1,30

Salze unter Rühren und nötigenfalls Erwärmen lösen. Die Meßwerte der Dichte beziehen sich auf eine Temperatur von +20°C.

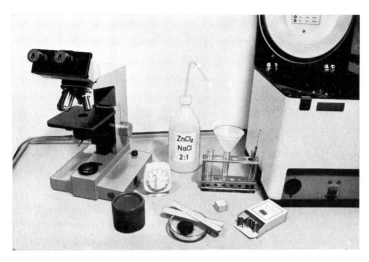

Abb. 3 Ausrüstung des Arbeitsplatzes für die Anreicherung von Kokzidienoozysten und Helmintheneiern (Flotationsmethode)

162 geben eine Übersicht über die bei den verschiedenen Haustierarten (Pferd, Wiederkäuer, Schwein, Fleischfresser und Geflügel) nachzuweisenden Wurmeier und Kokzidienoozysten. Die grundsätzlich gleiche Vergrößerung der abgebildeten Helmintheneier und Oozysten gestattet einen einprägsamen Größenvergleich. Morphologische Einzelheiten der verschiedenen Helmintheneier werden im speziellen Teil bei den jeweiligen Wurmarten beschrieben.

Grundsätzlich sind für die Untersuchungen Anreicherungsverfahren anzuwenden. Die teilweise noch praktizierte mikroskopische Untersuchung von Kotausstrichen ohne Anreicherung ist sehr unzuverlässig.

Die Anreicherungsverfahren haben zum Ziel, die parasitären Gebilde möglichst gut von den Kotbestandteilen zu trennen und in einem geringen, zur mikroskopischen Untersuchung geeigneten Flüssigkeitsvolumen zu konzentrieren. Dies kann durch Sedimentations-, Flotations- oder Auswanderverfahren erreicht werden. Diese Verfahren unterscheiden sich hinsichtlich ihrer Eignung zum Nachweis verschiedener parasitärer Gebilde (*Tab. 2*).

In der Literatur sind zahlreiche Anreicherungs-Verfahren beschrieben worden. Um eine Einheitlichkeit anzustreben und auch eine vergleichende Beurteilung zu ermöglichen, werden hier nur wenige Verfahren aufgeführt, die an parasitologischen Instituten oder in der tierärztlichen Praxis angewandt werden.

Flotationsverfahren (nach BASS, 1906; KOFOID und BARKER, 1918; FÜLLEBORN, 1920; u.a.)
Bei den Flotationsverfahren sinken in einer Flotationslösung von einer definierten Dichte schwere Kotbestandteile zu Boden oder bleiben in Schwebe, während spezifisch leichtere Eier von Helminthen sowie Zysten bzw. Oozysten und Sporozysten von Protozoen an die Oberfläche steigen und dort flotieren. Welche parasitären Gebilde mit Flotationsverfahren nachweisbar sind, hängt von der Dichte der Flotationslösungen ab (*Tab. 3*).

Im folgenden werden zwei Varianten von Flotationsverfahren beschrieben.

Flotationsverfahren mit $ZnCl_2/NaCl$ (Abb. 3)
Etwa 3–5 g Kot werden in einem geeigneten Gefäß (Mörser, Becherglas, Kotdose) mit dem 10–15fachen Volumen Flotationslösung versetzt und gründlich zu einer möglichst homogenen Suspension mittels Pistill, Spatel oder elektrisch betriebenem Rührwerk verrührt. Ein Teil dieser Suspension wird durch Sieb (Maschenweite 500–800 μm) und Trichter in ein 15 ml fassendes Zentrifugenröhrchen gegossen und 3 Min. bei 300 g (ca. 2000 U/Min.) zentrifugiert. Anschließend werden von der Flüssigkeitsoberfläche mit einer rechtwinklig abgebogenen Öse (Durchmesser 5–7 mm) mehrere Tropfen entnommen, auf einen Ob-

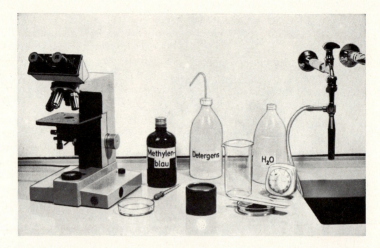

Abb. 4 Ausrüstung des Arbeitsplatzes für die Anreicherung von Trematodeneiern (Sedimentationsmethode)

jektträger überführt und zunächst ohne Deckglas mikroskopisch untersucht (Okular 10×, Objektiv 4× und 10×). Bei negativem Befund kann ein Deckglas aufgelegt und bei stärkerer Vergrößerung (Objektiv 40×) nachuntersucht werden.

In analoger Weise wird das Verfahren mit anderen Flotationslösungen durchgeführt, wobei verschiedene technische Modifikationen beschrieben vorliegen (58, 59, 62, 69).

Die Effizienz einer Untersuchungsmethode wird hauptsächlich nach der Erfassungsrate beurteilt. Darunter versteht man den Prozentsatz richtig diagnostizierter Proben von der Gesamtzahl aller Proben, die parasitäre Gebilde enthalten. Die Erfassungsrate hängt stark von der Menge parasitärer Gebilde pro Gramm Kot (= Stärke der Ausscheidung), vom spezifischen Gewicht der parasitären Gebilde sowie von der angewandten Methodik ab. Bei mittelgradiger bis hoher Ausscheidung parasitärer Gebilde liegt die Erfassungsrate verschiedener Flotationsverfahren in der Größenordnung von 50–80 % (18, 34, 58).

Flotationsverfahren mit Ovatector® bzw. Ovassay®

In den letzten Jahren sind aus Plastik hergestellte Einwegsysteme zur Untersuchung von Kotproben in den Handel gebracht worden. Ihre Vorteile liegen in einer Verbesserung der Hygiene bei Transport und Verarbeitung der Proben, im Wegfall von Reinigungsarbeiten sowie in der Einfachheit der Handhabung.

Mit Hilfe eines Spatels wird der Einsatz einer Sammeldose mit Kot gefüllt. Die eingebrachte Menge entspricht etwa 2 g. Danach wird die Dose verschlossen und zum Untersuchungsort transportiert. Im Labor ist nach Öffnung der Dose ein Zylinder über den Einsatz zu stülpen und mit Flotationslösung bis zur Hälfte zu füllen. Danach wird mit Hilfe eines Rührstabes der Kot mit der Flotationslösung gut vermischt. Der Zurückhaltung grober Kotbestandteile dient eine Siebscheibe, die so weit in den Zylinder eingeschoben wird, bis sich das Ende ihres Stiels unter dem oberen Rand des Zylinders befindet. Der Zylinder wird dann mit Flotationsflüssigkeit ($NaNO_3$-Lösung, D = 1,20) bis zur Bildung eines konvexen Meniskus aufgefüllt. Nach Auflegen eines Deckglases (24 × 32 mm) unter Vermeidung von Blasenbildung bleibt der Ansatz 15–20 Minuten stehen. Während dieser Zeit flotieren die parasitären Gebilde an die Oberfläche. Durch vorsichtiges Abheben des Deckglases mit einer Pinzette wird die anhaftende Flüssigkeit auf einen Objektträger zur mikroskopischen Untersuchung übergeführt.

Vergleichsuntersuchungen zwischen Ovatector® und Flotationsverfahren mit $ZnCl_2$ (D = 1,30) ergaben, daß beim Nachweis von Askariden- und Hakenwurm-Eiern beide Methoden etwa gleichwertig sind (82). Da im Ovatector®- und Ovassay®-System nur 2 g Kot verwendet werden, eignen sich diese Methoden am besten zur Untersuchung jener

Tiere, von denen nur relativ kleine Kotmengen zur Untersuchung gelangen.

Modifiziertes Sedimentationsverfahren (nach BENEDEK, 1943) *(Abb. 4)*
Etwa 6 g Rinderkot oder 3 g Kot kleiner Wiederkäuer (harten Kot evtl. vorher einige Stunden in Wasser einweichen) werden in einem Gefäß (Kotdose, Becherglas, Mörser) in ungefähr 60–100 ml Leitungswasser verrührt. Die Aufschwemmung wird durch ein planes Sieb (Maschenweite 250–300 µm) in ein 250 ml fassendes Becherglas gegossen und der Siebrückstand mit scharfem Wasserstrahl (Plastikspritzflasche) gründlich nachgespült, bis das Becherglas gefüllt ist, wonach einige Tropfen Oberflächenentspannungsmittel (z. B. Tween 80, Pril u. a.) zugesetzt werden können. Nach 3minütigem Absetzen wird bis auf ein Sediment von etwa 1 cm dekantiert und anschließend mit Wasser wieder auf 10 cm Flüssigkeitssäule aufgefüllt. Dieser Vorgang wird 1–2mal wiederholt, um möglichst viele Schwebstoffe zu entfernen. Nach dem letzten Dekantieren wird der Bodensatz mit einigen Tropfen 1%iger wäßriger Methylenblaulösung versetzt (Pflanzenbestandteile blau, Fasciola-Eier gelb) und in eine Petrischale (Durchmesser 60–80 mm) gegossen. Die mikroskopische Untersuchung erfolgt bei schwacher Vergrößerung (Okular: 10×, Objektiv: 4×) mit einem normalen Mikroskop, besser aber mit dem Stereomikroskop (Vergrößerung: 20–40×) bzw. mit dem Trichinoskop.
Bei Verwendung abgewogener Kotmengen und Auszählung der Fasciola-Eier im Sediment läßt sich die Eizahl pro Gramm Kot (EpG) ermitteln (26). Die Effizienz des oben beschriebenen Verfahrens ist hoch (um 100 %), wenn 10–1000 Fasciola-Eier pro Gramm Kot ausgeschieden werden (26). Für die Praxis ist jedoch zu bedenken, daß die Eiausscheidung oft geringer ist und zudem starken Schwankungen unterliegt, besonders bei Rindern. Daher werden durch Kotuntersuchung zum Teil nur 40–50 % der Rinder mit Fasciola-Befall erfaßt.
Das modifizierte Benedek-Verfahren ist zum Nachweis von Eiern des kleinen Leberegels, Dicrocoelium dendriticum, nicht verläßlich. Trotz vielfacher Versuche ist eine ideale Methode hierfür noch nicht gefunden.

SIX und WITTMANN (65) empfehlen folgende Methode: 40 g Kot werden in 380 ml Detergentienlösung homogen verrührt und durch ein Sieb mit 300 µm Maschenweite in ein großes Becherglas gegossen. Nach 25minütiger Sedimentation und Dekantieren bis auf 30 ml Rest wird der Bodensatz in ein 100 ml Zentrifugenglas gegeben und mit Zuckerlösung (D = 1,28) auf 80 ml aufgefüllt. Nach kurzem Verrühren und 3 Minuten langem Zentrifugieren sind die Dicrocoelium-Eier an der Oberfläche (Flotation) angereichert.

Auswanderverfahren (Trichterverfahren) (nach BAERMANN-WETZEL, 1917) *(Abb. 5)*
Eine Kotprobe (5–20 g) wird in ein Sieb gegeben oder in Gaze eingehüllt und in einen mit einem Schlauch verlängerten und einer Klemme verschlossenen Trichter gehängt, der mit so viel Wasser gefüllt wird, daß die Kotprobe bis zur Hälfte ins Wasser eintaucht. Die im Kot vorhandenen Wurmlarven wandern in die Flüssigkeit aus und sinken allmählich bis zur Schlauchklemme ab. Wenn diese kurz geöffnet wird, können die ersten Tropfen in eine linierte Petrischale oder auf eine Glasplatte abgelassen und darin mikroskopisch Larven

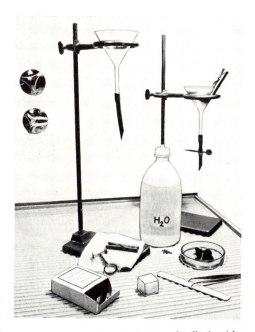

Abb. 5 Ausrüstung des Arbeitsplatzes für die Anreicherung von Wurmlarven (Trichterverfahren nach BAERMANN-WETZEL)

nachgewiesen werden. Die besten Ergebnisse werden bei einer Temperatur von + 25 °C und nach einer Auswanderzeit von 8–12 Stunden erzielt.

Klebestreifenmethode
Diese in der Humanmedizin zum Nachweis von Oxyuren-Eiern eingesetzte Methode kann in gleicher Indikation auch bei Affen und beim Pferd angewandt werden. Mit ihr gelingt auch der Nachweis von Bandwurmeiern bei Fleischfressern. Ein durchsichtiger Klebestreifen von etwa 4 cm Länge und 1 cm Breite wird mit der Klebeschicht auf die Analregion gedrückt, abgezogen, glatt auf einen Objektträger gepreßt und mikroskopisch untersucht.

Eizählung
Die quantitative Bestimmung der Eizahl pro Gramm Kot (EpG) wird zur Kontrolle des Infektionsablaufes bei einem Tier oder in einer Tiergruppe, zur Ermittlung der epidemiologischen Bedeutung von Eiausscheidern sowie zur Kontrolle anthelminthischer Behandlungen vorgenommen. Bei sachgerechter Bewertung der Eizahlen unter Berücksichtigung der Fehlerquellen lassen sich daraus wichtige Schlüsse ziehen. Es muß jedoch betont werden, daß die Eizahlen im allgemeinen keine Informationen über die Stärke des Helminthenbefalles eines Tieres bzw. einer Tiergruppe vermitteln (17).

Zur Ermittlung der EpG eignet sich das McMaster-Verfahren nach GORDON und WHITLOCK (25) in der Modifikation nach WETZEL (76). Prinzip des Verfahrens ist eine Flotation in einer Zählkammer, bei der Helmintheneier bzw. Oozysten von Protozoen an die Oberfläche der Flotationsflüssigkeit und damit unter die Zählfläche eines Deckglases gelangen, wo sie mikroskopisch erfaßt werden können. 2 g Kot werden in einem Mörser mit 60 ml gesättigter NaCl-Lösung (D = 1,18 bis 1,20) homogen verrührt, dann wird die Aufschwemmung zur Entfernung grober Kotbestandteile durch ein Sieb (Maschenweite 500–800 µm) in eine Schüttelflasche gegeben und der Rückstand im Sieb mit dem Pistill ausgepreßt. Nach kräftigem Schütteln wird sofort mit einer bis zur Mitte eingetauchten weitlumigen Pasteur-Pipette Flüssigkeit aufgesaugt und damit ein Abteil der dreiteiligen Kammer gefüllt. Dabei ist zur Vermeidung von Luftblasen die Zählkammer leicht zu neigen und von einer Ecke aus zu füllen. Auf gleiche Weise werden nach Entnahme neuer Stichproben die beiden anderen Abteile gefüllt. Nach 3–5 Minuten befinden sich die Wurmeier unter den 3 quadratischen Zählnetzen und lassen sich mikroskopisch auszählen. Die Auszählung muß innerhalb von 15–20 Minuten nach dem Füllen der Kammer erfolgen. Zur Berechnung der in 1 g Kot enthaltenen Eizahl (EpG) teilt man die Summe der in den 3 Kammern gezählten Eier durch 3 und multipliziert den Wert mit 200, entsprechend der Ausgangsverdünnung (1:30) und dem Volumen unter jedem Zählnetz (0,15 ml). Bei Verwendung von 4 g Kot (günstiger bei Kot von Rindern und Pferden) und gleicher Flüssigkeitsmenge wird die gefundene Eizahl mit 100 multipliziert und durch 3 dividiert. Die untersten Nachweisgrenzen betragen bei Verwendung von 2 g bzw. 4 g Kot 67 bzw. 33 EpG. Verschiedene Untersuchungen (Lit. bei 4, 15, 18) ergaben eine hohe Übereinstimmung zwischen tatsächlicher Eizahl pro Gramm Kot und der durch McMaster-Zählung ermittelten Zahl. Bei geringeren Eizahlen ist jedoch mit hohen Standardabweichungen zu rechnen, die sich bei höheren Eizahlen verringern.

Larvenkultur
Abgesehen von wenigen Ausnahmen (Nematodirus bei Wiederkäuern, Bunostomum beim Rind) ist eine Identifikation der Gattungszugehörigkeit von Magen-Darm-Strongyliden-Eiern im Kot von Wiederkäuern, Pferden und Schweinen auf Grund der Morphologie nicht oder nur zum Teil mit aufwendigen Methoden möglich (vgl. 9). Deshalb ist bei Bedarf für eine spezifischere Diagnose die Züchtung der Larven III erforderlich, deren charakteristische Strukturmerkmale eine Differenzierung erlauben (6, 14, 23, 24, 32, 38).

Hierzu wird eihaltiger Kot (5–50 g) mit helminthologisch sterilem Sägemehl (Erhitzen auf 80–100 °C) oder Vermiculit® zu einer feuchtkrümeligen Masse gut verrührt und gegebenenfalls mit Leitungswasser angefeuchtet. Das Gemisch wird in ein Glas (500 ml) mit Schraubdeckel überführt, das bis zur Hälfte gefüllt und mit dem Deckel so verschlossen wird, daß Luft zutreten kann. Diese Kulturen sind bei + 25–27 °C 8–10 Tage im Dunkeln zu inkubieren, wobei darauf zu achten ist, daß der Feuchtigkeitsgehalt optimal bleibt (etwa wie bei feuchter Gartenerde; keine freie Flüssigkeit in der Bodenschicht, Tropfen von Kondenswasser an Glaswand günstig). In dieser Zeit haben sich aus den Eiern die Larven III entwickelt, bei Strongyloides ist eine Vermehrung in der Kultur möglich. Die Larven können mit Hilfe des Baermann-Verfahrens oder nach der Methode von ROBERTS und O'SULLIVAN (16) isoliert werden.

Prüfung der Anthelminthika – Resistenz von Nematoden Zur Prüfung der Empfindlichkeit bzw. Resistenz von Trichostrongyliden der Wiederkäuer und der Strongyliden des Pferdes gegen bestimmte Anthelminthika steht im »Larvenschlüpftest« ein relativ einfaches Verfahren zur Verfügung (nähere Angaben bei 41, 57).

Blutuntersuchung
Nachweis von Mikrofilarien In Mitteleuropa ist vor allem die Untersuchung importierter Hunde auf Mikrofilarien von Dirofilaria praktisch bedeutsam. Dafür hat sich der modifizierte Knott-Test bewährt (35, 66): 1 ml Frisch- oder Heparin-Blut werden in einem konischen Zentrifugenröhrchen (12–15 ml Kapazität) mit 9 ml 2%igem Formaldehyd durch leichtes Schütteln vermischt, was zur Lyse der Erythrozyten führt. Nach 2–3 Minuten wird das Gemisch 5 Minuten bei 1500 U/Min. zentrifugiert und der Überstand abgegossen. Das Sediment wird aufgeschüttelt und mit 1 Tropfen 0,1%iger Methylenblaulösung vermischt. Danach wird 1 Tropfen des Sedimentes auf einen Objektträger überführt, mit einem Deckglas bedeckt und mikroskopisch auf Mikrofilarien (Mf) (blau angefärbt) untersucht. Angaben zur Diagnose der Mf von Dirofilaria immitis und zur Differentialdiagnose finden sich auf Seite 397. Auch der Membranfilter-Test nach WYLIE ist zum Nachweis von Mf geeignet (40).

Nachweis von Antikörpern Helminthen-Infektionen können bei Mensch und Tier indirekt durch den Nachweis parasitenspezifischer Antikörper erfaßt werden. In der Humanmedizin werden der indirekte Immunfluoreszenz-Test (IIFT), der indirekte Hämagglutinations-Test (IHAT), der ELISA (Enzyme-linked Immunosorbent Assay) und andere Tests routinemäßig zur Untersuchung auf Schistosomiasis, Fasziolose, Echinokokkose, Zystizerkose, Toxocariasis, Trichinellose und andere Helminthen-Infektionen durchgeführt (33).

Aus der Veterinärmedizin liegen zahlreiche Untersuchungen zum Antikörpernachweis bei Helminthenbefall vor, z. B. bei Zystizerkose und Fasziolose der Wiederkäuer, bei Trichinellose des Schweines, bei Toxocara-Befall des Hundes und Trichostrongyliden-Infektionen bei Wiederkäuern. Aufgrund der Tatsache, daß bei Haustieren, die unter Praxisbedingungen gehalten werden, oft Mischinfektionen mit verschiedenen Helminthenarten vorliegen und dadurch immunbiologische Kreuzreaktionen ausgelöst werden, ist bei dem heutigen Stand der Entwicklung eine eindeutige Interpretation serologischer Untersuchungsbefunde noch sehr schwierig oder gar unmöglich. Daher haben im allgemeinen immundiagnostische Verfahren noch keinen Eingang in die parasitologisch-helminthologische Routinediagnostik gefunden. Bedarf und auch gewisse Möglichkeiten zur Serodiagnose bestehen bei Fasziolose, Zystizerkose, Echinokokkose, Trichinellose, Dirofilariose und Toxocariasis. Darauf wird in den betreffenden Abschnitten hingewiesen.

Klinische Laboruntersuchungen Zur Diagnose verschiedener Helminthen-Infektionen und zur Erfassung des klinischen Zustandes von Einzeltieren oder ganzer Bestände können klinische Laboruntersuchungen wertvolle Informationen liefern.

Bei Rind und Schaf lassen sich Labmagenschäden bei Trichostrongyliden-Befall durch Bestimmung der Pepsinogen-Konzentration im Serum nachweisen (17, 42, 52, 63).

Bei der chemischen Methode nach HIRSCHOWITZ (29) wird durch Pepsinogen freigesetztes Tyrosin in einer Farbreaktion fotometrisch gemessen. Diese Methode kann halbautomatisch durchgeführt werden (36). Neuerdings wurde ein sehr empfindliches immunologisches Verfahren entwickelt, basierend auf der ELISA-Technik (71). Der Pepsinogen-Test eignet sich besonders für Tiere der ersten Weideperiode, die Interpretation der Werte bei älteren Tieren ist noch in Diskussion (2, 17). In diesem Zusammenhang ist zu erwähnen, daß bei Trichostrongyliden-Befall des Labmagens auch die Gastrinspiegel im Blut erhöht sind (1, 79). Die diagnostische Signifikanz ist jedoch noch unklar.

Weitere Beispiele für den Wert klinischer Laboruntersuchungen bei Parasitosen sind der Nachweis erhöhter Serum-Enzym-Konzentrationen (GLDH, GOT, γ-GT) bei Fasziolose (39) sowie die Erfassung von Anämie und Hypalbuminämie bei Hämonchose.

c. Postmortale Untersuchungen
Nachweis von Helminthen im Verdauungstrakt
Hierfür hat sich folgendes Verfahren bewährt, das stichwortartig wiedergegeben wird:

▷ Aus dem Enddarm eine Kotprobe entnehmen und mit adäquatem Verfahren untersuchen (s. *Tab. 2*).
▷ Mit scharfem Messer Mesenterium dicht an der Darmwand abtrennen, Verdauungstrakt auf Sektionstisch oder flacher Schale übersichtlich ausbreiten und Darmwand auf Veränderungen untersuchen.
▷ Die zuvor durch Ligaturen abgebundenen Abschnitte abtrennen, separat in Schale mit hohen Rändern oder in Wanne legen und mit Darmschere eröffnen. Darminhalt und Schleimhaut auf Veränderungen untersuchen, von jedem Abschnitt ein bis zwei Schleimhautabstriche (Deckglaspräparate) herstellen und mikroskopisch untersuchen.
▷ Die Abschnitte separat in Plastikwanne in genügender Menge Flüssigkeit (Leitungswasser oder besser 0,85%ige NaCl-Lösung) mit flacher Hand abstreichen, indem Darmwand durch zwei aufeinandergepreßte Finger gezogen wird.
▷ Waschflüssigkeit in kleinen Portionen in Sieb gießen und unter Wasserleitung mit scharfem Brausestrahl durchspülen. Dazu werden Siebe von 25–30 cm Durchmesser mit einem ca. 5 cm hohen Metallrand und folgenden Maschenweiten verwendet:

▷ für Magen und Dünndarm:
▷ zum Nachweis adulter Stadien: 150–200 µm
▷ zum Nachweis larvaler Stadien: 50–100 µm
▷ für Dickdarm: 500–600 µm

▷ Den im Sieb verbliebenen Rückstand in Wanne kippen und Siebfläche durch retrogrades Spülen mit möglichst wenig Flüssigkeit säubern.
▷ Siebrückstände der einzelnen Abschnitte in ganz dünner Schicht (Schrift muß durch sie lesbar sein) in großer Petrischale makroskopisch bzw. mit Hilfe einer Lupe oder eines Stereomikroskops (unerläßlich bei kleinen Helminthenarten und Larvalstadien) untersuchen. Das Material kann auch für spätere Untersuchungen in Formaldehyd (Endkonzentration 4%) fixiert und längere Zeit aufbewahrt werden.
▷ Zur quantitativen Erfassung der Wurmbürde Siebrückstand auf ein bestimmtes Volumen (z. B. 1 bis 4 l) auffüllen und bei gutem Durchmischen mit Schöpfkelle mehrere Stichproben bis zu einem Gesamtvolumen von 5, 10 oder 20% entnehmen. In diesen Stichproben Parasiten zählen und deren Anzahl auf Gesamtvolumen umrechnen.
▷ In der Schleimhaut befindliche Stadien (z. B. Larvalstadien von Ostertagia ostertagi im Labmagen) können durch eine Verdauungsmethode (28) nachgewiesen werden: Schleimhaut mit Messer von Labmagenwand entfernen, zerkleinern, im Verhältnis von 250 g auf 1 Liter Pepsin/HCl-Lösung (10 g Pepsin [1000 E/g], 8,5 g NaCl, 16 ml HCl konz. [37%ig], Aq. dest. ad 1000 ml) bei +37°C möglichst unter ständigem Rühren (Magnetrührer) vollständig verdauen. Probe anschließend sedimentieren lassen, Sediment zweimal mit Wasser oder gepufferter Salzlösung waschen und so behandeln, wie oben für die Waschflüssigkeit angegeben ist.

Untersuchung von Leber und Lunge Zum Nachweis von Fasciola und Dicrocoelium wird die Gallenblase von der Leber abgetrennt, in eine große Petrischale überführt und eröffnet. Die ausgeflossene Galle wird zunächst makroskopisch auf Fasciola und Dicrocoelium untersucht und anschließend im Sedimentationsverfahren auf Eier dieser Parasiten. In der Leber werden die Gallengänge bis in die feinen Verzweigungen geöffnet und die Parasiten ausgespült. Danach wird die Leber in ca. 1 cm dicke Scheiben zerlegt, die in 0,85%iger NaCl-Lösung ausgepreßt werden. Dadurch werden auch juvenile Stadien von Fasciola größtenteils erfaßt. Zur Isolation von Dicrocoelium aus der Leber wurde eine effiziente Perfusionsmethode entwickelt (80). In der Fleischbeschau sind Querschnitte durch die Gallengänge zur Untersuchung auf Leberegelbefall vorgeschrieben.

In der Lunge lassen sich Dictyocaulus sowie Metastrongylus durch Aufschneiden und Ausspülen der Luftwege nachweisen. In der Fleischbeschau wird die Lunge durch Querschnitte durch die Hauptbronchien untersucht. Eine Perfusionsmethode erleichtert den Nachweis adulter und juveniler Stadien von Dictyocaulus beim Rind (16, 48). Protostrongyliden-Befall läßt sich in der Regel an den typischen Veränderungen der Lunge leicht diagnostizieren, die Isolation adulter Parasiten ist jedoch oft schwierig und erfordert spezielle Erfahrungen. Im Quetschpräparat bzw. in histologischen Schnitten von Brutherden sind Protostrongyliden leicht feststellbar, Larven können aus zerkleinerter Lunge im Auswanderverfahren nachgewiesen werden.

Parasitennachweis im Gewebe Neben dem makroskopischen Nachweis bestimmter Parasiten bei der Fleischbeschau (z. B. Zystizerken) spielt die Untersuchung von Muskelproben auf Trichinellen die größte Rolle. Dafür sind in den Staaten der Europäischen Gemeinschaft folgende Verfahren zugelassen, für die ausführliche Arbeitsvorschriften publiziert wurden, u. a. im Bundesgesetzblatt der Bundesrepublik Deutschland und in den Ausführungsbestimmungen A (ABA) Anlage 5 zum Fleischbeschaugesetz.

Bei der trichinoskopischen Untersuchung von Schweinen sind haselnußgroße Proben aus beiden Zwerchfellpfeilern am Übergang vom muskulösen zum sehnigen Teil zu entnehmen, davon je 7 haferkorngroße Stückchen zu schneiden, diese zwischen zwei Glasplatten eines »Quetschglases« (= Kompressorium) zu pressen und mikroskopisch bei 30 bis 40facher Vergrößerung zu untersuchen. An vielen Schlachthöfen stehen für diesen Zweck spezielle Mikroskope mit Projektionsschirm, sog. Trichinoskope, zur Verfügung.

Für die Verdauungsmethode ist pro Tier eine mindestens 20 g schwere Probe aus einem Zwerchfellpfeiler zu entnehmen. Von jeder Einzelprobe werden 10 g für die Untersuchung verwendet, der Rest wird für eventuelle Nachuntersuchungen aufbewahrt. Die Einzelproben von 10 Schweinen werden zu einer Sammelprobe von 100 g vereinigt. Auch können Einzelproben zu je 1 g von 100 Schweinen zu einer Sammelprobe vermischt werden (43, 44).

Die Proben werden zunächst im Fleischwolf (Scheibe mit Löchern von 2 mm Durchmesser) zerkleinert, anschließend im Verhältnis von 1:20 bis 1:30 mit Verdauungslösung (10 g Pepsin mit 1200 E/g, 5 ml HCl 37 %ig, H_2O ad 1000 ml) versetzt und unter ständigem Rühren (Magnetrührer) bei +37 bis 39 °C während 4 Stunden verdaut. Das verbleibende Sediment wird mikroskopisch bei 20- bis 40facher Vergrößerung auf Trichinellen untersucht. Wird ein Befall festgestellt, so muß jedes Einzeltier nachuntersucht werden. Die isolierten Trichinella-Larven sind für den Menschen infektiös. Kontaminiertes Instrumentarium muß daher durch Hitze über 80 °C oder Einlegen in 10 %iges Formaldehyd desinfiziert werden.

Das in Dänemark seit 1977, jedoch von der EG nicht zugelassene, »Stomacher-Verfahren« (70), ist im Prinzip ebenfalls eine Verdauungsmethode, doch wird dabei das zu untersuchende Muskelgewebe innerhalb eines Plastikbeutels in einem thermostatisch gesteuerten Apparat (»Stomacher«) 12 Minuten lang bei +40–41 °C geknetet. Nach THOMSEN (70) beträgt beim Stomacher-Verfahren die Wiederauffindungsrate von künstlich zu Proben zugesetzten Trichinella-Larven 79 %. KÖHLER (44) gibt für die Digestion nach Anl. 5 AB.A 94 % und für das Magnetrührverfahren 89 % an. Die trichinoskopische Untersuchung bringt wesentlich schlechtere Ergebnisse, besonders bei geringer Befallsstärke der Muskelproben (22, 44). Die Verdauungsmethode liefert auch mit Gefrierfleisch zuverlässige Ergebnisse (27).

d. Nachweis von Helminthen in Erde, Trockenschlamm und Gras

Wurmeier in Erdproben und in Trockenschlamm könnten mit der Antiformin-Natriumbichromat-Methode nachgewiesen werden. 5 g gesiebtes Material werden in ein Zentrifugenglas mit 10 ml 30 % Antiformin (450 g KOH, 2250 ml Aqua dest., 2000 ml Eau de Javelle = Natriumhypochlorit mit 13 % aktivem Chlor) zugegeben und mit einem Glasstab verrührt. Nach 1stündigem Stehenlassen, Zusatz von Natriumbichromatlösung (D = 1,2) und 2minütigem Zentrifugieren (300 g) sind die Wurmeier an der Oberfläche angereichert.

Zum Nachweis von Toxocara-Eiern in Erdproben wurde folgende Methode beschrieben (12): Bodenproben gründlich mischen, je 2 Stichproben von 1 g entnehmen und in Zentrifugenröhrchen (12 ml Kapazität, planer Rand) überführen. Je 9 ml 1/10 N Natronlauge auffüllen, Röhrchen mit Stopfen verschließen und 1 Minute intensiv schütteln (z. B. mit Vortex-Mischer). Stopfen entfernen und 5 Minuten bei 158 g (ca. 1000 U/Min.) zentrifugieren, danach Überstand abgießen sowie Flotationslösung auffüllen, Deckglas (18 × 18 mm) auflegen und 5 Min. bei 158 g zentrifugieren. Deckglas vorsichtig abnehmen, auf Objektträger überführen und mikroskopisch untersuchen. Nach Ablösen von Material von der Wand des Zentrifugenröhrchens mit Hilfe eines Drahtes den Vorgang der Flotation mit den gleichen Röhrchen noch zweimal wiederholen. Mit dieser Methode wurden 58–68 % der in den Proben vorhandenen Toxocara-Eier aufgefunden.

In Grasproben lassen sich Strongylidenlarven mit Auswanderverfahren nachweisen. So können in einem modifizierten Baermann-Apparat mit zwei Siebeinlagen (Maschenweiten 1000 µm und 19 µm) 58–83 % der infektiösen Trichostrongylidenlarven aus Grasproben isoliert werden (53).

Bei einem Waschverfahren (64) werden Grasproben in einer Trommelwaschmaschine gewaschen und die Larven durch mehrmaliges Sieben (Maschenweite 25 µm) von der Waschflüssigkeit getrennt. Die Isolierung der Larven aus dem Sediment erfolgt durch 4maliges Flotieren in Beuteln mit gesättigter Magnesium-Sulfatlösung; nach Zentrifugation (250 g/ 2 Minuten) wird der Beutel so abgeklemmt, daß das flotierte Material über der Klemmstelle bleibt und abgegossen werden kann. Mit einem Sieb (Maschenweite 25 µm) wird die Probe aus dem Wasserbecher wieder konzentriert und in kleinen Röhrchen sedimentiert. Dann werden die Proben in McMaster-Kammern mikroskopisch untersucht und die Larven differenziert.

Das ausgewaschene Gras in den Beuteln wird 4 Tage bei Zimmertemperatur getrocknet und anschließend 12 Stunden bei + 60 °C entfeuchtet.

Ein ähnliches Verfahren mit Waschen der Grasproben in einem Zementmischer und Sammeln der Larven in einem mit mehreren Sieblagen ausgestatteten Trichter (Maschenweite 200 µm und 20 µm) wird von anderen Autoren empfohlen (60, 61). Weiterhin wurde eine Methode zur Isolation von Trichostrongyliden-Larven aus Bodenproben beschrieben (3).

Zur Isolierung von Dictyocaulus-Larven aus Grasproben wurde ein recht diffiziles Verfahren entwickelt (37), das ein Waschen der Probe (100 g) in 10 l Wasser, ein Abfiltern durch Nylonsiebe sowie eine Reinigung über ein Galle-Agargemisch vorsieht.

Zur Abschätzung des Kontaminationsgrades von Weiden mit infektiösen Stadien von Magen-Darm-Strongyliden, Lungenwürmern sowie von Fasciola und Dicrocoelium hat sich in zahlreichen epidemiologischen Untersuchungen der Einsatz von »Indikator-Tieren« (»tracer animals«) bewährt (8, 46, 52, 81). Es handelt sich dabei um helminthen-frei aufgezogene Tiere (Kälber, Lämmer), die für bestimmte Zeiten (gewöhnlich für 2 Wochen) auf Weiden ausgesetzt und später nach Schlachtung quantitativ untersucht werden. Bei Trichostrongyliden wurde festgestellt, daß die durch Untersuchung von Grasproben ermittelten Werte der Weidekontamination gut mit den Ergebnissen aus Versuchen mit Indikator-Tieren korrelieren (7, 8).

e. Fixierung und Aufbewahrung von Helminthen

Trematoden werden mit Wasser oder physiologischer NaCl-Lösung gespült und anschließend nach einer der folgenden Methoden fixiert: Die Parasiten werden in kaltem 4 %igem Formaldehyd leicht geschüttelt oder in heißes (+ 70–80 °C) Formaldehyd eingelegt. Außerdem sollten einige Exemplare (Ausnahme: Paramphistomiden) zwischen zwei Glasplatten, die durch Gummibänder zusammengehalten werden, fixiert werden.

Zestoden werden so lange in Wasser (Leitungswasser oder Aqua dest.) eingelegt, bis sie unbeweglich sind. Anschließend werden sie in 4 %igem Formaldehyd in ähnlicher Weise fixiert wie Trematoden. Darmstadien von Echinokokken oder ähnlich aussehende Gebilde können in kochendem 4 %igem Formaldehyd fixiert werden, wodurch die diagnostisch wichtigen Strukturen nicht wesentlich beeinträchtigt werden. Auf diese Weise wird ein Infektionsrisiko für den Untersucher vermieden.

Nematoden lassen sich am besten bei +70 °C in 70 %igem Äthanol fixieren und in der gleichen Flüssigkeit, der 2 % Glyzerin zugesetzt wird, aufbewahren. Auch 4 %iges Formaldehyd (kalt oder warm) ergibt gute Fixierungsergebnisse. Für die Fixierung von Nematoden in Magen-Darm-Inhalt wird kaltes Formaldehyd in einer Endkonzentration von 4 % verwendet.

Acanthocephalen werden in 4 %igem Formaldehyd fixiert. Dabei ist darauf zu achten, daß der Rüssel ausgestreckt ist, der gegebenenfalls durch Druck zwischen zwei Glasplatten herausgepreßt werden kann.

Weitere Informationen finden sich bei DAILEY (13) sowie PRITCHARD und KRUSE (56).

Entomologische Methoden

Die für die Veterinärparasitologie erforderliche entomologische Technik haben WEYER und ZUMPT (77) eingehend beschrieben. Es soll deshalb hier nur auf einige wenige Verfahren hingewiesen werden, vor allem auf solche, die der Diagnostik dienlich sind.

Zum Sammeln fliegender Insekten werden Fangnetze aus Kunststoffgaze verwendet, die einem langen Stiel aufsitzen. Vielfach werden reusenartige Licht- oder Köderfallen mit Einflugschlitzen eingesetzt; Stechmücken lassen sich tagsüber auch an ihren natürlichen Verstecken durch Überstülpen eines Reagenzgläschens, mit einem »Nocht-Röhrchen« oder einem winkelig abgebogenen Saugrohr erbeuten. Die Untersuchung von Laub, Kompost, moderndem Holz auf Eier, Larven und Puppen gibt Hinweise auf spezielle Brutstätten. Adulte, lebende Insekten werden in Gazekäfigen, Larven in der feuchten Kammer transportiert. Die sachgerechte Tötung von Dipteren erfolgt in dicht verschließbaren Gläsern mit einem eingelegten Wattebausch, der mit Chloroform oder Äther getränkt wird. Die Nadelung mit Insektennadeln durch die rechte oder linke Thoraxhälfte sollte unmittelbar nach der Tötung der Objekte erfolgen, andernfalls beläßt man das Material bis zur Bestimmung in den Fangröhrchen. Getrocknete Arthropoden werden zweckmäßigerweise in Gläschen verschickt, die zur Vermeidung von Schädlingsbefall Paradichlorbenzol, Kampfer oder Thymol enthalten. Das Verbringen von Dipteren in Konservierungsflüssigkeiten sollte man ebenso wie ein mehrmaliges Umpacken vermeiden, da sonst die für die Artbestimmung wichtigen Borsten, Palpen, Tarsen beschädigt und die Pigmentationsmuster verändert werden.

Nicht geflügelte Ektoparasiten sind im allgemeinen mit einer besonders weichen Pinzette (Uhrfederpinzette) oder einem befeuchteten Pinsel, Zecken mit stärkeren Pinzetten und Räudemilben vom Rande der veränderten Hautbezirke mit dem scharfen Löffel abzunehmen. Schnell bewegliche Hexapoden (Lausfliegen, Flöhe) werden am besten mit einem Insektizid abgetötet und dann zur Bestimmung abgesammelt. Alle stärker chitinisierten Parasiten lassen sich in 70 %igem Alkohol konservieren, wobei ein jedem Gläschen zugegebener Tropfen Glycerin/10 ml Alkohol die Haltbarkeit der Präparate verbessert. Bei ornamentierten Arten wird durch Zusatz von 1 Tropfen Chloroform/ml Alkohol die typische Pigmentation erhalten.

Bei der Untersuchung von Hautgeschabsel (Abb. 6) auf Räudemilben wird das Material am besten in 10 %iger KOH in einem Becherglas kurz aufgekocht oder für 2 Stunden in der gleichen Lösung in einer Petrischale (Ø 5–10 cm) eingelegt. Hierdurch werden Borken, Krusten, Epithelzellen, Haare etc. mazeriert und die Milben frei. Die Untersuchung erfolgt gleich in der Petrischale unter dem Stereomikroskop bzw. es wird das im Becherglas gekochte Material dazu in eine Petrischale geleert. Zur genauen Bestimmung können einzelne Milben auf einen Objektträger verbracht werden. Die Lösung kann aber auch in ein Zentrifugenröhrchen gegossen, bei 2000 Umdrehungen 2 Min. zentrifugiert und anschließend der Bodensatz auf einem Objektträger untersucht werden. Ebenso kann das Hautgeschabsel gleich direkt auf einem Objektträger oder in einer kleinen Petrischale in gewöhnlichem Leitungswasser oder Glyzerinwasser unter dem Stereomikroskop zerzupft und untersucht werden. Wer-

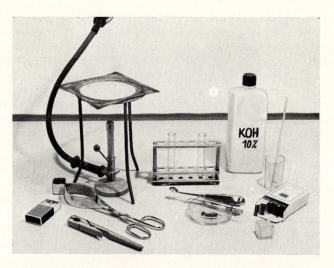

Abb. 6 Ausrüstung des Arbeitsplatzes für den Nachweis von Milben in einem Hautgeschabsel

den bei dieser Methode jedoch keine Milben gefunden, muß das Material zur Sicherung der Diagnose in 10%iger KOH aufbereitet werden.

Zur Anfertigung von mikroskopischen Präparaten von den auf oben genannte Weise gewonnenen Milben gibt man diese für 10–20 Minuten in H_2O. Anschließend bettet man sie in Berlese-Mischung auf einem Objektträger ein (30 g Gummi arabicum in 50 ml Aqua dest. 3 Tage lang lösen; nach Zusatz von 20 ml Glycerin, 200 g Chloralhydrat und 0,5 ml Thymol in Kristallen nochmals 3 Tage lösen lassen; anschließend 3–4 Tage lang durch Glaswolle filtrieren). Dann wird das Präparat mit einem Deckgläschen bedeckt und für etwa eine Woche im Brutschrank bei 40 °C getrocknet. Für die dauernde Aufbewahrung der getrockneten Präparate wird der Rand des Deckglases mit Kanada-Balsam, Caedax oder Nagellack luftdicht abgeschlossen. Lebende Mallophagen, Läuse, Milben, Zecken u. ä. können direkt in Berlese-Mischung eingeschlossen werden, totes trockenes Material ist vorher für 10–20 Minuten in H_2O zu legen. In Alkohol fixiertes Arthropodenmaterial (zarte Exemplare wie Feder- oder Räudemilben) kann direkt in Berlese-Mischung übergeführt werden oder, je nach Grad der Chitinisierung, nach 1–3 minütigem Kochen in Andréscher-Lösung (400,0 g Chloralhydrat, 300,0 g Eisessig, 300 ml Aqua dest.). Die Marc Andrésche-Lösung bewirkt eine Mazeration, Erweichung und Quellung der Chitinteile. Bei so vorbereitetem Material kann auch Polyvinylalkohol zur Einbettung verwendet werden. Herstellung dieses Gemisches: Polyvinylalkohol 10,0 g, Milchsäure 35,0 ml, Phenol 25,0 ml, Glycerin 10,0 ml, Chloralhydrat 20,0 g, Aqua dest., 40,0 bis 60,0 ml; Polyvinylalkohol wird im Wasserbad mit Aqua dest. angerührt, Milchsäure und Glycerin werden nacheinander dem warmen Polyvinylalkohol beigemengt. Dann läßt man das Gemisch abkühlen. In der Zwischenzeit wird Chloralhydrat in Phenol gelöst und dann in die erkaltete erste Lösung eingerührt. Abschließend wird das gesamte Gemisch durch Glaswolle filtriert. In Polyvinylalkohol kann gleichzeitig, was sicherlich von Vorteil ist, auch die Präparation der Arthropoden erfolgen.

Zur Herstellung von Dauerpräparaten werden Arthropoden auch in Kanada-Balsam oder Caedax eingeschlossen. Hierzu muß man vorerst das Ektoparasitenmaterial je nach Objektgröße 2–24 Std. in 10% KOH mazerieren lassen. Dann wird die Kalilauge durch mehrmaliges Auswaschen in Aqua dest. entfernt und eine Entwässerung in der aufsteigenden Alkoholreihe vorgenommen. Nach Überführung in Kreosot oder Xylol wird die Einbettung vorgenommen.

Eine oftmals die Bestimmung erleichternde Streckung von Insektenlarven gelingt mit 70 °C warmem Wasser und anschließendem

Einbringen der Larven in 70% Äthylalkohol bzw., wenn es sich um sehr weiche Exemplare handelt, in 10% Formalin. Außerdem ist für spezielle Untersuchungen eine Anzahl weiterer Streck- und Aufhellungsverfahren erarbeitet worden (54).

Werden Innenorgane von Arthropoden für weitere Untersuchungen benötigt, so erfolgt die Präparation am zweckmäßigsten in einem Blockschälchen über dunklem Untergrund unter mikroskopischer Kontrolle in Insektenringerlösung nach Pringle (290 ml 3,15% NaCl-Lösung, 5 ml 4,03% KCl-Lösung, 5 ml 4% $CaCl_2$-Lösung, 700 ml Aqua dest.). Nachdem die Flügel entfernt sind, werden die am häufigsten von Krankheitserregern befallenen Organe isoliert. Es sind dies meist Speicheldrüsen und Mitteldarm, in Einzelfällen auch andere Darmabschnitte, Ovar, Malpighische Gefäße, Coxaldrüsen (bei Argasiden) und Hämozyten. Zur Gewinnung des Darmes wird bei Insekten der Thorax vom Abdomen getrennt und nach einem Ringschnitt zwischen dritt- und zweitletztem Segment der Darm mit den beiden letzten Segmenten nach hinten entfernt. Bei Zecken löst man die Dorsaldecke mit einem feinen Skalpell in toto ab. Speicheldrüsen bei Insekten kann man entweder nach Entfernung des Kopfes durch Herausziehen aus dem Thorax bei gleichzeitigem Druck auf das Abdomen (z. B. Stechmücken) oder nach Ablösen der häutigen Verbindung zwischen Kopf und Thorax und anschließendem vorsichtigem Zug am Kopf nach oben (z. B. bei Glossinen) gewinnen. Andere Organe lassen sich auch bei Insekten erst nach Öffnung von Thorax und Abdomen in toto freipräparieren. Für spezielle Präparationsmethoden sei auf die Zusammenstellungen in der Literatur verwiesen (62).

Zeckengewebe läßt sich teilweise in vitro über längere Zeit lebend erhalten. Dadurch ist eine Untersuchung verschiedener Protozoen-Entwicklungsstadien (z. B. Babesien und Theilerien) in dem jeweils spezifischen Überträger-Gewebe möglich. Als geeignetstes Nährmedium erwies sich eine Mischung aus Hank-Lösung und einem mehrfach modifizierten Vitamin-Aminosäuregemisch der Eagle-Lösung 1955 (30). In dieser Kulturflüssigkeit überlebten Speicheldrüsengewebe verschiedener Zeckenarten bis zu 50, Darmgewebe bis zu 25, Genitalorgane bis zu 58 und Malpighische Gefäße bis zu 17 Tagen.

Zur Fixierung von Arthropoden für spätere histologische Untersuchungen werden diese angestochen und mit Bouinflüssigkeit (15 ml ges. Pikrinsäurelösung, 15 ml Formol, 1 ml Eisessig) oder gesättigter Sublimatlösung für etwa 2 Stunden versetzt. Nach der Fixierung wird die Pikrinsäure durch mehrmaliges Waschen in 80%igem Alkohol (bis zum Verschwinden der Gelbfärbung) entfernt. Vielfach erfolgt die Fixierung auch in Carnoyflüssigkeit (6 Teile abs. Alkohol, 3 Teile Chloroform, 1 Teil Eisessig). Hier ist ein anschließendes Auswaschen nicht erforderlich, das Material kann unmittelbar in absoluten Alkohol übergesetzt werden.

Bei der Einbettung von Zeckenorganen, Zeckenlarven und Nymphen in Glykolmethacrylat (GMA) kann ebenfalls auf Entwässerungsreihen verzichtet werden. Die Dehydration und Infiltration des Gewebes sowie die Komplettierung des Einbettungsgemisches können gleichzeitig ablaufen; dabei bleiben die Objekte im selben Gefäß. Für die Einbettung werden 3 verschiedene Gemische benötigt. Betreffs Durchführung der Methode s. Lit. (74).

Der Tierversuch dient der Identifizierung der Spezies (z. B. bei Zecken) durch Weiterzucht von isolierten Larven- oder Nymphenstadien zu Adulten, ferner der Feststellung einer Übertragung von Krankheitserregern auf adäquate Wirtstiere (z. B. Trypanosomen mit Glossinen) und der weiteren Zucht von Material für experimentelle Untersuchungen.

Dem zur Artbestimmung an ein Institut oder eine Untersuchungsanstalt übersandten Ektoparasitenmaterial ist ein genauer Vorbericht beizufügen. Dadurch wird vielfach nicht nur die Diagnosestellung erleichtert, sondern der Einsender kann auch bessere Anweisungen für notwendige Bekämpfungsmaßnahmen erwarten.

Literatur

1. ANDERSON, N., J. HANSKY, D. A. TITCHEN (1981): Effects of Ostertagia circumcincta infections on plasma gastrin in sheep. Parasitology **82**, 401–410. – 2. ARMOUR, J., K. BAIRDEN, J. L. DUNCAN, F. W. JENNINGS, J. J. PARKINS (1979): Observations on ostertagiasis in young cattle over two grazing seasons with special reference to plasma pepsi-

nogen levels. Vet. Rec. **105**, 500–503. – **3.** BAIRDEN, K., J. L. DUNCAN, J. ARMOUR (1981): A technique for the recovery of infective trichostrongyle larvae from soil. In: NANSEN, P., R. J. JØRGENSEN, E. J. L. SOULSBY (eds.) Epidemiology and control of nematodiasis in cattle. p. 31–34. The Hague: M. Nijhoff. – **4.** BORGSTEEDE, F. H. M. (1977): The epidemiology of gastrointestinal helminth-infections in young cattle in the Netherlands. Proefschrift Univers. Utrecht. Rotterdam: Bronder. – **5.** BOS, H. J., P. MAS BAKAL, A. A. VAN DEN EIJK, N. IN'T VELD, E. G. BOORZMA, H. J. VAN DER KAAY (1978): Cryopreservation of parasitic protozoa. Acta Leidensia **46**, 17–30. – **6.** BÜRGER, H.-J., M. STOYE (1968): Eizählung und Larvendifferenzierung. Parasitologische Diagnostik (Teil 2). Zürich: Merck, Sharp und Dohme. – **7.** BÜRGER, H.-J. (1981): Experiences with our techniques for the recovery of nematode larvae from herbage. In: NANSEN, P., R. J. JØRGENSEN, E. J. L. SOULSBY (eds.), Epidemiology and control of nematodiasis in cattle, p. 25–30. The Hague: M. Nijhoff. – **8.** CABARET, J., J. P. RAYNAUD, J. P. LE STANG (1982): Comparison between tracer calves and herbage samplings for the assessment of pasture infectivity in trichostrongylosis in cattle. Vet. Parasitol. **10**, 65–71. – **9.** CHRISTIE, M., F. JACKSON (1982): Specific identification of strongyle eggs in small samples of sheep. Res. Vet. Sci. **32**, 113–117. – **10.** COLES, G. C., K. G. SIMPKIN (1977): Resistance of nematode eggs to the ovicidal activity of benzimidazoles. Res. Vet. Sci. **22**, 386–387. – **11.** CREMERS, H. J. W. M. (1981): The correct handling of faecal samples used for examination of Dictyocaulus viviparus larvae. In: NANSEN, P., R. J. JØRGENSEN, E. J. L. SOULSBY (eds.) Epidemiology and control of nematodiasis in cattle, p. 11–14. The Hague: M. Nijhoff. – **12.** DADA, B. J. O. (1979): A new technique for the recovery of Toxocara eggs from soil. J. Helminthol. **53**, 141–144. – **13.** DAILEY, M. D. (1978): Preparation of parasites for identification and cataloging. J. Zoo. An. Med. **9**, 13–15. – **14.** ECKERT, J. (1960): Die Diagnose des Magen-Darmstrongylidenbefalles des Schafes durch Differenzierung der freilebenden dritten Larven. Zbl. Vet. Med. **7**, 612–630. – **15.** ECKERT, J. (1963): Die Prüfung von Anthelminthika gegen Nematoden durch Eizählung. S. 74–83. In: SOULSBY, E. J. L. (ed.) The evaluation of anthelmintics. Proc. First Int. Conf. Wrld. Ass. Adv. Vet. Parasit., August 22–23, 1963, Hannover. – **16.** ECKERT, J., F. INDERBITZIN (1978): Arrested development of Dictyocaulus viviparus in cattle and the effect of fenbendazole against inhibited stages. In: BORGSTEEDE, F. H. M., J. ARMOUR, J. JANSEN (eds.), Arrested development of nematodes in sheep and cattle. p. 125–135. Facts and reflections III. Central Vet. Inst., Lelystad. Rotterdam: Bronder. – **17.** ECKERT, J., H.-J. BÜRGER (1979): Die parasitäre Gastroenteritis des Rindes. Berl. Münch. Tierärztl. Wschr. **92**, 449–457. – **18.** EGWANG, T. G., J. O. D. SLOCOMBE (1981): Efficiency and sensitivity of techniques for recovering nematode eggs from bovine feces. Can. J. Comp. Med **45**, 243–248. – **19.** ENGVALL, E., P. PERLMANN (1972): Enzyme-linked immunosorbent assay (ELISA). III. Quantitation of specific antibodies by enzyme-labeled anti-immunoglobulin in antigen-coated tubes. J. Immunol. **109**, 129–135. – **20.** FILICE, G. A., A. S. YEAGER, J. S. REMINGTON (1980): Diagnostic significance of immunoglobulin M antibodies to Toxoplasma gondii detected after separation of immunoglobulin M from immunoglobulin G antibodies. J. Clin. Microbiol. **12**, 336–342. – **21.** FOX, M. T. (1981): Some effects of storage on the recovery of Dictyocaulus viviparus larvae from faeces. In: NANSEN, P., R. J. JØRGENSEN, E. J. L. SOULSBY (eds.), Epidemiology and control of nematodiasis in cattle, p. 17–20. The Hague: M. Nijhoff. – **22.** GENTINETTA, B. (1981): Beitrag zur Methodik der Trichinenuntersuchung und Trichinenabtötung. Bern: Vet. med. Diss. – **23.** GEORGI, J. R. (1974): Parasitology for veterinarians. Sec. edit. Philadelphia: W. B. Saunders. – **24.** GEVREY, J. (1971): Les coprocultures: réalisation, interprétation en vue de la diagnose des Strongles digestifs des Ruminants et du Porc. Rec. Méd. Vét. **147**, 287–317. – **25.** GORDON, H. McL., H. V. WHITLOCK (1939): A new technique for counting nematode eggs in sheep faeces. J. Counc. Sci. Ind. Res. Australia **12**, 50–52. – **26.** HAPPICH, F. A., J. C. BORAY (1969): Quantitative diagnosis of chronic fasciolosis. 1. Comparative studies on quantitative faecal examinations for chronic Fasciola hepatica infection in sheep. Austr. Vet. J. **45**, 326–328. – **27.** HENRIKSEN, S. A. (1981): Recovery of Trichinella spiralis larvae from frozen muscle tissue. In: KIM, C. W., E. J. RUITENBERG, J. S. J. TEPPEMA (eds.) Trichinellosis. Proc. 5th Internat. Conf. Trichinellosis, Sept. 1–5, 1980. Chertsey, Surrey, U. K. – **28.** HERLICH, H. (1956): A digestion method for post-mortem recovery of nematodes from ruminants. Proc. Helminthol. Soc. Wash. **23**, 102–103. – **29.** HIRSCHOWITZ, B. I. (1955): Pepsinogen in the blood. J. Lab. Clin. Med. **46**, 568–579. – **30.** HOFFMANN, G., E. SCHEIN, M. JAGOW (1970): Untersuchungen an exstirpierten und in Kultur gehaltenen Zeckengeweben. Z. Tropenmed. Parasitol. **21**, 46–61. – **31.** HOLBOROW, E. J. (ed.) (1970): Standardization in immunofluorescence. Oxford: Blackwell. – **32.** HONER, M. R. (1967): The routine differentiation of the ova and larvae of two parasites of swine, Hyostrongylus rubidus (HASSAL et STILES, 1892) and Oesophagostomum dentatum (Rud., 1803). Z. Parasitenkd. **29**, 40–45. – **33.** HOUBA, V. (1980): Immunological investigation of tropical parasitic diseases. Edinburgh: Churchill Livingstone. – **34.** HUBERT, J. (1977): Comparaison de deux techniques coproscopiques quantitatives chez le porc. Rec. Méd. Vét. **153**, 923–929. – **35.** JACKSON, R. F. (1969): Diagnosis of heartworm disease by examination of the blood. J. Am. Vet. Med. Ass. **154**, 374–376. – **36.** JONES, W. O. (1979): A simple semiautomated method for plasma pepsinogen determination. Analyt. Biochem. **99**, 321–323. – **37.** JØRGENSEN, R. J. (1975): Isolation of infective Dictyocaulus larvae from herbage. Vet. Parasitol. **1**, 61–67. – **38.** KEITH, R. K. (1953): The differentiation of the infective larvae of some common nematode parasites of cattle. Aust. J. Zool. **1**, 221–235. – **39.** KELLER, H. (1978): GLDH- und γ-GT-Aktivitäten im Serum gesunder und Leberegel-befallener Rinder. Schweiz. Arch. Tierheilkd. **120**, 189–193. – **40.** KELLY, J. D. (1977): Canine parasitology. Vet. Rev. No. 17, Post-Graduate Found. Sydney: Vet. Sci. University. – **41.** KELLY, J. D., C. A. HALL (1979): Resistance of animal helminths to anthelmintics. Adv. Pharmacol. Chemother. **16**, 89–128. – **42.** KERBOEUF, D., G. LE GARFF, C. MAGE (1981): Forecasting of bovine abomasal worm burden by means of serum pepsinogen measurement study on suckling calves and heifers in first and second grazing season. Ann. Rech. Vét. **12**, 201–213. – **43.** KÖHLER, G. (1978): Zur Durchführung der Verdauungsmethode beim Nachweis der Trichinellose des Schlachtschweines. Schlachten und Vermarkten **78**, 111–114. – **44.** KÖHLER, G. (1979): Untersuchungen mit der Stomachermethode im Vergleich zu anderen direkten Verfahren beim Nachweis der Trichinellose des Schweines. Fleischwirtschaft **59**, 1258–1263. – **45.** MARAMOROSCH, K., H. HIRUMI (eds.) (1979): Practical tissue culture applications. New York, London, Toronto, Sydney, San Francisco: – **46.** MICHEL, J. F., M. B. LANCESTER (1970): Experiments on the control of parasitic gastro-enteritis in calves. J. Helminthol. **44,** 107–140. – **47.** NAOT, Y., J. S. REMINGTON (1980): An enzyme-linked immunosorbent assay for detection of IgM antibodies to Toxoplasma gondii: use for diagnosis of acute acquired toxoplasmosis. J. Infect. Dis. **142,** 757–766. – **48.** OAKLEY, G. A. (1980): The recovery of Dictyocaulus viviparus from bovine lungs by lung perfusion – a modification of Inderbitzin's method. Res. Vet. Sci. **29,** 395–396. – **49.** O'BEIRNE, A. J., H. R. COOPER (1979): Heterogeneous enzyme immunoassay. J. Histochem. Cytochem. **27,** 1148–1162. – **50.** O'DONOGHUE, P. J., H. WEYRETER (1982): Antigen characterization, antibody classification and immune complex formation in Sarcocystis infections. Zbl. Bakt. Hyg., I. Abt. Ref. **277,** 104–105. – **51.** O'DONOGHUE, P. J., H. WEYRETER (1983): Examinations on the serodiagnosis of Sarcocystis infections. II. Class-specific immunoglobulin responses in mice, pigs and sheep. Zbl. Bakt. Hyg., I. Abt. Orig. (in Vorbereitung) – **52.** PERL, R., F. INDERBITZIN, J. ECKERT (1981): Epizootologie und Bedeutung des Endoparasitenbefalles bei Rindern in alpinen Weidegebieten. Schweiz. Arch. Tierheilkd. **123,** 167–188. – **53.** PERSSON, L. (1974): A modified Baermann apparatus for the recovery of infective nematode larvae from herbage and manure. Zbl. Vet. Med. B **21,** 483–488. – **54.** PETERS, W. (1961): Methoden zur Herstellung von Aufhellungspräparaten. Zool. Anz. **167,** 233–240. – **55.** PRICE, D. L. (1978): Intestinal protozoa in MIF – A reference set of photomicrographs of protozoa stained by the modified MIF method. Kansas City: Marion Sci. Corp. – **56.** PRITCHARD, M. H., G. O. W. KRUSE (1982): The collection and preservation of animal parasites. Univ. Nebraska Press. – **57.** PRITCHARD, R. K., C. A. HALL, J. D. KELLY, I. C. A. MARTIN, A. D. DONALD (1980): The problem of anthelmintic resistance in nematodes. Austr. Vet. J. **56,** 239–250. – **58.** RAYNAUD, J.-P. (1975): Examen critique et comparaison des techniques de coproscopies parasitaires polyvalentes. Rev. Méd. vét. **126,** 1139–1158. – **59.** RAYNAUD, J.-P., J.-C. LEROY, M. VIRAT, J.-A. NICOLAS (1979): Une technique de coproscopie quantitative polyvalente par dilution et sédimentation en eau, flottaison en solution dense (D.S.F.) et numération en lame de Mac Master. Rev. Méd. vét. **130,** 377–404. – **60.** RAYNAUD, J.-P., L. GRUNER (1981): Comparison of techniques for assessment of the contamination of pasture herbage with infective nematode larvae. In: NANSEN, P., R. J. JØRGENSEN, E. J. L. SOULSBY (eds.) Epidemiology and control of nematodiasis in cattle. p. 51–65. The Hague: M. Nijhoff. – **61.** RAYNAUD, J.-P., L. GRUNER (1982): Feasibility of herbage sampling in large extensive pastures and availability of cattle nematode infective larvae in mountain pastures. Vet. Parasitol. **10,** 57–64. – **62.** REICHENOW, E., H. VOGEL, F. WEYER (1969): Leitfaden zur Untersuchung der tierischen Parasiten des Menschen und der Haustiere. Leipzig: J. A. Barth. – **63.** SELMAN, I. E., J. ARMOUR, F. W. JENNINGS, J. F. S. REID (1977): Interpretation of the plasma pepsinogen test. Vet. Rec. **100,** 249–250. – **64.** SIEVERS PREKEHR, G. H. (1973): Methode zur Gewinnung III. Strongylidenlarven aus dem Weidegras. Hannover: Vet. med. Diss. – **65.** SIX, F., K. WITTMANN (1970): Zur Dicrocoeliose des Rindes. Die Blauen Hefte Tierarzt **42,** 32–37. – **66.** STEIN, F. J., G. W. LAWTON (1973): Comparison of methods for diagnosis and differentiation of canine filariasis. J. Am. Vet. Med. Assoc. **163,** 140–141. – **67.** STORCH, W. (1979): Immunfluoreszenzfibel. Jena: VEB G. Fischer. – **68.** TAYLOR, A. E. R., J. R. BAKER (eds.) (1978): Methods of cultivating parasites in vitro. London, New York, San Francisco: Academic Press. – **69.** THIENPONT, D., F. ROCHETTE, O. F. J. VANPARIJS (1979): Diagnose von Helminthosen durch koproskopische Untersuchung. Beerse: Janssen Res. Found. – **70.** THOMSEN, D. U. (1978): Moderne Trichinenkontrolle. Neue Methoden für die routinemäßige Trichinenkontrolle mit besonderer Berücksichtigung der Stomacher-Digestion-Methode. Fleischwirtschaft **58,** 1749–1758. – **71.** TURNER, J. C., V. SHANKS (1982): An enzyme-linked immunoassay for pepsinogen in sheep plasma. Vet. Parasitol. **10,** 79–86. – **72.** VOLLER, A., A. BARTLETT, D. E. BIDWELL (1976): Enzyme immunoassays for parasitic diseases. Trans. R. Soc. Trop. Med. Hyg. **70,** 98–106. – **73.** VOLLER, A., D. E. BIDWELL, A. BARTLETT (1979): The enzyme-linked immunosorbent assay (ELISA). Guernsey: Dynatech Europe, Borough House. – **74.** WEBER, G. (1972): Glykolmethacrylat-Einbettung und 1–2 µm-Schnitt-Technik für Zeckengewebe und ganze Zecken. Z. Parasitenkd. **40,** 295–306. – **75.** WEIR, D. M. (ed.) (1979): Handbook for experimental immunology. Vol. 1 Immunochemistry, 3rd. edition. Oxford, London, Edinburgh, Melbourne: Blackwell. – **76.** WETZEL, R. (1951): Verbesserte McMaster-Kammer zum Auszählen von Wurmeiern. Tierärztl. Umschau **6,** 209–210. – **77.** WEYER, F., F. ZUMPT (1966): Grundriß der medizinischen Entomologie. 4. Aufl. Leipzig: J. A. Barth. – **78.** WEYRETER, H., P. J. O'DONOGHUE, M. WEBER, M. ROMMEL (1983): Acquired immunity to Sarcocystis miesheriana in swine. II. Class-specific antibody response following immunization and challenge. Vet. Parasit (in Vorbereitung). – **79.** WIDMER, CH. (1982): Versuche zur Hypobiose bei Haemonchus contortus des Schafes. Zürich: Vet. med. Diss. – **80.** WOLFF, K., W. RUOSCH, J. ECKERT (1969): Perfusionstechnik zur Gewinnung von Dicrocoelium dendriticum aus Schaf- und Rinderlebern. Z. Parasitenkd. **33,** 85–88. – **81.** WOLFF, K. (1976): Zur Epizootologie der Dicrocoeliose des Schafes. Berl. Münch. Tierärztl. Wschr. **89,** 272–276. – **82.** WOLFF, K. (1977): Erfahrungen mit einer einfachen Methode zum Nachweis von Darmparasiten bei Hund und Katze. Referat, 16. Schweiz. Tierärztetage, 1.–2. 10., Appenzell. – **83.** WOLFF, K., J. ECKERT (1979): Giardia-Befall bei Hund und Katze und deren mögliche Bedeutung für den Menschen. Berl. Münch. Tierärztl. Wschr. **92,** 479–484. – **84.** TRAGER, W. (1982): The cultivation of parasitic protozoa. Protozool. Abstr. **6,** 199–207.

Parasitosen der Wiederkäuer

Protozoen **55**	Dicrocoeliose (Dicrocoelium dendriticum) 125
Trypanosomosen 55	Dicrocoelium hospes 127
Literatur 60	*Literatur* 127
Giardiose 61	Amphistomatose 128
Trichomonadose 62	*Literatur* 130
Literatur 63	Schistosomatose 131
Kokzidiose 63	*Literatur* 133
Rind 64	Zestoden 134
Literatur 67	Bandwürmer 134
Schaf 68	*Literatur* 137
Ziege 71	Bandwurmfinnen 137
Literatur 72	Cysticercus bovis 137
Kryptosporidiose 73	*Literatur* 140
Literatur 75	Cysticercus tenuicollis 141
Toxoplasmose 76	Cysticercus ovis 142
Rind 78	Coenurus cerebralis 142
Schaf 79	*Literatur* 145
Ziege 81	Echinococcus hydatidosus (E. cysticus) 145
Wildwiederkäuer 81	*Literatur* 147
Literatur 81	Nematoden 147
Besnoitiose 83	Trichuridosen 147
Literatur 85	Trichurose 147
Sarkozystose 85	Capillariose 149
Rind 87	*Literatur* 149
Schaf 90	Strongyloidose 149
Ziege 93	*Literatur* 151
Wildwiederkäuer 94	Strongylidosen 151
Literatur 95	Dictyocaulose, Protostrongyliden-Befall 152
Piroplasmosen 97	Rind 152
Babesiose 97	*Literatur* 157
Rind 98	Schaf und Ziege 158
Schaf und Ziege 102	Großer Lungenwurm 158
Literatur 103	Kleine Lungenwürmer 160
Theileriose 104	*Literatur* 164
Rind 107	Trichostrongylidosen 165
Schaf und Ziege 110	*Literatur* 168
Literatur 110	Rind 168
Ziliaten 112	Haemonchose 168
Buxtonellose (Balantidiose) 112	Ostertagiose 169
Panseninfusorien 112	Trichostrongylose 171
Literatur 112	Cooperiose 172
Helminthen **113**	Nematodirose 174
Trematoden 113	*Literatur* 174
Fasziolose (fasciola hepatica) 113	Schaf und Ziege 175
Rind 118	Haemonchose 175
Schaf 122	Ostertagiose 177
Fasciola gigantica 123	Trichostrongylose 178
Fascioloides magna 123	Cooperiose 178
Literatur 123	Nematodirose 179

Literatur	179
Trichostrongyliden der Haus- und Wildwiederkäuer	180
Literatur	181
Strongylidosen und Ancylostomatosen	181
Oesophagostomose	181
Chabertiose	183
Bunostomose	184
Literatur	185
Bekämpfung der Trichostrongylidosen, Strongylidosen und Ancylostomatidosen	186
Rind	186
Schaf	190
Literatur	191
Askaridose	194
Rind	194
Schaf und Ziege	195
Literatur	195
Spiruridosen	196
Thelaziose	196
Gongylonematose	197
Filariosen	197
Parafilariose	198
Stephanofilariose	198
Setariose	199
Onchozerkose	200
Literatur	201
Pentastomiden	201
Arthropoden	202
Acarida	202
Zeckenbefall	204
Literatur	208
Demodikose	209
Rind	209
Schaf und Ziege	210
Trombidiose	210
Psorergates-Befall	211
Literatur	211
Räude	212
Rind	214
Schaf	216
Ziege	217
Literatur	218
Hexapoda (Insekten)	218
Läuse	218
Rind	219
Schaf und Ziege	220
Haarlinge	220
Rind	220
Schaf und Ziege	222
Literatur	222
Dipteren	222
Culicidae (Stechmücken)	223
Simuliidae (Kriebelmücken)	224
Literatur	228
Tabanidae (Bremsen)	228
Muscidae (Fliegen)	231
Calliphoridae (Gold- und Schmeißfliegen)	232
Literatur	234
Oestridae (Dasselfliegen)	234
Nasendasselfliegen	234
Hautdasselfliegen	236
Rind	236
Schaf und Ziege	238
Hippoboscidae (Lausfliegen)	239
Literatur	240

Protozoen

Trypanosomen- und Piroplasmen-Infektionen haben bei Wiederkäuern vor allem in tropischen und subtropischen Ländern eine besondere wirtschaftliche Bedeutung. In manchen Gebieten Mitteleuropas verursachen Kokzidien bei Rindern und Schafen Verluste und Leistungsminderungen. Die Trichomonadose ist durch die künstliche Besamung vielerorts völlig verschwunden und die Toxoplasmose hat die ihr früher beigemessene Bedeutung beim Rind verloren. Dagegen haben Untersuchungen der letzten Jahre die Sarkozystose und die Kryptosporidiose in ein neues Licht gesetzt.

Trypanosomosen

Die zur Ordnung Kinetoplastida gehörenden Flagellaten der Familie Trypanosomatidae sind Blut- oder Gewebeparasiten der Vertebraten und werden (mit Ausnahme von Trypanosoma equiperdum) durch blutsaugende Vektoren übertragen. Sie sind durch ihre länglich-blattförmige oder teilweise rundliche Gestalt, die am Basalkörperchen (Blepharoplast) entspringende und nach vorn ziehende Geißel, eine undulierende Membran sowie den hinter dem Basalkörperchen liegenden Kinetoplasten gekennzeichnet.

Entwicklung Während ihres Lebenszyklus machen die meisten Trypanosomenarten verschiedene Entwicklungsstadien durch, die sich morphologisch durch das Vorhandensein sowie die Länge der Geißel und damit durch die Lage des Kinetoplasten zum Zellkern unterscheiden. Neben der im Wirt typischen trypomastigoten Form finden sich im Überträger epimastigote, promastigote und amastigote Stadien (*Abb. 7*). Vom Übertragungsmodus her werden Trypanosomenarten, die durch den Kot (Stercoraria) von Arthropoden weitergegeben werden, solchen gegenübergestellt, welche beim Stich von Tsetsefliegen und Tabaniden durch infizierten Speichel (Salivaria) auf das Wirtstier kommen. Vertreter beider Gruppen vermehren sich in Überträgern in Proboscis, Darm und Speicheldrüsen und bilden in etwa 3 Wochen infektionstüchtige, in der Umwandlung zum trypomastigoten Stadium begriffene »metazyklische« Formen. In all diesen Fällen wird von einer zyklischen Entwicklung gesprochen. Darüber hinaus erfolgt bei einigen Arten eine lediglich mechanische Übertragung, z. B. bei kurzfristig unterbrochenem Saugakt. Schließlich gibt es Trypanosomenarten, die beim Deckakt (T. equiperdum) oder in manchen Gebieten durch blutleckende Fledermäuse (T. evansi in Südamerika) übertragen werden.

Große wirtschaftliche Bedeutung haben bei Wiederkäuern nur die in tropischen und subtropischen Gebieten vorkommenden Trypanosomosen (Nagana und Surra). Die in Europa bei Rind, Schaf und Ziege parasitierenden Trypanosomenarten treten nach bisher vorliegenden Beobachtungen in ihrer pathogenen Bedeutung in den Hintergrund.

Die in Afrika südlich der Sahara weit verbreitete Nagana wird bei Rindern und kleinen Wiederkäuern durch 3 verschiedene Trypanosomaarten (T. vivax, T. congolense, T. brucei) hervorgerufen.

Trypanosoma vivax ZIEMANN, 1905: monomorphe Blutformen 18–27 µm, großer Kinetoplast terminal gelegen, birnenförmig erweitertes Hinterende (*Abb. 8a*), freie Geißel; zyklische Übertragung mit Vermehrung (epimastigote Formen) in Proboscis von Glossinen, in Tsetse-freien Gebieten nichtzyklisch durch Tabaniden; im Gegensatz zu den anderen Trypanosomenarten des Rindes bewegt sich T. vivax im Nativpräparat rasch aus dem Blickfeld.

Trypanosoma congolense BRODEN, 1904: mo-

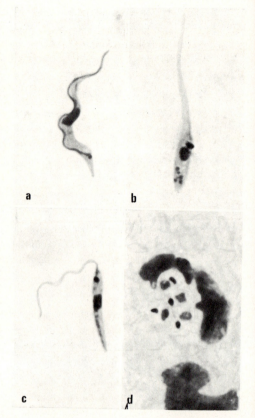

Abb. 7 Entwicklungsformen von Trypanosomen 1800 × vergr.

a = trypomastigot; **b** = epimastigot; **c** = promastigot; **d** = amastigot

nomorphe Blutformen 8–10 µm, Kinetoplast marginal und subterminal (*Abb. 8b*), kein oder nur ein kurzes freies Geißelende; nur zyklische Übertragung (Vermehrung in Proboscis und Darm) durch Glossinen; die in Tsetse-Gebieten Afrikas am häufigsten vorkommende pathogene Rindertrypanosomenart und daher von großer Bedeutung; bei T. congolense können morphologisch drei Typen unterschieden werden, die in Tierversuchen bezüglich Infektiosität, Pathogenität und Höhe der Parasitämie voneinander abweichen.

Trypanosoma brucei PLIMMER und BRADFORD, 1899: beim Rinde selten und für diese Tierart nur wenig pathogen; polymorphe Blutformen 15–35 µm; Kurzformen meist ohne freies,

Langformen mit freiem Geißelende (*Abb. 8 c, d*), Kinetoplast subterminal; Übertragung sowohl zyklisch durch Glossinen (Vermehrung in Proboscis, Darm und Speicheldrüsen) als auch mechanisch durch Tabaniden.

T. vivax entwickelt sich vornehmlich im Blutplasma und führt zu einer Anämie (keine histologisch feststellbaren Gewebeveränderungen). T. brucei findet sich auch in interzellulärer Gewebsflüssigkeit; es verursacht dementsprechend nicht nur eine Anämie, sondern verursacht degenerative, entzündliche und nekrotische Veränderungen, bedingt durch eine intensive Einwanderung von Lymphozyten, Makrophagen und Plasmazellen. T. congolense scheint auch kein ausgesprochener Plasma-Parasit zu sein, sondern tritt schon 10 Tage p. i. in den subkapsulären Sinus von Lymphknoten auf (13). Entsprechend deutlicher ist bei den letzteren Arten die Immunabwehr als bei T. vivax.

Allgemein reagiert der Wirtsorganismus in der Anfangsphase der Infektion mit einer immunologisch unspezifischen zellulären und humoralen Abwehr. Eine Antikörper-unabhängige zelluläre Zytotoxizität scheint für die Abwehr der Parasiten bedeutungsvoll zu sein, da in der Primärphase zytotoxische Makrophagen aktiviert werden und die NK-Zellaktivität eine Steigerung erfährt. Die unspezifische Abwehr wird bald durch die spezifische Immunantwort ergänzt und ersetzt; Ausdruck hierfür ist die Bildung humoraler Antikörper.

Durch die Änderung der Struktur ihres Oberflächenantigens gelingt es einigen Trypanosomen, sich dem Zugriff des wirtseigenen Abwehrmechanismus zu entziehen. Folge: Es entwickelt sich eine neue Trypanosomenpopulation, was sich in einem weiteren Parasitämiestatus klinisch manifestiert. Dieser Vorgang, der als Antigenvariation bekannt ist, wiederholt sich, bis es zur Balance zwischen Wirt und Parasit kommt (26).

Pathogenese Eine Pathogenität für Rinder besteht vor allem bei T. congolense und T. vivax. Sie ist aber variabel und weitgehend abhängig vom Erregerstamm, der übertragenden Tsetseart, von Umweltfaktoren, interkurrenten Infektionen sowie der Empfänglichkeit der jeweiligen Rinderrasse.

Klinisch verläuft die Trypanosomose beim Rinde akut (Fieber, Anämie), meist aber

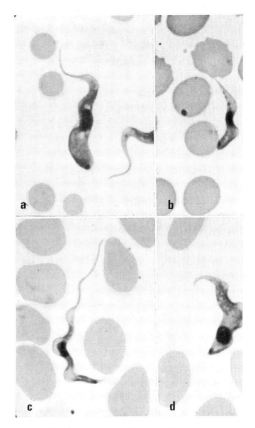

Abb. 8 Trypanosomen des Rindes 1800 × vergr.

a = T. vivax; **b** = T. congolense; **c** = T. brucei (lange Form); **d** = T. brucei (kurze Form)

subakut oder chronisch; dabei kommt es zu einer schwachen Anämie, intermittierendem Fieber und allmählich zur Abmagerung der Tiere (22). Gesamtprotein, Albumin und die hämolytische Komplementaktivität werden reduziert (24). Speziell bei T. congolense-Infektionen beobachtet man eine Erweiterung der Leber- und Mesenterialgefäße, Ansammlungen von hämosiderintragenden Zellen in den Alveolarsepten und von Lymphozyten in den Nieren sowie eine Glomerulonephritis (27). In Ostafrika gilt T. congolense als die gefährlichste Art und als »Killer« unter den Rindertrypanosomen; in Westafrika nimmt diese Stellung T. vivax ein. Bei Schafen und Ziegen verläuft die Erkrankung im allgemeinen chronisch, wobei zu Beginn der Infektion (7.–10. Tag p. i.) lokale Hautreaktionen deutlich werden (3).

Pathologisch-anatomisch fallen endokardiale Petechien, Vergrößerung der Milz sowie seröse Atrophie des Körper- und Organfettes auf.

Ein besonderes Phänomen ist die Trypanotoleranz; man versteht darunter die Eigenschaft autochthoner tauriner Rinderrassen (z. B. Ndama), an Trypanosomiasis nicht zu erkranken, trotz latenter Infektion ohne vorbeugende Behandlung normale Leistungen zu erbringen und auch Streßfaktoren (Hunger, Durst, Märsche u. a.) leichter zu überstehen als andere Rassen. Auch einzelne afrikanische Schaf- und Ziegenrassen zeigen nur mäßige klinische Symptome (6) und haben trotz bestehender Parasitämie eine geringe Mortalität.

Diagnose Die Diagnose stützt sich auf die Herdenanamnese, das mehr oder weniger deutliche klinische Bild (bei Milchrindern deutlicher Rückgang der Milchleistung), den direkten Parasitennachweis im Blutausstrich, in angereichertem Material oder im Tierversuch sowie auf den Nachweis von Antikörpern im Serum. Bei frischen Infektionen gelingt der Parasitennachweis nativ im Blut oder im nach Giemsa gefärbten Blutausstrich; schwache Infektionen mit T. brucei und T. congolense lassen sich mit Hilfe des Tierversuches sicher nachweisen. Infektionen mit T. vivax sind dagegen praktisch nicht zu erfassen. Immer ist eine Anreicherung der Erreger anzustreben. Mit der verbesserten Woo-Methode lassen sich Trypanosomen an der Trennschicht zwischen Sediment und Plasma (vor oder im Leukozytensaum) durch Zentrifugation von Blut in Mikrohämatokritröhrchen feststellen; beim Nachweis von T. congolense empfiehlt sich der Zusatz eines entsprechenden Puffers (29). Dieses Verfahren ist für den Einsatz im Feld optimal. Die empfindlichste Nachweismethode stellt das Lanham-Verfahren dar; dabei werden die Trypanosomen durch Filtration durch DEAE-Cellulose von den Blutbestandteilen getrennt (12).

In den letzten Jahren wurden verschiedene serologische Nachweisverfahren erarbeitet oder verbessert, zumal vielfach Partialantigene sowie Antigenvarianten auftreten. Der indirekte Fluoreszenz-Antikörpertest (IFAT) gilt auch, unter Verwendung von Filterpapierproben, als zuverlässiges und zeitsparendes diagnostisches Hilfsmittel bei epidemiologischen Untersuchungen, auch wenn teilweise unspezifische Reaktionen in Normalseren auftreten. Bei der KBR treten keine präinfektionellen unspezifischen Titer auf; sie eignet sich besonders zum Nachweis von T. vivax (23); nach einer Behandlung der Patienten fällt der Titer bei T. congolense und T. brucei rasch, bei T. vivax-Infektion dagegen ganz allmählich ab. Im IHA treten Antikörper erst zu einem relativ späten Zeitpunkt auf und die Titer steigen recht langsam an. Der Mikro-ELISA ist dem IFAT überlegen und hat bei vergleichbarer Aussagekraft gegenüber allen anderen Verfahren den Vorteil, daß die Ergebnisse photometrisch objektiviert werden können (13).

Bekämpfung Die Bekämpfung der Trypanosomiasis kann durch die Ausrottung der Tsetsefliege als Überträger, mit Hilfe chemoprophylaktischer und chemotherapeutischer Maßnahmen am befallenen Wirt sowie durch Nutzung trypanotoleranter Rinderrassen erfolgen; auch wird unter bestimmten Verhältnissen eine Vakzinierung versucht.

Für die Tsetsebekämpfung werden vielfach Insektizide (Dieldrin, Thiodan) vom Boden oder aus der Luft versprüht; die Anwendung chemischer Mittel hat Grenzen, da eine selektive Besprühung oft nicht möglich ist, bei niedriger Populationsdichte die Kosten ungünstig sind oder die Gefahr unerwünschter Nebenwirkungen besteht. Als biologisches Verfahren steht die sterile-male-Technik zur Verfügung; dabei werden durch Bestrahlung die Keimdrüsen der im Labor gezüchteten Fliegenmännchen so geschädigt, daß diese zeugungsunfähig (steril) werden. Die Kontrollmaßnahme besteht darin, eine übergroße Anzahl steriler Tsetse-Männchen in eine natürliche Population zu bringen, so daß die bestrahlten Individuen den unbehandelten bei der Kopulation mit Weibchen zuvorkommen. Die Membranfütterung ermöglicht eine industrielle Massenzucht von Tsetsemännchen.

Die Chemoprophylaxe mit Hilfe schlecht löslicher trypanosomizider Mittel ermöglicht die erfolgreiche Haltung empfänglicher, auch europäischer Rinderrassen in Tsetsegebieten bei hoher Produktivität; sie ist teuer, organisatorisch aufwendig und erscheint nur dann

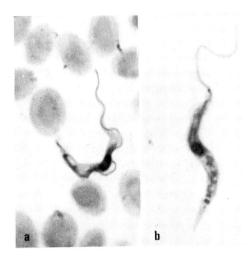

Abb. 9 Weitere Trypanosomen des Rindes 1800 × vergr.
a = T. evansi; b = T. theileri

zweckmäßig, wenn die Kosten für eine Tsetsebekämpfung sehr hoch sind. Es sind verschiedene Präparate im Handel für eine Kurzzeitprophylaxe (leicht wasserlösliches Sulfat des Quinapyramin) oder als Langzeitprophylaktikum (z. B. Gemisch des Sulfats mit dem relativ unlöslichen Quinapyraminchlorid). Für eine zunächst 6-8 Wochen anhaltende Chemoprophylaxe gegen T. vivax und T. congolense werden Quinapyramine, Phenanthridiniumbromide (Prothidium) 12 mg/kg i. m. sowie Isometamidiumchlorid (Samorin, Trypamidium) 0,5-1,0 mg/kg angewandt. Die Wirkungsdauer derartiger prophylaktischer Behandlungen hängt wesentlich von der Rinderrasse, der Trypanosomeninfektionsrate und der Tsetsefliegendichte ab. Eine Verallgemeinerung ist daher unmöglich; es sind im jeweiligen Gebiet entsprechende Versuche notwendig. Die laufende Anwendung dieser Chemoprophylaktika hat vielfach zur Bildung resistenter Trypanosomenstämme geführt, wobei die Phenanthridine-resistenten Stämme gleichzeitig gegen Quinapyramine Kreuzresistenz zeigen. Über die Natur dieser Arzneimittelresistenz liegen bisher nur wenige Anhaltspunkte vor (4).

Als Therapeutika werden Antrycide-methylsulfat (5 mg/kg), die Phenanthridiniumverbindung Ethidium (1 mg/kg) sowie Diamidine (3,5-7 mg/kg Berenil, Ganaseg) angewandt (10). Bei Vorliegen resistenter Trypanosomenstämme ist Berenil das Mittel der Wahl.

Eine Vakzinierung erscheint nur zweckmäßig, wenn eine ständige Gefährdung der Weidetiere vorliegt; sie erwies sich gegen T. congolense und T. vivax in kleineren Gebieten als wirtschaftlich tragbar (9). Importierte Rinder werden mit einem lokalen Trypanosomastamm künstlich infiziert und 14 Tage später mit niederen Dosen Berenil behandelt. Die dadurch erreichte Immunität bleibt bis zu 8 Monaten erhalten. Die Schwierigkeit liegt auch hier in der Fähigkeit von Trypanosomen, die Oberflächenantigene während des Infektionsverlaufes zu verändern (18).

Wildtiere gelten vielfach als wichtiges Reservoir für die Trypanosomen der Haustiere, da in Afrika speziell bei Kudu, Giraffe, Reedbuck und anderen Wildarten diese Trypanosomen nachgewiesen wurden.

Trypanosoma (Trypanozoon) ***evansi*** (STEEL, 1885), Erreger der in Nordafrika, Asien, Mittel- und Südamerika bei Kameliden, Pferden und Wiederkäuern heimischen »Surra«: monomorphe Blutformen 15-34 μm, Kinetoplast subterminal (*Abb. 9a*), verschiedentlich dyskinetoplastische Stämme, freie Geißel; azyklische Übertragung durch Tabaniden, Stomoxys calcitrans, in einigen Teilen Südamerikas auch durch Vampire; es wird angenommen, daß sich T. evansi aus T. brucei durch Vektorenwechsel entwickelt hat (30); auch bei Schaf und Ziege vorkommend (2).

Infolge beträchtlicher Leistungsminderungen bei Nutztieren hat die Surra in vielen Verbreitungsgebieten in Afrika und Asien große wirtschaftliche Bedeutung. Die Bekämpfung konzentriert sich in erster Linie auf die Chemotherapie, wobei 10 mg/kg Kgw. Berenil® ausgezeichnet auch bei relativ frischen Infektionen (ab 41. Tag) wirken (28). Derzeit wird versucht, eine Vakzinierung mit schwach virulenten Varianten und mit durch Einwirkung von Berenil abgeschwächten Stämmen durchzuführen (5, 8).

Die Diagnose wird durch den direkten Parasitennachweis nach der Woo- oder Lanham-Anreicherung oder indirekt durch den Nachweis von Antikörpern im ELISA geführt (7).

In Europa kommt bei Rindern T. theileri, bei

Schafen T. melophagium vor.

Trypanosoma (Megatrypanum) ***theileri*** LAVERAN, 1902: weltweit verbreitet, apathogen, Blutformen stark gebogen, 31,2–64,9 µm lang, Hinterende spitz, großer Kern fast in Körpermitte; großer Kinetoplast, marginal, näher zum Kern zu gelegen (*Abb. 9 b*).

Entwicklung Als Vektoren gelten Tabaniden (Tabanus, Haematopota) sowie Schildzecken (Rhipicephalus, Boophilus, Ixodes), in deren Kot die metazyklischen trypomastigoten Formen übertragen werden (16). Da auch in der Hämolymphe und in den Speicheldrüsen von Zecken (Rhipicephalus, Boophilus, Ixodes) T. theileri nachgewiesen wurde (1), ist eine Übertragung durch den Zeckenbiß wahrscheinlich. Nach sbk. Inokulation von T. theileri aus Nymphen und Adulten von Hyalomma anatolicum anatolicum sowie nach Verfütterung dieser Zeckenart ließen sich Kälber infizieren.

Pathogenese T. theileri gilt als apathogen; trotzdem gibt es Mitteilungen, die eine gewisse Pathogenität vermuten lassen, obwohl bei klinischen Fällen meist noch andere Streßfaktoren vorlagen. So soll z. B. nach vorausgegangenen Immunisierungen T. theileri Verluste an Rindern verursacht haben. Vielfach wird die Infektion in Rinderbeständen mit Leukose nachgewiesen; teilweise wird ein Vektor für beide Erreger vermutet (15, 25). Neuerdings konnte auch eine diaplazentare Übertragung von T. theileri auf den Foetus nachgewiesen werden, wenn die Infektion der Kuh während des dritten Drittels der Trächtigkeit erfolgte (11).

Diagnose T. theileri läßt sich im Blutausstrich nur selten nachweisen, jedoch auf Blutagar, in Eagle's Medium mit Serumzusatz und auf BHJ-Agar (Difco) unter Zusatz von 10 % Kaninchenblut nach Bebrütung bei 28 °C oder bei 37 °C züchten. Es ist weder auf Labormäuse noch auf Kaninchen übertragbar. T. theileri wurde in Norddeutschland in manchen Gebieten bei einem erheblichen Prozentsatz (19), auch in den USA bei Milchkühen (20) kulturell nachgewiesen; der Befall war im März/April gering, im September teilweise 66 %.

Bekämpfung Eine Therapie ist im allgemeinen nicht erforderlich.

Bei Schafen kommt **Trypanosoma** (Megatrypanum) ***melophagium*** (FLU, 1908) als apathogene, weltweit verbreitete und zu den Stercoraria gehörende Art vor: Blutform 40–60 µm groß, das Hinterende spitz, Kinetoplast nicht terminal. Durch die Schaflausfliege (Melophagus ovinus) findet eine zyklische Übertragung statt. Im Mitteldarm zwischen den Mikrovilli sind epimastigote, im Enddarm metazyklische Formen nachweisbar (17). Schafe infizieren sich durch Aufnahme infizierter Fliegen bzw. deren Kotes. Im Blut der befallenen Tiere kommen Trypanosomen in geringer Zahl vor, lassen sich also nur selten nachweisen; deshalb ist eine Anzüchtung auf Blutagar bzw. anderen bluthaltigen Medien erforderlich.

Bei Ziegen in Asien wurde **Trypanosoma theodori** HOARE, 1931 nachgewiesen, das durch die Lausfliege Lipoptena caprina zyklisch übertragen wird. Da diese Art morphologisch nicht von T. melophagium zu unterscheiden ist, gilt sie als synonym.

Literatur

1. AESCHLIMANN, A., W. BURGDORFER, H. MATILE, O. PETER, R. WYLER (1979): Aspects nouveaux du rôle de vecteur joué par Ixodes ricinus L. en Suisse. Acta Trop. **36**, 181–191. – 2. BOID, R., E. A. EL AMIN, M. M. MAHMOUD, A. G. LUCKINS (1981): Trypanosoma evansi infections and antibodies in goats, sheep and camels in the Sudan. Trop. Anim. Hlth Prod. **13**, 141–146. – 3. EMERY, D. L., S. K. MOLOV (1981): The dynamics of the cellular reactions elicited in the skin of goats by Glossina morsitans morsitans infected with Trypanosoma (Nannomonas) congolense or T. (Duttonella) vivax. Acta Trop. **38**, 15–28. – 4. FRIMMER, M., G. LÄMMLER (1977): Pharmakologie und Toxikologie. Stuttgart: K. Schattauer. – 5. GÖBEL, E., H. K. DENNIG (1981): Trypanosoma evansi: mikromorphologisches und biologisches Verhalten vor und nach Berenil-Exposition. Berl. Münch. Tierärztl. Wschr. **94**, 241–246. – 6. GRIFFIN, L., E. W. ALLONBY (1979): Trypanotolerance in breeds of sheep and goats with an experimental infection of Trypanosoma congolense. Vet. Parasitol. **5**, 97–105. – 7. HEINZMANN, D. (1981): Serologische Untersuchungen mit dem ELISA zum Nachweis zirkulierender Antikörper und Antigene bei der Trypanosoma evansi-Infektion des Kaninchens und der Ziege vor und nach der chemotherapeutischen Behandlung. München: Vet. med. Diss. – 8. HERTKORN, U. (1981): Untersuchungen zur Immunisierung gegen die Trypanosoma evansi-Infektion bei der Maus. Mün-

chen: Vet. med. Diss. – **9.** HOLMES, P. H. (1980): Vaccination against trypanosomes. In: TAYLOR, E. E. R., R. MÜLLER: Vaccines against parasites. P. 75–105. Oxford/London/Edinburgh: Blackwell. – **10.** JOYNER, L. P. (1980): Chemotherapy of protozoal infections of veterinary importance. J. Protozool. **27**, Suppl. 31 A, Nr. 76. – **11.** KINGSTON, N., B. SWIFT, G. NELMS (1982): Experimental and natural transplacental transmission of Trypanosoma theileri and its possible effects on the bovine fetus. Proc. Helminthol. Soc. Wash. **49**, 161–164. – **12.** LANHAM, S. M., D. G. GODFREY (1970): Isolation of salivarian trypanosomes from man and other mammals using DEAE-cellulose. Exp. Parasitol. **28**, 521–534. – **13.** LUCKINS, A. G., D. MEHLITZ (1978): Evaluation of an indirect fluorescent antibody test, enzymelinked immunosorbent assay and quantification of immunoglobulins in the diagnosis of bovine trypanosomiasis. Trop. Anim. Hlth Prod. **10**, 149–159. – **14.** LUCKINS, A. G., A. R. GRAY (1979): Trypanosomes in the lymph nodes of cattle and sheep infected with Trypanosoma congolense. Res. Vet. Sci. **27**, 129–131. – **15.** MAMMERICKX, M., D. DEKEGEL (1976): Presence of Trypanosoma theileri in herds with a high incidence of enzootic bovine leukosis. Ann. Soc. Belg. Med. Trop. **56**, 47–53. – **16.** MANSFIELD, J. M. (1977): Nonpathogenic trypanosomes of mammals. In: Kreier, J. P.: Parasitic protozoa I, 297–327. London: Academic Press. – **17.** MOLYNEUX, D. H., M. SELKIRK, D. LAVIN (1978): Trypanosoma (Megatrypanum) melophagium in the sheep ked, Melophagus ovinus. Acta. Trop. **35**, 319–328. – **18.** MURRAY, M., G. M. URQUHART (1977): Immunoprophylaxis against African trypanosomiasis. In: L. H. Miller and J. J. McKelvey, Jr. (eds.), Advances in experimental medicine and biology **93**, 209–241. – **19.** PETRICH, J. (1976): Kultureller Nachweis von Trypanosoma theileri bei Rindern in Norddeutschland. Hannover: Vet. med. Diss. – **20.** SCHLAFER, D. H. (1979): Trypanosoma theileri: a literature review and report of incidence in New York cattle. Cornell Vet. **69**, 411–425. – **21.** SHASTRI, U. V., P. D. DESHPANDE (1981): Hyalomma anatolicum anatolicum (Koch, 1844) as a possible vector for transmission of Trypanosoma theileri, Laveran, 1902, in cattle. Vet. Parasitol. **9**, 151–165. – **22.** SOLTYS, M. A., P. T. K. WOO (1977): Trypanosomes producing disease in livestock in Africa. In: Kreier, J. P.: Parasitic protozoa I., 239–268. London: Academic Press. – **23.** STAAK, C., S. KELLEY (1979): The complement fixation test and African trypanosomiasis. II. The complement fixation test as an aid for assessing therapy. Tropenmed. Parasit. **30**, 283–286. – **24.** TABEL, H., G. J. LOSOS, M. G. MAXIE (1980): Experimental bovine trypanosomiasis (Trypanosoma vivax and T. congolense). Serum Levels of total protein, albumin, hemolytic complement, and complement component C 3. Tropenmed. Parasit. **31**, 99–104. – **25.** TAREEVA, I. G., L. I. MUTIZKIN, V. P. SHISHKOV (1976): Isolation of Trypanosoma theileri from cows with persistent lymphocytosis. Sbornik Nauchnykh Trudov, Moskovskaya Veterinarnaya Akademiya **86**, 119–121. – **26.** TERRY, R. J., K. M. HUDSON, M. FAGHIHI SHIRAZI, D. MAY (1979): Secondary immunodeficiencies associated with African trypanosomiasis. Int. Atomic Energy Agency, Symposium 7.–11. 5. 1979 Wien, 133–■. – **27.** VALLI, V. E. O., C. M. FORSBERG (1979): The pathogenesis of Trypanosoma congolense infection in calves. V. Quantitative histological changes. Vet. Pathology **16**, 334–368. – **28.** VERMA, B. B., O. P. GAUTAM, P. D. MALIK (1976): Trypanosoma evansi: Therapeutic efficacy of diminazine aceturate in crossbred calves, Bos taurus and B. indicus. Exp. Parasitol. **40**, 406–410. – **29.** WALKER, P. J. (1979): Capillary concentration technique applicable to infection of T. congolense. Trans. R. Soc. Trop. Med. Hyg. **66**, 348. – **30.** WOO, P. T. K. (1977): Salivarian trypanosomes producing disease in livestock outside of Sub-Saharan Africa. In: Kreier, J. P.: Parasitic protozoa I, 269–296. London: Academic Press.

Giardiose

Die als Duodenum-Parasiten des Menschen, der Fleischfresser und von Chinchillas bekannten Giardien (syn. Lamblien) kommen bei Wiederkäuern selten und nur vereinzelt als Ursache von Enteritiden vor (s. Hund, *Abb. 116*, S. 342).

Giardia bovis FANTHAM, 1921, wurde erstmals bei Rindern in Südafrika, später auch in USA und Europa nachgewiesen. Die vegetativen Stadien (Trophozoiten) sind rüben- bzw. birnförmig, 11–19 × 7–10 µm groß, haben über der Mitte der Sauggrube 2 elliptische Kerne mit deutlichem Karyosom, 8 Geißeln und einen Parabasalkörper in Form zweier gebogener Stäbe. Die mit dem Kot ausgeschiedenen 10,4–16 × 7,2–10,4 µm großen Zysten (1, 4) sind in der Regel vierkernig, zeigen 8 Geißeln und haben einen aus 4 Stäben bestehenden Parabasalkörper. Nur in Einzelfällen wurde bei Kälbern eine katarrhalische Entzündung von Duodenum und Jejunum beobachtet.

Giardia caprae NIESCHULZ, 1923, syn. *G. ovis*, wurde in Holland bei Ziegen sowie in Italien und der Türkei bei Schafen nachgewiesen und für Gewichtsverluste verantwortlich gemacht. Die vierkernigen Zysten waren 12–15 × 7–9 µm groß.

Die Diagnose kann durch den Nachweis von Zysten im Kot mit Hilfe der Flotationsmethode gestellt werden, meist jedoch wird die Infektion erst bei der Sektion diagnostiziert. Über therapeutische Maßnahmen liegen keine Erfahrungen vor. Zysten sind im feuchten Kot und im Wasser 3 Monate lebensfähig. Sie lassen sich mit 5 % Lysol abtöten.

Trichomonadose

Die als Deckseuche oder in neuerer Zeit auch als Besamungsinfektion bekannte Trichomoniasis des Rindes wird durch **Tritrichomonas foetus** (RIEDMÜLLER, 1928) verursacht (Familie Trichomonadidae): 12–17 × 6–11 µm große, meist birnförmige Flagellaten mit 3 am Parabasalapparat entspringenden Vordergeißeln und 1 als undulierende Membran anliegenden Schleppgeißel; röhrenförmiger und das Hinterende dornförmig überragender Achsenstab; Kern tropfenartig und von Granula umgeben.

Entwicklung Die Nahrungsaufnahme erfolgt endosmotisch oder mit dem Zytostom. Sie vermehren sich durch Zweiteilung; Zysten werden nicht gebildet. Die Übertragung im Bestand erfolgt ausschließlich beim Deckakt, die Einschleppung in bisher freie Bestände durch Zukauf infizierter Bullen und Kühe oder durch Verwendung infizierten Spermas bei der künstlichen Besamung. Die Erreger sitzen beim Bullen in der Präputialhöhle in den Penisgruben und in der Harnröhre; das Sekret der Samenblasen hemmt die Entwicklung. Tr. foetus läßt sich auf spezifischen, teilweise recht einfach herzustellenden Nährmedien (z. B. aus Milch und Antibiotika: 1000 I. E. Penicillin und 10 mg Dehydrostreptomycin für 8 ml Milch) züchten; auch fötales Kälberserum allein (FCS), bei 65 °C für 30 Minuten gehalten, eignet sich für die Kultur ebenso gut wie käufliche Spezialmedien (3). Die Erreger bleiben bei Temperaturen von −79 °C bis −95 °C für 5–6 Jahre lebensfähig, wobei sich 5 % DMSO als günstigster Zusatz bei einer kontinuierlichen Abkühlung von 0,5 °C/Minute als optimal erwies. Sie sterben ohne Zusatz von Glyzerin bei −192 °C innerhalb von 36 Stunden ab.

Pathogenese Bullen zeigen weder Krankheitserscheinungen noch ein gestörtes Paarungsverhalten, so daß der Verdacht meist erst bei Fruchtbarkeitsstörungen der weiblichen Rinder auftritt. Hier kommt es bald nach der Ansteckung zu Rötung und Schwellung der Lymphfollikel der Vaginaschleimhaut (Vestibulitis, Vaginitis) sowie zur aszendierenden Besiedlung des Uterus und des Eileiters. Dies führt zu Aborten nach 6–16 Wochen langer Trächtigkeit, selten später. In der Mehrzahl der Fälle wird die Frucht ausgestoßen, nachdem vorher schleimig-eitriger Scheidenausfluß zu beobachten war. Das Wiederauftreten der Brunst 2–3 Monate nach dem Decken deutet auf den häufig nicht bemerkten Abort hin. In seltenen Fällen kommt es nach dem Absterben der Frucht zu deren Mazeration und zu Pyometra. Diese Tiere erwecken den Anschein, normal trächtig zu sein.

Diagnose Die Diagnose wird gesichert durch den Nachweis von Tritrichomonas foetus in den frisch abortierten Früchten, in Eihäuten, Fruchtwasser, Pyometra-Inhalt aus Uterus und Vagina sowie in Scheidentupferproben 2 Tage vor bis 2 Tage nach der Brunst bzw. nach Aborten. Beim Bullen lassen sich nur bei starker Infektion und wiederholter Untersuchung Trichomonaden in Präputialspülproben mikroskopisch feststellen. Es werden die im Bereich der Fornix entnommenen Keime auf Nährböden angereichert, bei 37 °C gezüchtet und in Abständen untersucht. KBR, Agglutination und Gel-Präzipation erwiesen sich als nicht spezifisch genug.

Bekämpfung Trichomonadenbefall stellt beim Bullen eine so schwerwiegende Infektion dar, daß sie eine Zuchtbenutzung dieser Tiere ausschließt. Eine Behandlung wird deshalb nur ausnahmsweise an wertvollen Elitebullen durchgeführt; die Schlachtung infizierter Tiere ist die Regel. Dimetridazol- (50–60 mg/kg Emtryl® an 4 aufeinander folgenden Tagen) und Metronidazol-Präparate (Flagyl) sind wirksame Medikamente gegen Tritrichomonas foetus. Die Bekämpfung der Trichomonadenseuche des Rindes ist in den einzelnen Ländern durch viehseuchenpolizeiliche Anordnungen geregelt (Anzeigepflicht, amtstierärztliche Untersuchung, Decksperre, Nutzungsbeschränkung u. a.). Im übrigen stellen die Eliminierung aller befallenen Bullen und die künstliche Besamung die beste Prophylaxe dar. Bei Bullen ist auch eine Dauerinfektion des Präputialraumes mit Tritrichomonas suis aus Nase, Magen, Zäkum, Kolon des Schweines möglich. Dieses kann durch den Deckakt vom Bullen auf das weibliche Rind übertragen werden, geht aber dort nach einigen Brunstzyklen (in 35–76 Tagen) zugrunde. Schleimhautveränderungen durch Schweinetrichomonaden treten nicht auf. Morphologisch ist Tr. suis von Tr. foetus nicht zu unterscheiden.

Neben Tr. foetus kommen bei Rindern in Pansen und Blinddarm die apathogenen Tetratrichomonas bovis und Pentatrichomonas bovis, im gesamten Dickdarm Trichomonas pavlovi und Tritrichomonas enteris vor (2). Im Zäkum von Schafen lebt die Trichomonadenart Ditrichomonas ovis. Daneben ließ sich Tr. foetus auf Schafe und Ziegen übertragen. Bei Rehwild mit verschobenen Tragezeiten sowie mit schleimig-eitrigem Ausfluß wurden Trichomonaden ebenfalls festgestellt.

Literatur
1. DESHPANDE, P. D., U. V. SHASTRI (1981): Incidence of Giardia infection in calves of Maharashtra State, India. Trop. Anim. Hlth Prod. **12**, 34. – **2.** HONIGBERG, B. M. (1977): Trichomonads of veterinary importance. In: Kreier, J. P., Parasitic protozoa II, 163–273. London: Academic Press. – **3.** WOSU, L. O. (1977): Improved cultural methods for Tritrichomonas foetus. Vet. Microbiol. **2**, 89–93. – **4.** BURGU, A., H. ÜNSÜREN (1982): First observation on the occurrence of Giardia bovis Fantham, 1921 in cattle in Turkey. Bursa Univ. Vet. Fak. Dergisi **1**, 35–39.

Kokzidiose

Unter Kokzidien versteht man Vertreter der Gattungen Eimeria, Isospora, Hammondia, Toxoplasma, Sarcocystis, Besnoitia, Frenkelia und Cryptosporidium. Bei Wiederkäuern haben die Gattungen Eimeria und Cryptosporidium sowie die zystenbildenden Toxoplasmen, Sarkosporidien und Besnoitien eine hygienische und wirtschaftliche Bedeutung.

Eimerien kommen bei Wiederkäuern relativ häufig und in zahlreichen Arten vor. Nach unseren Kenntnissen sind jedoch in Europa nur wenige Eimeria-Spezies für ihre Wirtstiere so pathogen, daß sie klinische Kokzidiosen verursachen. Zur Charakterisierung und Bestimmung der einzelnen Eimeria-Arten dienen fast ausschließlich morphologische Merkmale der sporulierten Oozysten, wie Größe, Form, Farbe, Beschaffenheit der Hüllen,

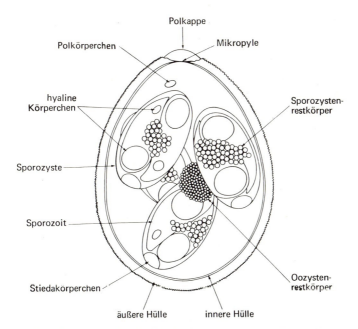

Abb. 10 Schematische Darstellung morphologischer Einzelheiten einer sporulierten Eimeria-Oozyste

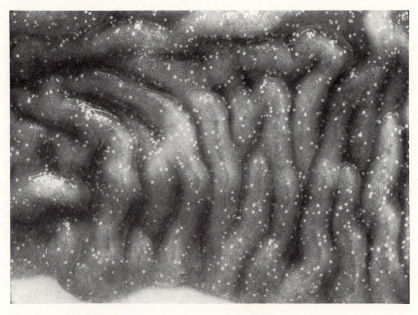

Abb. 11 Makroschizonten von Eimeria bovis im Dünndarm eines Kalbes

Vorhandensein oder Fehlen von Oozysten- und Sporozysten-Restkörpern, Stieda- oder Polkörperchen sowie die Zahl der hyalinen Körperchen in den Sporozoiten (*Abb. 10*). Allerdings bestehen teilweise erhebliche Größenvariationen infolge der unterschiedlichen Stärke der Infektion, der sich entwickelnden Immunität, des Alters der befallenen Tiere sowie deren Nahrung.

Rind

Beim Rinde sind 21 verschiedene Eimeria-Arten beschrieben, nachdem E. smithi nicht mehr als Synonym von E. bovis, sondern als eigene Art angesehen wird. In Deutschland sind bisher nur 10 Arten beobachtet (10), in den USA verschiedentlich 13 Spezies festgestellt worden (6). Die Befallsprozente schwanken dabei von 6,5 bis 70, je nach Weideverhältnissen und Haltungsformen. Die mittelbaren oder unmittelbaren wirtschaftlichen Schäden richten sich nach Eimeria-Art und Schwere der Infektion. Im Experiment waren z. B. bei Jungrindern nach künstlicher Ansteckung mit E. bovis die Futterverwertung erheblich reduziert, die Wasseraufnahme wesentlich gesteigert und die Hämoglobinwerte deutlich verändert.

Entwicklung Einzelheiten der Morphologie und Entwicklung (soweit diese untersucht sind) von 10 Eimeria-Arten sind in der *Tab. 4* zusammengestellt. Eimeria bovis, E. zuerni, E. ellipsoidalis, E. wyomingensis und E. auburnensis haben eine pathogene Bedeutung (7). Auch in ihrer endogenen Entwicklung unterscheiden sich die einzelnen Arten.

Bei **Eimeria bovis** dringen die bei pH 7,5–8,5 und unter Einfluß von Trypsin und Galle freigesetzten Sporozoiten in die Schleimhaut der hinteren Dünndarmhälfte ein. Dort reifen sie in Endothelzellen der zentralen Lymphkapillaren zu bis 300 μm großen und bereits makroskopisch als weiße Pünktchen erkennbaren Makroschizonten (*Abb. 11* u. *12*) heran, in welchen sich sehr viele etwa 12 μm lange Merozoiten innerhalb von 14 bis 18 Tagen entwickeln.

Diese dringen in Epithelzellen von Zäkum und Kolon ein und bilden dort in 2 Tagen die 2. Schizontengeneration mit nur je 30–36 Merozoiten. Aus ihnen entstehen dann Makro- und Mikrogamonten, welche im wesentlichen die Schädigungen und klinischen Symptome bedingen. Oozysten erscheinen erstmals zwi-

schen dem 18. und 21. Infektionstag im Kot.
Bei den sehr pathogenen **Eimeria zuerni** kommen auch 2 Schizontengenerationen vor (15, 16). Die erste Schizogonie läuft in der Lamina propria des Ileum ab; es kommt ebenfalls zur Bildung von Makroschizonten. Die 2. Schizogonie erfolgt in den Epithelzellen des Zäkum, die Gamogonie im Zäkum und Kolon. Die Präpatenz beträgt 17 Tage (15).

Die über die ganze Welt verbreitete (in den USA wohl häufigste) und in gewissem Umfang pathogene **Eimeria ellipsoidalis** entwickelt in Epithelzellen der Krypten in Jejunum und Ileum 2 Schizontengenerationen (mit 24–36 Merozoiten). Bei einer relativ kurzen Präpatenz von 8 bis 10 Tagen wird die höchste Oozystenzahl 12 Tage p. i. (12) ausgeschieden.

Die endogene Entwicklung von **Eimeria auburnensis** ist in allen Einzelheiten untersucht. In den Epithelzellen, an der Basis der Krypten von Jejunum und Ileum, reifen zwischen dem 8. und 10. Infektionstag die bis zu 240 μm großen 1. Schizonten mit vielen tausend Merozoiten und einige Tage später die 2. Schizonten heran. Die Gamonten finden sich in der Regel in den Mesodermzellen der Lamina propria. Oozysten wurden erstmals am 18. Tag beobachtet.

Für **Eimeria wyomingensis** konnten in den letzten Jahren die Präpatenz mit 13–15 Tagen ermittelt (5), für Eimeria pellita die Erstbeschreibung ergänzt (4) sowie für Eimeria subspherica erstmals Einzelheiten der Entwicklung (3) aufgezeigt werden.

Die Sporulation der Oozysten in der Außenwelt wird durch höhere Temperaturen und Feuchtigkeit gefördert; sie läßt sich durch Austrocknung und durch Chemikalien erheblich hemmen (6). Sporulierte Oozysten sind widerstandsfähiger als unreife und bleiben im allgemeinen bis zu 1 Jahr lebensfähig. E. zuerni-Oozysten versporen bei 12 °C in 10, bei 15 °C bereits in 6 und bei 20 °C schon in 3 Tagen.

Pathogenese Die pathogene Bedeutung der Eimerien beruht in der Hauptsache auf der Zerstörung der befallenen Epithelzellen der verschiedenen Darmabschnitte und damit auf sekundär möglichen bakteriellen Infektionen. Eine gewisse toxische Wirkung ist nicht auszuschließen, auch wenn Toxine bei Rinderkokzidien bisher nicht nachgewiesen wurden. Manche Arten rufen nur geringgradige, andere mehr oder weniger schwere Veränderungen hervor. Dabei ist das Ausmaß der Epitheldefekte abhängig von der Menge der aufgenommenen Oozysten, vom Reproduktionspotential der jeweiligen Eimeria-Art, dem Übervölkerungs(crowding)-Effekt, dem Immunstatus des Wirtes sowie dem genauen Sitz der Parasiten (6). In der Lamina propria sich entwickelnde Arten verursachen meist mit Blutungen einhergehende schwerere Läsionen als die in den Epithelzellen schmarotzenden Formen.

In Mitteleuropa gelten vor allem Eimeria bovis, E. auburnensis und E. zuerni als häufige pathogene Arten (10, 14). Es kommt zu einer Verschlechterung des Allgemeinbefindens, zu blutigen Durchfällen, Tenesmus, Ex-

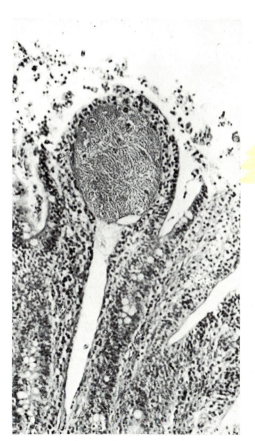

Abb. 12 Histologischer Schnitt durch Makroschizont von Eimeria bovis

Tab. 4 Morphologische und biologische Einzelheiten von 10 Eimerienarten des Rindes

Eimeria-Art	Größe (μm) von Oozyste	Sporozyste	Mikropyle	Oozystenhülle	Restkörper Oozyste	Sporozyste	Stiedakörperchen	Polkörperchen	Sporulationszeit (Tage) bei 20°C	Schizontengeneration	Präpatenz (Tage)
E. bovis (ZÜBLIN, 1908)	26–32 × 18–21	14–17 × 6–8	+	orange-braun; 2 μm, glatt	–	+	+	–	2–3	2 (1. Makroschizont)	18–21
E. zuerni (RIVOLTA, 1878)	16–20 × 15–18	8–10 × 4–6	+ nur undeutlich	dünn, farblos	–	+	+ sehr kl.	–	2–3	2 (1. Makroschizont)	17
E. ellipsoidalis BECKER u. FRYE, 1929	18–26 × 13–18	12–16 × 5–6	+	dünn, sehr dunkel	–	+ granul.	+ abgefl.	–	2–3	2	8–10
E. auburnensis CHRISTENSEN u. PORTER, 1939	36–42 × 19–26	16–21 × 8–11	+	unregelmäßige Auflagerungen, orange-grün, 2 μm	–	+ längl.	+	–	2–3	2 (1. Makroschizont)	17–18
E. wyomingensis HUIZINGA u. WINGER, 1942	36–45 × 26–30	19 × 8	+	2,5 μm, gelblich bis grünlich-braun	–	–	+	+	5–7		13–15
E. pellita SUPPERER, 1952	32–42 × 22–27	17–20 × 7–8	+	äußere gelblich-braun, innere hellgelb, 3,5 μm	–	+	+	–	10–14		
E. cylindrica WILSON, 1931	16–27 × 12–15		–	dünn	–	+	–	–	2		
E. brasiliensis TORRES u. RAMOS, 1939	33–42 × 23–30	17–21 × 8–10	+ mit deutlicher Polkappe	gelblich-braun, teilweise Auflagerungen	–	+	+	+	12–14		
E. alabamensis CHRISTENSEN, 1941	16–24 × 12–16	10–12 × 4–6	–	zweischichtig	–	–	+	–	5–8		6–8
E. subspherica CHRISTENSEN, 1941	10–13 × 9–12	7–8 × 3–5	–	zweischichtig 1 μm	–	–	+	–			9–11

sikkose, vermindertem Hautturgor und zu allgemeiner Schwäche bei meist normaler Körpertemperatur (9). Erst schwer kranke Tiere haben Fieber (40 °C) und pneumonische Erscheinungen (vermutlich infolge sekundärer bakterieller Infektionen); im fortgeschrittenen Stadium können periodisch nervöse Erscheinungen (Opisthotonus, Strabismus, tetanische Krämpfe) auftreten (12). Akute Eimeria-Erkrankungen (»rote Ruhr«) führen bei Jungtieren teilweise ad exitum; in jedem Falle bedingen sie erhebliche Gewichtsverluste, die auch nach überstandener Krankheit nicht mehr aufgeholt werden (19).

Pathologisch-anatomisch fällt die katarrhalische bis diphtheroid-nekrotisierende Enteritis besonders auf. Petechiale und diffuse Hämorrhagien im Dünndarm, deutliche Verdikkung der Zäkum- und Kolonschleimhaut, blutiger Darminhalt, mehr oder weniger große Erosionen und oftmals gelblich-braune pseudomembranöse Auflagerungen sowie punktförmige weiße Parasitenherde (*Abb. 11*) sind für E. zucrni und E. bovis in gleicher Weise charakteristisch. Die regionären Darmlymphknoten sind vergrößert. Mikroskopisch werden neben den verschiedenen Entwicklungsstadien oberflächliche Schleimhautdesquamationen, Infiltrationen von Granulozyten im interglandulären Gewebe sowie in der Submukosa, teilweise Nekrosen der Dünndarmschleimhaut und der Lieberkühnschen Drüsen beobachtet.

In früheren Jahren war die Eimeria-Infektion eine typische Weideerkrankung. Insbesondere in trockenen Sommern waren die z. B. auf den Almen gesömmerten Jungrinder oftmals auf nur noch wenige Tümpel als Tränken angewiesen; es kam dort zu einer täglichen Massierung, zu einer enormen Verseuchung der näheren Umgebung mit Oozysten und damit zu sehr starken Infektionen (11). Heutzutage ist die Kokzidiose eine Stallseuche insbesondere in den Rindermastbetrieben. Die hohe Erkrankungsrate, teilweise mit Todesfällen, tritt bei der Gruppenhaltung von

Tieren, die aus den verschiedensten Betrieben stammen, deshalb auf, weil in den Mastställen meist Stalltemperaturen von 17–21 °C herrschen und rel. Luftfeuchten von 80–90 % gegeben sind (11). Bei diesen Temperaturen sporulieren Oozysten z. B. von Eimeria zuerni bereits in 3 Tagen. Durch Belecken des mit Kot beschmutzten Stallgestänges erfolgen massive Infektionen; dazu kommen als zusätzliche Belastung für die Tiere die Umstallung von der Einzel- zur Gruppenhaltung, Futterwechsel sowie andere stallspezifische Krankheitserreger. Die klinische Kokzidiose tritt deshalb im Maststall meist 3–5 Wochen nach der Umstallung der Kälber, also in der 13. bis 16. Lebenswoche auf (8). Gerade in dieser Zeit wäre eine intensive klinische und parasitologische Überwachung der Mastkälber geboten (10).

Diagnose Die Diagnose wird aufgrund der Anamnese und der klinischen Symptome gestellt und in jedem Falle durch die wiederholte Kotuntersuchung gesichert. Die Zahl der ausgeschiedenen Oozysten gibt jedoch, wie dies vielfach fälschlicherweise angenommen wird, keinen Hinweis auf die tatsächliche Stärke der Infektion. Auch können klinische Symptome schon auftreten (Inkubation), bevor Oozysten ausgeschieden werden (Präpatenz); hier helfen rektal entnommene Schleimhautabstriche mit einem Plastiklöffel.

Bekämpfung Zur Behandlung klinischer Kokzidiosen wird bei gleichzeitiger Aufstallung ein möglichst frühzeitiger Einsatz von Sulfonamiden (z. B. 4-Tagekur mit Sulfamethazin) oder anderer Kokzidiostatika empfohlen. Speziell beim Rinde wurden erprobt:

Amprolium, 10 mg/kg Kgw. täglich für 10 Tage (18),
Lasalocid, 3 mg/kg Kgw. für mehrere Wochen (7),
Clopidol, 10 mg/kg Kgw. für 6 Wochen (1),
Salinomycin, 2 mg/kg Kgw. für 3 Wochen (2),
Monensin, 1 mg/kg Kgw. für 10 Tage (13, 17).

Alle Präparate vermindern die klinischen Erscheinungen schon vom 3. Tag ab, reduzieren die wirtschaftlichen Schäden und verringern erheblich die Oozystenausscheidung. Es empfehlen sich bei schwer kranken Tieren symptomatisch adstringierende Präparate, Elektrolytgaben und Trockenfütterung. Bei Weidehaltung ist die Aufstallung unbedingt notwendig.

Die Prophylaxe erfordert wirksame Maßnahmen zur Verhinderung der Aufnahme von sporulierten Oozysten. Sie ist durch wirtschaftlich vertretbare Futter-, Tränke-, Stall- und Weidehygiene kaum erreichbar. Eine kokzidienfreie Aufzucht von Mastrindern in Großbetrieben ist nur schwer und unter Einsatz großer Mengen Desinfektionsmittel (Lysococ, Incicoc, Dekaseptol) möglich. Die laufende Zufütterung von Kokzidiostatika ist in der Rindermast unwirtschaftlich und wegen der Rückstandsbildung nicht immer vertretbar.

Bereits einmalige Infektionen, z. B. mit E. bovis, führen zu einer Immunität. Dabei kommt es zu einer um so intensiveren Verringerung von Merozoiten, je massiver die immunisierende Oozystendosis war. Antikörper im Serum experimentell infizierter Kälber ließen sich mit dem indirekten Fluoreszenztest nach frühestens 10 und im IHA nach 7–17 Tagen erstmals und mindestens für 4 Monate nachweisen. Sie haben jedoch keinen schützenden Effekt, da eine passive Immunisierung durch Übertragung von Immunglobulinen, z. B. bei der E. bovis-Kokzidiose, nicht möglich ist. Da die Immunität andererseits nicht lokal begrenzt ist, eine starke Vermehrung der Lymphozyten eintritt, die Immunitätsausbildung sich durch Antilymphozytenserum verhindern und eine bestehende Immunität sich durch Kortikosteroide unterdrücken läßt, ist eine zelluläre Immunität anzunehmen.

Literatur

1. Bedrnik, P., P. Jurkovic, B. Sevcik, A. Firmanova, I. Pavlasek, K. Chroust (1980): Semifield and field verification of the efficacy of the coccidiostat clopidol in the treatment of coccidiosis in calves. Veterinárstvi **30**, 118–120. – 2. Benz, G. W., J. V. Ernst (1979): Efficacy of salinomycin in treatment of experimental Eimeria bovis infections in calves. Am. J. Vet. Res. **40**, 1180–1186. – 3. Ernst, J. V., Ch. H. Courtney (1977): Prepatent and patent periods of the bovine coccidium Eimeria subspherica Christensen, 1941, with a redescription of the sporulated oocyst. Proc. Helminthol. Soc. Wash. **44**, 97–98. – 4. Ernst, J. V., K. S. Todd (1977): New Geographic Record

and Redescription of the Sporulated Oocyst of Eimeria pellita Supperer 1952 from Alabama Cattle. Proc. Helminthol. Soc. Wash. **44**, 221–223. – **5.** ERNST, J. V., G. W. BENZ (1980): Attempts to produce experimental Eimeria wyomingensis infections in calves. J. Parasitol. **66**, 625–629. – **6.** FAYER, R. (1980): Epidemiology of Protozoan Infections: The Coccidia. Vet. Parasitol **6**, 75–103. – **7.** FITZGERALD, P. R., M. E. MANSFIELD (1979): Efficacy of Lasalocid against coccidia in cattle. J. Parasitol. **65**, 824–825. – **8.** GRÄFNER, G., H.-D. GRAUBMANN (1979): Betrachtungen zur Pathogenität von Eimeria-Arten am Beispiel der Rinderkokzidiose. Angew. Parasitol. **20**, 202–209. – **9.** HENKER, K.-E., H. MORSCHER, F. MARSCHANG, A. TIMME, W. DALCHOW (1979): Zum Auftreten der Rinderkokzidiose in den Regionen Nordschwarzwald und Unterer Neckar – Entstehungsbedingungen, Verlauf und Bekämpfung –. Vet. med. Nachr., 14–25. – **10.** HIEPE, TH., D. ROMEYKE, R. JUNGMANN (1978): Untersuchungen über Kokzidien-Infektionen des Kalbes unter den Bedingungen der industriemäßigen Rinderproduktion mit einem Beitrag zur Bekämpfung. Mhfte Vet. Med. **33**, 904–910. – **11.** JOLLEY, W. R., R. C. BERGSTROM (1977): Summer coccidiosis in Wyoming calves. Vet. Med. Small Animal Clin. **72**, 218–219. – **12.** JULIAN, R.J., K. B. HARRISON, J. A. RICHARDSON (1975): Nervous signs in bovine coccidiosis. Modern Vet. Pract. **57**, 711–718. – **13.** MC DOUGALD, L. R. (1978): Monensin for the prevention of coccidiosis in calves. Am. J. Vet. Res. **39**, 1748–1749. – **14.** SAHLIGER, R. (1977): Beitrag zur Verbreitung der Rinderkokzidien in Österreich sowie Versuche zur Differentialdiagnose von Oozysten mittels Rasterelektronenmikroskopie und Disk-Elektrophorese. Wien: Vet. med. Diss. – **15.** STOCKDALE, P. H. G., L. NIILO (1976): Production of bovine coccidiosis with Eimeria zuerni. Can. Vet. J. **17**, 35–37. – **16.** STOCKDALE, P. H. G. (1977): The pathogenesis of the lesions produced by Eimeria zuerni in calves. Can. J. Comp. Med. **41**, 338–344. – **17.** Stockdale, P. H. G., W. D. G. GATES (1978): Resistance to Eimeria zuerni produced after chemotherapy of experimental infection in calves. Vet. Parasitol. **4**, 209–214. – **18.** STOCKDALE, P. H. G., A. SHEARD (1982): Resistance to Eimeria bovis produced after chemotherapy of experimental infection in calves. Vet. Parasitol. **9**, 171–177. – **19.** WEISSENBURG, H., G. BETTERMANN (1978): Zur Verbreitung der Kokzidien bei Rindern in Schleswig-Holstein. Tierärztl. Umschau **39**, 232–234.

Schaf

Bei Schafen sind bisher 15 Eimeria-Arten beschrieben. Allerdings halten manche Autoren einzelne Spezies für Synonyma, obwohl dies durch vergleichende Untersuchungen nicht einwandfrei belegt wurde. Durchgesetzt hat sich, daß die für Schaf und Ziege bisher gemeinsam als Eimeria arloingi bezeichnete Spezies aufgrund der Unmöglichkeit der Übertragung des Ziegenstammes auf das Schaf bzw. des Schafstammes auf die Ziege (17) als 2 gesonderte Arten gelten. Auch wenn sie sich morphologisch und biologisch kaum unterscheiden, ist Eimeria arloingi (MAROTEL, 1905) eine spezifische Ziegen-, Eimeria ovina LEVINE u. IVENS, 1970 eine spezifische Schafkokzidienart. Dasselbe gilt für die lange Zeit für beide Tierarten gemeinsame Eimeria ninakohlyakimovae JAKIMOFF u. RASTEGAIEFF, 1930; sie gilt als Eimeria-Art der Ziege, während die beim Schaf vorkommende und morphologisch identische Spezies als Eimeria ovinoidalis MC DOUGALD, 1978 umbenannt wurde (13).

Kokzidiose bei Schafen kommt weltweit vor und spielt in Schafzuchtgebieten teilweise eine erhebliche wirtschaftliche Rolle. Früher handelte es sich im wesentlichen um eine Weideseuche; heute stellt sie, insbesondere bei der industriemäßigen Lammfleischproduktion, eine Stallseuche dar, wobei die Anstekkung der auf engem Raum gehaltenen Tiere durch die Kontamination von Futter, Streu und Trinkwasser mit Kokzidienoozysten zustande kommt. Die Infektion wird bereits während der Saugperiode manifest, da die Lämmer die am Euter haftenden sporulierten Oozysten in großer Zahl aufnehmen; die Sporulation erfolgt optimal bei Temperaturen von 20–30 °C (2). Auch bei der mutterlosen Aufzucht von Lämmern in Mastanstalten ist Kokzidiose nicht vermeidbar (1); die Tiere scheiden vielfach erstmals am 13. Lebenstag beim Warmtränke-, am 20. Lebenstag beim Kalttränke-Verfahren Oozysten aus. Das Maximum der Ausscheidung ist bei Schaflämmern meist in der 7.–8. Lebenswoche (12).

In deutschsprachigen Ländern kommen aufgrund eingehender systematischer Untersuchungen 8 Eimeria-Arten (E. ovina, E. ovinoidalis, E. parva, E. faurei, E. intricata, E. ahsata, E. granulosa und E. crandallis) vor; dabei scheinen E. ovina und E. faurei die häufigsten Arten zu sein (20). In England wurden darüber hinaus E. weybridgensis und E. marsica beschrieben; in Skandinavien ist E. crandallis besonders häufig. Morphologische und biologische Einzelheiten dieser 10 europäischen Schafkokzidienarten sind in *Tab. 5* zusammengestellt.

Entwicklung Die endogene Entwicklung ist nur für einige der in *Tabelle 5* aufgeführten

Tab. 5 Morphologische und biologische Einzelheiten von 10 Eimerienarten des Schafes

Eimeria-Art	Größe (µm) von Oozyste	Sporozyste	Mikropyle	Oozystenhülle	Restkörper Oozyste	Sporozyste	Stiedakörperchen	Polkörperchen	Sporulationszeit (Tage) bei 20°C	Schizontengeneration	Präpatenz (Tage)
E. ovina LEVINE u. IVENS, 1970	23–36 × 16–24	11–17 × 6–9	+ mit Polkappe	grünlich, gelblich-braun, 1,3 µm dick	–	+	+	+	2–4	2 (1. Makroschizont 140 µm)	19
E. ovinoidalis McDOUGALD, 1978	17–25 × 13–20	5–6 × 3–4	–	grünlich/grau	–	+	–	–	1–3	2 (1. Makroschizont 290 µm)	10–15
E. parva KOTLAN, MOSCY, VAJDA, 1929	13–22 × 11–13 (17 × 14)		–	braun/gelb	–	+ undeutl.	–	–	3–5	1 (Makroschizont 256 µm)	16–17
E. faurei (MOUSSU u. MAROTEL, 1902)	22–33 × 19–24 (28 × 21)	14–16 × 8–9	+ deutlich	transparent bis grünlich/grau	–	–	+	+	1–3	1 100 µm	14–15
E. intricata SPIEGL, 1925	40–56 × 30–41 (48 × 34)	16–18 × 8–10	+ mit transparenter Polkappe	rauh, gelblich-braun/dunkelbraun	–	+	–	–	3–7		20–27
E. ahsata HONESS, 1942	30–39 × 19–30 (33 × 21)	18–20 × 7–10	+ u. kräftige Polkappe	grünlich/gelb	–	+	–	+	2–3		18–20
E. crandallis HONESS, 1942	17–23 × 17–22 (22 × 19)	8–11 × 5–8	+	äußere farblos, innere braungelb	–	+	–	+	1–3		
E. weybridgensis NORTON, JOYNER u. CATCHPOLE, 1974	17–30 × 14–19		+ und Polkappe	äußere farblos bis blaßgelb, innere dunkel	–	–	–	+	2		23–33
E. marsica (RESTANI, 1971)	15–22 × 11–14 (19 × 13)	8–11 × 4–6 (9,6 × 5,1)	+ Polkappe undeutlich	transparent bis blaßgelb	–	+	+	+	3		14–16
E. granulosa CHRISTENSEN, 1938	22–35 × 17–25	13–16 × 8–9	+ mit Polkappe	gelblich-grün	–	+	+	+	3–4		

Eimeria-Arten genau bekannt, da bisher nur wenige experimentelle Untersuchungen an kokzidienfrei aufgezogenen und dann mit nur einer Eimeria-Art infizierten Schafen durchgeführt wurden.

Von der als höchst pathogene Art bekannten **Eimeria ovina,** LEVINE U. IVENS, 1970 – früher E. arloingi (MAROTEL, 1905) – dringen die Sporozoiten von den Lieberkühnschen Krypten aus zunächst in die Epithelzellen und von dort durch die Tunica propria in die Endothelien der zentralen Lymphkanäle der Dünndarmzotten ein, entwickeln sich dort in 13 Tagen zu etwa 140 µm großen Makroschizonten (Globidium-Typ) mit Tausenden von Merozoiten und verursachen papillenförmige Erhebungen der Mukosa. Die Merozoiten wandern dann von innen in die Zottenepithelien ein und bilden nach 7tägiger Gamogonie die im Durchschnitt 28 × 18 µm großen, durch eine Mikropyle und die rundliche Polkappe charakterisierten Oozysten.

Fast ebenso häufig und gleich pathogen ist **Eimeria ovinoidalis** MC DOUGALD, 1978 – früher E. ninakohlyakimovae YAKIMOFF und RASTEGAIEFF, 1930 – die an der Basis der Drüsenschläuche des Dünndarms in den Epithelzellen ebenfalls eine Makroschizontengeneration (mit mehreren tausend Merozoiten) sowie daran anschließend eine zweite Schizontengeneration bildet. Die Gamogonie erfolgt in Epithelzellen des Kolons.

Auch die wenig pathogene **Eimeria parva** KOTLAN, MOSCY und VAJDA, 1929 bildet in den Epithelzellen und seltener in der Muscularis mucosae des Dünndarms Schizonten von verschiedener Größe. Neben nur 60 × 40 µm großen Schizonten wurden 185 µm messende, runde und 256 × 128 µm große, ovale Makroschizonten beobachtet. Die Gamogonie erfolgt in der Schleimhaut von Zäkum und Kolon.

Einzelheiten der Entwicklung von **Eimeria faurei** (MOUSSOU und MAROTEL, 1902), abgesehen vom Auftreten etwa 100 μm großer Schizonten, sind bisher nicht bekannt. **Eimeria intricata** SPIEGL, 1925, wurde verschiedentlich mit dem bei Schaf und Ziege in der Labmagenschleimhaut beobachteten Globidium gilruthi in Verbindung gebracht. Nach neueren Untersuchungen treten keine Entwicklungsstadien im Labmagen auf. Die 45–65 μm großen Schizonten entwickeln sich in den Epithelzellen der Krypten des hinteren Teiles des Dünndarms, die Gamogonie erfolgt darüber hinaus vor allem im Zäkum.

Die Schafkokzidien sind in der Außenwelt recht widerstandsfähig. Nicht sporulierte Oozysten von E. ovina und E. parva überstanden Temperaturen zwischen $-19\,°C$ und $-25\,°C$ für mehrere Monate, so daß auch eine Überwinterung nicht auszuschließen ist. Noch niedrigere Temperaturen töteten die Oozysten ebenso wie $+40\,°C$ und in längstens 4 Tagen ab.

Pathogenese Über die Pathogenität der einzelnen Schafkokzidienarten ist wenig bekannt, da Experimente an einem größeren einwandfreien Tiermaterial fehlen. Für E. ovina wird angenommen, daß die in tieferen Schleimhautschichten des Dünndarmes sich entwickelnden Makroschizonten die klinischen Symptome verursachen, während bei E. parva die in den Dickdarmepithelien kurze Zeit auftretenden Gamonten dafür verantwortlich gemacht werden. Futterumstellung, Mangelernährung und Schur wurden vielfach als prädisponierende Faktoren für klinische Kokzidiosen angesehen.

Klinische Kokzidiosen treten meist bei Lämmern im Alter von 4–7 Wochen auf (7), wobei Diarrhoe, grünlicher bis blutiger Kot, Appetitlosigkeit, Gewichtsverlust und Exsikkose als wesentliche Symptome gelten (4).

Pathologisch-anatomisch deuten die anfangs über die Dünndarmschleimhaut verstreuten punktförmigen Blutungen und die spätere Verdickung auf eine katarrhalische Entzündung (infolge der sich entwickelnden Schizonten) hin. Die oft bis 3 mm großen, grau-weißlichen, knötchenförmigen Flecken kennzeichnen die »Gamontennester« mit nachweisbar zahlreichen Gamonten und Oozysten im Geschabsel oder histologischen Schnitt (*Abb. 13*). Für E. parva sowie E. ovinoidalis sind Petechien und Hämorrhagien im Dickdarm, für E. ahsata ödematöse Infiltrationen der Peyerschen Platten besonders charakteristisch.

Diagnose Die Diagnose wird durch die Kot-

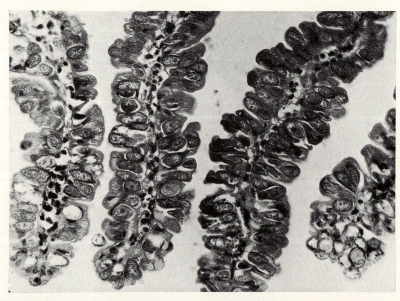

Abb. 13 Kokzidiose Schaf; Schnitt durch massiv mit Gamonten und Oozysten befallene Dünndarmzotten

untersuchung gesichert. Routinemäßige koproskopische Überprüfungen werden von den Schafgesundheitsdiensten meist im Frühjahr (März) und Herbst (November) durchgeführt. Da jedoch durch die allmähliche Weideverseuchung eine maximale Oozystenausscheidung erst im Sommer erfolgt, bringt eine obligatorische Kokzidienuntersuchung bei Schafen etwa ab Mitte Mai die sichersten Ergebnisse.

Bekämpfung Zur Therapie hat sich bei Schafen neben den Sulfonamiden die 14tägige Zufütterung eines Gemisches aus 62,5 mg/kg Amprolium und 3,2 mg/kg Ethopabate bzw. 50 mg/kg Amprolium an 4 aufeinanderfolgenden Tagen bewährt. Auch 100–300 ppm Amprolium im Futter für 45 Tage brachte bessere Gewichtszunahmen (3). Unter den Fermentationsprodukten besitzt das Monensin eine ausreichende Wirksamkeit gegen Kokzidien (6) in der Frühphase der ungeschlechtlichen Entwicklung. Durch tägliche Zufütterung von 1 mg/kg Kgw. (9) bzw. von 10–20 ppm/Futter (5, 16) wurde Diarrhoe auch bei starker Exposition verhindert, eine wesentliche Verbesserung der Futterverwertung erreicht und die Oozystenausschüttung erheblich reduziert. Schließlich werden gute Ergebnisse berichtet mit Gaben von 250 mg/kg Futter Clopidol (Metichlorpindol) für die Dauer von 56 Tagen.

Eine Immunisierung ist nicht möglich. Mehrmalige kleine Oozystengaben erzeugen im Experiment rasch eine 2–3 Monate anhaltende Immunität. Inwieweit die verschiedenen Feldstämme der einzelnen Eimeria-Arten immunisieren, ist ebensowenig bekannt wie das Bestehen eventueller Kreuzimmunitäten.

Ziege

9 Kokzidienarten sind bei Ziegen beschrieben worden. Es handelt sich dabei um die für diese Tierart spezifischen E. arloingi, E. ninakohlyakimovae, E. christenseni, E. caprine, E. hirci sowie um die für das Schaf bereits aufgeführten Arten, ausgenommen E. faurei, E. granulosa, E. intricata, E. ovina und E. ovinoidalis. Die morphologischen und biologischen Einzelheiten der 5 spezifischen Kokzidienarten der Ziege gibt *Tab. 6* wieder.

Eimeria arloingi MAROTEL, 1905, eine spezifische Eimeria-Art der Ziege, die sich experimentell nicht auf das Schaf übertragen ließ (18), ist eine für Ziegenlämmer recht pathogene Spezies; sie bildet 2 Schizontengenerationen, ab dem 9. Infektionstag bis zu 247 µm große Makroschizonten in den Epithelzellen sowie in den Peyerschen Platten des gesamten Dünndarmes und in den Sinus der Mesenteriallymphknoten; am 12. Tag sind reife, 21 × 12 µm große Schizonten der 2. Generation mit 24 Merozoiten in den Epithelzellen von Zotten und Krypten des Dünndarmes vorhanden. Ziegenlämmer haben schweren Durchfall; die Sektion zeigt im Dünndarm entzündliche Reaktionen, Epithelnekrosen und Leukozyteninfiltration (17). Die Präpatenz beträgt 19–21 Tage (21).

Eimeria ninakohlyakimovae JAKIMOFF und RASTEGAIEFF, 1930, ist eine recht häufige Art bei Ziegen, tritt vielfach seuchenhaft besonders in den Monaten Mai–Juni auf und verursacht Todesfälle (15). Bei der Sektion fallen die grauweißen flächenhaften Herde in der Jejunum- und Ileum-Schleimhaut besonders auf (14).

Die ovoiden Oozysten von *Eimeria christenseni* LEVINE, 1962, sind an einem Pol leicht abgeplattet, 34–41 × 23–38 (38 × 25) µm groß, mit glatter äußerer und am Mikropylenpol leicht gerunzelter, brauner innerer Hülle sowie mit Mikropyle und Polkappe. Ein Restkörper fehlt. Die 14–16 × 8–10 µm messenden Sporozysten haben einen Restkörper, aber kein Stiedakörperchen. Über die Entwicklung dieser Art sind Einzelheiten noch nicht untersucht. Sie gilt als pathogene Form, die hochgradige Diarrhoe verursacht und für erhebliche Gewichtsminderungen verantwortlich gemacht wird (10).

Eimeria caprovina LIMA, 1980, ist in Hausziegen in den USA isoliert und morphologisch beschrieben worden (11). Einzelheiten ihrer Entwicklung und Pathogenität sind noch nicht untersucht.

Eimeria hirci CHEVALIER, 1964, ist durch runde bis rund-ovale, 18–23 × 14–19 (21 × 16) µm große Oozysten mit wenig deutlicher Mikropyle, einer kleinen Polkappe und mehreren Polkörperchen gekennzeichnet. Die 8–11 ×

Tab. 6 Morphologische und biologische Einzelheiten von 5 Eimerienarten der Ziege

Eimeria-Art	Größe (µm) von Oozyste / Sporozyste	Mikropyle	Oozystenhülle	Restkörper Oozyste / Sporozyste	Stiedakörperchen	Polkörperchen	Sporulationszeit (Tage) bei 25°C	Schizontengeneration	Präpatenz (Tage)
E. arloingi (Marotel, 1905)	25–33 × 16–21 (28 × 19) / 13–17 × 6–10	+ u. rundl. Polkappe	äußere farblos, innere braun	– / +	–	+	2–4	2 (1. Makroschizont 240 µm)	15–18
E. ninakohlyakimovae Yakimoff u. Rastegaieff, 1930	17–25 × 13–20 / 5–6,5 × 3–4,5	vielfach fehlend	grünlich/grau bis rosa/grau	– / +	–	–	1–3	2 (1. Makroschizont 290 µm)	11–17
E. christenseni Levine, 1962	34–41 × 23–38 / 14–16 × 8–10	+ mit Polkappe	braun	– / +	–	–			
E. caprina Lima, 1979	27–40 × 19–26 / 13–17 × 7–10	+	dunkelbraun, 1,7 µm dick						
E. hirci Chevalier, 1964	18–23 × 14–19 / 8–11 × 5–7	+ Polkappe	gelblich	– / +	–	+	2–3		

5–7 µm messenden Sporozysten besitzen einen Restkörper.

Bekämpfung Als Prophylaxe haben sich tägliche Gaben von 25 mg/kg Amprolium 3 Monate lang bewährt. Auch eine Zufütterung von Monensin (20 ppm) verhinderte klinische Kokzidiosen und verringerte die Oozystenausscheidung erheblich (8).

Globidium gilruthi Chatton, 1929, wurde in der Labmagenwand bei Schafen und Ziegen als 300–650 × 300–475 µm große Knötchen beschrieben. Es handelt sich um Makroschizonten einiger Eimerienarten. Die »Zystenwand« erscheint lichtmikroskopisch als zweischichtig und von beträchtlicher Stärke. Dagegen zeigte sich bei elektronenmikroskopischer Betrachtung, daß die parasitierte Zelle schlauchartig eine riesige parasitophore Vakuole umgibt und sie außen zahlreiche Mikrovilli besitzt, an denen Makrophagen angelagert sind. Bei »Globidien« im Jejunum fehlt stets die äußere Schicht von Makrophagen. Zu welcher Eimerienart dieser Schizontentyp gehört, ist noch unbekannt.

Literatur

1. Ahaus, K. (1975): Untersuchungen über Vorkommen und Bedeutung der Kokzidieninfektion bei der mutterlosen Aufzucht von Schaflämmern. Dipl. Arbeit vet. med. Berlin: Humboldt-Universität. – **2.** Ajayi, J. A. (1976): Effects of Aureo-S.700® on sporulation, viability and infectivity of ovine coccidial oocysts. Parasitology **72**, 335–343. – **3.** Badiola, C. (1980): Control of coccidiosis among fattening lambs by means of amprolium. Hygia Pecoris **2**, 96–102. – **4.** Dulceanu, N. (1978): The aetiology and diagnosis of coccidiosis in lambs. Seria Zootechnie Medicina Veterinara, 65–66. – **5.** Fitzgerald, P. R., M. E. Mansfield (1978): Ovine coccidiosis: effect of the antibiotic monensin against Eimeria ninakohlyakimovae and other naturally occurring coccidia of sheep. Am. J. Vet. Res. **39**, 7–10. – **6.** Frimmer, M., G. Lämmler (1977): Pharmakologie und Toxikologie. 2. Aufl. Stuttgart: K. Schattauer. – **7.** Gregory, M. W., L. P. Joyner, J. Catchpole, C. C. Norton (1980): Ovine coccidiosis in England and Wales 1978–1979. Vet. Rec. **106**, 461–462. – **8.** Hinkle, M. L., T. M. Craig (1980): Monensin as a coccidiostat and its effect on the development of resistance to coccidia by Angora goats. Res. Rep. Agric. Exp. Stat. Texas, 80–84. – **9.** Leek, R. G., R. Fayer, D. K. McLoughlin (1976): Effect of monensin on experimental infections of Eimeria ninakohlyakimovae in lambs. Am. J. Vet. Res.. **37**, 339–341. – **10.** Lima, J. D. (1981) Life cycle of Eimeria christenseni Levine, Ivens and Fritz, 1962, from the domestic goat, Capra hircus L. J. Protozool. **28**, 59–64. – **11.** Lima, J. D. (1980): Eimeria caprovina sp. n. from the domestic goat, Carpa hircus, from the USA. n. Protozool. **27**, 153–154. – **12.** Mason, P. (1977): Naturally acquired coccidia infection in lambs in Otago. New Zealand Vet. J. **25**, 30–33. – **13.** Mc Dougald, L. R. (1979): Attempted cross-transmission of coccidia between sheep and goats and description of Eimeria ovinoidalis sp. n. J. Protozool. **26**, 109–113. – **14.** Opoku-Pare, G. A., C. N. Cineme (1979): Pathology of acute intestinal coccidiosis in young goats. Bull. Anim. Hlth. Prod. Afr. **27**, 269–273. – **15.** Richter, S., M. Karlović, A. Rukavina (1976): The occurrence of coccidiosis in kids. Veterinarskij Glasnik **30**, 757–762. – **16.** Samizadeh-Yazd, A., C. N. Rhodes, jr., A. L. Pope, A. C. Todd (1979): Ovine coccidiosis: comparison of the effects of monensin and aureomycin on lambs

infected with coccidia. Am. J. Vet. Res. **40**, 1107–1109. –
17. SAYIN, F., S. DINCER, Ü. MILLI (1978): Life cycle of Eimeria arloingi (Marotel 1905) Martin, 1909 in Angora goats. Ankara Univers. Vet. Fakultesi Derg. **25**, 656–673. –
18. SAYIN, F., S. DINCER, Ü. MILLI (1980): The life cycle and pathogenicity of Eimeria arloingi (Marotel, 1905) Martin, 1909, in Angora kids and an attempt at its transmission to lambs. Zbl. Vet. Med. B **27**, 382–297. – **19.** SAYIN, F., S. DINCER, Ü. MILLI (1980): The life cycle and pathogenicity of Eimeria arloingi (Marotel, 1905) Martin, 1909, in Angora kids and an attempt at its transmission to lambs. Zbl. Vet. Med. B **27**, 382–397. – **20.** WEYGANDT, B. (1981): Untersuchungen zur Kokzidienfauna sowie zur Kokzidienbefallsextensität und -intensität der Schafe im geburtsnahen Zeitraum unter industriemäßigen Produktionsbedingungen. Vet. med. Diss. Berlin: Humboldt-Universität. – **21.** YVORE, P., P. DUPRÉ, A. ESNAULT, J. BESNARD (1980): Experimental coccidiosis in the young goat: parasitic development and lesions. Intern. Goat Sheep Res. **1**, 163–167.

Kryptosporidiose

In den letzten Jahren wurden vielfach bei Kälbern Kryptosporidien als Ursache von Durchfall festgestellt. Es handelt sich dabei um Sporozoen der Unterordnung Eimeriina, welche bisher beim Menschen und bei 21 verschiedenen Tierarten nachgewiesen wurden. Widersprüche tauchten hinsichtlich der Übertragungsfähigkeit auf, wobei teilweise eine strenge Wirtsspezifität angenommen wurde.

Cryptosporidium spec., Familie Cryptosporidiidae: 4–5,5 µm große, stark lichtbrechende Oozyste, in der die von einer Sporozystenhülle umgebene Sporozyste mit 4 Sporozoiten entsteht; vorwiegend ein Parasit des Intestinaltraktes; weltweites Vorkommen bei Kälbern im Alter bis zu 4 Wochen.

Entwicklung (*Abb. 14*) Alle Entwicklungsstadien liegen intrazellulär extraplasmatisch vorwiegend im hinteren Teil des Jejunum und im Ileum, teilweise auch im Dickdarm in einer von Mikrovilli des Darmepithels gebildeten parasitophoren Vakuole (6). Nach Aufnahme von Kryptosporidiensporozysten werden im Ileum die 5,5 µm langen, bananenförmigen Sporozoiten (a) frei. Sie drängen die Mikrovilli auseinander und werden durch diese kelchartig umfaßt; gleichzeitig bilden sich eine Haftzone und eine Stoffwechsellamelle, die zur Verschmelzung von Mikrovilli und Parasitenpellikula führen. Durch weitere Abrundung (b, c) entstehen die 3,4 × 3,6 µm großen Schizonten, welche nach Kernteilungen (d, e) schon 48 Stunden p.i. 5 × 5,6 µm groß sind und 8 bananenförmige, etwa 5 µm lange Merozoiten (f, g) enthalten. Diese Schizogoniestadien treten bis zum 7. Tag p.i. auf. Daneben lassen sich bereits 72 Stunden p.i. Mikrogamonten (h) mit 16 geißellosen Mikrogameten und 4,6 µm große Makrogameten (i) nachweisen. Nach der Gametogamie (j) und Zygotenbildung (k) treten ab dem 4. Infektionstag (Präpatenz) Oozysten (l) und Sporozysten (m) im Dünndarm- und Rektum-Inhalt sowie im Kot auf. Die Sporulation erfolgt in der Dünndarmwand (6).

Kryptosporidien wurden bisher bei Kälbern in Australien (3), in Kanada (12), in USA (11, 16, 19), Großbritannien (15, 20), in Dänemark, Frankreich und Belgien (2), Schweiz (13), Ungarn und in der ČSSR (14) nachgewiesen. In der Bundesrepublik Deutschland waren 13,7 % von 322 bei einmaliger Untersuchung gesunder Kälber (im Alter von 6–28 Tagen), 39,6 % von 222 Kälbern mit Durchfall und 70 % von 23 verendeten Durchfallkälbern von Kryptosporidien befallen (7). Diese Erreger können zum Bestandsproblem werden (23). Die Ansteckung der Kälber erfolgt vornehmlich in den mit Sporozysten kontaminierten Kälberboxen, in einzelnen Betrieben auch erst in den größeren Sammelboxen (21). Eine mechanische Übertragung von Sporozysten durch Fliegen konnte ausgeschlossen werden.

Pathogenese Im Bereich ihrer Anheftungszone verdrängen Kryptosporidien den Mikrovillussaum der Epithelzelle. Die Funktion der Darmmukosa ist reduziert; ein Verlust von Enzymaktivitäten tritt auf, was wahrscheinlich zu einer unzureichenden Spaltung von Zucker und Eiweiß führt (13). Die resorptive Darmoberfläche ist verkleinert, es kommt zur Malabsorption. Allgemein werden Kryptosporidien als pathogene Durchfallserreger angesehen, auch wenn eine Beteiligung von enteropathogenen Escherichia coli am Durchfallsgeschehen nicht ausgeschlossen werden kann; auch Rota- und Coronaviren fanden sich teilweise im Dünndarm der erkrankten

Kälber.

Klinisch treten schon 2 Tage p. i. wäßriger Durchfall und nur vereinzelt erhöhte Körpertemperatur auf. Die Diarrhoe hält bis zum Tod der Tiere, zumindest aber 8–10 Tage an. Die Patenz beträgt 5–13 Tage (5).

Histologisch lassen sich Schleimhautläsionen erkennen. Bei experimentell infizierten Schafen trat eine Atrophie an Darmzotten und eine Dilatation von Lieberkühnschen Krypten auf. Zwischen benachbarten Zotten waren epitheliale Brücken und Fusionen zu beobachten; die Lamina propria war verstärkt von neutrophilen Granulozyten infiltriert (1).

Diagnose Beim verendeten Kalb lassen sich Kryptosporidien-Entwicklungsstadien am sichersten in methanolfixierten, nach Giemsa gefärbten (10%ige Stammlösung in Aqua dest., 30 Min. Färbezeit) Tupfpräparaten der Ileumschleimhaut nachweisen. Am lebenden Kalb erfolgt die Diagnosestellung durch die Feststellung von Oozysten/Sporozysten im Kot. Dafür geeignet sind die Flotation in $ZnCl_2$-NaCl-Lösung oder der Nachweis in nach Giemsa gefärbten Kotausstrichpräparaten.

Besser hat sich folgende Nativ-Technik bewährt (8): 3 ml Kälberkot werden mit 3 µl Karbolfuchsin (Merck Nr. 9215) auf einem entfetteten Objektträger vermischt und dünn ausgestrichen; unmittelbar nach dem Trockenwerden wird das Material mit Immersionsöl bedeckt und nach Möglichkeit mit Immersionsobjektiven untersucht; Oozysten und Sporozysten stellen sich bei Hellfeldmikroskopie als 4–5 µm große, stark lichtbrechende Gebilde von runder Gestalt dar (Sporozysten-Restkörper als dunkler Fleck); im Interferenzkontrast heben sie sich durch ihre spezi-

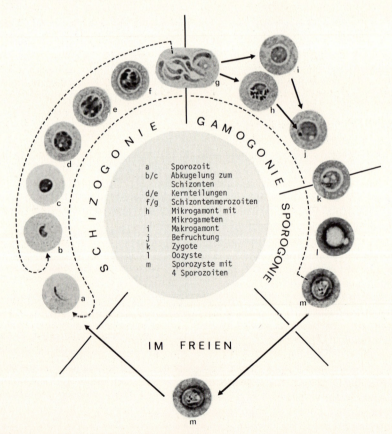

Abb. 14 Entwicklungszyklus von Cryptosporidium spec.

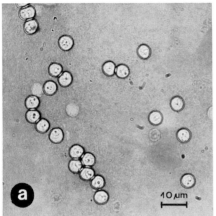
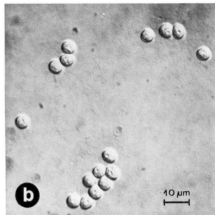

Abb. 15 Oozysten/Sporozysten von Cryptosporidium spec.

a = Hellfeld; b = im Interferenzkontrast

fisch räumliche Struktur und den starken Farbkontrast von anderen Mikroorganismen und Kotbestandteilen ab (*Abb. 15*).

Oozysten lassen sich aus 12 Monate altem Kälberkot (bei 5 °C) noch nachweisen, sie haben allerdings ihre Infektiosität verloren (7).

Wirtsspezifität. Aus Kotproben von 10 Kälbern isolierte Kryptosporidienstämme ließen sich auf 2–6 Tage alte Mäuse, Hamster, Meerschweinchen, Schweine, Schafe und Ziegen experimentell übertragen (18). Reinfektionen führten bei Kälbern zu keiner erneuten Oozytenausscheidung (21). Ferner ist eine Übertragung vom Kalb mit Diarrhoe auf den Menschen möglich (24). Auch bei Schaflämmern aus Problembetrieben mit neonataler Diarrhoe ließen sich im Dünndarm sowie im Kot Kryptosporidien nachweisen (4, 22). Ziegen scheinen besonders anfällig zu sein (10, 18).

Bekämpfung Wirksame Substanzen für eine erfolgreiche Chemoprophylaxe und Chemotherapie stehen bisher nicht zur Verfügung. Eine Desinfektion mit Meysept-GS 9% ist möglich, sofern eine Einwirkungszeit von mehr als 2 Stunden garantiert ist.

Literatur

1. Angus, K. W., S. Tzipori, E. W. Gray (1982): Intestinal lesions in specific-pathogen-free lambs associated with a Cryptosporidium from calves with diarrhea. Vet. Pathol. 19, 67–78. – 2. Antoine, H., P. Pivont, R. Gregoire, J. Bughin (1981): Cryptosporidiose intestinale chez deux veaux nouveau-nés. Le point vétérinaire 12, 31–32. – 3. Barker, J. K., P. L. Carbonell (1974): Cryptosporidium agni sp. n. from lambs and Cryptosporidium bovis sp. n. from a calf with observations on the oocyst. Z. Parasitenkd. 44, 289–298. – 7. Berg, I. E., A. C. Peterson, T. P. Freeman (1870): Ovine cryptosporidiosis. J. Am. Vet. Med. Assoc. (1978) 173, 1586–1587. – 5. Boch, J., E. Göbel, J. Heine, U. Brändler, L. Schloemer (1982): Kryptosporidien-Infektion bei Haustieren. Berl. Münch. Tierärztl. Wschr. 95, 361–367 – 6. Brändler, U. (1982): Licht- und elektronenmikroskopische Untersuchungen der Entwicklung von Cryptosporidium sp. im Darm experimentell infizierter Mäuse. München: Vet. med. Diss. – 7. Heine, J., J. Boch (1981): Kryptosporidien-Infektionen beim Kalb. Nachweis, Vorkommen und experimentelle Übertragung. Berl. Münch. Tierärztl. Wschr. 94, 289–292. – 8. Heine, J. (1982): Eine einfache Nachweismethode für Kryptosporidien im Kot. Zbl. Vet. Med. B. 29, 324–327. – 9. Kiupel, H., V. Bergmann (1982): Nachweis von Kryptosporidien bei Kälbern mit Diarrhoe. Mh. Vet. Med. 37, 392–393. – 10. Mason, R. W., W. J. Hartley, L. Tilt (1981): Intestinal cryptosporidiosis in a kid goat. Austral. Vet. J. 57, 386–388. – 11. Meuten, D. J., H. J. van Kruiningen, D. H. Lein (1974): Cryptosporidiosis in a calf. J. Am. Vet. Med. Ass. 165, 914–917. – 12. Morin, M., S. Lariviere, R. Lallier (1976): Pathological microbiological observations made on spontaneous case of acute neonatal calf diarrhea. Can. J. Comp. Med. 40, 228–240. – 13. Nagy, B., J. Pohlenz (1982): Die bovine Cryptosporidiose. Eine Literaturübersicht und Möglichkeiten zur Diagnose und Therapie. Tierärztl. Praxis 10, 163–172. – 14. Pavlásek, I. (1981): First record of Cryptosporidium sp. in calves in Czechoslovakia Polia Parasitologica (Praha) 28, 187–189. – 15. Pearson, G. R., E. F. Logan (1978): Demonstration of cryptosporidia in the small intestine of a calf by light transmission electron and scanning electron microscopy. Vet. Rec. 103, 212–213. – 16. Pohlenz, J.,

H. W. Moon, N. F. Cheville, W. J. Bemrick (1978a): Cryptosporidiosis as a probable factor in neonatal diarrhea of calves. J. Am. Vet. Med. Ass. **172**, 452–457. – **17.** Ratz, F., B. Nagy, A. Antal (1979): A borjak cryptosporidiosisanak magyarorszagi elöfordulasa. Magyar Allotorvosok Lapja **34**, 585–588. – **18.** Schloemer, L. (1982): Die Übertragung von Cryptosporidium spec. des Kalbes auf Mäuse, Hamster und Meerschweinchen sowie Schweine, Schafe und Ziegen. München: Vet. med. Diss. – **19.** Schmitz, J. A., D. H. Smith (1975): Cryptosporidium infection in a calf. J. Am. Vet. Med. Ass. **167**, 731–732. – **20.** Snodgrass, D. R., K. W. Angus, E. W. Gray, W. A. Keir (1980): Cryptosporidia associated with rotavirus and an Escherichia coli in an outbreak of calf scour. Vet. Rec. 106, 458–459. – **21.** Stein, E. (1983): Verlauf der Kryptosporidieninfektion des Kalbes in Rinderzuchtbetrieben sowie Möglichkeiten der Desinfektion. Vet. med. Diss., München – **22.** Tzipori, S., K. W. Angus, E. W. Gray, I. Campbell, F. Allan (1981): Diarrhea in lambs experimentally infected with Cryptosporidium isolated from calves. Am. J. Vet. Res. **42**, 1400–1404. – **23.** Fiedler, H. H., K. H. Bähr, R. Hirchert (1982): Beitrag zur Kryptosporidieninvasion bei Kälbern. Tierärztl. Umschau **37**, 497–500. – **24.** Reese, N. C., W. L. Current, J. V. Ernst, W. S. Bailey (1982): Cryptosporidiosis in calves and humans. Proceedings. V Intern. Congr. Parasitol. Canada, 227.

Toxoplasmose

Toxoplasma gondii Nicolle und Manceaux 1908, ein zu den sogenannten zystenbildenden Kokzidien gehörendes Sporozoon, hat einen fakultativ zweiwirtigen Entwicklungszyklus. Zwischenwirte können fast alle warmblütigen Tiere sein. Endwirte sind nur Katzen und einige verwandte Feliden. Der Parasit ist weltweit verbreitet.

Die 3,5–7 × 2–4 µm großen Endozoiten von Toxoplasma gondii sind meist halbmond- bis sichelförmig mit einem länglich-runden vorderen und einem stumpfen hinteren Pol. Der Zellkern liegt in der hinteren Hälfte des Parasiten (*Abb. 16a*). Die Zysten werden bis zu 300 µm groß und sind je nach ihrem Sitz kugel- oder spindelförmig (*Abb. 16c, d*). Sie enthalten im ausgereiften Zustand bis zu 14000 Zystozoiten. Diese sind den Endozoiten ähnlich, doch etwas kleiner. Im Gegensatz zu letzteren enthalten sie vor und hinter dem Kern zahlreiche PAS-positive Grana mit Reservestoffen. Die etwa 12 µm großen Oozysten sind vom Isosporatyp (vgl. Toxoplasmose Katze, S. 347).

Entwicklung Im Zwischenwirt findet eine in zwei Phasen ablaufende ungeschlechtliche Vermehrung statt. Nach der oralen Ansteckung durch sporulierte Oozysten aus dem Katzenkot dringen die Sporozoiten in die inneren Organe ein und vermehren sich zunächst intrazellulär (*Abb. 16b*) sehr rasch durch Endodyogenie. Die Endodyogenie ist die einfachste Form der Schizogonie, bei der in einer Mutterzelle jeweils 2 Tochterindividuen entstehen. Die bei der Endodyogenie im Verlauf der ersten Vermehrungsphase entstehenden Merozoiten werden Endozoiten genannt. Eine nach mehreren Teilungsvorgängen mit Endozoiten angefüllte Wirtszelle wird von manchen Autoren als Pseudozyste bezeichnet. Sie geht zugrunde und die freiwerdenden Endozoiten dringen in neue Wirtszellen ein. Als Wirtszellen dienen mit Ausnahme der Erythrozyten nahezu alle Zelltypen. Endozoiten sind in der Außenwelt sehr anfällig und überstehen bei oraler Aufnahme die Magenpassage im allgemeinen nicht. Das Krankheitsbild der akuten Toxoplasmose wird durch dieses Stadium des Erregers hervorgerufen. Während der ersten Vermehrungsphase kommt es regelmäßig zu einer Parasitämie, die allerdings für den mikroskopischen Nachweis der Erreger zu schwach ist. In Se- und Exkreten werden die Endozoiten in der Regel auch bei akut erkrankten Tieren nicht ausgeschieden. Eine Infektion durch Kontakt kommt bei der Toxoplasmose daher nicht vor.

Mit dem Einsetzen der Bildung von Antikörpern entwickeln sich aus den Endozoiten potentiell in allen Organen der Zwischenwirte Toxoplasma-Zysten. Die Zysten findet man vornehmlich in der Skelett-, Zwerchfell- und Herzmuskulatur sowie im Gehirn, seltener in anderen Organen. Ihr bevorzugter Sitz variiert von Tierart zu Tierart etwas. In Schaf und Ziege bleiben die Zysten wahrscheinlich während der gesamten Lebenszeit des Wirtes infektiös, im Rind werden sie nur ausnahmsweise gebildet. Durch die orale Aufnahme von Zysten können sich Mensch und Tier infizieren. Die Zysten bleiben im Fleisch bei 4 °C Lagertemperatur mindestens 3 Wochen lebensfähig, −18 °C oder Pökelung überleben sie nicht. Auch bei der Wurstherstellung sterben sie ab.

Geschlechtliche Entwicklungsstadien von Toxoplasma gondii entstehen nur im Dünndarmepithel der Katze und anderer naher verwandter Feliden. Die Katze infiziert sich im wesentlichen durch die Aufnahme zystenhaltigen Fleisches. Der Bildung geschlechtlicher Stadien geht eine ungeschlechtliche Vermehrung durch Endopolygenie ebenfalls in Epithelzellen voraus. Am Ende der geschlechtlichen Entwicklung werden die widerstandsfähigen Oozysten gebildet, die in unsporuliertem Zustand mit dem Kot ausgeschieden werden (*Abb. 17a*). Die Oozysten sporulieren in der Außenwelt in 3 bis 4 Tagen und werden damit infektiös (*Abb. 17b*). Bei ausreichender Feuchtigkeit bleiben sie mindestens 1 Jahr lang ansteckungsfähig. Sie können durch Arthropoden (31), mit dem Regen oder nach der Passage der Kläranlagen bei Überschwemmungen auf Weiden verbreitet werden. Auch an mit Katzenkot kontaminiertem Futter können Oozysten haften. Die Oozysten sind die primäre Ansteckungsquelle für herbivore Tiere. (Einzelheiten der geschlechtlichen Entwicklung siehe Toxoplasmose Katze).

Pathogenese Klinische Toxoplasmosen werden bei Haustieren sehr selten diagnostiziert, obwohl die Befallsrate mit T. gondii bei den meisten Tierarten sehr hoch ist. Die Toxo-

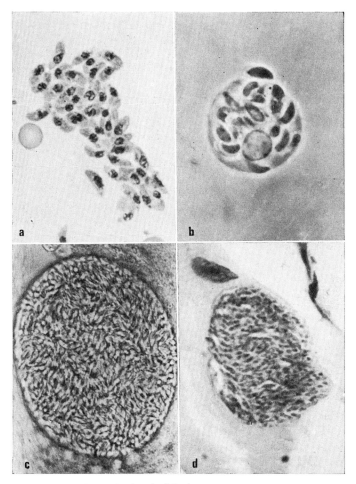

Abb. 16 Toxoplasma-Entwicklungsformen im Gewebe (Maus)

a = Endozoiten extrazellulär (1200 × vergr.); **b** = Endozoiten intrazellulär (1200 × vergr.); **c** = Zyste im Gehirn (750 × vergr.); **d** = Zyste in Herzmuskulatur (600 × vergr.)

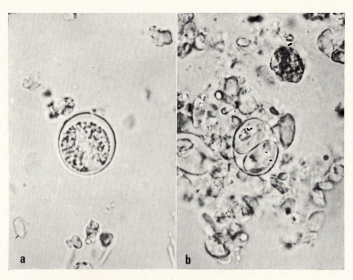

Abb. 17 Toxoplasma-Dauerstadien im Katzenkot

a = Oozyste (2000 × vergr.) **b** = sporulierte Oozyste (2000 × vergr.)

plasma-Infektion verläuft bei nicht trächtigen Wiederkäuern weitgehend symptomlos. Lediglich im Verlauf der ersten Vermehrungsphase (Endozoiten) kann es vorübergehend zu leichtem Fieber kommen. Bei Schafen und Ziegen gilt der Parasit als wichtige Ursache von Aborten. Für den Menschen ist T. gondii im allgemeinen nur dann gefährlich, wenn sich eine Frau während der Schwangerschaft zum ersten Mal infiziert. Es kann dann zu Aborten oder intrauterinen Infektionen mit schwerwiegenden Folgen für das Kind kommen (vgl. Toxoplasmose Katze).

Die aus Haustieren isolierten Stämme von T. gondii sind fast immer avirulent, d. h. sie führen in Mäusen nur zu klinisch inapparenten Infektionen. Bei den sogenannten virulenten Stämmen, die in Mäusen in wenigen Tagen zum Tod führen, handelt es sich wahrscheinlich um Degenerationsformen, über deren Entstehung noch wenig bekannt ist. In den weniger empfänglichen Haustieren verursachen sie in der Regel keine Erkrankung und sind nicht in der Lage, Zysten zu bilden. In der neuesten Literatur finden sich Hinweise, daß es auch für Haustiere mehr oder weniger virulente Toxoplasma-Stämme gibt (15).

Rind

Das Rind kann neben vielen anderen Tierarten Zwischenwirt für Toxoplasma gondii sein, obwohl sich der Erreger in ihm im Gegensatz zu anderen Wirtsarten nur vorübergehend ansiedeln kann. Schafe und Ziegen sind geeignetere Zwischenwirte. Bei einem sehr hohen Prozentsatz der Rinder lassen sich niedrige bis mittlere Titer gegen Toxoplasma gondii gerichteter Antikörper feststellen. Aus zahlreichen Untersuchungen von Fleisch- und Organproben von Kälbern und Rindern mit Hilfe des Mäuseinokulationstests oder des Katzenfütterungsversuchs in Deutschland, Dänemark, den USA und Neuseeland geht hervor, daß Toxoplasma-Zysten unter natürlichen Bedingungen in dieser Tierart nicht vorkommen. Lediglich aus der Tschechoslowakei liegt ein Bericht über die Isolation von T. gondii aus 8 von 85 Schlachtrindern vor (40).

Pathogenese Experimentell lassen sich Kälber und Rinder mit T. gondii sowohl durch die orale Verabreichung von Zysten als auch durch Oozysten infizieren. Die Tiere zeigen vorübergehend Fieber, Mattigkeit und verminderte Futteraufnahme. Der Sabin-Feldman-Test (SFT) zum Nachweis von Antikörpern gegen Toxoplasma gondii wird nach 5 bis

14 Tagen positiv, erreicht nach 9 bis 30 Tagen Maximalwerte um 1 : 64 000 und kann nach 2 bis 6 Monaten bereits wieder negativ werden. Alle Versuche haben übereinstimmend ergeben, daß etwa 4 Wochen p. i. in den verschiedensten Organen Toxoplasmen nachweisbar sind. Aus den meisten Rindern werden die Parasiten bis etwa zur 8. Woche p. i. wieder vollständig eliminiert. In einigen Individuen persistiert die Infektion jedoch zumeist in Lymphknoten, aber auch in anderen Organen und in der Muskulatur über mindestens 95 Tage (3, 11, 23, 32, 43). Experimentell infizierte Kühe scheiden in der Regel keine Toxoplasmen mit dem Kolostrum oder der Milch aus (43).

Natürliche klinische Toxoplasmosen sind bei Rindern kaum beschrieben. In den wenigen in der älteren Literatur dokumentierten Fällen wird von hoher Kälbersterblichkeit (2–6 Tage nach der Geburt) und von Totgeburten berichtet. Die auffallendsten Krankheitserscheinungen waren Fieber, Atembeschwerden, Husten, Zittern, Apathie und zentralnervöse Störungen. Heute herrscht die Ansicht vor, daß unter natürlichen Bedingungen beim Rind mit Aborten durch Toxoplasmen nicht zu rechnen ist (42). In einem über 4 Jahre laufenden Versuch wurden bei Weiderindern nur vorübergehende Antikörpertiter beobachtet. Auch dieses Ergebnis weist darauf hin, daß Toxoplasmen aus infizierten Rindern relativ rasch wieder eliminiert werden (33).

Die pathologisch-anatomischen Veränderungen waren bei experimentell infizierten Tieren sehr gering. Lediglich Vergrößerungen von Milz und Lymphknoten wurden beschrieben. Histologisch wurden multifokale Nekrosen und Gefäßschädigungen sowie fokale Entzündungsherde in verschiedenen Organen festgestellt (3, 24).

Diagnose Da die Symptome natürlich erworbener Toxoplasmosen beim Rind noch nicht eindeutig und zweifelsfrei beschrieben wurden, dürfte eine klinische Diagnose kaum möglich sein. Hohe SFT- oder IFAT-Titer (1:4000 oder höher) weisen auf eine noch bestehende Infektion hin.

Bekämpfung Eine Therapie ist beim Rind nicht erforderlich.

Das Rind hat keine Bedeutung als Anstekkungsquelle für den Menschen mit T. gondii. Rinder und Kälber sind nicht oder nur äußerst selten, und dann nur vorübergehend infiziert. Kuhmilch ist in der Regel toxoplasmenfrei. Sollten in seltenen Fällen doch einmal Toxoplasmen in der Kuhmilch auftreten, so würden diese sehr hitzeempfindlichen Organismen mit Sicherheit den Pasteurisierungsvorgang nicht überstehen.

Schaf

Bei 20–100 % der Schafe in aller Welt sind im Serum Antikörper gegen Toxoplasma gondii nachweisbar (4, 39). Auch mit Hilfe des Mäuseinokulationsversuchs lassen sich regelmäßig (5–67 %) aus der Muskulatur oder den Organen von Schlachtschafen Toxoplasmen isolieren (4, 25). In den großen Schafzuchtgebieten in Australien, Neuseeland, Amerika und Europa wird Toxoplasma gondii als wichtige Ursache von Aborten und von Lämmerverlusten angesehen (17, 20, 35, 36, 44, 53). Auch aus Deutschland wurde vor kurzem über durch Toxoplasma gondii verursachte Aborte beim Schaf berichtet (30, 38).

Entwicklung Schafe dürften sich im wesentlichen durch die orale Aufnahme von Oozysten aus dem Katzenkot anstecken. Eine mit Oozysten kontaminierte Weide bleibt etwa 2 Jahre lang infektiös (45). Auch mit Katzenkot verunreinigtes Kraftfutter ist als Anstekkungsquelle ermittelt worden (37). Daneben wird eine kongenitale Weiterverbreitung der latenten Toxoplasmainfektion für wahrscheinlich gehalten (26). Systematische Untersuchungen über die Häufigkeit latenter, intrauterin erworbener Infektionen bei gesunden Lämmern gibt es nicht; es liegen lediglich Einzelbeobachtungen vor. Auch mit galaktogenen Übertragungen muß gerechnet werden. Experimentell infizierte Schafe schieden zwischen dem 10. und 34. Tag p. i. Toxoplasmen mit der Milch aus. Ob das Vorkommen von Toxoplasmen im Samen von Schafböcken eine epizootiologische Bedeutung hat, ist noch unklar (41, 54).

Pathogenese Bei experimentell mit Zysten parenteral infizierten Schafen wurde zwischen dem 2. und 10. Tag p. i. Fieber bis zu 41,8 °C bei kaum gestörtem Allgemeinbefinden beobachtet. Parasitämie war zwischen dem 5. und 7. Tag p. i. nachweisbar. Auch nach oraler Ansteckung durch Oozysten trat zwischen dem 6. und 11. Tag p. i. Parasitämie auf. Prädilektionsstellen der Zysten sind bei latent infizierten Schafen die Skelettmuskulatur, aber auch Herz, Gehirn, Zwerchfell und Darmwand (18).

Lämmerverluste durch Toxoplasma-Infektionen werden in Neuseeland auf 15 bis 20 % geschätzt. Bei experimentell infizierten Schafen kommt es bereits nach der Verabreichung von nur 1000 Oozysten nach durchschnittlich 28 Tagen zu Aborten (2). Eine erstmalige Infektion im ersten Drittel der Trächtigkeit führt zur Resorption der Föten. Infektionen vollempfänglicher Schafe zu einem späteren Zeitpunkt der Trächtigkeit resultieren in Abort (55). Ist das Mutterschaf bereits vor der Geburt infiziert, so werden gesunde, nicht infizierte Lämmer geboren. Eine Reinfektion während der Trächtigkeit kann zu Aborten oder aber auch zur Geburt gesunder und lebensfähiger, doch infizierter Lämmer führen. Auch eine Feldstudie in den USA kommt zu dem Schluß, daß Schafe mit hohen serologischen Titern, die auf eine frische Infektion schließen lassen, wesentlich häufiger abortieren als Tiere mit niedrigen oder negativen Titern (28).

Eine frische Toxoplasma-Infektion beeinflußt den Verlauf einer gleichzeitig bestehenden Louping-ill-Virus-Infektion negativ (51). Die Infektion hat ferner einen ungünstigen Einfluß auf die Ausbildung von Antikörpern nach einer Impfung mit Louping-ill- oder Clamydienabortvakzine (48).

Pathologische Veränderungen sind an der Plazenta wesentlich häufiger und ausgeprägter als am Fötus. Die Veränderungen an abortierten Föten sind nicht charakteristisch; beschrieben werden seröse Infiltration des subkutanen Bindegewebes, Hydroperikard, Hydrothorax sowie Aszites. Oft sind die Lymphknoten oder die Milz vergrößert. Die mikroskopisch am abortierten Fötus feststellbaren Veränderungen sind spezifischer. Im Gehirn werden regelmäßig perivaskuläre Infiltrate mit lymphoiden Zellen sowie fokale Entzündungsherde beobachtet. Oft treten außerdem fokale, häufig mit Hämorrhagien vergesellschaftete Leukoenzephalomalazien auf. In der Leber werden im portalen Bereich große Ansammlungen von lymphoretikulären Zellen sowie Herde von hämopoetischen Zellen festgestellt. Die Nebennieren sind regelmäßig mit eosinophilen Leukozyten und Makrophagen infiltriert (49). Die Veränderungen in der Plazenta bestehen im wesentlichen aus herdförmigen, bisweilen nekrotisierenden Entzündungen in den Kotyledonen. Auf den Kotyledonen können bis zu 2 mm durchmessende weiße bis weißgelbliche Punkte in unterschiedlicher Anzahl erkennbar sein. Diese Veränderungen sind besonders gut zu sehen, wenn die Plazenta mit physiologischer Kochsalzlösung gewaschen und untergetaucht wird. Parasiten lassen sich histologisch nur gelegentlich nachweisen.

Diagnose Die Diagnose einer Toxoplasma-Infektion beim Schaf kann mit Hilfe des SFT oder des IFAT gestellt werden. Infizierte Schafe entwickeln sehr hohe und lang anhaltende Antikörpertiter. Bei Toxoplasma-Aborten gelten die weißen Punkte auf den Kotyledonen als charakteristisch. Der Toxoplasmennachweis gelingt mit Hilfe des Mäuseinokulationstests in Material aus der Plazenta oder in der Herzmuskulatur, im Gehirn und auch in der Leber der abortierten Föten. Da beim Schaf maternale Antikörper ausschließlich über das Kolostrum auf die Lämmer übertragen werden, kann auch der Antikörpernachweis (SFT, IFAT-IgM) im Serum oder in Fötalflüssigkeit abortierter Früchte als sicherer Hinweis auf eine intrauterine Infektion gelten (52).

Bekämpfung Zur Verhinderung von Aborten bei Schafen wäre die Fernhaltung von Katzen von den Schafen zugänglichen Flächen notwendig, eine weitgehend undurchführbare Maßnahme. Eine Immunisierung von Schafen vor der Trächtigkeit durch die Inokulation von lebenden Toxoplasmen ist möglich (35, 46), stößt aber auf lebensmittelhygienische Bedenken, da die vakzinierten Tiere zeitlebens Parasitenträger bleiben. Bisherige Versuche mit Totvakzinen verliefen nicht überzeugend. Da Aborte in der Regel nur dann auftreten, wenn trächtige, noch nicht infizierte Tiere in ein mit Toxoplasma-Oozysten kontaminiertes Gebiet gebracht werden, ist es ratsam, neue Tiere bereits vor der Trächtigkeit zu kaufen und einer infizierten Herde zuzugesellen. Diese Tiere infizieren und immunisieren sich dann noch vor der Trächtigkeit, und Verluste durch Aborte treten nicht auf (1).

Ziege

Auch bei Ziegen sind latente Toxoplasma-Infektionen in aller Welt häufig (12). Über Aborte bei Ziegen durch Toxoplasma gondii liegen Berichte aus Frankreich (8, 53), Tasmanien (34) und den Vereinigten Staaten von Amerika (13, 20) vor. Tödlich verlaufende spontane Toxoplasmosen werden bei erwachsenen Ziegen nur selten diagnostiziert, es gibt lediglich eine Fallbeschreibung aus Australien (27).

Pathogenese Bei experimentell mit Oozysten infizierten Ziegen wurden zwischen dem 4. und 14. Tag p.i. Parasitämie, Fieber, Husten, Atemnot, Durchfall und Appetitlosigkeit beobachtet. Toxoplasmen traten in diesem Zeitraum bei einigen Tieren auch in der Milch auf. Bei sehr massiv mit Oozysten inokulierten Ziegen kam es zu Todesfällen. Eine Infektion auch mit geringen Oozystenzahlen führte im ersten Drittel der Trächtigkeit zur Resorption der Frucht, zu einem späteren Zeitpunkt zum Abort, zu Totgeburten oder zur Geburt lebensschwacher Jungen. Es wurden aber auch einige klinisch normale, doch infizierte Ziegenlämmer geboren (11, 15, 21). Im Gegensatz zu Schafen soll es bei Ziegen auch ohne Reinfektion während der Trächtigkeit zu wiederholten Toxoplasma-Aborten kommen können (50). Bei experimentell infizierten Ziegenböcken gelang im Sperma der Nachweis von Toxoplasmen vom 7. bis 52. Tag p.i. (18). Die Bedeutung dieses Befundes für die Epizootiologie der Infektion ist noch unklar. Toxoplasma-Zysten persistieren in experimentell inokulierten Ziegen in den verschiedensten Organen, u.a. auch in der Muskulatur für mindestens 127 Tage (12, 21).

Bei der Sektion experimentell mit Oozysten infizierter und gestorbener Ziegen wurden stets Enteritis, Nekrosen in den Mesenteriallymphknoten und Thymusatrophie sowie bei einigen Tieren auch Enzephalomyelitis festgestellt (15). Die pathologisch-anatomischen Veränderungen an abortierten Ziegenlämmern und den zugehörigen Plazenten entsprechen denen bei Schaflämmern (34).

Diagnose und **Bekämpfung** Sie erfolgen nach den beim Schaf angegebenen Richtlinien (13, 14). Durch eine Immunisierungsinfektion mit der den Toxoplasmen sehr ähnlichen, doch apathogenen Art Hammondia hammondi konnten Ziegen sowohl gegen eine akute Erkrankung als auch vor Aborten infolge experimenteller Toxoplasma-Infektionen geschützt werden. Die gesund erscheinenden Lämmer dieser Tiere erwiesen sich alle als latent mit T. gondii infiziert. Die Entwicklung einer Vakzine auf dieser Basis wird für möglich gehalten (15, 16).

Wildwiederkäuer

Berichte über Toxoplasma-Infektionen beim Wild sind spärlich. Bei Rehen konnten in Norwegen bei 5 von 8 Tieren Antikörper im Serum nachgewiesen werden (29). Auch die Isolation des Parasiten gelang mehrfach aus gesunden Rehen (9, 22). In der Schweiz wurde bei mehreren zur Sektion gekommenen Rehen eine akute Toxoplasmose diagnostiziert (6, 7).

In Norwegen und Schottland wurden bei 10–33 % der Rothirsche Antikörper gegen T. gondii festgestellt (29, 47). In der Tschechoslowakei und in Neuseeland gelang die Erregerisolation aus klinisch gesunden Rothirschen mit Hilfe des Mäuseinokulationsbzw. Katzenfütterungsversuchs (9, 10). Acht experimentell mit Zysten oder Oozysten infizierte Rothirsche zeigten keine klinischen Erscheinungen. Aus zwei Tieren konnte der Erreger nach 3 Monaten rückisoliert werden (47).

Auch im Dam- und Muffelwild wurden Antikörper bzw. Toxoplasmen gefunden (9). Aus der Schweiz liegt ein Bericht über eine zerebrale Toxoplasmose bei einem Damhirsch vor (6).

Literatur

1. BEVERLEY, J. K. A., W. A. WATSON (1970): Prevention of experimental and of naturally occurring ovine abortion due to toxoplasmosis. Vet. Rec. **88**, 39–41. – **2.** BEVERLEY, J. K. A., W. M. HUTCHISON, T. N. ALLSUP, J. B. SPENCE,

W. A. WATSON (1975): Studies on the spread of Toxoplasma gondii to sheep. Br. Vet. J. **131**, 130–136. – **3.** BEVERLEY, J. K. A., L. HENRY, D. HUNTER, M. E. BROWN (1977): Experimental toxoplasmosis in calves. Res. Vet. Sci. **23**, 33–37. – **4.** BOCH, J., A. BIERSCHENCK, M. ERBER, G. WEILAND (1979): Sarcocystis- und Toxoplasma-Infektionen bei Schlachtschafen in Bayern. Berl. Münch. Tierärztl. Wschr. **92**, 137–141. – **5.** BOUVIER, G. (1965): Observations sur les maladies du gibier et des animaux sauvages faites en 1963 et 1964. Schweiz. Arch. Tierheilk. **107**, 634–647. – **6.** BOUVIER, G. (1967): Observations sur les maladies du gibier et des animaux sauvages faites en 1965 et 1966. Schweiz. Arch. Tierheilk. **109**, 404–409. – **7.** BURGISSER, H. (1960): Toxoplasmose chez le chevreuil. Path. Microbiol. **23**, 415–417, 1960. – **8.** CALAMEL, M., A. GIAUFFRET (1975): Une enzootie de toxoplasmose caprine abortive. Bull. Acad. Vét., France **48**, 41–52. – **9.** ČATÁR, G. (1970): Further Toxoplasma isolations from animals. J. Parasit. **56**, Proc. 2nd Int. Congr. Parasit. 408. – **10.** COLLINS, G. H. (1981): Studies in Sarcocystis species. VIII: Sarcocystis and Toxoplasma in red deer (Cervus elaphus). N. Zealand Vet. J. **29**, 126–127. –**11.** COSTA, A. J., F. G. ARAUJO, J. O. COSTA, J. LIMA, E. NASCIMENTO (1977): Experimental infection of bovines with oocysts of Toxoplasma gondii. J. Parasit. **63**, 212–218. – **12.** DUBEY, J. P. (1980): Persistence of encysted Toxoplasma gondii in caprine livers and public health significance of toxoplasmosis in goats. J. Amer. Vet. Med. Ass. **177**, 1203–1207. – **13.** DUBEY, J. P. (1981): Epizootic toxoplasmosis associated with abortion in dairy goats in Montana. Amer. J Vet. Med. Ass. **178**, 661–670. – **14.** DUBEY, J. P. (1981): Toxoplasma-induced abortion in dairy goats. J. Amer. Vet. Med. Ass. **178**, 671–674. – **15.** DUBEY, J. P. (1981): Protective immunity against clinical toxoplasmosis in dairy goats vaccinated with Hammondia hammondi and Hammondia heydorni. Amer. J. Vet. Res. **42**, 2068–2070. – **16.** DUBEY, J. P. (1981): Prevention of abortion and neonatal death due to toxoplasmosis by vaccination of goats with the nonpathogenic coccidium Hammondia hammondi. Amer. J. Vet. Res. **42**, 2155–2157. – **17.** DUBEY, J. P., J. A. SCHMITZ (1981): Abortion associated with toxoplasmosis in sheep in Oregon. J. Amer. Vet. Med. Ass. **178**, 675–678. – **18.** DUBEY, J. P., S. P. SHARMA (1980): Parasitemia and tissue infection in sheep fed Toxoplasma gondii oocysts. J. Parasit. **66**, 111–114. – **19.** DUBEY, J. P., S. P. SHARMA (1980): Prolonged excretion of Toxoplasma gondii in semen of goats. Amer. J. Vet. Res. **41**, 794–795. – **20.** DUBEY, J. P., J. P. SUNDBERG, S. W. MATIUCK (1981): Toxoplasmosis associated with abortion in goats and sheep in Connecticut. Amer. J. Vet. Res. **42**, 1624–1626. – **21.** DUBEY, J. P., S. P. SHARMA, C. W. G. LOPES, J. F. WILLIAMS, C. S. F. WILLIAMS, S. E. WEISBRODE (1980): Caprine toxoplasmosis: abortion, clinical signs, and distribution of Toxoplasma in tissue of goats fed Toxoplasma gondii oocysts. Amer. J. Vet. Res. **41**, 1072–1076. – **22.** ENTZEROTH, R., E. SCHOLTYSECK, E. GREUEL (1978): The roe deer intermediate host of different coccidia. Naturwissensch. **65**, 395. – **23.** FAYER, R., J. K. FRENKEL (1979): Comparative infectivity for calves of oocysts of feline coccidia: Besnoitia, Hammondia, Cystoisospora, Sarcocystis and Toxoplasma. J. Parasit. **65**, 756–762. – **24.** FERGUSON, H. W., W. A. ELLIS (1979): Toxoplasmosis in a calf. Vet. Rec. **104**, 392–393. – **25.** HAGIWARA, T., Y. KATZUBE, T. KAMIYAMA (1978): Latent infection of Toxoplasma in sheep and goats. Jap. J. Vet. Sci. **40**, 455–457. – **26.** HARTLEY, W. J., G. G. MOYLE (1974): Further observations on the epidemiology of ovine Toxoplasma infection. Aust.

J. Exp. Biol. Med. Sci. **52**, 647–653. – **27.** HARTLEY, W. J., J. T. SEAMAN (1982): Suspected Toxoplasma infection in an adult goat. Vet. Path. **19**, 210–212. – **28.** HUFFMAN, E. M., J. H. KIRK, L. WINWARD, J. R. GORHAM (1981): Relationship of neonatal mortality in lambs to serologic status of the ewe for Toxoplasma gondii. J. Amer. Vet. Med. Ass. **178**, 679–682. – **29.** KAPPERUD, G. (1978): Survey for Toxoplasmosis in wild and domestic animals from Norway and Sweden. J. Wildl. Dis. **14**, 157–162. – **30.** KRAFT, B., L. STOLL (1978): Fluoreszenzhistologischer Nachweis von Toxoplasma gondii bei Schafaborten. Dtsch. Tierärztl. Wschr. **85**, 470–472. – **31.** MARKUS, M. B. (1980): Flies as natural transport hosts of Sarcocystis and other coccidia. J. Parasit. **66**, 361–362. – **32.** MUNDAY, B. L. (1978): Bovine toxoplasmosis: experimental infections. Int. J. Parasit. **8**, 285–288. – **33.** MUNDAY, B. L., A. CORBOULD (1979): Serological responses of sheep and cattle exposed to natural Toxoplasma infection. Aust. J. Exp. Biol. Med. Sci. **57**, 141–145. – **34.** MUNDAY, B. L., R. W. MASON (1979): Toxoplasmosis as a cause of perinatal death in goats. Aust. Vet. J. **55**, 485. – **35.** NICOLAS, J. A., PESTRE-ALEXANDRE, M. MOUNIER, S. CHAUCHEF, J. RADEFF, P. MONDOLY, C. DUPRÉ, P. PELINARD (1978): La Toxoplasmose cause d'avortements chez la brebis. Rev. Méd. Vét. **129**, 407–413. – **36.** PERRY, B. D., J. D. MOGOLLON, A. S. GRIEVE, A. L. H. DE GALVIS (1979): Serological study of ovine toxoplasmosis in Colombia: Epidemiological study of a field outbreak. Vet. Rec. **104**, 231–234. – **37.** PLANT, J. W., N. RICHARDSON, G. G. MOYLE (1974): Toxoplasma infection and abortion in sheep associated with feeding of grain contaminated with cat faeces. Aust. Vet. J. **50**, 19–21. – **38.** POHL, R. (1977): Totgeburten durch Toxoplasmose bei Schafen. Tierärztl. Umsch. **32**, 642–643. – **39.** RIEMANN, H. P., C. M. WILLADSEN, L. J. BERRY, D. E. BEHYMER, Z. V. GARCIA, C. E. FRANTI, R. RUPPANNER (1977): Survey for Toxoplasma antibodies among sheep in western United States. J. Amer. Vet. Med. Ass. **171**, 1260–1264. – **40.** ROMMEL, M., G. TIEMANN, U. PÖTTERS, W. WELLER (1982): Untersuchungen zur Epizootiologie von Infektionen mit zystenbildenden Kokzidien (Toxoplasmidae, Sarcocystidae) in Katzen, Schweinen, Rindern und wildlebenden Nagern. Dtsch. Tierärztl. Wschr. **89**, 57–62. – **41.** SPENCE, J. B., C. P. BEATTIE, J. FAULKNER, L. HENRY, W. A. WATSON (1978): Toxoplasma gondii in the semen of rams. Vet. Rec. **102**, 38–39. – **42.** STALHEIM, O. H. V., R. FAYER, W. T. HUBBERT (1980): Update on bovine toxoplasmosis and sarcocystosis, with emphasis on their role in bovine abortions. J. Amer. Vet. Med. Ass. **176**, 299–302. – **43.** STALHEIM, O. H. V., W. T. HUBBERT, A. D. BOOTHE, W. J. ZIMMERMANN, D. E. HUGHES, D. BARNETT, J. L. RILEY, J. FOLEY (1980): Experimental toxoplasmosis in calves and pregnant cows. Amer. J. Vet. Res. **41**, 10–13. – **44.** WALDELAND, H. (1976): Toxoplasmosis in sheep. The relative importance of the infection as a cause of reproductive loss in sheep in Norway. Acta Vet. Scand. **17**, 412–425. – **45.** WALDELAND, H. (1977): Toxoplasmosis in sheep. Longterm epidemiological studies in four breeding flocks. Acta Vet. Scand. **18**, 227–236. – **46.** WILKINS, M. F., E. O'CONNELL (1980): How much abortion in sheep in New Zealand is caused by Toxoplasma? N. Zealand J. Zool. **7**, 602. – **47.** WILLIAMSON, J. M. W., H. WILLIAMS, G. A. M. SHARMAN (1980): Toxoplasmosis in farmed red deer (Cervus elaphus) in Scotland. Res. Vet. Sci. **29**, 36–40. – **48.** BUXTON, D., H. W. REID, J. FINLAYSON, I. POW, I. ANDERSON (1981): Immunosuppression in toxoplasmosis: studies in sheep with vaccines for chlamydial abortion and louping-ill virus. Vet.

Rec. **109**, 559–561. – **49.** BUXTON, D., J. S. GILMOUR, K. W. ANGUS, D. A. BLEWETT, J. K. MILLER (1982): Perinatal changes in lambs infected with Toxoplasma gondii. Res. Vet. Sci. **32**, 170–176. – **50.** DUBEY, J. P. (1982): Repeat transplacental transfer of Toxoplasma gondii in goats. J. Amer. Vet. Med. Ass. **180**, 1120–1121. – **51.** REID, H. W., D. BUXTON, C. GARDINER, I. POW, J. FINLAYSON, M. J. MACLEAN (1982): Immunosuppression in toxoplasmosis: studies in lambs and sheep infected with louping-ill virus. J. comp. Path. **92**, 181–190. – **52.** HUNTER, D., P. CHADWICK, A. H. BALFOUR, J. B. BRIDGES (1982): Examination of ovine foetal fluid for antibodies to Toxoplasma gondii by the dye test and an indirect immunofluorescence test specific for IgM. Brit. Vet. J. **138**, 29–34. – **53.** CALAMEL, M. (1982): Épidémiologie de la toxoplasmose abortive chez les petits ruminants. Note 2: incidence abortive de la toxoplasmose chez les petits ruminants. Rev. Méd. Vét. **133**, 121–124. – **54.** TEALE, A. J., D. A. BLEWETT, J. K. MILLER, D. BUXTON (1982): Experimentally induced toxoplasmosis in young rams. The clinical syndrome and semen secretion of Toxoplasma. Vet. Rec. **111**, 53–55. – **55.** MILLER, J. K., D. A. BLEWETT, D. BUXTON (1982): Clinical and serological response of pregnant grimmers to experimentally induced toxoplasmosis. Vet. Rec. **111**, 124–126.

Besnoitiose

Die auch als Hautglobidiose oder Elefantenhautkrankheit bezeichnete Besnoitiose kommt nur bei Weiderindern herdförmig von Portugal im Westen bis China im Osten und in ganz Afrika vor. Nördlich der Alpen tritt die Erkrankung nicht auf. Ein wirtschaftliches Problem stellt sie nur in Südafrika, Israel, Kasachstan und Korea dar (1, 5). Auch bei Ziegen (2) sowie Impalas, Gnus und Kudus sind Besnoitia-Infektionen festgestellt worden (1). Im Norden parasitiert weitverbreitet eine Art in der Haut und im Periost des Rentiers (11).

Von **Besnoitia besnoiti** (MAROTEL, 1912) HENRY, 1913 des Rindes sind die während der frischen Infektion zu beobachtenden Endozoiten den entsprechenden Stadien der Toxoplasmen sehr ähnlich. Sie sind 5–9 × 2–5 μm groß, an einem Pol deutlich zugespitzt und haben einen fast zentral gelegenen Nukleus. Die in der chronischen Phase der Infektion auftretenden, sehr charakteristisch geformten Zysten werden bis zu 600 μm groß (*Abb. 18*). Sie sind nicht gekammert, enthalten eine große Zahl von Zystozoiten und haben eine innere dünne, kernhaltige sowie eine äußere, homogene Hülle. Die nach sowjetischen Berichten mit dem Katzenkot in unsporuliertem Zustand ausgeschiedenen Oozysten sind vom Isospora-Typ und messen 14,2–16 × 11,6 bis 14,2 μm.

Entwicklung Wie bei Toxoplasma vermehren sich die Endozoiten durch Endodyogenie intrazellulär vorwiegend in Monozyten und Histiozyten. Man findet sie in allen Organen,

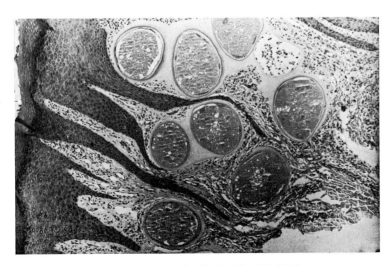

Abb. 18 Besnoitia besnoiti-Zysten in der Haut des Rindes (histologischer Schnitt) 40 × vergr.

vornehmlich aber in Lungen- und Hodenabstrichen. Gelegentlich sieht man sie auch extrazellulär im Blut. Die in der Kutis, der Subkutis, den Konjunktiven, der Kornea, den Schleimhäuten des Respirations- und Genitaltraktes sowie in den Blutgefäßwänden verschiedener Organe liegenden Zysten beginnen sich etwa eine Woche nach der Ansteckung zu bilden. Die Vermehrung der Zystozoiten innerhalb der Zysten erfolgt ebenfalls durch Endodyogenie. Ein einmal infiziertes Rind bleibt zeitlebens Parasitenträger. Nach sowjetischen Angaben sind Katzen (Felis lybica, F. catus) die Endwirte von B. besnoiti (vgl. Besnoitiose Katze). Diese Ergebnisse aus Kasachstan konnten aber weder in Süd- und Ostafrika (JANITSCHKE, pers. Mitt.) noch in Israel (PIPANO, ROMMEL unveröffentlicht) bestätigt werden. Auch Hunde, Schakale, Füchse, Hyänen, Servale und die in großer Zahl in der Umgebung aller afrikanischen Schlachtplätze lebenden Zwerggänsegeier und Marabus konnten als Endwirte ausgeschlossen werden (12).

Durch die Injektion von Endozoiten und möglicherweise auch Zysten kann der Parasit von Rind zu Rind sowie auf Ziegen, Kaninchen, Meerschweinchen, Hamster, Mäuse und mongolische Wüstenrennmäuse übertragen werden. Im Rind und in der Ziege läßt sich auf diese Weise die Ausbildung von Zysten nur gelegentlich, in den anderen Tierarten nie erreichen (8). In der Gewebekultur (Vero-Zellen) vermehren sich sowohl südafrikanische als auch israelische Stämme in gleicher Weise wie Toxoplasmen intrazellulär durch Endodyogenie.

Eine mechanische Übertragung der Besnoitiose von Rind zu Rind durch blutsaugende Arthropoden ist möglich. Diesem Übertragungsweg dürfte jedoch nur eine untergeordnete Bedeutung zukommen, da auf diese Weise bisher nur klinisch inapparente Infektionen erzeugt werden konnten (1). Das Vorkommen von Zysten in der Mukosa der Vagina und im Endometrium läßt auch an die Möglichkeit einer intrauterinen oder veneralen Übertragung denken, wenngleich beides bisher nicht nachgewiesen werden konnte (9).

Pathogense Bei der Besnoitiose des Rindes unterscheidet man eine akute und eine chronische Phase der Erkrankung (Anasarka- bzw. Skleroderma-Stadium). Im akuten Stadium werden nach einer Inkubationszeit von 10 bis 14 Tagen zur Zeit der Parasitämie Fieber, verminderte Freßlust, teilweise steifer Gang, Lymphknotenschwellung, Rhinitis sowie subkutane Ödeme an Kopf, Triel, Skrotum und Extremitäten beobachtet. Todesfälle sind selten. Später kennzeichnen Ekzeme, bindegewebige Induration der Haut, Haarausfall und Hautfaltenbildung das chronische Stadium. Die Tiere magern stark ab und sind wegen ihrer unbefriedigenden Leistung unwirtschaftlich (1). Während infizierte Bullen häufig steril werden, hat die Besnoitiose bei Kühen nur eine geringe Bedeutung als Ursache von Sterilität (10). Zysten sind besonders häufig bei 3–6 Jahren alten Rindern feststellbar. Nach dem Überstehen der akuten Erkrankung bildet sich eine wahrscheinlich lebenslange Immunität aus.

Vereinzelt werden in nach Europa eingeführten Rinderhäuten braune Punkte (Besnoitienzysten) beobachtet. Beim Walzen des Leders geben diese veränderten Hautstellen stärker nach, so daß kleine Eindellungen auf der Lederoberfläche entstehen und damit die Qualität verringert ist.

Diagnose Während der Fieberphase gelingt mitunter der Nachweis freier oder intrazellulär liegender Endozoiten in giemsa-gefärbten Blutausstrichen. Bei chronischen Erkrankungen können die Zysten am lebenden Tier mit dem bloßen Auge in der skleralen Konjunktiva festgestellt werden. Klinisch inapparente Fälle sind nur serologisch diagnostizierbar. Erprobt wurden bereits mehrere Tests (6), für Durchseuchungsuntersuchungen kam bisher nur der IFAT erfolgreich zum Einsatz (3, 4). Bei der Sektion können die Zysten mit dem bloßen Auge, mikroskopisch in Quetschpräparaten oder histologisch an ihren Prädilektionsstellen nachgewiesen werden.

Bekämpfung Bekämpfungsmaßnahmen durch Eliminierung von eventuellen Reservoir- oder Endwirten werden erst nach der Aufklärung der Epidemiologie der Erkrankung möglich sein. In Südafrika ist seit 1974 eine aus lebenden Endozoiten eines in der Gewebekultur gezüchteten Besnoitia-Stammes aus dem Gnu hergestellte Vakzine mit gutem Erfolg in Gebrauch (1). Nach koreanischen Angaben kann die frische Infektion zumindest in Ziegen durch die parenterale Verabreichung von 0,6 ml/kg einer 1 %igen Antimonlösung geheilt werden (7). Sulfonamide erwiesen sich beim Rind als wirkungslos (1).

Literatur

1. BIGALKE, R. D. (1981): Besnoitiosis and globidiosis. In: M. Ristic, I. McIntyre (eds.): Diseases of Cattle in the Tropics. Den Haag, Boston, London: M. Nijhoff. – **2.** CHEEMA, A. H., F. TOOFANIAN (1979): Besnoitiosis in wild and domestic goats in Iran. Cornell Vet. **69**, 159–168. – **3.** FRANK, M., E. PIPANO, A. ROSENBERG (1977): Prevalence of antibodies against Besnoitia besnoiti in beef and dairy cattle in Israel. Refuah Vet. **34**, 83–86. – **4.** GOLDMAN, M., E. PIPANO (1982): Serological studies on bovine besnoitiasis in Israel. Trop. Anim. Hlth. Prod. (im Druck). – **5.** KAGGWA, E. (1977): The evaluation of various serological methods for the diagnosis of Besnoitia besnoiti and B. jellisoni infections in rabbits and mice. MSc-Thesis. Kampala: Makerere University. – **6.** KAGGWA, E., G. WEILAND, M. ROMMEL (1979): Besnoitia besnoiti and Besnoitia jellisoni: a comparison of the indirect immunofluorescent antibody test (IFAT) und the enzyme-linked immunosorbent assay (ELISA) in diagnosis of Besnoitia infections in rabbits and in mice. Bull. Anim. Hlth. Prod. Afr. **27**, 127–137. – **7.** LEE, H. S., H. B. LEE, M. M. MOON (1979): Studies on control and therapeutics of Besnoitia besnoiti (Marotel, 1912) infection in Korean native cattle. Korean J. Animal Sc. **21**, 281–288. – **8.** NEUMAN, M., T. A. NOBEL (1981): Observations on the pathology of besnoitiosis in experimental animals. Zbl. Vet. Med. B. **28**, 345–354. – **9.** NOBEL, T. A., M. NEUMANN, U. KLOPFER, S. PERL (1977): Kystes de Besnoitia besnoiti dans les organs génitaux de la vache. Bull. Acad. Vét. France **50**, 569–574. – **10.** NOBEL, T. A., U. KLOPFER, S. PERL, A. NYSKA, M. NEUMANN, G. BRENNER (1981): Histopathology of genital besnoitiosis of cows in Israel. Vet. Parasit. **8**, 271–276. – **11.** REHBINDER, C., M. ELVANDER, M. NORDKVIST (1981): Cutaneous besnoitiosis in a Swedish reindeer (Rangifer tarandus L.). Nord. Vet. Med. **33**, 270–272. – **12.** ROMMEL, M. (1975): Neue Erkenntnisse zur Biologie der Kokzidien, Toxoplasmen, Sarkosporidien und Besnoitien. Berl. Münch. Tierärztl. Wschr. **88**, 112–117.

Sarkozystose

Die bei allen Haustierarten und beim jagdbaren Wild sehr häufig vorkommenden Sarkosporidien gehören zu den sogenannten zystenbildenden Kokzidien. In der Regel dienen ihnen pflanzen- oder allesfressende Tiere als Zwischen- und Fleischfresser sowie der Mensch als Endwirte. In jeder Haustierspezies parasitieren mehrere Sarkosporidienarten, die nur im Zwischenwirt streng wirtsspezifisch sind. Im Endwirt sind sie weniger spezialisiert. Die Arten der Katze können z. B. ihre geschlechtliche Entwicklung auch in anderen Feliden und die des Hundes auch im Fuchs oder Schakal vollenden. In den Zwischenwirten findet man Infektionsraten bis zu 100 %. Sarkosporidiensporozysten lassen sich in 15–16 % der Hunde- und in 4–5 % der Katzenkotproben sowie in etwa 7 % der menschlichen Stuhlproben nachweisen.

Die auch Mieschersche Schläuche genannten Zysten der meisten Arten sind unter 1 mm groß und mit dem bloßen Auge nicht zu erkennen. Lediglich bei Schaf, Ziege, Lama und Wasserbüffel sind Arten mit bis zu 1,5 cm großen Zysten bekannt. Während in Muskelfasern liegende Zysten spindelförmig sind, haben die großen Zysten am Schlund eine mehr eiförmige Gestalt. Die Zysten entstehen ausnahmslos intrazellulär und bilden sich aus einer parasitophoren Vakuole, deren Begrenzungsmembran durch scholliges Material zur Primärhülle verstärkt ist. Während des Zystenwachstums kommt es zu einer Oberflächenvergrößerung durch unterschiedliche Auffaltung dieser Primärhülle, so daß eine echte Zystenwand überhaupt nicht entsteht. Die reifen Zysten sind gekammert und haben eine für die jeweilige Art charakteristisch aufgebaute Zystenwand (75). Sie enthalten mehrere tausend bananenförmige Einzelparasiten, die sogenannten Zystozoiten. Diese messen etwa 12–15 µm und unterscheiden sich durch ihre Größe und durch ihren im hinteren Körperdrittel liegenden blasenförmigen Kern sowie die starke Granulierung deutlich von den Toxoplasma-Zystozoiten. Die von den Endwirten in vollsporuliertem Zustand ausgeschiedenen Sporozysten sind relativ dickwandig und enthalten je 4 Sporozoiten sowie einen Restkörper (vgl. Sarcocystis-Infektionen der Fleischfresser).

Entwicklung Der Lebenszyklus der obligat zweiwirtigen Sarkosporidien ist in *Abb. 19*

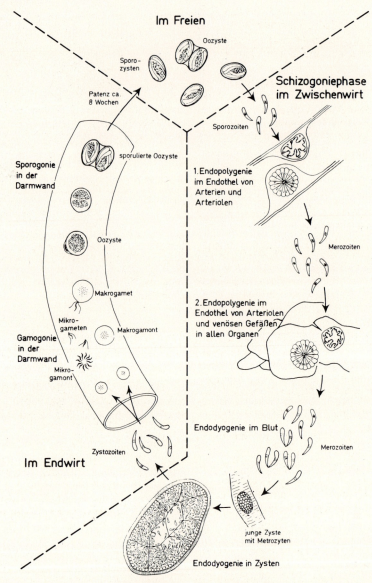

Abb. 19 Schematische Darstellung des Entwicklungszyklus der Gattung Sarcocystis

schematisch dargestellt. Die Zwischenwirte infizieren sich durch die orale Aufnahme von Sporozysten aus dem Kot der Endwirte mit kontaminierter Nahrung. Die im Verdauungstrakt aus den Sporozysten frei werdenden Sporozoiten dringen in die Organe der Zwischenwirte ein und durchlaufen in Gefäßendothelien 2 Schizogonien. Eine 3. Schizogonie findet in weißen Blutzellen statt. Während die 1. und 2. Schizogonie in Form der Endopolygenie abläuft (31, 34, 41, 84, 92), handelt es sich bei der 3. Schizogonie im Blut um einen Teilungsvorgang in Form der Endodyogenie (43). Bei der Endopolygenie und Endodyogenie bilden sich im Kern der Mutterzelle mehrere bzw. 2 Kernspindeln. Es kommt zu Ausstülpungen des Kerns, um die sich schließlich die Merozoiten bilden. Charakteristisch bei den Schizogoniestadien der Sarkosporidien ist das Fehlen einer parasitophoren Vakuole (29, 34, 92).

Die Merozoiten gelangen schließlich auf dem Blutweg in die Muskulatur (44). Nach dem Eindringen in Muskelzellen umgibt sich der Parasit zunächst mit einer dünnen Zystenhülle, wandelt sich in die runden sogenannten Metrozyten um und vermehrt sich in Form der Endodyogenie. Die später entstehenden und an der Peripherie der Zysten liegenden bananenförmigen Zystozoiten werden um den 70. Tag der Infektion für die Endwirte infektiös. Die Zysten liegen in der Herz-, Schlund-, Zungen- und Skelettmuskulatur.

Nach der Aufnahme reifer Zysten durch die jeweiligen Endwirte kommt es in der Dünndarmwand ohne Einschaltung einer Schizogonie zur Gamogonie und Sporogonie. Die sehr widerstandsfähigen Sporozysten werden nach einer einmaligen Infektion zwar alle zur gleichen Zeit gebildet, dann aber nur sehr allmählich über einen Zeitraum von mehreren Monaten ausgeschieden. Die dünne Oozystenwand geht im Verlauf der Ausscheidung in der Regel verloren (vgl. Sarcocystis-Infektionen Hund).

Pathogenese Bei Wiederkäuern sind nur die durch den Hund übertragenen Arten pathogen (73). Die durch Fieber, Anämie, zahlreiche Petechien und Aborte charakterisierte akute Sarkozystose wird im wesentlichen durch die zweite Schizontengeneration hervorgerufen. Die genauen Pathogenitätsmechanismen sind noch unbekannt. Die Zysten verursachen bei Haustieren keine Erkrankung. Ob zwischen ihnen und der eosinophilen Myositis ein Zusammenhang besteht, bedarf noch der Klärung (74).

Tiere, die eine akute Sarkozystose überlebt haben, erkranken bei einer Reinfektion nicht mehr. Wie lange diese Immunität bei Wiederkäuern anhält, ist noch nicht untersucht worden. Die Immunität ist artspezifisch.

Rind

Die drei im Rind parasitierenden Arten Sarcocystis bovicanis, S. bovifelis und S. bovihominis haben nach LEVINE und TADROS (71) die

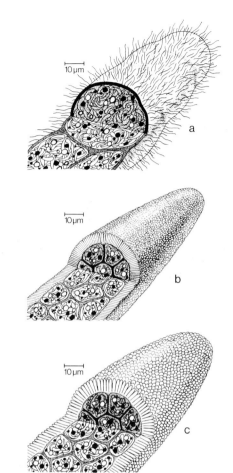

Abb. 20 Schematische Darstellung reifer Zysten der drei Sarkosporidienarten des Rindes

a = Sarcocystis cruzi (bovicanis); **b** = Sarcocystis hominis (bovihominis); **c** = Sarcocystis hirsuta (bovifelis)

historisch korrekten Namen S. cruzi (HASSELMANN, 1926) WENYON, 1926, S. hirsuta MOULÉ, 1888 bzw. S. hominis (RAILLIET und LUCET, 1891) DUBEY 1976. Ihre Endwirte sind der Hund, die Katze bzw. der Mensch. In Deutschland und Österreich sind nahezu 100 % der Schlachtrinder mit Sarkosporidien infiziert (9). **S. cruzi** (bovicanis) kommt bei 56–70 %, **S. hirsuta** (bovifelis) bei 35–44 % und **S. hominis** (bovihominis) bei 48–64 % der Tiere vor (9, 61).

Die reife Zyste von S. cruzi (bovicanis) hat eine dünne Wand mit haarartigen nur 0,2–0,3 m dicken Verwölbungen (Abb. 20 a, 21 a). Die Sporozysten im Hundekot sind im

Mittel 16,3 × 10,8 μm groß. Die reife Zyste von S. hirsuta (bovifelis) hat eine im Lichtmikroskop dick erscheinende, aus 1,5 μm breiten und 6,7 μm langen Verwölbungen gebildete Wand (*Abb. 20 c*). Von der Katze werden nach der Aufnahme reifer Zysten im Mittel 12,5 × 7,8 μm große Sporozysten ausgeschieden. Die Zystenwand von S. hominis (bovihominis) erscheint im Lichtmikroskop dick und radiärgestreift. Mit dem Elektronenmikroskop sieht man 0,7 μm breite und 5 μm lange, palisadenartig angeordnete Verwölbungen (*Abb. 20 b, 21 b und 21 c*). Die früher als Isospora hominis bezeichneten Sporozysten dieser Art aus dem menschlichen Stuhl messen im Mittel 14,7 × 9,3 μm.

Entwicklung Rinder infizieren sich durch die Aufnahme von Sporozysten aus den Fäzes der Endwirte mit kontaminiertem Gras oder anderem Futter. Die Schizonten der ersten Generation sind im Falle von S. cruzi zwischen dem 15.–25. Tag p. i. in den Endothelzellen kleiner Arterien in Dickdarm, Niere, Pankreas und im Großhirn nachgewiesen worden (28, 31, 41). Die Schizonten der 2. Generation reifen zwischen dem 20. und 33. Tag p. i. in den Endothelzellen von Kapillaren in allen Organen heran (84). Eine 3. Schizontengeneration wird in weißen Blutzellen zwischen dem 25. und 46. Tag p. i. vermutet (43, 101).

In den Endwirten Hund, Fuchs, Wolf, Kojote und Schakal dauert die Präpatenz von S. cruzi 7–33, zumeist 12 Tage (27, 42, 76, 83, 96) und die Patenz etwa 3 Monate. Die Präpatenz von S. hirsuta in der Katze beträgt 7–9 Tage und die von S. hominis im Menschen und einigen Affenarten (Rhesus, Pavian) 9–10 Tage (59).

Pathogenese S. cruzi gilt als pathogen. Die Schwere des Krankheitsbildes ist von der Zahl der aufgenommenen Sporozysten abhängig. Die Verabreichung von 200 000 oder mehr Sporozysten von S. cruzi führt zu schweren Erkrankungen, Aborten und Todesfällen. Während der ersten Schizogonie erkranken die Tiere zwischen dem 14. und 20. Tag p. i. nur leicht. Man beobachtet Fieber, Appetitlosigkeit und Apathie. Nach einer deutlichen Besserung des Allgemeinbefindens tritt ab

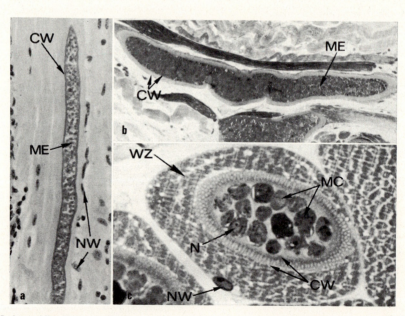

Abb. 21 Sarkosporidien-Zysten des Rindes

a = Sarcocystis cruzi, dünne Wand (Paraffinschnitt, 160× vergr.); **b** = Sarcocystis hominis, dicke Wand (Paraffinschnitt, 160× vergr.); **c** = Sarcocystis hominis, dicke Wand (Semidünnschnitt, 960× vergr.) (MEHLHORN, 1976); **CW** = Zystenwand; **MC** = Metrozyt; **ME** = Zystozoit (Merozoit = übertragungsfähige Stadien in »reifen« Zysten); **N** = Nukleus; **NW** = Nuklei der Wirtszellen; **WZ** = Wirtszelle

dem 26. Tag p. i. während der 2. Schizogonie erneut Fieber auf. Die Tiere fressen dann nur noch wenig oder überhaupt nichts mehr, sind apathisch, atmen pumpend und magern ab. Gelegentlich wird auch Haarausfall beobachtet. Tragende Kühe verkalben. Die Schleimhäute erkrankter Tiere sind blaß und zum Teil ikterisch, in ihnen sind petechiale und streifenförmige Blutungen nicht selten. Im Endstadium der Erkrankung um den 30. Tag kommt es zum Festliegen und schließlich zum Exitus letalis (45, 51, 64).

Im Verlauf der Erkrankung wird eine ausgeprägte Anämie beobachtet. Der Hämatokrit sinkt auf 10–12 Vol%, die Hämoglobinkonzentration auf 3–5 g% und die Erythrozytenzahl auf unter 4 Millionen pro mm^3 ab (47). Während der akuten Phase der Infektion tritt eine Leukopenie auf, der eine Leukozytose folgt. Ab der dritten Woche p. i. wird eine Eosinophilie beobachtet. Von der 4. bis 18. Infektionswoche ist der mitogene Effekt von Phytohämagglutinin auf die Lymphozyten signifikant erhöht (51). Die Serumenzym-, Serumbilirubin- und Blutharnstoffwerte sind in der 4.–5. Infektionswoche erhöht, der Glukosespiegel sowie die Gesamteiweißkonzentration im Blut sind erniedrigt (45, 46, 47, 85). Von den Blutgerinnungsfaktoren sind nur die Prothrombinzeit und kurz vor dem Tod auch die Thrombinzeit verlängert (85).

In zunehmendem Maße werden auch spontane Ausbrüche von akuter Sarkozystose sowie von Sarkosporidienaborten beim Rind diagnostiziert. Das klinische Bild dieser Parasitose war bereits vor der Entdeckung des Lebenszyklus der Sarkosporidien als Dalmeny Disease bekannt (1, 15, 14, 32, 52, 53, 54, 65, 90). Auch im Verlauf der chronischen Zysteninfektion wird gelegentlich über Erkrankungen berichtet. Im Vordergrund steht dann eine generalisierte eosinophile Myositis (89). Häufig findet man bei gesunden sarkosporidieninfizierten Rindern interstitielle mononukleäre Zellinfiltrate in der Muskulatur und gelegentlich auch abgestorbene Zysten in Granulomen (12, 50).

Bei der Sektion experimentell oder spontan infizierter Tiere fallen besonders die zahlreichen Petechien in allen Organen auf. Ferner werden Hydroperikard, Hydroperitoneum und Hydrothorax beschrieben. Die Lymphknoten sind vergrößert und ödematös. Milz und Leber sind vergrößert. Die Muskulatur ist graurot marmoriert und mit Blutungsherden durchsetzt (64, 86).

Bei der histologischen Untersuchung an akuter Sarkozystose gestorbener Rinder findet man in nahezu allen Organen Hämorrhagien sowie eine mehr oder weniger starke entzündliche Reaktion mit mononukleären Zellinfiltraten. Es überwiegen hierbei Lymphozyten; weniger häufig sind Makrophagen, eosinophile Leukozyten und Plasmazellen. In vielen Organen kommt es zu degenerativen Veränderungen und Nekroseherden. In der Leber verfetten die zentrolobulären Parenchymzellen. In der Milz zeigt sich eine Proliferation der retikulären und histiozytären Zelltypen. Die Nieren weisen eine ausgeprägte rundzellige interstitielle Nephritis sowie akute serös-entzündliche Erscheinungen an den Glomerula auf (64).

Diagnose Die Diagnose der akuten Sarkozystose ist schwierig, da die überwiegend auf dem Nachweis von IgG Antikörpern beruhenden serologischen Tests (IFAT, ELISA) erst nach dem Abklingen der Erkrankung positiv werden (64, 72, 88, 93). Relativ früh (10. Tag p. i.) lassen sich mit dem IgM nachweisenden indirekten Hämagglutinationstest Antikörper feststellen (88). Bei gestorbenen Tieren gelingt bei ausreichend frischem Material der Schizontennachweis in giemsagefärbten Organabklatschpräparaten (vor allem der Niere) oder im histologischen Schnitt (vor allem im Myokard). Mit Hilfe der Immunfluoreszenz lassen sich die Parasitenstadien in Gefrierschnitten verschiedener Organe darstellen, doch dürfte diese Methode nur in gut ausgerüsteten Laboratorien bei entsprechender Erfahrung durchführbar sein (5).

Ein Befall mit Muskelzysten kann am lebenden Tier serologisch mit dem IFAT, dem IHA oder weniger gut mit dem ELISA diagnostiziert werden (72, 88, 93, 98). Im Schlachtkörper kann man die Zystozoiten in der Regel schon nach dem Zerkleinern der Muskelstücke und ihrer Aufschwemmung in physiologischer Kochsalzlösung mikroskopisch nachweisen (60). Wesentlich zuverlässiger sind verschiedene Verdauungstechniken (11, 21, 63). Hierzu werden etwa 10 g einer fein zerkleinerten Fleischprobe mit 50 ml Trypsinlösung (1 Teil 0,25 %iges Trypsin Difco Nr. 0152-15 in 250 Teilen phosphatgepufferter physiologischer Kochsalzlösung ph 7,4) versetzt und auf einem Magnetrührer bei Zimmertemperatur 20 bis 40 Minuten lang bewegt. Die Suspension wird sodann abgeseiht (Maschenweite 600 bis 700 μm) und zentrifugiert. Das Sediment enthält die nativ bei 500facher Vergrößerung leicht auffindbaren Zystozoiten. Die Pepsinverdauung hat sich zum Sarkosporidiennachweis nicht bewährt.

Bekämpfung Zur Therapie der akuten Sarkozystose der Rinder können zur Zeit noch keine konkreten Vorschläge gemacht werden. Durch die Verabreichung von 100 mg/kg Amprolium über 30 Tage, beginnend am Tag der Infektion, läßt sich eine akute Erkrankung verhindern. Wahrscheinlich kann ein therapeutischer Erfolg mit je 0,66 mg/kg/Kgw. Halofuginon oral an 2 aufeinanderfolgenden Tagen erreicht werden. Diese Substanz wurde bisher allerdings nur an Schafen und Ziegen erprobt, und größte Vorsicht ist geboten, da sie nur eine sehr geringe therapeutische Breite besitzt (57).

Die Verhinderung der Infektion ist schwierig, da Hunde und Katzen nicht von allen auch Rindern zugänglichen Flächen ferngehalten werden können. Ein Teil der spontanen Ausbrüche akuter Sarkozystosen konnte auf mit Hundekot kontaminierte Futtermittel oder Tränken zurückgeführt werden. Da die Sporozysten zum Teil die Kläranlagen unbeschadet passieren, muß mit ihrem Vorkommen auch in Vorflutern und in Überschwemmungsgebieten gerechnet werden. Auf mit Abwasser beregneten Grünflächen infizierten sich Rinder sehr rasch mit Sarkosporidien (36, 95), zu akuten Erkrankungen kam es dort allerdings nicht (vgl. Sarcocystis-Infektionen Fleischfresser, S. 356).

Bedeutung für den Menschen In Deutschland sind in 85% der Hackfleischproben des Handels Sarkosporidienzysten enthalten. Die Zystozoiten überleben im Fleisch bei Kühlschranktemperatur (2–4 °C) etwa 3 Wochen lang. Bei Temperaturen um −20 °C sind sie nach spätestens 3 Tagen abgestorben. Bei der Fleischzubereitung werden sie nur dann sicher abgetötet, wenn eine Kerntemperatur von mindestens 65 °C erreicht wird. In sogenannten kurzgebratenen Steaks bleiben sie infektiös. Beschwerden werden durch die im Rindfleisch parasitierenden Sarkosporidien beim Menschen im allgemeinen nicht verursacht. Durch den Parasiten makroskopisch sichtbar veränderte Muskulaturteile werden fleischbeschaurechtlich gemaßregelt.

Schaf

In der Muskulatur des Schafes parasitieren mindestens 2 Sarkosporidienarten: *Sarcocystis gigantea* (RAILLIET, 1886) ASHFORD, 1977, syn. *S. ovifelis* und *S. tenella* (RAILLIET, 1886) MOULÉ, 1886, syn. *S. ovicanis*. Sie werden von der Katze bzw. dem Hund übertragen. Neuere Untersuchungen ergaben sogar Hinweise auf das Vorliegen von 4 Arten (10, 20, 77, 82). In Deutschland sind nur 2,6% der Schafe mit S. gigantea befallen (10). Wenn eine Infektion vorliegt, so ist in der Regel die ganze Herde betroffen. In Australien und Neuseeland ist die Befallsrate mit dieser Art besonders hoch. Da mit makroskopisch sichtbaren Zysten befallene Tierkörper fleischbeschaurechtlich gemaßregelt werden müssen, wird dort diese Parasitose als wirtschaftliches Problem angesehen. Mit S. tenella sind in vielen Gebieten bis zu 100% der Schafe infiziert (10).

S. gigantea bildet bis zu 1,5 cm große ovoide Zysten, die von einer deutlichen, vom Wirt gebildeten Sekundärhülle aus fibrillärem Material umgeben sind. Im Zentrum reifer Zysten findet man in der Regel nur von abgestorbenen Zystozoiten stammendes Detritusmaterial, während an der Peripherie tausende von Zystozoiten sowie direkt unter der Zystenwand auch Metrozyten liegen. Von S. gigantea unterscheidet sich die ebenfalls durch Katzen übertragene Art S. medusiformis COLLINS, ATKINSON und CHARLESTON, 1979 durch eine dünnere Zystenwand und durch ein anderes Enzymmuster (4, 20). Diese Art wurde bisher nur in Neuseeland und Australien nachgewiesen. Die Sporozysten beider Arten sind im Mittel 12,4 × 8,1 μm groß.

Wahrscheinlich handelt es sich auch bei *S. tenella* in Wirklichkeit um 2 Arten, die beide den Hund als Endwirt benutzen. Eine Art, S. ovicanis (10), bildet bis zu 580 μm große Zysten mit einer radiär gestreift erscheinenden, 2–4 μm dicken Wand (*Abb. 22*).

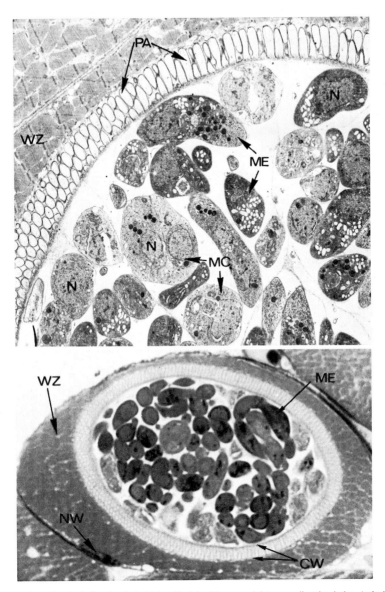

Abb. 22 Sarcocystis ovicanis (mikroskopisch kleine Zyste). Oben = elektronenmikroskopische Aufnahme (4400 × vergr.); unten = lichtmikroskopische Aufnahme (1120 × vergr.) (MEHLHORN 1976)

CW = Zystenwand; **MC** = Metrozyt; **ME** = Zystozoit (Merozoit = übertragungsfähiges Stadium in »reifen« Zysten); **N** = Nukleus; **NW** = Nukleus der Wirtszelle; **PA** = Palisadenartige Vorwölbung; **WZ** = Wirtszelle

Die Zysten der zweiten Art, S. tenella, erreichen eine Größe bis zu 1 mm. Die Zystenwand ist dünn und mit bis zu 11 µm langen haarartigen Fortsätzen besetzt (102). Mischinfektionen sind häufig (10).

Entwicklung Die Entwicklung von S. gigantea ist im Detail noch nicht erforscht. Die Zyste erreicht erst 14 Monate p. i. die makroskopische Sichtbarkeit. Man findet sie daher ausschließlich bei erwachsenen Schafen (78). Die Zysten überleben bei −14 °C für 60 Tage, bei 10 °C für 13 Tage und bei 4 °C für mindestens 20 Tage. Bei 60 °C verlieren sie in 10 Minuten ihre Infektiosität (18). Die Katze scheidet nach der Aufnahme infektiöser Zysten nach einer Präpatenz von 11–14 Tagen für mehrere Wochen Sporozysten aus.

Die Entwicklung von S. tenella ist besser untersucht als diejenige von S. gigantea. Nach der Aufnahme der Sporozysten durch Schafe mit kontaminierter Nahrung entwickelt sich zwischen dem 6. und 19. Tag p. i. in subendothelialen Zellen (103) von Arteriolen in allen Organen (außer dem Nervensystem und den endokrinen Drüsen) eine erste Schizontengeneration mit 120–240 Merozoiten pro Schizont. Ihr folgt ebenfalls in allen Organen, doch nun in Endothelien von Arteriolen und Kapillaren zwischen dem 19. und 34. Tag p. i. eine 2. Generation. Die Nieren sind von den 2. Schizonten besonders stark befallen (81, 92). Die sich nach der 2. Schizontengeneration in der gesamten Muskulatur entwickelnden Zysten werden um den 70. Tag p. i. für die Endwirte infektiös. Hunde, Füchse, Kojoten und andere Kaniden scheiden 8 bis 9 Tage nach der Aufnahme von S. tenella-Zysten für mehrere Monate Sporozysten aus (3, 33).

Pathogenese S. gigantea ist für Schafe apathogen. Ob es im Verlauf einer S. tenella-Infektion zu einer Erkrankung kommt, hängt von der Zahl der aufgenommenen Sporozysten ab. Bei stärkeren Infektionen beobachtet man um den 8. Tag einen schwächeren und ab dem 21. Tag einen stärkeren Fieberanstieg mit einem Höhepunkt zwischen dem 28. und 39. Tag p. i. Febrile Körpertemperaturen können danach mitunter noch bis zum 88. Tag p. i. beobachtet werden (70, 99). Um den 22. Tag der Infektion erkranken experimentell infizierte Schafe mit hochgradig gestörtem Allgemeinbefinden, Inappetenz oder Anorexie und Atembeschwerden. Schließlich können sich auch zentralnervöse Störungen einstellen. Der Tod tritt zumeist zwischen dem 24. und 35. Tag p. i. ein. Aber auch in der sich der akuten Erkrankung anschließenden mehrere Wochen dauernden Siechtumsphase treten noch Todesfälle auf. Tragende Tiere abortieren während der akuten Phase der Erkrankung regelmäßig (68, 97). Bei Infektionen mit geringeren Sporozystenzahlen kommt es zu verminderten Gewichtszunahmen (39, 79).

Im Verlauf der akuten Infektion entwickelt sich eine ausgeprägte Anämie, der Hämatokrit fällt auf 12 Vol %, der Hb-Wert auf 5 g/100 ml und die Erythrozytenzahl auf 5 Millionen/mm^3. Nach überstandener Erkrankung steigen alle Werte nur langsam wieder an (33, 70). Der Gesamteiweißgehalt des Serums sinkt ab dem 21. Tag p. i. ab und erreicht zwischen dem 28. und 42. Tag p. i. den niedrigsten Wert um 5 g/100 ml (68).

Auch unter natürlichen Bedingungen wurden akute Sarkozystosen bei Schafen beobachtet (67). Neuerdings wird auch eine als Polyarteriitis nodosa bekannte Erkrankung der Schafe auf eine Infektion mit S. tenella zurückgeführt (65).

Bei der Sektion an akuter Sarkozystose gestorbener Schafe beobachtet man zahlreiche Petechien unter den serösen Häuten des Darmkanals, der Harnblase, der Bauchhöhle und anderer Organe. Auch in der Muskulatur kommt es zu petechialen und ekchymotischen Blutungen, wobei die Herzmuskulatur besonders stark betroffen ist. Die Muskulatur erscheint blaß oder graurot marmoriert. In den Körperhöhlen sammelt sich Exsudat an. Die Lymphknoten sind ödematös und alle parenchymatösen Organe vergrößert. Bei histologischer Untersuchung lassen sich Hämorrhagien, Ödeme und Entzündungsherde mit mononukleären Zellinfiltraten feststellen (70).

Die Zysten von S. gigantea findet man vor allem in der Schlundmuskulatur, manchmal aber auch in anderen Muskelpartien, die von S. tenella in allen Muskelpartien und gelegentlich sogar im Gehirn (23).

Diagnose Mit dem indirekten Immunfluoreszenztest können bis zu 95 % der Parasitenträger ermittelt werden (24). Eine Artdifferenzierung ist mit diesem Test nicht möglich. Mit dem indirekten Hämagglutinationstest oder der Immunfluoreszenz können bereits 4–18 Tage nach der Ansteckung Antikörper nachgewiesen werden (88). Da der Immunfluoreszenztest etwa 3 Tage vor der Hämagglutination positiv wird, ist er zur Diagnose der akuten Sarkozystose besonders geeignet (98).

Bekämpfung Durch eine prophylaktische Verabreichung von Amprolium in einer Dosierung von 100 mg/kg/täglich lassen sich Verluste durch S. tenella-Infektionen vermeiden (69). Eine Therapie ist mit je 0,66 mg/kg/

Kgw. Halofuginon oral an zwei aufeinanderfolgenden Tagen möglich (57, 94). Zur Prophylaxe empfiehlt sich die Fernhaltung von Hunden, was allerdings nur bei Koppelschafhaltung teilweise möglich ist.

Ziege

Auch bei der Ziege gibt es makroskopisch sichtbare und nur mit Hilfe eines Mikroskops erkennbare Sarkosporidienarten: *Sarcocystis moulei* NEVEU-LEMAIRE, 1912, und *S. capracanis* FISCHER, 1979. Nach neuesten Untersuchungen (2; HEYDORN pers. Mitteilung, 100) gibt es neben S. capracanis noch eine weitere Art (*Sarcocystis sp.*) mit nur mikroskopisch erkennbaren Zysten. S. moulei soll früher in Frankreich bei 33–46% der Ziegen vorgekommen sein. Neuere Berichte über diese Art liegen nicht vor (49). Untersuchungen über die Häufigkeit von Sarkosporidien bei Ziegen in Deutschland gibt es nicht.

S. moulei bildet in der Schlundmuskulatur bis zu 1,5 cm große Zysten. Eine weitergehende Beschreibung der Morphologie dieser Art liegt nicht vor. Die in der Skelettmuskulatur und im Gehirn parasitierenden Zysten von S. capracanis sind meist nur mikroskopisch feststellbar; seltener werden sie bis zu 3 mm groß (49). Ihre Wand bildet zahlreiche bis zu 3,5 µm lange, senkrecht zur Zystenwand stehende Ausstülpungen, in denen keine Filamente vorhanden sind. Bei lichtmikroskopischer Betrachtung erscheint die Zystenwand dadurch radiär gestreift (2). Neben den dickwandigen Zysten kommen auch dünnwandige vor, bei denen es sich wahrscheinlich um eine separate, noch nicht näher beschriebene Art handelt (2). Die vom Hund ausgeschiedenen Sporozysten von S. capracanis sind 12,8 bis 15,0 × 9,0–9,8 µm groß. Hunde entwickeln kurz nach der Aufnahme von zystenhaltigem Fleisch für etwa einen Tag stark wäßrigen Durchfall (56).

Entwicklung Endwirt und Entwicklung von S. moulei sind noch unbekannt. Als Endwirte von S. capracanis konnten mehrere Arten aus der Familie der Kaniden ermittelt werden. Die Prapatenz im Hund beträgt 7–8 Tage (13, 19, 29, 49). Im Zwischenwirt wurden 2 Schizontengenerationen nachgewiesen, die zwischen dem 10. und 12. bzw. 20. und 24. Tag

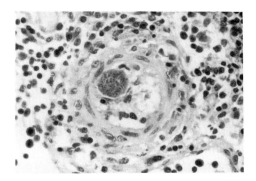

Abb. 23 Sarcocystis sp. der Ziege. Schizont der ersten Generation in einem arteriellen Gefäß in einem Mesenteriallymphknoten 18 Tage p.i., 1200× vergr. (HEYDORN)

p. i. reif sind (35, 49). Die Schizonten sind 4–31 µm groß und enthalten 3–46 Merozoiten (2). Die erste Generation parasitiert in Endothelzellen von Arterien und Arteriolen in allen Organen. Besonders häufig findet man sie in den Mesenteriallymphknoten. Die zweiten Schizonten reifen in Endothelzellen arterieller und venöser Gefäße heran. Auch sie kommen in allen Organen, besonders häufig jedoch in den Nieren vor (35, 57). S. capracanis ist nicht auf das Schaf übertragbar (49, 17). Auch für die dritte, noch nicht mit einem Namen versehene Art ist der Hund Endwirt. Soweit bisher bekannt, entwickeln sich die Schizonten der vermutlich ersten Generation wie die entsprechenden Stadien von S. capracanis in arteriellen Gefäßen (*Abb. 23*). Sie wird jedoch erst 18 Tage p. i. reif (HEYDORN, pers. Mitteilung).

Pathogenese S. capracanis ist für Ziegen pathogen. Auch bei dieser Art ist die Schwere des Krankheitsbildes von der Zahl der aufgenommenen Sporozysten abhängig. 50 000 oder mehr Sporozysten führen zu schwersten Erkrankungen mit Todesfolge zwischen dem 19. und 23. Tag p. i. (17, 35, 49). Auch Aborte sind nach massiven Infektionen die Regel (29). Das klinische Bild sowie die Sektionsergebnisse stimmen mit den bei der S. tenella-Infektion der Schafe erhobenen Befunden im wesentlichen überein (17, 22, 35, 49, 57).

Ziegen, die eine akute Sarkozystose überlebt haben, zeigen nach einer Reinfektion keine Krankheitserscheinungen mehr. Die

Stärke der Immunität ist von der Zahl der bei der Erstinfektion aufgenommenen Sporozysten abhängig. Eine Infektion mit nur 10 Sporozysten verläuft symptomlos, hinterläßt aber auch keine Immunität. Erst nach der Verabreichung der ebenfalls noch nicht zu schweren klinischen Symptomen führenden Dosis von 1000 Sporozysten entsteht eine deutliche Immunität gegen eine Reinfektion (30). Wie lange diese anhält, ist nicht bekannt.

Bekämpfung Eine Chemotherapie der akuten Sarkozystose der Ziege ist durch die orale Verabreichung von je 0,66 mg Halofuginon pro kg Körpergewicht an 2 aufeinanderfolgenden Tagen möglich. Wegen der hohen Toxizität des Halofuginons ist jedoch eine genaue Dosierung erforderlich (57, 94).

Wildwiederkäuer

Rehe sind in starkem Maße mit Sarkosporidien befallen. Einzelne Autoren berichten über Infektionsraten von bis zu 96% (8, 26, 40, 58). Die Parasiten liegen vorwiegend im Bauchmuskel, aber auch in allen anderen Muskelpartien (Zunge, Herz, Zwechfell- und Skelettmuskulatur). Es wurden 3 verschiedene Arten beschrieben.

Sarcocystis gracilis von RATZ, 1909, bildet bis zu 4 mm lange schlanke Zysten mit kurzen warzenförmigen Vorwölbungen der Zystenwand. Die Zystozoiten sind 9–12 × 2,5 bis 3,5 µm groß (40, 87). Die Zysten von S. capreolicanis ERBER, BOCH und BARTH, 1978, messen nur 500 × 75 µm. Sie haben lange haarartige und labile Vorwölbungen an der Zystenwand (40). Die Größe der Zysten der dritten, noch namenlosen Art, die lange fingerförmige und stabile Vorwölbungen der Zystenwand besitzt, liegt zwischen denen der ersten beiden Spezies (40). Einige Autoren gehen nur von der Existenz von 2 Sarcocystis-Arten beim Reh aus und halten die 6 verschiedenen Zystenwandtypen, die sie mit dem Elektronenmikroskop feststellen konnten, für Entwicklungsstadien dieser beiden Arten (37, 91).

Entwicklung Für S. gracilis und S. capreolicanis sind Füchse und Hunde Endwirte. Sie scheiden nach einer Präpatenz von 10 bis 14 Tagen für mehrere Wochen im Mittel 15 × 9,9 µm große Sporozysten aus. Die Endwirte der 3. Art sind noch unbekannt (7, 40).

Pathogenese S. gracilis und S. capreolicanis rufen nach experimenteller Infektion bei nicht immunen Rehen das Krankheitsbild der akuten Sarkozystose hervor. Bei trächtigen Tieren führt die Infektion zum Abort (40). In chronisch befallenen Tieren wird häufig eine entzündliche rundzellige Infiltration des Intermysiums festgestellt (8, 26), seltener auch eine chronische fibroproduktive Herzmuskelentzündung (62).

Das Rotwild ist in den einzelnen Revieren unterschiedlich stark mit *Sarcocystis wapiti* SPEER und DUBEY, 1982, infiziert. Es werden Befallsraten von 0 bis 100% angegeben (25, 55, 58, 80). Die Länge der überwiegend in der Bauchwand, doch auch in der Zwerchfell- und Skelettmuskulatur zu findenden Zysten wird mit bis zu 652 µm angegeben (104). Die nach einer Präpatenz von 11–12 Tagen mit dem Hundekot ausgeschiedenen Sporozysten von S. wapiti sind im Mittel 15,9 × 10,1 µm groß (15, 55, 104).

Auch in der Muskulatur des Damwildes sind Sarkosporidienzysten gefunden worden (25). Im Elch parasitieren 2 Sarkosporidienarten, die kleinere dick- bzw. größere dünnwandige Zysten bilden. Für die dünnwandige Zyste (ca. 800 µm), *Sarcocystis alceslatrans* DUBEY, 1980, sind Hunde und Kojoten Endwirte. Die Präpatenz dauert 12 Tage, die Sporozysten sind im Mittel 14,5 × 8,8 µm groß (28). Ferner sind Steinböcke und Gemsen häufig Sarkozystenträger. Für eine Art aus dem Steinbock konnten Füchse, Wölfe und Hunde als Endwirte ermittelt werden; sie scheiden nach einer Präpatenz von 12–21 Tagen für mehrere Wochen 13–15 × 8–10 µm große Sporozysten aus (6). Von den vermutlich 3 Sarkosporidienspezies aus der Gemse soll eine morphologisch S. tenella des Schafes entsprechende Art über den Hund auf Schafe und Ziegen übertragbar sein (38).

Literatur

1. ANDERSSEN, A. (1979): Spontan sarcocystose hos storfe i Norge. En foreløpig meddelelse. Norsk Veterinaertidsskrift **90**, 237. – **2.** ARYEETEY, M., H. MEHLHORN, A. O. HEYDORN (1980): Electron microscopic studies on the development of Sarcocystis capracanis in experimentally infected goats. Zbl. Bakt. Hyg., I. Abt. Orig. A **247**, 543–556. – **3.** ASHFORD, R. W. (1977): The fox, Vulpes vulpes, as a final host for Sarcocystis of sheep. Ann. Trop. Med. Parasit. **71**, 29–34. – **4.** ATKINSON, E. M., G. H. COLLINS (1981): Electrophoretic studies of three enzymes from Sarcocystis sp. in sheep. Systematic Parasit. **2**, 213–216. – **5.** BARNETT, D., J. K. Y. CARTER, D. E. HUGHES, A. L. BAETZ, R. FAYER (1977): Practicable diagnosis of acute bovine sarcocystosis causally related to bovine abortion. Proceedings of the American Association of Veterinary Laboratory Diagnosticians **20**, 131–138. – **6.** BIOCCA, E., T. BALBO, E. GUARDA, R. COSTANTINI (1975): L'importanza della volpe (Vulpes vulpes) nella trasmissione della sarcosporidiosi dello stambecco (Capra ibex) nel Parco Nazionale del Gran Paradiso. Parassitologia **17**, 17–24. – **7.** BLAŽEK, K., J. SCHRAMLOVÁ, R. IPPEN (1978): Dog as definitive host of sarcosporidia infecting roe deer. Folia Parasit. **25**, 95–96. – **8.** BLAŽEK, K., J. SCHRAMLOVÁ, R. IPPEN, A. KOTRLÝ (1978): Die Sarcosporidiose des Rehwildes (Capreolus capreolus L.). Folia Parasit. **25**, 99–102. – **9.** BOCH, J., K. E. LAUPHEIMER, M. ERBER (1978): Drei Sarkosporidienarten bei Schlachtrindern in Süddeutschland. Berl. Münch. Tierärztl. Wschr. **91**, 426–431. – **10.** BOCH, J., A. BIERSCHENCK, M. ERBER, G. WEILAND (1979): Sarcocystis- und Toxoplasma-Infektionen bei Schlachtschafen in Bayern. Berl. Münch. Tierärztl. Wschr. **92**, 137–141. – **11.** Box, E. D., T. B. MCGUINNESS (1978): Sarcocystis in beef from retail outlets demonstrated by digestion techniques. J. Parasit. **64**, 161–162. – **12.** BRATBERG, B., T. LANDSVERK (1980): Sarcocystis infection and myocardial pathological changes in cattle from south-eastern Norway. Acta Vet. Scand. **21**, 395–401. – **13.** CHHABRA, M., R. C. MAHAJAN (1978): Sarcocystis sp. from the goat in India. Vet. Rec. **103**, 562–563. – **14.** CLEGG, F. G., J. K. A. BEVERLEY, L. M. MARKSON (1978): Clinical disease in cattle in England resembling Dalmeny disease associated with suspected Sarcocystis infection. J. Comp. Path. **88**, 105–114. – **15.** COLLERY, P., E. WEAVERS (1981): An outbreak of sarcocystosis in calves in Ireland. Irish Vet. J. **35**, 159–162. – **16.** COLLINS, G. H. (1981): Studies in Sarcocystis species VIII: Sarcocystis and Toxoplasma in red deer (Cervus elaphus). New Zealand Vet. J. **29**, 126–127. – **17.** COLLINS, G. H., W. A. G. CHARLESTON (1979): Studies on Sarcocystis species IV: A species infecting dogs and goats; development in goats. New Zealand Vet. J. **27**, 260–262. – **18.** COLLINS, G. H., W. A. G. CHARLESTON (1980): Studies on Sarcocystis species VII: The effect of temperature on the viability of macrocysts (Sarcocystis gigantea) of sheep. New Zealand Vet. J. **28**, 180–191. – **19.** COLLINS, G. H., S. J. S. CRAWFORD (1978): Sarcocystis in goats: prevalence and transmission. New Zealand Vet. J. **26**, 288. – **20.** COLLINS, G. H., E. ATKINSON, W. A. G. CHARLESTON (1979): Studies on Sarcocystis species III: The macrocystic species of sheep. New Zealand Vet. J. **27**, 204–206. – **21.** COLLINS, G. H., W. A. G. CHARLESTON, B. G. WIENS (1980): Studies on Sarcocystis species VI: a comparison of three methods for the detection of Sarcocystis species in muscles. New Zealand Vet. J. **28**, 173. – **22.** COLLINS, G. H., R. H. SUTTON, W. A. G. CHARLESTON (1980): Studies in Sarcocystis species V: A species infecting dogs and goats; observations on the pathology and serology of experimental sarcocystosis in goats. New Zealand Vet. J. **28**, 156–158. – **23.** CRAVER, G. C. (1976): L'infestione cerebrale da Sarcocystidae in Ovis aries. Ann. Fac. Med. Vet. Torino **23**, 158–164. – **24.** DÍEZ-BAÑOS, P. (1980): Sobre la prevalencia de la sarcosporidiosis ovina en la provincia de León, con un estudio comparativo de diversos métodos diagnósticos. An. Fac. Vet. León **24**, 115–199. – **25.** DROST, S. (1977): Die Sarkosporidien des Schalenwildes III. Sarkosporidien beim Rot- und Damwild. Angew. Parasit. **18**, 219–224. – **26.** DROST, S., H. D. GRAUBMANN (1974): Der Sarkosporidienbefall beim Rehwild. Monatsh. Vet.-Med. **29**, 620–621. – **27.** DUBEY, J. P. (1980): Coyote as a final host for Sarcocystis species of goats, sheep, cattle, elk, bison, and moose in Montana. Amer. J. Vet. Res. **41**, 1227–1229. – **28.** DUBEY, J. P. (1980): Sarcocystis species in moose (Alces alces), bison (Bison bison), and pronghorn (Antilocapra americana) in Montana. Amer. J. Vet. Res. **41**, 2063–2065. – **29.** DUBEY, J. P. (1981): Abortion and death in goats inoculated with Sarcocystis sporocysts from coyote feces. J. Amer. Vet. Med. Ass. **178**, 700–703. – **30.** DUBEY, J. P. (1981): Development of immunity to sarcocystosis in dairy goats. Amer. J. Vet. Res. **42**, 800–804. – **31.** DUBEY, J. P. (1981): Early developmental stages of Sarcocystis cruzi in calf fed sporocysts from coyote feces. J. Protozool. **28**, 431–433. – **32.** DUBEY, J. P., J. A. BERGERON (1982): Sarcocystis as a cause of placentitis and abortion in cattle. Vet. Path. **19**, 315–318. – **33.** DUBEY, J. P., R. FAYER, F. M. SEESEE (1978): Sarcocystis in feces of coyotes from Montana – Prevalence and experimental transmission to sheep and cattle. J. Amer. Vet. Med. Ass. **173**, 1167–1170. – **34.** DUBEY, J. P., C. A. SPEER, T. G. DOUGLASS (1980): Development and ultrastructure of first generation meronts of Sarcocystis cruzi in calves fed sporocysts from coyote feces. J. Protozool. **27**, 380–387. – **35.** DUBEY, J. P., S. E. WEISBRODE, C. A. SPEER, S. P. SHARMA (1981): Sarcocystosis in goats: Clinical signs and pathologic and hematologic findings. J. Amer. Vet. Med. Ass. **178**, 683–699. – **36.** EDDS, G. T., O. OSUNA, C. F. SIMPSON (1980): Health effects of sewage sludge for plant production or direct feeding to cattle, swine, poultry or animal tissue to mice. In: BITTON, G., B. L. DAMRON, G. T. EDDS, J. M. DAVIDSON (eds.): Sludge – health risks of land application. 311–325, Woburn: Butterworths. – **37.** ENTZEROTH, R. (1982): A comparative light and electron microscope study of the cysts of Sarcocystis species of roe deer (Capreolus capreolus). Z. Parasitenk. **66**, 281–292. – **38.** ERBER, M. (1980): Specifity of Sarcocystis sp. in sheep, chamois and goat. Proc. 3rd. Europ. Multicoll. Parasit., Cambridge, Abstr. No. 142. – **39.** ERBER, M., M. BURGKART (1981): Wirtschaftliche Verluste durch Sarkozystose (Sarcocystis ovivanis und S. spec.) bei der Mast von Schaflämmern. Prakt. Tierarzt **62**, 422–425. – **40.** ERBER, M., J. BOCH, D. BARTH (1978): Drei Sarkosporidienarten des Rehwildes. Berl. Münch. Tierärztl. Wschr. **91**, 482–486. – **41.** FAYER, R. (1977): The first asexual generation in the life cycle of Sarcocystis bovicanis. Proc. Helm. Soc. Wash. **44**, 206–209. – **42.** FAYER, R. (1977): Production of Sarcocystis cruzi sporocysts by dogs fed experimentally infected and naturally infected beef. J. Parasit. **63**, 1072–1075. – **43.** FAYER, R. (1979): Multiplication of Sarcocystis bovicanis in the bovine bloodstream. J. Parasit. **65**, 980–982. – **44.** FAYER, R., R. G. LEEK (1979): Sarcocystis transmitted by blood transfusion. J. Parasit. **65**, 890–893. – **45.** FAYER, R., M. N. LUNDE (1977): Changes in serum and plasma proteins and in IgG and IgM antibodies in calves experimentally infected with Sarcocystis from dogs. J. Parasit. 63, 438–442. – 46. FAYER, R., G. P. LYNCH (1979): Pathophysiological changes in urine and blood from calves experimentally infected with Sarcocystis cruzi. Parasitology 79, 325–336. – 47. FAYER, R., K. W. PRASSE (1981): Hematology of experimental acute Sarcocystis bovicanis infection in calves. I. Cellular and serologic changes. Vet. Path. 18, 351–357. – 48. FAYER, R., A. J. JOHNSON, M. LUNDE (1977): Abortion and other signs of disease in cows experimentally infected with Sarcocystis from dogs. J. Inf. Dis. 134, 624–628. – 49. FISCHER, G. (1979): Die Entwicklung von Sarcocystis capracanis n. spec. in der Ziege. FU Berlin: Vet. med. Diss. – 50. FOGGIN, C. M. (1980): Sarcocystis infection and granulomatous myositis in cattle in Zimbabwe. Zimbabwe Vet. J. 11, 8–13. – 51. FRELIER, P. F. (1980): Experimentally induced bovine sarcocystosis: correlation of in vitro lymphocyte function with structural changes in lymphoid tissue. Amer. J. Vet. Res. 41, 1201–1207. – 52. FRELIER, P. F., I. G. HAYHEW, R. POLLOCK (1979): Bovine sarcocystosis: pathologic features of naturally occurring infection with Sarcocystis cruzi. Amer. J. Vet. Res. 40, 651–657. – 53. FRELIER, P. F., I. G. MAYHEW, R. FAYER, M. N. LUNDE (1977): Sarcocystosis: a clinical outbreak in dairy calves. Science 195, 1341–1342. – 54. GILES, R. C., R. TRAMONTIN, W. L. KADEL, K. WHITAKER, D. MIKSCH, D. W. BRYANT, R. FAYER (1980): Sarcocystosis in cattle in Kentucky. J. Amer. Vet. Med. Ass. 176, 543–548. – 55. HERNANDEZ, S., F. MARTINEZ, R. CALERO, T. MORENO, I. NAVARRETE (1980): Parasitos del ciervo (Cervus elaphus) en Córdoba. Rev. Ibérica Parasit. 40, 93–106. – 56. HEYDORN, A. O., S. HARALAMBIDIS (1982): Zur Entwicklung von Sarcocystis capracanis Fischer, 1979. Berl. Münch. Tierärztl. Wschr. 95, 265–271. – 57. HEYDORN, A. O., S. HARALAMBIDIS, F. R. MATUSCHKA (1981): Zur Chemoprophylaxe und Therapie der akuten Sarkosporidiose. Berl. Münch. Tierärztl. Wschr. 94, 229–234. – 58. HIEPE, T., S. NICKEL, R. JUNGMANN, U. HANSEL, C. UNGER (1980): Untersuchungen zur Ausscheidung von Sporozoen-Fäkalformen bei Jagdhunden, Rotfüchsen und streunenden Hauskatzen sowie zum Vorkommen von Muskelsarkosporidien bei Wildtieren. Monatsh. Vet.-Med. 35, 335–338. – 59. HIEPE, F., T. HIEPE, P. HLINAK, R. JUNGMANN, R. HORSCH, B. WEIDAUER (1979): Experimentelle Infektion des Menschen und von Tieraffen (Cercopithecus callitrichus) mit Sarkosporidien-Zysten von Rind und Schwein. Arch. Exp. Vet. Med. 33, 819–830. – 60. HINAIDY, H. K. (1980): Vereinfachte Homogenatmethode zum Nachweis von Sarkosporidien (Miescherschen Schläuchen) bei Schlachtrindern. Wien. Tierärztl. Mschr. 67, 54–55. – 61. HINAIDY, H. K., A. BURGU, R. SUPPERER, K. KALLAB (1979): Sarkosporidienbefall des Rindes in Österreich. Wien. Tierärztl. Mschr. 66, 181–184. – 62. IPPEN, R., K. BLAŽEK, D. HENNE, A. KOTRLÝ (1974): Ein Beitrag zur Sarkosporidiose der Zoo- und Wildtiere. Verhandlungsh. XVI. Internat. Symp. Erkr. Zootiere 315–321. – 63. JUNGMANN, R., W. KNOCH (1980): Möglichkeiten des Sarkosporidiennachweises unter besonderer Berücksichtigung der Artendifferenzierung. Mh. Vet. Med. 35, 947–949. – 64. JUNGMANN, R., V. BERGMANN, T. HIEPE, T. NEDJARI (1977): Untersuchungen zur septikämisch verlaufenden experimentellen Sarcocystis-bovicanis-Infektion des Rindes. Mh. Vet. Med. 32, 885–889. – 65. LANDSVERK, T. (1979): An outbreak of sarcocystosis in a cattle herd. Acta Vet. Scand. 20, 238–244. – 66. LANDSVERK, T., B. BRATBERG (1979): Polyarteritis nodosa associated with sarcocystosis in a lamb. Acta Vet. Scand. 20, 306–308. – 67. LANDSVERK, T., H. GAMLEM, R. SVENKERUD (1978): A Sarcocystis-like protozoon in a sheep with lymphadenopathy and myocarditis. Vet. Pathol. 15, 186–195. – 68. LEEK, R. G., R. FAYER (1978): Sheep experimentally infected with Sarcocystis from dogs. II. Abortion and disease in ewes. Cornell Vet. 68, 108–123. – 69. LEEK, R. G., R. FAYER (1980): Amprolium for prophylaxis of ovine Sarcocystis. J. Parasit. 66, 100–106. – 70. LEEK, R. G., R. FAYER, A. J. JOHNSON (1977): Sheep experimentally infected with Sarcocystis from dogs. I. Disease in young lambs. J. Parasit. 63, 642–650. – 71. LEVINE, N. D., W. TADROS (1980): Named species and hosts of Sarcocystis (Protozoa: Apicomplexa: Sarcocystidae). Systematic Parasit. 2, 41–59. – 72. LUNDE, N. M., R. FAYER (1977): Serologic tests for antibody to Sarcocystis in cattle. J. Parasit. 63, 222–225. – 73. MARKUS, M. B. (1978): Sarcocystis and Sarcocystosis in domestic animals and man. Adv. Vet. Sci. Comp. Med. 22, 159–193. – 74. MARKUS, M. B. (1981): Sarcocystosis in domestic animals. J. South Afr. Vet. Ass. 52, 350. – 75. MEHLHORN, H., A. O. HEYDORN (1978): The sarcosporidia (Protozoa, Sporozoa): life cycle and fine structure. Adv. Parasit. 16, 43–91. – 76. MESHKOV, S. (1978): The jackal, a new final host for Sarcocystis. Vet. Sbirka 76, 33–34. – 77. MOORE, S. (1980): Two types of ovine Sarcocystis macrocysts distinguished by periodic acid-Schiff staining of the cyst walls. New Zealand Vet. J. 28, 101–102. – 78. MUNDAY, B. L. (1978): Cats as definitive hosts for Sarcocystis of sheep. New Zealand Vet. J. 26, 166. – 78. MUNDAY, B. L. (1979): The effect of Sarcocystis ovicanis on growth rate and haematocrit in lambs. Vet. Parasit. 5, 129–135. – 80. NAVARRETE, I., S. HERNANDEZ, F. MARTINEZ (1979): Sarcocystis sp. en Cervus elaphus. 2° Congr. Nac. Parasit. León 1979, 52. – 81. O'DONOGHUE, P. J. (1978): Factors influencing the epidemiology of the ovine sarcosporidiosis; and the development of Sarcocystis tenella in specific-pathogen-free (SPF) sheep. Ph. D. Thesis, Univ. Adelaide. – 82. O'DONOGHUIE, P. J., E. GÖBEL (1981): The schizogonous proliferation and tissue cyst development in sheep of Sarcocystis sp. from dogs: as revealed by light and electron microscopy. 6th Int. Congr. Protozoology, Warszawa, Poland. – 83. OGASSAWARA, S., T. NIKITIN, C. E. LARSSON, M. H. M. A. LARSSON, O. J. M. BARBUTO, M. K. HAGIWARA (1978): Infecção experimental de cães com coração de bovino parasitado por Sarcocystis sp. Rev. Fac. Med. Vet. Zoot. Univ. São Paulo 15, 51–57. – 84. PACHECO, N. D., R. FAYER (1977): Fine structure of Sarcocystis cruzi schizonts. J. Protozool. 24, 382–388. – 85. PRASSE, K. W., R. FAYER (1981): Hematology of experimental acute Sarcocystis bovicanis infection in calves. II. Serum biochemistry and hemostasis studies. Vet. Path. 18, 358–367. – 86. PROCTOR, S. J., D. BARNETT, O. H. V. STALHEIM, R. FAYER (1977): Pathology of Sarcocystis fusiformis in cattle. Proc. 19th Ann. Meeting Amer. Ass. Vet. Lab. Diagn. 329–336. – 87. RATZ, S. VON (1909): Die Sarcosporidien und ihre in Ungarn vorkommenden Arten. Állattani Közlemények 7, 1–37. – 88. REITER, J., G. WEILAND, B. ROSCHER, J. MEYER, K. FRAHM (1981): Versuche zum serologischen Nachweis der Sarkosporidiose an experimentell mit Sarkosporidien infizierten Rindern und Schafen. Berl. Münch. Tierärztl. Wschr. 94, 425–430. – 89. RIMAILA-PÄRNÄNEN, E., S. NIKANDER (1980): Generalized eosinophilic myositis with sarcosporidiosis in a Finnish cow. Nord. Vet. Med. 32, 96–99. – 90. SCHMITZ, J. A., W. W. WOLF (1977): Spontaneous fatal sarcocystosis in a calf. Vet. Path. 14, 527–531. – 91. SCHRAMLOVÁ, J., K. BLAŽEK (1978): Ultrastruktur der Cystenwand der Sarkosporidien des Rehes (Capreolus capreolus L.) Z. Parasitenk. **55**, 43–48. – **92**. SPEER, C. A., J. P. DUBEY (1981): An ultrastructural study of 1st-generation and 2nd-generation merogony in the coccidian Sarcocystis tenella. J. Protozool. **28**, 424–431. – **93**. TADROS, W., W. HAZELHOFF, J. J. LAARMAN (1979): The detection of circulating antibodies against Sarcocystis in human and bovine sera by the enzyme-linked immunosorbent assay (ELISA) technique. Acta Leidensia **47**, 53–63. – **94**. VOIGT, W. P., A. O. HEYDORN (1981): Chemotherapy of sarcosporidiosis and theileriosis in domestic animals. Zbl. Bakt. Hyg., I Abt. Orig. A **250**, 256–259. – **95**. WILKENS, S. (1981): Untersuchungen über die Ansteckungsmöglichkeiten von Rindern mit Taenia saginata und Sarcocystis spp. auf Abwasserberegnungsflächen und über das Absetzverhalten von Helmintheneiern in vitro. Hannover: Vet. Med. Diss. – **96**. ZASUKHIN, D. N., A. GADAEV (1978): O tsikle razvitiya sarkosporidii krupnogo rogatogo skota. Parazitologiya Leningrad **12**, 97–100. – **97**. MUNDAY, B. L. (1981): Premature parturition in ewes inoculated with Sarcocystis ovicanis. Vet. Parasit. **9**, 17–26. – **98**. WEILAND, G., I. REITER, J. BOCH (1982): Möglichkeiten und Grenzen des serologischen Nachweises von Sarkosporidieninfektionen. Berl. Münch. Tierärztl. Wschr. **95**, 387–391. – **99**. DOLZHIKOV, M. A., L. T. AZARYAN, T. G. VOSKRESENSKAYA (1982): Sarcocystis infection in lambs. Veterinariya Mosc. **2**, 47–49. – **100**. PELHKAR, D. K., H. L. SHAH (1982): Prevalence of Sarcocystis in goats in Madhya Pradesh. Indian Vet. J. **59**, 110–114. – **101**. DUBEY, J. P. (1982): Quantitative parasitemia in calves fed Sarcocystis cruzi sporocysts from coyotes. Am. J. Vet. Res. **43**, 1085–1086. – **102**. ERBER, M. (1982): Life cycle of Sarcocystis tenella in sheep and dog. Z. Parasitenk. **68**, 171–180. – **103**. SPEER, C. A., J. P. DUBEY (1982): Scanning and transmission electron microscopy of ovine mesenteric arteries infected with first-generation meronts of Sarcocystis tenella. Can. J. Zool. **60**, 203–209. – **104**. SPEER, C. A., J. P. DUBEY (1982): Sarcocystis wapiti sp. nov. from the North American wapiti (Cervus elaphus). Can. J. Zool. **60**, 881–888.

Piroplasmosen

Piroplasmen, zur Ordnung Piroplasmida gehörend, parasitieren hauptsächlich in den Blutzellen von Säugetieren. Sie werden durch Zecken übertragen, verursachen vor allem in tropisch-subtropischen Ländern bei Haus- und Nutztieren Erkrankungen und bewirken oft erhebliche wirtschaftliche Verluste. Es werden zwei Familien unterschieden: Babesiidae (Gattung Babesia), die sich im Warmblüter ausschließlich in den Erythrozyten vermehren und Theileriidae (Gattung Theileria), bei denen eine Vermehrungsphase in den Lymphozyten dem Befall der roten Blutkörperchen vorangeht.

Während der rumänische Tierarzt BABES 1888 erstmals Mikroorganismen in den Erythrozyten bei Schafen und Rindern fand, wies ROBERT KOCH 1898 Theileria parva als Erreger des afrikanischen Ostküstenfiebers nach. Ihm gelang es ferner, Entwicklungsstadien auch in Überträgerzecken festzustellen und damit epidemiologische Zusammenhänge aufzuklären.

So verschieden die Ansichten über die systematische Zuordnung der Piroplasmen in den letzten Jahren waren, so klar ist nunmehr ihre Stellung innerhalb der Sporozoa, nachdem bei Theilerien der Gamogoniezyklus in der Zecke aufgeklärt worden ist.

Babesiose

Babesien werden entsprechend ihrer Größe in große (größer als 3 µm) und in kleine Arten (kleiner als 3 µm) unterteilt. Die Babesien sind je nach Entwicklungsstadium amöboid, ringförmig oder birnförmig. Charakteristisch sind große Rund- und Zwillingsformen. Babesien vermehren sich kontinuierlich, zerstören die roten Blutkörperchen und führen bei den befallenen Tieren zu Hämoglobinurie, Intoxikationen und Anämie. Letztere steht oft in keinem Verhältnis zu einer nur schwachen Parasitämie. Es wird angenommen, daß Plasmaantigene der Babesien sich an der Oberfläche befallener, aber auch nicht befallener Erythrozyten anlagern. Die immunologisch kompetenten Zellen reagieren dann auf diese Erythrozyten wie auf spezifisches Babesien-Antigen. Die Folge ist eine verstärkte Erythrozytenphagozytose und damit eine Anämie.

Die Übertragung der Babesien durch Zecken erfolgt in der Regel transovariell, jedoch wird bei mehrwirtigen Ixodiden auch eine Stadium-zu-Stadium-Übertragung (z. B. Zeckenlarve saugt infiziertes Blut, Nymphe oder adulte Form überträgt den Erreger) beobachtet.

Entwicklung Nach Aufnahme von Babesia-haltigen Erythrozyten des Rindes entwickeln sich im Darmlumen der Zecken männliche und weibliche Gamonten (sog. Strahlenkörper); die aus der Verschmelzung von Makro- und Mikrogameten entstehenden Zygoten differenzieren sich zu Kineten. Diese dringen in die Epithelzellen des Darmes ein, wo eine weitere Vermehrungsphase erfolgt. Aus ihnen entsteht eine große Anzahl Sporokineten, die nunmehr in die Hämolymphe, die Muskulatur und andere Organe eindringen, wobei besonders das Ovar bevorzugt und somit die Eier befallen werden. Nur die in den Zeckeneiern befindlichen Sporokineten geben im allgemeinen die Infektion weiter; daher ist bei Babesien die transovarielle Übertragung die Regel. Bei der bei manchen Zeckenarten auch möglichen Stadium-zu-Stadium-Übertragung dringen Sporokineten in die Speicheldrüsen der Zecken, wo die Sporogonie abgeschlossen wird; mit dem Speichel gelangen die infektionstüchtigen Sporozoiten in den Endwirt.

Der Zeitpunkt der Übertragung der Babesia-Sporozoiten nach Beginn des Saugaktes der Zecke hängt von der Babesienart sowie vom Vektor ab. So wird z. B. Babesia divergens bereits 1 Tag nach dem Anheften des Ixodes ricinus übertragen. Bei Babesia bigemina dagegen beginnt die Infektion erst nach 9 Tagen durch Nymphen bzw. nach 16 Tagen durch die Adulten der einwirtigen Boophilus-Zecke. Im Rind dringen die mit dem Speichel der Zecke abgegebenen Sporozoiten in Erythrozyten ein, wo sie sich mehrfach teilen (Bildung von Merozoiten). Ältere Tiere sind grundsätzlich empfänglicher als 3–5 Monate alte Jungrinder (31).

Pathogenese Auch eine einmalige Infektion führt nach der primären Parasitämie in unregelmäßigen Abständen mehrfach zu Rezidiven, da die Babesien auch Antigenvarianten bilden können, die einen länger anhaltenden latenten Befall ermöglichen. In enzootischen Gebieten sind sicherlich die laufenden Neuinfektionen für die Aufrechterhaltung der Parasitämie verantwortlich. Eine intrauterine Infektion wurde bei Babesia bovis beschrieben (33); ein nur 1 Tag altes Kalb starb an einer zerebralen Babesiose mit einer starken Anreicherung und Verklumpung babesienbefallener Erythrozyten in den Gehirnkapillaren. Zusätzlich wurde noch eine intravaskuläre Hämolyse beobachtet.

Die klinischen Symptome sind abhängig von der Virulenz des Erregerstammes, und damit von der Konzentration der Babesien im Blut, sowie vom Immunstatus des Wirtstieres (18). Eine einzige infizierte Zecke genügt, um eine letale Babesiose hervorzurufen. Die akute Babesiose ist gekennzeichnet durch hohes, etwa 1 Woche anhaltendes Fieber (bis 42°C) sowie durch Mattigkeit, Freßunlust, blasse und ikterische Schleimhäute, Absinken des Hämatokrit unter 10 % und Auftreten von Hämoglobinurie etwa 2–3 Tage nach Fieberbeginn; nach weiteren 6–10 Tagen verenden die Tiere. Für die in enzootischen Gebieten übliche chronische Verlaufsform sind einzelne Fieberschübe, sich verstärkende Anämie, verlangsamte Gewichtszunahmen bei Masttieren, um 20–40 % reduzierte Milchleistung bei Kühen sowie bei Jungtieren eine Leukozytose und Monozytose charakteristisch (27). Relativ selten ist die zerebrale Babesiose; eine intravaskuläre Koagulation befallener Erythrozyten und die Verstopfung der Kapillaren bewirken eine Kapillarblockade, die zu erheblichen zentral-nervösen Störungen und zu einem subakuten Verlauf Anlaß geben kann.

Pathologisch-anatomisch sind Leberzelldegenerationen, Hyperfunktionsikterus, stark vergrößerte Milz, ödematöse Magendarmschleimhäute mit petechialen Blutungen sowie braun- bis dunkelroter Urin auffällig. Die Splenomegalie kann vereinzelt auch zu einer Milzruptur führen.

Die einzelnen Babesienarten haben meist ein sehr enges Wirtsspektrum. Vielfach wird eine Resistenz der Jungtiere gegenüber Babesienerkrankungen beobachtet. Sie beruht auf der passiven Antikörperübertragung durch das Kolostrum. Andererseits wird aber auch eine Jugendresistenz angenommen. In enzootischen Gebieten verläuft die Infektion daher bei Jungtieren symptomlos und mit nur ganz geringer Parasitämie. Zebus sind weniger empfänglich für Zecken und auch resistenter gegen Babesiose als andere Rinderrassen.

Rind

Beim Rinde kommen folgende 4 Babesienarten vor:

▷ Babesia bovis (syn. B. argentina, B. berbera, B. colchica),
▷ Babesia bigemina,
▷ Babesia major,
▷ Babesia divergens (syn. B. caucasica, B. occidentalis, B. carelica).

Die meisten Taxonomen haben sich für diese 4 Species entschieden (19); die anderen in der

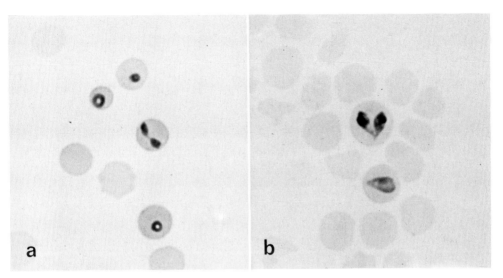

Abb. 24 Babesien des Rindes (2000 × vergr.)

a = Babesia bovis; b = Babesia bigemina

Literatur verschiedentlich aufgeführten Arten gelten als Synonyma.

Babesia bovis STARCOVICI, 1893, der Erreger der seuchenhaften Hämoglobinurie des Rindes: siegelringförmig oder oval (*Abb. 24a*); 2,4 × 1,5 µm groß; Teilungsformen im Zentrum des Erythrozyten, bilden einen spitzen Winkel; das Verbreitungsgebiet reicht von der UdSSR über Südeuropa bis nach Frankreich; kommt ferner in Asien, Nord-, West-, Zentral- und Südafrika, in Australien, Mittel- und Südamerika vor; Überträger sind Boophilus annulatus, B. microplus und B. decoloratus sowie Rhipicephalus bursa und Ixodes ricinus.

Entwicklung Nach Aufnahme von roten Blutkörperchen mit Merozoiten entwickeln sich in den Darmepithelien der Überträgerzecke nach der Gamogonie bereits nach 96 Stunden Kineten (15,8 × 3,0 µm), die über die Hämolymphe in die reifen Zeckeneier eindringen (transovarielle Übertragung). Bereits 48 Stunden nach Ansetzen derartig infizierter Zeckenlarven waren in entmilzten Kälbern die Erreger im Blut nachweisbar.

Pathogenese Etwa 8 Tage nach der Infektion lassen sich erstmals Parasiten im peripheren Blut nachweisen; 2-3 Tage später zeigen die Tiere Fieber (41,0-41,5 °C) und haben ein struppiges Haarkleid; Anämie, Hämoglobinurie und Ikterus werden deutlich; trockener Kot, Muskelzittern und allgemeine Schwäche folgen. In besonders schweren Fällen kommt es zur Verklumpung von befallenen Erythrozyten und zur Blockierung von Gehirnkapillaren. Wenige Stunden vor dem Tod fällt die Körpertemperatur auf subnormale Werte. Andererseits erholen sich akut erkrankte Tiere vielfach rasch innerhalb weniger Tage (23). Das klinische Bild ist teilweise recht unterschiedlich, da B. bovis in verschiedenen Stämmen vorkommt, die gegenseitig auch nicht immunisieren (18). B. bovis verliert durch schnelle Blutpassagen in splenektomierten Kälbern an Virulenz; diese nimmt andererseits durch normale Kälberpassagen zu (2). Über die Möglichkeit einer Vakzinierung liegen nur vereinzelte Untersuchungen vor (39).

Babesia bigemina (SMITH und KILBORNE, 1893), Erreger des Texasfiebers in tropischen und subtropischen Gebieten Afrikas, Australiens (red water), Mittel- und Südamerikas sowie vereinzelt in Südeuropa; rund, oval und birnförmig (*Abb. 24b*), 4-5 × 2-3 µm groß; die Überträger sind einwirtige Boophilus-Arten (B. annulatus, B. decoloratus, B. micro-

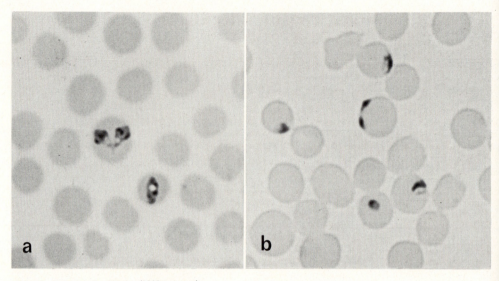

Abb. 25 Babesien des Rindes (2000 × vergr.)

a = Babesia major; b = Babesia divergens

plus). Erst die ab der 56. Stunde der Eiablage abgesetzten Zeckeneier sind optimal (bis zu 90%) infiziert. Auch wenn infizierte B. microplus-Weibchen signifikant weniger Eier legen als nichtinfizierte, besteht kein Unterschied in der Entwicklung der abgesetzten Eier (4).

Pathogenese Die Krankheit verläuft bei älteren Rindern vielfach akut, mit einer Mortalität bis zu 50%; Parasitämie erstmals feststelbar nach 13–14 Tagen (34). Nach einer Inkubation von 8–15 Tagen treten Fieber, Anämie, Ikterus und Hämoglobinurie auf. In chronischen Fällen fehlt das Blutharnen; abwechselnd Durchfall und Obstipation sowie Anämie und Ikterus stehen im Vordergrund.

In tropischen Gebieten mit weitverbreitetem Babesia bigemina-Befall können importierte hochempfindliche Rinder, da wirksame Impfstoffe noch fehlen, durch eine »kontrollierte Infektion« künstlich prämunisiert werden. Nach »Vakzinierung« mit 5 ml Blut eines latent befallenen Spendertieres werden bei Auftreten von Körpertemperaturen über 39,4 °C Blutausstriche untersucht und die Tiere, sobald die Parasitämie 1% übersteigt, mit ⅓ der therapeutischen Berenildosis behandelt.

Babesia major (SERGENT et al., 1926), eine nur wenig pathogene Art in Europa (in Deutschland beschränkt auf die norddeutschen Küstengebiete), Afrika, Südamerika und der UdSSR; Merozoiten birnförmig (3,3–3,5 × 1,6 µm) oder oval; Teilungsstadien bilden einen spitzen Winkel (*Abb. 25 a*) und liegen vorwiegend zentral im Erythrozyten, sind mikroskopisch von B. bigemina nicht zu differenzieren (36); Überträger Haemaphysalis punctata (1, 17). Die Übertragung erfolgt transovariell und durch Nymphen. Die Berichte über die Pathogenität sind recht unterschiedlich; im allgemeinen fehlt die Hämoglobinurie, gelegentlich tritt jedoch Splenomegalie auf, die eine Milzruptur zur Folge haben kann.

Babesia divergens (M-FADYEAN und STOCKMAN, 1911), Erreger des Weiderot (Blutharnen) des Rindes, vornehmlich in Großbritannien, Frankreich entlang der Westküste, den Niederlanden, Österreich und Deutschland; Merozoiten (B. bovis sehr ähnlich) 1,7 × 1,1 µm groß, meist keulenförmig, liegen vorwiegend marginal im Erythrozyten und bilden einen stumpfen Winkel (*Abb. 25 b*); Übertragung durch Ixodes ricinus, vornehmlich transovariell, aber auch von Stadium zu Stadium sowie mit der Injektionsnadel möglich. Die Infektion ging experimentell nach Entmilzung bei Muffel-, Dam-, Rot- und Rehwild, beim

Ren auch ohne Splenektomie an, jedoch nicht bei Schaf und Ziege.

Pathogenese Die Erkrankung tritt in Mitteleuropa vornehmlich in den Monaten Mai/Juni (10) und September auf. Klinisch ist bei Kälbern, wenn die Infektion überhaupt haftet, der Verlauf mild; sie zeigen Fieber und verminderte Freßlust für wenige Tage, während bei Jährlingen und erwachsenen Rindern nach einer Inkubation von 7 Tagen hochgradige Störungen des Allgemeinbefindens, Fieber, Pansenparese, Durchfall, Analspasmen, Anämie, Ikterus und Hämoglobinurie beobachtet werden. Neben dem Befall der Erythrozyten sind niedrige Hämatokritwerte, Erythropenie (1–3 Mill./mm^3) mit Anisozytose sowie mit Lymphozytose (bis 80 % der Leukozyten) die auffallendsten Blutveränderungen. Die Herzfrequenz ist erhöht (120 Schläge/Min.), die Atemfrequenz bei schon anämischen Tieren auffallend niedrig. Vor Eintritt des Todes werden subnormale Körpertemperaturen und häufig Festliegen beobachtet. Nach Überstehen der Erkrankung bildet sich eine länger andauernde Prämunität aus; die Tiere bleiben für mehrere Jahre Parasitenträger und damit Ansteckungsquelle. Mit Fasciola hepatica infizierte Jungrinder reagieren auf Babesia divergens mit höherem Fieber und länger andauernder Parasitämie (11).

Diagnose Bei Weiderindern stützt sich die Diagnosestellung auf die klinischen Symptome, das jahreszeitlich eng begrenzte Auftreten sowie den Nachweis der typisch gelegenen und zahlreichen Teilungsformen im Blut (während der Fieberphase im ersten Tropfen von Kapillarblut besonders stark angereichert). Bei der Sektion fallen Vergrößerung der Milz, Degeneration von Leberparenchym und Nierenglomerula, Lungenödem und katarrhalische Gastroenteritis mit zahlreichen Nekroseherden auf. Differentialdiagnostisch kommen alimentäre Intoxikationen (chronische Adlerfarnvergiftung, akute Vergiftung mit Kohl, Raps, Ringelkraut u. a.), die puerperale Hämoglobinurie und die traumatisch bedingte Hämaturie in Betracht.

Während eine frische Babesieninfektion im allgemeinen sicher durch den direkten Erregernachweis im gefärbten Blutausstrich diagnostiziert wird, lassen sich latente Infektionen mit Hilfe serologischer Methoden nachweisen. ELISA, IFAT und IHA sind gleichermaßen zum Nachweis von Babesienantikörpern geeignet, während die KBR nur bei frischen Infektionen positiv wird (28, 35). Dabei werden IFAT und ELISA schon frühzeitig (16, 25), der IHA etwas später positiv. Auch besteht eine gute Übereinstimmung der mit Seren bzw. mit Trockenblut auf Papierstreifen erzielten Ergebnisse bezüglich der Empfindlichkeit und Spezifität; die Filterpapierproben sind besonders unter Feldbedingungen einfach zu gewinnen und auch bei höheren Temperaturen sicher zu lagern (30). Neuerdings wurde zum Nachweis von B. bovis ein Radioimmunassay mit hoher Spezifität erarbeitet, der mit dem IHA vergleichbare Ergebnisse bringt (13).

Der serologische Nachweis zirkulierender Babesien-Antigene, der bisher nur bei starker Parasitämie gelang, würde ein genaueres Bild über den tatsächlichen Infektionsstatus eines Rindes vermitteln; derartige Antigene verschwinden rasch aus dem Serum nach erfolgreicher Therapie, während Antikörper noch mehrere Monate festzustellen sind (5, 26). Für den direkten B. divergens-Nachweis eignen sich Gerbils (Meriones unguiculatus) als Versuchstiere ausgezeichnet, auch bei sehr geringer Parasitendichte (14, 15); allerdings sind mindestens 10^4 befallene Erythrozyten zu applizieren, anderenfalls kommt es nur zu einer vorübergehenden leichten Erkrankung und zu einer sterilen Immunität (38).

Bekämpfung Allgemein lassen sich die sogenannten »großen« Babesienarten (B. bigemina, B. major) chemotherapeutisch besser beeinflussen als die »kleineren« B. bovis und B. divergens. Als Chemotherapeutika stehen derzeit 3 Präparate zur Verfügung: Acaprin® wird, bei erst kurz aufgetretener Hämoglobinurie, in Dosen von 2 ml der 5 %igen Lösung/100 kg Kgw. bei Jungrindern, von 1,5 ml/100 kg Kgw. bei schweren Tieren s.c. (Triel, Schwanzfalte) verabreicht; besteht die Hämoglobinurie bereits mehr als 24 Stunden, sollte die Dosis auf 2 Injektionen im Abstand von 1–3 Stunden verteilt werden. Berenil® ist für Rinder weitaus verträglicher und in Dosen von 3,5–10 mg/kg Kgw. ausgezeichnet wirksam. Das Imidazolincarbanilid Imidocarb (Imizol®) hat sich in Dosen von 2–3,6 mg/kg

Kgw. gegen B. divergens ebenfalls bewährt (6, 24). Die für die einzelnen Präparate erforderlichen Dosierungen sind von Babesienstamm, Stadium der Infektion und individuellen Faktoren abhängig.

Zur Prophylaxe bietet sich auch eine Vakzinierung an. So konnten Jungrinder durch die Applikation von mit 25–30 krad bestrahltem B. divergens-Blut (24, 29) oder von bei −60 °C gelagerten B. bigemina-Stabilaten (7) vor sonst letalen Testinfektionen geschützt werden. In Österreich wurde in den letzten Jahren eine Schutzimpfung mit 3 Babesia divergens-Vollblut-Totvakzinen durchgeführt; dabei hatte sich in Feldversuchen der Formalin-Impfstoff am besten bewährt (10). Es müssen weitere Versuche aufzeigen, ob in Gebieten mit hoher Zeckendichte die Prämunisierung eine wirtschaftlich tragbare Methode darstellt.

Die beste Prophylaxe besteht in der systematischen Zeckenbekämpfung durch Anwendung von länger haftenden Insektiziden (Sprays, Dips) in regelmäßigen, der Wirtigkeit der entsprechenden Überträgerzeckenart angepaßten Abständen. Hier sei auf die spezielle tropenveterinärmedizinische Literatur verwiesen.

Neuerdings ist in Japan bei Rindern eine weitere Babesienart isoliert und als *Babesia ovata* MINAMI und ISHIHARA, 1980 beschrieben worden. Diese Spezies unterscheidet sich sowohl morphologisch als auch serologisch von den anderen 4 Rinder-Babesienarten; Überträger ist Haemaphysalis longicornis. Es handelt sich um eine relativ pathogene Art, bei der eine deutliche Hämoglobinurie auftritt. Diese Spezies bewirkt keine Immunität gegen die anderen Babesienarten.

Auch in Südafrika wurde neuerdings eine weitere von Hyalomma marginatum rufipes übertragene Rinderbabesienart erstmals festgestellt, die sich serologisch von B. bigemina, B. divergens, B. bovis und B. major unterscheiden läßt; sie wird als *Babesia occultans* bezeichnet (37).

Schaf und Ziege

Bei kleinen Hauswiederkäuern in Europa sowie in tropisch-subtropischen Gebieten Afrikas, Amerikas und Asiens kommen drei Babesia-Arten vor.

Babesia motasi WENYON, 1926, ist die pathogenere mittelgroße Babesienart des Schafes. Sie ist meist birnförmig, 2,5–4 × 2 µm groß, zeigt nur wenige Teilungsformen, die einen spitzen Winkel bilden. Als Überträger gelten die zweiwirtige Rhipicephalus bursa (nicht in Deutschland) sowie Ixodes ricinus, Dermacentor marginatus und Haemaphysalis punctata (14, 32). Die transovarielle Übertragung ist die Regel, Stadium-zu-Stadium-Übertragung möglich. B. motasi kommt in Deutschland selten, in Schweden dagegen häufig vor (3). Vermutlich ist das wenig pathogene Verhalten durch die seltenen Schafpassagen bedingt, die der Lebensweise von Ixodes ricinus entsprechend nur jeweils in 2–3jährigen Abständen stattfinden. Muffel-, Rot- und Damwild erwiesen sich als empfänglich.

Babesia ovis (BABES, 1892) ist rundlich mit Durchmessern von 1,5–2,5 µm, liegt gewöhnlich im Erythrozyten marginal und teilt sich im stumpfen Winkel. Rhipicephalus-Arten sind die Vektorzecken, wobei Rh. bursa als Hauptüberträger anzusehen ist. Auch wenn B. ovis weniger pathogen ist als B. motasi, treten doch vereinzelt innerhalb von 10 Tagen Todesfälle ein. Klinisch fallen mäßige Anämie, zunehmende Lymphozytose und Granulozytopenie auf. Für die Diagnosesicherung sind dicke Ausstriche sowie serologische Methoden, insbesondere der IFAT, geeignet.

Babesia crassa HASHEMI-FESHARKI und UILENBERG, 1981 wurde bei Schafen im Iran nachgewiesen. Charakteristisch für diese 2,5 × 2 µm große Babesie ist eine Vierfachteilung innerhalb der Erythrozyten. Sie ist für Schafe und Ziegen schwach pathogen und unterscheidet sich auch serologisch von B. motasi und B. ovis. Der Überträger ist unbekannt.

Für die Bekämpfung und Prophylaxe gilt dasselbe wie für die Babesien des Rindes; als Chemotherapeutikum beim Schaf hat sich Imizol®besonders, s. c. 1 mg/kg Kgw. zweimal im Abstand von 24 Stunden, bewährt (20). Dam- und Rotwild erwiesen sich, wenn auch nur für kurze Zeit, empfänglich für B. ovis.

Literatur

1. AESCHLIMANN, A., M. BROSSARD, G. QUENETT (1976): Contribution to knowledge on piroplasms in Switzerland. Acta Trop. **32**, 281–289. – **2.** CALLOW, L. L., L. T. MELLORS, W. MCGREGOR (1979): Reduction in virulence of Babesia bovis due to rapid passage in splenectomized cattle. Int. J. Parasitol. **9**, 333–338. – **3.** CHRISTENSSON, D., E. THUNEGARD (1981): Babesia motasi in sheep on the island of Gotland in Sweden. Vet. Parasitol. **9**, 99–106. – **4.** DAVEY, R. B. (1981): Effects of Babesia bovis on the ovipositional success of the southern cattle tick, Boophilus microplus. Ann. Entomol. Soc. America **74**, 331–333. – **5.** EBERT, U. (1982): Enzymserologische (ELISA) Untersuchungen zum Nachweis zirkulierenden Babesienantigens. München: Vet. med. Diss. – **6.** EUZEBY, J., Y. MOREAU, M. GAUTHEY (1980): Chemo-immunization against piroplasms: studies using cattle and dogs. Entomologie Médicale et Parasitologie **18**, 138–141. – **7.** GONZALEZ, E. F., R. A. TODEROVIC, K. C. THOMPSON (1976): Immunization against anaplasmosis and babesiosis: Part I. Evaluation of immunization using minimum infective doses under laboratory conditions. Tropenmed. Parasit **27**, 427–437. – **8.** HASHEMI-FESHARKI, R., G. UILENBERG (1981): Babesia crassa n sp. (Sporozoa, Babesiidae) of domestic sheep in Iran. Vet. Quarterly **3**, 1–56. – **9.** HINAIDY, H. K. (1981): Babesiasis of cattle in Austria. II. Studies on blood samples of naturally infected cattle. Wiener Tierärztl. Monatschr. **68**, 188–191. – **10.** HINAIDY, H. K. (1981): Babesiasis of cattle in Austria. III. Taxonomy and morphology of Babesia divergens. Zentralbl. Vet. Med. B **28**, 146–160. – **11.** HUGHES, D. L., R. E. PURNELL, D. W. BROCKLESBY (1977): The effect of initial Fasciola hepatica infection on the pathogenicity of subsequent Babesia divergens infections in intact and splenectomised calves. Vet. Rec. **100**, 320–321. – **12.** JOYNER, L. P., J. DONNELLY (1979): The epidemiology of babesial infections. Adv. Parasitol. **17**, 115–140. – **13.** KAHL, L. P., R. F. ANDERS, L. L. CALLOW, B. J. RODWELL, G. F. MITCHELL (1982): Development of a solid-phase radioimmunoassay for antibody to antigens of Babesia bovis infected bovine erythrocytes. Int. J. Parasitol. **12**, 103–109. – **14.** LEWIS, D., H. WILLIAMS (1979): Infection of the Mongolian gerbil with the cattle piroplasm Babesia divergens. Nature **278**, 170–171. – **15.** LEWIS, D. (1980): Ticks and tick-borne diseases. Part 3: cattle and sheep in Europe. Livestock International No. **38**, 10–11. – **17.** LIEBISCH, A., J. MELFSEN, M. S. RAHMAN (1976): Zum Vorkommen der Zecke Haemaphysalis punctata (Can. et Franz., 1877) und von Babesia major beim Rind in Norddeutschland. Berl. Münch. Tierärztl. Wschr. **89**, 477–480. – **16.** LATIF, B. M. A., M. S. SAID, S. R. ALI (1979): Effect of age on the immune response of cattle experimentally infected with Babesia bigemina. Vet. Parasitol. **5**, 307–314. – **18.** MAHONEY, D. F., J. D. KERR, B. V. GOODGER, I. G. WRIGHT (1979): The immune response of cattle to Babesia bovis (syn. B. argentina). Studies on the nature and specificity of protection. Int. J. Parasitol. **9**, 297–306. – **19.** MCCOSKER, P. J. (1981): The global importance of babesiosis. In: Ristic/Kreier, Babesiosis, 1–24. New York: Academic Press. – **20.** MICHAEL, S. A., A. H. EL REFAII (1982): The effect of imidocarb dipropionate on Babesia ovis infection in sheep. Trop. Anim. Hlth Prod. **14**, 1–2. – **21.** MINAMI, T., T. ISHIHARA (1980): Babesia ovata sp. n. isolated from cattle in Japan. Nat. Inst. Anim. Hlth. Quarterly **20**, 101–113. – **22.** OHMANN, H. (1980): Organisierte Prophylaxe gegen Rinderpiroplasmose in einem Jungrinderaufzuchtzentrum unter den Bedingungen eines Kooperationsverbandes. Vet. med. Diss. Berlin: Humboldt-Universität. – **23.** PURNELL, R. E. (1981): Babesiosis in various hosts. In: Ristic/Kreier, Babesiosis, 25–63. New York: Academic Press – **24.** PURNELL, R. E., D. LEWIS, E. R. YOUNG (1981): Quinuronium sulphate for the treatment of Babesia divergens infections of splenectomised calves. Vet. Rec. **108**, 538–539. – **25.** PURNELL, R. E., D. J. HENDRY, D. E. BIDWELL, P. TURP (1976): Microplate enzyme linked immunosorbent assay for antibody to Babesia divergens in cattle. Vet. Rec. **99**, 102. – **26.** RAUCH, J. (1981): Untersuchungen zum Nachweis von Antikörpern und von zirkulierenden Antigenen an experimentell mit Babesia divergens infizierten und an babesioseverdächtigen Rindern mit dem Enzyme-linked-immunosorbent-assay (ELISA), München: Vet. med. Diss. – **27.** REHMAN, A., G. G. ROYCHOUDHURY (1981): Haematological observations during experimental studies on babesiosis in cattle. Indian Vet. J. **58**, 355–358. – **28.** REIF, L. (1980): Der serologische Nachweis der Babesia divergens-Infektion des Rindes mit der Immunfluoreszenz, der indirekten Hämagglutination und dem Immuno-Enzymtest. München: Vet. med. Diss. – **29.** TAYLOR, S. M., J. KENNY, R. E. PURNELL, D. LEWIS (1980): Exposure of cattle immunised against redwater to tick challenge in the field: challenge by a homologous strain of B. divergens. Vet. Rec. **106**, 167–170. – **30.** TODOROVIC, R., R. GARCIA (1978): Comparison of the dried blood on filter paper and serum techniques for the diagnosis of ovine babesiosis utilizing the indirect fluorescent antibody (IFA) test. Tropenmed. Parasit. **29**, 88–94. – **31.** TRUEMAN, K. F., G. W. BLIGHT (1978): The effect of age on resistance of cattle to Babesia bovis. Austr. Vet. J. **54**, 301–305. – **32.** UILENBERG, G., M. C. ROMBACH, N. M. PERIE. D. ZWART (1980): Blood parasites of sheep in the Netherlands. II. Babesia motasi (Sporozoa, Babesiidae). Vet. Quarterly **2**, 3–14. – **33.** VOS, A. J. DE (1980): Epidemiology and control of bovine babesiosis in South Africa. XI. International Congr. Dis. of cattle. Tel-Aviv 29 October 1980. Vol. I. – **34.** WATTENDORF, S. (1980): Initiale Entwicklungsstadien von Babesisa bigemina im Darm weiblicher Zecken (Boophilus microplus). Hannover: Vet. med. Diss. – **34.** WEILAND, G. (1982): Möglichkeiten des serologischen Nachweises von Babesieninfektionen bei Hund und Rind. Fortschr. Vet. Med. **35**, 286–289. – **36.** ZWART, D., D. W. BROCKLESBY (1979): Babesiosis: Non-specific resistance, immunological factors and pathogenesis. Adv. Parasitol. **17**, 49–113. – **37.** GRAY, J. S., A. J. DE VOS (1981): Studies on a bovine Babesia transmitted by Hyalomma marginatum rufipes KOCH, 1844. – Onderst. J. Vet. Res. **48**, 215–223. – **38.** LEWIS, D., E. R. YOUNG, D. G. BAGGOTT, G. D. OSBORN (1981): Babesia divergens infection of the Mongolian gerbil: titration of infective dose and preliminary observations on the disease produced. J. Comp. Path. **91**, 565–572. – **39.** KUTTLER, K. L., M. G. LEVY, M. A. JAMES, M. RISTIC (1982): Efficacy of a nonviable culture-derived Babesia bovis vaccine. Am. J. Vet. Res. **43**, 281–284.

Theileriose

Theilerien vermehren sich im Wirbeltier asexuell in Lymphozyten (Koch'sche Kugeln) und finden sich später als runde, ovale oder kommaförmige Trophozoiten von 1–2 × 0,5 µm Größe in den Erythrozyten. Sie verursachen bei Rindern, Schafen und Ziegen vor

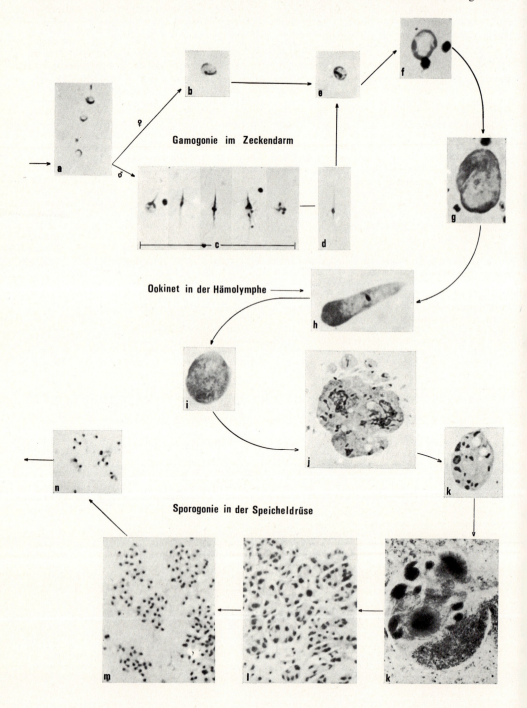

allem in Afrika, aber auch in Südosteuropa und Asien Erkrankungen und teilweise große Verluste. Ihre Übertragung erfolgt durch Schildzecken der Gattungen Rhipicephalus, Haemaphysalis, Amblyomma und Hyalomma. Es handelt sich dabei um eine Stadium-zu-Stadium-Übertragung, nicht um eine transovarielle; die aus dem Zeckenei schlüpfende Larve ist frei von Theilerien. Die einzelnen Theilerien-Arten werden nur von jeweils einer Schildzecken-Gattung übertragen.

Entwicklung Einzelheiten der sexuellen und asexuellen Entwicklung von Theilerien in der Zecke hat SCHEIN am Beispiel von Theileria annulata in Hyalomma anatolicum excavatum erstmals erarbeitet; sie sind in *Abb. 26* dargestellt.

Werden die intraerythrozytären, komma- und ringförmigen Merozoiten (*a*) von der Zeckennymphe mit der Blutmahlzeit aufgenommen, beginnt in deren Darm die sexuelle Differenzierung in männliche und weibliche Individuen (Gamogonie). Die Ausbildung zu Gamonten beginnt mit einer deutlichen Größenzunahme der Ringformen. Die Makroga-

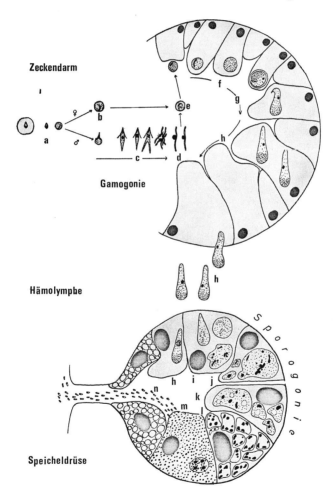

Abb. 26   Entwicklung von Theileria annulata in Nymphe und Adulte von Hyalomma anatolicum excavatum

a = Ringformen, **b** = Makrogamet, **c** = Entwicklung eines Mikrogamonten, **d** = Mikrogamet, **e** = Zygote, **f** und **g** = Zygoten in Darmzellen (10–12 Tage nach der Repletion); **h** = Ookinet in Hämolymphe (14 Tage nach Repletion); **i** = Sporont (Entwicklungsphase I); **j** = Sporont mit Sporoblast (Entwicklungsphase I, vor Beginn des Saugaktes); **k** = Sporont und Sporoblast (Entwicklungsphase II, 2 Tage nach Beginn des Saugaktes); **l** = Sporont (Entwicklungsphase III, 3 Tage nach Beginn des Saugaktes); **m** und **n** = Sporozoiten

monten (*b*) verbleiben in einer charakteristischen Rundform, deren Kern vom Rand her bogenförmig ins Zentrum weist. Mit der Ausstülpung eines »Sporns« wird die Differenzierung zu Mikrogamonten eingeleitet. Nach Streckung zu schlanken, spindelförmigen Mikrogamonten erfolgt die Kernteilung über ein zweikerniges und später vierkerniges Stadium (*c*). Durch den Zerfall des Mikrogamonten werden vier fadenförmige Mikrogameten frei (*d*). Nach der Syngamie erfolgt die Bildung der rundlichen Zygote (*e*). Diese Zygoten nehmen in den Epithelzellen des Darmes an Größe zu (*f*), schnüren sich einseitig ein (*g*) und bilden retortenförmige Kineten. Der keulenförmige bewegliche Kinet wird in den Darmepithelzellen frei, penetriert die Darmwand und gelangt über die Hämolymphe in die juvenilen Zellen der Speicheldrüse. In den Alveolarzellen transformieren sie sich zu runden Sporonten (*i*); diese werden größer, bilden Sporoblasten (*j*) und bleiben nun in dieser Phase der Entwicklung in den Alveolarzellen der inzwischen adulten Zecke bis zur Auffindung eines neuen Wirtes. Mit dem Saugbeginn setzt ein gewaltiger Vermehrungsprozeß der Parasiten mit Mehrfachteilung der Kerne und Plasmazunahme ein. Es bilden sich große vakuoläre und vielkernige Plasmakugeln, welche die Alveolen teilweise ausfüllen (*k*). Danach zerfallen die großen Kugeln in mehrere kleine Körper, die wenige dichte Kerne enthalten. Diese „Zytomere" bilden viele kleine Sporozoiten (*m*) mit einem polaren Kern und einem feinen kommaförmigen Zytoplasma. Nach dem Platzen der befallenen Alveolarzelle gelangen die infektiösen Sporozoiten in das Lumen der Alveole und über die Ausführungsgänge der Speicheldrüse(n) ins Rind.

Die *Entwicklung* der Theilerien im Wirbeltier beginnt mit der Inokulation der Sporozoiten etwa 3–4 Tage nach dem Ansaugen der befallenen Zecke. Der Verbleib der Parasiten während der 14tägigen Inkubationszeit ist noch unbekannt. Erst im Punktat der geschwollenen Lymphknoten lassen sich die als Koch'sche Kugeln bekannten Schizonten (*Abb. 27*) in den Lymphozyten nachweisen, mit denen sie sich teilen. Theilerien transformieren ihre Wirtszellen zu riesenwüchsigen Lymphoblastoidzellen; mit den Chromosomen werden Merogoniestadien von Tochterzellen übernommen. Aus diesen Schizonten

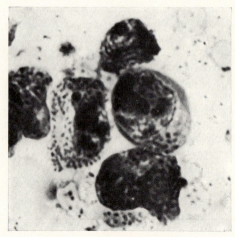

Abb. 27 Theileria parva; Koch'sche Kugeln (2000 × vergr.)

entwickeln sich kleinere Schizonten, die bis zu 100 kommaförmige Merozoiten bilden. Diese schließlich dringen in Erythrozyten ein und vermehren sich (ausgenommen T. parva) kontinuierlich, so daß eine Parasitämie lebenslang bestehen bleiben kann. Bei Theileria parva teilen sich die erythrozytären Stadien nicht weiter; die Parasiten verschwinden allmählich aus dem Blut.

Die frühere Bezeichnung »Makroschizonten« bzw. »Mikroschizonten« sollte nicht mehr gebraucht werden, da sie nur unterschiedliche Phasen in der Schizontenentwicklung darstellen. Im ersten Falle handelt es sich um eine Kernreproduktion, in der anschließenden Phase um die Merozoitenbildung (28).

Allgemein erfolgen also die Schizogonie im Wirbeltier, die Gamogonie im Zeckendarm und die Sporogonie in den Speicheldrüsen der Zecke. Dabei werden (am Beispiel Theileria velifera in Darm und Hämolymphe der Vektorzecke Amblyomma variegatum) die sexuellen Stadien zwischen dem 3. und 8. Tag nach Abfall (p. repl.) im Darm der Nymphen gebildet. Zygoten treten ab dem 14. Tag, undifferenzierte Kineten ab dem 15. Tag p. repl. noch in den Darmzellen, differenzierte Kineten 1 Tag später in der Hämolymphe auf. Zygoten und Kineten lassen sich auch nach der Häutung in den adulten Zecken länger als 2 Monate nachweisen (36).

Pathogenese Im Gegensatz zu Babesien besteht gegenüber Theilerien keine ausgesprochene Jugendresistenz, obwohl mit zunehmendem Alter die Anfälligkeit deutlich wächst. In enzootischen Gebieten kommt es auch bei Kälbern und Lämmern schon in den ersten 10 Tagen der Infektion zu erheblichen Gewichtsverlusten; auch verenden bis zu 30 % der Tiere (18). Die überlebenden Tiere bilden gegen Reinfektionen mit dem gleichen Erregerstamm eine meist sterile Immunität aus. In Gebieten, in welche die Seuche aus einem enzootischen Bezirk eingeschleppt wird, gehen Kälber und erwachsene Tiere ein.

Diagnose Bei bestehender Infektion sind zunächst im Lymphknotenpunktat Koch'sche Kugeln, später im Blutausstrich intraerythrozytäre Formen zu erkennen. Zum serologischen Nachweis und teilweise zur Differenzierung der verschiedenen Theileria-Arten sind IFAT, IHA und KBR geeignet; alle drei Verfahren zeigen eine recht gute Übereinstimmung bis zum 50. Infektionstag; dann fallen die KBR-Titer rasch ab (4), so daß für Felduntersuchungen sich die sensitiven IHA und IFAT besonders eignen. Allgemein ist Schizontenantigen zum Nachweis humoraler Antikörper geeigneter als Piroplasmenantigen (23).

Bei Theileria-Befall entwickelt sich eine oftmals lebenslange Immunität; diese ist im wesentlichen zellulär bedingt, da humorale Antikörper keine deutliche Schutzfunktion haben (20, 21).

Rind

Beim Rinde gelten

▷ Theileria parva parva,
▷ Theileria parva lawrencei und
▷ Theileria annulata als pathogene Arten,
▷ Theileria mutans und
▷ Theileria orientalis als weitgehend apathogene Spezies.

Theileria parva (THEILER, 1904): Erreger des Ostküstenfiebers bei Rind, Zebu und Büffel in Ost- und Zentralafrika (Abb. 28 a); intraerythrozytäre Stadien zu 80 % länglich (1,5–2 µm) und zu 20 % rund; Koch'sche Kugeln 12 µm groß und mehr.

Entwicklung Als Überträger fungieren Rhipicephalus-Arten, hauptsächlich Rh. appendiculatus. Aus den mit der Blutmahlzeit von Nymphen aufgenommenen erythrozytären Merozoiten entwickeln sich im Zeckendarm bereits nach 48 Stunden spindelförmige Mikrogamonten, durch weitere Kernteilungen 48 Stunden später fadenförmige Mikrogameten und 4–5 µm große Makrogameten mit marginal liegendem Kernmaterial. Die nach der Syngamie während der Metamorphose der Zecke heranwachsenden Zygoten wandeln sich 3–5 Tage nach der Häutung der Zeckennymphen zu Adulten in 19 µm große Kineten um, welche über die Hämolymphe in die Speicheldrüse gelangen, wo die Sporogonie abläuft, sobald das Zeckenweibchen wiederum Blut saugt (13, 26, 27).

Pathogenese Die Inkubationszeit beträgt meist 8–15 Tage. Schon bald nach Zeckenexposition tritt Fieber (39,9–40,5 °C) auf, die oberflächlichen Lymphknoten schwellen an, die Milchleistung fällt; Augen- und Nasenausfluß, beschleunigte Atmung sowie schleimiger, vielfach blutiger Durchfall sind weitere Symptome. Todesfälle treten meist innerhalb der ersten 25 Tage auf (22).

Pathologisch-anatomisch sind petechiale Blutungen an Zunge, Herz, Nieren sowie den Serosen und Schleimhäuten die hauptsächlichsten Veränderungen. Die Lymphknoten sind ödematös, die Milz vergrößert.

Diagnose Hohes Fieber, vergrößerte Lymphknoten und Atembeschwerden sind die Hauptmerkmale. Der Nachweis der Koch'schen Kugeln in Lymphknotenausstrichen und der Piroplasmen in den Erythrozyten sichern die Diagnose. Als serologisches Verfahren hat sich der IFAT bewährt (8).

Bekämpfung Die wirkungsvolle Zeckenbekämpfung steht im Vordergrund aller Maßnahmen. Laufende Kontrollen von Viehbewegungen, die Einrichtung von Quarantänestationen sowie die Keulung bei isoliertem Auftreten stellen die vordringlichste Vorsorge dar.

Chemotherapeutische Versuche mit 1,2 mg/kg Kgw. Halofuginon, einer bisher als Kokzidiostatikum verwendeten Substanz, erbrachten ein Verschwinden der klinischen Sympto-

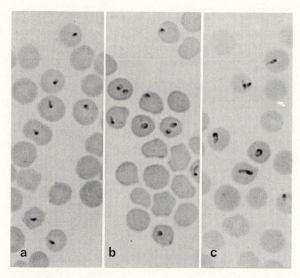

Abb. 28 Theilerien des Rindes (2000 × vergr.)

a = T. parva; b = T. annulata; c = T. mutans

me bereits innerhalb von 24 Stunden und eine Rückkehr der Körpertemperatur zur Norm nach 2 Tagen (29, 35); allerdings blieben die Rinder Parasitenträger. 1–2 mg/kg Kgw. Halofuginon beeinflußten vornehmlich die Schizonten, nicht die Merozoiten (80). Neben Halofuginon zeigte auch Monensin eine gute Theilerienwirksamkeit (5).

Eine besondere Bedeutung kommt der Erarbeitung einer Vakzine zu; dabei wurden zur Vorbereitung von Impfstoffen in der Zucht von Rh. appendiculatus-Stämmen große Anstrengungen unternommen und Methoden zur Gewinnung von Sporozoiten aus den Speicheldrüsen erarbeitet (31). Nach i. m.-Injektion von aus Zecken gewonnenem Th. parva-Stabilat in täglichen Intervallen und gleichzeitiger Verabreichung von Tetrazyklin wurde eine wirksame Immunität erreicht (2, 3); die Rinder hatten einen guten Schutz gegen den gleichen Th. parva-Stamm, nicht jedoch gegen Feldinfektionen.

Theileria parva lawrencei (NEITZ, 1955): Erreger der Corridor disease bei Büffeln und Rindern in Afrika südlich der Sahara. Afrikanische Büffel können mindestens 5 Jahre Th. parva lawrencei-Träger sein (30). Entgegen früherer Meinung wird diese Art bei Rindern auch dort gefunden, wo Büffel nicht vorkommen. Morphologisch ist sie nicht mit Sicherheit von Th. parva parva zu differenzieren; allerdings sind bei Rindern kaum intraerythrozytäre Merozoiten und in Lymphknotenpunktaten nur wenige (bis 5 %) der durchschnittlich 5 μm großen Schizonten nachweisbar. Serologische Untersuchungen haben gezeigt, daß zwischen beiden Arten eine sehr enge Antigenverwandtschaft im IFAT besteht. Die Stadium-zu-Stadium-Übertragung erfolgt ebenfalls durch Rh. appendiculatus.

Pathogenese Im Gegensatz zu Th. parva parva stehen hier nervöse Symptome im Vordergrund; außerdem bleibt die Lymphknotenvergrößerung bestehen (9). Die Tiere erkranken nach einer Inkubation von durchschnittlich 15 Tagen in der Regel akut (5 bis 15 Tage) bei einer Mortalität bis zu 80 %. Entsprechende Therapie-Versuche mit Halofuginon fehlen. Die regelmäßige Zeckenbekämpfung ist auch hier die beste Prophylaxe.

Theileria annulata (DSCHUNKOWSKY und LUHS, 1904): Erreger des Mittelmeerfiebers, der »tropischen Rindertheileriose« in Nordafrika, Mittelmeerländern, im Nahen und Mittleren Osten, in Zentralasien (Abb. 28 b): Intraerythrozytäre Formen sind zu 80 % rund (0,6–1,9 μm) oder oval (2,2 × 1 μm). Häufig werden bis zu 90% der Erythrozyten befallen. Der Befall der Lymphknoten mit Schizonten ist regelmäßig stark. Überträger sind Zecken der Gattung Hyaloma.

Entwicklung Hyalomma detritum-Nymphen infizieren sich und geben als Adulte die Theilerien weiter (25). In den Erythrozyten treten anfangs kommaförmige, später kugelige Merozoiten auf, aus denen sich dann im Zeckendarm die Gamonten entwickeln (27). Die Weiterentwicklung in der Zecke entspricht derjenigen der anderen Theileria-Arten, wobei die eigentliche Sporogonie ebenfalls erst mit der Infestation der adulten Zecke und der damit verbundenen Aktivierung der Speicheldrüsen einsetzt (1).

Pathogenese Bei experimentellen Infektionen traten schon am 5. Infektionstag beim Rinde massenhaft Koch'sche Kugeln in den faustgroß geschwollenen Lymphknoten auf. Unter natürlichen Bedingungen heften sich die Hyalomma-Zecken in der Inguinalgegend der Rinder an. Eine Schwellung dieser regionalen Lymphknoten wird häufig übersehen, so daß die Erkrankung erst recht spät mit dem Auftreten der Merozoiten im Blut erkannt wird.

Die Körpertemperatur stieg vom 7. Tag auf 40°C an und lag am 10. Tag über 41°C; teilweise sterben infizierte Tiere zwischen dem 14. und 19. Tag. Das Auftreten einer Erythropenie, Thrombopenie und Leukopenie bei Fehlen regenerativer Knochenmarksleistungen lassen auf eine toxinbedingte aplastische Anämie schließen (10).

Die einzelnen Stämme sind unterschiedlich pathogen. Neben der akuten Verlaufsform mit intermittierendem Fieber, Inappetenz, Sistieren des Wiederkauens, Augen- und Nasenausfluß, Schwellung der Augenlider und Lymphknoten, Anämie, blutig-schleimigem Durchfall und Tod nach 8–15 Tagen ist die chronische Verlaufsform gekennzeichnet durch intermittierendes Fieber, Anämie, Ikterus und Abmagerung. Akute Erkrankungen treten bei erwachsenen einheimischen (prämunen) Rindern meist nur nach Streßsituationen auf.

Bekämpfung Terramyzin LA (Pfizer), 20 mg/kg Kgw., i.m. appliziert in den ersten Fiebertagen, mildert den Krankheitsverlauf, und Todesfälle werden meist verhindert. Eine spezifische Chemotherapie stellt die Applikation von Halofuginon dar. Eine Prämunisierung mit attenuierten Schizonten aus Lymphozytenkulturen ist möglich. Die zur Vakzination verwendeten Stämme bilden keine intraerythrozytären Formen mehr (19). Auch bestrahlte Stabilate kamen zur Anwendung (24). Auch hier steht die Zeckenbekämpfung im Vordergrund.

Theileria mutans (THEILER, 1906): Erreger der »milden Theileriose« (Pseudoküstenfieber) bei Rind, Zebu und Büffel (*Abb. 28c*) kommt in Afrika südlich der Sahara vor und gilt meist als apathogen; vereinzelt sind auch pathogene T. mutans-Stämme in Ostafrika nachgewiesen worden (7). Die zahlreichen intraerythrozytären Formen sind entweder oval (1,5 × 0,6 μm) oder zu etwa 55% rund (1–2 μm); Schizonten sind im allgemeinen nur wenige im Lymphknotenpunktat nachweisbar.

Entwicklung Als Überträger gelten Amblyomma-Arten, hauptsächlich Amblyomma variegatum. Die Gamonten treten am 5.–7. Tag im Zeckendarm auf; am 29. Tag (= 4 Tage nach Häutung der A. variegatum-Nymphe zur adulten Zecke) entwickeln sich Kineten, die über die Hämolymphe zu den Speicheldrüsenzellen wandern (37).

Pathogenese Wenn ausnahmsweise (z.B. bei importierten Rindern) eine Erkrankung auftritt, verläuft sie mild und dauert nur 3 bis 10 Tage. Eine serologische Unterscheidung von Th. parva und von Th. annulata ist möglich. Th. mutans erzeugt keine Kreuzimmunität gegen die 3 pathogenen Theilerienarten. Der Kapillarröhrchen-Agglutinationstest ist zum Nachweis einer Th. mutans-Infektion besonders zuverlässig.

Theileria orientalis (YAKIMOV und SUDACHENKOV, 1931), ebenfalls eine weitgehend apathogene Theilerien-Art beim Rind wird in Europa (auch in Deutschland), Nordafrika, Australien und Ostasien durch Haemaphysalis-Zecken übertragen; in Europa und Nordafrika ist H. punctata, in Asien und Australien H. longicornis der Überträger (15).

Weitere beim Rind vorkommende apathogene Theilerien-Arten sind *Th. velifera* (UILENBERG, 1964) und *Th. taurotragi* (MARTIN und BROCKLESBY, 1960). Ihr Verbreitungsgebiet liegt in Afrika südlich der Sahara; als Überträgerzecken fungieren für Th. velifera Amblyomma und für th. taurotragi Rhipicephalus-Arten (38).

Schaf und Ziege

Bei den kleinen Hauswiederkäuern kommen zwei in ihrer Pathogenität unterschiedliche Theilerienarten vor.

Theileria hirci DSCHUNKOWSKY und URODSCHEVICH, 1924: Erreger der bösartigen Theileriose in Afrika, Südosteuropa, Kleinasien und Südrußland. Die intraerythrozytären Formen sind zum größten Teil rund (0,6–2 µm) oder oval, wobei am Anfang der Infektion der Erythrozytenbefall stärker ist als später. Die bis zu 20 µm großen Schizonten kommen zahlreich in den Lymphozyten vor.

Entwicklung Als Überträger kommen wahrscheinlich nur Zecken der Gattung Hyalomma in Betracht, da Th. hirci bisher nur im Verbreitungsgebiet dieser Zecken beobachtet wurde. Viele Tierpassagen bewirken eine Virulenzminderung, so daß derartig abgeschwächte Erreger sich für eine Vakzinierung gegen virulente Stämme eignen (6).

Pathogenese Während die Krankheit bei Lämmern mild verläuft, besteht bei älteren Tieren eine Mortalität von über 50%. Die klinischen Erscheinungen sind ähnlich denen bei Rindern mit Th. annulata-Infektion (Fieber, Nasenausfluß, Pansenatonie, Anämie, oft Ikterus, gelegentlich Hämoglobinurie).

Pathologisch-anatomisch sind Lymphknoten- und Milzschwellung, Lungenödem, Niereninfarkte sowie Petechien in Labmagen, Zäkum und Kolon auffällig. Da ähnliche Krankheitsbilder auch bei Babesiose, Eperythrozoonose und Anaplasmose beobachtet werden, kommt der Untersuchung der Blut- und Lymphknotenausstriche bei der Diagnosestellung besondere Bedeutung zu. Zum Nachweis von Antikörpern erwies sich der IFAT als geeignet (6). Das Überstehen der Erkrankung bedingt eine Prämunität. Es besteht gegenüber Th. ovis keine Kreuzimmunität.

Theileria ovis RODHAIN, 1916. Unter dem Namen Th. ovis verbergen sich eine Anzahl apathogener Erreger bei kleinen Wiederkäuern in Europa, im Mittleren Osten, in Asien und Afrika (34). In Deutschland wurde sie im Saale- und Mittelelbegebiet, in der Lüneburger Heide und in Ostfriesland nachgewiesen. Die Formen in den Erythrozyten ähneln denen von Th. hirci; sie sind, ebenso wie Schizonten in den Lymphknoten, extrem selten (bis 2%).

Entwicklung Als Überträger fungieren Rhipicephalus bursa und Rh. evertsi, daneben Dermacentor- und Haemaphysalis-Arten, in Mitteleuropa wahrscheinlich auch Ixodes ricinus; in Südwales wurde Th. ovis in Gebieten mit Haemaphysalis punctata-Vorkommen festgestellt (11). Schon nach 3 Tagen treten in Rh. evertsi-Nymphen Kineten auf; die Sporogonie findet in den Speicheldrüsenzellen der adulten Zecke statt (12).

Pathogenese Th. ovis gilt vielfach als apathogen; es kommt zu einem Anstieg der Lymphozyten und Histiozyten, zu Fieber und einer schwachen Anämie.

Auch bei der Theileriose der kleinen Wiederkäuer ist die Zeckenbekämpfung die wirksamste Prophylaxe; spezielle Chemotherapeutika sind bisher nicht erarbeitet.

Literatur

1. BHATTACHARYULU, Y., R. P. CHAUDHRI, B. S. GILL (1975): Studies on the development of Theileria annulata Dschunkowsky and Luhs, 1904 in the tick Hyalomma anatolicum anatolicum Koch, 1844. Ann. Parasitol. Hum. Comp. **50**, 397–408. – **2.** BROWN, G. G. D., D. E. RADLEY, M. P. CUNNINGHAM, I. M. KIRIMI, S. P. MORZARIA, A. J. MUSOKE (1977): Immunization against east coast fever (Theileria parva infection of cattle) by infection and treatment: Chemoprophylaxis with N-pyrrolidinomethyl tetracycline. Tropenmed. Parasit. **28**, 342–348. – **3.** DOLAN, T. T., D. E. RADLEY, C. G. D. BROWN, M. P. CUNNINGHAM, S. P. MORZARIA, A. S. YOUNG (1980): East coast fever: 4. further studies on the protection of cattle immunized with a combination of theilerial strains. Vet. Parasitol. **6**, 325–332. – **4.** DUFFUS, W. PH. H., G. G. WAGNER (1980): Comparison between certain serological tests for diagnosis of east coast fever. Vet. Parasitol. **6**, 313–324. – **5.** HARDY MC, N., D. G. RAE (1982): Antitheilerial activity of the cocidiostat Monensin. Trop. Anim. Hlth Prod. **14**, 13–14. – **6.** HAWA, N. J., B. M. A. LATIF, S. R. ALI (1981): Immunization of sheep against Theileri hirci infection with schizonts propagated in tissue culture. Vet. Parasitol. **9**, 91–97. – **7.** IRVIN, A. D., C. G. D. BROWN, M. J. BURRIDGE, M. P. CUNNINGHAM, A. J. MUSOKE, M. A. PIERCE, R. E- . PURNELL, D. E. RADLEY (1972): A pathogenic theilerial syndrome of cattle in the Narok district of Kenya. I. Transmission studies. Trop. Anim. Hlth Prod. **4**, 220–229. – **8.** JOYNER, L. P., R. C. PAYNE, K. TAKAHASHI, D. W. BROCKLESBY, A. D. IRVIN (1979): Serological comparison of British Theileria mutans and Japanese T. sergenti. Res. Vet. Sci. **26**, 387–388. – **9.** JURA, W. G. Z., G. J. LOSOS (1980): A comparative study of the diseases in cattle caused by Theileria lawrencei and Theileria parva. 1. Clinical signs and parasitological observations. Vet. Parasitol. **7**, 275–286. – **10.** LAIBLIN, CH. (1978): Klinische Untersuchungen zur Theileria annulata-Infektion des Rindes. II. Hämatologische Untersuchungen. Berl. Münch. Tierärztl. Wschr. **91**, 48–50. – **11.** LEWIS, D., R. E. PURNELL, W. J. BEVAN (1981): The piroplasm Theileria ovis detected in sheep in South Wales. Vet. Rec. **108**, 56–57. – **12.** MEHLHORN, H., E. SCHEIN, M. WARNECKE (1979): Electron-microscopic studies on Theileria ovis Rodhain, 1916: Development of kinetes in the gut of the vector tick, Rhipicephalus evertsi evertsi Neumann, 1897, and their transformation within cells of the salivary glands. J. Protozool. **26**, 377–385. – **13.** MEHLHORN, H., E. SCHEIN (1976): Elektronenmikroskopische Untersuchungen an Entwicklungsstadien von Theileria parva (THEILER, 1904) im Darm der Überträgerzecke Hyalomma anatolicum excavatum (KOCH, 1844). Tropenmed. Parasit. **27**, 182–191. – **14.** MELFSEN, J. (1978): Untersuchungen zum Vorkommen der Zecke Haemaphysalis punctata (CANESTRINI und FANZAGO, 1877) in Nordfriesland sowie über ihre vektorielle Bedeutung bei Rindern. Hannover: Vet. med. Diss. – **15.** MOREL, P. C., G. UILENBERG (1981): Sur la nomenclature de quelques Theileria (Sporozoa, Babesioidea) des ruminants domestiques. The nomenclature of some Theileria species (Sporozoa, Babesioidea) of domestic ruminants. Rev. Elev. Méd. vét. Pays trop. **34**, 139–143. – **16.** OTENG, A. K. (1975): Host response to east coast fever (Theileria parva infection) in Uganda: II. Age of an animal at infection on body weight changes during the infection. Bull. Animal Hlth Prod. Africa **23**, 399–404. – **17.** OTENG, A. K. (1975): Host response to east coast fever (Theileria parva infection) in Uganda: III. Weights of animals which recovered from east coast fever. Bull. Animal Hlth. Prod. Africa **23**, 405–407. – **18.** OTENG, K. (1975): Host response to east coast fever (Theileria parva infection) in Uganda. Body weight changes during the infection. Bull. Animal Hlth. Prod. Africa **23**, 387–398. – **19.** PIPANO, E. (1981): Schizonts and tick stages in immunization against Theileria annulata infection. Adv. Control Theileriosis 242. – **20.** REHBEIN, G., J. S. AHMED, E. ZWEYGARTH, E. SCHEIN, F. HÖRCHNER (1981): Immunological aspects of Theileria annulata infection in calves. 1. E., EA and EAC rosette forming cells in calves infected with T. annulata. Tropenmed. Parasit. **32**, 101–104. – **21.** REHBEIN, G., J. S. AHMED, E. SCHEIN, F. HÖRCHNER, E. HWEYGARTH (1981): Immunological aspects of Theileria annulata infection in calves.

2. Production of macrophage migration inhibition factor (MIF) by sensitized lymphocytes from Theileria annulata-infected calves. Tropenmed. Parasit. **32**, 154–156. – **22.** ROBSON, J., V. PEDERSEN, G. M. ODEKE, E. P. KAMYA, C. G. D. BROWN (1977): East coast fever immunisation trials in Uganda: Field exposure of Zebu cattle immunized with three isolates of Theileria parva. Trop. Anim. Hlth. Prod. **9**, 219–231. – **23.** ROBSON, J., V. PEDERSEN, G. UILENBERG, G. M. ODEKE (1981): Theileriosis in Uganda. Parasitological and serological responses in cattle continually exposed to natural infection. Trop. Anim. Hlth. Prod. **13**, 1–11. – **24.** SAMANTARAY, S. N., Y. BHATTACHARYULU, B. S. GILL (1980): Immunisation of calves against bovine tropical theileriosis (Theileria annulata) with graded doses of sporozoites and irradiated sporozoites. Int. J. Parasitol. **10**, 355–358. – **25.** SAMISH, M., E. PIPANO (1978): Development of infectivity in Hyalomma detritum (SCHULZE, 1919) ticks infected with Theileria annulata (DCHUNKOWSKY and LUHS, 1904). Parasitology **77**, 375–379. – **26.** SCHEIN, E., M. WARNECKE, P. KIRMSE (1977): Development of Theileria parva (THEILER, 1904) in the gut of Rhipicephalus appendiculatus (NEUMANN, 1901). Parasitology **75**, 309–316. – **27.** SCHEIN, E., H. MEHLHORN, M. WARNECKE (1977): Zur Feinstruktur der erythrozytären Stadien von Theileria annulata (DSCHUNKOWSKY, LUHS, 1904). Tropenmed. Parasit. **28**, 349–360. – **28.** SCHEIN, E., H. MEHLHORN, M. WARNECKE (1978): Electronmicroscopic studies on the schizogony of four Theileria species of cattle (T. parva, T. lawrencei, T. annulata and T. mutans). Protistologica **XIV**, 337–348. – **29.** SCHEIN, E., W. P. VOIGT (1981). Parasitenkd. – **30.** SCHREUDER, B. E. C., G. UILENBERG, W. TONDEUR (1977): Studies of Theileriidae (Sporozoa) in Tanzania. VIII. Experiments with African buffalo (Syncerus caffer). Tropenmed. Parasit. **28**, 367–371. – **31.** STAGG, D. A., T. T. DOLAN, B. L. LEITCH, A. S. YOUNG (1981): The initial stages of infection of cattle cells with Theileria parva sporozoites in vitro. Parasitology **83**, 191–197. – **32.** UILENBERG, G., R. S. SILAYO, C. MPANGALA, W. TONDEUR, R. J. TATCHELL, H. J. N. SANGA (1977): Studies on Theileriidae (Sporozoa) in Tanzania. X. A large-scale field trial on immunization against cattle theileriosis. Tropenmed. Parasit. **28**, 499–506. – **33.** UILENBERG, G., F. JONGEJAN, N. M. PERIE, F. F. J. FRANSSEN (1980): Chemotherapy of bovine theileriases with an anticoccidial drug, halofuginone. Preliminary results. Rev. Elev. Méd. vét. Pays trop. **33**, 33–43. – **34.** UILENBERG, G. (1981): Theilerial species of domestic livestock. Adv. Control Theileriosis 1981, 4. – **35.** VOIGT, W. P., A. O. HEYDORN (1981): Chemotherapy of sarcosporidiosis and theileriosis in domestic animals. Zentralb. Bakteriol. (Orig. A) **250**, 256–259. – **36.** WARNECKE, M., E. SCHEIN, W. P. VOIGT, G. UILENBERG (1979): On the life cycle of Theileria velifera (UILENBERG, 1964) in the gut and the haemolymph of the tick vector Amblyomma variegatum (FABRICIUS, 1794). Tropenmed. Parasit. **30**, 318–322. – **37.** WARNECKE, M., E. SCHEIN, W. P. VOIGT, G. UILENBERG, A. S. YOUNG (1980): Development of Theileria mutans (THEILER, 1906) in the gut and the haemolymph of the tick Amblyomma variegatum (FABRICIUS, 1794). Z. Parasitenkd. **62**, 119–126. – **38.** UILENBERG, G., N. U. PERIE, J. A. LAWRENCE, A. J. DE VOS, R. W. PALING, A. A. U. SPANJER (1982): Causal agents of bovine theileriosis in Southern Africa. Trop. Anim. Hlth Prod. **14**, 127–140.

Ziliaten

Buxtonellose (Balantidiose)

In den letzten Jahren wurde in Italien, Griechenland und Indien von klinischen Diarrhoen, Dysenterien und Schwäche bei Rind, Zebu, Wasserbüffel und Ziege berichtet und hierfür teilweise das beim Schwein vorkommende Balantidium coli verantwortlich gemacht. Inwieweit es sich tatsächlich um Balantidium coli oder um den holotrichen Ziliaten **Buxtonella sulcata** JAMESON, 1926 handelt, werden weitere Untersuchungen ergeben. Die Trophozoiten dieses Ziliaten sind 60–138 × 46–100 µm groß, haben einen ovalen Makronukleus und sind durch eine deutliche, von 2 Kämmen eingerahmte Furche am Zytostom gekennzeichnet. In einem Falle wurden die Erreger bei einer Kuh mit Bronchopneumonie in der Submukosa von Larynx, Pharynx und Trachea nachgewiesen. Bei erkrankten Tieren (Diarrhoe) hatte sich eine Behandlung mit 250 mg/kg Kgw. Metronidazol über 4 Tage bewährt.

Aus dem Magen der Ziege wurden *Balantidium caprae,* aus dem Magen von Zebus *Balantidium indicum* beschrieben. Eine pathogene Bedeutung haben diese Arten nicht.

Panseninfusorien

Ziliaten der verschiedensten Gattungen finden sich bei Wiederkäuern in großer Zahl in Netzmagen und Pansen. Es handelt sich dabei nicht um parasitische, sondern um »nützliche« Protozoen, welche neben Bakterien und Hefen mit ihren Fermentsystemen am Abbau des aufgenommenen Futters wesentlich beteiligt sind.

Es sind unter den holotrichen Ziliaten die Gattung Isotricha, unter den oligotrichen die kleinen Entodinium-Arten mit einem Kranz adoraler Membranellen, die größeren Diplodinium-Arten mit adoralen und dorsalen sowie die bizarren Ophryoscolex-Arten mit adoralen und metoralen Membranellenkränzchen vertreten (1). Teilweise beeinflussen sich die verschiedenen Gattungen gegenseitig, so daß die auch von der Futterart abhängige Pansenfauna niemals einheitlich ist (2). Panseninfusorien scheinen in der Lage zu sein, Lysin durch Decarboxylierung von a, ε-Diaminoprimelat (DAP) zu synthetisieren. Sie liefern als Endprodukte der Fermentation pflanzlicher Stärke flüchtige Fettsäuren. Durch ihre heftigen Bewegungen sorgen sie gleichzeitig für eine ständige Auflockerung des Panseninhalts. Da die sich ständig vermehrenden Organismen mit dem Vormageninhalt in Labmagen und Darm verdaut werden, stellen sie gleichzeitig eine gewisse Eiweißquelle dar, zumal sich im Panseninhalt etwa 2 kg Ziliaten (= 150 g Protozoen-Protein) befinden. Bei der Ziege ist der Protozoenanteil im Panseninhalt besonders hoch. Nur vereinzelt lassen sich Ziliaten bei Rindern mit traumatischer Pericarditis auch in anderen Organen, z. B. in der Leber, nachweisen.

Auch bei Ziegen gibt es eine Vielfalt von Ziliaten (Polyplastron, Buetschlia, Daytricha) im Pansen (3).

Literatur

1. COLEMAN, G. S. (1980): Rumen ciliate protozoa. Adv. Parasitol. **18,** 121–173. – **2.** IMAI, S., M. KATSUNO, K. OGIMOTO (1978): Distribution of rumen ciliate protozoa in cattle, sheep and goat and experimental transfaunation of them. Jap. J. Zootechn. Sci. **49,** 494–505. – **3.** OGRA, J. L. (1980): Some observations on goat rumen ciliates. J. Agric. Sci. Res. **20,** 25–27.

Helminthen

Parasitische Würmer kommen bei Hauswiederkäuern in großer Zahl vor und haben erhebliche wirtschaftliche Bedeutung. Bei massiven Infektionen erkranken die befallenen Tiere, erbringen schlechte Leistungen, magern stark ab und gehen sogar ein. Sowohl Trematoden und Zestoden als auch Nematoden sind in zahlreichen Gattungen und Arten vertreten. Die Bestätigung eines Helminthenbefalles erfolgt bei der Kotuntersuchung durch den Nachweis von Eiern (*Abb. 29*, S. 114) bzw. bei einigen Arten von Larven.

Trematoden

Die zu den Plattwürmern zählenden Saugwürmer (Trematoden) haben Mundsaugnapf, Bauchsaugnapf und Gabeldarm, sind (mit Ausnahme der Schistosomiden) Zwitter, brauchen zu ihrer Entwicklung 1 oder 2 Zwischenwirte und parasitieren in der Leber (Fasciola, Dicrocoelium) sowie im Magen und Darm (Paramphistomum) bzw. in den Portal- und Mesenterialvenen (Schistosoma) der Wiederkäuer.

Fasziolose

Fasziola hepatica

Die Fasziolose (Distomatose, Leberfäule, Leberegelseuche) ist die vornehmlich bei Wiederkäuern vorkommende, meist chronisch verlaufende Infektion mit *Fasciola hepatica* (LINNÉ, 1758), dem großen Leberegel (*Abb. 30*, S. 116). Dieser Trematode ist weit verbreitet, ruft nur gebietsweise gehäufte Todesfälle, überall aber erhebliche Minderungen der Milch-, Fleisch- und Woll-Leistung hervor. Wo die hydrologischen Voraussetzungen für die als Zwischenwirt fungierende Zwergschlammschnecke gegeben sind und prophylaktische Maßnahmen unterbleiben, stellt der Leberegelbefall bei Rind und Schaf wirtschaftlich die derzeit bedeutendste Parasiteninfektion dar.

Entwicklung (*Abb. 31*, S. 117) Die 2 bis 5 × 0,4–1,3 cm großen Fasciola hepatica leben geschlechtsreif in den großen Gallengängen und schädigen durch ihre Bestachelung die Gallengänge. Sie legen täglich bis zu 20 000 gedeckelte, 120–140, teilweise bis zu 180 µm große Eier ab (17), die entweder sofort mit der sezernierten Galle in den Darm gelangen und mit dem Kot ausgeschieden oder aber für längere Zeit (8–16 Wochen) in der Gallenblase abgelagert werden. Diese abgelagerten Eier sind epidemiologisch von Bedeutung nach stattgehabter Therapie; die erfolgreich behandelten Tiere können also noch mehrere Monate lang Leberegeleier ausscheiden! Die ausgeschiedenen Fasciola-Eier bleiben im feuchten Kot zwar mehrere Monate lebensfähig, die Entwicklung des Mirazidiums (Wimperlarve) ist aber nur nach Ausschwemmen der Eier (z. B. durch Regen) aus dem Kot und bei einer Temperatur von mindestens 10 °C (optimal 16–20 °C) in 10–20 Tagen möglich.

Nach dem Schlupf müssen die Mirazidien innerhalb von 24 Stunden eine Zwergschlammschnecke Lymnaea truncatula erreichen, sonst gehen sie zugrunde. Die Minimaltemperatur für die Wirtsfindung ist 6 °C, ein optimales Finden ist bei Temperaturen von 15–26 °C gewährleistet (15). Dabei entwickeln sich bei mehrmaligen Infektionen der Schnecke zahlenmäßig mehr Entwicklungsstadien als bei nur einmaliger starker Infektion. – Lymnaea tomentosa und L. columella eignen sich für experimentelle Infektionen ebenfalls (8). – In der Zwischenwirtschnecke entwickeln sich die Wimperlarven über Sporozysten, Redien und Tochterredien zu Zerkarien (*Abb. 30*), welche die Schnecke verlassen und enzystieren sich an Gräsern zu infektionstüchtigen Metazerkarien. Die Gesamtentwicklung in der Außenwelt (vom Ei zur Metazerkarie) dauert bei den in Europa herrschenden Sommertemperaturen durchschnittlich 10–12 Wochen.

114 Parasitosen der Wiederkäuer

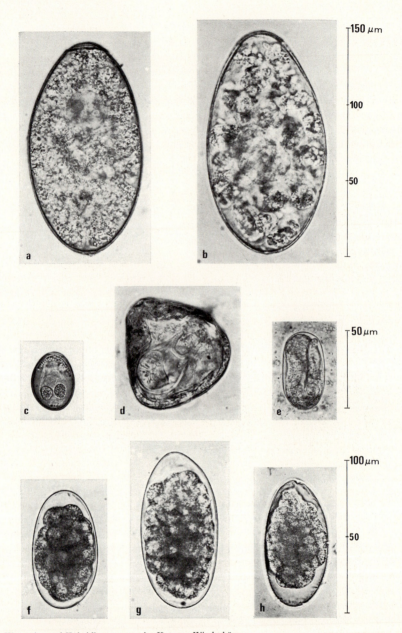

Abb. 29 Wurmeier und Kokzidienoozysten im Kot von Wiederkäuern

a = Fasciola; **b** = Paramphistomum; **c** = Dicrocoelium; **d** = Moniezia; **e** = Strongyloides; **f** = Haemonchus; **g** = Ostertagia; **h** = Trichostrongylus; **i** = Cooperia; **j** = Nematodirus; **k** = Trichuris; **l** = Oesophagostomum; **m** = Chabertia; **n** = Bunostomum; **o** = Toxocara vitulorum; **p** = Eimeria wyomingensis; **q** = E. bovis; **r** = E. intricata

Leberegeleier sind gegen Austrocknung wenig widerstandsfähig, sterben deshalb teilweise schon bei der Heugewinnung, stets aber bei der Heugärung ab. In Silage werden sie in 30 Tagen, in gestapeltem Mist (50 °C) in 10 Tagen sowie in Jauche und Gülle bei Temperaturen von 15–18 °C nach 70 Tagen abgetötet. Durch die Beimischung von 0,25 % Fres-

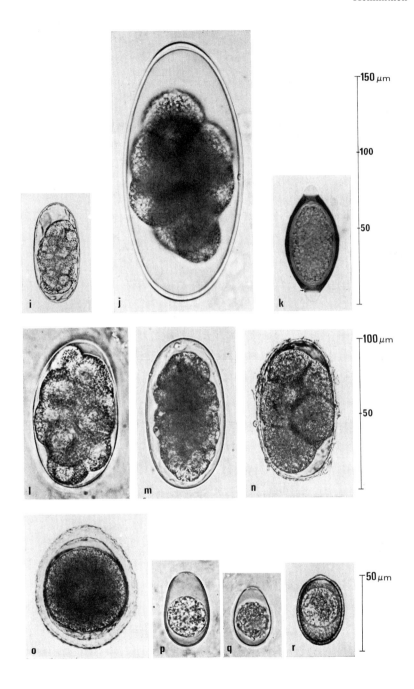

con zur Jauche sterben Leberegeleier in wenigen Stunden ab, wenn eine gute Durchmischung gewährleistet ist. Metazerkarien sind auf der Weide im Frühjahr/Sommer mehrere Monate infektionstüchtig, bleiben im Heu 4–6 Monate, in Silage bei 20 °C 12 und bei 40 °C 7 Tage lebensfähig. Temperaturen unter −19 °C und über +43 °C überstehen sie keine

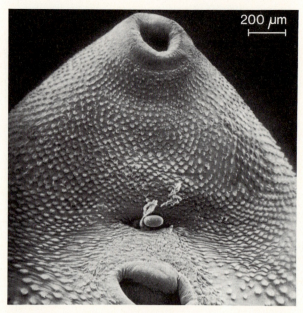

Abb. 30 Fasciola hepatica – Vorderende (Schulz und Folm, Bayer AG)

24 Stunden. Eine Überwinterung von Zerkarien findet in der Schnecke stets, von Metazerkarien an den Gräsern nur in Ausnahmefällen statt.

Lymnaea truncatula, in Europa die hauptsächlichste Zwischenwirtschnecke für Fasciola hepatica, lebt in flachen Gerinnen mit höchstens 10 cm Wassertiefe, an Grabenrändern, an offenen Drainagen und vielfach über die Weideflächen verstreut. Sie findet ihr Lebensoptimum bei pH 7–8 und legt während ihrer etwa einjährigen Lebensdauer in den wärmeren Monaten bis zu 3000 Eiern ab. Bei optimalen Lebensbedingungen (Wärme und Feuchtigkeit) beginnen die Jungschnecken bereits 23 Tage nach dem Schlüpfen aus dem Ei mit der Eiablage. Entsprechend dieser schnellen Fortpflanzung kommt es zu einer starken Schneckenpopulation und der Möglichkeit massiver Zerkarienentwicklung. Sind also die Monate Mai, Juni und Juli relativ feucht und sind Leberegelträger (Eiausscheider) auf den Weiden, treten Metazerkarien bereits im August auf (Möglichkeit starker Infektion der Endwirte!); waren diese Sommermonate dagegen sonnig und trocken, sind sie erst im Oktober auf den Futterpflanzen massenhaft zu erwarten. Ist schließlich der Sommer extrem trocken, der Frühherbst aber mild und feucht, garantiert die verspätete Schneckenentwicklung die Überwinterung von sehr vielen Zerkarien, so daß im kommenden Frühjahr eine große Zahl von Metazerkarien auf den Weiden ist und zu massiven Infektionen der aufgetriebenen Haustiere führt. Allgemein sind nicht so sehr die vorhandenen Schnecken, sondern die auf den Weiden ausgeschiedenen Leberegeleier der ausschlaggebende Faktor für die Epidemiologie der Fasziolose (48). Neben Lymnaea truncatula gilt in Europa auch Lymnaea peregra als möglicher Zwischenwirt.

Nach Aufnahme der Metazerkarien mit dem Futter (Weide- oder Stallinfektion) durch Rind, Schaf, Ziege (Schwein, Schalenwild und Kaninchen) werden die Metazerkarien im Duodenum frei. Sie durchbohren die Darmwand und finden sich bereits nach 24 Stunden in der Bauchhöhle. Von dort dringen sie in die Leber ein und wandern 6–8 Wochen im Parenchym (Wanderphase). Dann siedeln sie sich in den großen Gallengängen an, wo sie beim Rind 61, beim Schaf 56 und bei der Ziege 65 Tage nach erfolgter Infektion (Präpatenz) geschlechtsreif werden. Bei wiederholten Ansteckungen treten allerdings er-

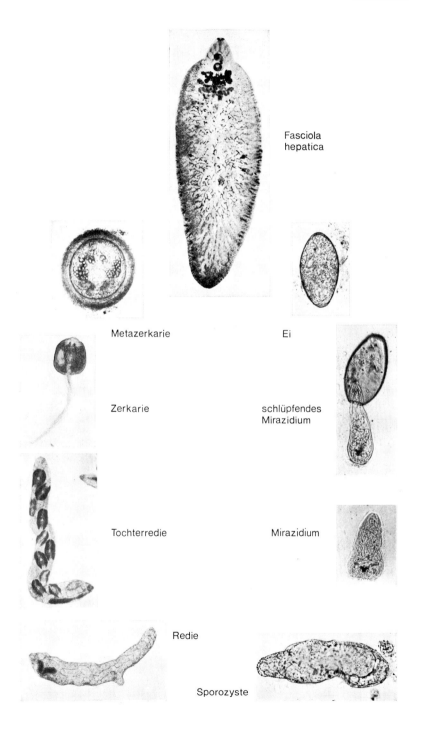

Abb. 31 Entwicklungsstadien von Fasciola hepatica (nicht einheitliche Vergrößerung)

hebliche Verzögerungen der Entwicklung insbesondere während der Wanderphase im Leberparenchym auf, so daß die Präpatenz wesentlich länger sein kann. Vereinzelt in die Blutbahn gelangende Jungegel können pränatale Infektionen verursachen.

Pathogenese Wegen seiner bereits weitgehenden Anpassung ist das Rind resistenter gegenüber Fasciola hepatica als die kleinen Wiederkäuer. Allgemein verursachen die im Leberparenchym wandernden jungen Trematoden Störungen der Leberfunktion sowie teils mechanisch, teils chemisch (durch Ausscheidung gewebereizender Stoffe) herdförmige Veränderungen. Diese vernarben später und führen zu einer chronischen, interstitiellen Leberentzündung. Die adulten Leberegel in den Gallengängen rufen durch die ständige Reizung Gallengangsentzündungen hervor. Außerdem kommt es zu Anämien, da sie zu einem erheblichen Teil von Blut leben und ihren Sitz vielfach wechseln. Bei infizierten Schafen wird ein Blutverlust von täglich bis zu 190 ml geschätzt. Bei Rindern sind die Gewebereaktionen besonders intensiv, jedoch erkranken im allgemeinen nur Jungrinder schwer.

Rind

Der große Leberegel hatte sich im letzten Jahrzehnt beim Rinde in den norddeutschen Niederungsgebieten ebenso wie in Süddeutschland derart ausgebreitet, daß die Bezeichnung »Leberegelseuche« teilweise gerechtfertigt war. Einen gewissen Überblick gibt die amtliche Fleischbeschaustatistik, in welcher allerdings nur die Lebern erfaßt sind, bei denen mehr als die Hälfte wegen Leberegelbefall beanstandet wurde (z. B. im Jahre 1967 für das Land Nordrhein-Westfalen 19,3 %). Bei gezielten Untersuchungen in einem westfälischen Landkreis waren lediglich noch 8 % der Rinderlebern fasciolafrei. In der Schweiz ergaben representative Untersuchungen an Schlachthöfen einen Befall von 11,5 % der Rinder und Befragungen von praktizierenden Tierärzten eine Beanstandung von 47 % der Rinderlebern. In Dänemark waren in den Jahren 1963 bis 1977 10,4 % der Rinder koproskopisch positiv (31). In Bulgarien sind 24,6 % der Rinder infiziert (51).

Pathogenese Beim Rinde sind chronische Fasziolosen die Regel. Nach Erstinfektionen erreichen nur etwa 30 % der aufgenommenen Metazerkarien die Gallengänge, ein kleiner Teil wird im Leberparenchym zurückgehalten. Entlang der Bohrgänge kommt es zu ausgedehnten Koagulationsnekrosen der Leberzellen. Nach Erreichen der Gallengänge, insbesondere des linken Leberlappens, induzieren die Parasiten fibröse Reaktionen und ab der 16. Woche die typischen Verkalkungen der Gallengangswandungen (*Abb. 32*). Diese Fibrose und Kalzifikation verschlechtern die Lebensbedingungen für Fasciola und verhindern länger andauernde Infektionen. Nach dem Absterben der Leberegel (auch nach einer Chemotherapie) werden diese Verkalkungen allmählich abgestoßen. Gleichzeitig kommt es durch Rückbildung des Bindegewebes und durch erneute Epithelisierung zu einer restitutio ad integrum.

Das klinische Bild der Fasziolose ist sehr variabel. Bei nur schwachen Erstinfektionen tritt während der Wanderphase lediglich eine mittelgradige Eosinophilie auf. Erst ab der 7. Woche (kurz vor Eintritt der Wanderstadien in die Gallengänge) kommt es zu einem deutlichen Anstieg des Serumspiegels der leberzell-spezifischen Enzyme SDG und GLDH (38) sowie der FDPA (24). Allgemein kann die Fasziolose des Rindes akut, subakut und chronisch verlaufen. Die akute Verlaufsform tritt bei Jungrindern immer dann auf, wenn massenhaft Metazerkarien auf einmal aufgenommen werden und diese das Leberparenchym durchwandern. Die Tiere hören auf zu fressen, zeigen Durchfall und verenden 6–7 Wochen nach Weideauftrieb. Die subakute Form bei jungen und älteren Tieren ist dadurch charakterisiert, daß sich bereits ein Teil der Leberegel geschlechtsreif in den Gallengängen befindet und gleichzeitig Wanderformen in der Leber sind (18); verminderte Freßlust, Lecksucht, Abmagerung, wiederholte Diarrhoe, Fieberschübe und deutlicher Milchrückgang sind wesentliche Symptome. Bei chronischem Verlauf sind Durchfall, Ikterus, durch Blutverlust ausgelöste Anämie (53), Abmagerung sowie Ödeme an Hals (»Flaschenhals«) und Unterbrust die beherrschenden Symptome. Masttiere haben meist ein um 10–30 % geringeres Körpergewicht als unter gleichen Bedingungen gehaltene leber-

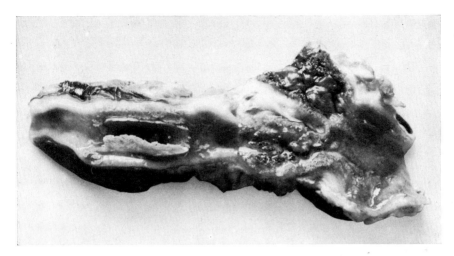

Abb. 32 Fasciolose Rind, verkalkter Gallengang

egelfreie Tiere (45). Schwach infizierte Kühe der 2. Laktation gaben 450 kg/Jahr mehr Milch als stark befallene Tiere.

Diagnose Der Sicherung der Diagnose dient der koproskopische Nachweis der Fasciola-Eier nach Anreicherung mit dem Benedekschen Sedimentationsverfahren (Helminthologische Methodik, Seite 42). Unter vielen vergleichend überprüften Anreicherungsverfahren ist die Sedimentation das effektivste. Da sie jedoch nur etwa 50–60 % der positiven Fälle erfaßt, kann sie lediglich eine Orientierung, niemals Entscheidungshilfe (z. B. für das Herausnehmen freier Betriebe aus einem Bekämpfungsverfahren) sein.

Eine Vielzahl serologischer Verfahren wurde bisher zur Diagnostik der Fasziolose geprüft (56). Bei vergleichenden Untersuchungen ergaben weder die Agargelpräzipitation noch die Latex-Schnellagglutination bessere Resultate als die Kotuntersuchung; erstere versagte bei nur schwach befallenen Tieren völlig, letztere lag mit ihrer Aussagekraft nur 9 % über den Kotuntersuchungsergebnissen. Dagegen erwies sich der indirekte Fluoreszenztest durch seine Erfassungsquote von 87 % als sichere und empfindliche Methode, wobei Maximal-Antikörpertiter bereits 4 bis 6 Wochen nach der Infektion auftraten und mit dem Positivwerden der Kotuntersuchung allmählich abfielen (35). Auch mit dem leicht durchführbaren Immunoperoxidasetest (ELI-SA) waren Antikörper bereits 4 Wochen p. i. nachzuweisen (21); der Test erwies sich als recht sicher und spezifisch. Als qualitativer Serotest bewährte sich ferner der indirekte Immunoperoxidasetest (IPT) als Objektträgermethode; wegen seines geringen Material- und Zeitaufwandes erscheint er für die Routinediagnostik geeignet (26). Die Counter-Elektrophorese schließlich scheint ebenfalls ein sicheres Verfahren zumindest bei Labortieren darzustellen (34). Die Anwendung des Hauttestes (Verabreichung eines somatischen Antigens intradermal in die Schwanzfalte) erbrachte bei Zebus zu 32 % positive Ergebnisse, bedarf jedoch noch weiterer Überprüfung (3).

Ein Hauptproblem bei allen serologischen Verfahren stellen die Kreuzreaktionen dar, die bisher nicht ausgeschaltet werden konnten und ein wesentliches Hindernis für den Einsatz dieser Methoden in der Praxis sind.

Bekämpfung Im Entwicklungszyklus von F. hepatica bieten sich zur Bekämpfung folgende Angriffspunkte: (a) die Ausschaltung des Zwischenwirtes, (b) die Verminderung oder Verhütung der Aufnahme von Metazerkarien, (c) die medikamentelle Beeinflussung des Parasiten im Wirtstier, (d) die Erhöhung der Widerstandsfähigkeit des Wirtes durch Immunisierung.

a. Bei der Bekämpfung von Lymnaea truncatula stehen die Regulierung der Vorflutverhältnisse und weidehygienische Maßnahmen im Vordergrund. Durch Drainage sowie durch Vertiefen und Verrohren von Abflußgräben und die damit verbundene Trockenlegung von Weiden werden die Lebensmöglichkeiten der Schnecken eingeschränkt oder zerstört. Die früher in umfangreichen Versuchen geprüfte großflächige chemische Schneckenbekämpfung mit Molluskiziden (6) muß nach dem heutigen Stand der Kenntnisse als nicht mehr praktikabel angesehen werden (16). Diese Bekämpfung ist aufwendig und teuer, in der Wirkung sehr unsicher und zudem umweltbelastend, da alle zur Zeit verfügbaren Molluskizide für Fische und eine große Zahl anderer Wassertiere toxisch sind. Das Einleiten giftiger Stoffe in Oberflächengewässer ist verboten.

Kalkstickstoffgaben von 300 kg/ha können lediglich die Schneckenpopulation vorübergehend verringern, jedoch nicht entscheidend beeinflussen.

b. Eine Verminderung oder Verhütung der Aufnahme von Metazerkarien kann durch folgende Maßnahmen erreicht werden: das Auszäunen (Mindestabstand 1,5 bis 2 m) von Schneckenbiotopen (Tümpel, Gräben, Feuchtstellen), das Anlegen von Kunsttränken, die Nutzung des Grases von Flächen mit Besatz durch Lymnaea truncatula zur künstlichen Trocknung und zum Silieren sowie durch Maßnahmen des Weidemanagements, z. B. das Weidenlassen von Tieren auf schneckenfreien Flächen oder die Trennung der Weideflächen der hochempfänglichen Schafe von denen der weniger empfänglichen Rinder.

c. Die Hauptstütze der Bekämpfungsmaßnahmen ist heute die planmäßige medikamentelle Behandlung.

Dazu hat WETZEL ein Schema für das Rind erarbeitet, das sich bewährt und auch heute noch Gültigkeit hat. Voraussetzungen für eine wirksame Therapie sind die Erfassung aller Leberegelbestände (klinische Untersuchung, Auswertung der Fleischbeschau, koproskopische Untersuchungen) und die Einbeziehung aller über 4 Monate alten Rinder der verseuchten Gebiete. In letzteren sollten während der ersten 3 Bekämpfungsjahre grundsätzlich 2 Winterbehandlungen durchgeführt werden. Die 1. Behandlung, etwa 6 Wochen nach der Aufstallung, macht die Tiere zu einem erheblichen Prozentsatz leberegelfrei. Die 2. Behandlung, etwa Ende März, erfaßt die noch verbliebenen Leberegel sowie die evtl. durch das Heu vermittelten Stallinfektionen und gewährleistet den Auftrieb weitgehend leberegelfreier Tiere auf die Weiden. Innerhalb von 3 Jahren konnte so in einem stark mit Leberegeln verseuchten Landkreis der Prozentsatz befallener Lebern von 92 % auf 27 % reduziert, der Zuwachs bei Mastrindern während der Aufstallungsperiode um 27,5 kg/Tier erhöht und die Milchleistung um durchschnittlich 118 Liter/Kuh/Jahr gesteigert werden. Danach genügt eine einmalige Winterbehandlung gegen Ende der Aufstallung. Mit der Chemotherapie lassen sich die wirtschaftlichen Schäden reduzieren, jedoch ist auch bei langjährigem Einsatz von wirksamen Fasziozliden die Leberegelinfektion in einem größeren Gebiet nicht völlig zu tilgen. Gerade aber wegen der erheblichen Leistungsverbesserungen erscheint uns der umfangreiche Einsatz von Leberegelmitteln verantwortbar und bezüglich des geringen Behandlungsrisikos auch zumutbar.

Problematisch für jedes geschlossene Bekämpfungsgebiet bleiben die durch Zukauf während der Weidezeit von außerhalb eingeführten leberegelbefallenen Tiere. Hier werden amtliche Maßnahmen zum Schutz bereits weitgehend sanierter Gebiete ebenso für erforderlich gehalten wie für die Beschickung von Sammelweiden. Für eine neue Weideverseuchung müssen neben dem Rind auch befallene Schafe und Ziegen, ferner die auf Hausweiden vielfach gehaltenen Zuchtsauen sowie die verschiedenen Schalenwildarten berücksichtigt und in die großflächige Bekämpfungsaktion einbezogen werden.

Zur Therapie stehen verschiedene Fasziozlide zur Verfügung (7, 16, 43, 44), von denen eine Auswahl in *Tab. 7* zusammengestellt ist. Die aufgeführten Mittel gehören folgenden Stoffklassen an: Salicylanilide (Closantel, Oxyclozanid, Rafoxanid), Nitrophenole (Niclofolan, Nitroxynil), organische Phosphorverbindungen (Bromphenophos), Diphenyloxialkyläther (Diamphenethid) und Benzimidazole (Albendazol, Triclabendazol).

Die meisten Mittel der drei erstgenannten Wirkstoffgruppen haben in den empfohlenen Dosierungen eine hohe Wirksamkeit gegen

Tab. 7 Fasziolizide (Auswahl) – modifiziert nach DÜWEL (16)

Wirkstoff	Handels-name[1]	Dosis mg/kg Kgw. Rind	Dosis mg/kg Kgw. Schaf	Appli-kation[2]	Wirkung auf adulte Stadien[3]	Wirkung auf unreife Stadien[3]	Sicher-heits-Index	Wartezeit in Tagen für Gewebe[4]	Wartezeit in Tagen für Milch[4]	Literatur (Auswahl)
Albendazol	Valbazen	10	5	p.o.	+/++	−	7/7	8	5	12, 14, 22, 36, 39, 46, 54, 55
Bromphenophos	Acedist	12	16,6	p.o.	+++	+	5/4	21	5	7, 16, 25, 43, 44
Niclofolan	Bilevon	3	3	p.o.	+++	+	4	7	5	7, 16, 43, 44
Nitroxynil	Dovenix	10	10	s.c.	+++	+/++	4	30	5	7, 16, 43, 44
Oxyclozanid	Diplin, Zanil	10	17	p.o.	++	+	4	14	4	7, 16, 25, 41
Rafoxanid	Ranide, Flukanide	7,5	7,5	p.o.	+++	++	6	28	n.M.	1, 7, 16, 43, 44
Closantel	Flukiver	2,5	10	i.m./p.o.	+++		10	30	n.M.	16
Diamphenethid	Coriban	−	100	p.o.	+	+++	4	7		1, 7, 16, 43, 44
Triclabendazol	Fasinex (−)	6	5–10	p.o.	+++	+++	<10			9, 10, 11, 58

[1] Präparate im unteren Teil der Tabelle: noch nicht (−) oder nur in wenigen Ländern im Handel.
[2] p.o. = per os, s.c. = subkutan, i.m. = intramuskulär.
[3] +++ = hochwirksam, ++ = wirksam, + = teilweise wirksam, − = ohne ausreichende Wirkung, leere Felder = nicht bekannt. Zur Wirkung auf unreife Stadien: siehe Text.
[4] Nach Literatur- und Firmenangaben, n.M. = nicht für Milchtiere.

adulte F. hepatica, aber keinen ausreichenden Effekt gegen unreife Stadien. Eine Ausnahme hiervon bilden Rafoxanid und Nitroxynil. Aus Schafen beseitigt Rafoxanid bei einmaliger Gabe von 7,5 mg/kg Kgw. 86 % der 6 Wochen alten Stadien, hingegen werden 4 Wochen alte Leberegel nur zu 50 % abgetötet. Die empfohlene Dosis von 10 mg/kg Kgw. Nitroxynil tötet 70 % der 6 Wochen alten Stadien ab, zur Erzielung eines guten Effektes gegen jüngere Stadien wäre die 3fache therapeutische Dosis notwendig, wodurch jedoch der Sicherheitsindex auf einen für die Praxis zu geringen Wert von 1,3 zurückginge. Andererseits weist Diamphenethid in der empfohlenen Dosis von 100 mg/kg Kgw. eine Wirksamkeit um 99 % gegen einen Tag sowie 4 und 6 Wochen alte Stadien auf, beseitigt jedoch nur 54 % der adulten F. hepatica.

Von den Benzimidazol-Verbindungen hat Albendazol ein breites Wirkungsspektrum gegen Nematoden, Zestoden, Dicrocoelium und Fasciola. Beim Schaf beseitigt es in der von der Firma empfohlenen Dosierung von 5 mg/kg Kgw. allerdings nur ca. 70 % der adulten Fasciola, während eine höhere Dosierung von 7,6 mg/kg zu 91 % wirksam ist. Die letztgenannte Dosis ist gegen 6 Wochen alte Leberegel unwirksam (14). Für Rinder werden 10 mg/kg empfohlen, die über 90 % der adulten Stadien eliminieren können (39, 55), doch wird zum Teil auch von einer wesentlich geringeren Wirkung um 50 % berichtet (12, 32). Aufgrund dieser Angaben und nach eigenen Erfahrungen beim Schaf ist bei den empfohlenen Dosierungen mit einem variablen Effekt von Albendazol gegen adulte Fasciola zu rechnen; jugendliche Stadien werden nicht erfaßt.

Eine interessante Neuentwicklung aus der Benzimidazol-Gruppe ist Triclabendazol. Dieses Fasziolizid ist beim Schaf in einer Dosis von 5 mg/Kgw. zu 92–98 % auf 4–8 Wochen alte Stadien und zu 100 % auf adulte F. hepatica wirksam. Eine erhöhte Dosis von 10 mg/kg Kgw. beseitigt 1–6 Wochen alte Stadien zu 93–100 %. Bei diesen Dosierungen hat das Mittel im Vergleich zu anderen Fasziolizide hohe Sicherheitsindizes von 20 bzw. 10. Beim Rind besitzt Triclabendazol eine ähnliche Wirkung (9, 10, 11, 58). Falls diese Substanz auch hinsichtlich der zur Zeit noch nicht festgelegten Wartefristen für Fleisch und Milch den üblichen Anforderungen genügen sollte, könnte sie aufgrund ihrer simultanen Wirksamkeit auf juvenile und adulte Stadien von Fasciola hepatica wesentliche Fortschritte in der Bekämpfung der Fasziolose bringen.

Nach ersten Beobachtungen scheint Triclabendazol auch zur Anwendung bei Wildtieren geeignet zu sein.

Hinsichtlich des Wirkungsspektrums von

Faszioliziden ist neben den oben aufgeführten Daten über Albendazol ergänzend zu vermerken, daß Rafoxanid auch Haemonchus contortus beeinflußt.

Die Einbeziehung laktierender Kühe in die Bekämpfung der Fasziolose ist Voraussetzung für einen Dauererfolg. Dies bringt milchhygienische Probleme mit sich, da die Fasziolizide in unterschiedlicher Konzentration in der Milch ausgeschieden werden (5). Einige Fasziolizide sind daher nicht zur Anwendung bei Milchtieren zugelassen, bei anderen werden Wartefristen für die Milchverwertung als Lebensmittel angegeben (Tab. 7), die einzuhalten sind. Von einigen Faszioliziden ist bekannt, daß sie die Gerinnungs- und Verfestigungszeit bzw. die Verkäsbarkeit der Milch beeinflussen können. Auch aus diesen Gründen ist die Einhaltung der Wartefristen wichtig.

Die planmäßige und alle Tiere eines Gebietes einschließende Chemotherapie bringt schon bald einen wirtschaftlichen Erfolg in der Steigerung der Mast- und Milchleistung und läßt auch epidemiologisch günstige Aspekte zu. Es sollten deshalb amtliche Maßnahmen auf dem Verordnungswege gesichert und eine staatliche Bekämpfungspflicht für die Leberegelseuche erwogen werden.

d. Eine Immunisierung gegen Fasciola-Befall wurde verschiedentlich mit Extraktantigenen sowie mit bestrahltem Material versucht (29). Es kam zu einer gewissen Reduzierung der Zahl und Größe der Leberegel sowie zu einer erheblichen Verringerung der Leberschäden; dabei war der Vakzinationseffekt um so größer, je später die Belastungsinfektion gesetzt wurde. Eine Immunisierung mit einem Antigen-Antikörper-Komplex führte zur Bildung humoraler Antikörper (die Tiere wurden also serologisch positiv), doch zu keiner Schutzwirkung gegen eine Testinfektion (49). Eine heterologe Immunisierung (mit Schistosoma bovis-Zerkarien) brachte keine befriedigenden Ergebnisse (52).

Gelegentlich kommt Fasciola hepatica auch beim Menschen vor; dabei wird in Frankreich der Verzehr von Brunnenkresse (mit Metazerkarien) vornehmlich für die Infektion verantwortlich gemacht (47). Der Nachweis beim Menschen erfolgt sowohl durch die Stuhluntersuchung als auch mit Hilfe serologischer Verfahren.

Schaf

In der Regel verläuft die Fasziolose bei Schafen subakut; die meist erheblich infizierten Tiere gehen entweder bereits 6 Wochen p. i. an der durch die Wanderstadien verursachten Peritonitis ein oder sterben erst nach Ablauf der Präpatenz an hochgradiger Anämie. In beiden Fällen weisen eine starke Eosinophilie ab der 4. Woche und die Erhöhung der GLDH auf die schwere Leberstörung hin (2, 50). Die chronische Fasziolose ist durch eine zunächst normochrome, später hypochrome Anämie, Verringerung der Futterverwertung (Gewichtsverlust), Ödeme, durch Aborte und geringe Geburtsgewichte sowie durch schlechte Wollqualität gekennzeichnet (30). Auch die Fleischqualität wird geringer.

Diagnose Sie wird bei Lämmern durch die Sektion gestellt; ein positiver Kotbefund der Muttertiere gibt einen Hinweis. Pathologisch anatomisch ist bei der akuten Form die Leber geschwollen, enthält im Parenchym unregelmäßige, blutige Bohrgänge; die Gekröslymphknoten sind vergrößert. Die chronische Fasziolose ist die typische Cholangitis distomatosa chronica mit grauweißen und infolge der Gallenstauung stark erweiterten Gallengängen, die eine graubraune, zähschleimige Flüssigkeit (Galle, Eiter, Epithelzellen, Leberegel) enthalten. Die Leber selbst ist zirrhotisch. Differentialdiagnostisch sind in der akuten Form Clostridium-Intoxikationen, in der chronischen Verlaufsform Paratuberkulose, Magendarmwurminfektionen sowie Mangelkrankheiten zu berücksichtigen; deshalb kommt dem Nachweis der typischen Leberegel eine durch die Kotuntersuchung (Sedimentationsverfahren) besondere Bedeutung zu. Serologische Verfahren (IFAT, IPT) wurden beim Schaf zwar erprobt (42), eine praktische Anwendung fanden sie bisher nicht, zumal die direkte Parasitenfeststellung infolge des geringeren wirtschaftlichen Wertes durch die Sektion eines kranken Lammes jederzeit möglich ist. Auch Vakzinierungsversuche brachten keine überzeugenden Ergebnisse (13, 40).

Zur Prophylaxe alle beim Rind aufgeführten Maßnahmen, soweit auf Schafweiden möglich, berücksichtigen. Für die Chemotherapie die für das Rind angegebenen Präparate verwenden.

Bekämpfung Zur Bekämpfung der Fasziolose werden zwei Behandlungen während der Stallhaltungszeit (Oktober/November und März) sowie ein bis zwei weitere im Spätsommer und Herbst empfohlen (7). In England wurde gezeigt, daß durch planmäßige Behandlungen im Juni, August, September, November und Januar mit Rafoxanid der Anteil der Ausscheider von Fasciola-Eiern in Schafherden von ursprünglich ca. 50–90 % auf sehr geringe Werte zwischen 0,3–1 % gesenkt werden konnte (57).

Fasciola gigantica

Im tropischen Afrika, in der UdSSR und in Asien kommt als großer Leberegel bei Wiederkäuern *Fasciola gigantica* (COBBOLD, 1856) ausschließlich, in den Mittelmeerländern neben F. hepatica vor. Er wird bis 75 mm lang und lebt geschlechtsreif ebenfalls in den großen Gallengängen. Die Eier sind 160 bis 195 × 90–104 µm groß; als Zwischenwirtschnecke fungiert vornehmlich Lymnaea natalensis, in der die Entwicklung 3–6 Monate erfordert. Die Wanderphase im Leberparenchym des Endwirtes dauert 8–10 Wochen, die Präpatenz beträgt 4 Monate. Die Infektion verläuft als akute und chronische Fasziolose, wobei keine wesentlichen Unterschiede in der Pathogenität zwischen F. gigantica und F. hepatica bei Schafen und Jungrindern bestehen (19). Bei beiden Tierarten kommt es zu einem Abfall der Erythrozyten und des Hämatokrit von der 6. bis 10. Infektionswoche sowie zu einer deutlichen Eosinophilie (37).

Für Diagnose, Prophylaxe und Therapie gilt analog das für F. hepatica Gesagte unter Berücksichtigung der längeren Entwicklungszeiten. Bei Schafen scheinen gewisse rassenbedingte Unterschiede in der Empfänglichkeit zu bestehen (33).

Fascioloides magna

Bei *Fascioloides magna* (BASSI, 1875) handelt es sich um den nordamerikanischen Leberegel, der primär bei Wapiti und Weißwedelhirsch vorkommt, aber auch in Leber und teilweise Lunge von Schafen und Rindern parasitiert. Dieser Schmarotzer kam mit Wildtransporten auch nach Europa; er wurde bisher in Deutschland, Italien und der ČSSR in verschiedenen Wildgehegen und Zoologischen Gärten nachgewiesen.

F. magna ist 20–100 mm lang und lebt in fibrösen Zysten der Leber mit einer Verbindung zu Gallengängen. Bei Rindern sind diese Zysten teilweise so derb, daß sie die Gallengänge verlegen. Gleichzeitig kommt es zu Endophlebitis und Endarteriitiden sowie zur Bildung von Thromben (4). Bei Schafen findet keine Abkapselung statt; die Trematoden richten durch ihre Wanderungen im Leberparenchym erhebliche Schäden an und führen zum Tode; Schafe und die ebenfalls sehr anfälligen Ziegen gelten nicht als spezifische Wirtstiere. Die Entwicklung erfolgt in 5 verschiedenen Lymnaea-Arten innerhalb von 68 bis 187 Tagen, die Präpatenz beträgt beim Rind 32–44 Wochen, die Patenz mindestens 5 Jahre (20, 27). Albendazole hat sich in einer Dosis von 15 mg/kg Kgw. bewährt (23). Meerschweinchen sind geeignete Versuchstiere.

Literatur

1. ANNEN, J. M., J. C. BORAY, J. ECKERT (1973): Prüfung neuer Fasziolizide: II. Wirksamkeitsvergleich von Rafoxanid und Diamphenethid bei subakuter und chronischer Fasziolose des Schafes. Schweiz. Arch. Tierheilkd. **115**, 527–538. – **2.** BEN SAID, S., M. HANDLOS (1980): Untersuchungen einiger Blutparameter an Schafen mit einer provozierten, natürlichen Infestation von Fasciola hepatica. Prakt. Tierarzt **61**, 489–498. – **3.** BLANCOU, J., A. BOUCHET, R. TAILLIEZ (1976): Réactions à l'injection intradermique d'un antigène spécifique du genre Fasciola chez les bovins. Rev. Elev. Méd. Vét. Pays trop. **29**, 39–42. – **4.** BLAZEK, K. (1973): Pathologische Veränderungen des Gefäßsystems bei Fascioloidose. Vet. Med. (Praha) 18, 25–28. – **5.** BLÜTHGEN, A., W. HEESCHEN, H. NIJHUIS (1982): Zum gaschromatographischen Nachweis von Fasziolizidrückständen in Milch. Milchwissenschaft **37**, 206–211. – **6.** BOCH, J., R. SUPPERER (1977): Veterinärmedizinische Parasitologie. 2. Aufl. Berlin, Hamburg: P. Parey. – **7.** BORAY, J. C. (1971): Fortschritte in der Bekämpfung der Fasziolose. Schweiz. Arch. Tierheilk. **113**, 361–386. – **8.** BORAY, J. C. (1978): The potential impact of exotic Lymnaea spp. on fascioliasis in Australasia. Vet. Parasit. **4**, 127–141. – **9.** BORAY, J. C., M. B. STRONG, M. SCHELLENBAUM, M. VON ORELLI (1981): Chemoprophylaxis of fasciolosis in sheep and cattle. 9th Int. Conf. WAAVP 171, July 13–17, Budapest. – **10.** BORAY, J. C., M. B. STRONG, J ALLISON (1981): Chemoprophylaxis of fasciolosis. Abstr. Austr. Soc. Parasit. **20**, May 13–15, Perth. – **11.** BORAY, J. C. P. D. CROWFOOT, M. B. STRONG, J. R. ALLISON, M. SCHELLENBAUM, M. VON ORELLI, G. SARASIN (1983): CGA-89317, a new drug for the treatment of immature and mature Fasciola hepatica infections in sheep. Vet. Rec., in press. – 12. BRADLEY, R. E., W. F. RANDELL, D. A. ARMSTRONG (1981): Anthelmintic efficacy of albendazole in calves with naturally acquired Fasciola hepatica infections. Am. J. Vet. Res. 42, 1062–1064. – 13. CAMPBELL, N. J., P. GREGG, J. D. KELLY, J. K. DINEEN (1978): Failure to induce homologous immunity to Fasciola hepatica in sheep vaccinated with irradiated metacercariae. Vet. Parasit. 4, 143–152. – 14. CAMPBELL, N. J., C. A. HALL (1979): The anthelmintic efficacy of albendazole against Fasciola hepatica and benzimidazole resistant strains of Haemonchus contortus and Trichostrongylus colubriformis in sheep. Res. Vet. Sci. 26, 90–93. – 15. CHRISTENSEN, N., P. NANSEN, F. FRANDSEN (1976): The influence of temperature on the infectivity of Fasciola hepatica miracidia to Lymnaea truncatula. J. Parasit. 62, 698–701. – 16. DÜWEL, D. (1981): Zur Behandlung der Helminthosen bei Wiederkäuern – eine Übersicht. Berl. Münch. Tierärztl. Wschr. 94, 378–382. – 17. DÜWEL, D. (1982): Unusually large eggs of a Fasciola hepatica strain. Z. Parasitenkd. 67, 121–124. – 18. ECKERT, J., H. KELLER, J. HÖSLI, U. HESS (1977): Subakute Fasziolose beim Rind. Schweiz. Arch. Tierheilkd. 119, 135–148. – 19. EL HARITH, A. (1977): Observations on the influence of the intermediate host in experimental fascioliasis. Utrecht: Vet med. Diss. – 20. ERHARDOVÁ-KOTRLÁ, B. (1971): The occurrence of Fascioloides magna (BASSI, 1875) in Czechoslowakia. Akademia (Prag). – 21. FARRELL, C. J., D. T. SHEN, R. B. WESCOTT, B. Z. LANG (1981): An enzyme-linked immunosorbent assay for diagnosis of Fasciola hepatica infection in cattle. Am. J. Vet. Res. 42, 237–240. – 22. FOREYT, W. T., K. M. FOREYT (1980): Albendazole treatment of experimentally induced Fascioloides magna infections in goats. Vet. Med. Small Anim. Clin. 75, 1441–1444. – 23. FOREYT, W. J., R. B. WESCOTT, D. A. ARMSTRONG (1980): Field tests of 3 formulations of albendazole against Fasciola hepatica in cattle. Vet. Med. Small Anim. Clin. 75, 299–303. – 24. FURMAGA, S., J. L. GUNDLACH, K. SOBIESZEWSKI (1980): Changes in aspartate aminotransferase, fructosediphosphate aldose, cholinesterase, glucose and total bilirubin levels in experimental fasciolosis of cattle. Acta parasit. pol. 27, 227–230. – 25. FURMAGA, S., J. L. GUNDLACH, A. SADZIKOWSKI (1981): Field observations on the suitability of acedist, coriban and zanil for the planned control of fascioliasis in sheep. Med. Vet. 37, 520–522. – 26. GRELCK, H., F. HÖRCHNER (1977): Vergleichende Untersuchungen zur Serodiagnostik der Rinderfasziolose mit dem indirekten Immunofluoreszenz- und Immunoperoxidasetest (ELISA). Berl. Münch. Tierärztl. Wschr. 90, 332–335. – 27. GRIFFITHS, H. J., C. A. CHRISTENSEN (1974): Further observations on the survival of metacercariae of ascioloides magna in water at room temperature and under refrigeration. Z. Parasitenkd. 60, 335. – 28. GÜRALP, N., R. TINAR (1981): The efficacy of fenbendazole in the treatment of natural infections of Fasciola gigantica and Fasciola hepatica in sheep. Vet. Fak. Dergisi Ankara 28, 1981, 89–92. – 29. HALL, R. F., B. Z. LANG (1978): The development of an experimental vaccine against Fasciola hepatica in cattle. Proc. 82nd Ann. Meet. US Anim. Health Ass. New York 29 Oct. to 3 Nov. – 30. HAWKINS, C. D., R. S. MORRIS (1978): Depression of productivity in sheep infected with Fasciola hepatica. Vet. Parasit. 4, 341–351. – 31. HENRIKSEN, SV. AA., CHR. PILEGAARD-ANDERSEN (1979): Fasciola hepatica in Denmark. A survey on 15 years diagnostic examination on bovine faeces samples. Nord. Vet. Med. 31, 6–13. – 32. HERLICH, H. (1977):

Anthelmintic efficacy of albendazole in cattle: comparison of critical and controlled tests. Am. J. Vet. Res. 38, 1247–1248. – 33. HILDEBRANDT, J. (1968): Die Wirksamkeit von Bilevon® M gegen unreife und geschlechtsreife Stadien von Fasciola gigantica in künstlich infizierten Schafen. Berl. Münch. Tierärztl. Wschr. 81, 66–69. – 34. HILLYER, G. V., N. SANTIAGO DE WEIL (1981): Serodiagnosis of experimental fascioliasis by immunoprecipitation tests. Int. J. Parasit. 11, 71–78. – 35. HUGHES, D. L., R. E. B. HANNA, H. W. SYMONDS (1981): Fasciola hepatica: IgG and IgA levels in the serum and bile of infected cattle. Exp. Parasit. 52, 271–279. – 36. JOHNS, D. R., S. J. DICKESON (1979): Efficacy of albendazole against Fasciola hepatica in sheep. Austr. Vet. J. 55, 431–432. – 37. KADHIM, J. K. (1976): Changes in serum protein values of sheep infected with Fasciola gigantica. Am. J. Vet. Res. 37, 229–231. – 38. KELLER, H. (1978): GLDH- und γ-GT-Aktivitäten im Serum gesunder und leberegelbefallener Rinder. Schweiz. Arch. Tierheilkd. 120, 189–193. – 39. MALONE, J. B., P. H. SMITH, A. F. LOYACANO, F. G. HEMBRY, L. T. BROCK (1982): Efficacy of albendazole for treatment of naturally acquired Fasciola hepatica in calves. Am. J. Vet. Res. 43, 879–881. – 40. MEEK, A. H., R. S. MORRIS (1979): The effect of prior infection with Fasciola hepatica on the resistance of sheep to the same parasite. Austr. Vet. J. 55, 61–64. – 41. MESA, J. J., R. LARRAMENDY, E. PARÓN, M. MARUI (1981): The efficacy of two doses of oxyclozanide in adult cattle naturally infected with Fasciola hepatica. Rev. Salud Animal 3, 75–83. – 42. OGUZ, T., GRELCK, H., TINAR, R., BURGU, A., ALABAY, M. (1978): The comparative diagnosis of Fasciola hepatica by Immunoperoxydase and Immunofluorescence technics in experimentally infected sheep. Vet. Fak. Derg. Ankara 25, 537–553. – 43. PRICHARD, R. K. (1978): Sheep anthelmintics. In: DONALD, A. D., W. H. SOUTHCOTT, J. K. DINEEN (eds.): The epidemiology and control of gastrointestinal parasites of sheep in Australia. Commonw. Sci. Ind. Res. Org. Austr. Div. Anim. Health. – 44. PRICHARD, R. K. (1978): Anthelmintics. Proc. Refr. Course for Vet. 1, Nr. 39, 421–463, Univ. Sydney. – 45. RIBBEK, R., G. WITZEL (1979): Ökonomische Verluste infolge Fasziolose bei Rind und Schaf. Mh. Vet. Med. 34, 56–61. – 46. RONALD, N. C., T. M. CRAIG, R. R. BELL (1979): A controlled evaluation of albendazole against natural infections with Fasciola hepatica and Fascioloides magna in cattle. Am. J. Vet. Res. 40, 1299–1300. – 47. RONDELAUD, D. (1981): Le contrôle biologique de Lymnaea truncatula Müller en Haute-Vienne, France. Ann. Parasit. 56, 45–56. – 48. Ross, J. G. (1977): A five-year study of the epidemiology of fascioliasis in the North, East and West of Scotland. Brit. Vet. J. 133, 263–272. – 49. SANDEMAN, R. M., M. J. HOWELL, N. J. CAMPBELL (1980): An attempt to vaccinate sheep against Fasciola hepatica using a juvenile fluke antigen sheep antibody complex. Res. Vet. Sci. 29, 255–259. – 50. SANDEMAN, R. M., M. J. HOWELL (1981): Precipitating antibodies against excretory secretory antigens of Fasciola hepatica in sheep serum. Vet. Parasitol. 9, 35–46. – 51. SCHAILEW, CHR. (1982): Überblick über die wichtigsten Parasitosen bei Weiderindern in der Volksrepublik Bulgarien. Mh. Vet. Med. 37, 93–95. – 52. SIRAG, S. B., CHRISTENSEN, N. O., P. NANSEN, J. MONRAD, F. FRANDSEN (1981): Resistance to Fasciola hepatica in calves harbouring primary patent Schistosoma bovis infections. J. Helminth. 55, 63–70. – 53. SPENGLER, R. N., H. ISSEROFF (1981): Fascioliasis: is the anemia caused by hematophagia? J. Parasitol. 67, 886–892. – 54. STEINER-BONHUIS, A. (1980): Parasitologische, klinische und epizootologische Auswirkungen von Herbst- und Frühjahrsbehandlungen bei Jungrindern mit Albendazol. Hannover: Vet. med. Diss. – **55.** THEODORIDES, V. J., J. F. FREEMAN (1980): Efficacy of albendazole against Fasciola hepatica in cattle. Vet. Rec. **106**, 78–79. – **56.** VAN TIGGELE, L. J. (1978): Host-parasite reactions in Fasciola hepatica infections. Immunopathology and diagnosis of liver-fluke disease in ruminants. Leiden: Proefschrift Rijkuniv. – **57.** WHITELAW, A., A. R. FAWCETT (1981): Further studies in the control of ovine fascioliasis by strategic dosing. Vet. Rec. **109**, 118–119. – **58.** WOLFF, K., J. ECKERT, G. SCHNEITER, H. LUTZ (1983): Efficacy of triclabendazole against Fasciola hepatica in sheep and goats. Vet. Parasit. (in press).

Dicrocoeliose

Dicrocoelium dendriticum

Der kleine Leberegel *Dicrocoelium dendriticum* (RUDOLPHI, 1819) ist ein weit verbreiteter, in gewissen Gebieten häufig vorkommender Parasit von Schaf, Ziege, Rind und Wildkaninchen. Dieser sogenannte Lanzettegel wird ferner beim heimischen Schalenwild sowie vereinzelt bei Schwein, Pferd und Hase beobachtet. In Teilen von Mitteleuropa wird beim Rind ein Befall bis zu 54 % und beim Schaf vor allem in Italien und Griechenland bis zu 85 % mitgeteilt (5, 10).

Dicrocoelium dendriticum (*Abb. 33*): 6–12 mm lang, 1,5–2,5 mm breit; unbestacheltes Integument; Bauchsaugnapf größer als Mundsaugnapf; 2 gelappte Hoden hinter Bauchsaugnapf; Eier dunkelbraun, gedeckelt, 40 × 25 µm, Mirazidium bereits ausgebildet, bis 11 Monate lebensfähig.

Entwicklung Die Entwicklung verläuft über zwei Zwischenwirte; gehäusetragende Landlungenschnecken (Helicella, Zebrina, Cionella u. a.) fungieren als erste, Ameisen (Formica fusca, F. rufibarbis, F. pratensis) als zweite Zwischenwirte. Die mit dem Kot ausgeschiedenen Eier werden von der Schnecke aufgenommen. Im Schneckendarm schlüpfen die Mirazidien und wachsen in der Mitteldarmdrüse zu Mutter- und Tochtersporozysten heran, in welchen sich Zerkarien (Schwanzlarven) bilden. Die Gesamtentwicklung in der Schnecke (bis zur Ausbildung von Zerkarien) dauert etwa 4 Monate. Bei feuchter Witterung, durch die eine gewisse Aktivität der Schnecken ausgelöst wird, verlassen die Zerkarien die Sporozysten, wandern über das Venensystem zur Atemhöhle und umgeben sich mit einer Sekrethülle. Mehrere hundert Zerkarien bilden gallertige Schleimballen, die von der Schnecke ausgestoßen werden. Die Lebensfähigkeit der in Schleimballen eingeschlossenen Zerkarien ist relativ kurz.

Ameisen nehmen diese Schleimballen auf. Die Zerkarien bohren sich durch die Kropfwand in die Leibeshöhle der Ameise und entwickeln sich dort innerhalb von 40 Tagen zu enzystierten, infektionstüchtigen Metazerkarien. Ameisen mit reifen Metazerkarien zeigen ein von der Norm abweichendes Verhalten. Sie kehren während der Nacht nicht in ihre Nester zurück, sondern beißen sich an Pflanzenspitzen fest und bieten sich somit gewissermaßen dem Endwirt zur Aufnahme an. Im Magen werden die Ameisen angedaut, die jungen Trematoden werden im Duodenum frei und wandern über den Ductus choledochus in die Leber ein und beginnen in den

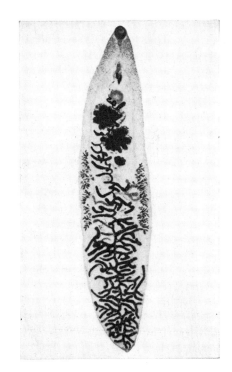

Abb. 33 Dicrocoelium dendriticum, 8 × vergr.

kleinen Gallengängen nach etwa 9 Wochen (Präpatenz beim Kalb 40–50, beim Schaf 47 und bei der Ziege 52 Tage) mit der Eiablage.

Im Herbst scheiden befallene Rinder und Schafe maximal Dicrocoelium-Eier aus, so daß eine große Zahl von Schnecken sich infizieren kann. Da Sporozysten und Zerkarien im 1. Zwischenwirt überwintern, kommt es im Frühjahr zu einer massiven Ameiseninfektion. Die Hauptinfektion der Endwirte erfolgt offenbar im April und Mai; während des Sommers sinkt die Befallsintensität und erreicht zu Ende der Weidezeit die tiefsten Werte. Da viele der Zwischenwirtschnecken 2–3 Jahre lebensfähig sind, ist eine zweite Überwinterung von Sporozysten in derselben Schnecke möglich.

Pathogenese Dicrocoelium-Befall führt wohl infolge chemischer Reizung der Gallengänge zu vermehrter Muzinbildung und zu einer Proliferation der sekretorischen Zellen. Es kommt deshalb zu akuten, später zu chronischen nichteitrigen Cholangitiden und zu Cholangiektasien mit Atrophie bzw. Desquamation der Epithelien. Leberzirrhose findet man vor allem bei Schafen im fortgeschrittenen Infektionsstadium (9). Die in Rinderlebern beobachteten Teleangiektasien werden vielfach durch Dicrocoelium verursacht.

Bei befallenen Jungrindern beobachtet man etwa 1½ Monate nach der Infektion eine im Vergleich zu freien Tieren teilweise verminderte Gewichtszunahme sowie eine deutliche Erythropenie und eine Leukozytose (12). Bei Schafen fällt etwa zur selben Zeit (45. Infektionstag) ein Abfall des Hämatokrit auf. Neben Entwicklungsstörungen und Leistungsminderungen bei Jungtieren entsteht der hauptsächliche wirtschaftliche Schaden aber durch die notwendige Maßregelung der infizierten Lebern bei der Fleischuntersuchung. Da meist das ganze Organ befallen und ein Ausschneiden einzelner Leberteile unmöglich ist, muß jede mit D. dendriticum infizierte Leber als untauglich zum menschlichen Verzehr erachtet werden.

Diagnose Wegen der nur geringen, klinischen Symptome macht vielfach erst die Schlachtung auf den Befall aufmerksam. Eine Sicherung der Diagnose am lebenden Tier ist durch die Kotuntersuchung zwar möglich, jedoch ist die zum Nachweis von Fasciola-Eiern bewährte Sedimentationsmethode hierfür nicht ideal. Deshalb werden Kombinationen zwischen Sedimentation und anschließender Flotation (z. B. mit Zuckerlösung der Dichte 1,28) empfohlen. Aufgrund der nur schubweisen Ausschüttung von Eiern aus der Gallenblase ist das negative Ergebnis einer einzigen Kotuntersuchung kein Beweis für das Freisein eines Bestandes. Die intradermale Applikation von 0,2 ml eines fraktionierten Dicrocoelium-Extraktes ergab bereits nach 45 Min. eine spezifische Schwellung von 10–15 mm an der Schwanzfalte; in der Praxis hat sich dieser Hauttest jedoch ebensowenig durchgesetzt wie die serologischen Verfahren KBR und IHA (14); lediglich der ELISA brachte brauchbare Ergebnisse (18).

Bekämpfung Die Erarbeitung einer wirksamen Dicrocoelium-Therapie war erst möglich, nachdem der Aufbau einer entsprechenden Modellinfektion im Labor gesichert war. Dabei haben sich der Goldhamster (Infektionsdosis 25 Metazerkarien/Tier) und das Kaninchen (1000 Metazerkarien/Tier) als Versuchstiere bei chemotherapeutischen Screening-Tests bewährt. Therapeutische Maßnahmen beim Endwirt erscheinen nur dann sinnvoll, wenn sie zu einer deutlichen Verminderung des Befalles der ganzen Rinder- bzw. Schafherde führen oder, einige Wochen vor der Schlachtung angewandt, die Maßregelungen befallener Lebern unnötig machen.

Da die stärksten Infektionen in den Monaten April und Mai auftreten, erscheint die erste Behandlung Ende Juni bis Mitte Juli und eine zweite zu Beginn der Aufstallung am zweckmäßigsten, doch ist bisher die Wirksamkeit einer solchen Maßnahme nicht geprüft worden. Mit Dicrocoelium befallene, nicht laktierende Mutterschafe sollen nach einer Behandlung im Herbst bessere Milch- und Wolleistungen erbracht haben, während eine Therapie während der Laktation ohne derartige Wirkungen blieb (17). Wegen der geringen wirtschaftlichen Bedeutung von Dicrocoelium in den Endemiegebieten Mitteleuropas dürfte im allgemeinen eine Bekämpfung dieses Parasiten nur im Rahmen eines integrierten Programmes, das sich hauptsächlich gegen ökonomisch relevante Arten richtet, zu rechtfertigen und zu realisieren sein. Voraussetzung dafür sind Anthelminthika mit entsprechendem Wirkungsspektrum. Dabei haben sich zumindest bei Schafen Cambendazol (50–100 mg/kg Kgw.), Thiabendazol (150 bis 200 mg/kg Kgw.) sowie Mebendazol (50 mg/kg Kgw.) (19) bewährt.

Albendazol (Valbazen®) hat sich in einer Einzeldosis von 11–15 mg/kg Kgw. beim Schaf als hochwirksam (über 95 %) gegen Dicrocoelium erwiesen (4, 5). Zwei im Abstand von 1–2 Wochen durchgeführte Behandlungen mit je 10 mg und 7,5 mg/kg Kgw. reduzierten die Wurmbürde und die Eiausscheidung von Dicrocoelium in Größenordnungen von ca. 80–90 % (3, 15, 16). In niedriger Dosierung ist Albendazol auch gegen Nematoden, Zestoden und partiell gegen Fasciola wirksam. Im Hinblick auf die Anwendung des Mittels in den erhöhten Dosen bis 15 mg/kg Kgw. beim Schaf ist zu erwähnen, daß diese Dosis ohne akute Nebenwirkungen vertragen wird. Es sind jedoch nach Behandlung tragender Schafe mit 11 und 15 mg/kg Kgw. Skelettanomalien bei Lämmern beobachtet worden (6).

Eine wirksame Prophylaxe durch Bekämpfung der ubiquitär vorkommenden Zwischenwirte ist zur Zeit nicht möglich.

Dicrocoelium hospes

Im Sudan und in Westafrika findet man in der Leber und Gallenblase von Rindern, Schafen und Ziegen *Dicrocoelium hospes* (Looss, 1907); dieser D. dendriticum sehr ähnliche Trematode ist 4,5–9,9 mm lang, hat ein abgerundetes Hinterende, ovale Hoden und aus wenigen großen Follikeln bestehende Schalendrüsen (7). Erste Zwischenwirte sind Limicolaria-Arten, 2. Zwischenwirte Dorylus- und Crematogaster-Species (1, 8). Dieser kleine Leberegel ist bei Rindern meist mit F. gigantica vergesellschaftet (13); Therapie wahrscheinlich wie bei D. dendriticum.

Literatur

1. BOURGAT, R., D. SEGUIN, C. BAYSSADE-DUFOUR (1975): New data on Dicrocoelium hospes Looss, 1907: anatomy of the adult and life cycle. Preliminary note. Ann. Parasit. Hum. Comp. **50**, 701–713. – 2. CORDERO DEL CAMPILLO, M., F. A. ROJO VÁZQUEZ, P. DIEZ BAÑOS, R. HIDALGO ARGUELLO (1980): New results with albendazole against Dicrocoelium dendriticum (D. lanceolatum) in naturally infected sheep. Helminth. Abstr. **49**, 4540. – 3. CORDERO DEL CAMPILLO, M., F. A. ROJO VÁSQUEZ, P. DIEZ BAÑOS, M. CHATON-SCHAFFNER (1982): Efficacité de l'albendazole contre une infestation naturelle à Dicrocoelium dendriticum chez le mouton. Revue Med. vet. **133**, 41–49. – 4. ECKERT, J., F. INDERBITZIN, K. WOLFF (1983): Wirksamkeit von Albendazol gegen Dicrocoelium dendriticum und Trichostrongyliden beim Schaf. In Vorbereitung. – 5. HIMONAS, C. A., V. LIAKOS (1980): Efficacy of albendazole against Dicrocoelium dendriticum in sheep. Vet. Rec. **107**, 288–289. – 6. JOHNS, D. J., J. R. PHILIP (1977): Albendazole: Safety in sheep. Abstr. 8th Int. Conf. WAAVP 59, 11th–15th July, Sydney. – 7. KAJUBIRI, V., W. HOHORST (1977): Increasing incidence of Dicrocoelium hospes (Looss, 1907) (Trematoda: Digena) in Uganda. J. Helminth. **51**, 212–214. – 8. LUCIUS, R., W. FRANK (1978): Beitrag zur Biologie von Dicrocoelium hospes Loos, 1907 (Trematodes, Dicrocoeliidae). Acta Trop. **35**, 161–181. – 9. MASSOUD, J. (1981): Histopathology of liver in Iranian sheep naturally infected with Dicrocoelium dendriticum. Ann. trop. Med. Parasit. **75**, 293–298. – 10. PAVONCELLI, R., M. P. TAMPIERI (1978): The distribution of liver trematodes in sheep in Emilia-Romagna. Parassitologia **20**, 217–220. – 11. REINHARDT, P. (1978): Untersuchungen zur medikamentellen Metaphylaxe bei der Dikrozöliose des Schafes. Mh. Vet. Med. **33**, 898–901. – 12. SALIMOV, B. (1973): A study on experimental dicrocoeliasis in calves. Helminthologia, Bratislava **14**, 357–360. – 13. SCHILLHORN VAN VEEN, T. W., D. O. B. FOLARANMI, S. USMAN, T. ISHAYA (1980): Incidence of liver fluke infections (Fasciola gigantica and Dicrocoelium hospes) in ruminants in Northern Nigeria. Trop. Anim. Hlth Prod. **12**, 97–104. – 14. SCHRÖDER, L., E. GEYER (1976): Experimentelle Dicrocoeliose: Bildung humoraler Antikörper beim Goldhamster (Mesocricetus auratus, Waterhouse). Behring Inst. Mitt. **60**, 24–37. – 15. THARALDSEN, J., J. A. WETHE (1980): A field trial with albendazole against Dicrocoelium lanceolatum in sheep. Nord. Vet. Med. **32**, 308–312. – 16. THARALDSEN, J., J. A. WETHE (1981): Further trials with albendazole against Dicrocoelium lanceolatum in sheep. Abstr. 9th Int. Conf. WAAVP 173, July 13–17, Budapest. – 17. TRIFONOV, T. (1980): Economic efficacy of treating sheep against dicrocoeliasis. Vet. Sbirka **78**, 28–30. – 18. AMBROSI, M., B. BALDELLI, D. P. FIORETTI, G. A. POLIDORI, V. GRELLONI, A. MORETTI, M. PRINCIPATO (1981): Ovine dicrocoeliasis: onset and course of infection with *Dicrocoelium dendriticum* studied by parasitological and serological (ELISA) methods in 4 groups of tracer sheep. Rev. Parassit. **41**, 299–307. – 19. TINAR, R. (1982): Koyunlarin trematod enfeksiyonlarina mebendazol ve hekzachloro p. xylenin etkisi. Bursa Univ. Vet. Fak. Dergisi **1**, 19–26.

Amphistomatose

Die Amphistomatose (Pansenegelkrankheit) der Wiederkäuer wird in den gemäßigten Zonen vornehmlich von Vertretern der Gattungen Paramphistomum, Cotylophoron und Calicophoron hervorgerufen. Von den übrigen Trematoden unterscheiden sie sich deutlich durch den großen endständigen Bauchsaugnapf. Die Bestimmung der 3–12 mm langen, sich äußerlich ähnelnden Formen stützt sich auf den Aufbau des Azetabulums, des Pharynx und des Genitalatriums. Es sind hierzu Sagittalschnitte sowie Schnittdicken von 15 μm erforderlich; andernfalls ist eine exakte Bestimmung nicht möglich. Während ein Genitalatrium mit Genitalnapf für die Gattung Cotylophoron charakteristisch ist, haben die Gattungen Paramphistomum und Calicophoron aus Zirkularmuskeln bestehende Sphinkteren (S. genitalis und S. papillae). Beim Azetabulum sind die Zahl und Anordnung der verschiedenen Zirkular-, Radial- und Longitudinalmuskelschichten Bestimmungsmerkmale. Daneben erlaubt die angesprochene Zwischenwirtspezifität eine entsprechende Abgrenzung der Arten.

In Europa kommt fast ausschließlich die Gattung Paramphistomum mit den Arten P. cervi, P. daubneyi und P. ichikawai (vornehmlich in Frankreich, Polen, ČSSR, Ungarn, Rumänien) sowie in den Mittelmeerländern und Nordafrika P. microbothrium vor (13).

Paramphistomum cervi (ZEDER, 1790) – syn. P. hiberniae, P. leydeni, P. sertiae – ist ein Parasit bei Weiderindern vor allem in den norddeutschen Marschgebieten (6), wird etwa 7–10 mm lang, ist etwas ventral gebogen und trägt am dickeren Hinterende einen sehr großen Saugnapf (Abb. 34). Diese Spezies ist besonders häufig in verschiedenen Landesteilen der Türkei (3).

Entwicklung Die fast farblosen, 142 bis 180 × 76–95 μm großen gedeckelten Eier werden im Kot ausgeschieden und bleiben bei Temperaturen von 0–10 °C 6 Monate lebensfähig. Bei 15 °C entwickeln sich in 30–50 Tagen, bei 30 °C bereits in 6 Tagen Mirazidien, die bei pH 7,0 schlüpfen und innerhalb weniger Stunden in die in flachen Gewässern lebenden Zwischenwirtschnecken (Planorbis planorbis, Anisus vortex) eindringen. Im respiratorischen Epithel der Atemhöhle treten bei einer Wassertemperatur von 27 °C bereits am 4. Tag längliche, bis zu 600 μm große Sporozysten mit zahlreichen Keimballen und embryonalen Redien auf; ab dem 25. Tag finden sich im Hepatopankreas Redien (Abb. 35), am 33. Tag verlassen die ersten Zerkarien die Schnecke über deren Anus. Tochterredien treten nur in Ausnahmefällen bei sich verschlechternden Lebensbedingungen der Schnecken auf (12). Die ausschwärmenden Schwanzlarven (im Juli/August maximaler Zerkarienausstoß) enzystieren in Kolonien an Gräsern; dadurch ist gewährleistet, daß viele der etwa 250 μm großen Metazerkarien vom Endwirt aufgenommen werden. Metazerkarien bleiben in feuchtem Milieu im Winter 3–5, bei einer Temperatur von 20 °C 2–3 Monate infektionstüchtig, nach 2tägiger Trocknung der von ihnen besetzten Pflanzen sterben sie jedoch ab (6, 7).

Rind bzw. Schaf und Ziege infizieren sich durch Aufnahme von Metazerkarien mit dem Futter. Die jungen Trematoden verlassen nach Passieren des Labmagens die Zystenhülle und saugen sich an der Duodenumschleimhaut an. Beim Rinde sitzen sie hauptsächlich in den ersten 2 Metern des Dünndarmes, bei kleinen Wiederkäuern bis zu 3½ m vom Pylo-

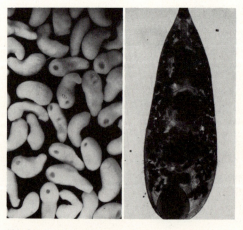

Abb. 34 Paramphistomum cervi

li = 2 × vergr.; **re** = Quetschpräparat (10 × vergr.)

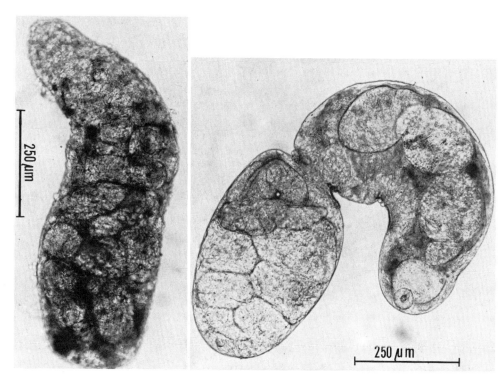

Abb. 35 Paramphistomum cervi

li = Sporozyste; **re** = Redie mit Tochterredien, unreifen Zerkarien und Keimballen

rus entfernt. Von hier wandern die jungen Trematoden in der Zeit zwischen dem 34. und 74. Tag p. i. allmählich zum Pansen und setzen sich im Atrium ruminis, bei stärkerer Infektion auch im dorsalen Pansenblindsack fest (Abb. 36). Die Präpatenz beträgt für Rind und Schaf 103, für das Reh 85 Tage. Die Eiausscheidung erreicht ein Maximum 9 bis 14 Monate p. i. und bleibt für lange Zeit bestehen (7). Wenn auch ein erheblicher Teil der erwachsenen Trematoden nach mehreren Monaten vom Wirtstier ausgeschieden wird, können einzelne bis zu 7 Jahre im Rind lebensfähig bleiben.

Pathogenese Grundsätzlich ist zwischen dem Paramphistomumbefall im Duodenum (stets unreife, in großen Mengen pathogene Stadien) und dem eigentlichen Pansenbefall (unreife oder geschlechtsreife Trematoden, nur wenig pathogen) zu unterscheiden. Wirtschaftliche Schäden in Form von Leistungsminderungen (Milch, Mast) und klinische Erscheinungen werden vornehmlich von den in der Mukosa und Submukosa des Duodenums sich entwickelnden Jugendstadien (intestinale Amphistomatose) verursacht. Katarrhalische Entzündungen der Pyloruszone und hämor-

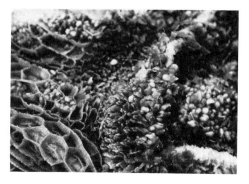

Abb. 36 Paramphistomum cervi im Pansen und Netzmagen des Schafes

rhagische Duodenitiden mit nekrobiotischen Veränderungen stehen im Vordergrund. Dabei kommt sicherlich den toxischen Stoffwechselprodukten dieser noch unreifen Trematoden eine besondere pathogene Bedeutung zu. Die Erkrankung kann gelegentlich in Herden explosionsartig auftreten, wenn sich die Tiere wegen Überstockung, schlechter Weidehygiene und fehlender künstlicher Tränken stark infizieren. Bei massiven Infektionen kommt es auch zu einer gewissen Beeinflussung der Pansenflora (8).

Klinisch deuten beim Rind verminderte Futter- und Wasseraufnahme, unregelmäßiges Wiederkauen, häufiges Stöhnen, Diarrhoe mit übelriechendem Kot, erhebliche Gewichtsverluste oder plötzliche Todesfälle (etwa 40 Tage nach dem Weideauftrieb) auf die Infektion hin. Geschlechtsreife Parasiten im Pansen (ruminale Amphistomatose) führen dagegen nur dann zu Erkrankungen mit meist chronischem Verlauf, wenn neben einer hochgradigen Befallsstärke (bei Kälbern 20 000, bei Rindern über 40 000) sekundär die allgemeine Abwehrkraft (Mangelernährung) erheblich geschwächt ist. Bei Schafen ist der Verlauf vielfach akut; Anorexie und profuser Durchfall sind die wesentlichen Symptome (2).

Diagnose Durch die Kotuntersuchung läßt sich die Diagnose lediglich bei der ruminalen, nicht bei der intestinalen Amphistomatose (Befall des Duodenums mit Jugendstadien) sichern. Die Eier unterscheiden sich durch ihre transparente graue Farbe deutlich von den etwas kleineren, gelblichen Fasciola hepatica-Eiern. Als serologische Nachweismethoden eignen sich im Frühstadium der Infektion IFAT und ELISA; beide werden ab 18. Infektionstag positiv (1); der Intradermaltest bedarf trotz der Verwendung verschiedener Antigenfraktionen weiterer Erprobung, auch wenn positive Ergebnisse zwischen dem 15. und 26. Infektionstag erzielt wurden (9).

Bekämpfung Voraussetzung für eine wirksame Bekämpfung der Amphistomatose sind künstliche Tränkanlagen, sachgemäße Molluskizid-Anwendung (Bayluscid) und gesonderte Weiden für Tiere der 1. Weideperiode sowie Trennung der Rinder- und Schafweiden. Experimentell wurde eine Prophylaxe durch Immunisierung, entweder mit mehrmaligen Gaben von 500–1500 Metazerkarien oder durch einmalige Applikation von 40 000 bestrahlten Metazerkarien, bei Rind und Ziege erreicht. Etwa 6 Wochen nach der Vakzinierung hatte sich eine teilweise bis zu 9 Monaten anhaltende Immunität entwickelt.

Bei Vorliegen einer akuten Amphistomatose muß die Herde aufgestallt und behandelt werden. Als Chemotherapeutika haben sich folgende Mittel bewährt:

Niclosamid (Mansonil®) 50–100 mg/kg bei Rind und Schaf wirksam gegen die geschlechtsreifen Formen im Pansen, nur beim Schaf auch hochwirksam gegen 7–20 Tage alte Stadien im Duodenum; Resorantel (Terenol®) 65 mg/kg gegen unreife und reife P. microbothrium bei Rind und Schaf (10, 11); Bithionol 35–50 mg/kg gegen unreife und reife Stadien beim Rind; Brotianide (Dirian® –15%) 1 ml/10 kg Kgw. gegen unreife und reife Stadien beim Rind (4, 5).

Die als Leber-Amphistomatose der Rinder und Büffel in Südostasien beschriebene Parasitose wird durch *Gigantocotyle explanatum* und andere in den Gallengängen lebende G.-Arten verursacht. Sie rufen der Fasziolose ähnliche Veränderungen und Erscheinungen hervor. Ihre Entwicklung ist unbekannt.

Literatur

1. ALABAY, M. (1981): Koyunlardaki paramphistomum cervi schrank, 1790 enfeksiyonunun immunoperoksidaz ve indirekt floresan antikor teknikleriyle karşilaştirmali teşhisi üzerinde araştirmalar. A. Ü. Vet. Fak. Derg. Ankara **28**, 72–88. – **2.** BIDA, S. A., TJ. SCHILLHORN VAN VEEN (1977): Enteric paramphistomiasis in Yankasa sheep. Trop. Anim. Hlth Prod. **9**, 21–23. – **3.** BURGÜ, A. (1981): Studies on the biology of Paramphistomum cervi Schrank, 1970 in sheep in the district of Exkişehir Çifteler state farm. A. Ü. Vet. Fak. Derg. Ankara **28**, 50–71. – **4.** ČORBA, J., J. PAČENOVSKÝ, I. KRUPICER (1976): Untersuchung über die Wirksamkeit von Brotianid (Dirian®). Vet. med. Nachr., 181–189. – **5.** ČORBA, J., J. LEGÉNY, I. KRUPICER, J. PAČENOVSKÝ, P. STOFFA (1979): Efficacy of some anthelmintics in paramphistomatidosis (liorchosis) of cattle. Helminthologia **16**, 217–229. – **6.** KRANEBURG, W. (1978): Beiträge zur Biologie und Pathogenität des einheimischen Pansenegels. 2. Vorkommen bei Weiderindern in Marschgebieten. Berl. Münch. Tierärztl. Wschr. **91**, 46–48. – **7.** KRANEBURG, W., J. BOCH (1978): Beiträge zur Biologie und Pathogenität des einheimischen Pansenegels Paramphistomum cervi. 3. Entwicklung im Rind, Schaf und Reh. Berl. Münch. Tierärztl.

Wschr. **91**, 71–75. – **8.** Mikchailova, P., Sch. Gaieva, V. Venkov (1974): Influence of adult paramphistomes, causing chronic disorders, on the blood picture and infusoria fauna in sheep. III. Effect of adult paramphistomes from sheep and cattle on blood sugar, iron, calcium and γ-globulins in blood serum and the infusoria fauna of lambs. Annuaire l'Univ. Sofia **66**, 39–53. – **9.** Nikolaenko, G. V., I. S. Zharikov, V. I. Orlovskiĭ (1981): Immunological features of paramphistomatid infections. Veterinariya, Moskva **8**, 44–46. – **10.** Pawlow, P., B. Georgiev (1976): Zur Wirksamkeit von Coriban und Disto-5-Cogla bei der Fasziolose und Paramphistomose der Hauswiederkäuer. Deutsche tierärztl. Wschr. **83**, 482. – **11.** Prichard, R. K. (1978): Sheep anthelmintics. In Donald, A. D., W. H. Southcott, J. K. Dineen (eds.): The epidemiology and control of gastrointestinal parasites of sheep in Australia. Commonw. Sci. Ind. Res. Org. Austr. Div. Animal Health. – **12.** Schmid, K., H. U. Rückrich, J. Boch (1981): Die Entwicklung von Paramphistomum cervi vom Mirazidium bis zur Metazerkarie. Berl. Münch. Tierärztl. Wschr. **94**, 463–467. – **13.** Sey, O. (1980): Revision of the amphistomes of European ruminants. Parasit. Hung. **13**, 13–26.

Schistosomatose

Schistosomen (Bilharzien) sind getrenntgeschlechtliche, dünne, langgestreckte Trematoden, die im Venensystem bei Menschen, Säugetieren und Vögeln schmarotzen. Mund- und Bauchsaugnapf sind vielfach nur schwach entwickelt und liegen nahe beisammen. Auf den relativ langen Oesophagus folgen paarige Darmschenkel, die sich vereinigen. Das dikkere Männchen bildet hinter dem Bauchsaugnapf eine Hautrinne (Canalis gynaecophorus), in die das schlankere Weibchen bei der Kopulation (Pärchenegel) aufgenommen wird.

Während beim Menschen *Schistosoma haematobium* (Bilharz, 1851) als Erreger der Blasenhämaturie, *S. mansoni* (Sambon, 1907) vornehmlich der Darmbilharziose und *S. japonicum* (Katsurada, 1904) der Leberbilharziose weit verbreitet sind und gefürchtete Erkrankungen hervorrufen, haben die Schistosomen der Haustiere eine nur geringe Bedeutung. Bei Hauswiederkäuern kommen im Mittelmeerraum, im Iran, in Nord- und Ostafrika sowie auf Madagaskar Schistosoma bovis, im südlichen und zentralen Teil Afrikas und sporadisch auch in Ostafrika Schistosoma mattheei sowie Schistosoma japonicum in verschiedenen Ländern Südostasiens vor. Als fast ausschließlicher Parasit afrikanischer Antilopen wird die Art Schistosoma leiperi angesehen, die vereinzelt in Zambia und Tanzania auch bei Hauswiederkäuern beobachtet wurde. S. bovis und die breitere S. mattheei gelten jetzt wohl als getrennte Arten, auch wenn die morphologischen Unterscheidungsmerkmale nur undeutlich sind. Für eine Trennung dieser Arten sprechen ihre abgegrenzte Verbreitung, das Angehen von S. mattheei gleichzeitig auch beim Menschen sowie seine plumperen und kleineren Eier.

Schistosoma bovis (Sonsino, 1876): Männchen 9–14 mm, Weibchen 12–28 mm lang; Eier 180 × 60 µm spindelförmig mit Endstachel. Die geschlechtsreifen Pärchen sitzen, oft in großer Zahl, vornehmlich in den Portal- und Mesenterialvenen, selten in den Venen von Milz und Pankreas von Rind, Schaf und Ziege in Afrika und den Mittelmeerländern. Als Zwischenwirte kommen hauptsächlich Bulinus truncatus und B. contortus sowie Planorbis metidjenisis, in stehenden oder seichten, langsam fließenden Gewässern lebende Schnecken, in Betracht. Die aus den Eiern schlüpfenden Mirazidien bohren sich in diese Schnecken ein und entwickeln sich über Mutter- und Tochtersporozysten in etwa 3 Wochen zu den 420–660 µm großen, bereits geschlechtlich differenzierten Gabelschwanzzerkarien, die bei Sonnenbestrahlung ausschwärmen und im Wasser bis zu 30 Stunden lebensfähig bleiben. Rind, Schaf und Ziege infizieren sich beim Wassertrinken oder beim Stehen im Wasser perkutan; eine orale Ansteckung ist möglich, bleibt aber die Ausnahme. Nach einer Wanderung über die Lunge gelangen die Pärchenegel in die Portal- und Mesenterialvenen und legen ab dem 42. Infektionstag Eier ab, die ins Darmlumen gelangen und mit dem Kot ausgeschieden werden (Präpatenz 44 Tage beim Kalb, 47 Tage bei Schaf und Ziege).

Schistosoma mattheei Veglia und Le Rouse, 1929: Männchen 9–14 mm, Weibchen 17 bis 25 mm lang; Eier 170 × 72 µm mit Endstachel; parasitiert in den Portal- und Mesenterialvenen von Rind und Schaf in Afrika, kommt gelegentlich aber auch in den Venen der Lunge und der Harnblase vor. Bulinus africanus und B. forskali sind die häufigsten Zwischenwirtschnecken, in denen die Entwicklung zu Zerkarien innerhalb von 3 Wochen abläuft. Die perkutan in den Endwirt eindringenden Stadien sind am 4. Tag in der Lunge, erreichen am 7. Tag über rechtes Herz, Vena cava posterior und Vena hepatica die Leber und sind am 33. Tag in den Portal- und Mesenterialvenen geschlechtsreif. Die Eiausscheidung beginnt beim Schaf 7 Wochen p. i.; die maximale Ausscheidung reicht von der 11. bis zur 20. Woche.

Schistosoma japonicum KADSURADA, 1904, der Erreger der ostasiatischen Darmbilharziose: Männchen 9–15 mm, Weibchen 12–26 mm; die fast kugeligen Eier etwa 85 µm groß mit winzigem Seitenstachel und klebriger Oberfläche; schmarotzt in den Portal- und Mesenterialvenen der großen und kleinen Wiederkäuer sowie von Pferd, Schwein und Fleischfresser in Südasien; diese Tierarten gelten als Reservoir für die Schistosomiasis japonica des Menschen; als Zwischenwirte fungieren die amphibisch lebenden Oncomelania nosophora, O. hupensis und O. quadrasi in Japan, China, den Philippinen und Thailand, Oncomelania formosana in Formosa; die Entwicklung im Zwischenwirt dauert bei 26–28 °C etwa 4 Monate; nach dem Eindringen der Mirazidien entwickeln sich im Schneckenfuß und im Schneckenmantel am 6. Tag Muttersporozysten, im Hepatopankreas ab dem 43. Tag Tochtersporozysten und dem 75. Tag Zerkarien; diese verlassen die Tochtersporozysten, gelangen vermutlich über das Gefäßsystem in den Schneckenfuß und verlassen dort den Zwischenwirt (2).

Pathogenese In den Pfortadergefäßen wachsen die Bilharzien heran; nach der Paarung erst werden die Weibchen geschlechtsreif und wandern aus dem Pfortadersystem bis in die Mesenterialgefäße zur Eiablage; dabei verhindert der gegen den Blutstrom gerichtete Stachel ein Abgeschwemmtwerden. Aus den Eiern werden zytolytische Stoffe frei, die durch Auflockerung des Gewebes den Übertritt in das Darmlumen bzw. in die Gallengänge garantieren. Gelingt den Eiern dieser Durchbruch nicht, sterben sie innerhalb von zwölf Tagen ab, werden bindegewebig eingeschlossen und bilden sogenannte Eigranulome.

In der Pathogenität bestehen gewisse Unterschiede sowohl innerhalb der 3 Schistosoma-Arten als auch für die verschiedenen Wirtstierspezies. Zum Zeitpunkt der maximalen Eiablage treten durch die Penetration der bestachelten Eier im distalen Kolon und im Rektum schwere Darmveränderungen, bei bis zu 10 % der mit S. mattheei infizierten Rindern auch erhebliche Blasenblutungen auf. Vielfach führt die Erkrankung zum Tod. Bei Schafen und Ziegen ist ein chronischer Verlauf die Regel; dabei hat die erhebliche Leistungsminderung in Schafzuchtgebieten große wirtschaftliche Bedeutung.

Die klinischen Symptome sind wenig spezifisch; sie hängen sehr von der Schwere der Infektion sowie von der rassebedingten Resistenz der Wirtstiere und der lokalen Virulenz der Erreger ab. Der akute Verlauf der Darmbilharziose ist gekennzeichnet durch blutig-schleimigen Kot, fieberhafte Durchfälle, Inappetenz, Hypoalbuminämie, Hyperglobulinämie und wechselnde Eosinophilie; Todesfälle treten etwa 3 Monate nach der Infektion auf (7).

Im chronischen Stadium werden zunehmende Abmagerung, Leber- und Milzvergrößerung, schnelle Ermüdung, struppiges Haar- bzw. stumpfes Wollkleid, Anämie, allmähliche Hinfälligkeit und vor allem bei S. mattheei-Infektionen Schwierigkeiten beim Harnabsatz beobachtet (1, 5).

Bei der Sektion fallen starke Abmagerung, hochgradige Anämie, Hydrothorax, Aszites, graue Verfärbung von Lunge und Leber, Fibrose und Pigmentation der Kupfferschen Sternzellen sowie pathognomonische graue Punkte in der Darmserosa auf. Ferner treten die massenhaft in den Venen vorhandenen Trematoden (beim Halten des Mesenteriums gegen das Licht) deutlich in Erscheinung. Mikroskopisch finden sich vor allem in der Submukosa des Darmes frische oder in der Rückbildung begriffene Granulome, die im wesentlichen von Eiern und abgestorbenen Schistosomen herrühren, sowie diffuse oder herdförmige Bindegewebsvermehrungen. Auch in den Mesenteriallymphknoten kommen frische oder bereits verkalkte »Pseudotuberkel« ebenso vor wie in der Leber, wo häufig derartige Veränderungen zu größeren Herden zusammenfließen (diffuse Zirrhose).

Diagnose Der Nachweis der typischen, mit Endstachel bzw. Seitenstachel versehenen Schistosomen-Eier durch das Sedimentierungsverfahren sichert die Diagnose, wenn es sich um frisch abgesetzten Kot handelt. Bei älterem Untersuchungsmaterial lassen sich geschlüpfte Mirazidien vor einem dunklen Hintergrund an ihren raschen Bewegungen erkennen. Unter den serologischen Nachweismethoden haben sich sowohl der indirekte Fluoreszenztest als auch die Hämagglutination und der ELISA bewährt (4).

Bekämpfung Bei Rindern treten Schistosomen in der Regel nur auf Weiden mit Tümpeln und versumpften Wassergräben auf, in welche die Tiere gerne hineinwaten und ihren Kot (mit Schistosoma-Eiern) absetzen. Bei Schafen, die Wasserläufe im allgemeinen meiden, kommt es dann zu einem vermehrten Auftreten der Erkrankung, wenn ihnen nur wenige Tümpel als Wasserquelle dienen. Vom hygienischen Standpunkt aus gilt es, das Herankommen an potentielle Schneckenpopulationen zu verhindern, und zwar durch Auszäunen, die Anwendung von Molluskiziden oder die Anlage von Wasserreservoiren, in welchen mit Bayluscid oder Frescon jede Schneckenentwicklung unterbunden wird; aus derartig behandelten Reservoiren wird das Wasser zu befestigten Tränkstellen geleitet.

Die Vakzinierung mit bestrahlten Zerkarien gegen Schistosoma-Infektionen hat Praxisreife erlangt. So konnten bei Schafen durch subkutane Applikation von mit 6 krad bestrahlten Schwanzlarven (9) oder von nicht virulenten S. mattheei-Stämmen (3) die klinischen Symptome abgeschwächt und die Eiablage erheblich verringert werden. Auch gegen S. bovis brachte eine Vakzinierung sowohl beim Rind als auch beim Schaf schwächere Infektionen und wesentlich weniger Eigranulome (8, 9).

Zum Erfolg einer gezielten Chemotherapie ist zu sagen, daß bei Feststellung der Erkrankung die älteren Tiere sich bereits im chronischen Krankheitsstadium mit sekundären Komplikationen befinden. Es ist deshalb verständlich, daß eine spezifische Behandlung oftmals nur ungenügend anspricht.

Neben der klassischen Methode der wiederholten intravenösen Injektion von 6% steriler Tartarus stibiatus-Lösung bei Schafen bzw. von tgl. 25 ccm einer 6%igen Antimosan-Lösung bei Rindern verspricht sicherlich das Praziquantel (Droncit) auch beim Tier gute Erfolge (10), sofern die Anwendung nicht an den Kosten scheitert.

In der Türkei wurde erstmals in Portal- und Mesenterialvenen von Schafen Orientobilharzia turkestanicum festgestellt (11).

Literatur

1. Bartsch, R. C., J. A. van Wyk (1977): Studies on schistosomiasis. 9. Pathology of the bovine urinary tract. Onderstepoort J. Vet. Res. **44**, 73–94. – 2. Bergler, K. G., J. W. Schäfer, J. Boch (1982): Untersuchungen zur Entwicklung von Schistosoma japonicum in der Zwischenwirtsschnecke Oncomelania hupensis hupensis. Berl. Münch. Tierärztl. Wschr. **95**, 251–255. – 3. Bickle, Q. D., M. G. Taylor, E. R. James, G. S. Nelson, M. F. Hussein, B. J. Andrews, A. R. Dobinson, T. F. de C. Marshall (1979): Further observations on immunization of sheep against Schistosoma mansoni and S. bovis using irradiation-attenuated schistosomula of homologous and heterologous species. Parasitol. **78**, 185–193. – 4. Grundler, H. M. (1982): Versuche zum serologischen Nachweis (IFAT, ELISA) der Schistosoma japonicum-Infektion bei NMRI-Mäusen und Hamstern. München: Vet. med. Diss. – 5. Hussein, M. F., H. O. Bushara, K. E. Ali (1976): The pathology of experimental Schistosoma bovis infection in sheep. J. Helminth. **50**, 235–241. – 6. Lawrence, J. A. (1976): Schistosoma mattheei in the ox: clinical aspects. Rhod. Vet. J. **7**, 48–51. – 7. Lawrence, J. A. (1980): The pathogenesis of Schistosoma mattheei in the sheep. Res. vet.Sci. **29**, 1–7. – 8. Majid, A. A., H. O. Bushara, A. M. Saad, M. F. Hussein, M. G. Taylor, J. D. Dargie, T. F. de C. Marshall, G. S. Nelson (1980): Observations on cattle schistosomiasis in the Sudan, a study in comparative medicine. III. Field testing of an irradiated Schistosoma bovis vaccine. Am. J. Trop. Med. Hyg. **29**, 452–455. – 9. Taylor, M. G., E. R. James, Q. Bickle, M. F. Hussein, B. J. Andrews, A. R. Dobinson, G. S. Nelson (1979): Immunization of sheep against Schistosoma bovis using an irradiated schistosomular vaccine. J. Helminth. **53**, 1–5. – 10. Webbe, G., C. James (1977): A comparison of the susceptibility to raziquantel of Schistosoma haematobium, S. japonicum, S. menzoni, S. intercalatum and S. mattheei in hamsters. Z. Parasitenkd. **52**, 169–177. – 11. Güralp, N., R. Tinar (1982): Studies on the occurrence of Orientobilharzia turkestanicum in sheep in Turkey. First Univ. Vet. Fak. Dergisi **7**, 285–296.

Zestoden

Im Darm der Wiederkäuer kommen geschlechtsreife Bandwürmer vor, in der Muskulatur, Leber, Lunge oder in serösen Organüberzügen entwickeln sich Finnen verschiedener Zestodenarten; Wiederkäuer sind im ersten Falle Endwirte, im zweiten Zwischenwirte.

Bandwürmer

Alle bei Rind, Schaf und Ziege parasitierenden Zestoden gehören zur Familie Anoplocephalidae (unbewaffneter Skolex mit 4 Saugnäpfen). Es handelt sich einerseits um Bandwürmer mit doppelter Geschlechtsanlage und beidseitigen Genitalöffnungen (Gattungen Moniezia und Thysanosoma), andererseits um solche mit nur einfacher Geschlechtsanlage und einseitigen, unregelmäßig alternierenden Genitalöffnungen (Gattungen Thysaniezia, Stilesia, Avitellina). Die meisten Arten sind weltweit verbreitet.

Moniezia expansa (RUDOLPHI, 1810): 4–10 m lang, mit 4 vorspringenden, schlitzförmigen Saugnäpfen; Proglottiden bis zu 1,6 cm breit, mit beidseitigen Genitalöffnungen (*Abb.* 37) und 10–30 kugeligen Zwischengliederdrüsen am Hinterrand; Eier etwa 50 µm (*Abb.* 28 d) mit birnförmigem Apparat (Embryophor).

Moniezia benedeni (MONIEZ, 1879): ½ bis 4 m lang; Scolex mit 4 rundlichen Saugnäpfen; Proglottiden bis 2,6 cm breit mit beidseitigen Genitalöffnungen und Zwischengliederdrüsen (in der Mitte am hinteren Proglottidenrand zusammengedrängt); die etwa 45 µm großen Eier sind von M. expansa nicht zu unterscheiden.

Thysanosoma actinoides DIESING, 1835: 15 bis 37 cm lang, parasitiert in Gallengängen, im Ductus pancreaticus und im Dünndarm bei Wiederkäuern in den Weststaaten der USA; viereckiger Skolex; Proglottiden bis 8 mm breit, am Hinterende mit einer Reihe von Fransen besetzt, beiderseitige Geschlechtsöffnungen; gewundener Uterus mit zahlreichen Eikapseln; Eier etwa 30 µm, ohne birnförmigen Apparat; durch Import von Schafen nach Frankreich eingeschleppt.

Thysaniezia (syn. *Heliometra*) *giardi* (MONIEZ, 1879): 2–4,5 m lang; Proglottiden 10 mm breit mit einseitigen, unregelmäßig alternierenden Geschlechtsöffnungen; Hodenbläschen gruppenweise außerhalb der Längsgefäße (*Abb.* 38 a); Uterus mit zahlreichen bläschenförmigen Paruterinorganen (Eikapseln), jeweils 5–10 etwa 25 µm große Eier enthaltend.

Avitellina centripunctata (RIVOLTA, 1874): 1–3 m lang; Proglottidenkette in den ersten zwei Dritteln fast ungegliedert; einseitige Geschlechtsöffnungen und nur 1 Paruterinorgan (*Abb.* 38 b) mit 10–12 etwa 35 µm großen Eiern; Dotterstöcke rudimentär (a vitello = ohne Dotter).

Stilesia globipunctata (RIVOLTA, 1874): 45 bis 60 cm lang; Proglottiden 2,5 mm breit, fast durchsichtig, mit einseitigen Geschlechtsöffnungen; Hodenbläschen beiderseits neben den Längsgefäßen; nur 2 Paruterinorgane (*Abb.* 39), Eier 25 µm, spindelförmig.

Entwicklung Moniezia, Stilesia und Avitellina sowie vermutlich auch Thysanosoma haben Moosmilben (Oribatiden), Thysaniezia Staubläuse als Zwischenwirte; diese leben sowohl in humusreichen Böden als auch in sandigen Gebieten. Die 0,2–1,5 mm großen Zwischenwirte leben von organischem Detritus und nehmen so aus den mit dem Kot abge-

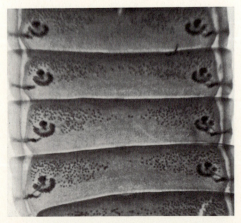

Abb. 37 Moniezia expansa-Proglottiden (6 × vergr.)

Helminthen 135

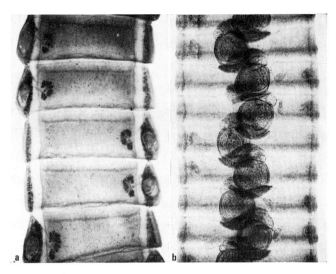

Abb. 38 Bandwürmer der Wiederkäuer

a = Thysaniezia sp. (18 × vergr.); b = Avitellina sp. (25 × vergr.)

setzten graviden Bandwurmgliedern die Eier bzw. die ausgepreßten Paruterinorgane auf. Die Hakenlarven kommen über den Darm in die Leibeshöhle und entwickeln sich dort zu infektionstüchtigen Finnen (Zystizerkoid). Die Entwicklung ist von der Bandwurmart

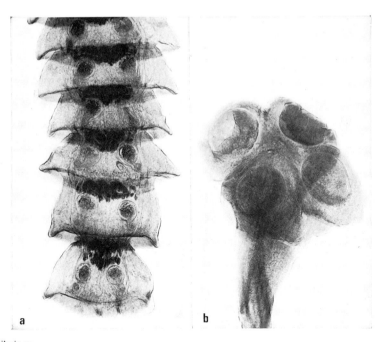

Abb. 39 Stilesia sp.

a = reife Proglottiden; b = Skolex (30 × vergr.)

und der jeweiligen Außentemperatur abhängig. So ist die Finne von Moniezia expansa bei 28 °C und 85 % rel. Luftfeuchte in Schleoribates laevigatus in 27 Tagen (12), von M. benedeni in 34 Tagen (14) infektiös; bei niedrigeren Temperaturen kann die Entwicklung bis 170 Tage dauern. Sie ist bei Thysaniezia in Scarabaeus sacer nach 44, bei Stilesia nach 35 Tagen abgeschlossen. Ein Überwintern von Moniezia-Eiern ist nicht, von Zystizerkoiden im Zwischenwirt sehr wohl möglich. M. expansa-Zystizerkoide können bis zu 2 Jahre, M. benedeni-Zystizerkoide bis 18 Monate in Oribatiden überleben. Eier von Moniezia und Eikapseln von Thysaniezia sind nach einer Passage im Verdauungstrakt von Vögeln noch lebensfähig; Tauben und Sperlinge haben dadurch eine gewisse Bedeutung in der Epizootologie dieser Bandwurminfektionen.

Nach Aufnahme der infizierten Zwischenwirte werden die Zystizerkoide im Duodenum der Endwirte frei und entwickeln sich dort zu reifen Bandwürmern. Allgemein beträgt die Präpatenz 30–52 Tage. Die geschlechtsreifen Bandwürmer bleiben im Wirt bis zu 8 Monaten lebensfähig (Patenz). Massive Moniezia expansa-Infektionen sind vor allem im Frühjahr, M. benedeni-Infektionen das ganze Jahr über möglich; letztere werden häufig auch bei älteren Tieren beobachtet.

Pathogenese Über die krankmachende Wirkung der Bandwürmer bei den Hauswiederkäuern liegen einander widersprechende Beobachtungen vor. Häufig findet man bei der Schlachtung klinisch gesunder Tiere massenhaften Moniezia-Befall, andererseits werden nach experimentellen Infektionen Veränderungen in Organen und Geweben (oberflächliche Nekrosen im Dünndarm, Hyperplasie der Peyerschen Platten, Lymphozyten-Infiltrationen in der Mukosa, Vergrößerung der Gallenblase um das Dreifache) beobachtet. Immer aber fällt auf, daß Tiere verseuchter Herden nach spezifischer und planmäßiger Bandwurmbehandlung bessere Leistungen als unbehandelte Kontrolltiere erbringen.

Klinisch liegt meist ein chronischer Verlauf vor. Dabei fallen bei Jungtieren langsam fortschreitende Anämie, Abmagerung, struppiges Haarkleid bzw. trockene, brüchige Wolle sowie das Wechseln zwischen Durchfall und Verstopfung auf Bandwurmparesen sind selten und nur bei der in der Leber parasitierenden Stilesia hepatica beschrieben. Ausnahmsweise und örtlich begrenzt kommt es bei Lämmern zu einem akuten Verlauf der Moniziose, wobei Zittern, taumelnder Gang, krampfhafte Kaubewegungen bei leerem Mund und stinkender Durchfall beobachtet werden. Bei zunehmender Schwäche folgen Mobilitätsstörungen, Krämpfe, Erschöpfung und Tod. Das Sektionsergebnis dieser befallenen Tiere ist meist unbefriedigend (exsudative, gelegentlich hämorrhagische Dünndarmentzündung).

Diagnose Bandwurmbefall läßt sich entweder durch das Vorhandensein von Proglottiden am frisch abgesetzten Kot oder durch die mikroskopische Feststellung von Eiern (nach Anreicherung mit der Flotation) nachweisen.

Bekämpfung Eine wirksame Abtötung der verschiedenen Zwischenwirte mit Hilfe von Pestiziden oder Handelsdünger ist nicht möglich. Eine Chemotherapie ist im allgemeinen nur bei Schafen erforderlich. Dabei sollten in Betrieben mit Moniezia expansa-Befall Mutter- und Jungschafe 4 Wochen nach dem Frühjahrsauftrieb behandelt werden, zu einem Zeitpunkt also, zu dem die Bandwürmer noch keine reifen Glieder abstoßen; bei Vorliegen von Moniezia benedeni ist es darüber hinaus zweckmäßig, die Altschafe vor dem Weideauftrieb zu entwurmen, da diese Bandwurmart, im Gegensatz zu M. expansa, im Endwirt überwintert.

Als Bandwurmmittel haben sich bewährt:

Niclosamid (Mansonil®) 75–90 mg/kg Kgw. (13), jedoch keine befriedigende Wirkung gegen Stilesia;
Albendazol (Valbazen®) 3,8 mg/kg Kgw., gegen Thysanosoma actinoides 7,5 mg/kg (4,5);
Fenbendazol (Panacur®) 5–10 mg/kg Kgw. (2, 3, 6, 9, 16, 17);
Mebendazol (Ovitelmin®) 15–20 mg/kg Kgw. (18);
Oxfendazol (Systamex®, Synanthic®) 5 mg/kg Kgw. (10, 15).

In Afrika und Asien wurden in den Gallengängen von Schafen die 50 cm lange und 3 mm breite *Stilesia hepatica* WOLFHÜGEL, 1903, bei Schaf, Ziege und Kamel bzw. Dromedar der 20 cm lange Dünndarm-Bandwurm *Stilesia vittata* RAILLIET, 1896 festgestellt.

Literatur

1. BANKOV, D. (1976): Diagnosis and treatment of Stilesia infection in sheep. Vet. Med. Nauki, Sofia, **13**, 28–36. – **2.** BEZUBIK, B. (1981): Panacur (Hoechst) in the treatment of monieziosis in sheep. Wiad. Parazyt. XXVII, 49–57. – **3.** CHOWANIEC, W., A. RAMISZ, S. PACIEJEWSKI, E. URBAN (1980): Examinations on the dynamics and combating of the invasion of tapeworm of Moniezia genus in sheep. Medycyna Wet. **34**, 659–662. – **4.** CIORDIA, H., H. C. MCCAMPBELL, J. A. STUEDEMANN (1978): Cestocidal activity of albendazole in calves. Am. J. Vet. Res. **39**, 517–518. – **5.** CRAIG, T. M., E. SHEPHERD (1980): Efficacy of albendazole and levamisole in sheep against Thysanosoma actinioides and Haemonchus contortus from the Edwards Plateau, Texas. Am. J. Vet. Res. **41**, 425–426. – **6.** DÜWEL, D., B. TIEFENBACH (1978): Die Behandlung des Bandwurmbefalls bei Schafen mit Panacur. Tierärztl. Umschau **33**, 252–254. – **7.** DÜWEL, D. (1981): Zur Behandlung von Helminthosen bei Wiederkäuern – eine Übersicht. Berl. Münch. Tierärztl. Wschr. **94**, 378–382. – **8.** LED, J. E., F. G. YANNARELLA, J. A. MANAZZA, G. M. DENEGRI (1979): Effect of albendazole on Moniezia expansa and Thysanosoma actinioides in sheep. Gaceta Vet. **41**, 363–366. – **9.** MCBEATH, D. G., J. M. J. BEST, N. K. PRESTON (1977): Efficacy of fenbendazole against naturally acquired M. expansa infections in lambs. Vet. Rec. **101**, 408–409. – **10.** MICHALSKI, L. (1981): Efficacy of oxfendazole (Systamex, Wellcome) in the control of monieziosis and gastro-intestinal helminthiasis in sheep. Medycyna Vet. **37**, 470–471. – **11.** MORLEY, D. J., A. E. DUWE (1981): Fluorescent antibody study of the post-cysticercoid development of Moniezia expansa. Experientia **37**, 896–898. – **12.** NARSAPUR, V. S., J. PROKOPIČ (1979): The influence of temperature on the development of Moniezia expansa (RUDOLPHI, 1810) in oribatid mites. Folia Parasit. (Praha) **26**, 239–243. – **13.** PRICHARD, R. K. (1978): Anthelmintics. Proc. Refr. Course Vet. **1**, Nr. 39 421–463, Univ. Sydney. – **14.** PROKOPIČ, J., V. S. NARSAPUR (1981): Experimental study on the life cycle of Moniezia benedeni (MONIZO, 1879). Folia Parasit. (Praha) **28**, 54. – **15.** REUSS, U. (1979): Behandlungsversuche des Magendarm- und Bandwurmbefalls der Schafe mit dem Breitbandanthelminthikum »Synanthic®« unter tierärztlichen Praxisbedingungen. Tierärztl. Umschau **34**, 836–842. – **16.** ROMANIUK, K. (1979): Control of tapeworms Moniezia sp. as well as gastrointestinal and pulmonary threadworms in sheep by means of fenbendazole. Wiad. Parazyt. **25**, 461–465. – **17.** SIEVERS, G., I. QUINTANA, G. VALENZUELA (1980): Zur Behandlung der Monieziose der Rinder mit Fenbendazol. Prakt. Tierarzt **61**, 730–733. – **18.** TABBAA, M. (1972): Feldversuche mit dem Anthelminthikum Mebendazol bei Schafen. Hannover: Vet. med. Diss.

Bandwurmfinnen
Cysticercus bovis

Der Befall der Rinder mit Cysticercus bovis (C. inermis), allgemein als die »Zystizerkose des Rindes« bezeichnet, ist in allen Teilen der Erde bekannt und in vielen Ländern in ständiger Zunahme begriffen. Während die durchschnittliche Stärke der Verfinnung in den meisten europäischen Ländern zwischen 0,3 und 6 % schwankt (14, 16), wurde vereinzelt von 18 % und darüber in afrikanischen Ländern und in der Türkei berichtet.

Entwicklung Bei C. bovis handelt es sich um das Finnenstadium des Menschenbandwurmes Taenia saginata GOEZE, 1782, unpräzis auch »Rinderbandwurm« des Menschen genannt. Die mit dem Stuhl ausgeschiedenen Proglottiden können zwischen 57 000 und 188 000 Eier enthalten, wobei in den Gliedern jüngerer Patienten mehr Eier sind als bei den älteren (14). Diese Onkosphären sind nach 4 Tagen infektionstüchtig. T. saginata-Eier bleiben auf Grünflächen bei 20 °C mindestens 30 Tage lebensfähig. Im allgemeinen muß man mit mehreren Monaten rechnen; so infizierten sich Kälber auf Weiden, die 4½ Monate vorher mit T. saginata-Eier-haltigem Abwasser beregnet worden waren (33). Im Heu sterben sie nach etwa 10 Wochen, in Gülle und Jauche frühestens nach 4 und in gepacktem Mist nach 6 Wochen ab. In Grassilage waren sie bei einer Temperatur von 32 °C erst nach 12 Wochen Aufenthalt, bei 40–50 °C bereits in 37 Tagen abgetötet (5, 24); Trockengraspellets dagegen enthalten keine lebensfähigen Onkosphären (33). Koprophage Käfer können Bandwurmeier ebenso übertragen bzw. verschleppen wie Regenwürmer (19).

Nimmt das Rind (auch ältere Tiere sind empfänglich) infektionstüchtige Onkosphären mit dem Futter auf, so entwickeln sich aus ihnen in der stark durchbluteten Kau-, Zungen-, Herz- (beim Kalb Lieblingssitz), Zwerchfell-, Ösophagus- und Zwischenrippenmuskulatur im Verlaufe von 16 Wochen die typischen Finnenblasen. Diese sind nach 4 Wochen 4 × 3,5 mm, nach 2½ Monaten 6 × 3,8 mm und nach 3 Monaten bei Infektionsreife 7–9 × 4,5 mm groß. Die Entwicklung verläuft in der Herzmuskulatur besonders rasch; da auch die Reaktion heftiger ist, sind die Finnen hier schon nach 2 Monaten eingekapselt und nach weiteren 9 Monaten meist bereits abgestorben. Dagegen liegen sie in der Skelettmuskulatur längere Zeit reaktionslos und bleiben 1½ Jahre infektionstüchtig, so daß neben abgestorbenen Finnen im Herzen vielfach noch lebende Zystizerken vor allem in der Skelettmuskulatur, in Einzelfällen unvollständig entwickelte auch in Gehirn, Leber, Lunge und Nieren gefunden werden (2, 28).

Experimentell geht die Infektion auch bei Schaf und Ziege nach Dexamethasongaben an; es setzen jedoch sehr rasch Immunreaktionen ein, so daß die Finnen nach 6 Wochen größtenteils schon abgestorben sind (11, 13).

Pränatale Infektionen werden nicht ausgeschlossen, zumal bei 21 und 27 Tage alten Kälbern Cysticercus bovis festgestellt wurde, deren Morphologie für wesentlich ältere Stadien charakteristisch war (27).

Pathogenese Bereits 2–4 Wochen nach Aufnahme von T. saginata-Eiern kommt es zu einer Aktivierung von Histiozyten, Fibroblasten und Lymphozyten sowie zu einer auffallenden Eosinophilie (18). Im allgemeinen zeigen Einzeltiere individuell bedingte, unspezifische Abwehrreaktionen, so daß die Angehensrate außerordentlich schwanken kann; so wurde bei einer einheitlichen Infektionsdosis bei Kälbern eine Schwankungsbreite von 38–5900 Cysticercus bovis beobachtet (15). Gewöhnlich verläuft die Zystizerkose des Rindes symptomlos; lediglich bei besonders starkem Befall werden Fieber, beschleunigte Atmung und Unruhe beschrieben.

Diagnose Das Auftreten der Rinderfinne wird bei der Fleischuntersuchung als Routinebefund mehr oder weniger hingenommen (26). Die Zystizerken treten in 3 Formen auf: sie sind entweder weißlich getrübte Blasen mit deutlich durchschimmerndem Skolex, rötliche Blasen mit nur schwach erkennbarem Skolex oder bereits bindegewebig abgekapselte bzw. verkalkte Gebilde. Oberflächlich liegende Rinderfinnen fluoreszieren unter dem UV-Licht in frischem Fleisch rot. Bei Jungtieren ist die sog. Starkfinnigkeit (mit meist lebenden Zystizerken) häufiger, bei älteren Tieren infolge einer sich entwickelnden Immunität die sog. Schwachfinnigkeit die Regel. Allerdings wird ein Teil der schwachfinnigen Rinder mit den gebräuchlichen Untersuchungsverfahren nicht erfaßt. Vielfach wird ein saisonales Auftreten beobachtet; so kommt es im März zu einem Anstieg, im Juni sind die geringsten, im Oktober die höchsten Finnenzahlen zu verzeichnen (26).

Für die Bekämpfung und für einen evtl. Einsatz von Chemotherapeutika ist die sichere Diagnose der Rinderzystizerkose am lebenden Tier unbedingte Voraussetzung. In den letzten Jahren wurden viele serologische Nachweisverfahren überprüft oder erarbeitet; dabei kommt den verwendeten Antigenen besondere Bedeutung zu. Es werden somatisches Antigen aus T. saginata-Proglottiden und der Blasenwand der Finnen sowie Blaseninhalt oder Stoffwechselprodukte (ES-Antigen) von in vitro geschlüpften und gehaltenen Larven verwendet.

Die KBR brachte bei Verwendung eines korpuskulären T. saginata-Antigens bei 62 % der bei der Schlachtung kontrollierten Finnenträger positive Ergebnisse, jedoch ließ sich das Antigen bisher nicht standardisieren. Auch die Spezifität des Latex-Testes ließ sich nicht wesentlich über 50 % erhöhen. Auch wenn die Elektrophorese relativ spezifische Ergebnisse bringt, ist sie für die Diagnose am Einzeltier nicht geeignet (10). Der indirekte Fluoreszenztest (IFAT) erbringt unabhängig von der Stärke der Infektion bereits ab der 2. Woche Titer, die in der 4.–6. Woche Maximalwerte bis 1:640 erreichen; es treten jedoch Kreuzreaktionen gegen Fasciola, Moniezia, Cysticercus tenuicollis und Echinococcus hydatidosus auf (8). Ein weiterer serologischer Test ist die indirekte Hämagglutinationsmethode (IHA), nachdem durch Gelfiltrationen und mit Hilfe der Ionenaustauschchromatographie die Auftrennung besonders aktiver Fraktionen eines Stammextraktes gelungen ist. Bereits 2 Wochen nach erfolgter Ansteckung treten Antikörper auf, die sich bis zu 4 Monaten p.i. nachweisen lassen; Kreuzreaktionen mit Echinococcus ließen sich erheblich reduzieren (9). Schließlich wurde der ELISA für die Finnendiagnostik eingesetzt. Auch hier kommt es zu einem Anstieg spezifischer Antikörper im Serum ab der 2. Woche p.i. und zu Maximalwerten nach 6 Monaten (1); es treten aber Kreuzreaktionen mit Fasciola hepatica auf, so daß auch dieser Test nur orientierenden Wert hat (7). Die Anwendung des Intrakutantestes in der

Praxis scheitert weiterhin an der nicht genügenden Spezifität (20).

Bekämpfung Das Zystizerkoseproblem wäre gelöst, wenn die Unterbrechung der geschilderten Entwicklung gelänge, und zwar sowohl durch eine absolute Verhinderung der Aufnahme lebensfähiger Onkosphären durch Rinder als auch durch den verläßlichen Schutz des Menschen vor finnigem Fleisch.

Wesentliche Bestandteile gezielter Prophylaxe – basierend auf einer engen Zusammenarbeit zwischen Arzt und Tierarzt – sind gezielte Aufklärung der Stadt- und Landbevölkerung, die Erfassung und Überwachung möglichst aller Bandwurmträger, ihre kostenlose Behandlung und die unschädliche Beseitigung (z. B. Verbrennen) der abgetriebenen Zestoden. Wegen der Gefahr des vermehrten Auftretens der Zystizerkose bei Massentierhaltungen sollten alle in Rindermastbetrieben Beschäftigten jährlich mindestens einmal auf T. saginata-Befall untersucht und nötigenfalls behandelt werden.

Es gilt ferner, das Rind vor der Aufnahme infektionstüchtiger Taenia-Eier durch überlegte und an die jeweiligen Gegebenheiten angepaßte hygienische Maßnahmen zu schützen. Grundsätzlich müssen menschliche Fäkalien und tierische Abgänge in getrennte Gruben abgeleitet und dörfliche Kanalisationen sowie zentrale Kläranlagen gefordert werden.

Auf dem Einzelhof ist für die häuslichen Abwässer eine Mehrkammergrube anzulegen, die eine Schlammausfaulung von 9 Monaten gewährleistet. Diese Klärgruben müssen in Touristengebieten die voraussichtliche Frequentierung, den evtl. später erfolgenden Einbau von Spülklosetts und damit die anfallende größere Abwassermenge während der Saison berücksichtigen und dürfen keine Verbindung (Überlauf) zur Güllegrube haben. In Hauskläranlagen ist mit einer sicheren Abtötung von Taenia-Eiern erst nach 9 Monaten zu rechnen; derartige Schlämme fördern bei zu früher landwirtschaftlicher Verwertung das Auftreten der Rinderzystizerkose (25).

Auch der vermehrte Ausflugsbetrieb, die immer zahlreicher werdenden Campingplätze sowie die stetig wachsende Autotouristik stellen eine weitere wichtige Verbreitungsmöglichkeit von T. saginata-Eiern dar. Waldstücke und größere Buschgruppen zwischen den Parkplätzen der Autobahn und den angrenzenden Grünfutterflächen sollten deshalb gelichtet und vermehrt ortsfeste Toilettenanlagen gebaut werden. Heu der näheren Umgebung von Campingplätzen ist zweckmäßigerweise nicht an Rinder zu verfüttern.

Die Rinderzystizerkose steht außerdem in direktem Zusammenhang mit dem Grad der Klärung städtischer Abwässer. Je besser die Abwässer in einem Hauptsammler zusammengefaßt und in einer zentralen Kläranlage gereinigt werden, desto seltener ist die Zystizerkose. Es wird in den Kläranlagen eine Absetzzeit von mindestens 1½ Stunden gefordert; allerdings waren in Laborversuchen nach 2 Stunden Absetzzeit lediglich 67 % und nach 3 Stunden 89 % der Tänieneier sedimentiert. Es ist ferner eine Ausfaulzeit des Schlammes in unbeheizten Anlagen (10 °C) von 3 Monaten, in beheizten Faultürmen (28–30 °C) von 2 Monaten erforderlich. Wird diese Zeit nicht streng eingehalten, kommt es bei Bandwurmeiern lediglich zu einer reversiblen Entwicklungshemmung; Abwasserschlämme sollten nur auf Ackerflächen und dort nur im Herbst ausgebracht werden, damit die Taenia-Eier bis zur Ernte im nächsten Frühsommer abgestorben sind (25). Eine absolut sichere Gewähr stellt die Schlammpasteurisierung bei 70 °C dar, wodurch Wurmeier bereits nach 2 Minuten abgetötet sind.

Die passive Immunisierung gefährdeter Rinder durch eine Injektion von Immunseren brachte eine deutliche Erhöhung der Zahl degenerierter Finnen (17). Später wurde die Möglichkeit überprüft, Kälber durch subkutane oder intramuskuläre Injektionen von Onkosphären gegen C. bovis aktiv zu immunisieren. Die injizierten Hakenlarven entwickelten sich zwar an der Applikationsstelle, führten aber nicht zur generalisierten Ausbreitung. Sie konnten die Tiere gegen eine spätere orale Infektion fast vollständig schützen. Röntgenbestrahlte sowie mit Ultraschall behandelte Onkosphären führten nur zu einer geringen Cysticercus-Bildung an der Injektionsstelle und bildeten einen deutlichen Schutz gegen Superinfektionen (22). Auch eine Immunisierung trächtiger Kühe mit spezifischem Antigen 16–91 Tage vor dem Kalben brachte bei den Kälbern eine Reduzierung der Finnen um 78 % (23). Dagegen löste eine Verabreichung von T. hydatigena- bzw. T. ovis-Onkosphären (heterolog) keine effektive Immunität gegen Cysticercus bovis aus (9).

Da die Aufnahme von Taenia saginata-Eiern durch das Rind nach wie vor nicht mit Sicherheit zu verhindern ist, bleibt weiterhin die Untersuchung aller Schlachtrinder und die Maßregelung finnenbefallener Organe bzw. der ganzen Tierkörper die wichtigste Maßnahme zum Schutz des Menschen. Die Häufigkeit der Finnenfunde hängt in hohem Maße von einer gewissenhaften Untersuchung ab. Es sollten deshalb die in den jeweiligen Fleischuntersuchungsbestimmungen vorgeschriebenen Untersuchungsschnitte nicht nur alle vollständig angelegt werden, sondern es muß auch jede einzelne Schnittfläche sorgfältig untersucht werden. Auf die dadurch erforderlichen längeren Untersuchungszeiten und besseren Lichtverhältnisse sei erneut hingewiesen. Nach den derzeit in der Bundesrepublik Deutschland geltenden Vorschriften (Anl. 3 zu § 47 Abs. 1 ABA) über das Einfrieren und Aufbewaren des Fleisches schwachfinniger Rinder hat dieses nach einer eintägigen Vorkühlung (bei 0–1 °C) wenigstens 144 Stunden in einem Gefrierraum (Temperatur mindestens – 10 °C) zu verbleiben. Da bei der Hackfleischherstellung sogar bei Verwendung von 1,5 mm-Lochscheiben Finnen nur zu 85 % destruiert werden, sind für die Rinderhack- und Schabefleischherstellung Fleischwolfscheiben mit kleinstem Lochdurchmesser (0,8–1 mm) zu verwenden. Die beste Vorsorge wäre die ausschließliche Verwendung von tiefgefrorenem Fleisch für Hack- bzw. Schabefleisch.

Neuerdings zeichnen sich Möglichkeiten einer Chemotherapie bei finnigen Rindern ab. Während Mebendazol auf Cysticercus bovis keine abtötende Wirkung hat (21) und auch 45–50 mg/kg Albendazol nicht befriedigen (6, 11, 29), töten 100 mg/kg bzw. 2 × 50 mg/kg Kgw. Praziquantel (Droncit®) Zystizerken aller Altersstufen sicher ab (3, 4, 30, 31). Eine Resorption der abgestorbenen bzw. mit Droncit abgetöteten Zystizerken findet nicht statt; derartig behandelte Schlachttiere werden deshalb fleischbeschaurechtlich beanstandet (15).

Literatur

1. ALBERT, H., F. HÖRCHNER (1979): Zur Bekämpfung und Diagnostik der Rinderfinnen, II. Serologische Untersuchungen mit dem ELISA. Berl. Münch. Tierärztl. Wschr. 92, 189–193. – 2. BLAŽEK, K., J. SCHRAMLOVÁ (1981): Organ reaction during the localization of Cysticercus bovis in the internal organs of cattle. Veterinární Med. 26, 37–47. – 3. BLAŽEK, K., J. SCHRAMLOVÁ, N. S. ARKHIPOVA, J. A. NISENBAUM (1981): Morphological changes after treatment of bovine cysticercosis with Droncit and Oxichloron. Folia Parasitol. (Praha) 28, 155–159. – 4. BLAŽEK, K., J. SCHRAMLOVÁ, J. KURSA (1981): Pathological changes in the skeletal muscles and heart of cattle during the development of Cysticercus bovis. Veterinární Med. 26, 23–35. – 5. BRGLEZ, J., T. WIKERHAUSER, V. KUTIĆIĆ (1976): A study of praziquantel (Droncit, Bayer AG) in the treatment of experimental bovine cysticercosis. Acta Parasit. Iguos. 7, 103–107. – 6. CRAIG, T. M., N. C. RONALD (1978): Preliminary studies on the effect of albendazole on the cysticerci of Taenia saginata. Southwest. Vet. 31, 121–124. – 7. CRAIG, P. S., M. D. RICKARD (1980): Evaluation of »crude« antigen prepared from Taenia saginata for the serological diagnosis of T. saginata cysticercosis in cattle using the enzyme-linked immunosorbent Assay (ELISA). Z. Parasitenkd. 61, 287–297. – 8. FLENTJE, B., R. BUCHWALDER, T. HIEPE (1978): Untersuchungen zur intravitalen Diagnostik der Saginata-Zystizerkose des Rindes mit Hilfe der Immunofluoreszenzantikörperreaktion. Archiv exp. Vet. Med. 32, 201–212. – 9. GALLIE, G. J., M. M. H. SEWELL (1981): Attempted immunisation of calves against infection with the cysticercus stage of Taenia saginata. Trop. Anim. Hlth Prod. 13, 213–216. – 10. GEERTS, S., V. KUMAR, N. AERTS, F. CEULEMANS (1981): Comparative evaluation of immunoelectrophoresis, counterimmuno-electrophoresis and enzyme-linked immunosorbent assay for the diagnosis of Taenia saginata cysticercosis. Vet. Parasitol. 8, 299–307. – 11. GEERTS, S., V. KUMAR, J. MORTELMANS (1981): Sheep as an experimental model of Taenia saginata cysticercosis. Trop. Anim. Hlth Prod. 13, 37–40. – 12. GEERTS, S., V. KUMAR (1981): Effect of albendazole on Taenia saginata cysticerci. Vet. Rec. 109, 207. – 13. GUSTOWSKA, L., Z. PAWLOWSKI (1981): Histopathological and histoenzymatic studies on experimental Taenia saginata cysticercosis. Vet. Parasitol. 8, 211–218. – 14. HIEPE, TH., R. BUCHWALDER (1978): Experimentelle Untersuchungen zur Epidemiologie, Pathogenese und Intravitaldiagnostik der Rinderzystizerkose. Parasit. Hung. 11, 57–62. – 15. HÖRCHNER, F., H. ALBERT (1979): Zur Bekämpfung und Diagnostik der Rinderfinnen. I. Therapie und Reinfektion. Berl. Münch. Tierärztl. Wschr. 92, 107–111. – 16. KOZAKIEWICZ, B. (1979): The occurrence of bovine Taenia saginata against aspects of anthropopressure. Medycyna Wet. 35, 705–709. – 17. LLOYD, S., E. J. L. SOULSBY (1976): Passive transfer of immunity to neonatal calves against the metacestodes of Taenia saginata. Vet. Parasit. 2, 355–362. – 18. LLOYD, S. (1980): Haematological and immunological response of calves to infection with Taenia saginata. Z. Parasitenkd. 61, 213–221. – 19. LONC, E. (1980): The possible role of the soil fauna in the epizootiology of cysticercosis in cattle. I. Earthworms – the biotic factor in a transmission of Taenia saginata eggs. II. Dung beetles – a biotic factor in the transmission of Taenia saginata eggs. Angew. Parasitol. 21, 133–139, 139–144. – 20. MACHNICKA, B., J. ŠTĚRBA, V. SCHANDL (1981): Intradermal test in the diagnosis of bovine cysticercosis (Cysticercus bovis). Folia

Parasitol. (Praha) **28**, 71–81. – **21.** PAWOWSKI, Z., B. KOZAKIEWICZ, H. WRÓBLEWSKI (1976): Effect of intraperitoneal inoculation of mebendazole on Taenia saginata cysticercosis in calves. Vet. Parasit. **2**, 303–306. – **22.** RICKARD, M. D., J. L. BRUMLEY (1981): Immunisation of calves against Taenia saginata infection using antigens collected in vitro incubation of T. saginata oncospheres or ultrasonic disintegration of T. saginata and T. hydatigena oncospheres. Res. vet. Sci. **30**, 99–103. – **23.** RICKARD, M. D., J. H. ARUNDEL, A. J. ADOLPH (1981): A preliminary field trial to evaluate the use of immunisation for the control of naturally acquired Taenia saginata infection in cattle. Res. vet. Sci. **30**, 104–108. – **24.** SAUERWALD, M. (1980): Der Einfluß von Silagearten auf ektogene Helminthenstadien, unter besonderer Berücksichtigung der Eier von Taenia saginata. Dipl. Arbeit. Berlin: Humboldt-Univ. – **25.** FORSTNER, M. J. (1973): Parasitologische Probleme bei der Beseitigung von Abwasser, Abwasserschlämmen und Abfällen landwirtschaftlicher Nutztiere. Tierärztl. Praxis **1**, 119–126. – **26.** SCHNEIDAWIND, H. (1976): Zur Rinderfinne und ihrem jahreszeitlichen Rhythmus. Fleischb. Lebensmittelkd. **28**, 3–5. – **27.** SLAIS, J., I. MANN (1976): Morphological determination of the age of Cysticercus bovis in very young calves with cysticercosis. Folia Parasit. (Praha) **23**, 321–326. – **28.** ŠTĚRBA, J., I. DYKOVÁ, B. MACHNICKA (1979): Tissue reaction to Cysticercus bovis in the lung of artificially infected cattle. Folia Parasit. (Praha) **28**, 125–128. – **29.** STEVENSON, P., P. W. HOLMES, J. M. MUTURI (1981): Effect of albendazole on Taenia saginata cysticerci in naturally infected cattle. Vet. Rec. **109**, 82. – **30.** WALTHER, M., D. GROSSKLAUS (1979): Zur Wirksamkeit von Praziquantel bei der experimentellen Saginata-Zystikerkose des Rindes. Zbl. Vet. Med. B **26**, 828–834. – **31.** WALTHER, M., J. K. KOSKE (1979): The efficacy of praziquantel against Taenia saginata cysticercosis in naturally infected calves. Tropenmed. Parasit. **30**, 401–403. – **32.** WALTHER, M., H. GRELCK, W. SANITZ (1982): Preliminary studies on the effect of fenbendazole and oxfendazole on Taenia saginata cysticerci in calves. Zbl. Vet. Med. B **29**, 80–82. – **33.** WILKENS, S. (1981): Untersuchungen über die Ansteckungsmöglichkeiten von Rindern mit Taenia saginata und Sarcocystis spp. auf Abwasserverregnungsflächen und über das Absetzverhalten von Helmintheneiern in vitro. Hannover: Vet. med. Diss.

Cysticercus tenuicollis

Diese normalerweise im subserösen Gewebe der Bauch- und seltener der Brusthöhle vornehmlich von Schaf und Ziege, manchmal auch von Rind und Schalenwild vorkommende Finne ist die Larvenform des Hundebandwurmes *Taenia hydatigena* PALLAS, 1766. Es handelt sich um eine in manchen Ländern relativ häufig diagnostizierte Infektion.

Entwicklung Nach Aufnahme von Eiern, in Ausnahmefällen von noch nicht mazerierten Proglottiden der Taenia hydatigena, durch Schaf oder Ziege bohren sich im Dünndarm die freigewordenen Onkosphären in die Schleimhautgefäße ein und kommen auf dem Blutweg über die Pfortader in die Leber. Nach kurzer Wanderung durch das Leberparenchym bohrt sich der größte Teil durch die Leberkapsel in die Bauchhöhle aus und entwickelt sich in Netz und Gekröse im Laufe von 6–8 Wochen zu den typischen dünnhalsigen, unter der Serosa sitzenden und bis zu 15 cm langen Finnen. Einzelne Onkosphären können in der Leber stecken bleiben; die Zystizerken erreichen bis Taubeneigröße.

Pathogenese Die bei der Schlachtung oder bei Sektionen beobachteten Leberveränderungen werden im wesentlichen von den wandernden Onkosphären verursacht. Eine frische, massive Infektion ist durch zahlreiche hämorrhagische Herde gekennzeichnet, die sich leicht über die Leberoberfläche vorwölben und an deren Enden sich ein oder mehrere 2–9 mm große Zystizerken befinden. Die meisten Bohrgänge bilden sich nach etwa 25 Tagen allmählich zurück. In der Leber persistieren die Finnen und verkäsen: lediglich noch vorhandene Haken deuten auf die Tenuicollis-Zystizerkose hin. Schon 20 Tage p. i. kommt es zu einer deutlichen Erhöhung von SGOT und SGPT infolge der Leberschädigung durch die wandernden Hakenlarven (12). Haben die Wanderstadien die Leberkapsel durchbohrt, bleiben Fibrinbeläge und filamentöse Auflagerungen zurück. In vereinzelten Fällen wurde Cysticercus tenuicollis in der Schädelhöhle und in der Muskulatur gefunden.

Nur massive Infektionen führen bei Schaf- und Ziegenlämmern zu so schweren Leberschädigungen und zu Peritonitis, daß die Tiere nach mehreren Tagen an Freßunlust und Fieber eingehen. Erwachsene Tiere sind wesentlich widerstandsfähiger, so daß C. tenuicollis nur als Nebenbefund bei der Schlachtung festgestellt wird. In Australien soll die durch Clostridium oedematiens verursachte »black disease« der Schafe (infektiöse nekrotische Hepatitis) durch die im Leberparenchym wandernden Tenuicollis-Larven aktiviert werden.

Interessant sind Beobachtungen und Versuchsergebnisse (3, 5), denen zufolge ein etwa

3 Monate bestehender C. tenuicollis-Befall Schafe vor Fasciola hepatica-Infektionen für etwa 9 Monate fast völlig schützt.

Diagnose Bei der Schlachtung werden die »dünnhalsigen« Finnen augenfällig. Eine ante mortem-Diagnose ist nur in Ausnahmefällen während des Auswanderns der jungen Zystizerken aus der Leber durch ihren Nachweis im Peritonealexsudat möglich. Als serologische Verfahren haben die Hämagglutination (Titer von 1:80 und höher) sowie die KBR (Titer 1:40) bei Schafen und Ziegen keine praktische Bedeutung erlangt. Der ELISA wird zwar 3–4 Wochen p. i. positiv, zeigt aber erhebliche Kreuzreaktionen sowie falsch negative Ergebnisse und wird nach 8–12 Wochen wieder negativ (4, 7). Seren von 4 Wochen lang infizierten kleinen Wiederkäuern enthalten auch Antikörper, die 6 Stunden nach Zusammenbringen mit Hakenlarven bei 37 °C Präzipitate um Skolex und Haken oder mit der Blasenflüssigkeit bilden (14, 17).

Bekämpfung Werden dünnhalsige Finnen bei der Schlachtung (speziell bei Hausschlachtungen) an Hunde verfüttert, ist der Entwicklungszyklus geschlossen. Daraus ergibt sich für eine wirksame Prophylaxe die Forderung nach unschädlicher Beseitigung der einzelnen abgeschnittenen Blasen bzw. der hochgradig befallenen Lebern, zumal diese Leberformen nicht immer von denen des Echinococcus hydatidosus zu unterscheiden sind.

Mebendazol, je 25 mg/kg Kgw. tgl. an 5 aufeinanderfolgenden Tagen, hatte gegen die dünnhalsigen Finnen eine abtötende Wirkung (11). Auch Praziquantel (Droncit®) hatte in einer Dosierung von 20 mg/kg Kgw. eine hohe therapeutische Wirksamkeit; allerdings wurden nicht alle wandernden Larven in der Leber und jungen Zystizerken in der Bauchhöhle abgetötet (2). Die subkutane Applikation von T. hydatigena-Eiern an neugeborene Lämmer erbrachte einen 100%igen Schutz gegen die Infektion (8), wenn diese Vakzinierung in der ersten Lebenswoche erfolgte.

Eine Desinfektion von Weiden ist nicht möglich. Es kommt deshalb nur eine planmäßige Entwurmung der befallenen Hunde mit auf Seite 376 aufgeführten Bandwurmmitteln zur Unterbrechung des Entwicklungszyklus in Frage.

Cysticercus ovis

Diese lediglich 9 × 5 mm große Finne des Hunde- und Fuchsbandwurmes Taenia ovis (COBBOLD, 1869) kommt im intramuskulären Gewebe vornehmlich von Herz und Zwerchfell, daneben auch gelegentlich in den Halsmuskeln und im Musculus semimembranaceus bei Schafen vor. Die Infektion ist zwar weltweit verbreitet, aber nicht häufig. Die Befallstärke nimmt mit dem Alter der Wirtstiere zu.

Nach Aufnahme von mit Taenia ovis-Eiern kontaminiertem Futter erfolgt die hämatogene Aussaat der Onkosphären sowie die allmähliche Reifung der Zystizerken innerhalb von etwa 10 Wochen. Eine erhebliche pathogene Bedeutung wird dieser Finne nicht zugeschrieben. Ihre Schadwirkung besteht darin, daß bei massiver Muskelinfektion der gesamte Tierkörper bei der Fleischuntersuchung verworfen werden muß.

Ein bestehender Cysticercus tenuicollis-Befall schützt Schafe nicht vor der zusätzlichen Infektion mit Taenia ovis-Finnen (8). Eine pränatale Infektion mit C. ovis wird ausgeschlossen (15). In den großen Schafzuchtländern wird versucht, durch eine Infektion der Mutterschafe während der Trächtigkeit Lämmer passiv gegen C. ovis-Befall zumindest für die 16 Wochen dauernde Mastperiode zu immunisieren; bisher ist es nur für einen Zeitraum von 6 Wochen auf diesem Wege gelungen (9, 15). Aber auch eine aktive Immunisierung der Mastlämmer durch die i. m. Applikation von T. ovis-Onkosphären-Antigen ist für eine gewisse Zeit möglich (13).

Die wirksamste Prophylaxe stellen die planmäßige Entwurmung der mit Taenia ovis befallenen Hunde sowie die Dezimierung der Füchse in verseuchten Revieren dar.

Coenurus cerebralis

Diese Finne des bei Hund, Fuchs und Schakal vorkommenden Bandwurmes Taenia multiceps (LESKE, 1780) parasitiert in Gehirn und Rückenmark bei kleinen Hauswiederkäuern, gelegentlich auch beim Rind und bei zahlreichen Schalenwildarten. Sie kann infolge stärkerer Flüssigkeitsansammlung bis Hühnereigröße erreichen und ist gekennzeichnet durch die Sprossung vieler Köpfe (manchmal meh-

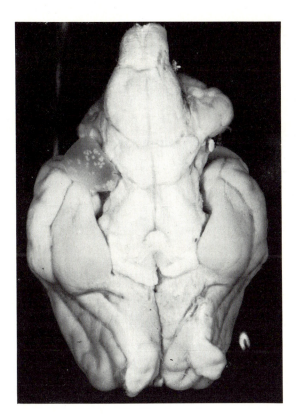

Abb. 40 Gehirn eines Schafes mit Coenurus cerebralis-Befall

rere hundert) an der Germinativschicht der inneren Blasenwand.

Entwicklung Die Infektion erfolgt durch Aufnahme von T. multiceps-Eiern, deren Hakenlarven nach Einbohren in die Duodenumwand mit dem Blut in alle Organe gelangen, sich dort auch etwas entwickeln (18), aber nur im Gehirn und Rückenmark reife Coenurus-Blasen werden. Dort erreichen sie innerhalb von 8 Wochen einen Durchmesser von 2 cm. Nach 3 Monaten enthalten die Blasen schon größere Flüssigkeitsmengen und zahlreiche Köpfe, mit 6–8 Monaten sind sie für die Endwirte infektionstüchtig (Abb. 40 und 41).

Pathogenese Die Zönurose verläuft während der Infektionsphase der Onkosphären zunächst akut und geht während des Wachstums der Finnen ins chronische Stadium über. In den ersten 14 Tagen nach Aufnahme von T. multiceps-Eiern machen vor allem Lämmer einen gequälten, leidenden Eindruck, halten Futter längere Zeit im Mund, ohne zu kauen, laufen fort (mangelnder Herdentrieb) und rennen an Wände an. Besonders auffallend sind Mobilitätsstörungen (einseitiges Abbiegen mit Drehung des Kopfes, schwankender Gang, Anlehnen des Kopfes an die Wand) sowie Zähneknirschen, Kopfzittern, abnormes Ohrenspiel. Auch stocksteifes Stehen mit gesenktem Kopf oder plötzliches Zusammenknicken und Todesfälle kommen vor. Bei der Schlachtung derart akut erkrankter Tiere werden oftmals keine spezifischen Befunde erhoben.

Während der Wachstumsphase der Finnen klingen die Reizerscheinungen ab. Die Larven werden sessil, die Coenurusblasen wachsen und bilden viele Skolezes. Die typische Drehkrankheit stellt das Endstadium der Zönurose dar; die ausgewachsene Blase verdrängt Hirnsubstanz und bedingt dadurch Ausfallerscheinungen, Druckatrophie, Schief-

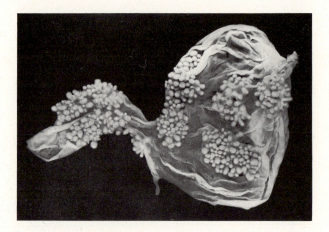

Abb. 41 Coenurus cerebralis-Blase (aufpräpariert)

halten des Kopfes, Bewußtseinsstörungen, ataktischen Gang (besonders deutlich bei beschleunigter Bewegung), Einsinken in der Nachhand; Kreis- und Manegebewegungen gelten als spezifische Symptome.

Als pathologische Veränderungen des Gehirns während der Infektionsphase werden 2–4 mm breite, rötliche Streifen, die sich über die Hirnoberfläche hinziehen, sowie teilweise mehr flächenhafte meningeale Eiterungen und Eiterherde an der Hirnbasis beobachtet. Auf frontalen Schnittflächen sind die gelblich-roten Wanderungswege in fast allen Bezirken der Großhirnhemisphäre und ausnahmsweise auch im Kleinhirn festzustellen. Am Ende dieser Bohrgänge lassen sich meist die blasenförmigen Onkosphären mikroskopisch nachweisen. Nach Abschluß der Wanderphase treten die entzündlich-nekrotischen Reaktionen zurück. Gleichzeitig wird der Schwund der Hirnsubstanz nicht mehr durch Einschmelzung, sondern durch Verdrängung verursacht (Wachstumsphase). Das Endstadium ist durch maximale Hirnschädigung und letalen Ausgang gekennzeichnet. Bei mit Coenurus cerebralis befallenen Rindern ist der klinische Verlauf ähnlich, jedoch zeitlich etwas verlängert. Vereinzelte im Rückenmark sitzende Blasen verursachen beim Rinde das klinische Bild der Kreuzdrehe.

Diagnose Die klinischen Symptome sind im fortgeschrittenen Stadium recht spezifisch. Bei bereits bestehender Atrophie des Schädeldaches läßt sich die Diagnose Zönurose leicht erhärten durch die Feststellung einer gewissen Druckempfindlichkeit in der Scheitelgegend; auch läßt sich bei der Palpation und röntgenologisch die Blase nachweisen.

Bekämpfung Eine Chemotherapie mit 40 mg/kg Kgw. Mebendazol ist ab dem 36. Infektionstag versucht worden, jedoch ohne Erfolg (18). Bei der akuten Zönurose, also am 12. Tag nach experimenteller Infektion, erwies sich Praziquantel (Droncit®), 2 × 100 mg/kg Kgw. wirksam. Eine Vakzinierung mit Cocnurus-Blasen-Antigen wurde versucht (6). Die Trepanation mit nachfolgender Entfernung der Blasen bleibt auf besonders gelagerte Einzelfälle beschränkt. Nur die regelmäßige Überwachung und die gegebenenfalls im Abstand von 2 Monaten zu wiederholende Behandlung der mit T. multiceps befallenen Hunde ist die beste Vorbeuge. Es ist selbstverständlich, daß die Hütehunde etwa 24 Stunden lang nach der Behandlung eingesperrt bleiben, also nicht die Schafherde auf die Weide begleiten, um nicht die gesamte Weide mit den abgehenden Proglottiden bzw. ausgeschiedenen Eiern zu verseuchen. Ferner wird durch die unschädliche Beseitigung der infizierten Schafgehirne der Entwicklungszyklus unterbrochen und damit die Neuinfektion der Hunde verhindert.

Coenurus gaigeri wurde verschiedentlich bei Schafen und Ziegen in der Schenkel-, Hüft- und Schultermuskulatur, seltener im Zentralnervensystem gefunden (10). Diese Finnenblasen haben einen Durchmesser von 7,6 cm und enthalten bis zu 200 Kopfanlagen. Es handelt sich dabei um Finnenstadien des in manchen Ländern vorkommenden Hundebandwurmes Taenia (Multiceps) gaigeri (HALL, 1916). C. cerebralis und C. gaigeri werden auf Grund fluoreszenzmikroskopischer Untersuchungen für 2 getrennte Arten gehalten. Ihre Differenzierung ist dennoch schwierig, zumal lediglich die kleinen Haken gewisse Größenunterschiede aufweisen (bei C. cerebralis 90–130 µm, bei C. gaigeri 115 bis 150 µm).

Literatur

1. BANKOV, D. (1979): Versuche zur Therapie und Chemoprophylaxe der Coenurosis des Schafes. Vet. med. Nachr., 79–80. – 2. BANKOV, D., I. GRADINARSKI (1982): Zystizerkose (Cysticercus tenuicollis) bei Schafen und deren Behandlung mit Droncit. Vet. med. Nachr., 104–106. – 3. CAMPBELL, N. J., J. D. KELLY, R. B. TOWNSEND, J. K. DINEEN (1977): The stimulation of resistance in sheep to Fasciola hepatica by infection with Cysticercus tenuicollis. Int. J. Parasitol. 7, 347–351. – 4. CRAIG, P. S., M. D. RICKARD (1981): Anti-oncospheral antibodies in the serum of lambs experimentally infected with either Taenia ovis or Taenia hydatigena. Z. Parasitenkd. 64, 169–177. – 5. DINEEN, J. K., J. D. KELLY, N. J. CAMPBELL (1978): Further observations on the nature and characteristics of cross protection against Fasciola hepatica produced in sheep by infection with Cysticercus tenuicollis. Int. J. Parasit. 8, 173–176. – 6. EDWARDS, G. T., I. V. HERBERT (1982): Preliminary investigations into the immunization of lambs against infection with Taenia multiceps metacestodes. Vet. Parasitol. 9, 193–199. – 7. HACKETT, F., J. M. WILLIS, I. V. HERBERT, G. T. EDWARDS (1981): Microelisa and indirect haemagglutination tests in the diagnosis of Taenia hydatigena metacestode infections in lambs. Vet. Parasitol. 8, 137–142. – 8. HEATH, D. D. (1978): Immunization of neonatal lambs against the larvae of Taenia hydatigena, using viable eggs followed by chemotherapy. Vet. Parasitol. 4, 11–19. – 9. HEATH, D. D., W. K. YONG, P. J. OSBORN, S. N. PARMETER, S. B. LAWRENCE, H. TWAALFHOVEN (1979): The duration of passive protection against Taenia ovis larvae in lambs. Parasitology 79, 177–182. – 10. KHAWAD EL S. EL BADAWI, SLEPNEV, A. Y. EL GEZULI (1978): A new record of Coenurus gaigeri associated with sheep in the Sudan. Acta vet. (Beograd) 28, 213–215. – 11. OGUZ, T. (1976): Untersuchungen über die Wirkung von Embay 8440 und Mebendazole bei experimentell erzeugter Cysticercus tenuicollis Invasion bei Lämmern. Vet. Fak. Derg. Ankara 23, 385–395. – 12. PATHAK, K. M. L., S. N. S. GAUR (1981): Serum levels of GOT, GPT and OCT enzymes in goats infected with Cysticercus tenuicollis. Vet. Parasitol. 8, 95–97. – 13. RICKARD, M. D., A. J. ADOLPH (1977): Vaccination of lambs against infection with Taenia ovis using antigens collected during short-term in vitro incubation of activated T. ovis oncospheres. Parasitology 75, 183–188. – 14. STERN, A. (1976): Enzyme levels and antibody titers in sera of sheep exerpimentally infected with eggs of Taenia hydatigena. Zürich: Vet. med. Diss. – 15. SUTTON, R. J., M. A. GEMMELL (1978): Pre-natal infections with larval tapeworms. Austr. Vet. J. 54, 598. – 16. SUTTON, R. J. (1979): The passive transfer of immunity to Taenia ovis in lambs via colostrum. Res. vet. Sci. 27, 197–199. – 17. VARMA, T. K., S. B. KULSHRESTHA, B. V. RAO (1975): Serodiagnostic studies on larval and strobilar phase of Taenia hydatigena with in vitro precipitation test. Riv. Parassit. 36, 287–294. – 18. VERSTER, ANNA, R. C. TUSTIN, R. K. REINECKE (1978): An attempt to treat the larval stage of Taenia multiceps and a résumé of its neural and extraneural distribution in sheep. Onderstepoort J. Vet. Res. 45, 257–259.

Echinococcus hydatidosus (E. cysticus)

Unter Echinokokkose versteht man auf der einen Seite den Befall von Fleischfressern mit adulten oder heranwachsenden Bandwürmern der Gattung Echinococcus, auf der anderen Seite die Infektion von Säugetieren mit den Finnen (Metazestoden) dieser Bandwurmgattung. Bei Wiederkäuern kommt die larvale Echinokokkose, Echinococcus hydatidosus (cysticus) vor; es handelt sich um die Finne des bei Hund, Dingo und Wolf parasitierenden 3gliedrigen Bandwurmes Echinococcus granulosus (BATSCH, 1786). Dieser Bandwurm und damit auch die Finne sind weltweit verbreitet; stark verseucht sind Griechenland, Jugoslawien, Italien und Spanien, außerdem verschiedene Regionen in Afrika, Lateinamerika, Asien und Australien (7, 14). Während in den Mittelmeerländern diese Parasitose als sehr wichtige Zoonose besonders eine hygienische Bedeutung hat (die Finne entwickelt sich auch im Menschen), treten in der australischen und neuseeländischen Schafzucht durch die larvale Echinokokkose große wirtschaftliche Verluste auf. Rind, Schaf und Ziege sind Finnenträger, wobei in Nordeuropa das Rind, in den Mittelmeerländern das Schaf wichtigste Zwischenwirte für Echinococcus granulosus sind.

Entwicklung   Nach oraler Aufnahme von Eiern (durch Hundekot kontaminiertes Futter) durch Rind bzw. Schaf oder Ziege bohren sich die 25 µm großen Onkosphären nach etwa 12 Stunden in die Dünndarmwand und gelangen auf dem Lymph-Blutwege in die Leber. Teilweise bleiben sie hier in den Kapillaren stecken, setzen sich im Leberparenchym fest und entwickeln sich zu Finnen. Die Leber wirkt also als erstes Filter. Ein anderer Teil der Larven gelangt weiter über das Herz in die Lunge und wird in den Lungenkapillaren und im Lungenparenchym zurückgehalten. Der selten noch verbleibende Rest erreicht über den großen Blutkreislauf andere Organe, wie Milz, Nieren, Gehirn und Knochenmark. Bei älteren Zwischenwirten (ein halbes Jahr alte Schafe, dreijährige Rinder) können Blasen auf einem noch unreifen Entwicklungsstadium stehen bleiben; sie bleiben also ohne Kopfanlagen (Azephalozysten) und werden als sterile Blasen bezeichnet.

Bei jüngeren Schafen und insbesondere beim Rind werden Kopfanlagen (Protoskolezes) gebildet; es sind fertile Blasen. In Leber und Lunge treten die Echinokokken meist multipel, anfangs als miliare Knötchen, später als Blasen von Erbsen- bis Apfelgröße auf. Diese »Hydatiden« sind von einer Wirtskapsel (Finnenbalg) umschlossen, welche von der eigentlichen Blasenwand durch einen perizystären Lymphraum getrennt bleibt. Die Blasenwand selbst besteht aus einer anfangs transparenten, später gefältelten und semipermeablen Kutikula und einer ihr dicht anliegenden Keimschicht. Aus dieser Germinativschicht gehen bei etwa 6 Monate alten Echinokokken zahlreiche ½ mm große Brutkapseln hervor, die entweder unregelmäßig verteilt der Blasenwand aufsitzen oder sich loslösen. Freie Brutkapseln und Kopfanlagen bilden den Hydatidengries.

Bei den Hauswiederkäuern finden wir meist einkammerige Blasen, doch treten vereinzelt (und dann ausschließlich in der Leber beim Rinde) wahrscheinlich infolge frühzeitiger exogener Tochterblasenbildung entstandene Blasenkonglomerate auf. Auf der Schnittfläche täuschen sie vielkammerige Blasen vor, obwohl jede einzelne Hydatide von einer bindegewebigen Kapsel umgeben ist und die einzelnen Blasen nicht miteinander in Verbindung stehen. Die Blasenwände sind meist faltig ineinandergeschoben.

Pathogenese Je nach Befallsstärke liegen die Finnenblasen im Leber- bzw. Lungenparenchym. In der Leber wölben sie die Kapsel halbkugelig hervor und führen zur allmählichen Atrophie des umliegenden Gewebes. Klinische Symptome treten auch bei hochgradigem Befall bei Kälbern und Lämmern selten auf (5). Gelegentlich werden Aszites und Ikterus beobachtet, wenn Pfortaderäste komprimiert und größere Gallengänge stenosiert werden. Ausnahmsweise bilden sich larvale Echinokokken im Gehirn bei Büffelkälbern; diese Tiere gehen meist ein (9). Beim Rinde in Mitteleuropa sind fast 95 % der Echinokokkenblasen fertil; auch sind sie größtenteils in der Lunge lokalisiert.

Diagnose Im allgemeinen wird erst bei der Schlachtung die Infektion als Nebenbefund festgestellt. Die verschiedenen serologischen Nachweismethoden (KBR, Hämagglutination, Fluoreszenztest, ELISA) und Intradermalteste (10), welche zur rechtzeitigen Diagnostizierung einer Echinokokkose des Menschen unerläßlich und teilweise bereits standardisiert (13) sind, haben für die Diagnose bei Haustieren bisher noch keine Praxisreife (2).

Bekämpfung Die wirksamste Methode zur Verminderung des Befalls der Wiederkäuer mit Echinococcus granulosus-Finnen ist die planmäßige Entwurmung aller Hunde und die Tötung streunender Tiere in den besonders gefährdeten Gebieten. Gleichzeitig trägt die verläßliche, unschädliche Beseitigung der bei der Fleischbeschau (auch bei Hausschlachtungen) wegen parasitärer Blasen beschlagnahmten Organe wesentlich zur Unterbrechung des Entwicklungszyklus bei. Verworfene Lebern und Lungen mit Finnenblasen dürfen niemals roh als Hundefutter abgegeben werden, insbesondere auch wegen der dann vom Hunde ausgehenden Gefährdung des Menschen. Echinokokkenblasen bleiben bei −20°C 1 Stunde, −10°C 4 Stunden, bei 1°C 16 und bei 20°C 8 Tage lebensfähig (1).

Eine Immunisierung von Rindern ist möglich durch die 2malige subkutane Injektion von Echinococcus granulosus-Eiern im Abstand von 14 Tagen, allerdings ist die Immunität nicht von langer Dauer (6).

Die Möglichkeiten einer chemotherapeutischen Beeinflussung der larvalen Echinokokkose wurden intensiv geprüft (2, 4, 11). Beim Schaf führt eine Behandlung mit Mebendazol in einer Dosierung von täglich 50 mg/kg Kgw. erst nach 3 Monaten zu einer vollständigen Abtötung der Finnen von E. granulosus (4, 12). Demnach erscheint eine Chemotherapie der Echinokokkose bei Wiederkäuern und anderen Zwischenwirten grundsätzlich möglich zu sein, jedoch stehen optimale Präparate und Dosierungsschemata derzeit noch nicht zur Verfügung (2).

Von E. granulosus existieren verschiedene Stämme, die zum Teil auch als Unterarten beschrieben worden sind und sich in morphologischen, biologischen und epidemiologischen Merkmalen unterscheiden (2, 8).

Literatur

1. ANDERSEN, G. L., R. M. LOVELESS (1978): Survival of protoscolices of Echinococcus granulosus at constant temperatures. J. Parasitol. **64**, 78–82. – **2**. ECKERT, J. (1981): Echinokokkose. Berl. Münch. Tierärztl. Wschr. **94**, 369–378. – **3**. GEMMELL, M. A., P. D. JOHNSTONE (1981): Cestodes. Antibiotics Chemother. **30**, 54–114. – **4**. GEMMELL, M. A., S. N. PARMETER, R. J. SUTTON, N. KHAN (1981): Effect of mebendazole against Echinococcus granulosus and Taenia hydatigena cysts in naturally infected sheep and relevance to larval tapeworm infections in man. Z. Parasitenkd. **64**, 135–147. – **5**. GOVZEM, M. P., N. K. SLEPNEV (1975): Role of autoimmunity in the pathogenesis of experimental echinococcosis in lambs, calves and piglets. Belor. Nauchno Issl. Vet. Inst **13**, 117–120. – **6**. HEATH, D. D., S. N. PARMETER, P. J. OSBORN, S. B. LAWRENCE (1981): Resistance to Echinococcus granulosus infection in lambs. J. Parasitol., **67**, 1981, 797–799. – **7**. KUMARATILAKE, L. M., R. C. A. THOMPSON (1982): Hydatidosis/chinococcosis in Australia. Helm. Abstr. **51**, 233–252. – **8**. KUMARATILAKE, L. M., R. C. A. THOMPSON (1983): A review of the taxonomy and speciation of the genus Echinococcus RUDOLPHI, 1801. Parasitenkd. **68**, 121–146. – **9**. MANDAL, P. C. (1977): Fatal hydatid disease with involvement of the cerebrum in buffaloes (Bos bubalis) Zbl. Vet. Med. B **24**, 678–679. – **10**. SCHANTZ, P. M. (1977): Echinococcus granulosus: Acute systemic allergic reactions to hydatid cyst fluid in infected sheep. Expl. Parasit. **43**, 268–285. – **11**. SCHANTZ, P. M., H. VAN DEN BOSSCHE, J. ECKERT (1982): Chemotherapy of larval echinococcosis in animals and humans: Report of a workshop. Z. Parasitenkd. **67**, 5–26. – **12**. VERHEYEN, A. (1982): Echinococcus granulosus: the influence of mebendazole therapy on the ultrastructural morphology of the germinal layer of hydatid cysts in humans and mice. Z. Parasitenkd. **67**, 55–65. – **13**. WERNER, H. (1981): Zur Vereinheitlichung der Laboratoriumsdiagnostik der Echinokokkose. Bundesgesundheitsbl. **24**, 310–311. – **14**. WHO (1981): FAO/UNEP/WHO Guidelines for surveillance, prevention and control of echinococcosis/hydatidosis. Wrld. Hlth. Org., Geneve.

Nematoden

Trichuridosen

Aus der Ordnung Enoplida sind bei Wiederkäuern lediglich die zur Familie Trichuridae gehörenden Trichuris-Arten und bei Schafen außerdem Capillaria von Interesse.

Trichurose

Die Trichurose wird durch verschiedene, in Blinddarm und Kolon parasitierende Trichuris-Arten (syn. Trichocephalus) hervorgerufen, welche durch einen haardünnen Vorderkörper und einen dicken, beim Männchen eingerollten hinteren Körperabschnitt gekennzeichnet sind (Peitschenwürmer).

In Europa kommen bei Schaf und Ziege 3 verschiedene Trichurisarten vor, beim Rind lediglich Trichuris discolor. In der Türkei wurden bei Rindern allerdings auch T. ovis und T. skrjabini beobachtet (3). Alle diese Trichuren sind 40–80 mm lang; ihr Ösophagus ist mit einem Zellkörper (Stichosom) ausgestattet. Die Männchen haben ein Spikulum mit einer Spikulumscheide. Die Vulva der Weibchen befindet sich am Übergang vom dünnen zum dickeren Körperabschnitt. Länge und Form des Spikulums, Gestalt und Art der Bestachelung der Spikulumscheide sowie Vulvatyp und Vaginastruktur dienen als Kriterien für die Artbestimmung.

Die 70–79 × 30–42 µm großen, gelblich-braunen, dickschaligen Eier sind zitronenförmig und mit 2 konvexen Polpfropfen versehen (Abb. 28k).

Trichuris discolor (v. LINSTOW, 1906): 41 bis 75 mm lang; Spikulum 2 mm, Spikulumscheide bedornt.

Trichuris globulosa (v. LINSTOW, 1901):

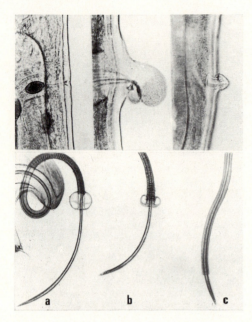

Abb. 42 Trichuris-Arten der kleinen Wiederkäuer (Vulva 90 × vergr., Spikula 30 × vergr.)

a = T. globulosa; b = T. ovis; c = T. skrjabini

40–70 mm lang; Spikulum 3,8–5,7 mm; Spikulumscheide bedornt, mit glockenförmiger Erweiterung (*Abb. 42 a*).

Trichuris ovis (ABILDGAARD, 1795): 50–80 mm lang; Spikulum 4,5–7,6 mm; Spikulumscheide fein bedornt, mit doppelrollenförmiger Erweiterung (*Abb. 42 b*); Vulva vorspringend, mit Warzen besetzte Vulvaanschwellung.

Trichuris skrjabini BASKAKOV, 1924: 34 bis 59 mm lang; Spikulum 0,9–1,5 mm, Spikulumscheide ohne Erweiterung (*Abb. 42 c*); Vulva mit nur kleiner bedornter Anschwellung.

Entwicklung Die mit dem Kot ausgeschiedenen Trichuriseier embryonieren bei 30 °C in 17 Tagen und sind unter gleichbleibenden Bedingungen in 23 Tagen infektionstüchtig (Larve II). Auf der Weide erreichen die Eier ihre Infektionsreife erst in 3–4 Monaten, unter 14 °C erfolgt keine Entwicklung. Die embryonierten Eier waren noch nach 9 Monaten infektionstüchtig, obwohl die Larven II keine Bewegung zeigten. Trockenheit und direkte Sonnenbestrahlung vertragen die Larven schlecht; Temperaturen von 37 °C über 15 Minuten töten sie ab. Dagegen überstehen sie −8 °C etwa 7 Monate, eine Überwinterung der Eier ist möglich.

Nach Aufnahme infektionstüchtiger Trichuris ovis-Eier durch das Schaf schlüpfen in den hinteren Dünndarmabschnitten die mit einem Mundspeer versehenen Larven II, dringen im Zäkum und Anfangsteil des Kolon in die Muscularis mucosae ein; dort häuten sie sich nach 14 Tagen zu Larven III, nach 31 Tagen zu Larven IV sowie nach 50 Tagen zu den subepithelial sitzenden Präadulten. Die Präpatenz beträgt 53–55, für T. skrjabini 42–47 Tage.

Pathogenese Die pathogene Wirkung der Peitschenwürmer besteht vornehmlich in der mechanischen Reizung der Schleimhaut sowohl durch eindringende Larven als auch durch die in ihr mit dem Vorderende verankerten Adulten und durch Blutaufnahme.

Pathologisch-anatomische Veränderungen sind meist nur bei stärkerem Befall zu beobachten. Ödematöse Schwellungen, starke Schleimbildung, punkt- und fleckenförmige Rötungen und manchmal umschriebene Läsionen der Mukosa (vor allem im Zäkum) sind die auffälligsten makroskopischen, die entzündliche Hyperämie der Propriakapillaren sowie zelluläre Infiltrationen die mikroskopischen Veränderungen. Bei sekundärer bakterieller Infektion der Befallsbezirke sind Knötchen und Abszesse häufig.

Bei Kälbern und Jungrindern wurden nach künstlichen Infektionen mit Trichuris discolor starke Diarrhoe, fortschreitende Abmagerung und hämorrhagische Colitis beobachtet. Bei Schafen sind Schwäche, Ödeme am Hals, profuse Durchfälle sowie erhebliche Gewichtsverluste die wesentlichen klinischen Symptome; dabei ist T. skrajabini erheblich pathogener als T. ovis (1).

Diagnose Wegen der recht unspezifischen Symptome ist die Diagnose nur durch den Einachweis bei der Kotuntersuchung zu sichern.

Bekämpfung In Dosierungen von 5 mg/kg Kgw. für Schafe und 7,5 mg/kg Kgw. für Rinder ist Fenbendazol recht gut gegen Trichuris wirksam (*Tab.* 9). Auch bei niedriger Dosierung dieses Mittels von 0,4—0,8 mg/kg Kgw. an 7 oder 14 Tagen zeigte sich dieser Effekt (4). Weitere in *Tab. 9* aufgeführte Anthelminthika sind in der üblichen therapeutischen Dosierung ebenfalls teilwirksam gegen Trichuris, doch ist zur Erzielung einer hohen Wirksamkeit eine Dosiserhöhung notwendig, z. B. bei Mebendazol auf 25–30 mg/kg Kgw. Nach den Erfahrungen mit Trichuris-Arten anderer Tierarten dürfte eine mehrtägige Behandlung günstiger sein als eine einmalige Applikation.

Eine wirksame Immunisierung ist nicht möglich, da mit Extrakten aus Trichuris ovis-Larven IV lediglich eine partielle Immunität bei Schafen erzeugt werden konnte. Auch hygienische Maßnahmen bleiben bei der großen Resistenz der Trichuris-Eier meist wirkungslos.

Alle bei Schaf und Ziege vorkommenden Trichuris-Arten wurden auch bei einer Vielzahl von Schalenwildarten gefunden.

Capillariose

Bei Rindern kann man *Capillaria bovis* (SCHNYDER, 1906) gelegentlich nachweisen; diese Art ist wenig wirtsspezifisch und findet sich auch bei kleinen Wiederkäuern. Die Entwicklung der Eier dauert mindestens 3 Monate, ist jedoch bei Temperaturen von 26 °C in 54 Tagen abgeschlossen (2).

Bei Schafen kommt *Capillaria longipes* RANSOM, 1911 vor: 11–20 mm lang; Spikulum 1 mm, Spikulumscheide unbedornt; am Hinterende des Männchens schmale, bursaähnliche Kaudalflügel; Weibchen mit abgestumpftem Hinterende; Eier 49 × 28 μm, dunkelbraun mit 2 fast konvexen Polpfropfen.

Über Entwicklung, Pathogenese und Bekämpfung gilt das für Trichuris Gesagte.

Literatur

1. BRATANOV, V. (1976): Assessment of the pathogenic role of Trichocephalus (Trichuris) ovis and T. skrjabini. Vet. Sbirka 74, 35–37. (Ref. Vet. Bull. **47**, 1977, 499). – **2.** CHULKOVA, V. G. (1974): Life-cycle of Capyillaria bovis. Byull. Vses. Inst. Gel'mint. Skryab. No. 14. (Ref. Helminth. Abstr. Ser. A **45**, 1976, 1222). – **3.** OGUZ, T. (1976): Vorkommen verschiedener Trichurisarten bei Schaf und Rind in der Türkei. Vet. Fak. Derg. (Ankara) **23**, 412–415. – **4.** THOMAS, R. J. (1978): The efficacy of in-feed medication with fenbendazole against gastrointestinal nematodes of sheep, with particular reference to inhibited larvae. Vet. Rec. **102**, 394–397.

Strongyloidose

Die Strongyloidose ist eine ausgesprochene Jungtiererkrankung bei Wiederkäuern, Kameliden, Kaninchen und Ratten, hervorgerufen durch den Zwergfadenwurm Strongyloides papillosus (Ordnung Rhabditida; Familie Strongyloididae).

Strongyloides papillosus (WEDL, 1856): Weibchen 3,5–6 mm, flache und unbewaffnete Mundhöhle, rhabditoider Ösophagus; Eier 50–60 × 25–30 μm mit U-förmigem Embryo; Larven III sehr schlank (570–660 μm), nicht bescheidet, Schwanz in 3 Spitzen endend; frei lebende Generationen: Männchen 0,5 bis 0,67 mm, 2 gleichförmige 26–34 μm lange Spikula; Weibchen 0,6–0,87 mm.

Entwicklung Aus den mit dem Kot ausgeschiedenen, embryonierten Eiern schlüpfen die rhabditoiden Larven I. Für ihre Weiterentwicklung sind Sauerstoff, eine gewisse Feuchtigkeit und Temperaturen über 10 °C erforderlich. Bei 8 °C bleiben Strongyloides papillosus-Eier 2 Monate lebensfähig (1). Bei einem Temperaturoptimum von 20 °C entwickeln sich Larven I entweder innerhalb von 3 Tagen direkt über das präsexuelle Stadium zu einer frei lebenden Geschlechtsgeneration oder in etwa 4 Tagen über zwei Häutungen zu strongyloiden infektionstüchtigen Larven III. Bei der präsexuellen Entwicklung, die lediglich etwa 1–4 % der Larven I durchmachen, kommt es bereits am 4. Tag zur Kopulation und am 5. Tag zur Eiablage. Aus diesen Eiern schlüpfen erneut Larven I, die sich nunmehr ausnahmslos zweimal häuten und als strongyloide, unbescheidete Infektionslarven (Larven III) etwa 4 Monate lebensfähig sind. Vermutlich infolge erheblicher Milchsäurebildung entwickeln sich im Kot von unter 18–20 Tage alte Kälbern keine Strongyloides papillosus-Larven.

Im allgemeinen dringen die Larven III perkutan in das Wirtstier ein, gelangen dann auf dem Lymph- und Blutweg über das Herz in die Lunge, bohren sich bei jüngeren Tieren in die Alveolen aus und kommen über Trachea, Pharynx und Magen schon nach 3 Tagen in den Dünndarm. In der Mukosa von Duodenum und Jejunum wachsen sie zu Larven IV, sind am 5. Tag im Darmlumen, häuten sich und beginnen schon bald mit der Eiablage (Präpatenz 9 Tage).

Perkutan eingedrungene Larven machen zwar auch bei älteren Rindern die Herz-Lungenwanderung, bohren sich in der Lunge jedoch nicht in die Alveolen aus, sondern gelangen über den großen Blutkreislauf in die Muskulatur und bei weiblichen Tieren vor dem Kalben in das Euter, so daß Larven III mit dem Kolostrum bzw. mit der Milch (bei Mutterschafen zwischen dem 8. und 19. Laktationstag, bei der Kuh zwischen dem 7. und 19. Tag oder sogar bis zum 33. Tag) ausgeschieden werden. Bei galaktogener Infektion verkürzt sich die Präpatenz von 9 (bei perkutaner Infektion) auf 6 Tage, da diese Larven im Dünndarm zur Geschlechtsreife heranwachsen.

Strongyloides papillosus ist in manchen Gebieten stark verbreitet, z. B. erwiesen sich bei Untersuchungen in Österreich 18,1 % von 259 etwa 3–9 Wochen alten Kälbern als infiziert (3).

Pathogenese Juckende, schmerzhafte Hautreaktionen an Bauchunterseite und Schenkelinnenflächen (Bereiche der Larveneinwanderung), Lungenaffektionen (Husten) sowie Enteritiden mit teilweise schweren Durchfällen sind wesentliche Symptome. Bei massivem Befall ist ferner die Gewichtszunahme bei Mastkälbern erheblich verringert. Hinzu kommt, daß die durch die Wanderlarven bedingten Lungenschädigungen latente Infektionen mit Viren und Bakterien zum Aufflammen bringen; dies wird vielfach deutlich, wenn Mastkälber aus verschiedenen Herkunftsbetrieben zugekauft werden.

Nach mehrmaligen Infektionen bildet sich bei Jungrindern eine Immunität aus, die zum Spontanabgang der Würmer führen kann. Nach wiederholter perkutaner Infektion kommt es vor allem bei älteren Rindern zu erheblichen Hautreaktionen (Juckreiz, Rötung, Schmerzhaftigkeit, verschiedenste Effloreszenzen), die nach etwa 14 Tagen wieder abklingen. Diese vom Korium ausgehende allergische Reaktion tritt dagegen bei Kälbern nur selten auf. Bei Schafen sind die klinischen Symptome deutlicher als beim Rinde. Es werden erschwerte Atmung, Husten bereits 3 Tage p. i., Inappetenz, Anstieg der eosinophilen Granulozyten, Abnahme der Wollfaserdicke und Diarrhoe beobachtet. Man rechnet bei Lämmern mit einer Letalität von 17 %. Bei erneuter Infektion treten in der Muskulatur bei Schafen in ihrer Entwicklung gehemmte Larven auf, die im Extremfalle bis zu 12 Wochen lebensfähig bleiben. Werden die im Dünndarm befindlichen adulten Strongyloides bei einer Wurmbekämpfung abgetötet, setzen diese ruhenden Larven ihre Körperwanderung fort und erreichen die Geschlechtsreife (2).

Pathologisch-anatomisch sind die allgemeine Abmagerung sowie die katarrhalische Entzündung von Duodenum und Jejunum mit multiplen Petechien und Ecchymosen auffallend. Vielfach sind Hämorrhagien in der Lunge, flächenhafte Ablösung der Mukosa im Duodenum, Hydrothorax und Aszites deutliche Hinweise.

Diagnose Die Sicherung der Diagnose erfolgt durch den Nachweis der embryonierten Eier.

Bekämpfung Zur Behandlung der Kälber und Lämmer (erstmals am 5.–6. Lebenstag) eignen sich Thiabendazol, Fenbendazol und einige andere der gegen Magen-Darm-Strongyliden wirksamen Breitspektrum-Anthelminthika (*Tab. 9,* S. 189). Auch Cambendazol (Noviben®) ist hochwirksam (4). Von diesen Mitteln werden adulte und zum Teil auch unreife Darmstadien, jedoch nicht die auf Körperwanderung befindlichen Larven erfaßt. Wesentlich ist daher die mehrmalige Wiederholung der Behandlung in Abständen von 5–6 Tagen. Zur Desinfektion gegen freilebende Stadien in Stallungen kann 1–2 %ige Natronlauge verwendet werden.

Literatur

1. GUZENOK, M. A. (1976): Development of Strongyloides papillosus in calf faeces. Dost. Vet. Nauki Pered. Opyta **2**, 35–38. – **2.** NWAORGU, O. C., R. M. CONNAN (1980): The importance of arrested larvae in the maintenance of patent infections of Strongyloides papillosus in rabbits and sheep. Vet. Parasitol. **7,** 339–346. – **3.** PÖTSCH, E. (1975): Weitere Untersuchungen zur Ermittlung des Parasitenbefalles des Rindes in Österreich. Wien: Vet. med. Diss. – **4.** PRICHARD, R. K. (1978): Sheep anthelmintics. In: DONALD, A. D., W. H. SOUTHCOTT, J. K. DINEEN (eds.): The epidemiology and control of gastrointestinal parasites of sheep in Australia. Commonwealth Sci. Ind. Res. Org. Austr. div. Animal Health.

Strongylidosen

Bei Wiederkäuern kommt eine große Zahl verschiedener Nematoden der Ordnung Strongylida vor. Es handelt sich um Vertreter der

▷ Familie Dictyocaulidae (große Lungenwürmer),
▷ Familie Protostrongylidae (kleine Lungenwürmer),
▷ Familie Trichostrongylidae (Magen- und Dünndarmnematoden),
▷ Familie Strongylidae (meist Dickdarmnematoden),
▷ Familie Ancylostomatidae (Hakenwürmer).

Die Männchen aller Gattungen dieser Familien haben am Hinterende eine Bursa copulatrix (»Bursanematoden«), die häufig aus 2 symmetrischen Seiten- und einem mittleren Dorsallappen besteht. Diese kutikulären Lappen werden durch sogenannte Rippen gestützt. In jedem Seitenlappen sind meist 6 vorhanden, die symmetrisch verlaufen, während die einzige des Dorsallappens (Dorsalrippe) sich vielfach verzweigt (*Abb. 43*). Größe und Struktur der Bursalappen sowie der Rippen dienen der Bestimmung der verschiedenen Arten. Die beiden Spikula sind von verschiedener, für die einzelne Art zumeist charakteristischer Länge und Gestalt. Das häufig spindelförmige Gubernakulum liegt zwischen den Spikula und dient diesen als Gleitschiene. Vielfach ist ein Telamon-Apparat (mit unbekannter Funktion) vorhanden.

Bei Weibchen sind die Lage der Vulva (im vorderen, mittleren oder hinteren Körperdrittel) sowie die Struktur der über der Geschlechtsöffnung oftmals gebildeten Kutikulafalte (Vulvaklappe) Unterscheidungsmerkmale (*Abb. 44*).

Die einzelnen Familien lassen sich ferner an dem Vorhandensein von Lippen, der Grö-

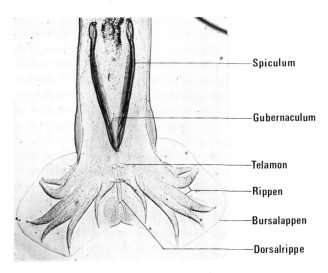

Abb. 43 Männchen Ostertagia ostertagia, Hinterende (115 × vergr.)

Parasitosen der Wiederkäuer

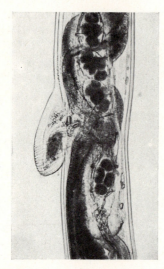

Abb. 44 Weibchen Ostertagia sp., Vulvaklappe (115× vergr.)

ße und eventuellen Bewaffnung der Mundkapsel sowie der Ausbildung von blasenförmigen Kutikula-Auftreibungen am Vorderende unterscheiden. So sind charakteristisch für

Dictyocaulidae: 4 Lippen, Mundkapsel klein;
Protostrongylidae: keine Mundkapsel;
Trichostrongylidae: fehlende oder nur schwach entwickelte Mundkapsel;
Strongylidae: kugelig-ovale, starkrandige Mundkapsel mit meist doppeltem Blätterkranz;
Ancylostomatidae: dickrandige Mundkapsel mit hakenförmigen Zähnen oder Schneideplatten.

Da die prophylaktischen und therapeutischen Maßnahmen bei allen Magendarmnematoden (Trichostrongyliden, Strongyliden und Ancylostomatiden) fast gleich sind, werden sie am Ende dieser Abschnitte gemeinsam besprochen und tabellarisch dargestellt (S. 186 und *Tab. 9*).

Dictyocaulose, Protostrongyliden-Befall

Die Lungenwurmkrankheit (parasitäre Bronchitis) tritt bei Weidetieren gebietsweise und teilweise verlustreich auf, meist vergesellschaftet mit Magen-Darm-Wurmbefall.

Lungenwürmer haben meist 6 schwach entwickelte Lippen am Vorderende. Die Bursa copulatrix der Männchen ist, je nach Art verschieden, mehr oder weniger zurückgebildet. Beim Weibchen liegt die Vulva gewöhnlich hinter der Körpermitte, vielfach in der Nähe des Anus. Die exogene Entwicklung erfolgt bei der Gattung Dictyocaulus direkt (Vertreter von Geohelminthen), bei allen anderen Lungenwürmern indirekt über einen Zwischenwirt (Biohelminthen).

Beim Rinde wird die Lungenwurmkrankheit durch Dictyocaulus viviparus (großer Lungenwurm), bei kleinen Wiederkäuern durch D. filaria (großer Lungenwurm) und Vertreter der Familie Protostrongylidae (kleine Lungenwürmer) verursacht.

Rind

Die parasitäre Bronchitis des Rindes wird ausschließlich durch Dictyocaulus viviparus hervorgerufen, dessen geschlechtsreife Formen in Bronchen und Trachea leben. Es sind nähfadenstarke, grauweiße Würmer mit einer ganz flachen Mundkapsel (deshalb früher von einigen Autoren zur Familie Trichostrongylidae gerechnet).

Dictyocaulus viviparus (BLOCH, 1782):
Männchen: 3,5–5,5 cm lang; kräftige braune Spikula, 195–215 µm lang; kleine Bursa, paarige Dorsalrippe mit 3 fingerförmigen Fortsätzen.
Weibchen: 6–8 cm lang, Hinterende konisch verjüngt.
Larve I: 390 bis 450 µm lang, stark granuliert, spitzes Hinterende.

Entwicklung Die Ansteckung der Wirtstiere erfolgt durch die perorale Aufnahme von bescheideten Drittlarven. Diese dringen in die Dünndarmwand ein, nachdem sie schon während der Magenpassage ihre Scheide verlassen. Über Lymphgefäße gelangen die Larven zunächst in die Mesenteriallymphknoten und von dort letztlich über den Ductus thoracicus und die Vena cava cranialis ins rechte Herz und in das Kapillargebiet der Lunge, wo die ersten von ihnen schon 24 Stunden p. i. nachzuweisen sind. Die Larven bohren sich in die Alveolen durch und gelangen von dort als Larven IV in die Bronchioli und Bronchien; zwischen dem 21. und 25. Infektionstag erreichen sie die Geschlechtsreife (Präpatenz). Im allgemeinen sterben die adulten Würmer in etwa 2 Monaten ab (Patenz) und werden ausgeschieden; einzelne können bis zu 6 Monaten im Rind verbleiben. Dictyocaulus-Weibchen legen in Bronchien und Trachea eine große Zahl bereits embryonierter Eier ab, aus welchen noch in der Trachea die Larven I schlüpfen. Diese wandern zum Pharynx und werden entweder ausgehustet oder abgeschluckt und mit dem Kot ausgeschieden.

Die exogene Entwicklung läuft, je nach herrschender Temperatur, unterschiedlich rasch in 5–12 Tagen über 2 Häutungen (Larve II, Larve III) ab. Bei 5 °C dauert die Entwicklung 16, bei 25 °C nur noch 2 Tage; als optimale Temperaturen werden 12–25 °C angesehen (3). Die Larven nehmen in der Außenwelt keine Nahrung auf, sondern leben von ihren Reservestoffen. Die Drittlarve ist stets von der Hülle der Zweitlarve umgeben; manchmal werden die Dictyocauluslarven in der Literatur auch als doppelt bescheidet charakterisiert. Die sehr zarte Hülle der Erstlarve wird aber in der Regel abgestreift und bleibt nur dann als innere Scheide erhalten, wenn die Entwicklung in einem Medium erfolgt, das den Bewegungen der Larven wenig Widerstand bietet (21). Diese bescheidenen Larven III verlassen zu einem gewissen Prozentsatz aktiv den Kot; in der Regel werden sie vom Regen in die Umgebung ausgeschwemmt. Zudem locken die sich in und auf dem Rinderkot entwickelnden Sporangiophoren des koprophilen Pilzes Pilobolus (Phycomycates) Dictyocaulus-Larven an und schleudern sie mit ihren Sporen auf die umliegenden Gräser. Diese Sporangien schützen die Larven gleichzeitig vor einer Austrocknung (4). Auch eine Verschleppung der Larven durch Vögel ist möglich, da sie die Darmpassage z. B. bei Amseln überstanden (3).

Dictyocaulus-Larven sind empfindlich gegen Trockenheit; nasse Weideflächen begünstigen daher Lungenwurminfektionen. Feuchtigkeit allein garantiert allerdings noch keine idealen Lebensbedingungen, auch auf pH-Werte des Bodens zwischen 7 und 8 kommt es ebenso an wie auf eine nicht zu intensive Sonnenbestrahlung (21). In Gülle und Jauche überleben Lungenwurmlarven 20 Tage, in gepacktem Mist (40 °C) bis zu 35 und in Silage bis zu 15 Tagen. Heu ist bei Bodentrocknung parasitenfrei (Wandern der Larven zum feuchten Boden); nach Gerüsttrocknung muß mit einer etwa zweiwöchigen Lebensfähigkeit gerechnet werden.

Eine Überwinterung von Dictyocaulus-Larven auf Weiden ist sicherlich unter besonders günstigen klimatischen Bedingungen, z. B. in Dänemark und im norddeutschen Küstengebiet, möglich (10). Auch kann sie im Voralpengebiet und im schweizerischen Mittelland nicht völlig ausgeschlossen werden; für das Auftreten klinischer Dictyocaulosen im Frühjahr reichen diese überwinterten Larven aber nicht aus. Es finden sich in der Literatur auch Angaben, daß Regenwürmer die Larven in tiefere Bodenschichten (bis 7,5 cm) transportieren, wo sie dann den Winter überdauern können; so wird das Auftreten von Lungenwurmlarven auf Grünflächen erklärt, auf denen Heu geworben und im Frühjahr keine Rinder geweidet wurden (3, 7, 14).

Unbestritten ist die Tatsache, daß die Temperatur, der die Larven während ihrer exogenen Phase ausgesetzt sind, ihre spätere Entwicklung im Wirtstier beeinflußt (11, 20). Wirken »herbstliche« Temperaturen (4–7 °C) einige Wochen lang auf Dictyocauluslarven ein, so wird dadurch ihre Bereitschaft zur Entwicklungshemmung als frühe präadulte Stadien wesentlich erhöht, was für die Überwinterung der Lungenwürmer im Wirt von Bedeutung ist. Für die Erlangung einer erhöhten Hemmungsbereitschaft war es im Experiment gleichgültig, ob sich die Larven bei diesen Temperaturen zur Infektionsreife entwickelten oder erst als Drittlarven 3 Wochen lang diesen Temperaturen ausgesetzt wurden (20). Jene Jungrinder also, die erst im Spätherbst einen nennenswerten Lungenwurmbefall erwerben, beherbergen »Ruhestadien« während der winterlichen Aufstallung, die weder koproskopisch nachzuweisen noch bisher therapeutisch sicher zu beeinflussen sind; sie kommen in erster Linie als Ausscheider im folgenden Frühjahr in Frage. Dies wurde auch in Felduntersuchungen in der Schweiz bestätigt, wo Jungrinder bis Anfang November Lungenwurmlarven ausschieden. Die Ausscheidung sistierte von November bis März und setzte Anfang April wieder ein. Die Ursache der sog. »Winter Dictyocaulose« ist also in einer zunächst gehemmten, im Frühjahr wieder beginnenden und zur Geschlechtsreife führenden Entwicklung von im

Herbst aufgenommenen Dictyocaulus-Larven zu sehen.

Pränatale Infektionen sind unwahrscheinlich. Schließlich soll darauf hingewiesen werden, daß eine Weideverseuchung durch Reh-, Rot- und Damwild erfolgen kann, da der Rinderlungenwurm bei diesen Schalenwildarten nicht selten vorkommt. Auch bei Muffelwild, Gemsen und verschiedenen Antilopenarten kann D. viviparus geschlechtsreif werden.

Pathogenese Kälber und Jungrinder bis zum Alter von 1–1½ Jahren sind für die Dictyocaulose am empfänglichsten. Während der Einwanderung der Larven in die Lunge fehlen klinische Symptome. Ab dem 7. Infektionstag können einzelne Fieberschübe (Temperaturen bis über 40 °C) und eosinophiles Exsudat auftreten, das Bronchioli und Bronchien allmählich verstopft und zum Kollabieren der distalen Alveolen führt; die Atmung ist mäßig beschleunigt, oberflächlicher Husten setzt ein, die Auskultation ergibt verschärftes Vesikuläratmen. Nach einer meist kurzfristigen Besserung zwischen dem 15. und 20. Tag sind als Komplikationen Ödeme, Emphyseme sowie hochgradige Entzündungserscheinungen infolge sekundärer bakterieller Infektionen möglich (24). Bei sehr massiver erstmaliger Infektion nimmt die Erkrankung bei Jungtieren einen akuten Verlauf. Die Tiere verenden infolge der hochgradigen Ödeme und Emphyseme, noch bevor die Parasiten geschlechtsreif sind. Erhöhte Atmung (100/Min.), häufiger bronchialer Husten, beschleunigte Herztätigkeit (100 bis 120/Min.), Nasenausfluß und Fieber (bis 41 °C) sind die sichersten Symptome.

Während der etwa vom 25. bis 60. Tag und länger dauernden Patenz stehen bei den überlebenden Tieren klinisch, infolge der weiteren Verstopfung der Atemwege durch Entzündungsprodukte und Würmer, erschwerte Inspiration (sägebockartige Körperhaltung bei vorgestrecktem Kopf und schaumig-schleimigem Nasenausfluß), Husten, Appetitmangel und Wachstumsstillstand im Vordergrund. In der nun folgenden Phase, die oftmals wegen der Verringerung des Hustens auch als »Erholungsphase« bezeichnet wird, kommt es zum langsamen Abklingen der klinischen Erscheinungen.

Durch spätere, geringere Infektionen entwickeln die Tiere allmählich eine gewisse Immunität, die durch eine Behandlung der primären Dictyocaulose nicht beeinträchtigt wird (5). Sie erscheinen klinisch gesund, auch wenn ihre Leistung unbefriedigend ist; sie sind aber noch Parasitenträger und verseuchen durch die weiter ausgeschiedenen Larven erneut die Weiden. Derartige Rinder bleiben über längere Zeit Ansteckungsquelle für alle auf der gleichen Weide gehenden Jungrinder der ersten Weideperiode oder für zugekaufte, bisher wurmfreie und daher nicht immunisierte Tiere.

Die bei der Sektion zu beobachtenden Veränderungen sind, abhängig von der Schwere und dem Verlauf der Infektion sowie dem Immunitätsstatus der befallenen Tiere, sehr verschieden. Im akuten Stadium stehen Lungenödeme und -emphyseme, hämorrhagische Bronchitiden und Schwellung der regionalen Lymphknoten im Vordergrund. Histologisch fallen eosinophile Infiltrationen, Dilatation der Lymphgefäße, mit Entzündungsprodukten und Larven ausgefüllte Alveolen und Bronchioli, vereinzelt auch Larven und adulte Würmer in Venen und Lymphgefäßen (13), auf. In der chronischen Verlaufsform sind die markantesten Veränderungen erhebliche Schaummassen und zahlreiche Würmer in den Bronchien (*Abb. 45*). Vergrößerung der Lymphknoten und interstitielle Emphyseme, Verdickung des Bronchialepithels und Verstopfung der Bronchioli mit Exsudat und Würmern sind typische Veränderungen.

Diagnose Zur Feststellung der verminösen Pneumonie bei Weiderindern ist die Anamnese von besonderer Bedeutung; es gilt sowohl eine bakterielle Bronchopneumonie als auch die akute und chronische atypische Pneumonie sowie die Viruspneumonie auszuschließen. Dabei geben Erkrankung der Kälber etwa 4 Wochen nach Weideauftrieb bzw. Weidewechsel, gemeinsames Weiden mit Rindern der 2. Weideperiode, die Erkrankung von neu zugekauften Tieren gewisse Hinweise. Die Diagnose stützt sich ferner auf das Ergebnis der Kotuntersuchung (Larven-Auswanderungsverfahren). Obwohl der Larvennachweis anhand des mit der Sonde entnommenen Trachealschleims wesentlich sicherer ist als der koproskopische, hat sich diese Methode in der Praxis kaum durchgesetzt. Bei der Dia-

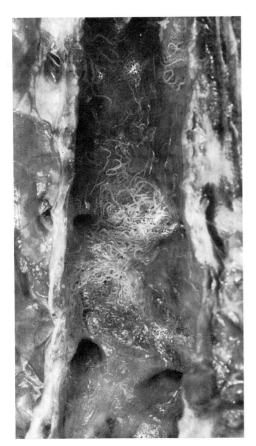

Abb. 45 Lunge eines Rindes mit Dictyocaulus viviparus-Befall

gnose von Dictyocaulosefällen in der Präoder Postpatenz versagt selbstverständlich die Baermann-Methode; zum Nachweis des Lungenwurmbefalles in einer erkrankten Tiergruppe ist sie aber voll geeignet, wenn Proben mehrerer Patienten untersucht werden.

Die hämatologische Untersuchung ergibt keine signifikanten Unterschiede gegenüber wurmfreien Kontrollen; auch die geringe Eosinophilie ist nicht pathognomonisch. Von den neuerdings versuchten serologischen Nachweisverfahren erbrachte der IHA bisher brauchbare Resultate (2), während die KBR mit Ostertagia Kreuzreaktionen ergab. Auch ein versuchter Allergietest hat sich nicht bewährt.

Die Kenntnis der epidemiologischen Gegebenheiten ist Voraussetzung für eine optimale Bekämpfung der Dictyocaulose. Die Überwinterung von Lungenwurmlarven auf der Weide ist, abgesehen vom voralpinen und alpinen Raum, möglich, spielt aber sicherlich für die Aufrechterhaltung der Weideverseuchung keine große Rolle (21). Dagegen hat die »Überwinterung« der hypobiotischen Dictyocaulus-Larven im Jungrind eine ausschlaggebende Bedeutung. Die gegen Ende ihrer ersten Weideperiode Lungenwurminfektionen ausgesetzten Tiere bleiben den Winter über stumme Parasitenträger und verseuchen nach dem Patentwerden ihres Befalles nach Weideauftrieb die freien oder die bis dahin larvenfrei gewordenen Grünflächen; sie erkranken in ihrem 2. Weidejahr in der Regel nicht mehr, vermitteln aber den voll empfänglichen Kälbern Primärinfektionen bei gemeinsamem Auftrieb. Auch auf Sammelweiden (Almen) gesömmerte Jungrinder aus bisher lungenwurmfreien Betrieben haben so die Möglichkeit der Infektion und der Verschleppung auf die Heimweiden (19). Als weitere Infektionsmöglichkeit ist zu berücksichtigen, daß Lungenwurmlarven von einer Koppel in Hanglage durch Oberflächenwasser auf eine tiefer gelegene, eventuell schon einem anderen Betrieb zugehörende Weidefläche abgeschwemmt werden. Selbst in langsam fließenden Entwässerungsgräben ist innerhalb von 24 Stunden eine 25 Meter weite Verschleppung möglich.

Bekämpfung In lungenwurmgefährdeten Betrieben sind prophylaktische Maßnahmen vorrangig. Als solche werden vor allem empfohlen:

a. Getrennte Kälberweiden. Unter der Voraussetzung, daß Lungenwurmlarven in dem betreffenden Gebiet nicht auf Weiden überwintern, müßte durch separate Haltung der Kälber zunächst im Stall und dann auf nicht kontaminierten, im gleichen Jahr von Rindern noch nicht benutzten Weiden eine Verhütung der Dictyocaulose möglich sein. Unter gut kontrollierten Bedingungen war diese Maßnahme erfolgreich (21), doch ist sie in der Praxis oft nur schwer durchführbar. Als Hauptnachteil muß angesehen werden, daß die Tiere keine Immunität bilden und bei Exposition später erkranken können.

b. Rotationsweide. Ein Weideumtrieb in Intervallen von 4 Tagen auf neue Koppeln und Rückkehr auf die gleichen Flächen nach frühestens 32 Tagen dürfte starke Infektionen verhüten helfen. Die exakte Einhaltung des Zeitplanes ist jedoch in der Praxis nur unter besonderen Bedingungen möglich (21).

c. Verschiedene weidehygienische Maßnahmen sind als unterstützende Verfahren anzusehen, so das Abmähen des Grases verseuchter Weiden und die sofortige Gerüsttrocknung, das Anlegen von Kunsttränken und die Beseitigung von Naßstellen.

d. Metaphylaktische Behandlung während der Stallperiode. In Österreich wurde versucht, durch Behandlung der älteren Rinder in Dictyocaulose-Beständen mit Fenbendazol (5 Tage täglich 1,5–2 mg/kg Kgw.) die im Tier überwinternden Stadien zu eliminieren, dadurch die Infektionskette zu unterbrechen und somit im Bestand Krankheitsausbrüche in der folgenden Weideperiode zu verhüten (21).

e. Vakzinierung. Im Gegensatz zu den oben beschriebenen Methoden ist der Erfolg der Vakzinierung mit Dictol® durch zahlreiche Untersuchungen unter verschiedenen epidemiologischen Bedingungen hinreichend gesichert. Durch die Vakzinierung können Todesfälle und schwere Erkrankungen weitgehend verhütet werden, doch ist die Seuchentilgung nicht Ziel dieser Maßnahme. Die Vakzine enthält als Antigen lebende Dictyocaulus viviparus-Larven III, deren Virulenz durch Röntgenbestrahlung (40 Kr) abgeschwächt ist. Nach oraler Applikation (»Schluckimpfung«) wandern diese bestrahlten Larven zur Lunge, stimulieren dabei die Entwicklung einer vorwiegend zellulären Immunität und sterben zum großen Teil als Larven IV ab. Die Vakzinierung bietet nur dann einen genügenden Schutz für die Herde, wenn die Kälber bei der ersten Vakzination mindestens 8 Wochen alt und gesund sind, eine zweimalige orale Applikation von jeweils 1000 bestrahlten Larven im Abstand von vier Wochen erfolgt, der Weideauftrieb erst 2–3 Wochen nach der zweiten Vakzination stattfindet und keine ungeimpften Tiere nachträglich in die vakzinierte Herde eingestellt werden. Aus den attenuierten Larven der Vakzine entwickeln sich in der Regel keine adulten Würmer, so daß die Vakzinierung keine Larvenausscheider hervorbringt. Vakzinierte Tiere können jedoch zu einem erheblichen Prozentsatz zu Larvenausscheidern werden, wenn sie auf der Weide natürlichen Infektionen ausgesetzt sind. Diese Larvenausscheidung ist erwünscht, weil sie einen gewissen Verseuchungsgrad der Weiden aufrechterhält, der zur ständigen Stimulierung der durch die Vakzinierung erzeugten Grundimmunität notwendig ist.

Die Wirksamkeit der Vakzinierung wurde in den vergangenen Jahren vielerorts bestätigt; sie stellt besonders in Genossenschaftsbetrieben eine sehr nützliche Maßnahme dar. Darüber hinaus scheint die Immunisierung in endemischen Gebieten mit ständigen Reinfektionen einer ausschließlichen Chemotherapie überlegen zu sein (22, 24). Allerdings gibt die künstliche Immunisierung nicht völligen Infektionsschutz auf stark verseuchten Weiden, was nach der Sachlage auch nicht erwartet werden kann. Immunitätsdurchbrüche wurden nur gelegentlich beobachtet, vor allem bei gleichzeitig massivem Trichostrongyliden-Befall. Zur Aufrechterhaltung der durch die Impfung erlangten Immunität tragen natürliche Infektionen bei, so daß im allgemeinen der Immunitätsschutz für die erste Weideperiode ausreicht. Im zweiten und in den folgenden Jahren ist für diese Tiere eine nochmalige Vakzinierung nicht erforderlich.

Für die Annahme, daß Dictol®-Vakzinierung für die Kälber eine Belastung darstelle, die virale Infektionen fördere (21), fehlen Belege.

Bei Einsatz des Paratect®-Bolus ist dieser frühestens zwei Wochen nach der letzten Schluckimpfung zu verabreichen.

f. Chemoprophylaxe. Als Indikation für den zur Bekämpfung von Magen-Darm-Nematoden des Rindes eingesetzten Paratect®-Bolus (s. S. 186) wird von den Herstellern auch die »Prophylaxe der Dictyocaulose während mindestens 60 Tagen« angegeben. Nach einigen Beobachtungen erscheint die Wirkung des Paratect®-Bolus zur Verhütung der Dictyocaulose jedoch nicht ausreichend (6, 9). Darüber sind noch weitere Untersuchungen notwendig. Nach dem derzeitigen Stand der Kenntnisse wird daher empfohlen, bei Einsatz des Paratect®-Bolus gegen Magen-Darm-Nematoden auf spezielle Maßnahmen gegen die Dictyocaulose, z. B. die Vakzinierung, nicht zu verzichten.

Zur Therapie gegen den Lungenwurmbefall des Rindes stehen verschiedene Anthelminthika zur Verfügung, von denen die meisten auf adulte und juvenile Stadien von D. viviparus, gegen ein breites Spektrum von Magen-Darm-Nematoden-Arten (*Tab. 9*) und zum Teil noch gegen weitere Parasiten wirken. Von diesen Mitteln sind Albendazol (Valbazen®), Febantel (Rintal®), Fenbendazol (Panacur®), Levamisol (Citarin-L®), Oxfendazol (Systamex®, Synanthic®) und Ivermectin (Ivomec®) in den angegebenen Dosierungen (*Tab. 9*) zur Behandlung der Dictyocaulose des Rindes geeignet.

Levamisol wirkt sehr rasch auf Dictyocaulus und eliminiert innerhalb von 3 Stunden 87% der Wurmbürde, während ein ähnlicher Effekt durch Fenbendazol und Febantel erst nach 36 Stunden erreicht wird (15). Fenbendazol hat in Einzeldosen von 7,5 und 10 mg/kg Kgw. eine ziemlich hohe Wirkung (70–87%) gegen hypobiotische Stadien (12). Eine Wirkung von 99,6% ließ sich jedoch durch eine 5tägige Behandlung mit Tagesdosen von 1,5 und 2 mg/kg Kgw. erzielen (21). Dieses Therapieschema erscheint daher zur Behandlung von Rindern während der Stallhaltungszeit zur Beseitigung im Tier überwinternder Stadien geeignet. Thiabendazol ist in der empfohlenen Dosierung nicht ausreichend auf D. viviparus wirksam. Diäthylcarbamazinzitrat (Longicid®) hat eine hohe Wirkung auf D. viviparus im Alter von 10–18 Tagen, es beeinflußt jedoch jüngere und ältere Stadien zum Teil schlechter. Wegen der zu geringen Wirkung auf adulte Lungenwürmer wird das Mittel zur Behandlung klinischer Fälle als ungeeignet angesehen (16).

Eine in der Praxis vielfach angewandte Methode ist die metaphylaktische Therapie der Rinder kurz vor Beginn der Hauptinfektionszeit im Juli oder beim Auftreten der ersten Symptome der Dictyocaulose im Bestand. Die Grundlage für diese Maßnahme ist die Annahme, daß so behandelte Tiere von der Wurmbürde vor Eintreten größerer Schäden befreit werden könnten, ohne die erwünschte Immunitätsbildung zu stören.

Zu dieser Problematik haben neuere Untersuchungen ergeben, daß mit Dictyocaulus infizierte und nach 1, 16 oder 32 Tagen mit Levamisol, Fenbendazol oder Oxfendazol behandelte Rinder einen Immunitätsschutz ausbilden, der im Mittel einer Tiergruppe etwa 37–90% beträgt, jedoch bei Einzeltieren zwischen 0 und 99% schwankt. Ähnliche Resultate ergaben sich auch nach täglichen Behandlungen mit Diäthylcarbamazinzitrat am 16. bis 18. oder am 32.–34. Tag nach der Infektion (16, 17, 24). Daraus folgt, daß die nach einer metaphylaktischen Behandlung ausgebildete Immunität sehr variabel ist. Zudem wurde bei metaphylaktisch behandelten Tieren im Vergleich zu vakzinierten Rindern eine schlechtere Gewichtsentwicklung festgestellt (22). Die Vakzination wird daher im Vergleich zur metaphylaktischen Behandlung als besseres Bekämpfungsverfahren angesehen (22, 24).

Bei natürlichen Infektionen ist Dictyocaulus viviparus die einzig vorkommende Lungenwurmart beim Rind. Es wird jedoch auf Grund künstlicher Infektionen vermutet, daß auch Dictyocaulus filaria das Rind befallen kann. Bei 1–3 Monate alten Kälbern war es möglich, nach 35 Tagen patente Infektionen mit D. filaria zu erzeugen. Die Würmer wurden aber nur nach massiven Infektionen geschlechtsreif.

Literatur

1. Benitez-Usher, C., J. Armour, G. M. Urquhart (1976): Studies of immunisation of suckling calves with dictol. Vet. Parasitol. **2**, 209–222. – **2.** Bokhout, B. A., J. H. Boon, J. Hendriks (1979): Operational diagnostics of lungworm infections in cattle. Preliminary investigation into the usefulness of the indirect haemagglutination. Vet. Quarterly **1**, 195–203. – **3.** Bunke, V. (1981): Zur Ökologie und Epizootologie der Dictyocaulose des Rindes. Hannover. Rer. nat. Diss. – **4.** Duncaster, C. C. (1981): Observations on relationships between infective juveniles of bovine lungworm, Dictyocaulus viviparus (Nematoda: Strongylida) and the fungi, Pilobolus kleinii and P. crystallinus (Zygomycotina: Zygomycetes). Parasitology **82**, 421–428. – **5.** Downey, N. E. (1980): Effect of treatment with levamisole or fenbendazole on primary experimental Dictyocaulus viviparus infection and on resistance in calves. Vet. Rec. **107**, 271–275. – **6.** Downey, N. E. (1981): The use of paratect bolus in Ireland. Abstr. Paratect Bolus Coop. Res. Conf. Pfizer, 11–12 July, Budapest. – **7.** Duncan, J. L., J. Armour, K. Bairden, G. M. Urquhart, R. J. Jørgensen (1979): Studies on the epidemiology of bovine parasitic bronchitis. Vet. Rec. **104**, 274–278. – **8.** Eckert, J., H. Eisenegger (1976): Erfahrungen mit der staatlich geförderten Dictyocaulose – Bekämpfung in der Schweiz. Fortschr. Vet. Med. **25**, 155–160. – **9.** Grimshaw, W. T. R., J. L. Duncan (1981): A control study in Scotland. Abstr.

Paratect Bolus Coop. Res. Conf. Pfizer, 11–12 July, Budapest. – **10.** HENRIKSEN, SV. AA., CHR. PILEGAARD ANDERSEN (1979): Dictyocaulus viviparus in Denmark. A survey of 15 years' diagnostic examination of faeces samples. Nord. Vet. Med. **31,** 455–461. – **11.** INDERBITZIN, F. (1976): Experimentell erzeugte Entwicklungshemmung von Dictyocaulus viviparus des Rindes. Zürich: Vet. med. Diss. – **12.** INDERBITZIN, F., J. ECKERT (1978): Die Wirkung von Fenbendazol (Panacur®) gegen gehemmte Stadien von Dictyocaulus viviparus und Ostertagia ostertagi bei Kälbern. Berl. Münch. Tierärztl. Wschr. **91,** 395–399. – **13.** NARITA, M., S. INUI, K. NAMBA (1978): Detection of Dictyocaulus viviparus in pulmonary blood vessels in calves. Nat. Inst. Animal Health Quarterly **18,** 83–84. – **14.** OAKLEY, G. A. (1979): Survival of Dictyocaulus viviparus infection on pasture. Vet. Rec. **104,** 530–531. – **15.** OAKLEY, G. A. (1980): Speed of action of some anthelmintics against Dictyocaulus viviparus infection in cattle. Vet. Rec. **107,** 530–531. – **16.** OAKLEY, G. A. (1980): The comparative efficacy of levamisole and diethylcarbamazine citrate against Dictyocaulus viviparus infection in cattle. Vet. Rec. **107,** 166–170. – **17.** OAKLEY, G. A. (1981): Protection developed against reinfection by Dictyocaulus viviparus following anthelmintic treatment of a one-day-old primary infection in cattle. Vet. Rec. **109,** 485–487. – **18.** PEACOCK, R., D. POYNTER (1980): Field experience with a bovine lungworm vaccine. In: TAYLOR, A. E. R., R. MULLER, Vaccines against parasites. 141–148. Oxford: Blackwell. – **19.** PERL, R., F. INDERBITZIN, J. ECKERT (1981): Epizootologie und Bedeutung des Endoparasitenbefalles bei Rindern in alpinen Weidegebieten. Schweiz. Arch. Tierheilkd. **123,** 167–188. – **20.** PFEIFFER, H. (1978): Zur Wirksamkeit von Fenbendazol nach wiederholter Verabreichung niedriger Dosen gegen entwicklungsgehemmte Rinderlungenwürmer. Wien. tierärztl. Mschr. **65,** 343–346. – **21.** PFEIFFER, H., R. SUPPERER (1980): Die Dictyocaulose des Rindes. Berl. Münch. Tierärztl. Wschr. **93,** 365–370. – **22.** POUPLARD, L., M. PECHEUR (1981): Vaccination or tactical treatment with levamisole against lungworm. In: NANSEN, P., R. J. JØRGENSEN, E. J. L. SOULSBY (eds.): Epidemiology and control of nematodiasis in cattle. The Hague: M. Nijhoff. – **23.** TARANIK, K. T. (1977): Study of the infective and immunogenic properties of Dictyocaulus filaria larvae in calves. Veterinariya, Kiev **45,** 53–56. – **24.** URQUHART, G. M., W. F. H. JARRETT, K. BAIRDEN, E. F. BONAZZI (1981): Control of parasitic bronchitis in calves: vaccination or treatment? Vet. Rec. **108,** 180–182.

Schaf und Ziege

Im Gegensatz zum Rind kommen bei den kleinen Hauswiederkäuern neben dem großen Lungenwurm (Dictyocaulus filaria) auch kleine Lungenwürmer der Gattungen Protostrongylus, Muellerius, Cystocaulus und Neostrongylus vor, die vielfach auch beim heimischen Schalenwild beobachtet werden. Der große Lungenwurm hat eine direkte Entwicklung, bei allen Arten der kleinen Lungenwürmer fungieren Schnecken als Zwischenwirte (indirekte Entwicklung).

Großer Lungenwurm

Dictyocaulus filaria (RUDOLPHI, 1809): Adulte in größeren Bronchen und Trachea; grauweiße Würmer mit 4 kleinen Lippen und einer undeutlichen Mundkapsel.

Männchen: 3–8 cm lang; Bursa copulatrix relativ groß, zweigeteilte Dorsalrippe mit je 3 Fortsätzen *(Abb. 46a)*, getrennte Externodorsalrippen und bis fast zum Ende verschmolzene Medio- und Postero-Lateralrippen; dicke dunkelbraune, stiefelförmig gebogene Spikula von 400 bis 640 µm Länge.

Weibchen: 3–10 µm lang; Vulva am hinteren Körperviertel.

Larve I: 550 µm lang; am abgerundeten Vorderende mit knopfförmiger Verdickung stark granuliert; stumpfes Hinterende *(Abb. 48a)*; färbt sich mit Methylenblau-Lösung lila an.

Larve I: 530 µm, knopfförmige Verdickung am Vorderende; Hinterende stumpf *(Abb. 48a)*.

Entwicklung Aus den von den Weibchen in Bronchien und Trachea abgelegten embryonierten Eiern schlüpfen Larven 1, die zum Pharynx gelangen, abgeschluckt und mit Kot ausgeschieden werden. Lediglich bei starkem Husten werden einige Eier oder Larven auch ausgehustet. Die Entwicklung zur doppelt bescheideten Infektionslarve III dauert im Sommer 4–9, im Herbst 10–30 Tage. Eine Überwinterung der Larven wird aus dem Nordosten Englands berichtet; dort bleibt die Verseuchung der Weideflächen ganzjährig bestehen (9).

Werden die Larven III vom Wirt aufgenommen, verlieren sie im Dünndarm ihre Scheide. Bereits nach 18 Stunden sind sie in den Mesenteriallymphknoten des Kolon, wo sie bis zum 6. Tag bleiben und sich zu Larven IV häuten. Am 7. Tag wandern sie über Ductus thoracicus, Herz, Pulmonalarterien in die Lungenalveolen, erreichen am 18. Tag in Bronchen und Trachea die Geschlechtsreife und beginnen ab dem 26. Tag mit der Eiablage. In größerer Zahl sind Larven im Kot meist erst nach 32 Tagen (Präpatenz) nachzuweisen.

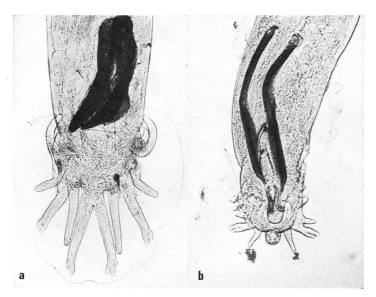

Abb. 46　Männchen von Schaflungenwürmern, Hinterende

a = Dictyocaulus filaria (60 × vergr.); b = Protostrongylus rufescens (160 × vergr.)

Die Präpatenz schwankt zwischen 26 und 53 Tagen und ist abhängig von der Schafrasse, nicht von der Stärke der Infektion (6, 10). Die Larvenausscheidung hält bei Verhinderung von Reinfektionen 45–100 Tage an. Besonders starke Wurmträger sind Jährlinge, die vornehmlich die Infektion an Lämmer weitergeben.

In Regenwürmern (Eisenia) wurden häufig D. filaria-Larven gefunden, so daß diese als Transportwirte und als Möglichkeit einer Überwinterung angesehen werden. Eine deutliche Entwicklungshemmung von Larven während des Winters wurde auch beim Schaf festgestellt, jedoch ließ sich diese Hypobiose nicht durch Kühlung von D. filaria-Larven experimentell erzeugen (14). Erst zu Beginn der Weideperiode im Frühjahr werden diese Ruhestadien geschlechtsreif und führen zur erneuten Verseuchung der Weiden.

Pathogenese Dictyocaulus filaria ist für Ziegen wesentlich pathogener als für Schafe. Das erste deutliche Symptom ist Husten um den 16. Tag p. i., ausgelöst sowohl durch die in Bronchen und Trachea zur Geschlechtsreife heranwachsenden Würmer als auch durch die sich entwickelnde katarrhalisch-desquamative Bronchitis. Schließlich führen Würmer und Exsudat zu einem Obstruktionsemphysem.

Sekundäre bakterielle Infektionen können zudem Pneumonien verursachen.

Die pathologisch-anatomischen Veränderungen finden sich vor allem im Spitzenbereich des Lobus diaphragmaticus am Margo acutus. Es sind beetartige, sich puffig-elastisch anfühlende, milchig-gelbliche Vorwölbungen. Im histologischen Schnittpräparat lassen sich an den größeren Bronchen eine Hypertrophie der glatten Muskulatur und eine Hyperplasie des Epithels feststellen.

Ähnlich wie das Rind entwickeln die kleinen Wiederkäuer nach überstandenen Weideinfektionen mit Dictyocaulus eine relativ lang anhaltende Immunität. Es fehlen dann klinische Symptome. Testinfektionen nach künstlicher Immunisierung wurden nicht patent und Infektionslarven vielfach schon in den Mesenteriallymphknoten abgefangen.

Diagnose Der klinische Verdacht eines Dictyocaulus-Befalls läßt sich durch den Nachweis der typischen Larven (nach Anreicherung mit dem Larvenauswanderverfahren) erhärten. Der Intradermaltest ist mit Vollantigen und fraktionierten Antigenen bei Verdünnungen von 1:5000 bis 1:10 000 bereits nach 1 Std. positiv (schon 5 Tage nach der Infektion) und bleibt 8–12 Std. bestehen; seine praktische Anwendung hat sich jedoch nicht durchgesetzt. Die KBR wird bereits 14 Tage p. i., der IFAT nach 20–27 Tagen positiv (5, 11); auch sie werden bisher zur Frühdiagnose nicht eingesetzt.

Bekämpfung Eine Vakzinierung kommt in der Schafpraxis nicht in Betracht, obwohl zumindest versuchsweise mit bestrahlten Larven (20–50 krad) klinische Symptome verhindert und die Larvenausscheidung erheblich reduziert werden konnten (7, 18, 23). Auch mit D. viviparus des Rindes »vakzinierte« Schafe entwickelten eine Immunität gegen D. filaria. Eine Chemotherapie ist mit den beim Rinde bewährten Anthelminthika möglich (*Tab. 9*).

Zur Chemotherapie sind bei Schaf und Ziege Albendazol, Fenbendazol, Mebendazol, Oxfendazol, Febantel und Levamisol in den angegebenen Dosierungen geeignet (*Tab. 9*). Diese Mittel haben eine hohe Wirkung (über 90%) gegen adulte D. filaria und meist auch gegen unreife Stadien (19, 20). Auch Ivermectin (0,2 mg/kg Kgw. subkutan) ist hochwirksam (25).

Kleine Lungenwürmer

Kleine Lungenwürmer sind haardünne Würmer mit undeutlichen Lippen am Vorderende. Die Bursa der Männchen ist dorsal und lateral durch eine bogenförmige Chitinleiste verstärkt. Zur Bestimmung der einzelnen Gattungen und Arten dienen der Aufbau der Bursa und die Form ihrer Dorsalrippen, die Länge der Spikula, die Struktur der Gubernakula und das Vorhandensein oder Fehlen eines Vulvalappens. Die einzelnen Gattungen und Arten unterscheiden sich ferner durch ihren verschiedenen Sitz in der Lunge (z. B. in Bronchen, in den respiratorischen Bronchioli, in den Alveolen) und durch die in der Lunge ausgelösten Veränderungen. Während bei Dictyocaulus filaria-Befall handtellergroße broncho-pneumonische Bezirke an den Lungenrändern auffallen, sind Infektionen mit kleinen Lungenwürmern stets durch über die ganze Lunge verstreute Brutknoten bzw. bei verschiedenen Arten zusätzlich durch Wurmknötchen gekennzeichnet. Die subpleural liegenden Brutknoten stellen vorwiegend emphysematische, entzündliche, oft auch atelektatische Herde dar, welche die Parasitenbrut enthalten und für beinahe jede Gattung eine typische Form aufweisen. Die subpleuralen oder auch intrapulmonalen Wurmknötchen sind lediglich stecknadelkopf- bis erbsengroß, enthalten lebende oder abgestorbene erwachsene Würmer und werden stets von einer bindegewebigen Membran oder einer dickeren Kapsel umgeben.

Die kleinen Lungenwürmer des Schafes sind weltweit verbreitet; ihre Pathogenität gilt im allgemeinen als gering, doch verursacht diese Faktorenerkrankung teilweise erhebliche Leistungsminderungen. Außerdem sind Protostrongyliden fast immer der Grund für die Untauglichmachung der Lungen bei der Fleischbeschau (22).

Entwicklung Alle Arten der kleinen Lungenwürmer haben Nackt- und/oder Gehäuseschnecken als Zwischenwirte (Helicella, Cepaea, Zebrina, Deroceras, Helix u. a.).

Die adulten ovo-viviparen Weibchen legen Eier ab, aus denen bereits in Bronchen und Trachea Larven I schlüpfen, die in den Pharynx gelangen, abgeschluckt und mit dem Kot ausgeschieden werden. Diese Larven bleiben im feuchten Kot bis zu 10 Monate lebensfähig. Anhaltende Kälte oder längere Trockenperioden, insbesondere häufig wechselnde gegensätzliche Umweltbedingungen (Frost-Tauwetter, Trockenheit-Nässe) können jedoch die Lebensdauer erheblich verringern.

Erreichen Larven I ihre Zwischenwirte, so bohren sie sich in wenigen Minuten in den Schneckenfuß ein. Hier machen sie zwei Häutungen durch und wachsen als bescheidete Larven III etwa bis zur doppelten Größe heran (bei optimalen Verhältnissen frühestens in 2 Wochen). Im Winter erfolgt diese Entwicklung sehr langsam; sie ist außerdem abhängig von der Schneckenart, den individuellen Zwischenwirtsreaktionen und der Vitalität der Larven I. Die Lebensfähigkeit der Schnecke wird auch durch massive Infektionen nicht beeinträchtigt. Infektionstüchtige Larven bleiben im Fuß des Zwischenwirtes lange lebensfähig; sie können dort wochenlange Frostperioden überstehen.

Die Infektion der Schafe erfolgt durch Aufnahme von Schnecken oder von ausgewanderten Larven III mit dem Futter. Durch die Andauung der Zwischenwirtschnecke werden die Infektionslarven im Dünndarm frei und dringen vorwiegend im Bereich des Dickdarms in die Darmwand und die Mesenteriallymphknoten ein. Nach ihrer Häutung zu Larven IV erreichen sie via Ductus thoracicus, Herz, Pulmonalarterien die Lunge, wo sie sich in Brutknoten zur Geschlechtsreife entwickeln, Eier ablegen und dann typische Wurmknötchen bilden. Sitz in der Lunge, Präpatenz, pathologisch-anatomische und histologische Veränderungen sowie Schadwirkung sind bei den einzelnen Gattungen unterschiedlich. Sie werden deshalb im folgenden für die wichtigsten Arten der Gattungen Protostrongylus, Muellerius, Cyotocaulus und Neostrongylus getrennt besprochen.

Protostrongylus rufescens (LEUCKART, 1865): in mittelgroßen Bronchien und Bronchioli; bräunliche Würmer.

Männchen: 16–46 mm lang; kleine Bursa, Dorsalrippe wallartig mit 6 ventralen Papillen; dicke Spikula, 240–330 µm lang, mit breiten Membranflügeln (*Abb. 46 b*) und deutlichem Telamon.
Weibchen: 25–65 mm lang, konisches Hinterende; Vulva 120–200 µm vor dem Anus, mit deutlichem Vulvakegel.
Larve I: 300–410 µm lang, 16 µm breit; Hinterende in glatte Spitze auslaufend (*Abb. 48 b*).

Protostrongylus brevispiculum MIKACIC, 1940: in Bronchien, Bronchioli und Alveolen.

Männchen: 5 mm lang, sehr dünn; fast rudimentäre Dorsalrippe der Bura mit 4 Papillen; dicke Spikula, 110–146 µm lang; Gubernakulum 35–50 µm lang.
Weibchen: 20–41 mm lang.
Larve I: 240–310 µm.

Neben diesen beiden Protostrongylus-Arten sind bei Schafen *Pr. davtiani* in Europa, *Pr. hobmaieri* in Europa, Rußland und Nordamerika sowie *Pr. skrjabini* und *P. stilesi* in Europa, Rußland, Asien und Nordamerika beschrieben.

Entwicklung Als Zwischenwirte kommen Chondrula-, Cepaea-, Deroceras-, Helicella- und Succinea-Arten in Betracht; insgesamt sind 16 verschiedene Schneckenarten nachgewiesen (24). Nach einer Präpatenz von 25–36 Tagen scheiden befallene Schafe etwa 2½ Jahre lang Larven aus. Eine diaplazentare Übertragung ist möglich; Drittlarven wurden in Leber und Lunge von Föten, Larven IV ausschließlich in der Lunge neugeborener Lämmer nachgewiesen (1, 12).

Pathogenese Die für eine Protostrongylus rufescens-Infektion typischen Brutknoten sind einzeln über die ganze Lunge verstreut; sie erscheinen gelblich-weiß bis grau-bräunlich, meist rechteckig, z. T. vorgewölbt und zeigen die deutlich erhaltene Lungenläppchenzeichnung. Die Konsistenz der oft gefleckt aussehenden und von einem braunroten Saum umgebenen Knoten ist teigig weich, die Schnittfläche reicht halbrund oder keilförmig ziemlich tief in das Lungengewebe hinein. Im histologischen Präparat ist die extensive Proliferation peribronchialer Lymphfollikel im Bereich der Brutknoten typisch. Wurmknoten werden nicht gebildet.

Muellerius capillaris (MUELLER, 1889): in Bronchien, Bronchioli und Alveolen; weißliche Würmer; häufig bei älteren Schafen.

Männchen: 11–26 mm lang; Hinterende korkenzieherartig gedreht (*Abb. 47 a*); Bursa verkümmert, Papillen um die Analöffnung; Spikula stimmgabelähnlich, 150–180 µm lang; Gubernakulum trommelschlegelartig.
Weibchen: 18–30 mm lang; Vulva subterminal mit verdickter Kutikulafalte.
Larve I: 250–280 µm lang; Hinterende wellenförmig mit starkem Dorsaldorn (*Abb. 48 c*).

Entwicklung 18 Land- und Süßwasserschnecken (Agriolimax, Arion, Cepaea, Helicella, Theba, Succinea) fungieren als Zwischenwirte (24). Erstlarven bleiben bei 20 °C drei Monate lebensfähig. Die Entwicklung in der Schnecke ist abhängig sowohl von der Temperatur als auch vom Alter; wechselnde Umgebungstemperaturen beschleunigen die Reifung (2), junge Zwischenwirte sind empfänglicher als ältere (13). Drittlarven bleiben in Schnecken neun Monate lebensfähig (26).

In Schaf und Ziege wandern die mit dem Blutstrom in die Lungenkapillaren geschwemmten Larven III in das umgebende Lungenparenchym und in das subpleurale Bindegewebe aus, erreichen hier innerhalb

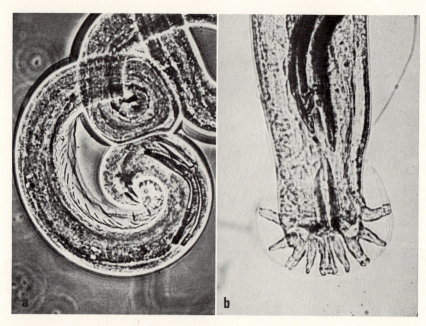

Abb. 47 Männchen von Schaflungenwürmern; Hinterende

a = Muellerius capillaris (120 × vergr.); b = Cystocaulus ocreatus (240 × vergr.)

von etwa einem Monat die Geschlechtsreife (Präpatenz) und bilden Brutknoten. Die adulten Würmer bleiben in der Lunge 6 Jahre lebensfähig.

Von 186 in der Schweiz untersuchten Schafbeständen waren 73,7 % mit Muellerius capillaris befallen (22). Galaktogene und pränatale Infektionen finden nicht statt; es konnten weder bei im letzten Drittel der Trächtigkeit experimentell infizierten Mutterschafen in der Milch, den Kotyledonen und im Fruchtwasser noch in der Lunge der neugeborenen Lämmer Muellerius-Larven nachgewiesen werden.

Pathogenese Die für Muelleriusbefall typischen Brutknoten findet man vor allem in den Zwerchfell-Lappen. Sie sind gelblich-grau oder rötlich-grau, unscharf begrenzt und können beetartig konfluieren; sie wölben sich unter Umständen stark über die Lungenoberfläche vor. Im veränderten Bereich liegen die unregelmäßig geformten Herde neben gesund erscheinenden Läppchen, so daß die Oberfläche der Lunge ein scheckiges mosaikartiges Aussehen erhält. Die Konsistenz schwankt zwischen puffig elastisch und derb. Die flache und undeutlich abgesetzte Schnittfläche ist mäßig feucht und durch ihre hellere Farbe vom umgebenden Gewebe zu unterscheiden. Deutlich ist jedoch stets ihre oberste grauspeckige Zone. Histologisch steht eine Hyperplasie des Alveolarepithels im Vordergrund. Die Wurmknoten, deren Zentren später verkalken, sind bis hirsegroß und enthalten meist nur einen Parasiten.

Klinisch besteht das Bild einer chronischen Bronchopneumonie. Mehrere schwache Infektionen bewirken eine gewisse Immunität, wobei zelluläre Reaktionen im Vordergrund stehen.

Cystocaulus ocreatus (RAILLIET und HENRY, 1907): in Bronchien, Bronchioli und Alveolen; zarte, bräunliche Würmer mit undeutlichen Lippen und 16 Kopfpapillen; auffallend durchschimmernder Darm; bei 34 % der Schafe in Deutschland, bei 39,8 % in der Schweiz (22) und die häufigste Lungenwurmart (50,3 %) bei Schafen in Österreich (8).

Männchen: 18–45 mm lang; Bursa klein, ohne deutliche Lappenbildung, mit breiter, in drei Teile auslaufender Dorsalrippe (*Abb. 47 b*); Spikula 270–380 µm lang, distal gegabelt; am

Gubernakulum stiefelförmige Krura mit dorsal gerichteten distalen Enden.
Weibchen: 30–95 mm lang; Vulva mit auffallender Vulvaglocke.
Larve I: 340–480 µm lang; Hinterende gebogen, in 2 Abschnitte gegliedert, mit starkem dorsalem Dorn und 2 Häkchen (*Abb. 48 d*).

Entwicklung Landschnecken der Gattungen Agriolimax, Cepaea, Cernuella, Chondrula, Cochlicella, Theba, Monacha und Zebrina sind Zwischenwirte, wobei wesentliche Bedeutung Cernuella virgata und Cochlicella barbara zukommt (15). In Helicella candaharica entwickelten sich die Drittlarven bei Temperaturen von 22–30 °C und bei relativen Luftfeuchten von 35–60 % in 22–26 Tagen (1) im vaskularisierten Bindegewebe des Schneckenfußes (22).
Im Schaf erlangen die mit den Schnecken aufgenommenen Lungenwurmlarven in 60 Tagen die Geschlechtsreife und legen ab dem 65. Tag Eier ab. Die Ausscheidung von Larven im Kot kann bis zu 5 Jahren anhalten.

Pathogenese Die gelbbraunen bis grauroten Cystocaulus-Brutknoten im Zwerchfell-Lappen sind auffallend derb; die bedeckende Pleura ist milchig trüb. Sie werden bohnen- bis walnußgroß, reichen halbkreis- oder keilförmig in das Lungengewebe hinein und werden von einer hyperämischen Zone abgegrenzt. Ihre Schnittfläche quillt stark hervor und ist saftreich. Im histologischen Präparat findet man eine mäßige Hyperplasie des Epithels der Bronchioli und einer Hypertrophie der glatten Muskulatur.
Auch eine diaplazentare Infektion ist bei Schafen nachgewiesen (1).
Cystocaulus ocreatus wird eine große Pathogenität für Lämmer zugesprochen. Daraus resultieren erhebliche Gewichtseinbußen; die Mastleistung befallener Schafe ist um etwa 20 % verringert.

Neostrongylus linearis (MAROTEL, 1913): in Bronchioli; weißliche Würmer; am Vorderende 3 Lippen mit je 2 Papillen; in manchen Gebieten ein seltener Lungenwurm des Schafes (17).

Männchen: 5–8 mm lang; ungelappte Bursa, kugelförmige Dorsalrippe mit vier Fortsätzen; Telamonplatte; Spikula 160–180 und 320–360 µm lang.
Weibchen: 13–15 mm lang; Vulva mit weiter Kutikulafalte.
Larve I: 300–400 µm lang; der vordere Abschnitt des Hinterendes quadratisch, der hintere lanzettförmig; Dorsaldorn undeutlich, 2 Häkchen (*Abb. 48 e*).

Entwicklung In Helicella neglecta und H. variabilis erreichen die Larven in 14 Tagen, in Helix aspersa und Cepaea nemoralis in 18 bis 21 Tagen das infektiöse Stadium. Im Schaf

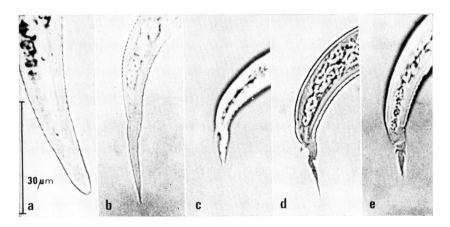

Abb. 48 Hinterende der Larven von Lungenwürmern des Schafes

a = Dictyocaulus filaria; **b** = Protostrongylus rufescens; **c** = Muellerius capillaris; **d** = Cystocaulus ocreatus; **e** = Neostrongylus linearis

sind die Drittlarven bereits am 3. Tag in der Lunge; die dritte Häutung erfolgt am 8., die vierte am 10. Tag (16). Die Präpatenz beträgt 60 Tage, die Patenz mindestens 2 Jahre.

Pathogenese Es fehlen bisher Untersuchungen über die Pathogenese und die Schadwirkung dieser Lungenwurmart. Eine Verringerung der Mastleistung und eine Verschlechterung der Wollqualität werden angenommen.

Diagnose Die Diagnose des Lungenwurmbefalles der kleinen Wiederkäuer wird, neben anamnestischen Hinweisen und der Sektion, durch den Nachweis der für die einzelnen Gattungen charakteristischen Larven I (*Abb. 47*) durch die Kotuntersuchung gesichert.

Bekämpfung Prophylaktische Maßnahmen zur Verhütung des Befalls mit kleinen Lungenwürmern sind wegen der relativ langen Lebensdauer und der weiten Verbreitung der Zwischenwirtschnecken unmöglich.

Auch die Chemotherapie ist noch unbefriedigend. Nach neueren Untersuchungen war Fenbendazol beim Schaf in der üblichen Dosierung von 5 mg/kg Kgw. (*Tab. 9*) bei Behandlung an 6 aufeinanderfolgenden Tagen sowie in Einzeldosen von 15 und 40 mg/kg Kgw. hochwirksam gegen Protostrongylus und Muellerius (21). In einem anderen Versuch waren 1 × 10 oder 15 mg/kg Kgw. gegen Protostrongylus, Neostrongylus und Cystocaulus gut wirksam, jedoch etwas weniger gegen Muellerius (4). Albendazol in einer Dosis von 1 × 5 mg/kg Kgw. reduzierte die in der Lunge durch das Baermann-Verfahren nachweisbaren Stadien von Protostrongylus und Muellerius um 86–92 % (3). Für Levamisol wird eine Teilwirkung gegen Protostrongylus angegeben, gegen Protostrongylus- und Muellerius-Befall soll Mebendazol in Tagesdosen von 15 mg/kg an drei aufeinanderfolgenden Tagen eingesetzt werden.

Literatur

1. AZIMOV, D. A., E. N. KULMAMATOV (1978): The transplacental infection of sheep with protostrongylids. Dokl. Akad. Nauk Uzbeks. SSR **5**, 67–68. – 2. CABARET, J. (1980): Motilité et infestivité des larves L₁ de Protostrongylides: Facteurs de variation. Ann. Parasitol. (Paris) **55**, 571–581. – 3. CORDERO-DEL-CAMPILLO, M., F. A. ROJO-VAZQUEZ, P. DIEZ-BAÑOS (1980): Efficacy of albendazole against protostrongylid infestations in sheep. Vet. Rec. **106**, 458. – 4. DAKKAK, A., J. CABARET, H. OUHELLI (1979): Efficacité comparée du fenbendazole et du tétramisole sur les helminthoses ovines au Maroc. I. Protostrongylides et Dictyocaulus filaria. Rec. Méd. Vét. **155**, 703–711. – 5. DENEV, I., M. KOLEV (1975): Fluorescence microscopy in the diagnosis of Dictyocaulus infections in lambs. Vet. Med. Nauki, Sofia **12**, 97–100. – 6. DHAR, D. N., R. L. SHARMA (1978): Dictyocaulus filaria in lambs: the effect of varying single infections on subsequent larval production. Vet. Parasitol. **4**, 221–229. – 7. DHAR, D. N., R. L. SHARMA (1981): Immunization with irradiated larvae against Dictyocaulus filaria in young lambs. Vet. Parasitol. **9**, 125–131. – 8. EL-MOUKDAD, A. R., R. SUPPERER, E. KUTZER (1978): Lungenwürmer bei Schafen, Tierärztl. prax. **6**, 41–49. – 9. GALLIE, G. J., V. J. NUNNS (1976): The bionomics of the free-living larvae and the transmission of Dictyocaulus filaria between lambs in North-East England. J. Helminth. **50**, 79–89. – 10. JEDREAS, A. (1976): Studies on the development period of Dictyocaulus filaria (RUDOLPHI, 1809) in sheep. Wiad. Parazyt. **22**, 111–114. – 11. JEDREAS, A. (1977): Studies on the immunity of sheep from Dictyocaulus filaria caused by invasion of specific and nonspecific nematodes. Wiad. Parazyt. **23**, 415–424. – 12. KISTNER, T. P., D. WYSE (1979): Transplacental transmission of Protostrongylus sp. in California bighorn sheep (Ovis canadiensis californiana) in Oregon. J. Wildl. Dis. **15**, 561–562. – 13. LETTNER, M. B. (1982): Untersuchungen über die künstliche Infektion von Zwischenwirtsschnecken mit ersten Larven des Schaflungenwurmes Muellerius capillaris (Nematoda; Protostrongylidae) unter verschiedenen Bedingungen. München: Vet. med. Diss. – 14. MEISSER, A. (1981): Versuche zur Induktion der Hypobiose bei Dictyocaulus filaria des Schafes. Zürich: Vet. med. Diss. – 15. MORRONDO-PELAYO, M. P., M. Y. MANGA-GONZALEZ, P. DIEZ-BAÑOS, N. DIEZ-BAÑOS (1980): Experimental infection of eight species of Helicidae (Mollusca) using Cystocaulus ocreatus. León: Lab. Parasitol. Fac. Vet. – 16. ORDONEZ, L. C. (1982): Ciclo interno de Neostrongylus linearis (MAROTEL, 1913) GEBAUER, 1932 (Nematoda, Protostrongylinae) en la oveja. Hygia Pecoris **4**, 21–31. – 17. PFISTER, K. (1979): Epidemiologische Untersuchungen zum Endoparasitenbefall des Schafes. I. Koprologische Analysen. Schweiz. Arch. Tierheilkd. **121**, 127–136. – 18. POKORNÁ, J., J. TOMÁNEK (1976): Experimental demonstration of the potency and safety of a radiation-attenuated Dictyocaulus filaria larvae vaccine in sheep. Acta Vet. Brno **45**, 127–132. – 19. PRICHARD, R. K. (1978): Sheep anthelmintics. In: DONALD, A. D., W. H. SOUTHCOTT, J. K. DINEEN (eds.): The epidemiology and control of gastrointestinal parasites of sheep in Australia. Commonw. Sci. Ind. Res. Org. Austr. Div. Animal Health. – 20. PRICHARD, R. K. (1978): Anthelmintics. Proc. Refresher Course Vet. **1**, Nr. 39, 421–463, Sydney. – 21. RAMISZ, A., E. URBAN, A. BALICKA (1979): Studies on the suitability of the preparation fenbendazole (Panacur-Hoechst) for the control of nematodes of the family Protostrongylidae in sheep. Med. Wet. **35**, 709–711. – 22. SAUERLÄNDER, R. (1979): Cepaea nemoralis (Helicidae, Stylommatophora) als experimenteller Zwischenwirt für Muellerius capillaris (Protostrongylidae, Nematoda). Z. Parasitenkd. **59**, 53–66. – 23. TOMÁNEK, J., M. FRÁNEK (1975): Complement-fixing antibodies in immunoglobulin fractions of the sera from lambs infected and

vaccinated with the larvae of Dictyocaulus filaria. Acta Vet. Brno **44**, 393–399. – **24.** URBAN, E. (1980): Studies on lung nematodes (Protostrongylidae, Dictyocaulidae) in sheep of the Podhale region, Tatra Highlands. II. Intermediate hosts of Protostrongylidae. Acta parasit. pol. **27**, 63–74. – **25.** WESCOTT, R. B., B. R. LEAMASTER (1982): Efficacy of ivermectin against naturally acquired and experimentally induced nematode infections in sheep. Am. J. Vet. Res. **43**, 531–533. – **26.** ZDZITOWIECKI, K. (1976): An experimental study on the infection of terrestrial and aquatic snails with Muellerius capillaris (MUELLER, 1889) – larvae (Nematoda, Protostrongylidae). Acta parasit. pol. **24**, 159–163.

Trichostrongylidosen

Vertreter der Familie Trichostrongylidae sind bei Wiederkäuern weit verbreitet, verursachen die parasitäre Gastroenteritis, eine der häufigsten und wirtschaftlich bedeutsamsten Erkrankungen von Weidetieren, rufen bei Jungtieren schwere Entwicklungsstörungen und Todesfälle hervor und beeinträchtigen bei älteren Rindern und Schafen die Produktivität erheblich.

Trichostrongyliden sind 3–25 mm lange, vielfach haardünne Nematoden mit undeutlicher Mundkapsel. Die dreilappige Bursa hat für die einzelnen Gattungen charakteristische Rippen. Die paarigen Spikula sind entweder lang und dünn oder kurz und kräftig; das Gubernakulum ist einfach, Ovar und Oviduikt der Weibchen sind stets doppelt.

In Europa kommen bei Hauswiederkäuern 5 Trichostrongylidengattungen häufig vor. Es handelt sich um Haemonchus, Ostertagia, Trichostrongylus, Cooperia und Nematodirus. Die beiden ersten Gattungen sowie Trichostrongylus axei leben fast ausschließlich im Labmagen (»Magenwürmer«), die letzteren im Dünndarm. Die 5 Gattungen lassen sich mit Hilfe des folgenden Schlüssels, in Anlehnung an KOTLAN (6) bestimmen:

1 Spikula lang, dünn, fadenförmig	Nematodirus
Spikula kurz, breit oder plump	2
2 Dorsallappen der Bursa asymmetrisch	Haemonchus
Dorsallappen der Bursa symmetrisch	3
3 Bursa mit akzessorischem Lappen	Ostertagia
Bursa ohne akzessorischen Lappen	4
4 Gubernakulum vorhanden, Telamon fehlt	Trichostrongylus
Gubernakulum fehlt, Telamon vorhanden	Cooperia

Entwicklung Alle Arten der 5 Trichostrongylidengattungen entwickeln sich direkt. Die im Labmagen bzw. Dünndarm lebenden geschlechtsreifen Weibchen legen während der Patenz Eier ab, die von den Wirtstieren mit dem Kot in dem für die einzelne Gattung typischen Entwicklungsstadium (Morulastadium, embryoniert) ausgeschieden werden. Während der exogenen Phase entwickeln sich in den Eiern unter optimalen Umweltbedingungen (Feuchtigkeit, Wärme) in 15—20 Stunden Larven I. Diese schlüpfen aus dem Ei (ausgenommen Nematodirus), nehmen mit Hilfe ihres rhabditoiden Ösophagus (Saugpumpe) Fäkalbakterien auf und häuten sich zweimal zu Larven III (Drittlarven). Die Entwicklungsdauer zur bescheideten Infektionslarve ist wesentlich von Temperatur, Feuchtigkeit und anderen Umweltfaktoren abhängig; sie beträgt z. B. bei 21 °C nur 5, bei 4 °C schon 9 und bei 11 °C bereits 15 Tage. Es lassen sich verständlicherweise viele Angaben der Literatur nicht auf alle Verhältnisse übertragen. Feststellungen über Entwicklungsdauer, Lebensfähigkeit, Einwirkung des Mikroklimas, Überwinterung der Larven auf der Weide und Zeiten maximaler Eiausscheidung variieren in den verschiedenen Klimazonen. Zudem ist auch die Vermehrungsrate der Parasiten vielen Schwankungen (Befallsstärke, Alter, Immunitätszustand und Kondition des Wirtes) und Gesetzmäßigkeiten unterworfen. Haemonchus, dessen Larven wenig widerstandsfähig sind, hat z. B. eine enorme Vermehrungsrate; Trichostrongylus axei dagegen scheidet nur geringe Eimengen aus, kompensiert dies aber durch die größere Resistenz der Eier.

Soweit die Parasitenbrut nicht schon durch Regen aus dem Kot ausgeschwemmt wird, wandern die Larven III aktiv aus und kriechen an Futterpflanzen hoch, mit denen sie der Wirt aufnehmen kann. Da Rinder erst in einem Abstand von 20–30 cm von Kotfladen Gras fressen, können Infektionen nur erfolgen, wenn die Larven III diese Entfernung aktiv oder passiv überwunden haben. Larven einiger Nematodirusarten, z. B. Nematodirus battus, bleiben in der Eihülle und schlüpfen erst im nächsten Frühjahr (bei einem Temperaturanstieg über 10 °C).

Das epizootologische Geschehen beim Trichostrongylidenbefall ist in den gemäßigten Klimazonen jahreszeitlichen Fluktuationen unterworfen, die mit ziemlich regelmäßigen Schwankungen der Larvendichte auf den Weiden und einem entsprechend unterschiedlichen Infektionsrisiko verbunden sind (7). So ist z. B. die auf den Weiden überwinterte Larvenpopulation im Frühjahr zum Zeitpunkt des Weideauftriebes noch vorhanden, verschwindet aber völlig bis Mitte/Ende Juni. Die Infektion der erstmals auf derartig kontaminierte Weiden aufgetriebenen Kälber ist anfangs gering; erst im 2. und 3. Weidemonat scheiden diese Tiere maximale Eimengen aus und sorgen für eine so starke Weidekontamination, daß im Juli (»Hauptinfektionszeit«) klinische Trichostrongylidosen auftreten. Zu dieser Zunahme der Infektionsmasse kommen zu große Besatzdichte sowie Nachlassen der Immunität durch Trächtigkeit und Laktation bei Jungrindern hinzu (1).

Die endogene (parasitische) Phase der Entwicklung beginnt mit der Aufnahme der »bescheideten« Infektionslarven. Im Pansen oder im Labmagen verlieren die Drittlarven ihre Scheide, häuten sich zweimal (3. und 4. Häutung) und entwickeln sich so im Labmagen oder Dünndarm innerhalb von 2–3 Wochen zur Geschlechtsreife. — Einzelheiten der Biologie, Pathogenese und Klinik werden bei den verschiedenen Trichostrongylidenarten der Rinder bzw. Schafe und Ziegen ausführlich besprochen. — Im Verlaufe dieser endogenen Entwicklung treten bei Trichostrongyliden und Strongyliden der Wiederkäuer spezifische Phänomene auf: es handelt sich um eine Selbstheilung (self-cure), die Verzögerung der Larvenentwicklung im Wirt (Hypobiose) und um die plötzlich ansteigende Eiausscheidung im Frühjahr (spring rise) sowie nach dem Kalben bzw. Lammen (post-parturient rise). Sie alle sind von großer epidemiologischer Bedeutung.

Bei der *Selbstheilung* (self-cure) handelt es sich um einen wirkungsvollen Mechanismus zur Verminderung der Wurmbürde. Die vorhandenen geschlechtsreifen Würmer gehen ab und machen neuen Infektionen Platz. Einzelheiten über die Auslösung dieses Phänomens sind nicht bekannt. Man nimmt an, daß antigene Ursachen, insbesondere eine gesteigerte IgE-Produktion, zu dem durch Larven während der 4. Häutung stimulierten Abgang der Würmer führen; er ist meist von einem Anstieg des Bluthistamins und einer Ödematisierung der Schleimhaut begleitet. Es handelt sich wohl um einen Mechanismus, der zwar durch immunologische Vorgänge eingeleitet wird, der aber dann infolge Ausschüttung pharmakologisch aktiver Komponenten durch sensibilisierte Mastzellen auf unspezifische Weise abläuft.

Bei der *Hypobiose* handelt es sich um eine »gehemmte« Entwicklung; es ist ein Anpassungsprozeß, bei dem die Weiterentwicklung verschiedener Helminthenlarven vorübergehend sistiert und erst nach längerer Zeit wieder fortgesetzt wird. So verbleiben verschiedentlich Larven IV 3–5 Monate in der Mukosa. Bei den einzelnen Wurmarten sind es bestimmte Entwicklungsstadien, z. B. bei Ostertagia ostertagi die frühen Larven IV, bei Cooperia curticei die späten Larven IV. Die Infektion läßt sich, da keine Eier ausgeschieden werden, nicht nachweisen. Eine klinische Erkrankung tritt zu einem unerwarteten Zeitpunkt auf, z. B. kurz vor Weideauftrieb (»Winterostertagiose«). Diese »Ruhelarven« sind durch Anthelminthika schwer angreifbar. Sie erreichen vielfach erst dann die Geschlechtsreife, wenn die noch vorhandenen Adulten abgetrieben sind. Dieses Phänomen hat also eine wesentliche epizootologische und chemotherapeutische Bedeutung (2). Bei einzelnen Nematoden-Arten der Wiederkäuer gelingt es, die Hypobiose durch Kühlung der Infektionslarven künstlich zu induzieren; die dabei wirksamen Mechanismen sind jedoch nicht untersucht. Unbekannt sind ferner die Faktoren, welche die hypobiotischen Stadien nach einer gewissen Zeit wiederum zur Weiterentwicklung stimulieren (5).

Der *spring rise* wird durch eine gesteigerte Eiproduktion der im Wirtstier überwinterten Helminthen eingeleitet, nachdem gewisse primär die weitere Entwicklung und geschlechtliche Aktivität der Würmer hemmende Faktoren entfernt oder in ihrer Wirkung abgeschwächt wurden. Als Ursachen werden z. B. bei Mutterschafen zu Ende gehende Gravidität, Ablammung, Laktation und hormonelle

Umstimmungen, ein gewisser Verlust der bestehenden Immunität, schlechtes Futterangebot oder im Frühjahr neu erworbene Infektionen angesehen. Spring rise führt bei manchen Trichostrongylidenarten zu erheblicher Verseuchung der Weiden und damit zur Gefährdung der erstmals weidenden Jungtiere. Dieses epidemiologisch bedeutungsvolle Phänomen sollte bei Kühen und Mutterschafen Anlaß dazu sein, die bisher übliche Behandlung vor dem Kalben bzw. vor dem Ablammen durch eine Wurmkur etwa 4 Wochen nach dem Partus (Abfangen des spring rise) zu ersetzen. Gleichzeitig wird deutlich, daß eine nur einmalige Behandlung auch mit dem besten Anthelminthikum keinen durchschlagenden Erfolg haben kann.

Die Kenntnis der epidemiologischen Einzelheiten ist Voraussetzung für die Aufstellung eines zeitlich richtigen Bekämpfungsplanes, zumal die Verhältnisse nach Klima und Land sehr verschieden sein können. Groß angelegten Parasiten-Bekämpfungsaktionen müssen stets systematische, meist über mehrere Jahre sich erstreckende Untersuchungen vorausgehen, wenn sie erfolgreich sein sollen. Klinische Trichostrongylidosen treten nicht nur bei großer Larvendichte auf, sondern auch bei Mineralstoffmangel, bei Verbringen bisher parasitenfreier Jungtiere auf verseuchte Weiden sowie bei Veränderung der Empfänglichkeit (1). Eine Tilgung von Magendarmwurminfektionen ist nicht möglich; es müssen deshalb gleichzeitig Veränderungen des Weidemanagements, die strategische rationelle Applikation von Anthelminthika sowie Möglichkeiten einer Immunisierung versucht werden (3).

Diagnose Die Diagnose »Trichostrongylidose« wird sowohl durch anamnestische Erhebungen im jeweiligen Praxisgebiet als auch durch den klinischen Befund (Durchfall, rauhes Haarkleid, Schwäche, Abmagerung) wahrscheinlich, jedoch erst durch die Kotuntersuchung gesichert und gegebenenfalls durch die Sektion erhärtet. Es sind ferner epizootologische Gesichtspunkte zu berücksichtigen, z.B. das typisch jahreszeitliche Auftreten, Anzahl und Alter der erkrankten Tiere im Bestand. Die mit der Flotation angereicherten Trichostrongylideneier ermöglichen auf Grund ihrer Morphologie nur selten eine Gattungsdiagnose. In bestimmten Fällen müssen die spezifischen Merkmale der aus dem Kot gezüchteten Larven III die Bestimmung sichern (Larvenzüchtung und Nachweis s. Allg. Teil S. 44). Der Wert von Eizählungen (Epg) sollte nicht überschätzt werden, zumal die Eizahl von der Wurmart, vom Infektions- und Immunitätsstatus und von tages- und jahreszeitlichen Schwankungen abhängt. Für Feldorientierungen stellen Eizählungen zwar ein wertvolles Hilfsmittel dar, die Ergebnisse müssen aber sehr vorsichtig interpretiert werden. Das gleiche gilt für die vielerorts auf solchen Zählungen aufbauenden Wirksamkeitskontrollen von Anthelminthika. Wenn erneute Ansteckungen nicht mit unbedingter Sicherheit ausgeschlossen werden können, sind die Eizahlen ein Hinweis auf eine mögliche Reinfektion und nicht auf eine eventuell unbefriedigende Wirksamkeit des Prüfpräparates.

Serologische Nachweismethoden sowie Allergieproben erwiesen sich als nicht spezifisch. Von den Blutuntersuchungen gibt die Bestimmung der Serum-Pepsinogen-Werte bei Labmagenparasiten gewisse Hinweise.

Bekämpfung Die Heilbehandlung des erkrankten Einzeltieres ist auch heutzutage das Anliegen des Tierhalters an den Tierarzt; hierzu stehen gut verträgliche Breitspektrum-Anthelminthika zur Verfügung, die geschlechtsreife und unreife, teilweise auch hypobiotische Parasiten erfassen. Grundsätzlich sollte aber die Heilbehandlung die notwendige Ausnahme darstellen und prophylaktische sowie metaphylaktische Maßnahmen bei der Bekämpfung der Trichostrongylidosen im Vordergrund tierärztlichen Bemühens stehen. Dabei wird Prophylaxe als Vorbeuge vor Ansteckung (nicht vor Erkrankung) verstanden. Metaphylaxe ist der Einsatz von Anthelminthika nach der Ansteckung zu einem Zeitpunkt, an dem klinische Symptome noch fehlen (4). Ziele derartiger strategischer Maßnahmen sind die Beseitigung vorhandener Wurmbürden, bevor sie klinisch erkennbare Schäden anrichten sowie die Begrenzung von Ansteckungsrisiko (8) und Eiausscheidung. Einzelheiten der Bekämpfung werden für alle Trichostrongylidosen und Strongylidosen zusammenfassend und gesondert im Kapitel »Therapie der Trichostrongylidosen, Strongylidose und Ancylostomatidose« (S. 186–194) dargestellt.

Trichostrongylidosen werden bei Rindern teilweise durch andere Arten verursacht als bei Schaf und Ziege; auch nehmen sie einen etwas unterschiedlicheren Verlauf. Sie sollen im folgenden zuerst für das in Europa wirtschaftlich bedeutungsvollere Rind und dann für die kleinen Hauswiederkäuer besprochen werden.

Literatur

1. ARMOUR, J. (1980): The epidemiology of helminth disease in farm animals. Vet. Parasitol. **6**, 7–46. – **2.** BORGSTEEDE, F. H. M. (1977): The epidemiology of gastrointestinal helminth-infections in young cattle in the Netherlands. Utrecht: Vet. med. Diss. – **3.** BRUNSDON, R. V. (1980): Principles of helminth control. Vet. Parasitol. **6**, 185–215. – **4.** BÜRGER, H. J. (1980): Metaphylaktische und prophylaktische Möglichkeiten zur Bekämpfung der Trichostrongylidosen beim Rind. Ber. Symp. »Parasitosen der Wiederkäuer« in Rothenburg, 13.–15. 11. 1980, 48–57. – **5.** ECKERT, J., H. J. BÜRGER (1979): Die parasitäre Gastroenteritis des Rindes. Berl. Münch. Tierärztl. Wschr. **92**, 449–457. – **6.** KOTLAN, A. (1960): Helminthologie. Die Helminthosen der Haus- und Nutztiere unter Berücksichtigung der Helminthosen des Menschen. Budapest: Akadémiai Kiadó. – **7.** MICHEL, J. F. (1976): Arrested development of nematodes and some related phenomena. Adv. Parasit. **12**, 279–366. – **8.** MORLEY, F. H. W., A. D. DONALD (1980): Farm management and systems of helminth control. Vet. Parasitol. **6**, 105–134.

Rind

In der Bundesrepublik Deutschland, in Österreich und in der Schweiz kommen bis 13 Trichostrongyliden-Arten bei Rindern vor (12, 16); davon sind folgende von größerer Bedeutung (in Klammern = Häufigkeit):

im Labmagen:	Haemonchus contortus	(+)
	Ostertagia ostertagia	(+++)
	Ostertagia leptospicularis	(++)
	Skrjabinagia lyrata	(++)
	Trichostrongylus axei	(++)
im Dünndarm:	Cooperia oncophora	(+++)
	Cooperia punctata	(++)
	Cooperia zurnabada	(++)
	Nematodirus helvetianus	(+++).

Meist handelt es sich um Mischinfektionen, wobei die vorherrschende Spezies bestimmend für das Krankheitsbild ist. Ihre Schadwirkung besteht nur teilweise in Tierverlusten, vornehmlich jedoch in einer wirtschaftlich bedeutungsvollen Minderung der Mastleistung *(Abb. 49)* und der Aufzuchterfolge.

Haemonchose

Haemonchus contortus (RUDOLPHI, 1803): rötlicher Wurm, kleine Mundkapsel mit starkem Zahn; meist seitliche Nackenpapillen; im Labmagen.

Männchen: 18–21 mm lang; Bursa mit 2 Seitenlappen und 1 asymmetrischen Dorsallappen *(Abb. 50);* Spikula dünn, 30–50 µm lang; Gubernakulum kahnförmig.

Weibchen: 20–30 mm lang; Hinterende mit scharfer Spitze; Vulva im hinteren Körperfünftel mit zungenförmigem Lappen (Vulvaklappe).

Larve III: 750–850 µm lang; 16 Darmzellen; Hinterende allmählich sich verjüngend; Schwanzlänge 70 µm.

Ob in Mitteleuropa H. placei vorkommt oder ob es sich um H. contortus handelt, konnte bisher nicht entschieden werden. Bei den in Australien vorkommenden Schaf- und Rinderhaemonchen wird auf Grund metrischer

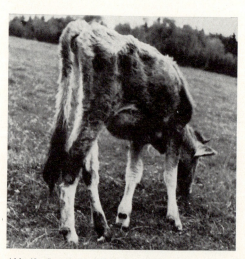

Abb. 49 Jungrind mit Trichostrongylidose

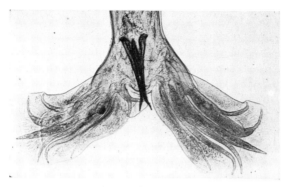

Abb. 50 Haemonchus contortus-Männchen, Hinterende (50 × vergr.)

und biologischer Untersuchungen H. contortus (Schaf) eindeutig von H. placei (Rind) getrennt. Auch in den USA bezeichnet man den bovinen Stamm (längere Spikula, knopfförmiger Vulvalappen, um 4 bis 6 Tage verlängerte Präpatenz) als H. placei. Andererseits wurde in Bulgarien ebenso wie in den USA beim Rind häufiger der ovine Stamm gefunden, wobei Mischinfektionen vermutet werden. Untersuchungen an 1500 Haemonchus-Exemplaren von Rindern und 3000 Würmern von Schafen aus verschiedenen Regionen der UdSSR scheinen eine Unterscheidung in 2 verschiedene Arten wegen derselben Chromosomenzahl nicht zu rechtfertigen. Um nicht die Verwirrung noch zu vergrößern, bleiben wir bei der Bezeichnung Haemonchus contortus.

Entwicklung Die Entwicklung der mit dem Kot ausgeschiedenen Eier zu Larven III erfolgt auf der Weide bei Temperaturen um 20 °C in 5–7 Tagen. Wenn die infektionstüchtigen Larven mit dem Grünfutter aufgenommen werden, dringen sie in Krypten der Labmagenschleimhaut ein, häuten sich 2–3 Tage später zu Larven IV (mit provisorischer Mundkapsel), saugen sich an der Schleimhaut an, entziehen dem Wirtstier Blut und erreichen nach insgesamt 21–24 Tagen (Präpatenz) die Geschlechtsreife.

Pathogenese Da Monoinfektionen kaum vorkommen, ist über die pathogene Bedeutung des Magenwurmes beim Rinde Eindeutiges nicht bekannt. Häufig wird von Anämien berichtet. Die sich entwickelnde Gastritis führt zu mangelhafter Futterverwertung und zu Entwicklungsstörungen. An wurmfrei aufgezogenen Kälbern konnte experimentell eine gewisse Immunität nachgewiesen werden, die anscheinend durch die präadulten Stadien nach der 4. Häutung ausgelöst wird. Immunisierte Kälber hatten um 95 % weniger adulte Würmer im Labmagen als die Kontrollen (15).

Ostertagiose

Die Ostertagiose ist die häufigste und wirtschaftlich wichtigste Trichostrongylidose bei Jungrindern. Sie wird in Mitteleuropa vornehmlich durch Ostertagia ostertagi, seltener durch Ostertagia leptospicularis und Skrjabinagia lyrata verursacht.

Ostertagia ostertagi (STILES, 1892): brauner Magenwurm mit kleiner flacher Mundkapsel; bildet Knötchen im Labmagen; geht nicht beim Schaf, jedoch bei der Ziege an (4).

Männchen: 6–8 mm; etwa 200–280 µm lange Spikula, an den Enden 3 mit einer Chitinmembran verbundene Äste.

Weibchen: 8–9 mm; Vulva mit rundlichem Lappen von etwa 100 µm Länge.

Eier: 65–80 × 30–40 µm; an einem Pol deutlich verjüngt.

Larve III: bescheidet; etwa 850 µm lang; 16 Darmzellen; Hinterende gleichmäßig sich verjüngend; Schwanzlänge 80 µm.

Ostertagia leptospicularis ASSADOW, 1953: (syn. O. crimensis).

Männchen: 7,5 mm; 175–200 µm lange Spikula mit drei undeutlichen Ästen.
Weibchen: 9 mm; Vulva mit Lappen.
Eier und Larve III: wie O. ostertagi.

Skrjabinagia lyrata (SJÖBERG, 1926): ausschließlich beim Rinde vorkommend (6).

Männchen: 6,5–8,3 mm; etwa 190–225 µm lange, gleichförmige Spikula; Gubernakulum proximal abgestutzt, distal spitz.
Weibchen: 6,5–7,5 mm; abgerundetes Hinterende; Vulva ohne Lappen.
Eier und Larve III: wie bei O. ostertagi.

Entwicklung Die exogene Entwicklung der mit dem Kot abgesetzten Eier zu bescheideten Infektionslarven erfolgt im allgemeinen in 2–3 Wochen, bei Temperaturen von 15–20 °C bereits in 6–9 Tagen. Die Larven III bleiben je nach Temperatur und Feuchtigkeit 6–14 Monate lebensfähig. In Grassilage überleben sie 40 Tage, in Jauche bei 20 °C 20, bei 3 °C 160 Tage. Ein erheblicher Teil der Larven überwintert, wobei eine langanhaltende Schneedecke fördernd wirkt; so konnten auf Almweiden (in 100–2500 m Meereshöhe) noch nach 8½ Monaten im Rinderkot Drittlarven nachgewiesen werden (20, 23). Allgemein erreicht die Larvendichte auf den Weiden ein Maximum ab Juli (27), so daß es zu massiven Infektionen und dann im August/September zu klinischen Erkrankungen bei Jungtieren der 1. Weideperiode kommt (7, 12, 22). Regenwürmer können Ostertagia-Larven III mechanisch verschleppen; die Parasiten überstehen in Lumbricus und in Eisenia die Darmpassage (14). Mit aufgenommenen infizierten Regenwürmern ist auch eine Verschleppung durch Vögel möglich.

Im Rind häuten sich die mit dem Futter aufgenommenen Larven III im Pansen zu Larven IV und dringen bereits nach 6 Stunden in die Labmagendrüsen vor allem der Fundusregion ein. Sie bilden dort am 4. Tag feine, grauweiße Stippchen, verursachen am 8. Tag stecknadelkopfgroße Knötchen und führen zu einer Ödematisierung der Submukosa. Präadulte Stadien verlassen am 16. Tag die Knötchen, heften sich an der Schleimhaut an und beginnen ab dem 18. Tag mit der Eiablage (11). Anschließend kommt es bis zum 28. Tag zu einem teilweisen Wurmabgang und damit zu einer deutlichen Verminderung der Eiausscheidung. Die durch die Erniedrigung der Temperaturen im Herbst »abgekühlten« Larven III entwickeln sich im Rind zu einem erheblichen Teil lediglich zu Larven IV und bleiben dann für etwa 4–5 Monate in ihrer Weiterentwicklung gehemmt. Diese Hypobiose ist als ideale Möglichkeit der Überwinterung zu interpretieren und hat erhebliche epizootologische Bedeutung. Vielfach stimuliert auch ein Entfernen von geschlechtsreifen Ostertagien durch Anthelminthika das Reifen eines Teiles der ruhenden Larven. Sicherlich ist die Einwirkung tiefer Temperaturen nicht die ausschließliche Ursache der Hypobiose (30).

Pathogenese Die Ostertagiose ist vornehmlich eine Jungtierkrankheit, die bei schweren Infektionen Todesfälle und in leichteren Fällen erhebliche Gewichtsverluste verursacht. Die hauptsächlichste Schadwirkung bedingen Ostertagien im Labmagen. Sie führen zu einer Hyperplasie der Magendrüsen und damit zu einem Verlust der differenzierten Salzsäure produzierenden Belegzellen. Die dadurch bedingte Erhöhung des pH im Magen von 2 auf 7 verhindert die Aktivierung des Pepsinogens zu Pepsin, so daß die Plasma-Pepsinogenwerte in der 3. Woche um das Fünffache erhöht sind (26); es unterbleibt die Denaturierung von Nahrungseiweiß, gleichzeitig geht der notwendige bakteriostatische Effekt verloren. Anschließend kommt es im Gefolge einer größeren Durchlässigkeit der Darmwand zum Austritt von Albuminmolekülen durch die Epithelzellverbindungen (Hypoalbuminämie). Die Serumpepsinogenwerte kehren allerdings, unabhängig von einer Behandlung, wieder auf die Ausgangswerte zurück (28).

Die wesentlichen klinischen Symptome sind Diarrhoe, struppiges Haarkleid, schlechte Futterverwertung und erhebliche Gewichtsverluste (8, 25). Pathologisch-anatomisch variieren die Veränderungen entsprechend dem Infektionsablauf, wobei die mit einem glasigen oder braunen »Nabel« versehenen, kopfsteinpflasterartig konfluierenden Knötchen (mit Larven IV) typisch sind. Die dunkelrote Oberfläche der meist verdickten Mukosa deutet auf einen schleimig desquamativen Katarrh und auf Propriadefekte hin. In

Abstrichen findet man in Schleim und Zelldetritus eingebettete Würmer. Nach Auswanderung der Larven IV und der Präadulten kollabieren die Drüsen oder sind mit entzündlichem Exsudat angefüllt. Charakteristisch sind ferner das Fehlen von Fettdepots in Subkutis, Subserosa und Knochenmark.

Nach dem Spontanabgang eines Teiles der Ostertagien tritt eine Regeneration der Labmagenschleimhaut (bei experimenteller einmaliger Infektion ab der 4. Woche) ein. Histologisch zeigen die befallenen Labmagendrüsen zunehmende Ausweitung, Verlust von Belegzellen, Epithelzellhyperplasie sowie herdförmige Lymphozyten- und Histiozyten-Infiltrate.

Krankheitsformen Die Ostertagiose tritt bei Jungtieren in zwei Formen (Sommer-, Winterostertagiose) auf. Die Sommer-Ostertagiose stellt die klassische Magenwurmkrankheit der Kälber der 1. Weideperiode dar. Diese Jungtiere infizieren sich erstmals mit den auf der Weide überwinterten Ostertagia-Larven, scheiden dann ihrerseits Magenwurmeier aus und führen allmählich zu einer erheblichen Weideverseuchung. Dagegen scheiden latent infizierte Jungrinder der 2. Weideperiode nur wenige Eier aus, unabhängig von einer eventuellen Behandlung vor dem Weideauftrieb (13), so daß sie zur Weidekontamination nur geringfügig beitragen. Erfahrungsgemäß stellen die Monate Juli und August (erste Hälfte) die Hauptinfektionszeit dar. Durch diese massive Larvenaufnahme kommt es Ende August/Anfang September zur klinischen Erkrankung dieser Jungtiere (»Sommerostertagiose«) mit Durchfall, Exsikkose, hochgradiger Abmagerung. Werden die erkrankten Tiere nicht frühzeitig aufgestallt und behandelt, sind Notschlachtungen und Todesfälle nicht selten. In trockenen Sommern wird die Erkrankung auch durch Streßfaktoren begünstigt (9).

Die Winterostertagiose tritt ebenfalls nur bei Tieren nach der 1. Weideperiode meist gegen Ende der Stallhaltung (März) auf. Die von den Jungrindern im Herbst (bei niedrigeren Temperaturen) aufgenommenen Larven III verursachen als hypobiotische Larven IV keine akute Erkrankung; allerdings haben die Tiere trotz bester Fütterung und Pflege ein struppiges Haarkleid, gleichzeitig bleiben sie merklich im Wachstum zurück (Prätyp II). Erst im Verlauf der nächsten Monate werden die gehemmten Larven geschlechtsreif und führen bei aufgestallten oder im Auslauf gehaltenen Rindern zu wäßrigem, teilweise schaumigem und übelriechendem Kot, hochgradiger Schwäche, Freßunlust und weiterem Gewichtsverlust. Im allgemeinen tritt diese Ostertagiose (Typ II) noch während der Aufstallung, manchmal allerdings erst zu Beginn der 2. Weideperiode (»verzögerte Winter-Ostertagiose«) auf. Bei bestehender Mischinfektion mit Fasciola hepatica tritt diese Ostertagiose jedoch früher (im März) auf.

Ältere Rinder sind häufig mit Ostertagien befallen, auch wenn sie nur wenige Eier ausscheiden; dadurch verläuft die Kotuntersuchung meist negativ (3). Die Milchleistung bei frisch laktierenden Kühen kann dabei vermindert sein (2); schon die einmalige Gabe von 88 mg/kg Kgw. Thiabendazol an frisch milchende Kühe erhöhte die Milchleistung in den folgenden 3 Monaten deutlich (10).

Die Bekämpfung wird auf S. 186 besprochen.

Trichostrongylose

Die Trichostrongylose des Rindes wird durch die ausschließlich im Labmagen parasitierende Art Trichostrongylus axei, selten durch T. longispicularis verursacht.

Trichostrongylus axei (COBBOLD, 1871): kleiner haardünner, rötlichbrauner Magenwurm; Mundöffnung mit 3 kleinen Lippen; wenig wirtsspezifisch, kommt auch bei kleinen Wiederkäuern und bei Pferden vor.

Männchen: 3–4 mm lang; Bursa mit distal geteilter Dorsalrippe; ungleiche Spikula von 85–104 bzw. 110–128 µm Länge, mit in der Mitte abgehendem kleinen Fortsatz; spindelförmiges Gubernakulum.

Weibchen: 4–6 mm lang; Vulva im hinteren Körperdrittel.

Eier: 75–90 × 40 µm groß; an einem Pol etwas spitzer zulaufend; 8 bis 16 Furchungskugeln.

Larve III: bescheidet; etwa 700 µm lang; 16 Darmzellen; kugelförmiges Hinterende; Schwanzlänge 30 µm.

Trichostrongylus longispicularis GORDON, 1933: Parasit im Duodenum und Jejunum.

Männchen: 5,7–7,5 mm lang; ungleiche Spikula von 180–200 bzw. 168–187 µm Länge; Gubernakulum 85–100 µm.
Weibchen: 5,2–9 mm lang; Hinterende spitz.
Eier und Larve III: von T. axei nicht unterscheidbar.

Entwicklung Bei 20–25 °C schlüpfen die Larven nach 42 Std. aus dem Ei und erreichen nach 4–5 Tagen die Infektionsreife. Sie sind recht widerstandsfähig, bleiben z. B. bei 4 °C über 300 Tage lebensfähig, vertragen längere Trockenperioden und überwintern. Die mit dem Futter aufgenommenen Larven III häuten sich nach 1 Woche zu Larven IV, erreichen nach der 2. Woche das präadulte Stadium, sind nach 21 Tagen geschlechtsreif und scheiden in der 4. Woche die meisten Eier aus; die Eiausscheidung kann 3–14 Monate anhalten.

Pathogenese Im allgemeinen wird Trichostrongylus axei beim Rinde keine besondere pathogene Bedeutung zugeschrieben. Ab der 2. Woche zeigen die befallenen Tiere abnorme pH-Werte (8,5–9,0) im Labmagen, geringe Freßlust, Durchfall, fortschreitende Abmagerung und Entkräftung.

Pathologisch-anatomisch fallen helle Flecken (mit 1 cm Durchmesser) in den Fundusfalten auf. Bei sehr massiver Ansteckung werden entzündliche Schleimhautveränderungen in der Pylorus- und Funduszone (mit erheblicher Schleimbildung) und Ulzera festgestellt.

Cooperiose

Infektionen mit Cooperia-Arten sind beim Rinde häufiger als früher angenommen. Bei eingehenden parasitologischen Untersuchungen von Rindern im deutschsprachigen Raum wurden Cooperia oncophora, C. punctata, C. zurnabada, selten C. pectinata aus den Dünndärmen isoliert (12). Das Vorkommen von Cooperia ist teilweise vergesellschaftet mit der Ostertagiose (Ostertagia-Cooperia-Komplex).

Vertreter der Gattung Cooperia sind meist eingerollte, kleine rötliche Würmer mit einer auffallend verbreiterten und quergeringelten Kutikula am Vorderende *(Abb. 51 a)*.

Männchen: Bursa mit einer im mittleren Drittel zweigeteilten Dorsalrippe und je einem kurzen Zweig *(Abb. 51 a);* die Spikula sind gleich lang; Gubernakulum fehlt.

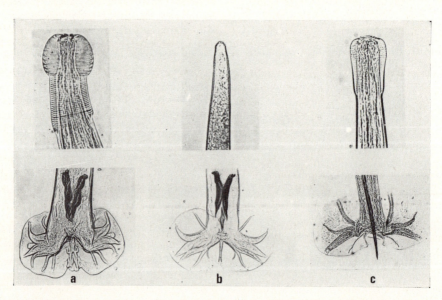

Abb. 51 Dünndarmtrichostrongyliden: Vorderende (200× vergr.) und Bursa der Männchen (90×, 80× bzw. 30× vergr.)

a = Cooperia curticei; **b** = Trichostrongylus vitrinus; **c** = Nematodirus filicollis

Weibchen: Vulva unmittelbar hinter der Körpermitte.
Eier: 65–81 × 31 µm; schlank; Längsseiten fast parallel verlaufend; 8 bis 16 Furchungskugeln.
Larve III: bescheidet; etwa 800 µm; Vorderende abgerundet und mit lichtbrechenden Strukturen; 16 Darmzellen; Hinterende sich verjüngend; Schwanzlänge 40–50 µm.

Nach dieser allgemeinen Kennzeichnung der Gattung sollen im folgenden die wesentlichsten morphologischen Merkmale für die vier beim Rinde vorkommenden Cooperia-Arten aufgeführt werden.

Cooperia oncophora (RAILLIET, 1898):

Männchen: 5,5–8 mm; große breite Bursa mit zweigeteilter Dorsalrippe und aufgeteilten Ästen; Spikula 240–300 µm lang und ungeteilt.
Weibchen: 5,5–9 mm; Vulva ohne Lappen.

Cooperia punctata (LINSTOW, 1906):

Männchen: 4,5–5,9 mm; die lateralen Äste der Dorsalrippe der Bursa nur wenig eingebogen; Spikula kurz (123–145 µm) mit deutlicher Vorwölbung am Beginn der distalen Hälfte.
Weibchen: 5,7–7,5 mm; Vulva mit deutlichem Lappen.

Cooperia zurnabada ANTIPIN, 1931:

Männchen: 5–7 mm; die fast gleichlangen Spikula messen 230–270 µm; sie besitzen einen kurzen inneren Ast und enden in einer konischen Erweiterung.
Weibchen: 7,5–12 mm; Vulva mit stark chitinisierten Lappen.

Cooperia pectinata RANSOM, 1907:

Männchen: 6,5–7 mm; Spikula 240–390 µm, in ihrem zweiten Drittel etwas aufgesplittert und gedreht, das distale Drittel dünn.
Weibchen: 7,5–9 mm; das gebogene Hinterende läuft in eine dünne Spitze aus.

Entwicklung In ihrer Biologie ähneln sich alle Cooperia-Arten. Die Eiausscheidung bei Cooperia oncophora ist besonders stark bei Jungrindern, die sich bereits im Frühjahr infizieren (1). Die Entwicklung der Eier zu infektionstüchtigen Larven III erfolgt innerhalb von 20, im Sommer bei Temperaturen von 18–20 °C in 7–10 Tagen (21). Die Drittlarven wandern aus dem Kot aus, um vom Rind aufgenommen zu werden. Nichtembryonierte Eier im Kot bleiben bei 5 °C für 2 Monate, Larven III bei 15 °C für 9 Wochen lebensfähig. Unter Praxisverhältnissen muß bei C. punctata mit einer 4–5monatigen, bei C. oncophora mit einer 12monatigen Lebensdauer der Infektionslarven gerechnet werden. Eine Überwinterung der Larven ist möglich, so daß Kälber, die sich im Frühjahr erstmalig mit diesen überwinterten Larven infizieren, wesentlich zur Weidekontamination mit Eiern beitragen.

Schon 3–4 Tage nach der Aufnahme der Larven III erfolgt in den ersten 5–6 m des Dünndarmes die Häutung zur Larve IV, am 8.–10. Tag zum präadulten Stadium. Als Präpatenz werden für Cooperia oncophora 17–22 Tage angegeben. Auch bei Cooperia tritt bei den im Herbst aufgenommenen Larven eine etwa 4–5 Monate dauernde Entwicklungshemmung der Larven IV (Hypobiose) auf.

Pathogenese Cooperien führen, wie Ostertagia, vornehmlich bei Jungtieren der 1. Weideperiode zu Erkrankungen. Auch hier sind die Monate Juni/Juli die Hauptinfektionszeit, so daß klinische Symptome (Diarrhoe, Anorexie, erhebliche Abmagerung) Ende Juli/Anfang August auftreten. Dann allerdings kommt es zu einer gewissen Selbstreinigung, so daß sich die Gewichtsverluste zu einem Teil wieder ausgleichen (5). Bei Jungrindern auf Hochalmen werden diese Erscheinungen vielfach durch eine gleichzeitige Kokzidiose verstärkt.

Schon nach einmaliger Cooperia punctata-Infektion trat eine Entwicklungshemmung später aufgenommener Larven III ein, doch kam es meist erst nach wiederholten Re-Infektionen oder nach mehreren subkutanen Injektionen von jeweils ½ Mill. Larven III zu einer Immunität. Mit dem Kolostrum auf das Kalb übertragene Antikörper schützen nur vorübergehend (18).

Die in vitro-Züchtung von adulten Cooperia oncophora und C. punctata bis zur Eiablage ist möglich.

Nematodirose

Nematodirus-Infektion werden bei Rindern vor allem durch N. helvetianus, seltener durch N. filicollis, N. spathiger und N. battus verursacht. Es sind fadendünne Würmer mit einer länglichen Kutikula-Auftreibung am Vorderende *(Abb. 51 c).* Sie parasitieren im Dünndarm.

Männchen: 10–17 mm; Bursa mit 2 starken Lateral- und einem schwachen Dorsallappen; Spikula lang (1,5 mm) und dünn, die spitzen Enden vereinigt; Gubernakulum fehlt.

Weibchen: 12–25 mm; Vulva in der hinteren Körperhälfte; das dritte Körperviertel etwas durch die großen Eier im Uterus »aufgetrieben«; abgestumpftes Hinterende mit stachelartigem Fortsatz.

Eier: 160–230 × 85–120 µm; 4–8 Furchungskugeln.

Larve III: bescheidet; 1000–1100 µm; 8 Darmzellen; Hinterende zweilappig mit fingerförmigem Fortsatz; Schwanzlänge über 250 µm.

Die Differenzierung der einzelnen Arten erfolgt anhand der unterschiedlichen distalen Spikulaenden der Männchen.

N. helvetianus MAY, 1920: Spikula 900 bis 1250 µm; Spikulaspitzen von einer lanzettförmigen Membran (wie N. filicollis) umgeben; gemeinsame Spikulaspitze mit zwei seitlichen kurzen Ausläufern.

N. filicollis (RUDOLPHI, 1802): Spikula 750 bis 925 µm, zugespitzt; die Endspitzen von einer lanzettförmigen Membran umgeben.

N. spathiger (RAILLIET, 1896): Spikula 900 bis 1200 µm; Endspitzen von löffelförmiger Membran umgeben.

N. battus CROFTON u. THOMAS, 1951: Spikula ähnlich wie bei N. spathiger, jedoch nur 950 µm.

Entwicklung Die präparasitische Entwicklungsphase bei N. helvetianus erfordert unter optimalen Weidebedingungen (21 °C) 17–20 Tage; für den Schlupf der Larven ist unbedingt Feuchtigkeit erforderlich (19). Embryonierte Eier von N. spathiger überstehen tiefe Temperaturen (−10 °C) bis über 1 Jahr, ebenso bleiben Larven im Kot 450 Tage lebensfähig (29). Meist bleiben die Larven bis zur Erreichung des 3. Stadiums im Ei. Auf den Weiden überwinterte Eier übertragen die Infektion im frühen Sommer auf die Jungtiere der 1. Weideperiode; allerdings werden durch diese überwinterten Larven keine klinischen Erkrankungen verursacht. Ob auch die Larve III von N. helvetianus unmittelbar nach ihrer Entwicklung das Ei verläßt oder aber, wie diejenige von N. battus, grundsätzlich erst im Frühjahr bei einem Anstieg der Temperatur auf über 10 °C schlüpfen kann, ist nicht geklärt. Während der endogenen Entwicklung machen die Larven in der Dünndarmschleimhaut sowie teilweise in den darmeigenen Drüsen eine histotrophe Phase durch und werden nach 21–26 Tagen, bei Nematodirus helvetianus bereits nach 18 Tagen (Präpatenz) zwischen den Dünndarmzotten geschlechtsreif. Die Patenz variiert von 18 bei älteren bis 32 Tagen bei jungen Tieren.

Pathogenese Nur massive Infektionen führen gegen Ende der Präpatenz zu klinischen Symptomen (Diarrhoe, Freßunlust) und zu Gewichtsverlusten bis zu 33 %. Die ausgeschiedenen Eimengen sind nur gering. Vielfach werden N. helvetianus-Befall und Kokzidiose bei geälpten Jungrindern (mit lang anhaltendem, teilweise blutigem Durchfall) gemeinsam festgestellt.

Diagnose Die Nematodirus-Infektion läßt sich koproskopisch sehr leicht nachweisen durch die großen dünnschaligen Eier mit nur 4–8 Furchungskugeln *(Abb. 29 j).*

Bekämpfung (s. S. 186).

Literatur

1. ALBERS, G. A. A., A. KLOOSTERMAN, R. VAN DEN BRINK (1982): Seasonal variation in resistance of calves to experimental infections with Cooperia oncophora. Vet. Parasitol. **9**, 217–222. – **2.** BARGER, I. A., H. C. GIBBS (1981): Milk production of cows infected experimentally with trichostrongylid parasites. Vet. Parasitol. **9**, 69–73. – **3.** BERNHARD, D. (1979): Magendarmwürmer bei Milchkühen (Untersuchungen über das Vorkommen im Labmagen, Labmagenschleimhaut und Dünndarm von 198 Milchkühen). TU München: Agrar. Diss. – **4.** BISSET, S. A. (1980): Goats and sheep as hosts for some common cattle trichostrongylids. Vet. Parasitol. **7**, 363–368. – **5.** BORGSTEEDE, F. H. M.,

J. Hendriks (1979): Experimental infections with Cooperia oncophora (Railliet, 1918) in calves. Results of single infections with two graded dose levels of larvae. Parasitology **78**, 331–342. – **6.** Borgsteede, F. H. M. (1981): Experimental cross-infections with gastrointestinal nematodes of sheep and cattle. Z. Parasitenkd. **65**, 1–10. – **7.** Bürger, H. J. (1981): Neue Aspekte in der Bekämpfung von Weideparasitosen bei Kälbern. Tierzüchter **33**, 152–154. – **8.** Canale, A., M. E. Valente, U. Dotta, T. Balbo (1977): The digestive utilization of the diet in calves experimentally infected with Ostertagia ostertagi. Folia Vet. Latina **7**, 82–90. – **9.** Chiejina, S. N., F. G. Clegg (1978): Some observations on the epidemiology of ostertagiasis in calves in Britain: an analysis of laboratory diagnostic and field data for 1974 to 1976. Brit. Vet. J. **134**, 541–550. – **10.** Čorba, J., T. Reis, R. Gruebler (1980): Effect of dehelmintization in dairy cattle with subclinical helminthoses on milk production. Helminthologia **17**, 219–224. – **11.** Dotta, U., T. Balbo, O. Abate, M. G. Gallo, R. Guglielmino (1977): Clinical observations on experimental infection of the calf with Ostertagia ostertagi. Clinica Vet. **100**, 685–696. – **12.** Eckert, J., H. J. Bürger (1979): Die parasitäre Gastroenteritis des Rindes. Berl. Münch. Tierärztl. Wschr. **92**, 449–457. – **13.** Ecklundt, E. D. (1981): Magen-Darm-Strongyliden bei zweitsömmrigen Rindern: Epizootologische Erhebungen während einer Weidesaison. Hannover: Vet. med. Diss. – **14.** Grenvold, J. (1979): On the possible role of earthworms in the transmission of Ostertagia ostertagi third-stage larvae from feces to soil. J. Parasitol. **65**, 831–832. – **15.** Herlich, H. (1978): Resistance dynamics of calves to infection with Trichostrongylus axei. Vet. Parasitol. **4**, 153–160. – **16.** Hinaidy, H. K., H. Prosl, R. Supperer (1979): Ein weiterer Beitrag zur Gastrointestinal-Helminthenfauna des Rindes in Österreich. Wien. Tierärztl. Mschr. **66**, 77–82. – **17.** Jørgensen, R. J., P. Nansen, Sv. Aa. Henriksen, Kr. Sejrsen, J. Brolund Larsen, S. Klausen (1978): Ostertagiasis in calves. II. Infection parameters and body weight gains following housing. Vet. Parasitol. **4**, 55–68. – **18.** Kloosterman, A.,

J. Benedictus, Hosdee Aghina (1980): Colostral transfer of anti-nematode antibodies in cattle and its significance for protection. Vet. Parasitol. **7**, 133–142. – **19.** Parkin, J. T. (1976): The effect of moisture supply upon the development and hatching of the eggs of Nematodirus battus. Parasitology **73**, 343–354. – **20.** Perl, R., F. Inderbitzin, J. Eckert (1981): Epizootologie und Bedeutung des Endoparasitenbefalles bei Rindern in alpinen Weidegebieten. Schweiz. Arch. Tierheilk. **123**, 167–188. – **21.** Petrochenko, V. I., N. A. Akulin (1978): Development of cattle strongyle larvae on pastures. Trudy Vses. Inst. Gel'mint. K.I. Skryabina **24**, 91–97. – **22.** Pott, J. M., R. M. Jones, R. L. Cornwell (1978): Observations on parasitic gastroenteritis and bronchitis in grazing calves. Int. J. Parasit. **8**, 331–339. – **23.** Raynaud, J. P., L. Gruner (1982): Feasibility of herbage sampling in large extensive pastures and availability of cattle nematode infective larvae in mountain pastures. Vet. Parasitol. **10**, 57–64. – **24.** Samizadeh-Yzad, A., A. C. Todd (1979): Observations on the pathogenic effects of Nematodirus helvetianus in dairy calves. Am. J. Vet. Res. **40**, 48–51. – **25.** Smith, S. B., H. C. Gibbs (1981): Effects of naturally acquired mixed helminth parasitism in yearling dairy calves. Am. J. Vet. Res. **42**, 1065–1072. – **26.** Snider, T. G., J. C. Williams, D. S. Sheehan, R. H. Fuselier (1981): Plasma pepsinogen, inhibited larval development, and abomasal lesions in experimental infections of calves with Ostertagia ostertagi. Vet. Parasitol. **8**, 173–183. – **27.** Tharaldsen, J. (1976): The epidemiology of trichostrongylid infections in young cattle in Norway. Acta Vet. Scand. Suppl. **61**. – **28.** Winkelmayer, R. (1981): Über die Bestimmung und den Gehalt von Pepsinogen im Blut von mit Ostertagia ostertagi infizierten Rindern. Wien: Vet. med. Diss. – **29.** Zurliński, P. (1978): The effect of freezing, high temperature and desiccation on Nematodirus spathiger Railliet, 1896 ova and larvae. Vet. Med. Nauki **15**, 107–116. – **30.** Smeal, M. G., A. D. Donald (1982): Inhibition of development of Ostertagia ostertagi-effect of temperature on the infective larval stage. Parasitology **85**, 27–32.

Schaf und Ziege

Trichostrongylidosen bei Schafen haben in großen Schafzuchtländern (Australien, Schottland) eine erhebliche wirtschaftliche Bedeutung, da sie neben vereinzelten Todesfällen eine Beeinträchtigung der Fleischleistung, der Wollqualität und der Zuchterfolge bedingen. In diesen Ländern sind umfangreiche Untersuchungen über die Epizootologie, Pathogenese und Bekämpfung der Trichostrongylidosen durchgeführt worden, während entsprechende Erhebungen im deutschsprachigen Gebiet lediglich in der Schweiz in größerem Umfange gemacht wurden.

Einzelheiten der Morphologie, Entwicklung sowie der Pathogenese werden nach Wurmgattungen getrennt im folgenden aufgezeigt, während die für die extensive und die intensive Schafhaltung unterschiedlichen und auf der Kenntnis der Epizootologie aufbauenden Vorbeuge- und Bekämpfungsmaßnahmen am Schluß dieses Abschnittes gemeinsam für die verschiedenen Strongylidosen besprochen werden sollen (S. 186–194). Eine Differenzierung der Eier, ausgenommen Nematodirus, ist nicht möglich. Für eine spezifische Gattungsbestimmung ist deshalb die Züchtung der Larven III (8 Tage bei 20–22 °C) insbesondere bei epizootologischen Untersuchungen erforderlich.

Haemonchose

Die durch Haemonchus contortus verursachte Magenwurmseuche kommt bei Schaf und Ziege ebenso häufig vor wie bei Muffel-, Reh-, Gams- und Steinwild. Sie hat vor allem bei der Koppelschafhaltung eine erhebliche wirtschaftliche Bedeutung, während sie in der Wanderschäferei und bei der Älpung von kleinen Wiederkäuern (Extensivhaltung) selten klinisch in Erscheinung tritt.

Haemonchus contortus (RUDOLPHI, 1803) (s. S. 168) zeichnet sich durch eine besonders hohe Eiproduktion aus. Dies führt zu einer erheblichen Kontamination der Weiden vor allem durch die Mutterschafe, bei denen »spring rise« oder »post parturient rise« besonders deutlich auftritt, allerdings bei erstmals lammenden Schafen wesentlich deutlicher als bei älteren Muttertieren (23). Eine Überwinterung von Eiern oder Larven auf der Weide ist nur sehr selten möglich. Die Hauptinfektionsmonate sind Juni und Juli, so daß es im August zu Erkrankungen bei Jungtieren kommt. Ab September treten gehemmte Larven IV (Hypobiose) im Labmagen auf. Die Präpatenz beträgt bei Lämmern 12–15, bei älteren Schafen 16–24 Tage.

Pathogenese Auch bei den kleinen Wiederkäuern führt die Haemonchus-Infektion zu Entzündungen und Blutungen (6, 7) der Labmagenschleimhaut, zu einer Erhöhung des pH des Labmageninhaltes von 2,2–2,7 auf 5,8–6,5, zu Motilitätsstörungen des Abomasus infolge der histotropen Entwicklung der Larven IV (10), zu einer verringerten Wirksamkeit der Fermente und zu erheblichen Verdauungsstörungen. Bei starken Reinfektionen bedingt die durch die in die Drüsenzellen eindringenden Larven verursachte Änderung der physiologischen Verhältnisse sogar ein Ausstoßen der bisher vorhandenen Adultengeneration (self cure) innerhalb von wenigen Tagen. Diese veränderten Verhältnisse wirken sich auch auf den Dünndarm aus und führen z. B. bei gleichzeitiger Nematodirus-Infektion zu einer Verminderung dieses Befalles; darin liegt wohl die Erklärung für die vielfach erhärtete Beobachtung, daß bei starkem Haemonchus-Befall nur wenig Nematodirus-Formen gleichzeitig vorhanden sind.

Die klinischen Symptome bestehen bei frischer Infektion in Temperaturanstieg, Puls- und Atembeschleunigung, Anämie, Leukopenie und Lymphopenie (1), Lymphknotenschwellung und stärker werdender Diarrhoe. Gleichzeitig kommt es zu einer wesentlichen Beeinträchtigung von Wollmenge und Wollqualität; auch die Mastleistung geht infolge der schlechten Futterverwertung anfangs deutlich zurück (15), erholt sich aber später wieder. Es wird ferner eine Störung der Brunst vermutet.

Neuerdings wurden unterschiedlich resistente Schaf- und Ziegenrassen gegen Haemonchus contortus festgestellt; hierfür werden genetische Faktoren verantwortlich gemacht (3, 28); es sind dabei entweder die Entwicklung der Würmer verzögert (längere Präpatenz), ihre pathogene Wirkung geringer (keine klinische Erkrankung) und eine Selbstheilung die Regel. In gleicher Weise sind Haemonchus-Stämme mit großer oder geringer Pathogenität bekannt.

Pathologisch-anatomisch fallen die fleckig geröteten und mit bräunlichem Schleim bedeckte Mukosa, teilweise geschwürige Schleimhautdefekte sowie Hydrothorax, Hydroperikard und die unter Umständen hochgradige Anämie auf.

Eine Immunität entwickelt sich erst nach mehrmaligen und über längere Zeit sich erstreckenden Infektionen und wird deshalb erst bei 6–8 Monate alten Schafen deutlich, so daß Reinfektionen nicht mehr angehen oder die vorhandenen gedrehten Magenwürmer spontan abgehen (2, 25). Bei 9 Monate alten Schafen ist ferner eine Vakzinierung durch zweimalige Applikation von mit Co^{60} bestrahlten Drittlarven erfolgreich (32). Auch Gaben von Trichostrongylus axei-Larven machten 3 Monate später massive Haemonchus-Infektionen unmöglich (29), sofern nicht zuvor eine Therapie durchgeführt wurde (38).

Bekämpfung Prophylaktische Maßnahmen stehen im Vordergrund, wobei infolge der unterschiedlichen Haltung (ganzjährige Standweiden, Koppelhaltung, klassische Wanderschafherden) allgemein anwendbare und ökonomisch tragbare Bekämpfungsverfahren nicht beispielmäßig angeführt werden können. Eine sinnvolle Kombination von Weidemanagement und Chemotherapie (zum biologisch richtigen Zeitpunkt) ist anzustreben; trotz zweier strategischer Wurmbehandlungen (z. B. vor dem Weideauftrieb und Ende Juni) kann sicherlich auf einen Weidewechsel vor der Hauptinfektionszeit nicht verzichtet werden (20). Eine Immunisierung gegen Hae-

monchus mit geringen Gaben von Trichostrongylus axei oder Ostertagia circumcincta gelang nicht (30, 37).
Die wirksamen Anthelminthika sind in *Tab. 9* (S. 189) aufgeführt.

Ostertagiose

Als Erreger der Ostertagiose kommen in Europa bei den kleinen Wiederkäuern Ostertagia circumcincta und O. trifurcata, nur selten Marshallagia marshalli vor.

Ostertagia circumcincta (STADELMANN, 1894):

Männchen: 7,5–9 mm; Spikula 230–450 µm, mit einem stumpfen Ende und einem spitzen Ast; Gubernakulum tennisschlägerartig.
Weibchen: 9–12 mm; knapp vor der Schwanzspitze »ringartig« verdickt; Vulva mit Lappen.

Ostertagia trifurcata RANSOM, 1907 (syn. Teladorsagia davtiani ANDREEVA u. SATUBALDIN, 1954):

Männchen: 5–8,8 mm; Spikula 160–320 µm, mit dreiteiligen Enden, wobei der längste und dickste Ast knopfförmig abgestutzt ist und die beiden kürzeren Äste stachelförmig sind.
Weibchen: 10 mm; ohne Vulvalappen.

Marshallagia marshalli (RANSOM, 1907):

Männchen: 7–9,2 mm; Spikula 180–210 µm mit dreiteiligem Ende (ohne fächerförmige Membran); Gubernakulum fehlt.
Weibchen: 12–20 mm; Vulva etwa 2 mm vom Schwanzende entfernt, mit Lappen.
Eier: 160–200 × 70–90 µm groß.

Entwicklung Für die exogene Entwicklung von O. circumcincta und O. trifurcata gilt das für die Ostertagia-Arten (O. ostertagi, O. lyrata) des Rindes Gesagte. Marshallagia marshalli entwickelt sich bei optimaler Temperatur (25–30 °C) in 6 Tagen zur Infektionslarve. Die Larven III überwintern zu einem erheblichen Teil (40 %), bleiben maximal 17 Monate lebens- und infektionsfähig (36) und verursachen deshalb eine starke und vielfach in den Sommer reichende Weidekontamination.

Die in die Labmagendrüsen eingedrungenen Larven III von O. circumcincta häuten sich nach 3 Tagen zu Larven IV. Während ein Teil von ihnen unmittelbar nach der Häutung ins Magenlumen wandert und dort innerhalb von 8–16 Tagen die Geschlechtsreife erreicht, bleibt der andere Teil etwa 3 Monate lang in der Mukosa vor allem der Pylorusregion sowie in der Umgebung der Kardia. Diese »Ruhestadien« werden während der Zeit der Ablammung und Laktation geschlechtsreif und bewirken einen erheblichen Anstieg der Eiausscheidung im Frühjahr.

Marshallagia marshalli-Larven IV wurden erstmals 5 Tage p. i., Präadulte ab dem 17. Tag isoliert. Nach einer Präpatenz von 30 Tagen beginnt die Eiausscheidung. Auch hier bleibt etwa ein Drittel der Würmer in Hypobiose.

Ende Juni/Anfang August scheiden Jungschafe die meisten Ostertagia-Eier aus; die massive Weidekontamination bedingt die im August bei der Koppelhaltung häufig auftretenden Erkrankungen und Todesfälle. Dagegen gibt es in extensiven Schafbetrieben (Wanderschäferei, Haltung auf Hochalmen) kaum Ausfälle, da durch den Weidewechsel massive Infektionen vermieden werden.

Pathogenese Ostertagia circumcincta ist neben H. contortus die häufigste und pathogenste Trichostrongylidenart bei kleinen Wiederkäuern; bestimmte Schafrassen (z. B. Awassi-Schaf) scheinen besonders empfänglich zu sein (4). Klinisch sind verminderte Futterverwertung und Gewichtsverluste bis zu 47 %, Diarrhoe sowie stumpfe Wolle wesentliche Symptome (33, 34). Da sich Schleimhautbezirke infolge der hochgradigen Entzündung ablösen, wird gleichzeitig eine große Zahl der adulten Würmer abgestoßen; es kommt also während der akuten Krankheitsphase bereits zu einer Reduzierung der Wurmbürde.

Pathologisch-anatomisch weisen diffuse Rötungen und Schwellungen der Labmagenschleimhaut auf eine ausgedehnte katarrhalische Entzündung hin. Die chronische Verlaufsform ist gekennzeichnet durch Schleimhautulzera mit wallartigen Rändern und kraterförmigem Aussehen. Bildung und Konfluieren von Ostertagia-Knötchen sind im allgemeinen bei kleinen Wiederkäuern geringer als beim Rind; trotzdem können bei massivem

Befall diphtheroide Beläge und eine starke Ödematisierung auftreten (17).

Durch zweimalige Applikation von je 50 000 bestrahlten O. circumcincta-Drittlarven konnte eine wirksame Immunität erreicht werden (6); dagegen erbrachten wiederholte Gaben kleiner Mengen intakter Larven III keinen deutlichen Schutz (19). Im Verlaufe natürlicher Infektionen kommt es zu einem Anstieg von IgG, IgM und IgA.

In einigen Schafzuchtländern, in denen Anthelminthika häufig z. T. in subtherapeutischen Dosen angewendet wurden, sind chemoresistente O. circumcincta-Stämme gegenüber bestimmten Formulierungen bekannt (22).

Trichostrongylose

Von der Gattung Trichostrongylus finden sich neben T. axei bei Schaf und Ziege häufig T. colubriformis und T. vitrinus, selten T. longispicularis. Die Differenzierung der Arten dieser haardünnen, rötlichbraunen, 3–7,5 mm großen Würmer ist nur anhand von Gestalt und Größe der Spikula der Männchen möglich.

Trichostrongylus colubriformis (GILES, 1892): Spikula ungleich, 123–154 und 136–171 µm.

Trichostrongylus vitrinus Looss, 1905: Spikula gleich lang und gerade, 160–170 µm, distal stark verdünnt *(Abb. 51 b)*.

Trichostrongylus longispicularis GORDON, 1933: Spikula 186 und 176 µm; Gubernakulum 110 µm lang.

Entwicklung Trichostrongylus-Eier entwickeln sich bei weniger als 9 °C Außentemperatur nur sehr langsam und gehen bald zugrunde. Eine Überwinterung ist zumindest unter den klimatischen Bedingungen des Alpenraumes nicht möglich, da auch Larven III bei Temperaturen unter 10 °C in kurzer Zeit absterben; Austrocknung überstehen sie jedoch bei 20 °C länger als 2 Monate (35). Bei Sommertemperaturen erfordert die exogene Entwicklung von T. axei und von T. vitrinus mindestens 12 Tage; die Drittlarven überleben im Kot 106, an Pflanzen 208 Tage (12). Im Wirt dringen sie für 5 Tage in die Schleimhaut der proximalen Dünndarmabschnitte, häuten sich und werden innerhalb von 18 Tagen geschlechtsreif (Präpatenz 21 Tage). Im Herbst aufgenommene Drittlarven von T. axei, T. vitrinus und T. colubriformis machen als Larven IV eine Hypobiose durch und werden erst im Frühjahr oder etwa 6 Wochen nach dem Ablammen geschlechtsreif (18). In tropischen Gebieten tritt die Hypobiose während der Trockenzeit auf (31).

T. colubriformis läßt sich in definierten Medien in 16–27 Tagen bis zur Geschlechtsreife kultivieren (16); diese Art wird auch im Magen und Dünndarm des Gerbil innerhalb von 28 Tagen adult (27).

Pathogenese Da die Eiausscheidung bei Schaf und Ziege in den Sommermonaten das Maximum erreicht, treten Krankheitserscheinungen bei den Jungtieren erst im August/September auf. Während der akuten Erkrankungsphase beobachtet man Anorexie, Pansenparese, Durchfälle und schwere Hypoalbuminämien (5). Die chronische Trichostrongylose ist durch schlechte Futteraufnahme, Gewichtsverluste bis zu 30% und qualitative Wollveränderungen gekennzeichnet. Pathologisch anatomisch fallen hochgradige Entzündungen im Bereich der vorderen 5–7 m des Dünndarmes auf (13).

Erst im Verlaufe von 4–5 Monaten bildet sich eine Immunität aus; es gehen erhebliche Wurmmengen ab und die Ausscheidung von Wurmeiern wird stark reduziert. Eine künstliche Immunisierung gelang mit mehrmaligen oralen Gaben von je 20 000 bestrahlten T. colubriformis-Infektionslarven (14, 21). Dabei wird die bei der Immunisierung vorübergehend eintretende Verringerung der Gewichtszunahme nach der Anthelminthikumgabe wieder weitgehend ausgeglichen (39).

Cooperiose

Neben den auch beim Rinde vorkommenden Cooperia oncophora, C. punctata und C. zurnabada (s. S. 173) ist Cooperia curticei ein häufiger Parasit von Schaf und Ziege.

Cooperia curticei (RAILLIET, 1893):

Männchen: 4,6–5,4 mm lang; Bursa mit lyraförmigen Seitenästen *(Abb. 51 a)* der Dorsalrippe; Spikula 135–145 µm.

Weibchen: 5,8–6,2 mm lang; Vulva 1,3 mm vom Schwanzende entfernt.

Entwicklung C. curticei-Eier entwickeln sich innerhalb von 5 Tagen zu Infektionslarven, die bei 10–15 °C bis zu 10 Monate lebensfähig bleiben. Eine Überwinterung ist möglich. Cooperia findet man häufig gemeinsam mit Ostertagia bei Schafen auf hochgelegenen Almweiden.

Die aufgenommenen Infektionslarven häuten sich in den Dünndarmkrypten, kommen nach 4 Tagen als Larven IV wieder in das Darmlumen und erreichen zu einem wesentlichen Teil nach 15 Tagen die Geschlechtsreife.

Pathogenese Im allgemeinen verläuft eine reine Cooperiose bei Schafen subklinisch. In der Regel handelt es sich jedoch um Mischinfektionen mit verschiedenen Trichostrongylidengattungen, deren gemeinsame pathogene Wirkung dann entsprechende klinische Symptome sowie pathologische Veränderungen verursacht.

Nematodirose

In Mitteleuropa finden sich bei kleinen Hauswiederkäuern die bereits beim Rind (S. 174) beschriebenen Nematodirusarten N. helvetianus, N. filicollis und N. spathiger, seltener N. battus. Da Nematodirus-Eier eine sehr lange Entwicklungszeit haben und die Larven meist erst im nächsten Jahr auf der Weide infektionstüchtig sind (8), spielen diese Infektionen bei extensiver Schafhaltung (mit vielfachem Weidewechsel) keine wirtschaftliche Rolle. Dagegen können sie bei Koppel-Schafhaltung ein ernstes hygienisches Problem darstellen und gezielte therapeutische Maßnahmen erfordern.

Nematodirus wird vielfach durch Zukauf von einzelnen Zuchttieren in die Herde eingeschleppt. Die Symptome einer Nematodirose sind nicht spezifisch; sie ist deshalb klinisch nur schwer von der Kokzidiose zu unterscheiden (9). Eine Vakzinierung gelang sowohl i. p. mit Larven IV als auch oral mit Larven III von N. spathiger (26).

Literatur

1. ADAMS, D. B. (1981): Changes in blood leukocytes, bone marrow and lymphoid organs in sheep infected with Haemonchus contortus. Int. J. Parasitol. **11**, 309–317. – 2. ADAMS, D. B., K. J. BEH (1981): Immunity acquired by sheep from an experimental infection with Haemonchus contortus. Int. J. Parasitol. **11**, 381–386. – 3. ALTAIF, K. I., I. D. DARGIE (1978): Genetic resistance to helminths. The influence of breed and haemoglobin type on the response of sheep to re-infection with Haemonchus contortus. Parasitology **77**, 177–187. – 4. AL-SAQUR, I. M., K. I. ALTAIF, A. J. AL-ZUBAIDY (1981): Study on the pathogenicity of ostertagiosis due to Ostertagia circumcincta in sheep in Iraq. Vet. Parasitol. **9**, 133–143. – 5. BARKER, I. K., D. A. TITCHEN (1982): Gastric dysfunction in sheep infected with Trichostrongylus colubriformis, a nematode inhabiting the small intestine. Int. J. Parasitol. **12**, 345–356. – 6. BEZUBIK, B., H. WEDRYCHOWICZ, M. J. ULMER (1980): Further studies on the immunological response of sheep to UV-irradiated larvae of Ostertagia circumcincta. Acta parasitol. pol. **27**, 247–256. – 7. BEZUBIK, B., E. BYSZEWSKA-SZPOCINSKA, M. STANKIEWICZ (1980): Immunological studies on experimental haemonchosis in sheep. II. Hematological observations after single infections. Acta parasitol. pol. **27**, 391–397. – 8. BOAG, B., R. J. THOMAS (1975): Epidemiological studies on Nematodirus species in sheep. Res. Vet. Sci. 19, 263–268. – 9. BORGSTEEDE, F. H. M., C. D. W. KÖNIG (1979): Nematodirus battus definitely established in the Netherlands. Tijdschr. Diergeneesk. **104**, 825–828. – 10. BUENO, L., A. DAKKAK, J. FIORAMONTI (1982): Gasto-duodenal motor and transit disturbances associated with Haemonchus contortus infection in sheep. Parasitology **84**, 367–374. – 11. CALLINAN, A. P. L. (1978): The ecology of the free-living stages of Trichostrongylus axei. Int. J. Parasitol. **8**, 453–456. – 12. CALLINAN, A. P. L. (1979): The ecology of the free-living stages of Trichostrongylus vitrinus. Int. J. Parasitol. **9**, 133–136. – 13. COOP, R. L., K. W. ANGUS, A. R. SYKES (1979): Chronic infection with Trichostrongylus vitrinus in sheep. Pathological changes in the small intestine. Res. Vet. Sci. **26**, 363–371. – 14. DINEEN, J. K., R. G. WINDON (1980): The effect of sire selection on the response of lambs to vaccination with irradiated Trichostrongylus colubriformis larvae. Int. J. Parasitol. **10**, 189–196. – 15. DONALD, A. D. (1979): Effects of parasites and disease on wool growth. Leura: National Workshop. – 16. DOUVRES, F. W. (1980): In vitro development of Trichostrongylus colubriformis, from infective larvae to young adults. J. Parasitol. **66**, 466–471. – 17. DURHAM, P. J. K., D. C. ELLIOT (1976): Experimental Ostertagia spp. infection of sheep: development of worm populations and lesions resulting from different dose-levels of larvae. Vet. Parasitol. **2**, 157–166. – 18. EYSKER, M. (1978): Inhibition of the development of Trichostrongylus spp. as third stage larvae in sheep. Vet. Parasitol. **4**, 29–33. – 19. GIBSON, T. E., G. EVERETT (1976): Effect of different levels of intake of Ostertagia circumcincta larvae on the faecal egg counts and weight gain of lambs. J. Comp. Path. **86**, 269–274. – 20. GÖTZ, F. (1979): Versuche zur strategischen Bekämpfung der Haemonchose des Schafes mit Fenbendazol (Panacur®). Zürich: Vet. med. Diss. – 21. GREGG, P., J. K. DINEEN (1978): The response of sheep vaccinated with irradiated Trichostrongylus colubriformis larvae to impulse and sequential challenge with normal larvae. Vet. Parasitol. **4**, 49–53. – 22. LE JAMBRE, L. F., W. H. SOUTHCOTT, K. M. DASH (1977): Resistance of selected lines of Osterta-

gia circumcincta to thiabendazole, morantel tartrate and levamisole. Int. J. Parasitol. **7**, 473–379. – **23.** JANSEN, J. (1978): The significance of the lactation period number for the spring rise phenomenon in sheep. Parasitology **77**, XVII. – **24.** KASSAI, T., F. HOLLÓ (1979): Investigations on the immunogenic effect of experimental Trichostrongylus colubriformis infection in young lambs. Helminthologia **16**, 121–126. – **25.** LUFFAU, G., P. PERY, A. PETIT (1981): Self-cure and immunity following infection and reinfection in ovine haemonchosis. Vet. Parasitol. **9**, 57–67. – **26.** MATTHEWS, D. (1979): Vaccination of sheep against Nematodirus spp. Vet. Parasitol. **5**, 243–252. – **27.** PANITZ, E., K. L. SHUM (1981): Distribution of Trichostrongylus axei, T. vitrinus and T. colubriformis in the stomach and small intestine of the gerbil, Meriones unguiculatus. J. Parasitol. **67**, 218. – **28.** PRESTON, J. M., E. W. ALLONBY (1978): The influence of breed on the susceptibility of sheep and goats to a single experimental infection with Haemonchus contortus. Vet. Rec. **103**, 509–512. – **29.** REINECKE, R. K., H. M. SNYMAN, H. SEAMAN (1979): Studies on Haemonchus contortus. II. The effect of abomasal nematodes on subsequent challenge with H. contortus. Onderstepoort J. Vet. Res. **46**, 199–205. – **30.** REINECKE, R. K., C. BRUCKNER, I. L. DE VILLIERS (1981): Studies on Haemonchus contortus. IV. The effect of Trichostrongylus axei and Ostertagia circumcincta on challenge with H. contortus. Onderstepoort J. Vet. Res. **48**, 229–234. – **31.** SCHILLHORN VAN VEEN, T. W., R. A. A. OGUNSUSI (1978): Periparturient and seasonal rise in the trichostrongylid egg output of infected ewes during the dry season in Northern Nigeria.

Vet. Parasitol. **4**, 377–383. – **32.** SMITH, W. D., M. G. CHRISTIE (1978): Haemonchus contortus: local and serum antibodies in sheep immunised with irradiated larvae. Int. J. Parasitol. **8**, 219–223. – **33.** SYKES, A. R., R. L. COOP (1977): Intake and utilization of food by growing sheep with abomasal damage caused by daily dosing with Ostertagia circumcincta larvae. J. Agric. Sci. **88**, 671–677. – **34.** SYMONS, L. E. A., J. W. STEEL, W. O. JONES (1981): Effects of level of larval intake on the productivity and physiological and metabolic responses of lambs infected with Ostertagia circumcincta. Austr. J. Agric. Res. **32**, 139–148. – **35.** WHARTON, D. A. (1982): The survival of desiccation by the free-living stages of Trichostrongylus colubriformis (Nematoda: Trichostrongylidae). Parasitology **84**, 455–462. – **36.** ZHIDKOV, A. E. (1976): Infectivity of overwintered larvae of Ostertagia circumcincta. Veterinariya Moscow **2**, 61–62. – **37.** REINECKE, R. K., J. L. DE VILLIERS, CH. BRÜCKNER (1982): Studies on Haemonchus contortus. VI. Attempts to stimulate immunity to abomasal trichostrongylids in Merino sheep. Onderstepoort J. Vet. Res. **49**, 3–6. – **38.** REINECKE, R. K., CH. BRÜCKNER, J. L. DE VILLIERS (1982): Studies on Haemonchus contortus. VII. The effect of treatment of Trichostrongylus axei prior to challenge with H. contortus. Onderstepoort J. Vet. Res. **49**, 69. – **39.** WAGLAND, B. M., J. W. STEEL, J. K. DINEEN (1982): Effect of vaccination and challenge on liveweight and woolgrowth in sheep infected with Trichostrongylus colubriformis. Abstr. Proc. V. Int. Congr. Parasitol., Canada, 393.

Trichostrongyliden der Haus- und Wildwiederkäuer

Manche Trichostrongylidenarten der Hauswiederkäuer kommen auch beim heimischen Schalenwild vor. Zur besseren Orientierung sind diese in der *Tab. 8* zusammengestellt. Inwieweit eine gegenseitige Übertragung tatsächlich möglich ist, muß in vielen Fällen

Tab. 8 Trichostrongyliden von Hauswiederkäuern auch beim Schalenwild (nach: HINAIDY et al. (14), PROSL (20), × = anderen Autoren)

Parasitenart	Mufflon	Steinbock	Gemse	Reh	Rothirsch	Damhirsch
Haemonchus contortus	+++	+	++	++	+	(+)
Ostertagia circumcincta	+++	+++	+++	(+)	(+)	×
Ostertagia pinnata	+	+	+	(+)		
Ostertagia trifurcata	+	++	++	(+)	(+)	×
Ostertagia ostertagi	×	+	+	+	+	×
Skrjabinagia lyrata		×		(+)	×	×
Trichostrongylus axei	+++	+++	++	++	+	+
Trichostrongylus capricola	+	+++	++	++	(+)	×
Trichostrongylus colubriformis	+	++	+	(+)	×	+
Trichostrongylus vitrinus	++	++	+	(+)	×	+
Cooperia curticei				×		×
Cooperia oncophora	×	×		(+)	+	
Cooperia punctata				×	×	×
Cooperia zurnabada				×		
Nematodirus battus				×		
Nematodirus helvetianus			×	×	×	
Nematodirus filicollis	+	+++	+++	×	(+)	(+)
Nematodirus spathiger		×	+	×	×	

experimentell erst geklärt werden. Sicherlich können die vom Rind ausgehenden Ansteckungen für das Wild als gering beurteilt werden, dagegen sind Schaf und Reh, soweit dies Versuche für einige Trichostrongylidenarten bereits ergeben haben, potentielle gegenseitige Infektionsquellen.

Literatur

1. BALBO, T., R. CONSTANTINI, U. PERACINO (1973): Gastro-intestinal nematodes of ibex (Capra ibex) and chamois (Rupicapra rupicapra) in the Gran Paradiso national park (ital.). Parassitologia 15, 273–280. – 2. BARTH, D. (1972): Diagnose und Therapie des Magen-Darm-Nematodenbefalles bei Reh- und Rotwild. Deutsche tierärztl. Wschr. 79, 508–514. – 3. BARTH, D., P. DOLLINGER (1975): Zur Wirtsspezifität der Magen-Darm-Nematoden von Reh, Schaf und Rind. Z. Jagdwiss. 21, 164–182. – 4. BOCH, J., F. HÖRCHNER (1962): Endoparasiten des Muffelwildes. Berl. Münch. Tierärztl. Wschr. 75, 325–328. – 5. BÖCKELER, W., R. SEGEBADE (1977): Prüfung der Wirksamkeit von Panacur gegen Magen-Darm-Nematoden des Damwildes. Tierärztl. Umschau 32, 473–478. – 6. BOUVIER, G., B. HÖRNING (1963): Parasitologische Untersuchungen am Steinwild der Schweiz, unter besonderer Berücksichtigung der Kolonien am Mont Pleureur und am Piz Albris. Rev. Suisse Zool. 70, 611–676. – 7. BROEK, E., J. VAN DEN JANSEN (1964): Parasites of animals in the Netherlands. Supplement II: Parasites of wild mammals. Tijdschr. Diergeneesk. 34, 103–105. – 8. DOLLINGER, P. (1973): Beitrag zur Kenntnis der Magen-Darm-Parasitenfauna des Rehwildes in der Nordostschweiz. Z. Jagdwiss. 19, 14–25. – 9. DOLLINGER, P. (1981): Parasitenbefall, Sterblichkeit und Todesursachen bei Rehen. Verhandlungsber. XXIII. Int. Sympos. Erkr. Zootiere Halle, 161–173. – 10. DROZDZ, J. (1966): Studies on helminths and helminthiases in Cervidae. II. The helminth fauna in Cervidae in Poland. Acta Parasit. polon. 14, 1–13. – 11. DUNN, A. M. (1965): The gastrointestinal helminths of wild ruminants in Britain. I. Roe deer, Capreolus capreolus capreolus. Parasitology 55, 739–745. – 12. DYK, V. (1961): Herausbildung der Schmarotzerfauna des Muffelwildes in der CSSR und ihre Beziehung zum übrigen Wilde und zu Weidetieren. Angew. Parasit. 2, 26–28 u. 44–48. – 13. GUILDAL, J. A. (1962): Endoparasites of Danish red deer (Cervus elaphus L.) and Danish fallow deer (Dama dama l.). Yearb. Roy. Vet. Agric. Coll. Copenhagen, 49–61. – 14. HINAIDY, H. K., H. PROSL, R. SUPPERER (1979): Ein weiterer Beitrag zur Gastrointestinal-Helminthenfauna des Rindes in Österreich. Wien. tierärztl. Mschr. 66, 77–82. – 15. JANSEN, J. (1963): Some problems related to the parasite interrelationship of deer and domestic animals. Transact. the VI. Congr. Int. Un. of Game Biologists, Bournemouth, 127–131. – 16. KOTRLA, B., A. KOTRLY (1977): Helminths of wild niminants introduced into Czechoslovakia. Fol. Parasitologica 24, 35–40. – 17. KOTRLY, A., B. KOTRLA-ERHARDOVA (1970): Helminths of chamois (Rupicapra rupicapra) from the Jeseniky and Luzicke Hory Mountains in the CSR (tschech., engl. Zusf.). Prace VULHM 39, 59–77. – 18. KOTRLY, A., B. KOTRLA (1972): Helminthenfauna des Schalenwildes in der CSSR. Polovnicky zbornik (Folia venatoria) II, 141–159. – 19. NILSSON, O. (1971): The interrelationship of endoparasites in wild cervids (Capreocaulus capreocaulus L. and Alces alces L.) and domestic ruminants in Sweden. Act. vet. Scand. 12, 36–68. – 20. PROSL, H. (1982): Zur Helminthenfauna heimischer Wildwiederkäuer Poster-Session, 10. Tagung DGP Hohenheim. – 21. SIEFKE, A.: Ergebnisse neuerer Untersuchungen über den Parasitenbefall von Reh- und Damwild. Dtsch. Acad. Landwirtsch. Berlin, DDR 1965. Beiträge zur Jagd- und Wildforschung IV, 135–145.

Strongylidosen und Ancylostomatosen

Aus der Familie der Strongylidae kommen bei Wiederkäuern Vertreter der Gattung Oesophagostomum im distalen Teil des Dünndarmes und im Dickdarm sowie Chabertia ovina im Kolon vor. Aus der Familie der Ancylostomatidae parasitieren bei Wiederkäuern Vertreter der Gattung Bunostomum.

Oesophagostomose

Bei der Knötchenwurmgattung Oesophagostomum handelt es sich um 2–2,5 cm große Würmer; sie haben eine kurze Mundkapsel sowie 1–2 Blätterkränze um die Mundöffnung. Die Kutikula ist am Kopfende meist blasenförmig aufgetrieben; Zervikalpapillen sind teilweise hinter der Einschnürung dieser Kutikulablase vorhanden. Die Rippen der einheitlichen Bursa entspringen in drei deutlich voneinander getrennten Stämmen. Der Stamm der Dorsalrippe spaltet die Externodorsalrippen ab und verzweigt sich später in 2 Äste, die an ihrem Ende wiederum zweigeteilt sind. Die Spikula sind fadenförmig, ein Gubernakulum ist vorhanden. Die Vulva liegt in der Nähe des Anus. Die Eier sind 75–98 × 46–54 µm groß und haben 16 Furchungskugeln.

Drei Arten haben bei Wiederkäuern eine wirtschaftliche Bedeutung, beim Rinde Oesophagostomum radiatum, bei Schaf und Ziege Oe. columbianum und Oe. venulosum.

Oesophagostomum radiatum (RUDOLPHI,

1803): blasige Auftreibung der Kutikula mit dorsaler und ventraler Einschnürung in Höhe der Zervikalpapillen; nur ein innerer Blätterkranz mit 38–40 Blättchen.

Männchen: 14–17 mm; Spikula 700–800 µm.
Weibchen: 16–22 mm; Vulva etwa 1 mm vom Anus entfernt.
Eier: 70–76 × 36–40 µm *(Abb. 281)*.
Larve III: 800 µm; 20 Mitteldarmzellen; langer Scheidenschwanz.

Oesophagostomum columbianum (CURTICE, 1890): keine Kutikula-Aufblähung; äußerer Blätterkranz mit 20–24, innerer mit 40–48 Blättchen; Lateralflügel von den Zervikalpapillen und der Einschnürung der Kutikula bis zum Hinterende reichend.

Männchen: 12–16 mm; Spikula 750–850 µm.
Weibchen: 14–18 mm; Vulva 0,7 mm vom Anus entfernt.
Eier: 60 × 35 µm.
Larve III: 800 µm; 16–24 dreieckige Mitteldarmzellen.

Oesophagostomum venulosum (RUDOLPHI, 1809): kommt ausschließlich im Dickdarm vor; äußerer Blätterkranz mit 18 größeren, innerer mit 36 kleineren Blättchen; Zervikalpapillen hinter Oesophagusende.

Männchen: 11–16 mm; Spikula, 1,5–1,7 mm.
Weibchen: 13–24 mm; Vulva 300 µm vom Anus entfernt.
Eier: 90–108 × 55 µm.
Larve III: 32 fünfeckige Mitteldarmzellen; sehr langer Scheidenschwanz.

Entwicklung Die exogene Entwicklung ist bei allen 3 Arten in 5–8 Tagen abgeschlossen, wobei das Temperaturoptimum bei 25 °C liegt. Die Larven III können im Sommer etwa 1½ Monate überleben; eine Überwinterung ist nur selten möglich (5). Die Infektionslarven werden mit dem Futter aufgenommen, entscheiden sich im Pansen, wandern in verschiedene Abschnitte des Ileum und als Larven IV in den Dickdarm ein (4). Ein Teil dieser Larven entwickelt sich über die 4. Häutung im Darmlumen innerhalb von 37–56 Tagen zur Geschlechtsreife. Der andere Teil bildet in der Schleimhaut Knötchen und bleibt, in der Weiterentwicklung gehemmt, längere Zeit in diesen Knötchen; erst nach dem Spontanabgang (self cure) der geschlechtsreifen Würmer oder nach einer Wurmkur wandern die meisten gehemmten (hypobiotischen) Larven ins Darmlumen aus und werden geschlechtsreif; ein kleiner Rest geht in den allmählich verkäsenden Knötchen zugrunde. Vereinzelte Larven durchbohren die Darmwand und gelangen über die Bauchhöhle in Leber, Nieren, Pankreas und Mesenteriallymphknoten, wo sie absterben (2). Bakterielle Begleitkeime führen dabei unter Umständen zu einer tödlichen Peritonitis.

Sind Schafe bereits mit Oe. columbianum infiziert, geht eine Superinfektion mit Oe. venulosum kaum an; ein schon bestehender Oe. venulosum-Befall beeinflußt dagegen die heterologe Infektion nicht (4).

Im allgemeinen ist die Eiausscheidung im Frühjahr und Sommer gering, so daß erst im Herbst die Weiden mit Oesophagostomum-Larven angereichert sind; durch die relativ späte massive Infektion kommt es vermehrt zur Hemmung der Larven IV (Hypobiose) und im Frühjahr zum sogenannten spring rise. Durch 5 Wochen langes Halten von Oe. venulosum-Drittlarven bei 4 °C konnte die Hypobiose experimentell stimuliert werden (5). Eine perkutane Infektion mit Oe. columbianum konnte zumindest experimentell aufgezeigt werden (6).

Pathogenese Zwischen dem 5. und 7. Infektionstag führen endotheliale Proliferationen und eine perivaskuläre Anhäufung von Histiozyten und Lymphozyten zur Obturation oder Kompression kleinerer Blutgefäße. Im allgemeinen aber lösen schwache Erstinfektionen im Verlaufe der kurzen Larvenentwicklung in der Ileumschleimhaut weder klinische Erscheinungen noch pathologische Veränderungen aus. Re-Infektionen verursachen jedoch im Ileum Ödeme, Hyperämie, Hypersekretion und damit Diarrhoe.

Klinisch sind eine akute Phase, bedingt vornehmlich durch die Wanderlarven, und eine durch Larven und Adulte verursachte chronische Phase zu unterscheiden. Anorexie, Temperaturanstieg für 2 Wochen, Diarrhoe, erhebliche Darmblutungen und Anämie, Inappetenz, schlechte Futterverwertung und teilweise Leistungsminderung sind die auffälligsten, wenn auch nicht ausschließlich für eine

Oesophagostomum-Infektion typischen Erscheinungen. Mischinfektionen sowie in manchen Fällen bakterielle Komplikationen (Peritonitis) machen das klinische Bild recht variabel.

Pathologisch-anatomisch fallen allgemeine Abmagerung, Atrophie des Mesenterialfettes, Verdickung der Darmschleimhaut, zahlreiche z. T. verkäste und verkalkte Knötchen in der Dünn- und Dickdarmschleimhaut sowie Ödeme der Mesenteriallymphknoten auf. Auch bei nur schwacher Infektion sind die Veränderungen erheblich, sicherlich bedingt durch zusätzliche bakterielle Infektionen im Verlaufe der Larvenwanderung.

Auch wenn es sich um keine Altersresistenz handelt, sind Jungrinder einer erstmaligen Oesophagostomum radiatum-Infektion gegenüber widerstandsfähiger als Kälber (3). Experimentell ließ sich bei Kälbern durch intravenöse Applikation von Larven III oder einer Mischung von Larven III und Larven IV ein guter Schutz gegen Testinfektionen erzielen, ebenso mit bestrahlten Oe. columbianum-Drittlarven (8).

Aus dem Nachweis einer Hypertrophie des lymphoiden Gewebes im Mesenterium und Intestinum wird primär auf eine lokale Immunität geschlossen. Andererseits erfolgt in vitro an Mund- und Analöffnung von Oe. columbianum-Larven IV in Immunseren eine Präzipitatbildung. Es scheinen demnach Exkrete und Sekrete dieser Larven als Antigene die Antikörperbildung anzuregen. Eine Infektion mit Oe. columbianum vom Schaf erbrachte bei Kälbern keine Immunität gegenüber Oe. radiatum.

Bekämpfung Entspricht derjenigen gegen die Trichostrongyliden.

Chabertiose

Chabertia ovina (FABRICIUS, 1788): eine weitverbreitete, im Dickdarm vornehmlich der kleinen Wiederkäuer (Schaf, Ziege, Muffel, Reh, Gemse, Rot-, Dam- und Steinwild) vorkommende Strongylidenart. Beim Rind ist Chabertia sehr selten. Charakteristisch ist die große, leicht gebogene Mundkapsel mit zwei sägeblattartigen Blättchenkränzen um die weite Öffnung.

Männchen: 13–14 mm; Spikula 1,5–1,8 mm; Gubernakulum 80–100 µm.
Weibchen: 17–20 mm.
Eier: 90–110 × 50–55 µm, an beiden Polen breit abgerundet *(Abb. 28 m)*.
Larve III: kleiner als 790 µm (über 790 µm = Oesophagostomum!) mit 26 bis 32 rechteckigen, nicht immer deutlich abgegrenzten Mitteldarmzellen.

Entwicklung Die präparasitische Entwicklung ist bei günstigen Sommertemperaturen in 5–7 Tagen abgeschlossen. Die Larven III sind nur kurze Zeit (5–6 Wochen) lebensfähig; eine Überwinterung auf der Weide ist ausgeschlossen.

Die Infektion des Wirtes erfolgt oral durch Aufnahme von Infektionslarven auf der Weide oder mit dem Grünfutter im Stall. Die Larven III machen eine histotrope Entwicklungsphase in der Schleimhaut des Dünndarmes durch, haben teilweise während des Winters für 4–5 Monate als gehemmte Larven IV (Hypobiose; ideale Überwinterung im Wirt) eine Ruhepause und reifen erst im Frühjahr zu Adulten, die dann für die Kontamination der Weiden mit Wurmbrut sorgen und die spätere massive Infektion der Lämmer verursachen. Die Präpatenz beträgt 49 Tage.

Pathogenese Die stärkste pathogene Wirkung haben die adulten Formen. Sobald die Präadulten sich um den 26. Infektionstag an die Kolonschleimhaut anheften, kommt es zu einer deutlichen Blut- und Gewebseosinophilie. Das klinische Bild ist infolge der meist vorliegenden Mischinfektion wenig charakteristisch (Anstieg der Körpertemperatur auf 41 °C, erhöhte Atemfrequenz, profuser Durchfall mit Schleim- und Blutbeimengungen). Bei experimenteller Infektion von wurmfrei aufgezogenen Lämmern mit 1200 über mehrere Tage verabreichten Drittlarven traten anhaltende Durchfälle, erhebliche Gewichtsverluste, ein Abfall des Hämatokritwertes bis zu 21 % sowie ein Rückgang des Hämoglobingehaltes bis auf 6,3 % auf.

Bei wiederholter Larvenaufnahme tritt allmählich eine gewisse Immunität ein, die sich in einem nur noch schwachen Befall widerspiegelt. Mit bestrahlten Larven III ließ sich bei 4 Monate alten Lämmern eine wirksame Immunität erzeugen (1).

Pathologisch-anatomisch sind starke Schleimbildung, Ödematisierung der Dickdarmschleimhaut sowie zahlreiche punktförmige Blutungen und kleinere Gewebsdefekte auffällig.

Bekämpfung Entspricht derjenigen von Trichostrongyliden *(Tab. 9).*

Bunostomose

2 Bunostomum-Arten kommen als Hakenwürmer bei Wiederkäuern vor, nämlich das für das Rind spezifische B. phlebotomum und das für Schaf und Ziege spezifische B. trigonocephalum.

Wie alle Vertreter der Gattung Bunostomum haben sie ein nach dorsal gekrümmtes Kopfende, eine dickwandige Mundkapsel mit 1 Paar Schneideplatten am ventralen Rand, 2 oder 4 zahnförmige Gebilde an ihrem Grunde und einen langen, konisch zulaufenden und dorsal zahnförmig in die Mundkapsel hineinragenden Ausführungsgang der Schlunddrüse *(Abb. 52 a).* Die Bursa ist durch den asymmetrisch gelegenen Dorsallappen und eine zweigeteilte Dorsalrippe gekennzeichnet. Spikula sind gleichförmig und lang; ein Gubernakulum fehlt.

Bunostomum phlebotomum (RAILLIET, 1900): im Dünndarm des Rindes.

Männchen: 10–18 mm; Spikula 3,5–4,9 mm, fadenförmig.

Weibchen: 25–28 mm; Vulva etwas vor der Körpermitte.
Eier: etwa 90 × 50 µm mit 8 großen Furchungskugeln; bräunlich mit klebriger Oberfläche und parallel verlaufenden Seiten *(Abb. 2 n).*
Larve III: Oesophagus zweigeteilt; Hinterende mit fingerförmigem Fortsatz; Scheidenschwanz mittellang und fadenförmig.

Bunostomum trigonocephalum (RUDOLPHI, 1808): im Dünndarm von Schaf und Ziege sowie von Muffel, Reh und Steinbock.

Männchen: 12–18 mm; Spikula 600–850 µm, gewunden; Dorsallappen der Bursa mit ungleich langen Externodorsalrippen und am Ursprung bereits gespaltener dorsaler Rippe mit jeweils 2–3 Fortsätzen *(Abb. 52 b).*
Weibchen: 20–25 mm; Vulva kurz vor der Körpermitte.
Eier und Larven: ähnlich Haemonchus contortus (S. 114, 168).

Entwicklung Die Entwicklung der infektionstüchtigen Larven III erfordert bei Außentemperaturen von 20–25 °C 10–16 Tage, bei 30 °C nur 6–8 Tage. Im Sommer bleiben Hakenwurmlarven bis zu 7 Wochen infektionstüchtig. Unterhalb 15 °C hört die Entwicklung auf; auch eine Überwinterung von Eiern oder Larven auf der Weide ist unmöglich.

Massive orale Infektionen der Schafe erfol-

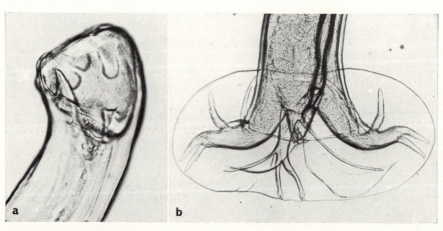

Abb. 52 Bunostomum trigonocephalum

a = Vorderende (160 × vergr.); **b** = Hinterende Männchen (40 × vergr.)

gen vornehmlich im Spätsommer und Herbst, wenn die Weiden entsprechend stark mit Hakenwurmlarven angereichert sind. Vielfach handelt es sich aber bei Jungrindern um Stallinfektionen (Laufstall). Da die Larven nach dem Schlupf keine Nahrung aufnehmen, also auf die vom Ei übernommenen Reservestoffe angewiesen sind, können sie sich weitgehend unabhängig von Außenbedingungen entwikkeln.

Die Infektion des Wirtes erfolgt meist perkutan, bei Lämmern z. B. durch die intakte Haut der Inguinalgegend, selten oral. Auf dem Blutwege erreichen die Larven in 6–8 Tagen die Lunge und später nach einer erheblichen Größenzunahme über Trachea und Pharynx das Duodenum (5%), Jejunum (65%) und Ileum (30%). Dort setzen sie sich an der Schleimhaut fest und saugen Blut. Auch nach oraler Infektion erfolgt im allgemeinen eine Körperwanderung der Larven über Gefäßsystem, Lunge (zwischen 9. und 14. Infektionstag Häutung zu Larven IV), Trachea, Pharynx und Magen in den Dünndarm. Wie Versuche ergeben haben, gehen bei perkutaner Infektion viermal mehr Larven an als bei oraler. Die Präpatenz beträgt für B. trigonocephalum 49–50 Tage bei Lämmern, die Patenz bei Lämmern und Mutterschafen 11 Monate (7).

Pathogenese Die vornehmlich bei Jungrindern im Duodenum sitzenden präadulten und geschlechtsreifen Hakenwürmer heften sich an der Schleimhaut an, saugen Blut und führen zu fortschreitender Anämie; starke Gewichtsverluste fallen besonders auf. Meist ist Bunostomumbefall mit einer Trichostrongylidose gepaart. Lämmer zeigen schon 8 Tage nach erfolgter Infektion akute Indigestionen und infolge der wandernden Larven Lungensymptome.

Bei der Sektion werden vor allem Schleimhautläsionen und eine Duodenitis diphtheroida beobachtet. Da die Würmer ihre Anheftungsstelle häufig wechseln, fallen die zahlreichen, etwa stecknadelkopfgroßen Blutungspunkte besonders auf.

Bekämpfung Wegen der meist geringen Bedeutung von Infektionen mit Hakenwürmern und Dickdarmstrongyliden bei kleinen Wiederkäuern sind in der Regel keine speziellen Bekämpfungsmaßnahmen erforderlich; sie werden im Rahmen von Therapie- und Bekämpfungsprogrammen gegen Trichostrongyliden mit erfaßt, zumal viele der Breitspektrum-Anthelminthika eine günstige Wirkung auf die genannten Parasitengattungen haben *(Tab. 9)*.

In Indien und Malaysia wurde bei Zebus und Rindern im Dünn- und Dickdarm vielfach die Hakenwurmgattung Agriostomum, speziell *A. vryburgi* RAILLIET, 1902 gefunden.

In Afrika findet sich bei kleinen Wiederkäuern die B. trigonocephalum morphologisch ähnliche Hakenwurmart *Gaigeria pachyscelis* RAILLIET und HENRY, 1910.

Literatur

1. BEZUBIK, B., W. BRZOZOWSKA, M. M. BOROWIK (1981): Immunological studies in experimental chabertiosis in sheep. I. Clinical and parasitological observations. Acta parasit. pol. **28**, 225–232. – **2.** BHATNAGAR, P. K., P. D. MALIK, R. K. P. GUPTA (1978): Histopathology of Oesophagostomum columbianum nodules in experimentally infected lambs. Haryana Agric. Univ. J. Res. **8**, 296–300. – **3.** BREMNER, K. C., R. K. KEITH, R. WINKS (1976): Age resistance of cattle to the modular worm Oesophagostomum radiatum. Res. Vet. Sci. **20**, 350–351. – **4.** DASH, K. M. (1981): Interaction between Oesophagostomum columbianum and Oesophagostomum venulosum in sheep. Int. J. Parasitol. **11**, 201–207. – **5.** EYSKER, M. (1980): Significance of inhibited development in the epidemiology of Chabertia ovina and Oesophagostomum venulosum infections in sheep. Vet. Parasitol. **6**, 369–279. – **6.** GERBER, H. M. (1975): Percutaneous infestation of calves and lambs with Oesophagostomum spp. J. S. Afr. Vet. Ass. **46**, 273–275. – **7.** KAMENOV, I. (1980): Percutaneous penetration of Bunostomum trigonocephalum (RUDOLPHI 1808) larvae in ewes and lambs. Nauchni Trud. Vissh Inst. **27**, 131–139. – **8.** SHARMA, R. L., D. N. DHAR (1979): Immunization of lambs against Oesophagostomum columbianum, using irradiated third stage larvae. Z. Parasitenk. **61**, 53–61.

Bekämpfung der Trichostrongylidosen, Strongylidosen und Ancylostomatidosen

Bei der Bekämpfung des Magen-Darm-Strongyliden-Befalles der Wiederkäuer stehen Maßnahmen gegen Trichostrongyliden im Vordergrund, wodurch jedoch auch Dickdarmstrongyliden und Hakenwürmer in meist ausreichendem Maß mit erfaßt werden. Im folgenden Kapitel werden daher die in der epidemiologischen Situation der gemäßigten Klimazone Europas möglichen Bekämpfungsverfahren gegen Magen-Darm-Strongyliden des Rindes und Schafes dargestellt. Beim Rind betreffen diese Maßnahmen vor allem Infektionen mit Ostertagia-, Cooperia- und Nematodirus-Arten, beim Schaf den Haemonchus-Befall.

Rind

Die Bekämpfungsprogramme gegen Magen-Darm-Strongyliden des Rindes beruhen auf umfangreichen epidemiologischen Erkenntnissen (29, 40, 67), deren wesentlichster Aspekt die Tatsache ist, daß ab Juli ein erhöhtes Infektionsrisiko besteht (siehe Epidemiologie), das durch praktikable Maßnahmen ausgeschaltet werden muß. Diesem Ziel dienen verschiedene Maßnahmen.

a. Metaphylaxe mit Weidewechsel
Das in der zweiten Hälfte der Weidesaison auftretende hohe Infektionsrisiko kann dadurch umgangen werden, daß die Jungtiere der 1. Weideperiode Anfang Juli auf eine »saubere« Fläche umgetrieben werden. Zwei bis drei Tage vor diesem Weidewechsel sind die zu diesem Zeitpunkt infizierten, aber in der Regel noch nicht erkrankten Tiere mit einem wirksamen Anthelminthikum in therapeutischer Dosis zu behandeln (Metaphylaxe). Damit wird eine rasche Kontamination der neuen Weidefläche vermieden. Nach übereinstimmenden Feststellungen in verschiedenen europäischen Ländern ist dieses Verfahren parasitologisch wirksam und kann die Gewichtszunahme der Tiere verbessern (29, 40). Größter Nachteil dieses Verfahrens ist, daß in der Praxis oft Schwierigkeiten bestehen, eine »saubere« Weide zur Verfügung zu haben. Als »sauber« gelten im gleichen Jahr von Rindern noch nicht beweidete Flächen. Als Ersatz dafür können auch Kuh- oder Schafweiden dienen.

b. Chemoprophylaxe während der Weidezeit
Die Larvendichte auf den Weiden während der »Hauptinfektionszeit« ist abhängig von der Intensität der Eiausscheidung im ersten Teil der Weideperiode. Daraus folgt, daß es sinnvoll wäre, die Ausstreuung von Eiern in der Zeit vom Beginn der Weideperiode bis Juli durch Langzeit-Chemoprophylaxe zu senken oder zu verhindern. Dadurch könnte sich keine große Larvenpopulation auf der Weide aufbauen, ein Weidewechsel wäre dann nicht erforderlich und die Tiere wären keinem hohen Infektionsrisiko ausgesetzt.

Eine neue Möglichkeit zur Chemoprophylaxe bietet der sogenannte Paratect®-Bolus (55, 56). Es handelt sich dabei um einen mit 22,7 g Morantheltartrat gefüllten Metallzylinder von 9,5 cm Länge und einem Durchmesser von 2,5 cm, der an beiden Enden mit permeablen Membranen verschlossen ist. Die Metallflächen des Zylinders sind mit einer Kunststoffschicht überzogen. Nach Eingabe des Bolus mit Hilfe eines speziellen Instrumentes nach der Art eines Pilleneingebers verbleibt der Bolus in der Haube oder im Pansen, in den durch die Membranen hindurch ständig kleine Wirkstoffmengen abgegeben werden. Nach Firmenangaben sind dies täglich etwa 150 mg, so daß ein Rind von 100 kg Körpergewicht eine Tagesdosis von 1,5 mg erhält. Diese sehr niedrige Dosis reicht aus, um bereits angesiedelte Trichostrongyliden aus dem Verdauungstrakt zu einem Teil zu eliminieren und die Neuansiedlung aufgenommener Larven stark einzuschränken. Dadurch wird die Ausstreuung von Magen-Darm-Strongyliden-Eiern um ca. 78 % und die Aufnahme infektiöser Larven um etwa 77 % reduziert (53). Umfangreiche Untersuchungen in verschiedenen Ländern haben unterdessen die gute Wirksamkeit des Paratect®-Bolus gegen Magen-Darm-Strongyliden-Befall bei Jungrindern der 1. Weideperiode erwiesen (22, 26, 29, 41, 53, 54, 55, 73, 83).

Voraussetzung für einen Erfolg dieses Verfahrens ist, daß alle hochempfänglichen Tiere eines Bestandes, d. h. die Jungrinder, zu Beginn ihrer ersten Weidesaison, einen Paratect®-Bolus erhalten und nicht mit unbehandelten Rindern der gleichen Altersgruppe auf einer Fläche gemeinsam weiden. In das Behandlungsschema werden Tiere ab 100 kg Kgw. einbezogen. Später in eine behandelte Gruppe eingeführte Tiere müssen ebenfalls durch einen Paratect®-Bolus geschützt werden. Bei Vakzination der Jungrinder vor Weideauftrieb gegen Dictyocaulus-Befall mit Dictol® darf der Bolus erst 2 Wochen nach der letzten Schluckimpfung verabfolgt werden.

In Gebieten mit hohem Infektionsrisiko wurden in verschiedenen Untersuchungen bei Paratect®-behandelten Jungtieren der 1. Weideperiode im Vergleich zu nicht behandelten Kontrolltieren verbesserte, zum Teil statistisch signifikante Gewichtszunahmen festgestellt (22, 26, 30, 53, 54, 55, 56).

Die Gewichtszunahmen sind abhängig von der Intensität der Infektionsgefährdung. In einem Großversuch variierten sie in verschiedenen Weidegruppen zwischen 8 und 39 kg pro Tier, ermittelt am Ende der Weideperiode (30). In anderen Untersuchungen, bei denen die Tiere einem geringeren Infektionsrisiko ausgesetzt waren, ließ sich kein positiver Einfluß der Paratect®-Behandlung auf die Gewichtszunahmen nachweisen.

Mit diesen Hinweisen soll vor der Fehleinschätzung gewarnt werden, daß die Paratect®-Behandlung in jedem Falle zu einer Verbesserung der Gewichtszunahme führe.

In einigen Untersuchungen wurde nachgewiesen, daß mit Paratect® behandelte Jungrinder am Ende ihrer 1. Weideperiode weitaus weniger hypobiotische Stadien von Ostertagia im Labmagen aufweisen als unbehandelte Kontrolltiere und somit das Risiko der Entwicklung einer Winterostertagiose reduziert war (26, 55). Die Immunitätsbildung gegen Trichostrongyliden wird durch den Paratect®-Bolus offensichtlich nicht beeinträchtigt (30).

Eine Anwendung des Paratect®-Bolus bei Rindern der 2. Weideperiode oder älteren Tieren dürfte generell nicht erforderlich, jedoch bei gemischtem Weiden mit Jungrindern der 1. Weideperiode in bestimmten epidemiologischen Situationen sinnvoll sein. Kürzlich wurde über höhere Milchleistungen bei Paratect®-behandelten Kühen berichtet (18), doch erscheinen in dieser Hinsicht noch weitere Untersuchungen notwendig, bevor eine Beurteilung dieser Maßnahme möglich ist.

Der Paratect®-Bolus wird nur in ganz wenigen Fällen regurgitiert und ausgestoßen; er ist sehr gut verträglich, auch bei Eingaben mehrerer Boli. Hinsichtlich der Kompatibilität mit anderen Therapiemaßnahmen scheinen nach den bisherigen Erfahrungen keine Probleme zu bestehen. Wartezeiten für die Verwendung von Milch und Gewebe als Lebensmittel für den Menschen bestehen nicht. Die Frage nach der Möglichkeit der Selektion bestimmter Nematodenarten oder der Induktion von Arzneimittelresistenzen durch langjährigen Einsatz des Paratect®-Bolus muß in Zukunft geprüft werden, sie stellt jedoch zur Zeit kein Problem dar.

Eine andere, ebenfalls wirksame Methode der Chemoprophylaxe ist die Langzeitmedikation mit geringen Dosen von Anthelminthika (Levamisol, Morantel, Oxfendazol) mit dem Trinkwasser unter Verwendung von Dosierautomaten (36, 68) oder mit Futterblocks (z. B. Fenbendazol) (35).

c. Weidehygiene und Weidemanagement
Maßnahmen dieser Art können wesentlich zur Reduktion des Infektionsrisikos sowie der Erkrankungshäufigkeit und -stärke beitragen.

Im Frühjahr sollen Kälber möglichst auf »saubere« oder mit überwinterten Larven schwach kontaminierte Weiden ausgetrieben werden. Als »sauber« hinsichtlich einer Kontamination mit ansteckungsfähigen Larven von Magen-Darm-Strongyliden können Neuansaaten angesehen werden, daneben Pferde- und Schweineweiden. Auf vorjährigen Rinderweiden, die im Mai/Juni zunächst gemäht werden, ist das Infektionsrisiko herabgesetzt (20). Zu meiden sind Weiden, auf denen in der zweiten Hälfte der vorangegangenen Saison Jungtiere grasten, da diese Weiden im Frühjahr noch hochgradig kontaminiert sind. Bei der Nutzung vorjähriger Kuhweiden als Kälberweiden im Frühjahr erscheint wegen der relativ großen Zahl überwinternder Ostertagia-Larven Vorsicht geboten. Solche Flächen scheinen jedoch besser als Kälberweiden im Frühjahr geeignet zu sein als vorjährige Jungtierweiden (29).

Rotationsweidesysteme mit kurzfristigem Wechsel der Flächen sind zur Trichostrongyliden-Bekämpfung nicht geeignet, weil die Entwicklungsstadien der Parasiten länger überleben als früher angenommen worden ist. So wurde festgestellt, daß das Verbringen auf »saubere Weiden« (siehe unten) bei geringem Aufwand zu wesentlich höheren Gewichtszunahmen bei Jungtieren führte als mehrfacher Weidewechsel auf Rotationsweiden, die den Kälbern nach dem Abweiden wieder zugeteilt wurden, sobald genügend Futter nachgewachsen war. Nachweislich günstig auf die Gewichtsentwicklung der Tiere wirkte sich ein im Juli durchgeführter Weidewechsel auf eine »saubere« Weide mit oder ohne weitere Wechsel aus (29). Dabei hatte eine zuvor durchgeführte metaphylaktische Therapie (siehe Punkt a) eine Reduktion der Weidekontamination zur Folge (29).

Aus Norwegen (46) und Australien (8) liegen Berichte vor, nach denen alternatives Beweiden der Flächen durch Schafe und Rinder eine Reduktion der Weidekontamination sowie der Wurmbürden beider Tierarten bewirkt. Als Hauptgrund dafür ist anzusehen, daß verschiedene Trichostrongyliden-Arten vom Schaf sich nur in geringer Zahl im Rind ansiedeln und umgekehrt (9, 47). In Schottland ist das Alternativweiden in ein Programm zur Schaffung »sauberer Weiden« einbezogen worden. In der Schweiz ist das System während mehrerer Jahre geprüft worden, wobei eine Reduktion der Infektionsgefahr sowie eine günstige Auswirkung auf die Pflanzenpopulation ermittelt werden konnten (52).

Bei gemischtem Weiden von Kühen und Kälbern (Ammenkuhhaltung) sind letztere im Frühjahr wenig gefährdet, weil die überwinterten Larven abgestorben sind, bevor die Kälber größere Grasmengen aufnehmen. Andererseits können im Herbst geborene Kälber auf Kuhweiden, die während der Saison benutzt wurden, einen erheblichen Wurmbefall erwerben. Die damit verbundene Gefährdung ließe sich durch Verwendung »sauberer« Weiden vermeiden (29, 40).

Ferner ist zu erwähnen, daß in Alpweidesystemen mit mehrfachem Weidewechsel und geringen Besatzdichten der Magen-Darm-Strongyliden-Befall bei Rindern keine klinisch relevanten Befallstärken erreicht (69).

Zusammenfassend ist festzuhalten, daß je nach epidemiologischer Situation verschiedene Maßnahmen der Weidehygiene und des Weidemanagements, die in der Literatur ausführlich beschrieben sind (29, 40, 67), zur Reduktion des Infektionsrisikos beitragen können und möglichst in ein integriertes Bekämpfungsprogramm einbezogen werden sollten.

Maßnahmen zur Verhütung der Winterostertagiose. Zu diesem Punkt sind einige spezielle Hinweise notwendig. Kälberweiden, die im allgemeinen im Herbst hochkontaminiert sind (29), können zum Ausgangspunkt für Fälle von Winterostertagiose werden, auch wenn die Tiere im Sommer und Herbst anthelminthisch behandelt wurden (28). Vermeiden läßt sich die Aufnahme von Larven, die zur Inhibition neigen, durch Abtrieb der Kälber von kontaminierten Weiden Mitte September.

Auch durch Paratect®-Behandlung kann solchen Fällen vorgebeugt werden. Durch Therapie der (nicht zuvor mit einem Paratect®-Bolus behandelten) Rinder kurz nach dem Aufstallen mit einem Anthelminthikum, das auch hypobiotische Stadien erfaßt, ist eine Vorbeuge gegen Ausbrüche von Winterostertagiose möglich (40). Wie aus *Tab. 9* hervorgeht, haben Albendazol, Fenbendazol, Oxfendazol, Febantel und Ivermectin in den angegebenen Dosierungen im allgemeinen eine gute Wirkung (um 80–90 %) gegen hypobiotische 4. Larven von Ostertagia, während andere Verbindungen (Thiabendazol, Levamisol, Pyranteltartrat) weniger wirksam oder unwirksam sind (2, 4, 5, 39, 51, 60, 77, 89, 90). Von einigen Autoren (60) wird daher eine Einzelbehandlung zur Verhütung der Winterostertagiose als nicht ausreichend betrachtet.

Versuche zur künstlichen Immunisierung von Rindern gegen Magen-Darm-Strongyliden-Befall haben bisher zu keinen praktisch verwendbaren Resultaten geführt.

Zur Metaphylaxe und Therapie gegen Magen-Darm-Nematoden-Befall der Rinder stehen heute gut verträgliche Breitspektrum-Anthelminthika zur Verfügung, die geschlechts-

Tab. 9 Die Wirksamkeit von Anthelminthika gegen Magen-Darm-Nematoden der Wiederkäuer

Wirkstoff	Handels-name	Dosis in mg/kg Kgw.[1] Rind	Dosis in mg/kg Kgw.[1] Schaf	Appli-kation[2]	Wirkung[3] Labmagen Haemonchus	Ostertagia	Hypobiot. 4. Larven O. ostertagi (Rind)	Dünndarm Trichostrongylus axei	Strongyloides	Trichostrongylus	Cooperia	Nematodirus	Bunostomum	Dickdarm Chabertia	Oesophagostomum	Trichuris	Sicher-heits-Index[4] (S.I.) für Rinder	Wartezeit[5] in Tagen Milch	Gewebe	Literatur
Benzimidazole																				
– Albendazol	Valbazen	7,5	3,8	p.o.	+++	+++	++	+++	+++	+++	+++	+++	+++	+++	+++	+++	10	5	8	12, 14, 21, 36, 70, 71, 76, 77, 82, 86, 89, 90
– Fenbendazol	Panacur	7,5	5	p.o.	+++	+++	+++	+++	+++	+++	–	+++	+++	+++	+++	+++	67	0	0	13, 17, 33, 35, 37, 51, 64, 65, 70, 71
– Mebendazol	Ovitelmin	4,5	15–20	p.o.	+++	+++		+++	+	+++	+++	+++	+++	+++	+++	+	(40/30)	n.M.	7	35, 70, 71
– Oxfendazol	Synanthic Systamex	4,5	5	p.o.	+++	+++	+++	+++	+++	+++	+++	+++	+++	+++	+++	+++	10	5	14	2, 4, 7, 23, 32, 58, 59, 66, 91
– Oxibendazol	Topclip	15	10	p.o.	+++	+++	++	+++	+	+++	+++	+++	+++	+++	+++	++	(60)	4	7	70, 71, 78
– Parbendazol	Nemibil	30	18	p.o.	+++	+++	++	+++	+++	+++	+++	+++	+++	+++	+++	++	20	0–3	14	35, 70, 71, 85
– Thiabendazol	Thibenzole	100	50	p.o.	+++	+++	–	+++	+	+++	+++	+++	+++	+++	+++	+	12		0	35, 40, 70, 71
Andere Gruppen																				
– Febantel	Rintal	7,5	5	p.o.	+++	+++	++	+++	+	+++	+++	+++	+++	+++	+++	+	40	2	7	10, 28, 45, 50, 75
– Ivermectin	Ivomec	0,2	0,2	s.c.	+++	+++	+++	+++		+++	+++	+++	+++	+++	+++		8	n.M.	21	5, 15, 42, 62, 87, 88, 92
– Levamisol	Citarin-L 10%	5	5	s.c./i.m.	+++	++		+++	+	+++	++	+++	+++	+++	+++		~8	3	8	35, 37, 63, 70, 71
	Citarin-L spot on	10	–	spot on														3	8	
	Concurat-L 10%	7,5	7,5	p.o.	+++	+++		+++		+++	+++	+++	+++	+++	+++		6	3	5	
– Morantel-tartrat	Paratect-Bolus	D	–		+++	+++	+	+++		+++	+++	+++	+++	+++	+++		(a)	0	0	18, 30, 41, 53, 54, 55, 56
– Pyrantel-tartrat	Banminth	12,5	25	p.o.	+++	+++		+++		+++	+++	+++	+++	+++	+++		15	0	14	35, 70, 71

[1] Moranteltartrat: D = Dauermedikation (s. Text).
[2] p.o. = per os, s.c. = subkutan, i.m. = intramuskulär.
[3] +++ = hochwirksam, ++ = wirksam, + = teilweise wirksam, − = ohne ausreichende Wirkung, leere Felder = nicht bekannt. Wirksamkeitsangaben beziehen sich auf adulte Stadien; gegen unreife Stadien in Normalentwicklung i.R. ebenfalls gut wirksam. Hypobiotische Stadien: siehe bei Ostertagia.
[4] ( ) für Schafe, (a) siehe Text.
[5] Nach Literatur- und Firmenangaben.

reife und nicht gehemmte unreife Stadien, zum Teil auch hypobiotische Formen erfassen. Eine Auswahl von Medikamenten ist in *Tab. 9* zusammengestellt.

e. Behandlung von Milchkühen
Ältere Rinder sind häufig mit Trichostrongyliden befallen, vor allem mit Ostertagia-Arten im Labmagen. So waren in Süddeutschland von 50 Kühen alle mit Trichostrongyliden befallen, wobei die Wurmzahlen zwischen 40 und 65 000 schwankten (16). Ähnliche Berichte liegen aus Frankreich (74), Österreich (47), den Niederlanden (24), England und Schottland (6, 31) und anderen Ländern vor (40, 43). In Schottland beherbergten 4 % der Kühe über 10 000 Ostertagia-Exemplare, in den Niederlanden 22 %. Von 143 Rindern im Alter von 1–3 Jahren waren in England und Wales 60 % mit weniger als 10 000 Trichostrongyliden infiziert, bei 4 % überstieg die Wurmbürde 10 000 pro Tier (49). In den letzten Jahren sind zahlreiche Publikationen erschienen, in denen von einer Steigerung der Milchproduktion nach einmaliger anthelminthischer Behandlung von Kühen wenige Tage vor oder nach dem Abkalben berichtet wird (40, 43, 81). Zusammenfassend ist dazu festzustellen, daß in einigen Herden eine signifikante Steigerung der Milchleistung ermittelt werden konnte, in anderen jedoch nicht. Angesichts der offensichtlichen Variabilität des Erfolges einer derartigen Behandlung von Milchkühen sowie der potentiellen Probleme, die bei Ungenauigkeiten in der Einhaltung der Behandlungstermine in bezug auf die Ausscheidung von Rückständen in der Milch auftreten könnten, ist diese Maßnahme zur Zeit nicht als praxisreif anzusehen.

Schaf

Unter den epidemiologischen Verhältnissen Mitteleuropas ist die stärkste Infektionsgefährdung der kleinen Wiederkäuer durch Haemonchus von Juni bis zum Herbst zu erwarten (44, 48, 79). Darauf sind die Bekämpfungsmaßnahmen einzustellen.

Bei Schafen auf Standweiden hat sich erwiesen, daß durch eine metaphylaktische Behandlung der Herde vor Beginn der Hauptinfektionszeit Mitte Juni und einen 3 Tage später vorgenommenen Weidewechsel auf eine nicht kontaminierte Fläche die Haemonchus-Infektion wirksam kontrolliert werden konnte, was ohne Weidewechsel nicht der Fall gewesen war. Eine Behandlung der ganzen Herde vor Beginn der Weidesaison konnte die Entstehung eines erheblichen Infektionsrisikos nicht verhindern (44). Demnach ist die Sommerbehandlung mit anschließendem Weidewechsel zur Schadenverhütung wesentlich.

Wenn Schafe ganzjährig auf der gleichen Standweide verbleiben müssen, kann das Infektionsrisiko durch Chemoprophylaxe reduziert werden. Möglichkeiten dazu bietet die Applikation von Anthelminthika in Futterblöcken oder Salzlecken, ein schon früher bei Phenothiazin eingesetztes Prinzip (34). Von den modernen Anthelminthika hat sich in dieser Indikation Fenbendazol in Futterblocks bewährt, die in Großbritannien als »Rumevite Wermablock®« im Handel sind. Die Aufnahme von 0,4–0,8 mg/kg Kgw. Fenbendazol während 7–14 Tagen war hochwirksam gegen Haemonchus, Ostertagia, andere Trichostrongyliden-Arten, gegen Oesophagostomum und Trichuris im Dickdarm sowie Dictyocaulus filaria in der Lunge (80). Weitere Wirkstoffe werden in dieser Indikation geprüft.

Die Möglichkeit der Anwendung von »slow release« Formulierungen zur intraruminalen Freisetzung von Wirkstoffen sind auch bei Schafen untersucht worden, z.B. mit Oxfendazol (3, 61), doch steht unseres Wissens noch kein Handelspräparat zur Verfügung.

In Problembeständen kann die Haemonchose auch durch mehrfache Behandlungen während der Weidezeit kontrolliert werden. Z.B. in Australien werden die Schafe bei permanenter Infektionsgefährdung in Intervallen von 3 bis 4 Wochen behandelt (1). Bei der saisonalen Variation des Infektionsrisikos in Mitteleuropa ist ein derart intensives Behandlungsprogramm nicht erforderlich. In Beständen mit Haemonchus-Problemen können jedoch bei Schafen auf Standweiden 1–3 Sommerbehandlungen (z.B. Juni, Juli, August) sowie eine Behandlung der Alttiere vor Weideaustrieb und eine Herdenbehandlung im Herbst notwendig werden. Vielfach werden jedoch die Schafherden routinemäßig nur einer Frühjahrs- und Herbstbehandlung unterzogen.

Von großer Wichtigkeit für die Bekämpfung der Haemonchose ist der Weidewechsel besonders kurz vor der Hauptinfektionszeit. In einem integrierten Kontrollprogramm kann mit einer metaphylaktischen Behandlung und einem Weidewechsel die Haemonchose effektiv kontrolliert werden. Für den Weidewechsel sind von Schafen im gleichen Jahr noch nicht begangene Flächen, aber auch Rinder- oder Pferdeweiden geeignet (8, 52). Rotationsweidesysteme sind zur Verhütung des Trichostrongylidenbefalles des Schafes nicht geeignet (8). In Berggebieten wirkt sich der durch die Vegetationsfolge vorgegebene natürliche, mehrfache Weidewechsel günstig auf die Reduktion der Infektionsgefährdung aus, wobei hinzukommt, daß H. contortus an die Klimaverhältnisse höherer Bergregionen weniger gut angepaßt ist und daher dort eine untergeordnete Rolle spielt (48, 84).

Zur Therapie sind gegen Haemonchus sowie die häufig in Mischinfektion auftretenden anderen Magen-Darm-Strongyliden des Schafes die in *Tab. 9* aufgeführten Anthelminthika gegen adulte, in Entwicklung befindliche juvenile und zum Teil auch gegen hypobiotische Larvenstadien wirksam.

In verschiedenen Regionen von Australien, Neuseeland, den USA, Südafrika und Südamerika ist bei Feldstämmen von H. contortus Anthelminthika-Resistenz gegen eine Reihe von Benzimidazol-Derivaten festgestellt worden, zum Teil in erheblichem Ausmaß. Bei Haemonchus sind außerdem Resistenzen gegen Phenothiazin, Pro-Benzimidazole (Thiophanat), Levamisol, Morantel und möglicherweise organische Phosphorverbindungen bekannt (57, 72). Ferner gibt es Resistenzen von Ostertagia circumcincta und Trichostrongylus gegen Benzimidazole, Levamisol und Morantel in einigen der genannten Regionen.

Für Mitteleuropa liegen bisher nur wenige Informationen vor. In der Schweiz erwies sich von 4 Feldstämmen von H. contortus einer als teilresistent gegen Thiabendazol, jedoch nicht gegen Cambendazol. In den Niederlanden ist ein H. contortus-Stamm mit Mehrfachresistenz gegen Albendazol, Cambendazol, Parbendazol und Thiabendazol gefunden worden (19) und in England ein benzimidazol-resistenter O. circumcincta-Stamm (25).

Gegen bestimmte Anthelminthika resistente Stämme lassen sich u. a. beeinflussen durch die gleichen Medikamente bei Verlängerung der Therapiedauer über mehrere Tage oder Erhöhung der Einzeldosis, durch alternative Substanzen, gegen die keine Resistenz vorliegt, oder durch Einsatz mehrerer, synergistisch wirkender Anthelminthika (11, 57, 61, 72).

Hinsichtlich der Bekämpfung von Ostertagia-, Cooperia-, Trichostrongylus- und Nematodirus-Infektionen der kleinen Wiederkäuer gelten ähnliche Prinzipien, wie sie für Haemonchus beschrieben wurden. Bei speziellen Problemen eines Nematodirus-Befalles von Lämmern ist zu beachten, daß massive Infektionen im zeitigen Frühjahr durch überwinterte Stadien verursacht werden können. Daher ist eine rechtzeitige Behandlung der Lämmer im Mai angezeigt (79). Das Wirkungsspektrum der zur Bekämpfung einsetzbaren Anthelminthika ergibt sich aus *Tab. 9*.

Literatur

1. ANDERSON, N., K. M. DASH, A. D. DONALD, W. H. SOUTHCOTT, P. J. WALLER (1979): Epidemiology and control of nematode infections. In: DONALD, A. D., W. H. SOUTHCOTT, J. K. DINEEN (edits.): The epidemiology and control of gastrointestinal parasites of sheep in Australia, 23–51. Commonw. Sci. Ind. Res. Org. Austr. Div. Animal Health. – **2.** ANDERSON, N., V. LORD (1979): Anthelmintic efficiency of oxfendazole, fenbendazole and levamisole against naturally acquired infections of Ostertagia ostertagi and Trichostrongylus axei in cattle. Austr. Vet. J. 55, 158–162. – **3.** ANDERSON, N., R. H. LABY, R. K. PRICHARD, D. HENNESSY (1980): Controlled release of anthelmintic drugs: a new concept for prevention of helminthosis in sheep. Res. Vet. Sci. 29, 333–341. – **4.** ARMOUR, J., J. L. DUNCAN, J. F. S. REID (1978): Activity of oxfendazole against inhibited larvae of Ostertagia ostertagi and Cooperia oncophora. Vet. Rec. 102, 263–264. – **5.** ARMOUR, J., K. BAIRDEN, J. M. PRESTON (1980): Anthelmintic efficiency of ivermectin against naturally acquired bovine gastrointestinal nematodes. Vet. Rec. 107, 266–227. – **6.** BAIRDEN, K., J. ARMOUR (1981): A survey of abomasal parasitism in dairy and beef cows in Southwest Scotland. Vet. Rec. 109, 153–155. – **7.** BAKER, N. F., R. A. FISK, J. E. MILLER (1978): Anthelmintic efficacy of oxfendazole in calves. Am. J. Vet. Res. 39, 1258–1261. – **8.** BARGER, J. A. (1978): Grazing management and control of parasites in sheep. In: DONALD, A. D., W. H. SOUTHCOTT, J. K. DINEEN (edits.): The epidemiology and control of gastrointestinal parasites of sheep in Australia, 53–63. Commonw. Sci. Ind. Res. Org. Austr. Div. Animal Health. – **9.** BARTH, D., P. DOLLINGER (1975): Zur Wirtsspezifität der Magen-Darm-Nematoden von Reh, Schaf und Rind. Z. Jagdwiss. 21,

164–182. – **10.** BEHRENS, H. (1978): Prüfung des Anthelminthikums Rintal® bei Schafen im Feldversuch. Vet. Med. Nachr., 169–173. – **11.** BENNET, E. M., C. BEHM, C. BRYANT, R. A. F. CHEVIS (1980): Synergistic action of mebendazole and levamisole in the treatment of a benzimidazole-resistant Haemonchus contortus in sheep. Vet. Parasitol. **7**, 207–214. – **12.** BENZ, G. W., J. V. ERNST (1977): Anthelmintic activity of albendazole against gastrointestinal nematodes in calves. Am. J. Vet. Res. **38**, 1425–1426. – **13.** BENZ, G. W., J. V. ERNST (1978): Anthelmintic activity of fenbendazole against gastrointestinal nematodes in calves. Am. J. Vet. Res. **39**, 1103–1105. – **14.** BENZ, G. W., J. V. ERNST (1978): Anthelmintic efficacy of albendazole against adult Dictyocaulus viviparus in experimentally infected calves. Am. J. Vet. Res. **39**, 1107–1108. – **15.** BENZ, G. W., J. V. ERNST (1981): Anthelmintic efficacy of 22,23-dihydroavermectin B_1 against gastrointestinal nematodes in calves. Am. J. Vet. Res. **42**, 1409–1411. – **16.** BERNHARD, D. (1979): Magendarmwürmer bei Milchkühen. Untersuchungen über das Vorkommen in Labmagen, Labmagenschleimhaut und Dünndarm von 198 Milchkühen. TU München: Agr. Diss. – **17.** BEZUBIK, B., M. BOROWIK, W. BRZOZOWSKA (1979): Investigations on a new antiparasitic drug (Panacur®, Hoechst) in sheep in Poland. Wiad. Parazyt. **25**, 83–89. – **18.** BLISS, D. H., R. M. JONES, D. R. CONDER (1982): Epidemiology and control of gastrointestinal parasitism in lactating grazing adult dairy cows using a morantel sustained release bolus. Vet. Rec. **110**, 141–144. – **19.** BOERSEMA, J. H., P. J. LEWINE-VAN DER WIEL, F. M. H. BORGSTEEDE (1982): Benzimidazole resistance in a field strain of Haemonchus contortus in the Netherlands. Vet. Rec. **110**, 203–204. – **20.** BORGSTEEDE, F. H. M. (1977): The epidemiology of gastrointestinal helminth-infections in young cattle in the Netherlands. Utrecht: Vet. med. Diss. – **21.** BORGSTEEDE, F. H. M. (1979): The activity of albendazole against adult and larval gastrointestinal nematodes in naturally infected calves in the Netherlands. Vet. Quart. **1**, 181–188. – **22.** BORGSTEEDE, F. H. M., D. OOSTENDORP, W. P. J. VAN DEN BURG, H. E. HARMSEN, H. VAN TARIJ (1981): The Paratect® bolus system in the prevention of gastrointestinal nematode infections. Tijdschr. Diergeneeskd. **106**, 1255–1258. – **23.** BORGSTEEDE, F. H. M., W. P. J. VAN DEN BURG, J. F. S. REID (1981): The efficacy of oxfendazole administered as a bolus compared with a drench formulation. Vet. Quart. **3**, 101–103. – **24.** BORGSTEEDE, F. H. M. (1982): Worm burdens in cows: the effect of anthelmintic treatment on the parasite egg output. Vet. Parasitol. **9**, 223–231. – **25.** BRITT, D. P. (1982): Benzimidazole-resistant nematodes in Britain. Vet. Rec. **110**, 343–344. – **26.** BRUNDSON, R. V., A. VLASSOFF (1981): A morantel sustained-release bolus for the control of gastrointestinal nematodes in grazing calves. New Zeal. Vet. J. **29**, 139–141. – **27.** BÜRGER, H. J. (1978): Efficacy of febantel in sheep experimentally infected with five species of gastrointestinal nematodes. Vet. Rec. **103**, 572–574. – **28.** BÜRGER, H.-J., L. HARTIG (1978): Some cases of winter ostertagiosis in cattle. In: BORGSTEEDE, F. H. M., J. ARMOUR, J. JANSEN (edits.): Facts and reflections III. Central Vet. Inst. Lelystad, Netherlands. Rotterdam: Bronder-Offset. – **29.** BÜRGER, H.-J. (1981): Neue Aspekte in der Bekämpfung von Weideparasitosen bei Kälbern. Tierzüchter **33**, 152–154. – **30.** BÜRGER, H. J., R. M. JONES, D. H. BLISS (1981): Mehrmonatige Meta- und Prophylaxe der parasitären Gastroenteritis bei Kälbern durch Gabe eines Paratect®-Langzeitbolus vor dem Austrieb. Berl. Münch. Tierärztl. Wschr. **94**, 311–319. – **31.** BURROWS, R. O., C. C. DAVISON, P. J. BEST (1980): Survey of abomasal parasitism of culled dairy cows in southern Britain. Vet. Rec. **107**, 289–290. – **32.** ČORBA, J., J. LEGENY, P. ŠTOFFA, H. ANDRAŠKO, J. KILÍK, J. ŠTAFURA, M. BALÁŽ, S. POPOVIČ (1980): Clinical evaluation of the efficacy of oxfendazole (Systamex) against the most important helminth infections of sheep, cattle and pigs. Veterinarstvi **30**, 121–122. – **33.** CRAIG, T. M., R. R. BELL (1978): Evaluation of fenbendazole as an anthelmintic for gastrointestinal nematodes of cattle. Am. J. Vet. Res. **39**, 1037–1038. – **34.** DÜWEL, D., B. TIEFENBACH (1980): Versuche zur anthelminthischen Behandlung von Rindern mit Fenbendazol enthaltenden Futterblocks. Berl. Münch. Tierärztl. Wschr. **93**, 397–400. – **35.** DÜWEL, D. (1981): Zur Behandlung von Helminthosen bei Wiederkäuern – eine Übersicht. Berlin. Münch. Tierärztl. Wschr. **94**, 378–382. – **36.** DOWNEY, N. E. (1978): Action of albendazole on gastrointestinal nematodes in naturally infected calves. Vet. Rec. **103**, 427–428. – **37.** DOWNEY, N. E. (1980): Effect of treatment with levamisole and fenbendazole on primary experimental Dictyocaulus viviparus infection and on resistance in calves. Vet. Rec. **107**, 271–275. – **38.** DOWNEY, N. E., J. O'SHEA (1981): Use of anthelmintic given at continuous low dosage in drinking water to control nematodiasis in calves. In: NANSEN, P., R. J. JØRGENSEN, E. J. L. SOULSBY: Epidemiology and control of nematodiasis in cattle, 413–432. The Hague: M. Nijhoff. – **39.** DUNCAN, J. L., J. ARMOUR, K. BAIRDEN (1978): Autumn and winter fenbendazole treatment against inhibited 4th stage Ostertagia ostertagi larvae in cattle. Vet. Rec. **103**, 211–212. – **40.** ECKERT, J., H. J. BÜRGER (1979): Die parasitäre Gastroenteritis des Rindes. Berl. Münch. Tierärztl. Wschr. **92**, 449–457. – **41.** ECKERT, J., F. INDERBITZIN (1981): The slow-release-device (SRD) in the control of gastrointestinal nematodiasis of cattle. Abstr. 9th Int. Conf. WAAVP 21, July 13–17, Budapest. – **42.** EGERTON, J. R., C. H. EARY, D. SUHAYDA (1981): The anthelmintic efficacy of ivermectin in experimentally infected cattle. Vet. Parasitol. **8**, 59–70. – **43.** FRÉCHETTE, J. L., P. LAMOTHE (1981): Milk production effect of a morantel tartrate treatment at calving in dairy cows with subclinical parasitism. Canad. Vet. J. **22**, 252–254. – **44.** GÖTZ, F. (1979): Versuche zur strategischen Bekämpfung der Haemonchose des Schafes mit Fenbendazol (Panacur®). Vet. med. Diss., Zürich. – **45.** GRELCK, H., F. HÖRCHNER, H. WÖHRL (1978): Zur Wirkung von Rintal® gegen Lungen- und Magendarmwürmer des Rindes. Vet. Med. Nachr., 154–159. – **46.** HELLE, O. (1971): Effect on sheep parasites of grazing in alternative years by sheep and cattle: A comparison with set-stocking, and the use of anthelmintics with these grazing managements. Acta Vet. Scand., Suppl. **33**, 1–59. – **47.** HINAIDY, H. K., H. PROSL, R. SUPPERER (1979): Ein weiterer Beitrag zur Gastrointestinal-Helminthenfauna des Rindes in Österreich. Wien. Tierärztl. Mschr. **66**, 77–82. – **48.** HÖSLI, J. (1975): Zur geographischen Verbreitung und Epizootologie der Haemonchose des Schafes in der Schweiz. Zürich: Vet. med. Diss. – **49.** HONG, C., M. B. LANCASTER, J. F. MICHEL (1981): Worm burdens of dairy heifers in England and Wales. Vet. Rec. **109**, 12–14. – **50.** HOPKINS, T. J., M. RAFFERTY (1978): Die anthelminthische Wirksamkeit von Febantel gegen Magendarmwürmer beim Schaf. Vet. Med. Nachr., 160–168. – **51.** INDERBITZIN, F., J. ECKERT (1978): Die Wirkung von Fenbendazol (Panacur®) gegen gehemmte Stadien von Dictyocaulus viviparus und Ostertagia ostertagi bei Kälbern. Berl. Münch. Tierärztl. Wschr. **91**, 395–399. – **52.** INDERBITZIN, F., J. ECKERT, H. HOFMANN

(1981): Parasitological effect of alternate grazing of cattle and sheep. In: NANSEN, P., R. J. JØRGENSEN, E. J. L. SOULSBY (edits.): Epidemiology and control of nematodiasis in cattle, 249–258. The Hague: M. Nijhoff. – 53. JACOBS, D. E., M. T. FOX, M. J. WALKER, R. M. JONES, D. H. BLISS (1981): Field evaluation of a new method for the prophylaxis of parasitic gastroenteritis in calves. Vet. Rec. **108**, 274–276. – **54.** JACOBS, D. E., M. T. FOX, R. M. JONES, D. H. BLISS (1982): Control of bovine parasitic gastroenteritis and parasitic bronchitis in a rotational grazing system using the morantel sustained release bolus. Vet. Rec. **110**, 399–402. – **55.** JONES, R. M. (1981): A new method of control of gastrointestinal parasites in grazing calves. In: NANSEN, P. R., J. JØRGENSEN, E. J. L. SOULSBY (eds.): Epidemiology and control of nematodiasis in cattle, 349–363. The Hague: M. Nijhoff. – **56.** JONES, R. M. (1981): A field study of the morantel sustained release bolus in the seasonal control of parasitic gastroenteritis in grazing calves. Vet. Parasitol. **8**, 237–251. – **57.** KELLY, J. D., C. A. HALL (1979): Resistance of animal helminths to anthelmintics. Adv. Pharmacol. Chemother. **16**, 89–128. – **58.** KISTNER, T. P., D. WYSE, E. AVERKIN (1979): Efficacy of oxfendazole against inhibited Ostertagia ostertagi in naturally infected cattle. Austr. Vet. J. **55**, 232–235. – **59.** KISTNER, T. P., D. WYSE, R. A. SCHILTZ, E. AVERKIN, A. CARY (1979): A dose titration study with oxfendazole against naturally acquired helminths in sheep. Vet. Parasitol. **5**, 195–204. – **60.** LANCASTER, M. B., C. HONG, J. F. MICHEL (1981): Further observations on the action of fenbendazole against hinhibited fourth stage larvae of Ostertagia ostertagi. Vet. Rec. **108**, 473–375. – **61.** LE JAMBRE, L. F., P. K. PRICHARD, D. R. HENNESSY, R. H. LABY (1981): Efficiency of oxfendazole administered as a single dose or in a controlled release capsule against benzimidazole-resistant Haemonchus contortus, Ostertagia circumcincta and Trichostrongylus colubriformis. Res. Vet. Sci. **31**, 289–291. – **62.** LYONS, E. T., S. C. TOLLIVER, J. H. DRUDGE, D. E. LABORE (1981): Ivermectin: controlled test of anthelmintic activity in dairy calves with emphasis on Dictyocaulus viviparus. Am. J. Vet. Res. **42**, 1225–1227. – **63.** LYONS, E. T., S. C. TOLLIVER, J. H. DURDGE, R. W. HEMKEN, F. S. BUTTON Jr. (1981): Efficacy of levamisole against abomasal nematodes and lungworms in dairy calves: preliminary tests indicating reduced activity for Ostertagia ostertagi. Am. J. Vet. Res. **42**, 1228–1230. – **64.** MALAN, F. S. (1979): The efficacy of fenbendazole at a dosage rate of 7,5 mg/kg against nematode infestation in cattle. J. South Afr. Vet. Ass. **50**, 161–163. – **65.** MALAN, F. S. (1981): The efficacy of fenbendazole at a dosage rate of 5 mg/kg against nematode infestation in cattle. J. South Afr. Vet. Ass. **52**, 39–44. – **66.** MICHAEL, S. A., A. H. EL REFAII, W. H. MANSOUR, M. K. SELIM, A. J. HIGGINS (1979): Efficacy of oxfendazole against natural infestations of nematodes and cestodes in sheep in Egypt. Vet. Rec. **104**, 338–340. – **67.** NANSEN, P., R. J. JØRGENSEN, E. J. L. SOULSBY (1981): Epidemiology and control of nematodiasis in cattle. The Hague: M. Nijhoff. – **68.** O'SHEA, J., N. E. DOWNEY (1981): Some physical aspects of continuous low dosage of anthelmintics via drinking water. In: NANSEN, P., R. J. JØRGENSEN, E. J. L. SOULSBY (67). – **69.** PERL, R., F. INDERBITZIN, J. ECKERT (1981): Epizootologie und Bedeutung des Endoparasitenbefalles bei Rindern in alpinen Weidegebieten. Schweiz. Arch. Tierheilk. **123**, 167–188. – **70.** PRICHARD, R. K. (1978): Sheep anthelmintics. In: DONALD, A. D., W. H. SOUTHCOTT, J. K. DINEEN (eds.): The epidemiology and control of gastrointestinal parasites of sheep in Australia, 75–107. Commonw. Sci. Ind. Res. Org. Austr. Div. Animal Health. – **71.** PRICHARD, R. K. (1978): Anthelmintics. Proc. Refresher Course Vet. 1, No 39, 421–463, Univ. Sydney. – **72.** PRICHARD, R. K., C. A. HALL, J. D. KELLY, I. C. A. MARTIN, A. D. DONALD (1980): The problem of anthelmintic resistance in nematodes. Austr. Vet. J. **56**, 239–250. – **73.** PROSL, H., R. SUPPERER (1981): The use of a long term anthelmintic (morantel sustained release bolus) on common grazing pasture in the pre-alpine region of Austria. Abstr. 9th Int. Conf. WAAVP 54, July 13–17, Budapest. – **74.** RAYNAUD, J.-P. (1978): Facts and reflections on cattle ostertagiosis in France. In: BORGSTEEDE, F. H. M., J. ARMOUR, J. JANSEN: Facts and reflections III., 143–155. Central Vet. Inst. Lelystad, Netherlands. Rotterdam: Bronder-Offset. – **75.** REUSS, U. (1978): Die Behandlung des Magendarmwurmbefalles der Schafe mit Rintal® unter tierärztlichen Praxisbedingungen. Vet. Med. Nachr., 174–179. – **76.** ROSS, D. B., D. A. RICHLER, D. CAMERON (1978): The effect of albendazole on nematode parasites in experimentally infected lambs. Vet. Rec. **102**, 556–557. – **77.** STEINER-BONHUIS, A. (1980): Parasitologische, klinische und epizootologische Auswirkungen von Herbst- und Winterbehandlungen bei Jungrindern mit Albendazol. Hannover: Vet. med. Diss. – **78.** THEODORIDES, V. J., T. NAWALINSKI, J. F. FREEMAN, J. R. MURPHY (1976): Efficacy of oxibendazole against gastrointestinal nematodes of cattle. Am. J. Vet. Res. **37**, 1207–1209. – **79.** THOMAS, R. J. (1973): A new approach to the control of parasitism in sheep. Newcastle: The Duke's Fund, Univ. Printing Service. – **80.** THOMAS, R. J. (1978): The efficacy of in-feed medication with fenbendazole against gastrointestinal nematodes of sheep, with particular reference to inhibited larvae. Vet. Rec. **102**, 394–397. – **81.** TODD, A. C., D. H. BLISS, G. H. MEYERS (1975): Milk production increases following treatment of subclinical parasitisms in Wisconsin dairy cattle. New Zeal. Vet. J. **23**, 59–62. – **82.** TODD, K. S. jr., M. E. MANSFIELD (1982): Evaluation of albendazole in cattle naturally infected with nematodes. Am. J. Vet. Res. **43**, 551–552. – **83.** TÖRNQUIST, M., S. TOLLING, R. M. JONES, D. H. BLISS (1981): Studies on the anthelmintic effect of a sustained release pre-grazing treatment with morantel in grazing cattle in Sweden. Nord. Vet. Med. **33**, 327–338. – **84.** TREPP, H. C. (1973): Epizootologische Untersuchungen über den Magen-Darm-Strongyliden-Befall des Schafes. Zürich: Vet. med. Diss. – **85.** VARSHNEY, T. R., Y. P. SINGH (1979): A comparative study of anthelmintic effect of naphtalophos and parbendazole against natural infection of gastrointestinal worms of sheep. Indian Vet. J. **56**, 207–210. – **86.** WESCOTT, R. B., C. J. FARRELL, A. M. GALLINA, W. J. FOREYT (1979): Efficacy of albendazole for treatment of naturally acquired nematode infections in Washington cattle. Am. J. Vet. Res. **40**, 369–371. – **87.** WESCOTT, R. B., C. J. FARRELL, A. M. GALLINA, W. J. FOREYT (1980): Efficacy of avermectin B_{1a} for treatment of experimentally induced nematode infections in cattle. Am. J. Vet. Res. **41**, 1326–1328. – **88.** WESCOTT, R. B., B. R. LEA MASTER (1982): Efficacy of ivermectin against naturally acquired and experimentally induced nematode infections in sheep. Am. J. Vet. Res. **43**, 531–533. – **89.** WILLIAMS, J. C., J. W. KNOX, D. SHEEHAN, R. H. FUSELIER (1979): Further evaluation of the activity of albendazole against inhibited larvae of Ostertagia ostertagi. Vet. Rec. **105**, 98–100. – **90.** WILLIAMS, J. C., J. W. KNOX, B. A. BAUMANN, T. G. SNIDER, T. J. HOERNER (1980): Anthelmintic efficacy of albendazole against inhibited larvae of Ostertagia ostertagi. Am. J. Vet. Res. **42**, 318–321. – **91.**

YAZWINSKI, T. A., A. H. BROWN, T. GREENWAY, W. TILLEY, H. FEATHERSTONE (1981): Efficacy of oxfendazole in reducing bovine helminthiasis in field trials. Vet. Med. Small Animal Clin. 76, 235–237. – 92. YAZWINSKI, T. A., T. GREENWAY, M. WILLIAMS (1981): The effectiveness of ivermectin® for reducing bovine gastrointestinal helminthiasis. Vet. Med. Small Animal Clin. 76, 877–879.

Askaridose

Spulwurmbefall wird in unseren Breiten bei Wiederkäuern nur selten angetroffen. Dagegen kommt die Askaridose bei Rindern, Zebu- und Büffelkälbern in Nord- und Zentralafrika häufig vor. Im allgemeinen handelt es sich bei Rindern um den spezifischen Kälberspulwurm Toxocara vitulorum, nur ausnahmsweise um den Schweinespulwurm Ascaris suum; dagegen werden auch in Europa bei Schafen vielfach Leberveränderungen angetroffen, die auf Ascaris suum-Larven zurückgeführt werden.

Rind

Toxocara vitulorum (GOEZE, 1782): am Vorderende 3 Lippen mit »gesägten« Rändern; Ösophagus mit bulböser Erweiterung (oxyuroider Ösophagus).

Männchen: 15–25 cm; Spikula relativ kurz (950 µm); am Hinterende je 13 Präanalpapillen in 2 unregelmäßigen Reihen angeordnet, 1 Paar Postanalpapillen sowie am Appendix 5 Paar kleine Papillen.

Weibchen: 21–27 cm; Vulva im ersten Körperachtel.
Eier: 69–93 × 62–77 µm; unsegmentiert, dickschalig, mit genarbter Oberfläche (Abb. 29o).

Entwicklung In den von Kälbern mit dem Kot ausgeschiedenen Eiern entwickeln sich bei 24–28 °C bereits nach 11 Tagen Larven II, welche die Infektionsstadien darstellen.

Werden diese »infektiösen Eier« von Rindern aufgenommen, schlüpfen die Larven II im Dünndarm, dringen in die Darmschleimhaut ein, machen über Leber (in der sie sich das zweite Mal häuten), Lunge und großen Blutkreislauf eine somatische Wanderung und finden sich dann als Larven III in verschiedenen Organen (Leber, Lunge, Nieren, Lymphknoten). Es kommt jedoch nie zu einer patenten Infektion im Darm.

Während teilweise auch Larven III in der Amnionflüssigkeit und Larven IV im Darm von 8½ Monate alten Rinderföten gefunden wurden, haben neuere Untersuchungen dies nicht bestätigt. Bei hochträchtigen Kühen kommt es zu einer Einwanderung der bisher »ruhenden« Larven III in das Euter, so daß diese mit dem Kolostrum und mit der Milch bis zu 22 Tagen nach dem Abkalben ausgeschieden werden; die Infektion der Kälber erfolgt also galaktogen. Toxocara vitulorum-Larven wurden sowohl bei künstlich als auch natürlich infizierten Kühen im Kolostrum und in der Milch (3, 9) und geschlechtsreife Spulwürmer im Darm der entsprechenden Kälber nachgewiesen (Abb. 53).

Die Eiausscheidung beginnt bei den galaktogen infizierten Kälbern nach 17–28 Tagen (Präpatenz), die Patenz beträgt etwa drei Monate (8).

Pathogenese Über die pathogene Bedeutung des Kälberspulwurmes liegen sich widersprechende Angaben vor. Da sich die von Kälbern mit der Milch aufgenommenen Larven im Dünndarm direkt zur Geschlechtsreife

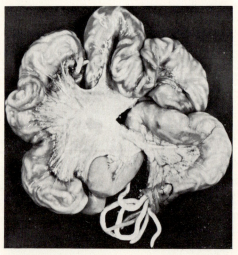

Abb. 53 Dünndarm eines Kalbes mit Toxocara vitulorum-Befall

entwickeln, entstehen durch Wanderlarven keine Organschäden, jedoch Gewichtseinbußen. Vereinzelt treten kolikartige Erscheinungen und Durchfälle auf (8).

Büffelkälber erkranken meist schwer, da vielfach Darmverschluß oder Darmperforation auftreten. In manchen afrikanischen Ländern stellt die Toxocariasis die häufigste Helmintheninfektion bei Kälbern dar (10); Büffelkälber sind zu 45–75 % damit infiziert (8, 11).

Eine weitere wirtschaftliche Bedeutung des Spulwurmbefalles ist dadurch gegeben, daß der ausgeprägte Buttersäuregeruch nicht nur der Atemluft, sondern auch dem Fleisch anhaftet; das Fleisch dieser »Wurmkälber« wird fleischbeschaulich gemaßregelt.

Diagnose Spulwurmbefall bei älteren, mit ruhenden Larven III befallenen Rindern läßt sich koproskopisch nicht nachweisen. Bei (mit geschlechtsreifen Toxocara) befallenen Kälbern sind etwa ab dem 20. Lebenstag Spulwurmeier im Kot feststellbar. Charakteristisch ist ferner der typische Geruch bei der Exspiration dieser Wurmkälber.

Bekämpfung Als beste Chemoprophylaxe gilt die frühzeitige (ab 15. Lebenstag) Behandlung aller Kälber in verseuchten Betrieben. Dabei haben sich nicht nur zweimalige Applikationen von Piperazinzitrat (200 mg/kg Kgw.) oder von Piperazinadipat (300 mg/kg Kgw.) bewährt, sondern auch einmalige Gaben von 7,5–10 mg/kg Kgw. Fenbendazol (Panacur®) sowie von 5 mg/kg Kgw. Levamisol in Form der Präparate Concurat® und Citarin® (4, 9, 11).

Auch der Schweinespulwurm *Ascaris suum* (Morphologie s. S. 321) kann eine alarmierende und manchmal sogar tödliche Pneumonie bewirken (2, 6, 7). Die Tiere zeigen Atembeschwerden mit Polypnoe und Tachykardie, trockenem oder nassem Husten, Lungenemphysem und Lungenödem. Entsprechende Begleitsymptome sind mangelnde Freßlust, Speichelfluß und Verringerung der Pansenmotorik. Bei der Sektion eingegangener Kälber können nicht nur Spulwurmlarven in der Lunge, sondern auch geschlechtsreife Ascaris suum im Ductus choledochus und im Dünndarm nachgewiesen werden (7).

Schaf und Ziege

Bei kleinen Wiederkäuern wird der Kälberspulwurm Toxocara vitulorum nur sehr selten festgestellt. Häufig finden sich jedoch bei Lämmern in der Leber 1–5 mm große weiße Nekroseherde in Form der »white spots« (1, 5); sie werden meist auf *Ascaris suum*-Wanderlarven zurückgeführt, wenn die Lämmer auf Grünflächen gehalten wurden, auf denen zuvor Schweine Auslauf hatten oder die mit Schweinemist gedüngt wurden. Inwieweit es sich bei diesen white spots auch um *Toxocara vitulorum* oder um *Toxocara canis* handelt, müssen weitere Untersuchungen ergeben, zumal serologisch eine Differenzierung zwischen Toxocara und Ascaris möglich ist.

Der früher beim Schaf beschriebene Ascaris ovis wird trotz einiger morphologischer Unterschiede als Synonym von Ascaris suum angesehen, da bei beiden 24 Chromosomen vorhanden sind.

Literatur

1. BORLAND, E. D., I. F. KEYMER, D. E. COUNTER (1980): Condemnation of sheep livers probably due to ascariasis. Vet. Rec. **107**, 265–266. – 2. CHEREPANOV, A. A., V. V. BOL'SHAKOV, L. A. SOSIPRATOVA (1981): Pathological effect of pig Ascaris larvae in cattle. Veterinariya Moscow **8**, 46–47. – 3. GAUTAM, O. P., P. D. MALIK, D. K. SONGH (1976): Neoascaris vitulorum larvae in the colostrum/milk of buffaloes. Current Sci. **45**, 350. – 4. GAUTAM, O. P., S. R. BANSAL, A. DEY-HAZRA (1976): Field trials with fenbendazole against Neoascaris vitulorum in buffalo-calves. Indian Vet. J. **53**, 965–966. – 5. GIBSON, G. McC., D. G. LANNING (1981): Liver damage in lambs. Vet. Rec. **109**, 165. – 6. PLISSART, M., M. PECHEUR, L. POUPLARD (1979): Experimentelles Studium der pathogenen Wirkung von Ascaris suum bei Kälbern. Tierärztl. Umschau **34**, 388–398. – 7. RONÉUS, O., D. CHRISTENSSON (1977): Mature Ascaris suum in naturally infected calves. Vet. Parasitol. **3**, 371–375. – 8. SELIM, M. K. (1980): On the helminth parasites of buffalo-calves with special reference to Toxocara vitulorum. Assiut Vet. Med. J. **7**, 43–48. – 9. THIENPONT, D., O. VANPARIJS, S. DE NOLLIN, G. VERMEIREN (1977): Toxocara vitulorum infection in calves. Recent diagnosis and treatment. Tijdschr. Diergeneesk. **102**, 1123–1128. – 10. VERCRUYSSE, J. (1980): Gastrointestinal helminthiasis in young cattle in the Central African Republic. Bull. Anim. Hlth. Prod. Afr. **28**, 191–194. – 11. ZEIN EL-ABDIN, Y., I. MOSSALAM, S. M. HAMZA (1975): Vergleichende hämatologische und biochemische Untersuchungen bei mit Neoascaris vitulorum infizierten Büffelkälbern vor und nach der Behandlung mit Concurat®. Egypt. J. Vet. Sci. **12**, 143–152.

Spiruridosen

Die Spirurida sind bei Wiederkäuern mit den Gattungen Thelazia (im Auge), Gongylonema (im Ösophagus), Parafilaria und Stephanofilaria (im Unterhautbindegewebe), Setaria (in der Bauchhöhle) und Onchocerca (in Blutgefäßen und im Sehnengewebe) vertreten. Alle benötigen Zwischenwirte, haben also eine indirekte Entwicklung.

Thelaziose

Als Thelaziose wird eine Augenerkrankung der Rinder und Büffel bezeichnet, die in Europa und in Nordafrika durch die folgenden vier Thelazia-Arten verursacht werden kann:

Thelazia rhodesi (DESMAREST, 1828): am Vorderende deutlich quergestreift.

Männchen: 8–12 mm; Schwanzende mit 14 Paar präanalen und 3 Paar postanalen Papillen; Spikula 700–800 µm und 100–130 µm.
Weibchen: 12–18 mm; Vulva etwa 1 mm vom Vorderende entfernt.

Thelazia gulosa RAILLIET und HENRY, 1910: abgerundetes Vorderende; große kelchförmige Mundkapsel; feine Querstreifung.

Männchen: 6–9 mm; 14 Paar präanale und vier Paar postanale Papillen; Spikula 900–1025 µm und 120–125 µm.
Weibchen: 11–14 mm; Vulva 400–800 µm hinter dem Vorderende.

Thelazia skrjabini ERSCHOW, 1928: strohgelb, Querstreifung kaum sichtbar, kleine trapezförmige Mundkapsel.

Männchen: 5–9 mm; 17–32 präanale und 3 Paar postanale Papillen; Spikula 82–125 µm und 110–185 µm.
Weibchen: 11–19 mm; Vulva 480–650 µm hinter dem Vorderende.

Thelazia alfortensis RAILLIET und HENRY, 1910: bisher nur Weibchen beschrieben; 7–11 mm; vereinzelt als Synonym mit Th. gulosa angesehen.

Während Th. rhodesi und Th. alfortensis meist im Bindehautsack und unter dem 3. Augenlid gefunden werden, kommen die beiden anderen Arten vornehmlich in den Kanälchen der Tränendrüse sowie im Nasentränenkanal vor.

Thelazia rhodesi ist weltweit verbreitet und wurde insbesondere in Polen, Ungarn Österreich, Jugoslawien, Schweiz, Frankreich und England bei Rindern nachgewiesen (4). Während Th. gulosa auch in Deutschland, Frankreich, Holland, CSSR vermehrt isoliert wurde, kommen Th. gulosa und Th. skrjabini gleichzeitig vor allem in England vor, wo 41,9 % von 566 speziell untersuchten Rindern in den Monaten Juni bis August befallene Augen hatten (1). Die Parasiten waren innerhalb des 3. Augenlides und in den Tränenkanälchen des unteren Lides bis zu 170 Stück (durchschnittlich) angereichert; dabei waren über 21 Monate alte Rinder häufiger und stärker befallen als Jungrinder. In Rumänien sind bis zu 22 % der Rinder mit Th. rhodesii, Th. gulosa und Th. skrjabini infiziert (5). Bei Untersuchungen von 2538 Schlachtrindern im Schlachthof Hannover waren 14,2 % von Th. gulosa und Th. skrjabini befallen. Von diesen positiven 362 Rindern waren 52,8 % nur mit Th. gulosa, 25,7 % nur mit Th. skrjabini und 21,5 % mit beiden Arten infiziert.

Entwicklung Die im Konjunktivalsack bzw. in den Tränendrüsen lebenden Thelazia-Weibchen setzen Larven (Mikrofilarien) ab, die dann mit Augen- und Nasensekret der befallenen Rinder von Fliegen (Musca larvapara und M. convexifrons für Th. rhodesi; Musca corvina, M. autumnalis, M. amica u. a. für die übrigen Arten) aufgenommen werden. Sie brauchen im Fliegendarm für die Entwicklung zu Infektionslarven (Makrofilarien) Außentemperaturen von mindestens 20 °C (7). Thelazia gulosa braucht in Musca autumnalis 9 Tage bis zur Entwicklung zur Drittlarve (13). Sie wandern dann in den Rüssel des Überträgers und werden wieder an Augen von Rindern abgesetzt. Nach 10–20 Tagen Entwicklungszeit werden sie geschlechtsreif.

Pathogenese In Mitteleuropa ist die Befallsintensität (bis zu 40 Würmer pro Tier) in den Monaten August bis November am höchsten. Am stärksten sind 1½ bis 3 Jahre alte Rinder befallen. Geschlechtsreife Thelazien werden das ganze Jahr über, Larven vorwiegend von Juli bis November nachgewiesen. Klinisch fallen verstärkter Tränenfluß, schleimig-eitriger Augenausfluß, Hyperämie und Ödematisierung der Konjunktiva, follikuläre Konjunktivitis, vaskuläre Keratitis, Photophobie, Iritis, Iridozyklitis und subkonjunktivale Blutungen auf. In der Regel ist nur ein Auge befallen. Schwere Erkankungen in den Sommermonaten dauern etwa 3–6 Wochen; deshalb wird vielfach nur den einwandernden, noch unreifen Thelazien eine pathogene Bedeutung beigemessen. Rezidive sind möglich; es bildet sich keine Immunität.

Diagnose Eine exakte Diagnose ist nur durch die Isolierung des Parasiten aus dem Konjunktivalsack und den Tränenorganen möglich. Hierzu ist eine Spülung des Tränenganges und des Bindehautsackes erforderlich. Bei geschlachteten Tieren sind an den mit Augenlidern aus der Orbita herausgelösten Augen Bulbusoberfläche und umgestülpter Bindehautsack nach Thelazien abzusuchen, Tränendrüsengänge und Caruncula lacrimalis auszudrücken sowie der Ductus nasolacrimalis vom nasenwärtigen Ende her durchzuspülen.

Bekämpfung Zur Therapie scheint Levamisol geeignet zu sein. Nach neueren Untersuchungen erwies sich eine perorale Behandlung mit 5,4–11,9 mg/kg Kgw. Levamisol in Bolus-Form einer Injektionsbehandlung mit 6 mg/kg Kgw. in seiner Wirkung gegenüber T. gulosa und T. skrjabini als überlegen (6).
Eine Fliegenbekämpfung kann die therapeutischen Maßnahmen wesentlich unterstützen.

Gongylonematose

Die Gongylonematose der großen und kleinen Wiederkäuer stellt einen Befall vornehmlich der Ösophagus-Mukosa, seltener der Zunge und des Pansens mit den wenig wirtsspezifischen Gongylonema pulchrum dar.

Gongylonema pulchrum MOLIN, 1857: am Vorderende in unregelmäßige Längsreihen angeordnete Kutikularplatten.

Männchen: 30–62 mm; eingerolltes Schwanzende mit präanalen gestielten Papillen; ungleiche Spikula.
Weibchen: 80–145 mm; Vulva 2–7 mm vor dem Hinterende.
Eier: 57–59 × 30–34 µm groß, embryoniert.

Entwicklung Die aus den mit dem Kot abgesetzten Eiern schlüpfenden Larven I werden von koprophagen Käfern aufgenommen. Nach 32 Tagen sind sie Infektionslarven.
Im Endwirt exzystieren sie im Magen, wandern in den Ösophagus zurück und werden über 2 Häutungen (am 11. und 36. Tag) in 56 Tagen geschlechtsreif. Gongylonemen liegen stets in zahlreichen Windungen tief in der Mukosa, lediglich Vorder- oder Schwanzende sind frei. Sie müssen dauernd in den für ihre Ernährung erforderlichen gefäßführenden Schleimhautschichten wandern, um nicht bei der ständigen Epithelerneuerung abgestoßen zu werden.

Pathogenese Lediglich bei Schafen wurden diffuse Entzündungen des Ösophagus beobachtet, die zu vorübergehender Futterverweigerung führten. Die bei Rindern teilweise beschriebenen grau-weißlichen Knötchen im Ösophagus stehen meist nicht mit dem Gongylonema-Befall in Beziehung. Klinische Erscheinungen fehlen meist.

Filariosen

Filarien kommen in gemäßigten Zonen bei Rind sowie bei Reh- und Rotwild vor. Es handelt sich um teilweise recht große Nematoden mit meist glatter oder feingestreifter Kutikula. Die Mundöffnung ist klein mit unscheinbaren Papillen. Die Männchen haben mehrere prä- oder postnatale Papillenpaare sowie ungleiche Spikula. Die Weibchen sind ovovivipar (Mikrofilarien bescheidet) oder vivipar (Mikrofilarien unbescheidet). Bei der »Scheide« der Mikrofilarien (Larven I) handelt es sich um die erhaltengebliebene und lediglich ausgedehnte Eischale.
Die Larven I werden von blutsaugenden oder von leckenden Insekten aufgenommen; sie dringen vom Darm aus in die Leibeshöhle und Muskulatur ein, häuten sich in der Thoraxmuskulatur zur Larve III und finden sich später in Speicheldrüsen und Rüssel des Überträgers. Dieser bringt sie auf die Haut

des Endwirtes, wo sie dann im Unterhautbindegewebe nach mehreren Monaten die Geschlechtsreife erreichen und über Jahre hinweg lebensfähig bleiben.

Parafilariose

Diese von Parafilaria bovis verursachte Sommererkrankung geht mit Knötchenbildung im Unterhautbindegewebe (von Hals, Schulter, Rücken, Lende, Kruppe sowie Vorder- und Hinterextremitäten) und mit Hautblutungen einher und verursacht Häuteschäden. Sie wird häufig in der UdSSR, den Philippinen, Nord-, Ost- und Südafrika, jedoch auch in Südfrankreich, Bulgarien und Schweden (8) beschrieben.

Parafilaria bovicola TUBANGUI, 1934: weißlich mit quergestreifter Kutikula, die am Vorderende kammartig erhöht ist und 2 Reihen Papillen aufweist.

Männchen: 20–30 mm; 350 und 150 µm lange Spikula; Hinterende abgestumpft.
Weibchen: 40–50 mm lang; Vulva 70 µm hinter dem Vorderende; ovovivipar.
Eier: 45–55 × 23–33 µm; Mikrofilarien 215–330 µm.

Entwicklung Die in der Subkutis lebenden Parafilaria-Weibchen durchdringen die Haut und legen ihre Eier (Mikrofilarien) in das aus dem Bohrloch tropfende seröse Exsudat. Die Mikrofilarien werden von Fliegen (Musca lusoria, M. domestica) in den Sommermonaten aufgenommen, entwickeln sich in diesen zu Larven III und werden dann meist in die Augenflüssigkeit von Weiderindern abgelegt. Von dort wandern sie aus und bohren sich in die Haut ein, wo sie in erbsen- bis haselnußgroßen Knoten in 7–10 Monaten geschlechtsreif werden.

Pathogenese Die parasitenhaltigen Hautknoten brechen auf oder die geschlechtsreifen Weibchen bohren sich nach außen, so daß es zum »Sommerbluten« der Rinder kommt. Zusätzliche bakterielle Infektionen bedingen subkutane Abszesse und Hautnekrosen. Meist sind ältere Rinder vermehrt und für 3–4 Jahre befallen. Vielfach tritt eine grünliche Verfärbung des Muskelfettes auf, so daß die Parafilariose auch ein lebensmittelhygienisches Problem darstellt (8). Nach dem Aufbrechen der Knoten kommt es zu einer Braunfärbung (12).

Diagnose Die Diagnose stützt sich auf das jahreszeitliche Auftreten von Knötchen und den mikroskopischen Nachweis von Eiern und ungescheideten Mikrofilarien im meist etwas blutigen Exsudat.

Bekämpfung Von den modernen Anthelminthika war Levamisol in der erhöhten Tagesdosis von 12 mg/kg Kgw., verabreicht an 4 aufeinanderfolgenden Tagen, gegen Parafilaria wirksam. Die Veränderungen heilten jedoch erst im Verlauf von 4–8 Wochen ab. Neguvon erwies sich als unwirksam (10). 20 mg/kg Kgw. Nitroxynil, einmal sbk. appliziert, verringerte die Hautblutungen um 98 % (14).

In Bulgarien ist als Nackenbandfilarie des Rindes *Parafilaria bulgarica*, auf der Krim *P. antipini* im Unterhautbindegewebe von Rotwild beschrieben worden.

Stephanofilariose

Die Stephanofilariose (Sommerwunden, Sommerausschlag, Fliegenfraß) ist eine in Nordwestdeutschland und in der Altmark während der Sommermonate bei Weiderindern auftretende Hauterkrankung. Sie wird durch eine etwa 5,6–8 mm große, morphologisch im einzelnen noch nicht untersuchte und daher nicht bestimmte Stephanofilaria-Art verursacht.

Entwicklung Die Entwicklung dieser Stephanofilaria spec. ist nicht bekannt. In Anlehnung an andere Arten wird angenommen, daß die subepidermal in Zysten sitzenden Adulten zahlreiche Mikrofilarien absetzen. Diese gelangen entweder direkt oder über den Blut-Lymphweg zur nässenden Wundoberfläche und werden dort von Fliegen (bei St. stilesi Lyperosia-Arten) aufgenommen. In diesen Zwischenwirten erreichen sie über 2 Häutungen das Infektionsstadium und werden von diesen wieder auf Rindern abgesetzt.

Pathogenese Die für Stephanofilarien typische Dermatitis tritt ab Anfang Juni auf und

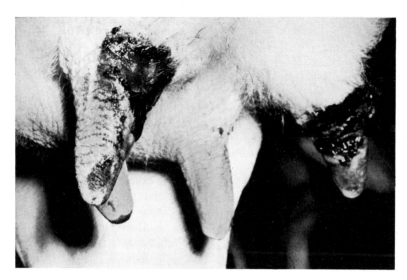

Abb. 54   Stephanofilariose, Euter Rind (DIRKSEN, 1959)

ist bevorzugt am Unterbauch vor dem Euter (»Voreuterekzem«), am Euter selbst vornehmlich an der Zitzenbasis *(Abb. 54)* sowie in der Kniefaltengegend, seltener am Flotzmaul und an der Vorderbrust lokalisiert.

Zunächst entstehen etwa erbsengroße, nässende Effloreszenzen, die wegen ihrer geringen Ausmaße vom Tierbesitzer meist übersehen werden. Nach 3–5 Tagen stellen sich die Entzündungsprozesse als etwa 3 × 8 cm große, ovale oder auch mehr rundliche, scharf abgegrenzte Bezirke mit ziegelroter, glatter Oberfläche und mit gelblichem fibrinösem Exsudat dar. Durch den gleichzeitig bestehenden Juckreiz werden die Wunden häufig beleckt und damit zu vermehrter Exsudation angeregt; später bilden sich auf den sich ausbreitenden Granulationen rotbraune, rissige Krusten.

Neben der starken Beunruhigung der Tiere durch die auf den Veränderungen sitzenden Insekten und der beobachteten Leistungsminderung treten bei Befall der Euterhaut und Zitzen erhebliche Schwierigkeiten beim Hand- und Maschinenmelken auf. Mit Einsetzen kühler Witterung (September) verkleinern sich die Veränderungen und heilen in der Regel von selbst ab; es bleiben lediglich indurierte haarlose Stellen zurück.

Diagnose   Aussehen und Lokalisation der Hautveränderungen sind recht typisch. Der Nachweis von geschlechtsreifen Filarien in subepidermalen Zysten gelingt selten. Leichter lassen sich die etwa 150 μm langen Mikrofilarien in Gewebeproben von frisch aufgebrochenen Sommerwunden isolieren; hierzu werden diese eine Stunde lang bei 37 °C in physiologische Kochsalzlösung gelegt, damit die Larven auswandern können.

Bekämpfung   Neben der Fliegenbekämpfung mit Insektiziden (s. S. 232) kann eine Therapie mit Levamisol (Citarin-L®) versucht werden. Orale Behandlungen mit 1 × 7,5 mg/kg oder 2 × 7,5 mg/kg Kgw. im Abstand von 3–4 Wochen führten zur Heilung oder Reduktion von Zitzenwunden innerhalb 4 Wochen nach der ersten Medikation, doch traten bei einigen Rindern in der 8. Woche erneut Veränderungen auf (9). Demnach sind wiederholte Behandlungen zu empfehlen.

Setariose

Die Setariose des Rindes stellt einen im allgemeinen ohne klinische Symptome verlaufenden Befall der Bauchhöhle mit Setaria digitata dar.

Setaria digitata LINSTOW, 1906: 6–10 cm lang, mit chitinigen Mundgebilden sowie einem muskulösen und glandulären Ösophagusteil.

Männchen: am Hinterende korkzieherartig gewunden; größere Zahl präanaler und postanaler Papillen; ungleich lange Spikula.
Weibchen: knopfförmiges und bedorntes, vielfach aber glattes Hinterende; Vulva in Höhe des Ösophagus.
Mikrofilarien: gescheidet; 140–215 µm lang.

Entwicklung Die adulten Würmer finden sich, abgesehen von gelegentlichen Verkalkungsherden, beim Rinde meist reaktionslos in der Bauchhöhle, die Mikrofilarien ausnahmsweise in der vorderen Augenkammer (»Augenfilariose des Rindes«), vornehmlich aber in den tiefer gelegenen Hautkapillaren. Hier werden sie von blutsaugenden Mücken aufgenommen, in welchen sie sich über 2 Häutungen zu infektiösen Larven III entwickeln. Mit dem erneuten Stich werden sie auf das Rind übertragen und erreichen die Geschlechtsreife (ein Weibchen hat bis zu 50 000 Mikrofilarien im Uterus).

Pathogenese In nicht adäquaten Wirtstieren (z. B. Pferd, Schaf und Ziege) wandern die Larven III vielfach an den Nerven entlang, finden sich dann in Augen und Zentralnervensystem und führen zu dem klinischen Bild der sogenannten »epizootischen zerebrospinalen Nematodiasis« mit Myelitis und vereinzelter Lendenparese. Wandern adulte Würmer von der Bauchhöhle in Organe ein, bilden sich einzelne Knötchen, in welchen die Parasiten absterben und verkalken; wird die Harnblase befallen, treten Zystitiden unterschiedlicher Stärke auf (11).

Bekämpfung Da die Entwicklung und die Überträger nicht bekannt sind, werden prophylaktische Maßnahmen schwierig. Im allgemeinen verläuft die Infektion subklinisch, so daß eine Chemotherapie nicht erforderlich ist. Es ist davon auszugehen, daß Levamisol eine gewisse Wirkung auch auf Setarien hat.

Onchozerkose

Die Onchozerkose des Rindes wird in Mitteleuropa ausschließlich von Onchocerca gutturosa verursacht, die vornehmlich im Nakkenband parasitiert.

Onchocerca gutturosa NEUMANN, 1910: besonders im mittleren Körperbereich auffallend dicke Kutikula mit spiraligen Verstärkungen *(Abb. 55)*.

Männchen: 4 cm lang; 180–290 µm und 65–75 µm lange Spikula.
Weibchen: Vulva im Ösophagusbereich.
Mikrofilarien ungescheidet, 260–280 µm lang.

Diese Onchocerca-Art wurde in Dänemark bei 9 % der über 2 Jahre alten Rinder, in Südostengland in 58 %, in Rumänien sogar in 72 %, in Österreich vereinzelt sowie in einigen Waldsteppengebieten der UdSSR in 56 % der untersuchten Nackenbänder festgestellt.

Entwicklung Als Zwischenwirte kommen Simulien (Odagmia-Arten) sowie Culicoides (2) in Betracht. Die adulten Würmer finden sich in der Umgebung des Nackenbandes oder der Tibio-Femoralbänder. Die Mikrofilarien sind meist konzentriert in der Haut der Ohren und des Nackens oder der Bauchregion, wenn die Adulten im umgebenden Gewebe von Milz und Pansen sind. An den von Odagmia-Arten bevorzugt aufgesuchten Saugstellen (Ohren und Nabelgegend) werden die Mikrofilarien aufgenommen. Sie entwickeln sich während der Wanderung durch Leibeshöhle

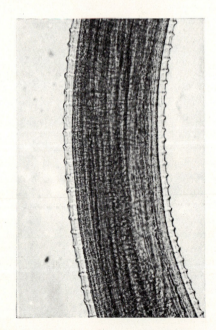

Abb. 55 Kutikula-Struktur von Onchocerca spec.

und Thoraxmuskulatur in 13–15 Tagen zu infektionstüchtigen Larven III, die beim erneuten Stich an den Ohren und in der Nabelgegend abgesetzt werden; von hier wandern sie aktiv zum Nackenband oder in die Milz-Pansen-Region. Nach einer Präpatenz von 7 Monaten sind an den Prädilektionsstellen konzentriert die Mikrofilarien nachweisbar.

Pathogenese Der Parasit verursacht kaum spezifische Veränderungen in den befallenen Geweben. Lediglich bei der Schlachtung fallen hyaline Streifen in den Sehnen und bräunliche, stecknadelkopfgroße Knötchen im lockeren Bindegewebe (Granulome) auf, wobei die Würmer selbst bereits geschädigt sind (15). Klinische Symptome werden nicht beobachtet. Die Infektion bedingt keine wirtschaftlichen Einbußen.

Bekämpfung Eine Therapie ist nicht erforderlich. Da bestimmte Filarienmittel auf O. gutturosa des Rindes eine ähnliche Wirkung haben wie gegen O. volvulus des Menschen (3), kommt der Rinder-Onchozerkose eine Modellbedeutung für den Menschen zu. Zur Bekämpfung der übertragenden Kriebelmükken bei Weiderindern existieren derzeit keine sicheren und praktikablen Methoden.

In Österreich wurden bei etwa 40 % der Weiderinder *Onchocerca lienalis* (STILES, 1892) im Ligamentum gastrolienale gefunden.

Literatur
1. ARBUCKLE, J. B. R., L. F. KHALIL (1978): A survey of Thelazia worms in the eyelids of British cattle. Vet. Rec. **102**, 207–210. – **2.** BAIN, O.: Transmission de l'onchocerque bovine, Onchocerca gutturosa, par Culicoides. Ann. Parasit. Hum. Comp. **54**, 483–488. – **3.** COPEMAN, D. B. (1979): An evaluation of the bovine Onchocerca gibsoni, Onchocerca gutturosa model as a tertiary screen against Onchocerca volvulus in man. Tropenmed. Parasit. **30**, 469–474. – **4.** ČORBA, J. (1968): Die geographische Verbreitung der Thelaziase der Rinder in der Welt. Folia Vet. **12**, 155. – **5.** DULCEANU, N. (1976): Studies of the extent of Thelazia infection of cattle. Helminth. Abstr. A **45**, 294. – **6.** LYONS, E. T., J. H. DRUDGE, S. C. TOLLIVER, R. W. HEMKEN, F. S. BUTTON jr. (1981): Preliminary tests for activity of levamisole against natural infections of eyeworms. Vet. Med. Small Animal Clin. **76**, 1199–1201. – **7.** MIYAMOTO, K., S. SHINONAGA, R. KANO (1981): Experimental studies on the development of Thelazia rhodesi larvae in the intermediate and definite hosts. Jap. J. Parasit. **30**, 15–22. – **8.** NILSSON, N.-G. (1978): Parafilaria bovicola – rapport fran en arbetsgrupp. Svensk Vet. **30**, 785–787. – **9.** UENO, H., T. CHIBANA (1980): Clinical and parasitological evaluations of levamisole as a treatment for bovine stephanofilariasis. Vet. Parasitol. **7**, 59–68. – **10.** VILJOEN, J. H., J. D. F. BOOMKER (1977): Studies on Parafilaria bovicola Tubangui, 1934. 2. Chemotherapy and pathology. Onderstepoort J. Vet. Res. **44**, 107–112. – **11.** YOSHIKAWA, T., T. OYAMADA, M. YOSHIKAWA (1976): Eosinophilic granulomas caused by adult setarial worms in the bovine urinary bladder. Jap. J. Vet. Sci. **38**, 105–115. – **12.** VILJOEN, J. H., J. A. W. COETZER (1982): Studies on Parafilaria bovicola TUBANGUI, 1934. III. Pathological changes in infested calves. Onderstepoort J. Vet. Res. **49**, 29–40. – **13.** GEDEN, CH. J., J. G. STOFFOLANO jr. (1982): Development of the bovine eyeworm, Thelaria gulosa (RAILLIET and HENRY), in experimentally infected female Musca autumnalis DE GEER. J. Parasit. **68**, 287–292. – **14.** WELLINGTON, A. C., L. VAN SCHALKWYK (1982): The effect of a single injection of nitrozynil at 20 mg/kg live mass in the treatment of Parafilaria bovicola infestations in cattle. J. South Afric. Vet. Ass. **53**, 91–94. – **15.** KOSTOVETZKY, M., M. T. MERCHANT, K. WILLMS (1982): Inflammatory reaction of the bovine host to Onchocerca gutturosa. Abstr. Proc. V. Intern. Congr. Parasitol. Canada, 419.

Pentastomiden

Die Pentastomose der Wiederkäuer wird durch einen Befall mit Larven des bei Fleischfressern in Europa (vor allem Italien und Jugoslawien) vorkommenden Zungen-»Wurmes« *Linguatula serrata* FRÖHLICH, 1789 verursacht.

Entwicklung Die in den oberen Luftwegen von Fleischfressern mit chronischem Nasenkatarrh lebenden Zungenwürmer legen Eier ab, die ausgeniest oder nach Verschlucken mit dem Kot ausgeschieden werden und damit an Futterpflanzen gelangen.

Nach Aufnahme durch den Zwischenwirt (z. B. Wiederkäuer) schlüpfen die Primärlarven, bohren sich in die Schleimhaut des

Dünndarmes ein und gelangen über die Lymph- und Blutbahn in Mesenteriallymphknoten, Leber und Lunge. Hier setzen sie sich als Larven II fest, bilden miliare Knötchen und entwickeln sich über insgesamt 9 Häutungen innerhalb von 7 Monaten zu 5 mm langen Terminallarven mit 4 Doppelhaken und zahlreichen Stacheln (»Stachellarve«).

Wenn mit derartigen Stachellarven befallene Organe an Fleischfresser roh verfüttert werden, ist der Entwicklungszyklus geschlossen. Ein erheblicher Teil dieser Infektionslarven wird in Knötchen abgekapselt; dort verkäsen sie und gehen zugrunde. Ausnahmsweise ermöglicht ein Durchbruch in Alveolen und Bronchien, daß Stachellarven auch in Wiederkäuern zur Nasenhöhle gelangen und dort zu geschlechtsreifen Pentastomiden werden.

Pathogenese Stachellarvenbefall stellt lediglich einen Nebenbefund bei der Fleischbeschau dar; eine pathogene Bedeutung kommt ihm bei Rindern, Schafen und Ziegen nicht zu. Auch bei Wildwiederkäuern (z. B. bei Antilopen Afrikas) wurden Stachellarven in großer Zahl in Lymphknoten, Leber, Lunge und Nieren gefunden.

Arthropoden

Bei Wiederkäuern wird eine große Zahl von Dermatosen durch Parasiten aus der Klasse Arachnidea (Zecken und Milben) verursacht.

Ferner beobachtet man vielfach typische Hautveränderungen an Rindern und Schafen, welche durch Vertreter der Klasse Hexapoda, z. B. durch Läuse und Haarlinge, hervorgerufen werden.

Darüber hinaus haben in manchen Gebieten die durch parasitische Fliegenlarven (Hypoderma, Lucilia, Oestrus) bedingten Myiasen eine wirtschaftliche Bedeutung. Teilweise sind alle diese Gliedertiere nicht nur Krankheitserreger, sondern auch Krankheitsüberträger (echte Zwischenwirte und mechanische Vektoren).

Vielfältig sind die Erfordernisse einer wirksamen biologischen und chemischen Bekämpfung. Die technische Entwicklung hat in den letzten Jahren die Synthese einer großen Zahl von Insektiziden aus verschiedenen Wirkstoffgruppen ermöglicht, welche die Seuchenbekämpfung erleichtern und damit die tierische Produktion steigern helfen. Da manche Akarizide sich in Fleisch, Fett und lipoidreichen Organen anreichern oder längere Zeit mit der Milch ausgeschieden werden, kommt dem Rückstandsproblem große Bedeutung zu.

Auch durch Biotopveränderungen (Dränage, Entfernen von Gebüsch, Kurzhalten von Grasflächen u. a.) können die mikroklimatischen Verhältnisse vor allem für Dipteren und deren Brut wesentlich ungünstiger gestaltet werden.

Im folgenden werden die einzelnen, durch Parasiten verursachten Dermatosen nicht nach ihrer wirtschaftlichen Bedeutung, sondern entsprechend der systematischen Zugehörigkeit ihrer Erreger (Acarida, Hexapoda) besprochen.

Acarida

Die zur Unterklasse Acarida gehörenden ungeflügelten Zecken und Milben sind gekennzeichnet durch 4 Paar Beine, Cephalothorax, Capitulum, paarige Cheliceren, Pedipalpen und ein bezahntes Hypostom. Das Capitulum ist über seine Basis mit dem Cephalothorax verbunden.

Die Begattung erfolgt bei fast allen Zecken auf dem Wirtstier. Das vollgesogene Weibchen fällt ab, legt am Boden 3000 (Ixodes und Haemaphysalis) bzw. 6000 Eier (Dermacentor und Rhipicephalus) ab und stirbt.

Die Gesamtentwicklungszeit ist bei einwirtigen Zecken relativ kurz (8–12 Wochen); bei mehrwirtigen Arten ist sie wegen der Übergangsperioden von Wirt zu Wirt von den je-

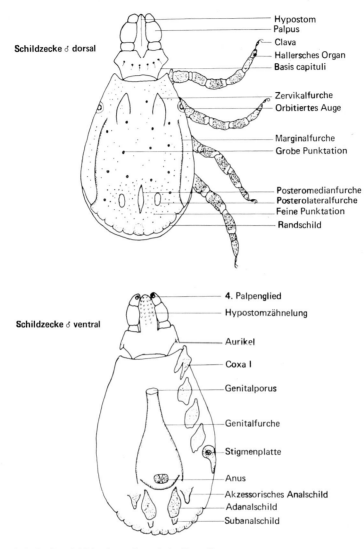

Abb. 56 Morphologie einer Schildzecke – schematische Darstellung

weiligen Klimaverhältnissen abhängig und kann sich deshalb in Ausnahmefällen sogar über 3 Jahre hinziehen.

Schildzecken sind sowohl Krankheitserreger (Juckreiz, Schwellungen, Anämie, Toxikosen) als auch Krankheitsüberträger (Viren, Rickettsien, Borrelia, Babesien, Theilerien, Anaplasmen). Sie spielen deshalb in den für ihre Lebensweise besonders günstigen tropischen und subtropischen Gebieten eine bedeutende Rolle, stellen eine wirtschaftliche Viehhaltung häufig in Frage und erfordern umfangreiche prophylaktische Maßnahmen.

Bei Wiederkäuern sind folgende Ordnungen vertreten:

Ixodida mit den Familien Argasidae und Ixodidae,
Gamasida mit den Familien Demodicidae, Trombiculidae und Psorergatidae,
Acaridida mit den Familien Sarcoptidae und Psoroptidae.

Zeckenbefall

Lederzecken (Argasidae) und Schildzecken (Ixodidae) unterscheiden sich morphologisch und biologisch. Allen Zecken ist das sogenannte Haller'sche Organ am Tarsus des 1. Beinpaares, das den Milben fehlt, gemeinsam.

Argasidae haben ein lederartiges, schwach chitinisiertes Integument mit kleinen Warzen, ventral liegende und daher dorsal nicht sichtbare Mundwerkzeuge (Capitulum), viergliedrige Taster (ausgenommen die Larven), keine oder 1–2 Paar Augen, hinter der 3. Hüfte liegende Stigmen sowie keine oder rudimentäre Haftlappen unter den Klauen.

Sie entwickeln sich über mehrere (2–8) Nymphenstadien und sind, mit Ausnahme der Larven, temporäre Parasiten.

In Europa kommen Lederzecken bei Wiederkäuern selten vor. In Afrika und Amerika werden teilweise Larven und Nymphen von *Otobius megnini* (GUGES, 1883) als Ohrenzecke in erster Linie bei Rind und Schaf beobachtet (die Imago ist nicht mehr parasitisch). *Ornithodoros lahorensis* (NEUMANN, 1901) parasitiert in Bulgarien und Jugoslawien auf Schafen und Ziegen, *O. savignyi* (AUDOUIN, 1827) in Afrika auf Dromedaren und Rindern sowie *O. turicata* (DUGÉS, 1876) in Amerika auf Rindern.

Ixodidae (Abb. 56) haben dorsal einen großen, beim Männchen die ganze Fläche, beim Weibchen nur den vorderen Teil bedeckenden Schild (Scutum), ein von oben sichtbares Capitulum, nur 3 voll ausgebildete Tasterglieder, vielfach ein Augenpaar am lateralen Rand des Schildes, hinter der 4. Hüfte liegende Stigmen und deutliche Haftlappen unter den Klauen.

Sie entwickeln sich vom Ei über 1 Larven- (3 Paar Beine) und 1 Nymphenstadium (ohne Geschlechtsöffnung, aber schon mit 4 Bein-

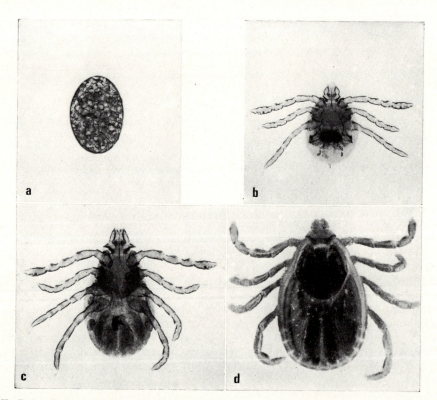

Abb. 57 Zecken-Entwicklungsstadien (Rhipicephalus sanguineus)
a = Ei (30× vergr.); **b** = Larve (30× vergr.); **c** = Nymphe (25× vergr.); **d** = Imago (8× vergr.)

Tab. 10 Auf Wiederkäuern in Mittel- und Westeuropa vorkommende Schildzeckenarten und ihre Überträgerfunktion

Zeckenart	Wirtig-keit	Larven und Nymphen auf	Überträger von	Bevorzugte Wirtstiere (Wiederkäuer)
Ixodes ricinus	3	Kleinsäuger, Vögel; Nymphen auch auf großen Säugern	Trypanosoma theileri Babesia bovis Babesia divergens louping ill-Virus Tettnang-Virus Swiss rickettsia Dipetalonema-Larven Frühsommer-Meningo-encephalitis	Rind, Schaf, Reh, Hirsch
Haemaphysalis punctata	3	Kleinsäuger, Vögel	Babesia major	Rind, Schaf, Ziege
Dermacentor marginatus	3	Kleinsäuger	Babesia ovis Coxiella burneti	Rind, Schaf, Ziege, Reh, Hirsch
Dermacentor reticulatus	3	Kleinsäuger, Pferd	Babesia divergens Listeria monocytogenes	Rind, Schaf, Ziege
Rhipicephalus bursa	2	Rind, Schaf, Ziege, Hirsch	Babesia ovis Babesia motasi Theileria ovis	Rind, Schaf, Ziege

paaren) zur Imago *(Abb. 57 a–d)*. Entsprechend der Entwicklung der einzelnen Stadien auf einem oder mehreren Wirtstieren werden einwirtige (Larve, Nymphe und Imago auf demselben Wirt), zweiwirtige (Larve und Nymphe auf dem gleichen Wirt) und dreiwirtige (Larve, Nymphe und adulte Zecke suchen beim Blutsaugen einen anderen Wirt auf) Schildzecken unterschieden. Für die Häutung zum nächsten Stadium und zur Eiablage ist grundsätzlich eine Blutmahlzeit erforderlich.

Eine restlose Vernichtung der Zeckenpopulation in gefährdeten Weidegebieten läßt sich durch eine regelmäßige Chemoprophylaxe allein nicht erreichen, da diese Zeckenarten mehrwirtig sind und auch Schalenwild sowie Füchse, Hunde und Katzen als Nahrungsquelle (Reservoir) dienen. Besprühungen von Büschen, Knicks und Waldrändern auf größeren Flächen stellen eine unterstützende, wegen ihrer Unwirtschaftlichkeit und der zu befürchtenden Faunaschäden nur selten vertretbare Maßnahme dar. Hinzu kommt, daß die Zeckenbrut auch unter Steinen und an anderen nicht erreichbaren Stellen sitzen kann.

In Mitteleuropa kommen bei Wiederkäuern Vertreter der Gattungen Ixodes, Haemaphysalis, Dermacentor und Rhipicephalus vor *(Tab. 10)*. Wegen der Bestimmung der einzelnen Gattungen wird auf die Spezialliteratur verwiesen (2, 3). Am häufigsten ist auf Wiederkäuern der dreiwirtige Holzbock (Ixodes ricinus).

Ixodes ricinus (LINNÉ, 1758): rotbraun bis blaugrau; Analfurche vor dem Anus (bei allen anderen Gattungen hinter dem Anus).
Männchen: 2,2–2,6 mm.
Weibchen: 3–4 mm, vollgesogen bis 11 mm groß *(Abb. 58)*.

Entwicklung Diese an nahezu allen Haus- und Wildsäugern vorkommende Zecke ist in vielen europäischen Ländern von der Tiefebene bis in die alpine Region vertreten. Die Entwicklung hängt weitgehend von Temperatur und relativer Luftfeuchte ab; die optimalen Temperaturwerte liegen zwischen 17 und 20 °C, die durchschnittlich erforderlichen relativen Luftfeuchten zwischen 81 und 95 % (17). Verschiedentlich bestehen deshalb typische saisonale Schwankungen des Vorkommens, der Entwicklung, Aktivität und Überlebensfähigkeit der Zecken (19). So kann man in bestimmten Gegenden 2 charakteristische Peaks im Frühjahr und im Herbst, andernorts nur 1 Peak im Frühjahr feststellen. Ein zeiti-

Parasitosen der Wiederkäuer

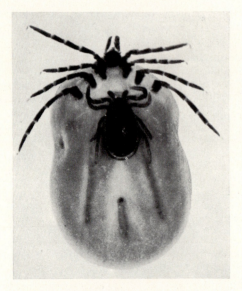

Abb. 58 Ixodes ricinus: Weibchen mit Männchen in Kopula (7 × vergr.)

ges Frühjahr und ein langer Herbst verlängern die Aktivitätsphase von Ixodes ricinus und begünstigen die Vermehrung, ein langer Winter und ein kaltes Frühjahr hemmen die Vermehrung; heiße trockene Sommer bringen Verluste.

Nachdem das vollgesogene Weibchen vom Wirt abgefallen ist, legt es bei Temperaturen von 15–20 °C in 30 Tagen etwa 3000 Eier zumeist an der gleichen Stelle ab. Bei optimaler Luftfeuchte entwickeln sich die sechsbeinigen Larven innerhalb 20–43 Tagen, schlüpfen aus dem Ei und bleiben noch 9–22 Tage in der Umgebung des Eihaufens, bis ihre Kutikula erhärtet und pigmentiert ist; erst dann werden sie aktiv. Wichtigste Wirte für die Larven sind Rötelmaus und Gelbhalsmaus, nur gelegentlich Erdmaus, Waldspitzmaus und verschiedene Vogelarten (17).

Nach der Blutaufnahme auf diesen Kleinsäugern fällt die Larve wieder ab und entwickelt sich innerhalb von 5–7 Wochen zur achtbeinigen Nymphe; wichtigste Wirte für die Nymphen sind Amsel, Singdrossel, Eichelhäher und Eichhörnchen. Die vollgesogenen und wiederum abgefallenen Nymphen häuten sich in 10–18 Wochen zu adulten Zecken, die vor allem Rind, Schaf, Reh und Rotwild als Blutspender aufsuchen. So dauert der vollständige Entwicklungszyklus unter optimalen Bedingungen (z. B. in Norddeutschland) mindestens 2, oftmals 3 und mehr Jahre (23).

Ixodes ricinus ist in hohen Populationsdichten in Nadel-Laub-Mischwaldbeständen mit viel Unterholz und einer dichten Graszone zu finden (14). In Mitteleuropa beginnt die Aktivität Anfang bis Mitte April mit einem Höhepunkt im Mai/Juni; die unter günstigen Bedingungen erfolgende Herbstaktivität ist im Oktober/November von geringerer Intensität (10). Larven erklettern vorwiegend Gräser bis 30 cm Höhe, Nymphen etwa 1 m hohe Kräuter und Adulte Kräuter und Büsche bis etwa 1,50 m (14).

Pathogenese Ixodes ricinus befällt Rinder und Schafe vornehmlich an Kopf, Ohren, Hals, in der Dammgegend sowie an den Innenflächen der Vorder- und Hinterbeine. Sie verursachen bei Rindern Hyperkeratose, örtliche Hautentzündungen mit erheblichen Ulzerationen sowie Anämie, Entwicklungsstörungen, Gewichtsverluste und Milchrückgang. Gleichzeitig tritt eine starke Abnahme der Hämoglobinwerte ein, was auf einen schädigenden Einfluß auf die Erythropoese schließen läßt. Bei zeckenbefallenen Schafen werden Juckreiz, Unruhe, Abmagerung, Wollausfall beobachtet. Die vereinzelt bei infestierten Schafen mitgeteilten Aborte sind sicherlich nur sekundär auf Ixodes, primär auf die durch die Zecke übertragene Rickettsiose (»Zeckenfieber«) zurückzuführen.

Der Holzbock gilt als Überträger von Trypanosoma theileri (1), von Babesia bovis (4) und B. divergens, von Dipetalonema-Larven (1), der swiss-rickettsia (20) sowie verschiedener Virusarten (11), insbesondere des Virus der Frühsommer-Meningoencephalitis des Menschen. (Zur aktiven Immunisierung steht in der Humanmedizin der Impfstoff FSME-Bulin der Fa. Immuno zur Verfügung.)

Haemaphysalis punctata (Canestrini und Fanzago, 1877): Taster kurz und kegelförmig; 2. Glied der Taster nur gering lateral vorspringend; Analfurche hinter dem Anus; mit Randplatten.

Männchen: 2,6–3,2 mm; Peritrema rundlich; Sporn auf Coxa IV median gerichtet.
Weibchen: 2,7–3,5 mm, vollgesogen bis 13 mm groß; kein Horn auf der Basis capituli; Schild länglich.

Diese Zeckenart tritt auf den Nord- und Ostfriesischen Inseln als autochthone Population auf und ist Überträger von Babesia major, der Ursache für die dort vorkommende »spontane Milzruptur« der Rinder.

Entwicklung Larven und Nymphen dieser ebenfalls dreiwirtigen Zecke saugen vorzugsweise an Kleinnagern und Vögeln Blut (15). Die Adulten sitzen bei Rindern vornehmlich am Euter, an den Schenkelinnenflächen, an Bauch und Triel (16). Die Gesamtentwicklung zieht sich über 3 Jahre hin.

Dermacentor marginatus SULZER, 1776: »Schafzecke«, Buntzecke; Augen vorhanden; Taster kurz und breit; Analfurche hinter dem Anus; Rückenschild weiß ornamentiert; mit Randplatten.

Männchen: 5–6 mm.
Weibchen: 5 mm, vollgesogen bis 16 mm.

Diese Zeckenart wurde in Frankreich, Jugoslawien, Polen, Schweiz, Spanien und Ungarn nachgewiesen. In Deutschland wurde sie in Unterfranken, Südhessen, Baden-Württemberg, Rheinland-Pfalz und den Uferhängen des Mains, im ganzen Rheintal oberhalb Mainz, im Neckartal und im Saarland gefunden (13). Dabei besteht eine deutliche Abhängigkeit von der Schafhaltung. Überall dort, wo regelmäßig große Schafherden geweidet werden, kommt diese Zecke auffallend zahlreich vor. Sie findet sich auch, allerdings selten, bei Rindern und bei Rotwild.

Ferner ist *Dermacentor reticulatus* (FABRICIUS, 1794) erstmals in Württemberg in einem geschlossenen Buchenwaldgebiet festgestellt worden.

Entwicklung Die Schafzecke D. marginatus findet optimale Lebensmöglichkeiten nur in Landstrichen mit weniger als 650 mm mittleren jährlichen Niederschlägen und mit einem Temperaturmittel des kältesten Monats nicht unter 10 °C (13). Während Larven und Nymphen an Kleinnagern Blut saugen, findet man die Adulten bei Schafen an Hinterkopf, Hals und Rückenpartie zwischen den Schulterblättern (deutliche Verfärbung der Wolle durch den bluthaltigen Zeckenkot). Diese Zecke ist bereits im Spätwinter/Frühjahr aktiv, also wesentlich früher als der Holzbock, und befällt die Schafe zu einer Zeit, in der sie noch die Winterwolle tragen; auch die Lämmer (Frühjahrslammung) müssen in die Behandlung einbezogen werden (13).

Pathogenität D. marginatus ist Überträger von Rickettsien bei Mensch und Tier und ist damit das Reservoir für Coxiella burneti, den Erreger des Q-Fiebers. Mit Hilfe des Hämozytentestes lassen sich Rickettsien in weiblichen Zecken nachweisen (21). Q-Fieber-Erkrankungen beim Menschen lassen sich immer auf mit Zecken befallene Schafherden zurückführen; der Mensch infiziert sich aerogen durch rickettsienhaltigen Zeckenkotstaub (8). Typische Naturherde müssen deshalb durch eine regelmäßige Zeckenbekämpfung bei Schafen vermindert werden (22).

Rhipicephalus bursa (CANESTRINI und FANZAGO, 1877): Braune Zecke; Augen vorhanden; Hypostom und Palpen kurz; Basis capituli sechseckig; Coxa I vorhanden; Analfurche hinter dem Anus.

Männchen: 2,5–3,0 mm; Analplatten; im vollgesogenen Zustand mit schwanzähnlichem Anhang.
Weibchen: 2,5 bis 3,5 mm, vollgesogen bis 14 mm; Schildchen breit und kaudal abgerundet.

Diese zweiwirtige Zecke kommt vornehmlich in Gebieten mit mildem Seeklima vor. Der gesamte Entwicklungszyklus dauert 6–7 Monate.

Diagnose Zeckenbefall ist leicht nachzuweisen. Zur Feststellung von Zecken auf verdächtigen Weideflächen hat sich die Verwendung von Schlepptüchern (»Fahnenmethode«) bewährt.

Bekämpfung Die wirksamste Zeckenbekämpfung beim Rind besteht in der regelmäßigen Behandlung aller Weidetiere mit einem geeigneten Akarizid (Phosphorsäureester-, Carbamatverbindungen, Pyrethrine, Pyrethroide (26), rasch abbaubare chlorierte Kohlenwasserstoffe); auch das vielseitig verwendbare Antiparasitikum Ivermectin kann eingesetzt werden. Die Behandlungsintervalle richten sich nach der Wirtigkeit der Zeckenart (bei Ixodes höchstens 9 Tage), nach der angewandten Wirkstoffart, ihrer Konzentration und Formulierung, dem Residualeffekt des Präparates sowie der Zusammensetzung der Zeckenpopulation. Dabei ist es gleichgültig, ob die Applikation in Form von Sprays, Sprung- oder Spritzdips, Aufguß oder getränkten Scheuervorrichtungen oder subkutan erfolgt.

Es gibt Behandlungssysteme mit und ohne Verdünnungseffekt (»Stripping-Effekt«), deren Ausmaß von der Menge der von den Tieren nach der Behandlung abtropfenden und in das Becken zurücklaufenden Badeflüssigkeit bestimmt wird; die vom Tier ablaufende Flüssigkeit enthält wegen der klebrigen »fetting«-Emulsionskügelchen weniger Wirkstoff als die ursprünglich aufgebrachte Badeflüssigkeit.

Bei Badebehandlungen, Sprungdips u. ä., bei denen die Akarizidlösung abgeleitet werden muß, ist besonders auf die Umweltbelastung zu achten. Es dürfen nur Verbindungen zum Einsatz kommen, die rasch abgebaut werden (z. B. Phosphorsäureesterverbindungen) und bei Ableitung in Vorfluter nicht toxisch für Fische sind (Pyrethroide weisen eine hohe Fisch-Toxizität auf). Neue Möglichkeiten ergeben sich mit der peroralen oder subkutanen Verabreichung von 0,2 mg/kg Kgw. Ivermectin (6, 9, 18, 24, 25). Hier fallen Umweltbelastungen weg, jedoch müssen Rückstandsprobleme beachtet werden. Eine brauchbare Wirkung zeigen auch mit Pyrethroiden getränkte »ear tags« (7).

Wiederholte Behandlungen erfordern eine sorgfältige Auswahl und Dosierung der Medikamente. Zu beachten ist dabei ferner, ob und wie lange Rückstände in Fleisch und Milch auftreten und ob dadurch eine gesundheitliche Gefährdung des Verbrauchers gegeben ist. Schließlich muß auf die eventuell mögliche Selektion resistenter Zeckenstämme (Tolerierung von toxischen Akarizidmengen) hingewiesen werden.

Bei Schafen werden gegen Dermacentor marginatus-Befall sowohl Asuntol® als auch Sebacil® angewendet. Asuntol-Puder eignet sich nur für geschorene Schafe, Asuntolliquid 0,05 % (Asuntol EC 16) bietet guten Schutz für mindestens 14 Tage (12). Das im Sprühverfahren aufgebrachte Sebacil EC 50 % dringt gut und tief in die Wolle ein, hat eine sofortige Wirkung und bleibt für etwa 5 Wochen noch wirksam (13).

Literatur

1. Aeschlimann, A., W. Burgdorfer, H. Matile, O. Peter, R. Wyler (1979): Aspects nouveaux du rôle de vecteur joué par Ixodes ricinus L. en Suisse. Acta Trop. **36**, 181–191. – **2.** Arthur, D. R. (1962): Ticks and disease. Oxford, London: Pergamon. – **3.** Babos, S. (1964): Die Zeckenfauna Mitteleuropas. Akademiai Kiado, Budapest. – **4.** Brossard, M. (1976): Ixodes ricinus, experimental vector of three species of Babesia (B. bovis, B. berbera and B. argentina). Rev. Suisse Zool. **83**, 443–462. – **5.** Brossard, M. (1976): Immunological relations between bovines and ticks, particularly between bovines and Boophilus microplus. Acta Trop. **33**, 15–36. – **6.** Centurier, C., D. Barth (1980): On the efficacy of ivermectin versus ticks (O. moubata, R. appendiculatus and A. variegatum) in cattle. Zentralbl. Bakteriol. Parasitenkde I. Abt. Ref. **267**, 319. – **7.** Davey, R. B., E. H. Ahrens, J. Garza jr. (1980): Control of the southern cattle tick with insecticide-impregnated ear tags. J. econ. Ent. **73**, 651–653. – **8.** Doerr, H. W., E. Hoferer, V. Leschhorn, H. Mayer, J. Nassal, D. Theuer (1980): Epidemiologische und klinische Erfahrungen anläßlich einer Q-Fieber-Epidemie im Herbst 1978 in Nordbaden. Bundesges. Blatt **23**, 57–64. – **9.** Drummond, R. O., Th. M. Whetstone, J. A. Miller (1981): Control of ticks systemically with Merck MK-933, an avermectin. J. econ. Ent. **74**, 432–436. – **10.** Gilot, B., G. Pautou, E. Moncada, G. Ain (1975): Preliminary contribution to the ecological study of Ixodes ricinus (Linné, 1758) (Acarina, Ixodoidae) in south-eastern France. Acta Trop. **32**, 232–258. – **11.** Kozuch, O., J. Nosek, M. Gresikova, F. Ciampor, J. Chmela (1978): Isolation of Tettnang virus from Ixodes ricinus ticks in Czechoslovakia. Acta Virol. **22**, 74–76. – **12.** Kunz, R. (1980): Untersuchungen zur Bekämpfung der Schafzecke (Dermacentor marginatus) mit Phosphorsäureester-Präparaten. Hannover: Vet. med. Diss. – **13.** Liebisch, A., R. Kunz (1981): Die Schafzecke Dermacentor marginatus und die Möglichkeiten ihrer Bekämpfung. Vet. med. Nachr., 107–121. – **14.** Liebisch, A. (1978): Zur Überträgerökologie der Zeckenencephalitis in der Bundesrepublik Deutschland. In Zusatz: Beiträge zur Geoökologie der Zentraleuropäischen Zecken-Encephalitis. Berichte Heidelberger Akademie Wiss. 20–29. – **15.** Liebisch, A. (1976): Zum Vorkommen der Zecke Haemaphysalis punctata (Can. et Franz., 1877) und der Zecke Haemaphysalis major beim Rind in Norddeutschland. Berl. Münch. Tierärztl. Wschr. **89**, 477–480. – **16.** Melfsen, J. (1978): Untersuchungen zum Vorkommen der Zecke Haemaphysalis punctata (Canestrini und Fanzago, 1877) in Nordfriesland sowie über ihre vektorielle Bedeutung bei Rindern. Hannover: Vet. med. Diss. – **17.** Nass, W. (1975): Untersuchungen zur Aktivität der Zecke Ixodes ricinus L. in zwei Naherholungsgebieten der Stadt Halle S. Hercynia N.F., Leipzig **12**, 325–340. – **18.** Nolan, J., H. J. Schnitzerling, P. Bird (1981): Evaluation of the potential of systemic slow release chemical treatments for the control of the cattle tick (Boophilus microplus) using ivermectin. Austr. Vet. J. **57**, 493–497. – **19.** Nosek, J. (1980): The effects of microclimate on Ixodes ricinus. Inst. of Virology, Bratislava, Czechoslovakia, 105–116. – **20.** Peter, O., W. Burgdorfer,

A. AESCHLIMANN (1981): Enquête épidémiologique dans un foyer naturel de Rickettsies à Ixodes ricinus du plateau suisse. Ann. Parasitol. (Paris) 56, 1–8. – **21.** REHACEK, J., A. LIEBISCH, J. URVÖLGYI, E. KOVACOVA (1977): Rickettsiae of the spotted fever isolated from Dermacentor marginatus ticks in South Germany. Zentralbl. Bakteriol. Hyg. (I) (Orig. A) **239**, 275–281. – **22.** ROJAHN, H. (1979): Anmerkungen zu zwei Veröffentlichungen über Q-Fieber. Tierärztl. Umschau **34**, 854–855. – **23.** WALTER, G. (1979): Untersuchungen zur Ökologie und Biologie von Ixodes ricinus (Linnaeus, 1758) und Ixodes trianguliceps (Birula, 1895) (Ixodoidea, Ixodidae) in Norddeutschland. Hannover: Vet. med. Diss. – **24.** WILKINS, C. A., J. CONROY, P. HO, W. O'SHANNY (1980): Efficacy of ivermectin against ticks on cattle. Proc. 25. Ann, Meet. Am. Ass. Vet. Parasit. Washington, 18. – **25.** LANCASTER, J. L., J. S. SIMCO, R. L. KILSORE (1982): Systematic efficacy of ivermectin MK-933 against the lone star tick. J. Econ. Entomol. **75**, 242–244. – **26.** STENDEL, W., R. FUCHS (1982): Experimentelle Untersuchungen mit Glumethrin, einem neuen synthetischen Pyrethroid zur Bekämpfung von ein- und mehrwirtigen Zecken. Vet. med. Nachr., 115–129.

Demodikose

Rind

Die Demodikose des Rindes ist weltweit verbreitet, auch wenn sie selten diagnostiziert wird (5). Sie kommt in manchen mitteleuropäischen Gebieten gehäuft vor, stellt eine meist chronisch verlaufende, bei geringem Befall auf den Vorderkörper (Schulterpartie, Vorderbrust und Triel) beschränkte Dermatose (Follikulitis) dar und wird durch die rinderspezifische Haarbalgmilbe Demodex bovis hervorgerufen.

Demodex bovis (STILES, 1892): 315–370 × 55–70 µm groß; wurmförmiger, spitz auslaufender und deutlich geringelter Hinterleib; 4 Paar stummelförmige, mit 2 Krallen endende Extremitäten.

Entwicklung Nach der Ablage der elliptischen 70 × 45 µm großen Eier schlüpfen die sechshöckerigen Larven I, die über ein zweites Larvenstadium in 7 Tagen sich zu achtbeinigen, etwa 340 µm langen Protonymphen häuten. Erst die nach einer weiteren Häutung entstehende Nymphe II hat gegliederte Beine und entwickelte Mundwerkzeuge; sie häutet sich schließlich zur geschlechtlich differenzierten Milbe. Die Gesamtentwicklung dauert 3–4 Wochen. Die Übertragung erfolgt durch Kontakt von der Kuh auf das Kalb, wobei bereits ein halbtägiger Kontakt ausreichend sein kann (3).

Pathogenese Demodex-Milben dringen über die Haarfollikel in das kutane Bindegewebe ein. Die Matrix des Einzelhaares und die innere Haarwurzelscheide werden dabei zerstört; das Haar stirbt ab und fällt aus. Durch das Schließen der äußeren Wurzelscheide am Zwiebelteil des Haares bilden sich charakteristische Knoten, die stecknadelkopf- bis erbsengroß werden. Ein mit mehrschichtigem Plattenepithel ausgekleideter offener Gang führt zur Hautoberfläche. Jüngere Knoten sind mit zahlreichen Milben aller Entwicklungsstadien und mit Entzündungsprodukten angefüllt. Sterben die Parasiten ab, sind die blau-schwarz erscheinenden Knoten vornehmlich von Histiozyten, Epitheloidzellen und Riesenzellen angefüllt. Die Stoffwechselprodukte verursachen vermutlich die Reizungen und späteren Nekrosen der Haarfollikel und ihrer kollagenen Fasern und bedingen gleichzeitig eine gewisse Sensibilisierung des befallenen Tieres. Im Gegensatz zu Beobachtungen bei der Hundedemodikose, in deren Verlauf Milben auch im subkutanen Bindegewebe, in Lymphknoten und anderen Organen vorkommen, konnte bisher bei befallenen Rindern weder in Milz, Leber, Nieren, Lunge, noch in Lymphknoten verschiedener Körpergegenden Demodex nachgewiesen werden.

Klinisch tritt die Demodikose beim Rind kaum in Erscheinung, da Juckreiz fehlt und bei dem milden Verlauf Allgemeinzustand und Leistungsfähigkeit der befallenen Tiere kaum beeinflußt werden. Bei der Adspektion lassen sich Demodexfälle nur selten diagnostizieren (gesträubtes Haar). Dagegen sind die Knoten beim Abtasten der Haut oder beim Streichen des Haarkleides (mit dem Haarverlauf) leicht festzustellen. Durch Inzision derartiger Knötchen lassen sich meist in dem noch käsigen Inhalt große Mengen von Eiern, Larven, Nymphen und Milben nachweisen.

Meist kommen die durch die Demodikose verursachten Veränderungen erst während der Aufarbeitung der Häute in den Lederfabriken zum Vorschein, während an den frisch abgezogenen oder an den feuchten, eingesalzenen Häuten die kleinen Erhebungen übersehen werden. An von Haaren und Epidermis befreiten Rohhäuten dagegen treten im durchfallenden Licht die kleinen Knötchen als dunkle Flecken von verschiedener Größe in Erscheinung. Am gegerbten Leder sind anstelle der Demodex-Knoten runde, kraterförmige Vertiefungen von 2–10 mm Durchmesser zu sehen. Durch diese Fehler ist der Wert des Leders erheblich herabgesetzt.

Bekämpfung Eine Behandlung der Demodikose wird wegen des meist subklinischen Verlaufes nur selten notwendig bzw. verlangt. Im Bedarfsfall ist die Wirtschaftlichkeit einer Therapie zu prüfen, da die Demodikose sehr hartnäckig und schwer zu beeinflussen ist. Durch oftmalige Behandlung (mindestens 1 × wöchentlich über mehrere Wochen) mit systemisch wirkenden Phosphorsäureesterpräparaten kann in der Regel klinische Heilung erzielt werden.

In afrikanischen Ländern werden verschiedentlich bei Rindern in den Augenlidern *Demodex ghanensis* OPPONG, 1970, sowie bei Büffeln *Demodex cafferi* NUTTING, 1979, in knotenförmigen Hautverdickungen diagnostiziert (1, 6, 7).

Schaf und Ziege

Auch die Demodikose der kleinen Wiederkäuer verläuft meist subklinisch. Sie tritt nur selten und dann bei älteren Schafen meist während der Trächtigkeit als deutliche Dermatose auf. Sie wird beim Schaf und bei der Ziege durch spezifische Milbenarten verursacht.

Demodex ovis (RAILLIET, 1895): 220–240 µm; Abdomen auffallend breit. Es sind die Maibomschen Drüsen, die Haut der Augenlider sowie die Talgdrüsen von Vulva und Präputium bevorzugt befallen.

Bei geringem Juckreiz beobachtet man gelegentlich auch im Bereich der Flanken und des Kreuzes eingetrocknetes gelbliches Sekret sowie Wollausfall und nur geringe Gewichtsentwicklung. Beim Scheren sind diese Hautteile überempfindlich und neigen zu Blutungen. Auch benagen die Tiere die betroffenen Hautpartien.

Histologisch wird eine geringgradige Infiltration von Histiozyten, Eosinophilen und Lymphozyten festgestellt; die befallenen Haarfollikel sind dilatiert, das Epithel ist abgeflacht (8).

Demodex caprae (RAILLIET, 1895): 200–240 × 50–60 µm; Abdomen nimmt etwa die Hälfte der Gesamtlänge ein.

In Frankreich tritt die Demodikose bei Ziegen häufiger auf (2). Die Milben sind meist auf die Kopfhaut beschränkt; lediglich bei der Saanenziege ist auch die Rückenhaut befallen.

Bekämpfung Zur Behandlung eignen sich Schwefelsalbe und Phosphorsäureesterpräparate, mit denen bei wiederholter Anwendung meist eine klinische Heilung erreicht werden kann.

Trombidiose

Die Trombidiose, auch als »Herbstgrasmilbenbefall« bezeichnete Dermatose bei Haustieren, wird in Mitteleuropa bei Wiederkäuern fast ausschließlich durch Larven von Neotrombicula autumnalis hervorgerufen. Das jahreszeitliche Auftreten ist wesentlich von den klimatischen Verhältnissen abhängig; so treten z. B. in Südwestdeutschland die meisten Erkrankungsfälle Ende August und im September auf.

Neotrombicula autumnalis (SHAW, 1790): 2 mm lange, eiförmige, blaßgelbe bis rötliche Milbe; stark behaart; zwischen 2. und 3. Beinpaar starke Einschnürung.

Larve: 250–500 µm lang; orangefarben bis rostbraun; 3 Paar lange Beine mit Krallen; Schildchen auf der vorderen Dorsalfläche; Hinterkörper und Beine stark behaart.

Entwicklung Die adulte Milbe überwintert im Boden und legt im Frühjahr einige Hundert Eier ab, aus denen sich Larven entwickeln. Diese brauchen eine einmalige Blutaufnahme bei einem Warmblüter für 3–5 Tage. Danach verlassen sie den Wirt, häuten sich zu Nymphen und später zu Imagines.

Pathogenese Die Infektion erfolgt durch Überwandern der Larven von Pflanzen auf das Wirtstier; eine Kontaktübertragung ist ausgeschlossen. Häufig sitzt eine größere Zahl von Milbenlarven beim Rind an der unteren Schwanzfläche und den Schenkelinnenflächen und verursacht dort ein vesikuläres, an Schlempenmauke erinnerndes Ekzem.

Bei Schafen bilden sie an beiden Seiten des Nasenrückens rote Streifen. Bei Ziegen sind die Ohren Prädilektionsstellen, wobei die Larven an der oberen äußeren Ohrseite unregelmäßige ziegelrote Flecken bilden.

Durch den Stich der Milbenlarve entsteht eine kleine Quaddel, die bis Linsengröße erreicht; nach dem Eintrocknen der Bläschen bilden sich Krusten oder unregelmäßig begrenzte, konfluierende und vielfach geschwürig veränderte Hautpartien. Klinisch besteht ein erheblicher Juckreiz, der auch nach Abfallen der Larven anhält, so daß es zu sekundären Kratzeffekten kommt.

Diagnose Die Diagnose ist nur durch den Nachweis der Milbenlarven (bereits makroskopisch als feine rote Pünktchen) zu stellen.

Bekämpfung Neben der Linderung des Juckreizes ist eine spezifische Behandlung mit einem geeigneten Kontaktakarizid zweckmäßig. Es können diesbezüglich alle äußerlich anwendbaren Präparate herangezogen werden, die bei der Räudebehandlung oder Lausbekämpfung zum Einsatz kommen.

Neben der Trombidiose durch Neotrombicula autumnalis werden im Alpengebiet vereinzelt bei Wiederkäuern im Hochsommer Dermatosen beobachtet, die von anderen Laufmilbenarten (z. B. *Neoschöngastia xerothermobia*) hervorgerufen werden. Es handelt sich dabei um Milbenlarven, die meist Kleinsäuger, nur ausnahmsweise Hauswiederkäuer zur Nahrungsaufnahme aufsuchen.

Psorergates-Befall

In den großen Schafzuchtgebieten Australiens, Neuseelands, Südafrikas und Südamerikas treten vor allem bei Merinoschafen mit Wollausfall einhergehende Dermatitiden auf, die durch Psorergates-Milben verursacht sind.

Psorergates ovis WOMERSLEY, 1941: 110–160 × 115–160 µm groß; 4 Paar lange Extremitäten mit je 2 Krallen an deren Ende.

Entwicklung Sie erfolgt über 3 Nymphenstadien in 35 Tagen. Bei erheblichem Juckreiz kommt es zu Schädigungen des Wollvlieses.

Bei Herfordrindern in New Mexico wurde die rinderspezifische *Psorergates bos* (JOHNSTON, 1964) festgestellt.

Behandlung Zur Behandlung hat sich Dippen in 0,05 %igen Fenchlorphos-Bädern bewährt. Im Prinzip eignen sich alle äußerlich anwendbaren Akarizide.

Eine Einzelbeobachtung über Hautveränderungen bei Schafen durch die Futtermilbe *Caloglyphus berlesei* weist darauf hin, daß diese gewöhnlich in Futterlagerräumen und in der Einstreu vorkommende Milbe in einem stark verschmutzten und fettigen Vlies von großer Stapeltiefe günstige Lebensbedingungen finden und zur parasitischen Lebensweise übergehen kann (4).

Literatur

1. DRÄGER, N., D. PAINE (1980): Demodicosis in African buffalo (Syncerus caffer caffer) in Botswana. J. Wildlife Dis. **16**, 521–524. – **2.** EUZEBY, J., R. CHERMETTE, J. GEVREY (1976): Demodectic mange of the goat in France. Bull. Acad. Vét. France **49**, 423–430. – **3.** FISCHER, W. F., R. W. MILLER, A. L. EVERETT (1980): Natural transmission of Demodex bovis STILES to dairy calves. Vet. Parasitol. **7**, 233–241. – **4.** HIEPE, T., R. RIBBECK, H. WOLFF, K. EICHHORN, M. MORITZ (1978): Enzootisches Auftreten von Hautveränderungen mit Wollausfall in Schafbeständen infolge Caloglyphus berlesei-Befalls (Mesostigmata, Tyroglyphidae). Monatsh. Vet. Med. **33**, 901–904. – **5.** MURRAY, M. D., W. B. NUTTING, R. W. HEWETSON (1976): Demodectic mange of cattle. Austr. Vet. J. **52**, 49. – **6.** NUTTING, W. B., F. M. GUILFOY (1979): Demodex cafferi n. sp. from the African buffalo, Syncerus caffer. Int. J. Acarology **5**, 9–14. – **7.** OPPONG, E. N. W., R. P. LEE, S. A. YASIN (1975 recd. 1977): Demodex ghanensis sp. nov. (Acari, Demodicidae) parasitic on West African cattle. Ghana J. Sci. **15**, 39–43. – **8.** PFISTER, K. (1978): Epizootological observations on the occurrence of psoroptic mange and other ectoparasites on sheep in Canton Bern. Schweizer Arch. Tierheilkd. **120**, 561–567.

Räude

Von der Ordnung Acaridida sind bei den Hauswiederkäuern die Gattung Sarcoptes (Fam. Sarcoptidae) sowie die Gattungen Psoroptes und Chorioptes (Fam. Psoroptidae) vertreten. Morphologisch lassen sich diese 3 Gattungen leicht voneinander unterscheiden aufgrund der Form des Mundkegels, der Länge der Beine, der Struktur der Haftlappenstiele sowie des Vorhandenseins oder Fehlens adanaler Saugnäpfe (beim Männchen); auch bestehen einige biologische Unterschiede.

Gattung **Sarcoptes,** Grabmilben *(Abb. 59):* Mundkegel abgerundet; kurze Beine, nur die beiden vorderen Paare überragen die Körperoberfläche deutlich; tulpenförmige Haftlappen auf langen, ungegliederten Stielen; die Rückenfläche ist mit zahlreichen Borsten, Dornen und Schuppen besetzt, wobei die »Rückenblöße« der Artbestimmung dient.

Männchen: 200–280 µm; am 1., 2. und 4. Beinpaar Haftscheiben; keine adanalen Saugnäpfe.
Weibchen: 300–500 µm; am 1. und 2. Beinpaar Haftscheiben.

Entwicklung Die Entwicklung vom Ei über Larve, Protonymphe und Teleonymphe zur Imago dauert, abhängig von Außentemperatur und Disposition des Wirtstieres, durchschnittlich für Männchen 14, für Weibchen 21 Tage. Die Weibchen dringen ins Stratum granulosum, seltener bis ins St. spinosum ein und legen in diesen Grabgängen Eier ab. Die Larven und Protonymphen bleiben in diesen Gängen. Die männlichen Teleonymphen häuten sich zu adulten Männchen, die weiblichen wandern zur Hautoberfläche, kopulieren dort mit den Männchen und häuten sich dann zu Imagines. Die Übertragung und Verbreitung der Sarcoptesmilben in einem Bestand erfolgt in erster Linie durch Kontakt. Der Aktionsradius der Milben beträgt etwa 1 m. Gegenüber direkter Sonneneinstrahlung sind sie empfindlich. Ihre Überlebensfähigkeit, vom Wirtstier entfernt, beträgt bei Temperaturen zwischen 35° und 5°C 3–14 Tage.

Gattung **Psoroptes,** Saugmilben *(Abb. 60):* Mundkegel lang und spitz; lange Beine, die alle über die Körperoberfläche hinausragen;

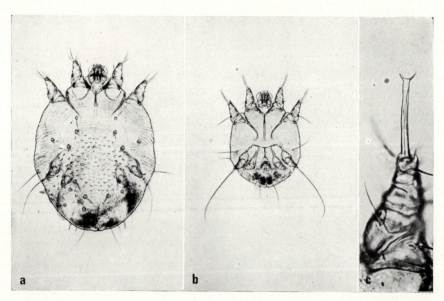

Abb. 59 Sarcoptes sp.

a = Weibchen Dorsalfläche (80 × vergr.); **b** = Männchen Ventralfläche (80 × vergr.); **c** = Extremitätenendigung mit Haftlappen (400 × vergr.)

Arthropoden 213

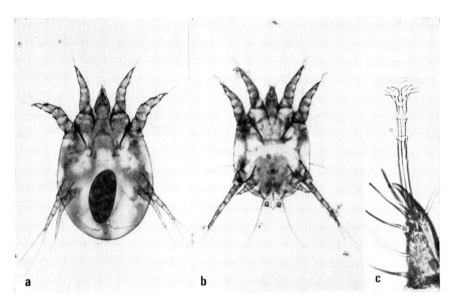

Abb. 60 Psoroptes sp.

a = Weibchen Dorsalfläche (45 × vergr.); b = Männchen Ventralfläche (45 × vergr.); c = Extremitätenendigung mit Haftlappen (400 × vergr.)

trompetenförmige Haftlappen auf gegliederten Stielen.
Männchen: 500–650 µm; am 1.–3. Beinpaar

Haftscheiben; 2 Analsaugnäpfe und 2 zapfenähnliche Lappen am Hinterrand.
Weibchen: 600–800 µm; am 1., 2. und 4. Bein-

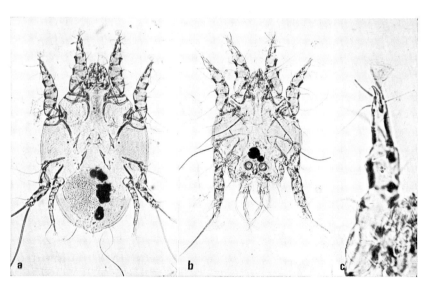

Abb. 61 Chorioptes sp.

a = Weibchen Ventralfläche (120 × vergr.); b = Männchen Ventralfläche (120 × vergr.); c = Extremitätenendigung mit Haftlappen (375 × vergr.)

paar Haftscheiben; am 3. Beinpaar zwei lange Borsten.

Entwicklung Die Gesamtentwicklung dieser auf der Haut des Wirtes sitzenden und von Lymphe lebenden Saugmilben dauert 9 Tage. Die Lebensdauer außerhalb des Tierkörpers beträgt 4–6 Wochen.

Gattung **Chorioptes,** Nagemilben *(Abb. 61):* Mundkegel stumpf, so lang wie breit; lange und die Milbenoberfläche überragende Beine; glockenförmige Haftlappen auf ungegliederten, kurzen Stielen.

Männchen: 300–450 µm; am 1.–4. Beinpaar Haftscheiben; 2 Analsaugnäpfe und 2 zapfenartige, mit langen Borsten versehene Lappen am hinteren Körperrand.

Weibchen: 400–600 µm; am 1., 2. und 4. Beinpaar Haftscheiben, am 3. Beinpaar zwei lange Borsten.

Entwicklung Die Entwicklungsdauer für die auf der Haut lebenden und Schuppen fressenden Milben beträgt 11 Tage. Außerhalb des Wirtes bleibt Chorioptes bis zu 70 Tagen lebensfähig.

Rind

Räude bei Rindern kann durch alle drei Milbengattungen (Sarcoptes, Psoroptes, Chorioptes) verursacht werden. Sie gilt als Faktorenkrankheit und nimmt durch die Vergrößerung der Bestände und die höheren Leistungsanforderungen wieder zu.

Sarcoptes-Räude wird durch **Sarcoptes bovis** CAMERON, 1924, hervorgerufen. Die Milbenweibchen unterscheiden sich gegenüber anderen Sarcoptesarten dadurch, daß eine hintere Rückenblöße durch rudimentäre Schuppen vorgetäuscht wird. Die Sarcoptes-Räude beginnt meist an Kopf und Hals (Kopfräude) und hat die Tendenz der Ausbreitung über den ganzen Körper *(Abb. 62)*. Anfangs zeigen nur wenige Tiere des Bestandes deutlich erkennbare Hautveränderungen mit Haarausfall und Hautverdickungen am Kopf, Hals und Euterspiegel sowie etwas später in der Kreuzbeingegend. Besonders während der winterlichen Aufstallung kommt es zu schwerwiegenderen Hautveränderungen mit Faltenbildung, Hautverdickungen (»Rhinozerushaut«), Borken und Krusten und vielfach eitrigem Exsudat infolge bakterieller Sekundär-

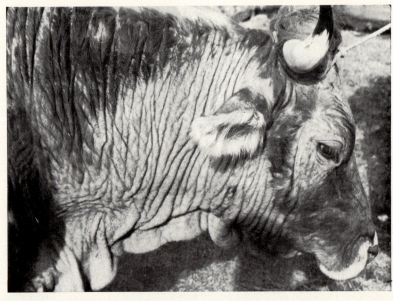

Abb. 62 Sarcoptesräude des Rindes

infektionen. Neben der allgemeinen Beunruhigung der Bestände haben die geringere Mastleistung sowie die deutliche Verminderung der täglichen Milchmenge eine nicht unerhebliche wirtschaftliche Bedeutung.

Bei der nach 7 Tagen zu wiederholenden Sprühbehandlung sind die mit dicken Borken und Krusten bedeckten Körperstellen vor dem Besprühen mechanisch aufzulockern oder zu entfernen (13).

Die Psoroptesräude, verursacht durch **Psoroptes ovis** (HERING, 1838), ist vor allem in Mastbullenbeständen recht verbreitet und wird durch Zukauf von Jungtieren aus den verschiedensten Beständen, insbesondere durch Importtiere, eingeschleppt.

Schon 3 Wochen nach Einstellung der zugekauften Jungtiere werden Juckreiz mit zunehmender Stärke, dann nässende und krustöse Hautveränderungen an Widerrist, Rückenlinie, seitlicher Hals- und Brustwand, Schenkelinnenflächen sowie im Kopfbereich beobachtet (23); oftmals treten flächenhaft Haarlosigkeit, kleieartige Beläge, borkige Hautfalten, Kratzwunden, Unterhautblutungen innerhalb weniger Tage auf. Teilweise werden Gewichtsverluste bis zu 2 Zentnern verursacht.

Die Infektion geht auch während der Sommermonate nicht zurück (7). Natürliche und experimentelle Übertragungen von Proroptes ovis von Schafen auf Rinder sind ebenso möglich wie vom Rind auf das Schaf (24). Prädilektionsstelle für Milben ist beim Rind der äußere Gehörgang. In tropischen Gebieten zeigen Brahman-Rinder eine deutliche Resistenz gegen Proroptes (4). Neben der bedeutenden Mastminderung erhöht diese chronisch eitrige Dermatitis wesentlich den Anteil an sogenannten »Ausschußhäuten«. Die starke Faltenbildung ermöglicht vor dem Gerben der Haut im Ascher zwar die vollständige Enthaarung, nicht aber die völlige Entfernung der Oberhaut; diese irreparablen Lederschäden entwerten also die Haut erheblich (6).

Chorioptesräude, ausgelöst durch **Chorioptes bovis** (HERING, 1845), hat infolge wachsender Leistungsanforderungen besonders in Milchviehbeständen erheblich zugenommen. Diese Hauterkrankung ist nicht so sehr auf die direkte Schadwirkung der Freßmilben zurück-

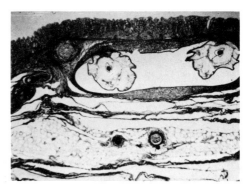

Abb. 63 Sarcoptesbefall, histologischer Schnitt durch die Haut: Milben im Bohrgang

zuführen, sondern ist eine Reaktion der Haut auf die Stoffwechselprodukte der Milben (3).

Primär fallen Veränderungen am Schwanzansatz (»Schwanzräude«) auf; diejenigen am Kronensaum der Hinterextremitäten, am Euterspiegel und am Bauch werden häufig übersehen. Dabei handelt es sich hier um ausgesprochene Rückzugsgebiete der Chorioptesmilben, wo der Milbennachweis regelmäßig gelingt (12). Die Chorioptesräude nimmt während der Winter- und Frühjahrsmonate an Intensität zu und verschwindet wieder bei Weideauftrieb; die »gesund erscheinenden« Rinder bleiben aber latent infiziert.

Diagnose Die Diagnose erfolgt in jedem Fall durch den Nachweis der entsprechenden Milbenart; hierzu sollte das Hautgeschabsel mit dem scharfen Löffel möglichst tief und am Übergang der veränderten zu den intakten Hautstellen entnommen werden, zumal speziell bei Sarcoptesbefall die Milben in den Bohrgängen sitzen *(Abb. 63)*. Differentialdiagnostisch sind hyperkeratotische Dermatosen anderer Genese zu berücksichtigen; die Rindertrichophytie läßt sich jedoch meist schon klinisch (kreisrunde haarlose Stellen) ausschließen.

Bekämpfung Die Behandlung der verschiedenen Räudeformen des Rindes erfolgt mit Chemotherapeutika unter Berücksichtigung der Biologie des Erregers und bei möglichst gleichzeitiger Ausschaltung von prädisponierenden Faktoren (z. B. Lungenwurmbefall, Dünndarmparasitosen). Durch die eingeschränkte bzw. vielfach verbotene Anwendung der gut wirksamen HCH-Präparate gelangen heute überwiegend Phosphorsäureesterpräparate, Carbamatverbindungen, Pyrethroide oder Kombinationspräparate zur Anwendung. Gut eignen sich z. B. das Phosphorsäureesterpräparat Phoxin®, da es auch eine Gasphase entwickelt, die sehr erwünscht ist (14, 20), oder das Pyrethroid Cypermethrin.

Die Behandlung mit den angeführten Verbindungen erfolgt durch Besprühungen oder Waschungen, wobei je nach Stärke des Befalls und der Schwere der Hautveränderungen 1–2 Wiederholungsbehandlungen in wöchentlichen Abständen erforderlich sind. Dabei werden alle Tiere des Bestandes mit einem Akarizid unter Einhaltung einer strikten Reihenfolge, am Kopf beginnend und am Schwanz endend, besprüht; auch die verdeckten Stellen in den Schenkelfalten, unter dem Schwanz und die Ohren müssen besonders beachtet werden (13). Um die ganze Oberfläche des Tieres zu benässen, sind pro Tier etwa 3–4 Liter Sprühflüssigkeit notwendig; der Sprühdruck soll dabei 5 atü nicht übersteigen. Gleichzeitig sind Stall und Stallgeräte mechanisch zu reinigen und mit einem Akarizid zu desinfizieren (in wesentlich höherer Konzentration als zur Tierbehandlung). Stallungen, die über 4 Wochen leerstehen, sind frei von lebenden Räudemilben. Der Behandlungserfolg ist weitgehend von der Gründlichkeit und Exaktheit (Wahl des richtigen Präparates und dessen Verdünnung, Wiederholungsbehandlungen zum genauen Termin) der Durchführung abhängig.

Ausgezeichnet bewährt hat sich in letzter Zeit Ivermectin, ein subkutan oder intramuskulär applizierbares Präparat (0,2–0,4 mg/kg Kgw.), das auch den großen Lungenwurm und die Dünndarmnematoden (zwei wesentliche prädisponierende Faktoren) wirksam erfaßt (2, 8, 17, 18, 22). Durch die lange Verweildauer dieses Präparates ist meist eine Wiederholungsbehandlung nicht notwendig.

Die mögliche Ausscheidung der angewandten Akarizide in der Milch sowie evtl. Rückstände im Fleisch erfordern bei der Behandlung großer Milchvieh- und Mastbestände vom Tierarzt besondere Umsicht bei der Auswahl und Applikation. In manchen Ländern ist die Sarcoptesräude anzeigepflichtig und löst entsprechende Maßnahmen nach den bestehenden Tierseuchengesetzen aus.

Bei Büffeln gibt es eine spezifische Psoroptes-Art, *Psoroptes natalensis,* HIRST, 1919 (15).

Schaf

Bei Schafen hat die Psoroptesräude die größte wirtschaftliche Bedeutung. Sie wird durch **Psoroptes ovis** (HERING, 1838) verursacht und tritt vor allem an den dichtbewollten Hautpartien (Hals, Rücken, Rumpf, Flanken) und im äußeren Gehörgang (24) auf. Bei niederen Temperaturen leben die Milbenweibchen kürzer, legen aber täglich mehr Eier ab; bei höheren Temperaturen werden von den länger lebenden Weibchen weniger Eier abgelegt.

Die Erkrankung tritt saisonbedingt von November bis Ende Februar auf. Bei einer frisch infizierten Herde vergehen etwa 3–4 Wochen, bis klinische Symptome auftreten. Durch das Anstechen der Haut und die Aufnahme von Lymphe entstehen anfangs nur bohnengroße blasige Primärherde, die platzen, konfluieren und mit abgestoßenen Hautschuppen die charakteristischen schmierig-gelblichen Krusten bilden. Die befallenen Schafe kratzen und scheuern sich heftig, verlieren büschel- und flächenhaft Wolle, magern ab und werden anämisch; infizierte Schafe erbrachten eine mindestens um 30% reduzierte Fleischleistung und einen Wollverlust von 0,2 kg (10). Da die Schädigung des Wollvlieses erhebliche wirtschaftliche Verluste bedingt, ist in vielen Ländern die Psoroptesräude anzeigepflichtig und unterliegt entsprechenden tierseuchenrechtlichen Maßregelungen.

Diagnose Ein gutes diagnostisches Hilfsmittel ist ein Abtasten der Schafe an den Prädilektionsstellen (Hals, Rücken, Flanken); bei Vorhandensein von Räudemilben beobachtet man das sogenannte »Bebbern« der Schafe.

Bekämpfung Die Bekämpfung der Psoroptesräude wird für die Schäferei meist durch Schafgesundheitsdienste entweder mit Hilfe motorisierter Badewagen (Rundbadewanne mit Heizkessel, 3500 l Fassungsvermögen, separater Abtropfplatz) oder mit fahrbaren Schafduschen (quadratischer Kasten, Sprühdüsen von oben und unten, 2–3 atü Druck, Abtropfplatz) durchgeführt (5). Sie erfolgt in Form dieser zweimaligen Bade- oder Sprühbehandlungen im Abstand von 7 Tagen mit einem geeigneten Akarizid. Gute Wirkung zeigen Phoxim® und Diazinon® (11, 14, 20). Wichtig ist eine exakte Durchführung der Behandlung und die gleichzeitige Ausschaltung prädisponierender Faktoren. Gute Ergebnisse bringt ferner die subkutane Applikation von 0,2–0,5 mg Ivermectin/kg Kgw. Eine Wiederholungsbehandlung ist infolge der langen Verweildauer dieses Präparates im Tierkörper meist nicht notwendig; außerdem werden die Magen-Darmnematoden, der große Lungenwurm Dictyocaulus filaria und teilweise auch kleine Lungenwürmer wirksam erfaßt.

Zu einer wirksamen Räudebehandlung gehören selbstverständlich die Akarizidbehandlung der Zäune, Pferche, Scheuerpfähle, Wollflocken in Stacheldrahtzäunen (16).

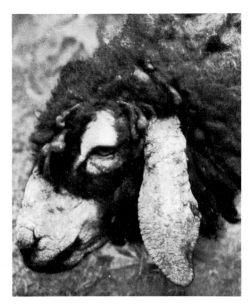

Abb. 64 Sarcoptesräude des Schafes

Kopfräude, verursacht durch **Sarcoptes ovis** MÉGNIN, 1880 wird bei Schafen seltener beobachtet. S. ovis läßt sich auf Ziege und Rind nicht dauerhaft ansiedeln. Diese Räudeform bleibt meist auf den Kopf begrenzt *(Abb. 64)*; neben einer Desinfektion von Stall und Geräten ist eine Ganztierbehandlung vorzunehmen, da nur diese zum Erfolg führt. Differentialdiagnostisch ist stets Trichophytie zu berücksichtigen. In tropischen Ländern treten teilweise Veränderungen an Lippen und Nase auf, die Schwierigkeiten bei der Futteraufnahme bedingen und zu erheblicher Abmagerung führen (1).

Fußräude (Kötengrind) der Schafe wird durch **Chorioptes bovis** (HERING, 1845) hervorgerufen. Die Knötchen, Bläschen und meist blutigen Krusten sind im allgemeinen auf die Fesselbeugen der Vorder-, weniger der Hinterextremitäten beschränkt; gelegentlich finden sich diese typischen Hautveränderungen an den Karpal- und Tarsalgelenken sowie am Euter und Skrotum; dabei können die Entzündungsprozesse teilweise zur Atrophie der Hoden führen (19). Der Übergang vom Mutterschaf auf die Lämmer erfolgt in den ersten 5 Lebenswochen (9). Infolge des starken Juckreizes sind befallene Schafe sehr unruhig, benagen und scheuern sich und lahmen teilweise (Diff. Diagnose: Moderhinke). Für die Behandlung eignen sich ebenfalls alle neueren Akarizide.

Ziege

Sarcoptes rupicaprae HERING, 1838 (syn. S. caprae) verursacht nur bei schlecht ernährten Ziegen die Kopfräude, zeigt eine deutliche Tendenz der Ausbreitung über den ganzen Körper und ist der spezifische Erreger der im Alpengebiet verheerenden Gamsräude. Die Hautveränderungen bei Ziegen sind im allgemeinen gering, bei Gamswild dagegen hochgradig über den ganzen Körper verteilt.

Psoroptes cuniculi (DELAFOND, 1859) ruft die Ohrräude hervor. Starker Juckreiz, Verdikkung der Haut am Ohrgrund, Verstopfung des Gehörganges mit braunen, stinkenden Sekretmassen sowie Borken und Krusten kennzeichnen diese Räudeform. Die Ansteckung der Lämmer erfolgt bereits in den ersten 10 Lebenstagen; klinisch tritt die Erkrankung in der 3. Lebenswoche auf (21). Diese Räude geht auch bei gemeinsamer Haltung nicht auf Schafe über.

Chorioptes bovis (HERING, 1838) befällt vor allem Hals, Rücken und Schwanzwurzel und verursacht starke Krusten- und Borkenbildung. Diese Räudeform ist selten.

Die Behandlung räudekranker Ziegen erfolgt mit den gebräuchlichen Akariziden im Sprayverfahren.

Literatur

1. ABU-SAMRA, M. T., B. E. D. HAGO, M. A. AZIZ, F. W. AWAD (1981): Sarcoptic mange in sheep in the Sudan. J. Trop. Med. Parasitol. **75**, 639–645. – **2.** BARTH, D., I. H. SUTHERLAND (1980): Investigations of the efficacy of ivermectin against ectoparasites in cattle. Zbl. Bakt. Parasit. I. Abt. Ref. **267**, 319. – **3.** DIPLOCK, P. T., R. H. J. HYNE (1975): Chorioptic mange in cattle associated with a severe fall in milk production. N.S. Wales Vet. Proc. **11**, 31–34. – **4.** FISHER, W. F., F. C. WRIGHT (1981): Susceptibility of scabies-naive Hereford and Brahman calves to Psoroptes ovis infestations. Southwestern Entomol. **6**, 57–61. – **5.** GRAUNKE, W. D. (1980): Ektoparasitenbekämpfung in Bayern. Ber. Symp. Parasitosen Wdk, Rothenburg, 143–148. – **6.** GRÜNDER, H. D., J. LANGE (1982): Lederschäden durch Psoroptesräude bei Schlachtrindern. Tierärztl. Umschau **37**, 290–292. – **7.** GUILLOT, F. S. (1981): Susceptibility of Hereford cattle to sheep scab mites after recovery from psoroptic scabies. J. Econ. Entomol. **74**, 654–657. – **8.** GUILLOT, F. S., W. P. MELENEY (1982): The infectivity of surviving Psoroptes ovis (Hering) on cattle treated with ivermectin. Vet. Parasitol. **10**, 73–78. – **9.** HEATH, A. C. G. (1978): The scrotal mange mite, Chorioptes bovis (Hering, 1845) on sheep: seasonality, pathogenicity and intra-flock transfer. New Zeal. Vet. J. **26**, 299–300, 309–310. – **10.** KIRKWOOD, A. C. (1980): Effect of Psoroptes ovis on the weight of sheep. Vet. Rec. **107**, 469–470. – **11.** KIRKWOOD, A. C., M. P. QUICK (1981): Diazinon for the control of sheep scab. Vet. Rec. **108**, 279–280. – **12.** LIEBISCH, A., J. PETRICH (1977): Zur gegenwärtigen Verbreitung und Bekämpfung der Rinderräude in Norddeutschland. Dt. Tierärztl. Wschr. **84**, 424–427. – **13.** LIEBISCH, A., FR. G. FLASSHOFF, G. AHLERT, A. LINDFELD, D. WEICHEL (1978): Untersuchungen zur Behandlung der Rinderräude mit Asuntol®-Emulsion 16%. Vet. med. Nachr., 63–76. – **14.** LIEBISCH, A., A. MEERMANN, F. G. FLASSHOFF, C. RUNGE (1979): Zur Therapie der Rinder- und Schafräude mit dem Phosphorsäureester Phoxim. Dt. Tierärztl. Wschr. **86**, 457–512. – **15.** MASKE, D. K., N. S. RUPRAH (1981): Note on in vitro survival of psoroptic mange in buffaloes at different temperatures and relative humidities. Indian J. Anim. Sci. **51**, 563–564. – **16.** MEERMANN, A. (1978): Bekämpfung der Psoroptesräude bei Schafen mit Phosphorsäureestern in Nordfriesland. Hannover: Vet. med. Diss. – **17.** MELENEY, W. P. (1982): Control of psoroptic scabies on calves with ivermectin. Am. J. Vet. Res. **43**, 329–331. – **18.** POUPLARD, L., M. DETRY (1981): Un progrès spectaculaire dans la lutte contre la gale bovine: Utilisation d'un nouvel agent antiparasitaire systémique: l'ivermectin. Ann. Méd. Vét. **125**, 643–650. – **19.** RHODES, A. P. (1976): The effect of extensive chorioptic mange of the scrotum on reproductive function of the ram. Austr. Vet. J. **52**, 250–257. – **20.** STENDEL, W. (1980): Experimentelle Untersuchungen zur Wirkung von Phoxim auf die Psoroptesräude des Schafes und die Chorioptesräude des Rindes. Prakt. Tierarzt **61**, 240–244. – **21.** WILLIAMS, J. F., C. S. F. WILLIAMS (1978): Psoroptic ear mites in dairy goats. J. Am. Vet. Med. Ass. **173**, 1582–1583. – **22.** WRIGHT, F. C., J. C. RINER (1980): Acaricide screening for control psoroptic mites. 1979 Proc. Ent. Soc. Am. **5**, 222–223. – **23.** ZETTL, K., J. BRÖMEL (1978): Beobachtungen anläßlich eines Psoroptesräudeausbruches in einem Bullenmastbetrieb. Prakt. Tierarzt **59**, 837–840. – **24.** ZIELASKO, B. (1979): Untersuchungen zur Epizootologie der Psoroptesräude (Psoroptes ovis) bei Schaf und Rind. Hannover: Vet. med. Diss.

Hexapoda (Insekten)

Von der großen Klasse Hexapoda kommen als Parasiten und Lästlinge bei Wiederkäuern Vertreter von drei Ordnungen vor, nämlich von den Anoplura (Läuse), den Mallophaga (Haarlinge) und den Diptera (Mücken, Bremsen, Fliegen, Lausfliegen).

Läuse

Die Anopluren sind schon makroskopisch differenzierbar durch ihren Thorax, der deutlich breiter als der Kopf ist (bei Haarlingen: Kopf breiter als der Thorax). Sie sind Blutsauger. Ihre Mundwerkzeuge sind zu einem einziehbaren Stechrüssel umgebildet; sie haben keine Augen (im Gegensatz zu den Menschenläusen) und meist große Klammerhaken an den Enden der Extremitäten.

Bei Wiederkäuern kommen aus der Familie Haematopinidae die Gattung Haematopinus und aus der Familie Linognathidae die Gattungen Linognathus und Solenopotes vor. Die Gattungsbestimmung der 1,3–3 mm großen Läuse erfolgt aufgrund der Gleichförmigkeit der Beine, des Vorhandenseins von seitlichen Fortsätzen am Kopf, der Größe und Form der Stigmen sowie der Dichte der Beborstung der Abdominalsegmente.

Haematopinus: Männchen 2 mm, Weibchen 3 mm; alle Beine gleich lang; Hinterkopf mit seitlichem Fortsatz (»kurznasig«); Kopf und Thorax rötlich, Abdomen gelblich; auf je-

dem Segment eine Reihe kurzer Borsten.
Linognathus: Männchen 2,5 mm, Weibchen 3 mm; Vorderbeine dünn; Hinterkopf ohne seitlichen Fortsatz (»langnasig«); Augen fehlen; sehr große Stigmen; Hinterleib lang und schmal; Kopf und Thorax braun, Abdomen grau; auf jedem Segment eine Reihe hinfälliger Borsten.
Solenopotes: Männchen 1,3 mm, Weibchen 1,7 mm; Kralle der Vorderbeine lang und spitz; Stigmen des Hinterleibes röhrenförmig vorstehend, dahinter je 1 Dorn; die 3 letzten Segmente mit langen Haaren; sehr hell gefärbt.

Rind

Haematopinus eurysternus (NITZSCH, 1818), auch als »kurznasige« Rinderlaus bekannt, befällt vor allem Rücken und Flanken älterer Tiere und kommt häufig gemeinsam mit Haarlingen vor.

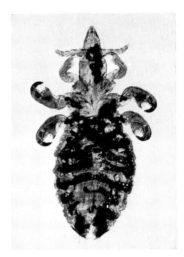

Abb. 65 Linognathus vituli (30 × vergr.)

Die Gesamtentwicklungszeit beträgt 20–40 Tage, die Lebensdauer der Weibchen 16 Tage. Die Eier (»Nissen«) sind hartschalig und an einem Pol zugespitzt; täglich wird 1 Ei abgelegt. Im Abstand von jeweils 4 Tagen entwickeln sich die 3 Larvenstadien. Die Art ist wirtsspezifisch, bleibt auf dem Menschen maximal 5 Tage lebensfähig und überlebt ohne Wirt höchstens 3 Tage.

Linognathus vituli (LINNÉ, 1758), die »langnasige« Rinderlaus *(Abb. 65),* befällt Rinder nur bis zum Alter von 3 Jahren, und zwar an Kopf, Hals, Brust und Flanken. Diese Rinderlaus ist die wohl am häufigsten vorkommende Art.

Die Eier sind weichschalig; sie werden im Sommer meist an Brust, Bauch und Innenseite der Beine, im Herbst an der Schwanzwurzel und am Hodensack abgelegt. Die Entwicklung der 3 Larvenstadien dauert 7–14, die Gesamtentwicklung 21–25 Tage. Die Weibchen legen täglich 1–4, insgesamt bis zu 80 Eier ab. Vom Tier entfernt überlebt Linognathus höchstens 3 Tage.

Solenopotes capillatus ENDERLEIN, 1904, ist die kleinste Rinderlaus und infolge der hellen Färbung schlecht zu erkennen. Sie kommt besonders am Kopf vor und ist bei Rindern aller Altersstufen die seltenste Art. Die Gesamtentwicklungszeit beträgt 21–25 Tage (4).

Pathogenese Die Schadwirkung besteht wohl vor allem in der Beunruhigung der Tiere. Rinderläuse haben einen einziehbaren Stechrüssel, sind obligate Blutsauger und können bei massiv befallenen Jungtieren Anämie verursachen. Im allgemeinen kommt es zu keiner deutlichen Leistungsminderung (2, 3); allerdings wurde bei Therapieversuchen festgestellt, daß erfolgreich behandelte Tiere um 250 g höhere tägliche Gewichtszunahmen erbrachten als die nichtbehandelten Kontrollen (6). Infolge des starken Juckreizes kann das ständige Scheuern und Kratzen Ekzeme mit an Räude erinnernden Krusten und Borken verursachen. Vereinzelt wurde hochgradiger Läusebefall als Ursache einer Stirnhöhlenentzündung (Kreisbewegungen, Schiefhalten des Kopfes) vermutet.

Läuse aller Entwicklungsstadien sind auf Rindern bei guter Beleuchtung und nach evtl. Scheren der Haare mit bloßem Auge gut sichtbar.

Bekämpfung Die Behandlung der Laussucht ist aus hygienischen Gründen und vielfach auch aus Wirtschaftlichkeit erforderlich. Dabei ist aus epidemiologischer Sicht die Einbeziehung des ganzen Bestandes oder der in einer gemeinsamen Stallabteilung gehaltenen Tiergruppe notwendig. Grundsätzlich sollte auch die Kondition und der Ernährungszustand der befallenen Tiere Berücksichtigung finden (9).

Zur Lausbekämpfung können Sprüh-, Wasch- und Badebehandlungen mit Phosphorsäureester-, Carbamat- und Pyrethroidpräparaten vorgenommen werden. Eine Wiederholung der Behandlung nach einer Woche ist notwendig, da die Eier (»Nissen«) nicht befriedigend beeinflußt werden. Phosphorsäureesterverbindungen, wie z. B. Fenthion (Tiguvon®) haben sich bei Pour-on- oder Spot-on- (mit entsprechenden Druckdosiergeräten) Anwendung bewährt. Eine besonders günstige Resorption wird erreicht, wenn das Präparat in der Lendengegend aufgebracht wird. Mit 0,2 mg Ivermectin/kg Kgw. s.c. können ebenfalls ausgezeichnete Erfolge erzielt werden. Infolge der relativ langen Verweildauer des Präparates im Körper ist eine Wiederholungsbehandlung nicht notwendig. Der Vorteil dieses Präparates ist sein breites Wirkungsspektrum. Beim Rind werden neben Räudemilben, Zecken, Dassellarven und Läusen praktisch alle wirtschaftlich bedeutenden Nematoden erfaßt.

In tropischen und subtropischen Gebieten kommt *Haematopinus quadripertusus* FAHRENHOLZ, 1916 bei Zeburindern vor. Diese Laus lebt ausschließlich im Bereich der Schwanzwurzel. *Haematopinus bufalieuropaei* (LATREILLE, 1800) ist ein Ektoparasit des Wasserbüffels und kommt vermehrt in Ländern vor, in denen der Wasserbüffel domestiziert worden ist.

Schaf und Ziege

Bei den kleinen Wiederkäuern kommen nur Vertreter der Gattung Linognathus vor.

Linognathus ovillus (NEUMANN, 1907) ist bisher in Europa nur in Schottland beim Schaf nachgewiesen. Diese Laus sitzt hauptsächlich am Kopf.

Linognathus oviformis (RUDOW, 1869) ist außereuropäisch bei Schafen weit verbreitet und kommt gelegentlich auch auf der Hausziege vor.

Linognathus pedalis (OSBORN, 1896) kommt (mit Ausnahme in Europa) weltweit vor; er lebt fast ausschließlich an den Vorder- und Hinterextremitäten.

Linognathus stenopsis (BURMEISTER, 1838) ist die einzige auch in Europa vorkommende Ziegenlaus. Nach 19 Tagen ist in der Nisse die Larve I vorhanden, die sich über 2 weitere Larvenstadien in 24 Tagen zur Adulten entwickelt (8). Diese Laus ist bis zu 19 Tagen ohne Wirt lebensfähig.

Bekämpfung Schafläuse beeinflussen zumindest bei geringem Befall weder die Gewichtszunahme noch die Wollmenge, jedoch deutlich die Wollqualität. Als wirksame Bekämpfungsmaßnahme gelten die Schur sowie die fürs Rind angeführten Chemotherapeutika. Das Präparat Phoxim® hat sich als Tauchbad mit Konzentrationen von mindestens 125 mg/l Wirkstoff Badeflüssigkeit bewährt; alle Läuse wurden damit bei Schafen mit 9- bis 12monatigem Wollwachstum beseitigt. Bei 250 mg/l hielt die Schutzwirkung gegen einen Neubefall mit Läusen mindestens 4 Monate lang an (5).

Haarlinge

Der Kopf der Mallophagen (Haarlinge) ist deutlich breiter als der Thorax; sie haben beißende Mundwerkzeuge sowie Haken an den Tarsen, sind meist wirtsspezifisch (monohospitale Arten) und zeitlebens an ihren Wirt gebunden (vom Wirt isoliert sind sie nur 8 Tage lebensfähig). Bei Rind und Ziege kommen Bovicola-Arten, beim Schaf eine Lepikentron-Art vor. Es sind etwa 1,2–1,6 mm lange Hexapoden mit je nach Art unterschiedlicher Kopf- und Abdomenform, mit dreigliedrigen Fühlern und einklauigen Tarsen, verschiedenartiger Streifung und Querbänderung des Abdomens sowie mehr oder weniger starker Behaarung.

Rind

Bovicola bovis (LINNÉ, 1758): Männchen 1,2, Weibchen 1,5 mm; Kopf stark beborstet; Abdomen mit seitlichen Randstreifen und breiten Querbändern auf den Segmenten; hauptsächlich die Seiten beborstet *(Abb. 66)*.

Entwicklung Am Grunde der Haare legen die Weibchen bis zu 100 gedeckelte Eier ab, die mit gelblichem Kitt an den Haaren so befestigt werden, daß sie mit dem oberen Pol vom Haar winkelig abstehen. Die 3 Larvenstadien sind anfangs farblos, später schwach und dann stark pigmentiert. Die ganze Entwicklung dauert 30 Tage. Das Weibchen legt alle 1–2 Tage 1 Ei und lebt insgesamt 60 Tage. Da nur zu 10% Männchen auftreten, wird teilweise eine Parthenogenese angenommen.

Pathogenese Bovicola lebt, wie alle Haarlinge, von Epidermisschuppen und Hautdrüsensekreten. Eine Massenvermehrung ist nur auf geschwächten und kranken Tieren möglich, so daß starker Haarlingsbefall als Hinweis für andere primäre Noxen gelten kann (Faktorenerkrankung). Die schädigende Wirkung der Haarlinge besteht in einer ständigen Reizung, Belästigung und Beunruhigung *(Abb. 67);* eine direkte Gewichtsbeeinträchtigung tritt durch den Befall nicht auf (1). Im Sommer geht der Befall zurück, nimmt im November/Dezember wieder stark zu und erreicht ein Maximum in den Monaten Januar bis März. In Jungrinderaufzuchtanlagen größeren Umfanges kann ein Befall von 90% noch bis Juli anhalten (7).

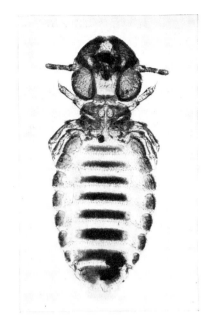

Abb. 66 Bovicola bovis (40× vergr.)

Diagnose Haarlingsbefall wird diagnostiziert durch den Nachweis der schon makroskopisch erkennbaren Mallophagen (Diff. Diagnose: Befall mit Milben, Läusen, Laus-

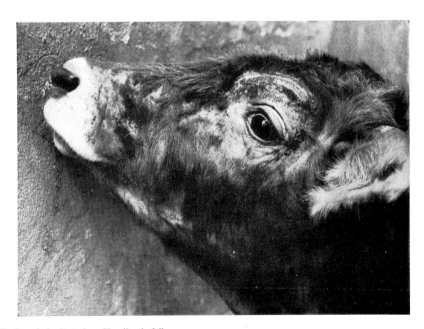

Abb. 67 Jungrind mit starkem Haarlingsbefall

fliegen). Im Frühjahr findet man die Haarlinge an Nacken, Schulter und Lenden, im Sommer an Bauch, Flanken und Schwanz.

Bekämpfung Die Bekämpfung erfolgt durch Pudern, besser durch Waschen, Baden oder Besprühen mit geeigneten Akariziden (Phosphorsäureester-, Carbamat-, Pyrethrum- und Pyrethroidpräparate). Infolge der geringen Eiwirksamkeit der Präparate ist eine Wiederholungsbehandlung nach 1 Woche notwendig.

Schaf und Ziege

Bei Schafen kommt nur eine Mallophagenart vor, bei Ziegen sind es 2 Arten.

Lepikentron ovis (SCHRANK, 1781): Männchen 1,4, Weibchen 1,6 mm; Kopf fast rund, rostfarben; Seitenränder gekerbt; jedes Segment mit einem rechteckigen Streifen.

Die Weibchen legen bis zu 100 Eier, aus denen nach 7 Tagen Erstlarven schlüpfen; die Gesamtentwicklung dauert 3 Wochen. Charakteristisch ist zunächst der Ausfall zahlreicher Wollhaare an einer Stelle. Durch das Scheuern (Juckreiz) der Tiere lösen sich dann ganze Wollstapel. Dieser flächenhafte Wollverlust und die Verdickung der entzündeten Haut lassen »Räude« vermuten. Besonders an der Peripherie der kahlen Stellen sind zahlreiche Haarlinge nachweisbar. Während die Gewichtsentwicklung (Fleischleistung) kaum beeinflußt wird, kann Haarlingsbefall die Wollmenge um 0,3–0,8 kg/Schaf verringern (10).

Durch die zweimalige Schafschur im Jahr sind im allgemeinen therapeutische Maßnahmen nicht erforderlich. Eine notwendig gewordene Behandlung erfolgt durch Waschen, Baden oder Besprühen der Tiere mit Akariziden (s. Rind). Zugekaufte Tiere dürfen erst nach gründlicher Untersuchung und gegebenenfalls nach vorheriger Behandlung in die Herde eingebracht werden.

Bovicola caprae (GURLT, 1843): 1,4–2 mm; der bekannteste Ziegenhaarling mit Sitz an Hals und Rücken.

Bovicola limbatus (GERVAIS, 1844): 1,2 bis 1,6 mm; in Europa selten; wird meist auf Angoraziegen gefunden.

Behandlung Eine Behandlung der Ziegen ist meist nicht nötig, zumal wenn Haltung und Fütterung verbessert werden.

Literatur

1. CHALMERS, K., W. A. G. CHARLESTON (1981): Lice – do they affect live-weight? New Zealand J. Agriculture **142**, 27–28. – **2.** CHALMERS, K., W. A. G. CHARLESTON (1980, recd. 1982): Cattle lice in New Zealand: effects on host liveweight gain and haematocrit levels. New Zealand Vet. J. **28**, 235–237. – **3.** CUMMINS, L. J., N. E. TWEEDLE (1977): The influence of light infestations of Linognathus vituli on the growth of young cattle. Austr. Vet. J. **53**, 591–592. – **4.** HERZOG, U. P. (1981): Läuse und Haarlinge bei Rindern in der Schweiz. Zürich: Vet. Med. Diss. – **5.** HOPKINS, T. J., G. D. LINDSAY (1982): Bewertung von Phoxin zur Bekämpfung von Damalinia ovis bei Schafen und einer neuen Versuchsmethode unter australischen Bedingungen. Vet. med. Nachr., 59–65. – **6.** KAMYSZEK, F., Z. TRATWAL (1977): Ectoparasites in pigs and cattle. IV. Influence of diseases caused by skin parasites on gain in weight in cattle. Wiadomości Parazytol. **23**, 425–430. – **7.** KÜHNE, U. (1981): Systematische Untersuchungen zum Parasitenvorkommen in einer Jungrinderaufzuchtanlage unter industriemäßigen Produktionsbedingungen. Berlin: Humboldt-Univ., Vet. med. Diss. – **8.** RAMCHURN, R. (1980): Observations on the life cycle of Linognathus stenopsis. Rev. Agricole et Sucrière de l'Île Maurice **59**, 6–8. – **9.** TWEEDLE, N. E., L. J. CUMMINS, J. F. GRAHAM (1977): The prevalence of cattle lice and their effect on liveweight change of beef cattle. 45. Conf. Austr. Vet. Ass. Path., 89–91. – **10.** WILKINSON, F. C., G. C. DE CHANEET, B. R. BEETSON (1982): Growth of populations of lice Damalinia ovis, on sheep and their effects on production and processing performance of wool. Vet. Parasitol. **9**, 243–252.

Dipteren

Die Ordnung Diptera (Zweiflügler) hat insofern gewisse Bedeutung für Wiederkäuer, als mehrere Arten Lästlinge, Krankheitserreger und Krankheitsüberträger sind.

Nematocera (Mücken): Fadenförmige Fühlergeißel aus vielen, gleichartig gebauten, perlschnurartigen Gliedern. Maxillartaster 3- oder mehrgliedrig. Larven eucephal (äußere Kopfkapsel vorhanden) oder hemicephal (hintere Teile der Kopfkapsel in den Prothorax eingezogen). Mücken sind langgestreckt, schlank und zierlich gebaut, haben lange Beine und reich geäderte Flügel.

Brachycera (Fliegen): Kurze Fühlergeißel mit weniger Gliedern als bei den Nematocera. Bei den meisten Brachycera ist das 1. Geißelglied vergrößert, und die übrigen sind zum Teil mit ihm verschmolzen oder als »Endgriffel« (Stylus) od. »Endborste« (Arista) mehr oder weniger deutlich von ihm abgesetzt. Maxillartaster höchstens 2gliedrig. Larven hemi- oder acephal (äußere Kopfkapsel fehlt). Fliegen haben im allgemeinen einen gedrungenen Körper, kurze Beine und spärlich geäderte Flügel.

Culicidae (Stechmücken)

Von den 3 medizinisch wichtigen Stechmückengattungen Anopheles, Aedes und Culex sind lediglich Aedes (u. a. auch Überträger der Kaninchen-Myxomatose) und Culex in Mitteleuropa bei Haustieren von besonderem Interesse.

Aedes: 5–6 mm lange (beim Männchen buschige) Fühler; langer Stechrüssel; kurze Taster *(Abb. 68);* Scutellum dreigeteilt; zugespitzt erscheinendes Abdomen; 3 runde Receptacula seminis; gezähnte Fußklauen. In Deutschland kommen die Arten *A. dorsalis, A. maculatus* u. a. vor.

Die Weibchen legen die Eier einzeln knapp über dem Wasserspiegel von Tümpeln an Hölzern, Gräsern, Schilf usw. ab. Die Entwicklung verläuft über 4 Larvenstadien und eine lebhaft bewegliche Puppe zur Imago. Die Gesamtentwicklung dauert bei Sommertemperaturen 10–15 Tage.

Aedesarten fliegen nur selten in Rinderstallungen ein, belästigen aber bei massivem Vorkommen Weidetiere, die sie zur Blutmahlzeit aufsuchen, erheblich. In Süddeutschland wurde nur *Aedes vexans* an Weiderindern beobachtet (7).

Culex: 4–6 mm; wenig auffällig gezeichnet; kurze Taster; Scutellum dreilappig mit 3 deutlich getrennten Borstengruppen; stumpf endendes Abdomen mit hellen Querbinden; Flügelschuppen schmal und gleichmäßig auf den Flügeladern verteilt; 3 längliche Receptacula seminis; ungezähnte Fußklauen.

In Mitteleuropa kommen 6 Arten vor, wovon *Culex pipiens* LINNÉ, 1758, und *Culex territans* HOWARD, DYAR und KNAB, 1917, am häufigsten sind. Culex-Weibchen überwintern

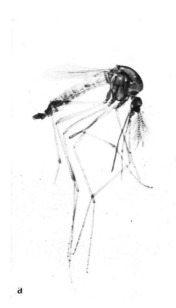
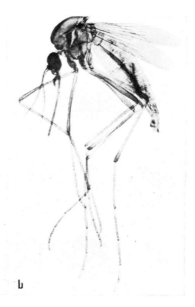

a   b

Abb. 68 Aedes sp. (5 × vergr.)
  a = Männchen; **b** = Weibchen

in Kellern und Scheunen. Von April/Mai an legen sie auf die Oberfläche bevorzugter permanenter oder temporärer Gewässer (Tümpel) Eier (Gelegeschiffchen) ab. Bis zum Herbst entwickeln sich mehrere Generationen.

Culexarten belästigen Wiederkäuer nur in geringem Umfange. So wurden Rinder im Alpenvorland von Culex pipiens lediglich von Mitte Juni bis Ende Juli belästigt. Sie befielen die Weiderinder ausschließlich während der Dämmerung an Kopf, Rücken und Bauch; hellfarbige Tiere wurden dabei bevorzugt (7).

Anopheles: 5–8,5 mm; Taster fünfgliedrig und von gleicher Länge wie der Stechapparat; Scutellum gleichmäßig gerundet; einfaches Receptaculum seminis; ungezähnte Fußklauen. In Europa heimische Arten sind *Anopheles claviger* (MEIGEN, 1804) und *Anopheles maculipennis* MEIGEN, 1818.

Anopheles claviger überwintert als Larve. Die Imagines fliegen an Waldrändern und in Heckengelände; sie sind während der Abenddämmerung besonders aktiv. Die Eier werden einzeln abgelegt und konfluieren dann sternförmig auf der Wasseroberfläche. A. maculipennis bevorzugt große Wasserflächen und findet optimale Lebensbedingungen in Niederungsgebieten mit wenig regulierten Gewässern; die Larven leben vorwiegend im verkrauteten Teil.

Die Imagines beider Arten bevorzugen als Ruheplätze Großviehställe. Für Rinder sind sie lästige Blutsauger, die zu Beunruhigungen führen.

Simuliidae (Kriebelmücken)

Die fliegenähnlichen Kriebelmücken sind bis 5 mm große, dunkelgefärbte, ubiquitär vorkommende Mücken mit 9–13gliedrigen kurzen Fühlern, viergliedrigen Tastern, hohem, fast kugeligem Thorax, breiten hyalinen Flügeln und relativ kurzen, kräftigen Beinen *(Abb. 69)*. Nur die Weibchen haben stechende Mundwerkzeuge und saugen Blut.

Ihr Vorkommen ist an fließende Gewässer gebunden. Bevorzugt sind Wasserläufe mit starker Strömung zur Entfaltung der Fangfächer der Larven, mit hoher O_2-Konzentration, leicht alkalischem pH sowie mit Wasserpflanzen, Sträuchern und Steinen *(Abb. 70)*. In einzelnen europäischen Ländern wurden

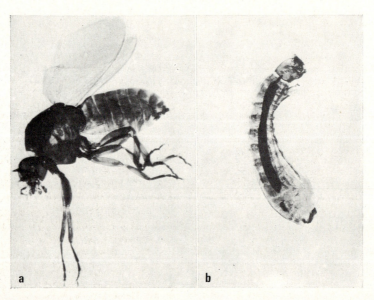

Abb. 69 Simulium sp.

a = Imago (12 × vergr.); **b** = Larve (8 × vergr.).

bei systematischen Untersuchungen bis zu 31 verschiedene Arten festgestellt. Nur wenige nicht sehr wirtsspezifische Arten werden für wesentliche Belästigungen sowie für Erkrankungen und Todesfälle von Weiderindern verantwortlich gemacht. Ihre Differenzierung ist bei Larven durch Merkmale der Kopfkapsel (Ornamentierung, Ventralausschnitt, Mandibel u. a.), bei den Puppen aufgrund des Kokons und der Atemfäden, sowie bei den Imagines durch die Färbung und vor allem durch den verschiedenartigen Genitalapparat möglich. Die Differenzierung der einzelnen Arten ist sehr schwierig. Sie kann nur von Spezialisten vorgenommen werden; deshalb unterbleiben im folgenden auch entsprechende Angaben.

Im deutschsprachigen Raum werden Erkrankungen von Rindern im wesentlichen durch Simulium reptans, Odagmia ornata, Wilhelmia equina und Boophthora erythrocephala verursacht.

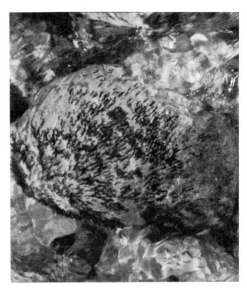

Abb. 70 Stein im Wasser mit Simulienlarven

Simulium reptans (LINNÉ, 1758): im allgemeinen 2–3 Generationen, seltener auch 4. Besonders verbreitet in Mittel- und Norddeutschland, in Österreich und im ganzen Voralpengebiet (6, 7), fliegt ab Ende April bis Oktober; Schäden an Rindern werden bis September beobachtet (6).

Odagmia ornata (MEIGEN, 1818), syn. Simulium ornatum: meist 2–3 Generationen; wenige Imagines schlüpfen bereits Anfang Mai (5). Mehrere Weibchen legen ihre Eipakete zu einem bis zu 16 g schweren Klumpen meist auf Pflanzen nahe der Wasseroberfläche ab (6); sticht am Rinde vor allem an Unterbauch, Euter und Skrotum; Zwischenwirt für Onchocerca gutturosa. Notwendig sind starke Fließgeschwindigkeit, reichlicher Uferbewuchs zu jeder Jahreszeit und Möglichkeit des Anfliegens entgegen der Fließrichtung. Odagmia ornata kann sich auch in stark mit Abwasser verunreinigten Gewässern vermehren, in denen andere Simuliiden absterben.

Wilhelmia equina (LINNÉ, 1758), syn. Simulium equinum: in der Schweiz sowie im deutschen Mittelgebirge und in der Rheinebene häufig; notwendig sind gleichbleibende Wasserführung, genügend weite Anflugflächen und windgeschützte Flußabschnitte; 3–4 Generationen pro Jahr; für Rinder sind besonders gefährlich die nach der Überwinterung schlüpfenden Weibchen; es werden vornehmlich die Ohrmuscheln angeflogen.

Boophthora erythrocephala (DE GEER, 1776): 3–4 mm; verursacht vor allem an Donau, Oberrhein, Fulda, Aller, Leine, Weser, in der Schweiz sowie Polen, ČSSR, Italien und Frankreich die meisten Schäden bei Weidetieren; ist die pathogenste der aufgeführten Arten; bevorzugt mittelgroße Fließgewässer der Niederungen; Wasserstandsschwankungen sind für die Entwicklung der Eigelege ungünstig; befällt Vorderbrust, Unterbauch, Schenkelinnenflächen, Euter und Hoden bei Rindern; fliegt über weite Strecken (3 km) bis in Gehöftnähe; Anflugzeiten sind die Vormittags- und späten Nachmittagsstunden; erster Massenschlupf bereits im April; mindestens 4 Generationen; fliegt auch noch Ende September bei Temperaturen nahe dem Gefrierpunkt (2, 3), das Weibchen legt die Eier in Schichten übereinander auf Pflanzen ab, die wenigstens teilweise an der Wasserlinie liegen und benetzt werden (5).

Entwicklung Die Entwicklung der Kriebelmücken und ihr massenhaftes Auftreten sind wesentlich von den örtlichen Verhältnissen abhängig. Die Weibchen setzen ihre mit einer Gallerte umgebenen Eigelege in für die einzelnen Gattungen typischen Formen auf Ufer- und Wasserpflanzen ab. Die Eier vertrocknen bzw. die Larven können nicht schlüpfen, wenn der Kontakt zur Wasseroberfläche längere Zeit (infolge Wasserstandsschwankungen) unterbrochen ist.

Nach etwa 8 Tagen schlüpft die Masse der gedrungenen Erstlarven. Am Kopf haben sie dreigliedrige Fühler und 2 Fangfächer, am Thorax einen unpaaren, mit Häckchen besetzten Fußstummel *(Abb. 68 b)*. Das letzte Abdominalsegment trägt dorsal kurze Kiemenblättchen und am Hinterende eine mit einem Hakenkranz umgebene Haftscheibe zur Fixierung an Steinen und Pflanzen. Die einzelnen Larvenstadien (1–7) können sich kriechend fortbewegen oder sich mit Hilfe von Spinnfäden im Wasser treiben lassen, um günstigere Nahrungsplätze aufzusuchen.

Die Puppen sitzen in einem von der Larve gesponnenen, tütenförmigen Kokon und tragen jederseits am Vorderende 3–150 verästelte Atemfäden (Röhrenkiemen). Die Mücke schlüpft teilweise auch unter Wasser; sie gelangt in einer Luftblase an die Oberfläche. Die Gesamtentwicklung dauert 5–7 Wochen, ist jedoch von den Winterdiapausen abhängig. Bald nach dem Schlüpfen erfolgt die Begattung durch die von Blütensäften lebenden Männchen. Die Weibchen vieler Arten müssen Blut aufnehmen, um Eier produzieren zu können. Andere Arten können auch auf kohlehydratreiche flüssige Substrate ausweichen.

Die Überwinterung erfolgt im Ei oder im Larvenstadium. Von der Witterung im Frühjahr, den Wasserstandsschwankungen, Strömungsgeschwindigkeiten, der Verschmutzung der Gewässer sowie von den Licht- und Temperaturverhältnissen werden die Eigelege, Larven und Puppen und damit die Populationsdichte wesentlich beeinflußt. So ist es zu erklären, daß in manchen Flußgebieten in oft sehr unterschiedlichen Jahresintervallen so große Simuliendichten erreicht werden, daß sie zu Schadfällen bei Haustieren führen. Diese kommen nur bei plötzlicher, überfallsartiger Infestation im Frühjahr oder Frühsommer (nach Simulienart verschieden) vor.

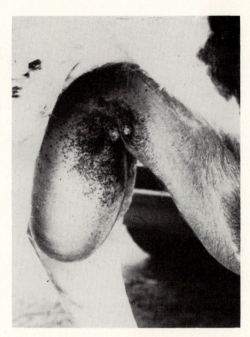

Abb. 71 Kriebelmücken-Stiche am Skrotum: petechiale Blutungen und Ödembildung

Pathogenese Im deutschsprachigen Raum treten Erkrankungen und Ausfälle durch Kriebelmückenbefall in bestimmten Flußniederungen meist von April bis Juni auf. Bei warmer Witterung und sinkendem Wasserspiegel kommt es zu einem plötzlichen Massenschlupf, so daß Mückenweibchen in großen Schwärmen Weiderinder befallen. Das Simulium-Speicheltoxin verursacht Erythropenie, starke Leukopenie sowie Lymphozytose.

Klinisch deuten zahlreiche nadelstichartige, z. T. konfluierende Blutungen in der Haut sowie subkutane Ödeme an Unterbrust, Unterbauch, Euter, Skrotum *(Abb. 71)*, Perineum sowie gelegentlich an Flotzmaul und Ohrmuschel auf Simulien hin. Beschleunigte Atmung, stark erhöhter Puls, Rasselgeräusche in den ventralen Lungenabschnitten, abgeschwächte Pansentätigkeit und Herz- und Kreislaufinsuffizienz (6) werden bei Rindern außerdem beobachtet. In hochgradigen Fällen kommt es zu Herz- und Kreislaufversagen, Festliegen, Koma und Tod schon innerhalb von 2–4 Stunden.

Die Erkrankung verläuft in solchen Fällen perakut und führt oft nach 2stündiger bzw. nicht mehr als 1½tägiger Dauer bei 50% der Tiere zum Tode. Weniger stark gestochene Tiere erholen sich nach 3 Tagen. Das Krankheitsbild wird als Simuliotoxikose bezeichnet. Art und Wirkungsweise des in den Speicheldrüsel der Kriebelmücken gebildeten Toxins sind noch nicht charakterisiert. In erster Linie soll das Toxin das Atemzentrum lähmen; neben lokal entzündungserregenden Eigenschaften werden ihm auch herz- und gefäßschädigende sowie anaphylaktische Wirkungen zugeschrieben. Die Tiere zeigen große Unruhe, versuchen in den Stall zu flüchten, legen sich hin und stehen sofort wieder auf (2).

Bei der Sektion der Tiere sind Ödeme der Subkutis, der regionalen Lymphknoten, Kehlgangs- und Glottisödeme sowie die Stichstellen an Ohren, Euter, im Schenkelspalt, an Vulva und Anus die wesentlichen Befunde. Bei der histologischen Untersuchung lassen sich Nekrosen im Epithel im Verlauf des Stichkanals nachweisen. Mehrfach finden sich Hohlraumbildungen in der Spinosumschicht, die neben zerfallenen Zellen Erythrozyten enthalten. Die in Korium und Subkutis vorhandenen perivaskulären Infiltrate enthalten fast ausschließlich eosinophile Granulozyten. Außer den Hautveränderungen kommen Blutungen im Herzen und im Hirnstamm vor, in Verbindung mit Ödemen um die Purkinje-Zellen des Myokards.

Allgemein lassen sich die Kriebelmückenschäden nach klinischen und pathomorphologischen Kriterien in 5 Stufen klassifizieren (6):

a) Belästigung der Weiderinder und damit ein merkliches Zurückgehen der Milchleistung;
b) Hautsyndrom = entzündliche Haut- und Unterhautödeme;
c) Haut-Schleimhautsyndrom = entzündliche Prozesse an Vulva und Präputium; pyogene Sekundärinfektionen lokaler oder generalisierter Form;
d) Respiratorisches Syndrom = Laryngitis und Pharyngitis; Ödeme im Bereich des Atemtraktes mit erheblichen Atembeschwerden und Gefahr des Erstickungstodes;
e) Simuliotoxikose = mit schweren Kreislaufstörungen, Paresen und Schocksymptomen.

Überstehen die zu Beginn der Weidesaison ausgetriebenen Rinder die Kriebelmückeninfestation, bildet sich eine Immunität aus, die während der Weidezeit anhält, also die Tiere bei späterem massivem Befall vor der Erkrankung schützt, und im Laufe der winterlichen Aufstallung wieder verloren geht. Werden zugekaufte ältere Tiere oder Kälber im Verlaufe des Sommers erst auf derartige gefährdete Weiden gebracht, erkranken diese bei hoher Anflugdichte und entsprechender Stechintensität der Kriebelmücken auch noch im Spätsommer. Die »immunen« Tiere zeigen dagegen bei gleicher Kriebelmückenexposition lediglich zahlreiche Petechien.

Diagnose Die typischen und noch über Tage deutlichen Stichstellen auf der Haut und teilweise die zusammenhängenden und blutverkrusteten Hautflächen geben klare Hinweise.

Bekämpfung Zur Verhütung von Schäden müssen vor allem äußere Umstände beachtet werden. Wird eine Masseninvasion beobachtet, so sind auf der Weide befindliche Tiere sofort aufzustallen und Nachtweide anzuordnen. Erkrankte Tiere sind nach der Aufstallung symptomatisch zu behandeln. Lokale antiphlogistische Maßnahmen, Kreislaufmittel, Kalziuminfusionen und Antiallergika unterstützen den Heilungsverlauf. Akute entzündliche Ödeme im Kehlgang-, Rachen- und Kehlkopfbereich können zu Erstickungen führen. In solchen Fällen ist die Vornahme einer Tracheotomie angezeigt (6).

Eine wirkungsvolle Chemoprophylaxe kann mit 25 mg Phosmet®/kg Kgw., pour-on appliziert, erzielt werden; die Tiere sind dadurch 5–6 Wochen vor starken Simuliidenanflügen geschützt (5). Durch Besprühen mit Pyrethroiden kann nur ein 5–12tägiger Schutz erreicht werden (8, 11); derartige Behandlungen müßten während der Hauptschwärmezeit mindestens wöchentlich wiederholt werden. Einen guten chemoprophylaktischen Effekt ergibt auch das Besprühen mit Toluolsäurediäthylamid oder Dibutylphthalat; die Repellenswirkung hält etwa zwei Wochen. Wegen Rückstandsproblemen (die Ausscheidung dieser beiden Präparate erfolgt über die Milch) sind sie nicht in Milchviehherden anzuwenden.

Präventive Maßnahmen, wie Besprühen eines Simuliidenbiotops mit Insektiziden oder Einbringung von Insektiziden in Wasser, sind aus biologischen und ökologischen Gründen nicht vertretbar. In Niederungen stellt die mechanische Entkrautung von Fließgewässern im Frühjahr und Frühsommer durch die Vernichtung der an Wasserpflanzen festsitzenden Kriebelmückenlarven und -puppen eine vorbeugende Maßnahme von gewisser Effektivität dar (1). Natürliche Feinde der Simuliiden sind räuberische Libellen, Wespen, Fliegen und Chironomidenlarven sowie (eventuell für die Bekämpfung interessant) Sterlets und Störe.

Literatur

1. GRÄFNER, G. (1977): Zur Artenfauna, Verbreitung, Taxonomie, Biologie, Schadwirkung und Bekämpfung von Kriebelmücken (Diptera: Simuliidae) im Bezirk Schwerin mit besonderer Berücksichtigung ihrer Bedeutung für die Jungrinderaufzucht. Habilitationsschrift. Berlin: Humboldt-Univ. – **2.** GRÄFNER, G. (1980): Kriebelmücken (Simuliidae). Merkblatt Nr. 26 angew. Parasit. u. Schädlingsbekämpfung. – **3.** GRÄFNER, G. (1981): Zur Populationsdynamik mammalophiler Kriebelmückenarten. Mh. Vet.-Med. **36,** 606–610. – **4.** GRÄFNER, G., H. ZIMMERMANN, E. KARGE, J. MÜNCH, R. RIBBECK, TH. HIEPE (1976): Vorkommen und Schadwirkung von Kriebelmücken im DDR-Bezirk Schwerin. Angew. Parasit. **17,** 2–6. – **5.** KHAN, M. A. (1981): Protection of pastured cattle from black flies (Diptera: Simuliidae): improved weight gains following a dermal application of phosmet. Vet. Parasit. **8,** 327–336. – **6.** KUTZER, E., M. CAR, J. FANTA (1981): Zur Kriebelmückenplage in Österreich. Wien. tierärztl. Mschr. **68,** 22–31. – **7.** MAYER, K., C. CENTURIER, J. BOCH (1981): Zum Vorkommen und zur Ökologie einiger Dipteren an Weiderindern im bayerischen Allgäu. Tierärztl. Umschau **36,** 691–698. – **8.** NOIRTIN, C., P. BOITEUX, F. BEAUCOURNU-SAGUEZ, L. MATILE, C. LEMASSON, B. R. GOTTO, D. W. T. MORGAN (1979): Mort de 25 animaux de ferme (dont 24 bovins) par piqures de simulies dans les Vosges. Bull. Soc. Vet. Prat. France **63,** 41–54. – **9.** RÜHM, W., CH. CREUTZBURG (1982): Die Simuliidenfauna der Emmer, eines Nebenflusses der Weser (Diptera, Simuliidae). Entomol. Mitt. Zool. Aus. Hamburg **7,** No. 114. – **10.** RÜHM, W. (1982): Spätes Schadauftreten von Boophthora erythrocephala De Geer (Simuliidae, Dipt.). Ein Beitrag zur Theorie der Schadenentstehung bei Weidetieren. Anz. Schädlde, Pflanzenschutz, Umweltschutz **55,** 49–55. – **11.** SHEMANCHUK, J. A. (1981): Repellent action of permethrin, cypermethrin and resmethrin against black flies (Simulium spp.) attacking cattle. Pesticide Sci. **12,** 412–416.

Tabanidae (Bremsen)

Die Familie Tabanidae, stechend-blutsaugende Bremsen, umfaßt eine erhebliche Zahl mittelgroßer und kräftiger Dipteren mit gutem Flugvermögen. Die Weibchen der meisten Arten saugen Blut von Warmblütern, nur wenige ernähren sich, wie die Männchen aller Bremsenarten, von Pflanzensäften. Der Kopf ist breit, dreieckig, hinten flach oder konkav und trägt 2 sehr große Facettenaugen, häufig auch zusätzliche Stirnaugen. Die Fühler haben am 3. Glied distal einen geringelten Griffel und werden stets vorgestreckt getragen. Der Rüssel ist meist kurz und hängt herab. Von den zahlreichen Tabanidengattungen kommen beim Rind häufig Tabanus sowie Chrysops und Haematopota vor.

Tabanus bovinus LINNÉ, 1758, Rinderbremse: 18–20 mm, schwärzlich gefärbt; Kopf breit und dreieckig; Fühler kürzer als der Kopf; Thorax mit grauen Borsten und 4 Längsbinden; Abdomen mit 3 Reihen weißer Flecke; befällt mit Vorliebe Rinder.

Tabanus sudeticus ZELLER, 1842 *(Abb. 72 c):* die größte Tabanus-Art in Deutschland; 20–27 mm lang; dorsal auf den Tergiten median gelbliche Dreiecke, welche mit der Basis am hinteren Rand der Segmente aufliegen und mit der Spitze den vorderen Rand nicht ganz erreichen; diese Bremsenart umkreist Weiderinder mehrmals, bevor sie sich darauf niederläßt und läßt sich durch geringste Abwehrbewegungen wiederum vertreiben (15); fliegt vorwiegend Beine, Bauch und Euter an (4).

Tabanus bromius LINNÉ, 1758: 16 mm lang; grau; trägt am Abdomen dorsal 3 Reihen heller Flecken.

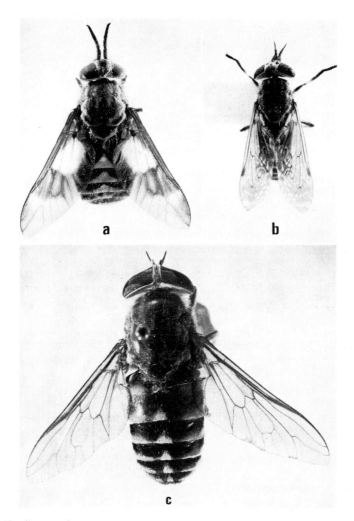

Abb. 72 Tabaniden (3 × vergr.)

a = Chrysops relictus; b = Haematopota pluvialis; c = Tabanus sudeticus

Chrysops caecutiens (LINNÉ, 1761), Blindbremse: 9–11 mm; Kopf so breit wie Thorax; Fühler länger als der Kopf; 3. Fühlerglied ohne dorsalen Höcker; 3 goldig-grünliche Stirnaugen; Flügel mit dunkler Querbinde auf hellem Grund; befällt alle Tierarten und auch den Menschen; bevorzugt die Kopfregion.

Chrysops relictus MEIGEN, 1820 *(Abb. 72 a)*: 6–11 mm; Tibula braun; einheitlich braune Diskoidalzelle, ohne helles Zentrum; Tergit 2 des Abdomens mit zwei Flecken; Tergitflekken rostral miteinander verbunden; häufige mitteleuropäische Bremse.

Haematopota pluvialis (LINNÉ, 1758), Regenbremse *(Abb. 72 b)*: 12–15 mm; dunkelbraun mit purpurrotem Schimmer, Kopf breit; Fühler so lang wie der Kopf, mit 4teiligem Endglied; Flügel schlank, weiß marmoriert und rauchig getrübt; ist besonders aktiv an Regentagen; diese Art ist in weiten Teilen Deutschlands die häufigste Bremse (9); fliegt von Ende Mai bis in den September (4) und befällt vor allem Kopf, Hals und Bauch (16).

Haematopota crassicornis WAHLBERG, 1848: 8–11 mm; Antenne vollkommen schwarz; abdominale Tergiten dunkel mit hellgestäubten

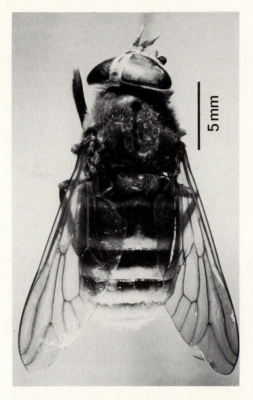

Abb. 73 Hybomitra tarandina (5 × vergr.)

Hinter- und Seitengrenzen und medianen Dreiecken; bevorzugt saure Hangsümpfe und Moore.

Haematopota italica MEIGEN, 1804: Antenne schwarz, etwas grau gestäubt; abdominale Tergiten mit medianen Dreiecken, die eine Mittellinie bilden; Flugzeit Juni bis August.

Hybomitra-Arten kommen vermehrt auf Weiden vor, wo Sumpfstreuwiesen, Torfstiche und Feuchtgebiete vorhanden sind (15), und treten bereits Anfang Mai auf (4).

Hybomitra tarandina (LINNÉ, 1758) *(Abb. 73)*: 17–22 mm lang; orangegelbe Antennen, Fühler und Beine; feine gelbe Behaarung am unteren Rand aller Abdominalsegmente; Flügel leicht gelblich; Flugzeit Juni–August.

Hybomitra ciureai (SEGUY, 1937): 14–17 mm; abdominale Tergiten 1–4 mit braunen Lateralflecken und schwach grau gestäubt.

Hybomitra mühlfeldi (BRAUER, 1880): 13–16,5 mm; abdominale Tergiten 1–3 mit braunen Lateralflecken; Subgenitalplatte mit medianer Einkerbung.

Hybomitra bimaculata (MACQUART, 1826): 13–17 mm; abdominale Tergiten 1–2 mit braunen Lateralflecken; Subgenitalplatte ohne Einkerbung; eine typische Frühjahrsart.

Entwicklung Die Bremsen fliegen, nach Art etwas unterschiedlich, von April/Mai bis Ende September. Die Eiablage (bis zu 3000 Eier) erfolgt über günstigen Brutplätzen (Tümpel, Gräben, Torfstiche mit Pflanzenbewuchs). Die Larven sind schmal und an beiden Enden verjüngt; das Vorderende (»Kopf«) ist einziehbar. Sie leben in feuchter Erde und Schlamm, mit Vorliebe an sumpfigen Viehtränken. Nach mindestens 7 Häutungen verpuppen sie sich auf der Schlammoberfläche. Überwinterung im Larvenstadium.

Pathogenese Abhängig von den verschiedenen Tabanidenpopulationen sind auch unterschiedliche Stechaktivitäten zu erwarten (10). Das Maximum der Flugaktivität aller Bremsenarten (auf Almweiden im Voralpengebiet) erstreckt sich vom späten Vormittag bis zum frühen Nachmittag. An schwülen, windstillen Tagen werden die meisten Tabaniden gezählt; am zahlreichsten treten sie kurz vor und nach einem Gewitterregen auf. Bei bedecktem Himmel und bei Temperaturen unterhalb 20 °C hört die Aktivität auf. Haematopota pluvialis und H. subcylindrica belästigen Rinder bis zu 1550 m Höhe, Hybomitra caucasica sogar noch auf Höhen von 1800 m (15). Der Stich scheint recht schmerzhaft zu sein, da Weiderinder heftig mit Kopf, Beinen und Schwanz schlagen (16). Durch die ständige Beunruhigung der Tiere kommt es zu Energieverlusten, damit zu Gewichtseinbußen und zu einer bis zu 6,2 %igen Verringerung der Milchleistung (21). Auch besteht die Gefahr von Sekundärinfektionen der nachblutenden Stichstellen (9); außerdem bestehen Schmerzhaftigkeit und starker Juckreiz; durch die Wirkung eines Toxins kommt es zu Quaddelbildung. Neben dieser Belästigung haben Bremsen auch Bedeutung als mechanisch-azyklische Überträger von Trypanosomen, Anaplasmen und Bakterien sowie als zyklisch-alimentäre Überträger von Filarien.

Bekämpfung Wirksame Bekämpfungsmaßnahmen sind schwierig. Repellentien halten die Lästlinge nur für einige Tage fern; sie müßten also in kurzen Abständen aufgebracht werden. Da Bremsen nur bei Tag fliegen, ist man in stark gefährdeten Gebieten im Hochsommer zum Weidegang bei Nacht und Stallaufenthalt während des Tages übergegangen.

Soweit Brutplätze nicht verändert werden können, werden in stark gefährdeten Weidegebieten Menning-Fallen oder mit Aeroxon-Leim bestrichene Stellwände auf den Weiden zur Reduzierung der Tabaniden erfolgreich verwendet. Die Fangergebnisse können noch mit schwarz-weiß kombinierten Flächen verbessert werden. Da Bremsen immer gegen den Wind fliegen, werden die Fallen quer zur Windrichtung (Platten 75 cm hoch, Abstand vom Boden 50 cm) außerhalb der Weideumzäunung aufgestellt.

Muscidae (Fliegen)

Aus dieser Familie sind die von faulenden Stoffen und von Wundsekreten lebende Stubenfliege (Unterfamilie Muscinae) mit ihren leckend-saugenden Mundwerkzeugen sowie Stechfliegen (Unterfamilie Stomoxyinae) der Gattungen Stomoxys und Siphona mit ihrem langen und waagrecht abstehenden Stechrüssel als Lästlinge für Wiederkäuer zu nennen.

Musca domestica LINNÉ, 1758, »Stallfliege«: 6–7 mm lang; graue und schwarze Längsstreifen auf dem Thorax; legt auf Mist oder anderen Brutstätten mit organischen Substanzen jeweils 100–150, insgesamt etwa 600 Eier ab; aus diesen schlüpfen 1 mm lange, vorn zugespitzte Larven, welche sich nach 3 Häutungen in 3–7 Tagen verpuppen und nach weiteren 3–10 Tagen zu Imagines werden. Während eines Sommers entwickeln sich bis zu 9 Generationen. Die Überwinterung erfolgt meist als Larve oder Puppe in Wohnungen und Stallungen. Stubenfliegen können, wenn sie massenhaft auftreten, eine erhebliche Belästigung von Milchrindern darstellen (13). Maden (Larven) finden sich gelegentlich bei Wiederkäuern auch in offenen Wunden (Myiasis).

Musca autumnalis DE GEER, 1776, Weidefliege, »Augenfliege«: der Stubenfliege sehr ähnlich; bevorzugte Anflugstellen sind mediale Augenwinkel, Flotzmaul, Euter (16), aber auch Wunden und nachblutende Tabanidenstichstellen; fliegt von Ende April bis Mitte Oktober (4–5 Generationen); inaktiv bei Regen, Wind und bei Temperaturen unter 15°C (15); trotz ständiger Beunruhigung der Tiere sind deutliche Gewichtseinbußen während der Weidesaison nicht bekannt (25). Die Weibchen überwintern in Scheunen und Stallungen; die Eiablage erfolgt nur in frisch abgesetztem Kot. M. autumnalis überträgt Corynebacterium pyogenes und trägt damit zur Ausbreitung der Sommermastitis bei (4).

Stomoxys calcitrans (LINNÉ, 1758), der Wadenstecher: etwa 6 mm große Stechfliege mit langem, zugespitztem und waagrecht abstehendem Stechrüssel *(Abb. 74);* Thorax grau mit 4 dunklen Längsstreifen; kurzes und breites Abdomen mit jeweils 3 dunklen Punkten auf dem 2. und 3. Segment; in der Ruhe werden die Flügel gespreizt gehalten. Der Wadenstecher ist Blutsauger; Männchen und Weibchen nehmen pro Mahlzeit etwa 15 µl Blut auf (Gegensatz zu Stechmücken).

Diese Stechfliege legt ihre 800 Eier (in Portionen zu 25–50) mit Vorliebe auf frischem Mist oder auf faulendem pflanzlichem Material ab, bevorzugt im Bereich der Futterbarren (7). In 14–24 Tagen entwickeln und häuten sich die Larven; nach einer 6–9 Tage dauernden Puppenruhe schlüpfen die Fliegen,

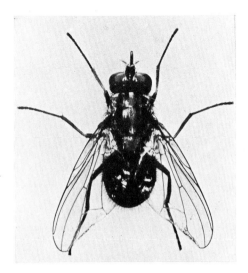

Abb. 74 Stomoxys sp., Weibchen (2 × vergr.)

welche nach einigen Blutmahlzeiten 6–9 Tage später mit der Eiablage beginnen und etwa 30 Tage leben.

Rinder werden am ganzen Körper, Schafe meist am Rücken und nur nach der Schur angeflogen. Die Blutaufnahme dauert 3–4 Minuten; die Fliegen wechseln dabei öfters die Stichstellen, verursachen eine erhebliche Beunruhigung und reduzieren bei Mastkälbern die tägliche Gewichtszunahme um durchschnittlich 0,9 kg/Tag (3).

Von Bedeutung sind bei Weiderindern in Norddeutschland (4) ebenso wie in Süddeutschland (15) die Stechfliegen *Siphona stimulans* (MEIGEN, 1824) und *Siphona irritans* (LINNÉ, 1758); sie bevorzugen Rücken, Flanken und Schenkelaußenseiten; sie treten 1–2 Stunden nach Sonnenaufgang erstmals auf, halten sich den Tag über konstant am Rind (bis 350 Stück/Tier), verschwinden wieder 1–2 Stunden vor Sonnenuntergang (15) und fliegen noch bei Temperaturen um 10 °C.

Bekämpfung Eine Behandlung der Brutstätten der Musciden mit Insektiziden sowie eine regelmäßige Besprühung (alle 14 Tage) der Weiderinder zur Hauptschwärmzeit sind verschiedentlich notwendig. Für Sprühbehandlungen werden in letzter Zeit häufig Pyrethroide erfolgreich eingesetzt (2, 4, 6, 22). Das Stomoxin MO Permethin® wirkte bei stechend saugenden Muscidenarten sehr gut, die Schutzdauer betrug 20 Tage; auch trat bei den behandelten Färsen kein Fall von Sommermastitis auf (4).

In großen außereuropäischen Weidegebieten hat sich bei Rindern eine Selbstbehandlung mit Insektiziden in Form von »backrubbers« bewährt. Es handelt sich hierbei um insektizid-getränkte Taue oder um Ketten gewickelte insektizid-getränkte Lappen, unter welchen die Tiere auf ihrem regelmäßigen Marsch zur Futter- oder Tränkestelle hindurchschlüpfen müssen. Gute Wirkung gegenüber Musca autumnalis (»face fly«) und Siphona irritans (»horn fly«) zeigen auch mit Phosphorsäureesterverbindungen oder Pyrethroiden präparierte »ear tags« (12, 24, 27, 29).

Zur Vernichtung der Brut, und um die Entwicklung von Musca autumnalis in Rinderkot zu verhindern, wurden auch in den Pansen eingebrachte Langzeitboli mit Tetrachlorvinphos mit hinreichendem Erfolg eingesetzt (23). Insekten-Wachstumsregulatoren, über das Trinkwasser oder mit dem Futter angeboten oder in Form eines Langzeitbolus, beeinflussen ebenfalls die Entwicklung der wirtschaftlich wichtigen Musciden (5, 18, 19). Ähnliches kann mit Ivermectin erreicht werden (17, 20).

Eine wichtige Maßnahme ist die Stallfliegenbekämpfung (dominierende Arten Musca domestica, Stomoxys calcitrans). Mist, Reste von Silage, Kotrinneninhalt u. a. sind häufig die Hauptbrutstätten der Fliegen. In manchem Betrieb könnte allein durch verstärkte Reinlichkeit die Fliegenentwicklung reduziert werden (13). Zur Abwehr oder Bekämpfung der Imagines werden vielfach Klebstreifen an der Stalldecke befestigt; damit läßt sich jedoch ein starker Befall nicht wesentlich reduzieren. Ähnliches gilt für Fliegengitter mit einer Maschenweite von wenigen Millimetern. UV-Licht-Fallen, kombiniert mit einem elektrischen Fanggerät (13) oder das Besprühen der Stallwände, Decken und Pfeiler mit einem rasch und lange wirkenden Insektizid ist wohl die am häufigsten praktizierte und erfolgversprechendste Fliegenbekämpfungsmethode. Ebenso können Fliegenbänder, Strips u. a. zur Anwendung gelangen. Alles muß darauf ausgerichtet sein, die Fliegenpopulation im Stall gering zu halten (8, 28). Vor einer Stallspritzung muß aus toxikologischen Gründen der ganze Stall von Vieh geräumt werden. Andererseits fördert der großflächige Einsatz persistenter, umweltstabiler Insektizide die Resistenzbildung; Mittel, die zu Beginn ihres Einsatzes eine wirksame Fliegenbekämpfung gewährleisteten, werden innerhalb weniger Jahre nahezu unwirksam (13).

Calliphoridae (Gold- und Schmeißfliegen)

Die beiden Unterfamilien Calliphorinae (mit den Gattungen Lucilia, Chrysomya) und Sarcophaginae (mit den Gattungen Sarcophaga und Wohlfahrtia) haben wegen der durch sie verursachten Hautmyiasis (blowfly-strike) besonders bei Schafen eine Bedeutung. In Mitteleuropa tritt diese Hautmyiasis nur selten auf; sie spielt aber in den großen Schafzuchtländern Großbritannien, Australien, Neuseeland und Südafrika eine wirtschaftlich bedeutende Rolle.

Die wichtigsten Goldfliegenarten, deren Larven auf Schafen parasitieren, sind:

Lucilia sericata (MEIGEN, 1826): 5–11 mm; metallisch-grünblaue Goldfliege; weltweit verbreitet; wirtschaftliche Bedeutung in Großbritannien, Holland und Niederösterreich.

Lucilia cuprina (WIEDEMANN, 1830): 8 bis 10 mm; morphologisch lediglich durch die grüne Färbung der Femora des 1. Beinpaares von L. sericata unterscheidbar; weit verbreitet in Australien und Südafrika.

Chrysomya chloropyga (WIEDEMANN, 1818): metallisch glänzend; schwarze Seitenflecken und schwarze Beine; ebenfalls in Südafrika.

Chrysomya bezziana VILLENEUVE, 1914: obligater Wundparasit bei Schafen und Rindern in manchen tropischen und subtropischen Gebieten; Erreger der »screw worm-disease« in Afrika und Südostasien.

Entwicklung Als Brutmedium dient tierisches Eiweiß. Eier werden in Schüben von 200 Stück an Kadaver und Fleisch sowie an Wunden, Mund-, Nasen- und Afteröffnung abgelegt. Ein Weibchen legt bis zu 3000 Eier. Die Larvenentwicklung dauert 1 Woche, die Puppenruhe bei 12°C 18–24 Tage. Bereits 5 Tage nach der Metamorphose beginnt das Weibchen mit der Eiablage.

Pathogenese Es handelt sich bei Schafen um echte Myiasiserreger mit schweren Folgeerscheinungen. Die mit Schweiß, Harn und Kot verschmutzte Schafwolle wirkt anlockend auf diese Fliegen. Die von den Fliegenmaden ausgeschiedenen Enzyme führen zu weiteren Hautschädigungen mit starker Exsudation. Von diesen Entzündungsprodukten ernähren sich wiederum die Larven. Bevorzugte Stellen sind die Hinterpartien der Schafe, begünstigt durch die Falten und die Verschmutzung der Wolle durch Kot und Harn, ferner Rücken, Schulter und Flanken. Nur gelegentlich finden sich Larven bei Merinoschafböcken an der Hörnerbasis, in den Falten des Kopfes, in der Präputialgegend oder in Kastrationswunden.

In Norddeutschland trat bei Schafen Myiasis, hervorgerufen durch Lucilia sericata, in den letzten Jahren gehäuft auf, wobei bis zu 10 % der Schafe verendeten; auch Schafe ohne sichtbare Verletzungen waren im Bereich der Hinterschenkel, der Kruppe und der Schultern befallen (14).

Bekämpfung Zur Abwendung größerer wirtschaftlicher Verluste werden Vorbeuge- und Behandlungsmaßnahmen verschiedener Art durchgeführt (1). Das wiederholte Ausscheren der Schenkel und des Schwanzes (»crutching«) vor allem bei Mutterschafen sowie die chirurgische Entfernung sichelförmiger Hautstücke (»Mules-Operation«) aus der Hinterschenkel- und Schwanzhaut zur Verminderung der gefährdeten Falten bei jungen Schafen sind arbeitsaufwendig und dadurch verhältnismäßig teuer. Heute werden zur Behandlung überwiegend Phosphorsäureesterpräparate (z. b. Diazinon, Chlorfenvinphos, Fenthion, Trichlorphon) und Pyrethroide sowie Kombinationspräparate in Form von Sprays eingesetzt. Die Insektizidlösung muß mit hohem Druck über Düsen (»Jetten«) ins Vlies der gefährdeten Körperpartien eingebracht werden. Bei Ganzsprüh-Behandlungen werden dadurch gleichzeitig auch andere Ektoparasiten (Lausfliegen, Läuse, Mallophagen u. a.) erfaßt. Triazin und Ivermectin sollen gegenüber Lucilia cuprina-Larven gute Wirkung zeigen (11, 26); ihr Einsatz ist bei Phosphorsäureester-Resistenz angezeigt.

Große medizinische Bedeutung der Lucilia-Arten besteht auch in ihrer Funktion als Überträger von Typhus, Paratyphus, Dysenterien, Sommerdiarrhöen und Cholera. Die Übertragung von Amöben- und Lamblien-Zysten sowie von Wurmeiern ist ebenfalls möglich.

Den Fleischfliegenarten (Sarcophaginae) fehlt der metallische Glanz, ihr Abdomen schillert schachbrettartig hell- bis dunkelgrau. Die meisten Arten sind vivipar und setzen ihre Larven auf Kadaver und Fleisch ab. Es treten auch Myiasen auf, wenn diese Larven an entzündlich veränderte Ohren und Nasen oder an Hautwunden gelangen; sie finden sich bei Schafen und Ziegen in der Unterhaut von Bauch und Euter. Bei ausgedehnten Prozessen kann es zum Abstoßen der betroffenen

Euterhälfte kommen; dabei spielen Infektionen mit Nekroseerregern mit eine Rolle. Es handelt sich um Larven verschiedener *Sarcophaga*- und um Maden von *Wohlfahrtia*-Arten.

Literatur

1. ARUNDEL, J. H. (1979): In BLOOD, D. C., J. A. HENDERSON, O. M. RADOSTITS: Veterinary Medicine. A textbook of the disease of cattle, sheep, pigs and horses. 5. Aufl. London: Baillière Tindall. – 2. BUSSIERAS, J., X. LE PANNERER (1980): Essais de lutte contre les mouches du bétail au moyen d'un pyréthroide de synthèse. Recl. Méd. vét. Ec. Alfort **156**, 283–286. – 3. CAMPBELL, J. B., R. G. WHITE, J. E. WRIGHT, R. CROOKSHANK, D. C. CLANTON (1977): Effects of stable flies on weight gains and feed efficiency of calves on growing of finishing rations. J. econ. Ent. **70**, 592–594. – 4. ELGER, D., A. LIEBISCH (1982): Felduntersuchungen zur Wirksamkeit von Permethrin zur Bekämpfung von Fliegen an Weiderindern in Norddeutschland. Tierärztl. Umschau **37**, 437–442. – 5. HALL, R. D., M. C. FOEHSE (1980): Laboratory and field tests of CGA-72662 for control of the house fly and face fly in poultry, bovine, or swine manure. J. econ. Ent. **73**, 564–569. – 6. HARVEY, T. L., J. R. BRETHOUR (1979): Treatment of one beef animal per herd with permethrin for horn fly control. J. econ. Ent. **72**, 532–534. – 7. HEIMBUCHER, J. (1978): Untersuchungen zur Biologie und Bekämpfung von Stomoxys calcitrans und Musca domestica in einem Milchviehbetrieb. Ber. Tagung DGP in Freiburg. – 8. HEIMBUCHER, J. (1982): Insektizide gegen Ektoparasiten und Lästlinge – eine kritische Bestandsaufnahme in Österreich erhältlicher Präparate. Wien. tierärztl. Mschr. **69**, 133–138, 149–155, 208–216. – 9. HENTSCHEL, H. (1979): Die Biologie einheimischer Bremsen (Diptera, Tabanidae). Tierärztl. Praxis **7**, 1–8. – 10. HOLLANDER, A. L., R. E. WRIGHT (1981): Einfluß von Tabaniden auf Rinder: Größe der Blutmahlzeit und bevorzugte Saugstellen. Vet. med. Nachr., 101–102. – 11. JAMES, P. S., J. PICTON, R. F. RIEK (1980): Insecticidal activity of the avermectins. Vet. Rec. **106**, 59. – 12. KNAPP, F. W., F. HERALD (1981): Face fly and horn fly reduction on cattle with fenvalerate ear tags. J. econ. Ent. **74**, 295–296. – 13. KÜNAST, CH. (1981): Das Stallfliegenproblem. Tierärztl. Umschau **36**, 537–549. – 14. LIEBISCH, A., H. FROEHNER, D. ELGER (1982): Durch Lucilia sericata hervorgerufene Myiasis bei Schafen in Deutschland – ein kommendes Problem? Ber. Tagung DGP, Stuttgart, 70. – 15. MAIR, K. H., C. CENTURIER, J. BOCH (1980): Dipteren als Lästlinge an Jungrindern auf Bergweiden. Berl. Münch. Tierärztl. Wschr. **93**, 108–112. – 16. MAYER, K., C. CENTURIER,
J. BOCH (1981): Zum Vorkommen und zur Ökologie einiger Dipteren an Weiderindern im bayerischen Allgäu. Tierärztl. Umschau **36**, 691–698. – 17. MEYER, J. A., J. S. SIMCO, J. L. LANCASTER (1980): Control of face fly larval development with the ivermectin, MK-933. Southwest. Entomol. **5**, 207–209. – 18. MILLER, J. A., W. F. CHAMBERLAIN, M. L. BEADLES, M. O. PICKENS, A. R. GINGRICH (1976): Methoprene for control of hornflies: application to drinking water of cattle via a tablet formulation. J. econ. Ent. **69**, 330–332. – 19. MILLER, J. A., F. W. KNAPP, R. W. MILLER, C. W. PITT (1979): Sustained-release boluses containing methoprene for control of the horn fly and face fly. Southwest. Entomol. **4**, 195–200. – 20. MILLER, J. A., S. E. KUNZ, D. D. OEHLER, R. W. MILLER (1981): Larvicidal activity of Merck MK-933, an avermectin against the horn fly, stable fly, face fly and house fly. J. econ. Ent. **74**, 608–611. – 21. MINÁR, J., J. RIHA, Z. LAMATÓVA (1979): Losses in milking qualities of dairy cattle caused by mosquitos and horseflies and reduction of such losses due to use of diethyltoluamide repellent. Folia Parasit. (Praha) **26**, 285–288. – 22. MORGAN, D. W. T., H. D. BAILIE (1980): A field trial to determine the effect of fly control using permethrin on milk yields in dairy cattle in U.K. Vet. Rec. **106**, 121–123. – 23. RINER, J. L., R. L. BYFORD, J. A. HAIR (1981): Sustained release rabon bolus for face fly control in cattle feces. J. econ. Ent. **74**, 359–362. – 24. SCHMIDT, C. D., S. E. KUNZ (1980): Fenvalerate and stirofos ear tags for control of horn flies on range cattle. Southwest. Entomol. **5**, 202–206. – 25. SCHMIDTMANN, E. T., M. E. VALLA, L. E. CHASE (1981): Effect of face flies on grazing time and weight gain in dairy heifers. J. econ. Ent. **74**, 33–39. – 26. SHANAHAN, G. J., P. B. HUGHES (1980): Susceptibility of organophosphorus resistant and non-resistant larvae of Lucilia cuprina to a triazine pesticide. Vet. Rec. **106**, 306–307. – 27. SHEPPARD, C. (1980): Stirofos impregnated cattle ear tags at four rates for horn fly control. J. econ. Ent. **73**, 276–278. – 28. SUPPERER, R., J. HEIMBUCHER (1982): Zur Biologie und Bekämpfung der Stallfliegen in Rinder- und Schweineställen. Wien. tierärztl. Mschr. **69**, 229–236. – 29. WILLIAMS, R. E., E. J. WESTBY (1980): Evaluation of pyrethroids impregnated in cattle ear tags for control of face flies and horn flies. J. econ. Ent. **73**, 791–792.

Oestridae (Dasselfliegen)

Aus dieser Familie parasitieren in Wiederkäuern die Larven von Nasendasselfliegen (Gattungen: Oestrus, Cephenemyia, Pharyngomyia) und von Hautdasselfliegen (Gattungen: Hypoderma, Przhevalskiana).

Nasendasselfliegen

Nasendasselfliegen (Nasenrachenbremsen) sind 8–15 mm große, teilweise stark behaarte, hummelähnliche vivipare Fliegen mit gedrungenem Abdomen, rückgebildeten Mundwerkzeugen und meist kurzen Fühlern, deren 3. Glied eine lange Borste trägt. Der Thorax ist vielfach genauso breit wie das rundlich gewölbte und häufig kürzere Abdomen, manchmal etwas breiter als dieses. Die Imagines nehmen keine Nahrung auf.

Die vom Fliegenweibchen meist in die Nase von Wiederkäuern »gespritzten« Larven I haben 12 durch Furchen getrennte Segmente und sichelförmige Mundhaken. Die über jeweils eine Häutung sich entwickelnden walzenförmigen Larven II und III haben die Stigmenplatten am letzten Abdominalsegment und entwickeln in der Furche zwischen 1. und 2. Thorakalsegment sogenannte Vorderstigmen. Neben diesen Stigmen sind die Anordnung der Dornen, das Vorhandensein häutiger Vorsprünge an den Segmenten und die Zahl der Ozellen auf den Fühlerlappen über den Mundhaken für die Gattungs- bzw. Artbestimmung von Bedeutung. Wegen der Walzenform und der Porigkeit der hinteren Stigmenplatten kann man die Östridenlarven leicht von den auch zuweilen in den Kopfhöhlen vorkommenden Calliphoridenlarven unterscheiden. Letztere sind schlank und konisch und besitzen Stigmenplatten mit Schlitzen. Nasendasseln kommen nur bei kleinen Wiederkäuern vor.

Oestrus ovis LINNÉ, 1761; »Schafbremse«: 10–12 mm; Kopf groß; Rückenschild grau mit schwarzen Wärzchen; Abdomen samtartig braun mit weißlich-grauer Zeichnung. Flugzeit von Ende Mai bis August.

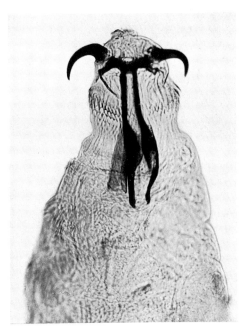

Abb. 75 Oestrus ovis-Larve, Vorderende (15 × vergr.)

Entwicklung Die flugfähigen Imagines sammeln sich meist an erhöhten Punkten im Gelände zur Begattung. In den etwa 3½ Wochen lebenden Weibchen entstehen 12–20 Tage nach der Begattung bis zu 500 Junglarven, die während des Fluges in die Nase von Schafen oder Wildtieren geschleudert werden. Diese Larven I dringen über die Nasengänge in Nasenmuscheln und Siebbeinlabyrinth ein, wo sie sich mit den Mundhaken und Kaudalhaken in der Schleimhaut verankern *(Abb. 75)*. Im Frühjahr entwickeln sich dann in den Nasenhöhlen bzw. im Rachenraum Larven II und später Larven III, welche ausgeniest oder ausgehustet werden, sich im Boden für 2–4 Wochen verpuppen und nach der Metamorphose fliegen. Im allgemeinen entwickeln Nasendasselfliegen im Jahr eine, nur vereinzelt 2 Generationen.

Pathogenese Die sich in Nasenhöhle und Choanen während des Frühwinters entwickelnden Dassellarven verursachen kaum Störungen des Allgemeinbefindens; lediglich Nasenausfluß wird beobachtet. Mit dem Größerwerden und der teilweisen Wanderung der Larven II und III in die Stirnhöhle und in den Rachenraum kommt es zu erheblichen Reizzuständen und zu Schwellungen der Schleimhäute. Die Folge sind erheblicher (vielfach eitriger) Nasenausfluß, Tränenfluß, erschwertes Atmen (schnarchende und röchelnde Geräusche), verminderte Futteraufnahme sowie Gewichts- und Wollverluste (22 % bzw. bis zu 16 %). Selten kommt es zu zentralnervösen Störungen mit Aufregung, Muskelkrämpfen und Zwangsbewegungen (z. B. periodisches Herumdrehen mit hochgehaltenem Kopf).

Bekämpfung Heute gelten als Mittel der Wahl Rafoxanid (Ranide®) und Nitroxynil (Dovenix®, Trodax®), Präparate, die zur Bekämpfung des großen Leberegels entwickelt wurden und als Nebeneffekt eine ausgezeichnete Wirkung gegen Nasen-Rachen-Dassellarven zeigten. Rafoxanid wird am besten p.o. in einer Dosierung von 7,5–10 mg/kg Kgw. gegeben; dabei ist erfahrungsgemäß die höhere Dosierung günstiger. Für Nitroxynil werden 15–20 mg/kg Kgw. p.o. vorgeschlagen.

Bei Schäfern werden vereinzelt Oestrus-Larven in Nasen- und Rachenhöhle sowie in

Augenlidern festgestellt. Im allgemeinen gehen die Beschwerden rasch wieder zurück, da die Larven in unspezifischen Wirten innerhalb einer Woche absterben. Bei Kamelen kommt häufig in der Nasen- und Rachenhöhle die spezifische Nasendassel *Cephalopina titillator* vor. Dabei treten im Pharynx Knötchen mit zentralen Abszessen sowie entzündliche und degenerative Prozesse auf (9).

Hautdasselfliegen

Hautdasselfliegen sind 11–15 mm große, meist hummelähnliche Fliegen mit verschieden langer, gefärbter, dichter Beborstung und mit bräunlichen Flügeln. Die Artbestimmung wird durch die unterschiedliche Beborstung des Rückens ermöglicht, wobei die scharfe Teilung in vorne gelblichweiß und hinten reinschwarz die große, das undeutliche Ineinander-Übergehen die kleine Hypoderma-Art kennzeichnet. Außerdem spielt die Tiefe der Teilung des Skutellum bei der Differenzierung der Imagines eine wesentliche Rolle. Weibchen lassen sich durch ihre Legeröhre und die kleineren Facettenaugen von den Männchen leicht unterscheiden.

Die Imagines nehmen keine Nahrung auf und leben nur wenige Tage. Die Weibchen legen an den Haaren der Rinder bis zu 600 Eier ab. Die daraus schlüpfenden Larven dringen durch die Haut in den Körper ein und entwickeln sich während ihrer 8½ Monate dauernden parasitären Phase bis zur Larve III. Dabei wandern die Larven I (Wanderlarven) eine gewisse Zeit im Körper und bleiben an Prädilektionsstellen, bis sie unter der Rückenhaut (Hautlarven) ihre parasitische Entwicklung in »Dasselbeulen« beenden.

Rind

Beim Rinde kommen zwei Dasselfliegenarten vor, die sich biologisch deutlich voneinander unterscheiden. Einzelheiten werden deshalb im folgenden getrennt für die große (Hypoderma bovis) und die kleine Hautdassel (Hypoderma lineatum) dargestellt.

Hypoderma bovis (LINNÉ, 1758), große Dasselfliege *(Abb. 76a):* 13–15 mm; hummelähnlich; Beborstung des Rückens vorne gelblich-weiß, hinten schwarz; Larve III mit stark bedornter Oberseite; Hinterränder des 2.–8. Segmentes mit quer verlaufenden Dornenbändern, 10. Segment an der Oberseite nicht bedornt; Stigmenplatten nierenförmig, weit voneinander entfernt, mit einem engen, trichterförmigen Kanal.

Entwicklung Nach einer Puppenruhe von 15–65 (durchschnittlich 45) Tagen schwärmt die große Dasselfliege von Mai bis September. Die aus den Puppen geschlüpften Weibchen haben bereits vollkommen entwickelte Eier. Sie paaren sich und beginnen bereits eine Stunde später mit der Eiablage, die nach 2 Tagen abgeschlossen ist. Die im allgemeinen nur 3–5 Tage umfassende Lebensdauer der Fliegen kann bei kalter und feuchter Witterung bis zu 28 Tagen verlängert sein.

Die insgesamt 600–800 Eier werden auf den beim Anfliegen gelegentlich in panischer Angst flüchtenden (biesenden) Rindern einzeln, bevorzugt an den Haaren der distalen Körperpartien abgelegt. Die Fliegen verfolgen die Rinder an sonnigen Tagen besonders intensiv und können Entfernungen bis zu 14 km zurücklegen.

In 4–7 Tagen entwickeln sich in den Eiern die Larven I; sie schlüpfen und bohren sich in die Haut ein. Mit Hilfe von Mundhaken, Bohrdornen und proteolytischen Fermenten wandern sie aktiv (Wanderlarven) durch subkutanes Bindegewebe, auf der oberflächlichen Lumbodorsalfaszie sowie im epineuralen Gewebe und erreichen hauptsächlich über die Foramina in der Lumbalgegend den Rückenmarkskanal. Sie befinden sich im epiduralen Fettgewebe (nie in der Dura mater) des Lumbal- und hinteren Thorakalabschnittes in der Zeit von Anfang Dezember bis Mitte März und haben dann eine Länge von 12–16 mm.

Durch die oberen Spatia interarcualia und durch die Muskulatur wandern sie unter die Rückenhaut aus, wo sie sich allmählich zu Larven II und III (Hautlarven) entwickeln. Als Wirtsreaktion auf diese Fremdkörper in der Haut kommt es zu Entzündungsvorgängen mit starker Exsudation, Abkapselung und Fistelbildung. Diese »Dasselbeulen« werden von Mitte Januar bis Ende Juni beobachtet. Die Gesamtentwicklung zur Larve III in der Haut dauert bei Jungtieren mindestens 55, bei erwachsenen Rindern 62 Tage.

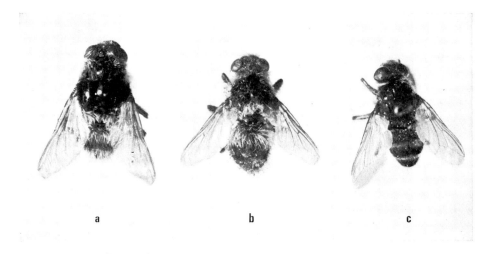

Abb. 76   Dasselfliegen (3 × vergr.)

a = Hypoderma bovis; b = Hypoderma lineatum; c = Hypoderma diana

Die Larven III verlassen die Beulen, fallen zu Boden und verpuppen sich unter Gras oder in oberflächlichen Bodenschichten innerhalb von 12 bis 36 Stunden (schwarze Tönnchenpuppe mit Dornen und einem deutlichen Deckel).

In Mitteleuropa ist die große Hautdassel weit verbreitet. Durch die systematische Anwendung von Phosphorsäureester-Präparaten im Rahmen der weiträumigen Pflicht-Dasselbekämpfung trat im letzten Jahrzehnt ein deutlicher Rückgang ein (7). In jüngster Zeit tritt Dasselbefall wieder häufiger auf infolge der Einstellung (Import) nicht als befallen erkannter Zucht- und Masttiere (Weidemast). So werden bisher freie Weiden erneut zu »Dasselgebieten« und zur Ansteckungsquelle für die Nachbarbetriebe (11).

Hypoderma lineatum (DE VILLERS, 1789), kleine Dasselfliege *(Abb. 76 b):* 11–13 mm; Beborstung des Rückens von gelblich-weiß allmählich in schwarz übergehend; Larve III 20–25 mm lang, mit starker Bedornung der Hinterränder des 3. und 7. Segmentes; 10. Segment an Oberseite bedornt; Stigmenplatten nierenförmig, stark aneinandergerückt, mit einem breiten und flachen Kanal.

Entwicklung Die nach einer Puppenruhe von 23–28 Tagen im Mai/Juli sich entwickelnden Weibchen lassen sich auf Gräsern nieder, kriechen dann zur Eiablage auf die liegenden Rinder über, die nicht beunruhigt werden, und legen an den Vorderbeinen und an der Brust jeweils 5–20 Eier in einer Reihe an einem Haar ab.

Die in 3–6 Tagen sich entwickelnde Larve I dringt entweder durch die Haut ein und wandert (Wanderlarve) über die Halsmuskeln zum Ösophagus oder gelangt beim Ablecken des Haarkleides in die Mundhöhle und von dort in die Submukosa, zu einem geringen Teil in die Muskularis des Ösophagus des Rindes, wo es zu Ödemen, Fibrinablagerungen, Blutungen und Entzündungen (16) kommt.

Nach einem 7monatigen Aufenthalt im Ösophagus (August bis Februar) wandern die Larven vermutlich über Diaphragma und die tiefe Rückenmuskulatur in die Unterhaut des Rückens ein (Larven II und III als Hautlarven). Die Befallsstärke ist sehr verschieden; bei Jungtieren können mehrere hundert Dasselbeulen gleichzeitig vorhanden sein. Diejenigen Larven I, welche aus den an Flanken, Hinterbeinen und am Euter abgelegten Eiern schlüpfen, wandern nicht zum Ösophagus, sondern gelangen, ähnlich wie die H. bovis-Larven, zur Rückenhaut. Nach einer 7½ Wochen (April/Mai) dauernden Entwicklung in der Rückenhaut verlassen die Larven III die Beulen, fallen zu Boden und verpuppen sich.

Kleine Hautdasseln sind stark zurückgegangen und kommen nur in Gegenden mit zeitigem Frühjahr (Rheinland, Holland, Westschweiz, Tessin, Südtirol, Südkärnten) und damit auch frühem Weidebetrieb vor. Schon nach einer einzigen Infektion kommt es, unabhängig vom Alter der Rinder, innerhalb von 90 Tagen zu einer gewissen Immunität (5), so daß eine zweite Infektion nur noch zu 25 % angeht; diese Immunität ist vornehmlich zellulärer Natur (6).

Pathogenese Die durch beide Hypoderma-Arten bei Rindern hervorgerufenen Schäden sind erheblich. Sie bestehen in der Beeinträchtigung der Leistung, in Häuteschäden und in Fleischverlusten während der Wanderphase (1). So werden bei Weidemast die Endgewichte um mindestens 30 kg geringer (10) und die Milchleistung um bis zu 24 % vermindert gegenüber dasselfreien Tieren (15). Ferner bedingen bei Schlachtrindern (entsprechend dem Wanderweg der Larven) die grünlichgelb verfärbten, fibrinösen, gallertigen Exsudatmassen in der Unterhaut sowie die eitrig-nekrotischen Prozesse in der Muskulatur eine Minderung des Ausschlachtgewichtes. Die Verluste von besonders wertvollen Teilen der Häute durch die Fistelbildung sind erheblich, zumal das sich allmählich bildende Narbengewebe beim Gerben ausfällt; makroskopisch sind allerdings bereits 3 Monate nach Abgang der Larven von der Innenseite her keine Schäden mehr sichtbar.

Bekämpfung Um Dassellarvenschäden auszuschließen, ist eine Herbstbehandlung (bis Ende November) aller Weidetiere mit einem systemisch wirkenden Insektizid vorzunehmen, wobei der Erfolg weitgehend von der exakten Durchführung und der umfassenden Organisation abhängt. Bei ausschließlicher Frühjahrsbehandlung müssen wirtschaftliche Verluste in Kauf genommen werden. Trotz Herbstbehandlung muß im Frühjahr eine Nachkontrolle erfolgen; positive Tiere sollten ein zweites Mal durch Betupfen der Beulen mit einem geeigneten Insektizid behandelt werden.

Zur Abtötung der Wanderlarven als auch der Hautlarven eignen sich Phosphorsäureester-Präparate, die im Pour-on- oder Spot-on-Verfahren aufgebracht werden. Hier hat sich das gut verträgliche Tiguvon® bewährt. Hochträchtige Tiere läßt man bei der Herbstbehandlung vorsichtshalber unberücksichtigt. Bei laktierenden Tieren ist auf die Wartefrist für Milch zu achten; man wird auch hier aus wirtschaftlicher Überlegung (Milchverlust, meist nur wenige Dasselbeulen vorhanden) auf eine Herbstbehandlung verzichten und nur eine Frühjahrsbehandlung durch Betupfen der Beulen mit Tiguvon® vornehmen.

Mit Dichlorvos-imprägnierten Bändern, die während der Schwärmzeit von Hypoderma lineatum Rindern um die Beine gebunden wurden, konnte ein Dassellarvenbefall zu 98 % verhindert werden (8).

In Versuchen hat sich auch 0,1–0,5 mg Ivermectin/kg Kgw. (4) bewährt. Ivermectin hat den Vorteil, daß es auch Räudemilben, Zecken, Läuse und Magen-Darm-Strongyliden sowie Dictyocaulus wirksam erfaßt; somit wird gleichzeitig mit der Entdasselung eine teilweise Entwurmung vorgenommen. Die wirtschaftlich günstigste Dosierung liegt beim Rind bei 0,2 mg Ivermectin/kg Kgw., subkutan appliziert (2).

Während der Zeit von Dezember bis Mitte März muß von einer Behandlung Abstand genommen werden, da es durch das Abtöten von Larven im Wirbelkanal zu Lähmungserscheinungen kommen kann. Da Tiguvon in Mengen von 50 ml/100–200 kg Kgw. (100 ml/200–400 kg, 125 ml/über 400 kg) sehr gut verträglich ist, kann im gleichen Arbeitsgang eine evtl. notwendige Leberegelbekämpfung durchgeführt werden.

Schaf und Ziege

In den Mittelmeerländern kommt bei Ziegen (gelegentlich auch bei Schafen) relativ häufig (z. B. in Albanien zu 29 %, in Zentralanatolien zu 94 %) die Dasselfliege **Przhevalskiana silenus** (BRAUER, 1858) vor.

Es handelt sich um ebenfalls hummelähnliche Fliegen mit braunem Thorax, gelblichen Flügeln und kegelförmigem Abdomen, dessen Schachbrettzeichnung wechselnd schillert. Die z. B. in der Türkei von Mitte April bis Ende Mai fliegenden Weibchen beunruhigen beim Anflug die kleinen Wiederkäuer stark und legen etwa 350 Eier meist einzeln an die kurzen Haare der Innenflächen der Vorder- und Hinterextremitäten.

Die Larven I dringen in die Haut ein, wobei es anfangs zu einer Ansammlung von Granulozyten, später von Lymphozyten, Plasmazellen und Riesenzellen kommt (3). Sie wandern in der Subkutis bis unter die Rückenhaut von Widerrist und Lumbalbereich und entwickeln sich dort in Dasselbeulen zwischen September und Dezember zu Larven II. Zwischen Ende Februar und Mitte April fallen die Larven III aus und verpuppen sich für 3–7 Tage im Erdboden. Fleisch- und Milchleistung der befallenen Tiere sind erheblich vermindert. Zur Bekämpfung finden die gleichen Präparate wie beim Rind erfolgreiche Anwendung.

Hippoboscidae (Lausfliegen)

Die zur Familie Hippoboscidae gehörenden Lausfliegen sind etwa 10 mm groß. Nur einige Arten sind geflügelt. Sie leben 4–5 Monate auf ihren Wirtstieren und legen während dieser Zeit bis zu 12 verpuppungsreife bzw. bereits in der Verpuppung befindliche Larven (Präpuppen) ab. Nach einer durchschnittlich 20–35 Tage dauernden Puppenruhe schlüpfen die Hippobosciden. Finden sie keine Möglichkeit der Blutaufnahme, sterben sie in wenigen Tagen ab.

Bei Wiederkäuern kommen Vertreter der Gattungen Melophagus, Lipoptena und Hippobosca vor.

Melophagus ovinus (LINNÉ, 1758), Schaflausfliege *(Abb. 77):* 5 mm; stark behaart, rostgelb, flügellos; fast ausschließlich beim Hausschaf, selten bei Ziege und Gemse; überträgt Trypanosoma melophagium.

Lipoptena capreoli RONDANI, 1878, Ziegenlausfliege: 3–4 mm; Kopf dreieckig, kleine Augen; nur anfangs geflügelt; häufig bei Ziegen, vereinzelt bei Rindern.

Lipoptena cervi (LINNÉ, 1758), Hirschlausfliege: 3–5 mm; gelblich-braun; große Augen und 3 Ozellen; Flügel mit 3 Längsadern; Weibchen wirft nach Festsetzen auf dem Wirt die Flügel ab; bei Rind und Ziege, häufig bei Rot-, Reh-, Muffel- und Gamswild; bevorzugter Sitz Ohrgrund.

Hippobosca variegata MEGERLE, 1803, Rinderlausfliege: 7–9 mm; rotbraun bis schwarzbraun, mit heller Fleckenzeichnung; Kopf rundlich; große Augen; 6 Längsadern; bevorzugter Sitz Schwanzwurzel und Schenkelinnenflächen.

Hippobosca equina LINNÉ, 1758, Pferdelausfliege: 8 mm; nur wenig behaart, glänzend; große Augen; Thorax schwarz mit gelbbrauner Zeichnung; rostgelbe Beine mit einfachen Haken; rötliche Flügel mit 7 Längsadern, die das Abdomen weit überragen; vornehmlich an Pferden, gelegentlich auch an Rindern in der After- und Schamgegend *(Abb. 78).*

Entwicklung Lausfliegen leben im Haarkleid bzw. im Wollvlies ihrer Wirte. Während der 4–6 Monate langen Lebensdauer legen die Weibchen 10–15 Larven ab, die sich nach

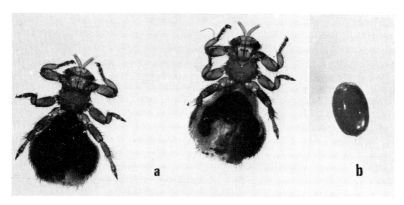

Abb. 77 Melophagus ovinus (7 × vergr.)
  a = Imagines; **b** = Puppe

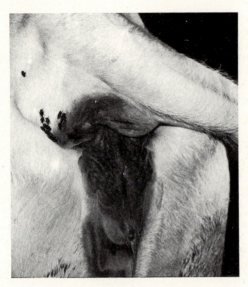

Abb. 78 Hippobosca equina-Befall beim Rind

etwa 10 Stunden verpuppen (Pupipara). Die Puppen sind etwa 3 mm lang, braunrot, tönnchenförmig und werden an den Haaren angeklebt. Die Begattung findet 3–4 Tage nach dem Schlüpfen der Imagines statt. Die Übertragung von einem Tier zum anderen erfolgt bei flügellosen Arten durch Überkriechen, bei geflügelten (z. B. Lipoptena cervi) werden vielfach die Wirtstiere gewechselt.

Pathogenese Durch das Herumkriechen und Blutsaugen werden die befallenen Tiere stark beunruhigt; infolge des starken Juckreizes scheuern und kratzen sie sich, es kommt zu Haar- bzw. Wollausfall; die Tiere magern ab. Bei gleicher Fütterung nahmen Melophagus-freie Schafe um 3,6 kg mehr zu und brachten gegenüber befallenen Tieren um 11% mehr Wolle. Die vielfach durch das Scheuern verursachten Hautverletzungen stellen Eintrittspforten für Bakterien und für Myiasiserreger dar. Es entwickelt sich im Verlaufe der Infektion nur eine geringe Immunität (13).

Bekämpfung Bei Schafen führt die Schur im allgemeinen zur vollständigen Beseitigung der Lausfliegen und ihrer Puppen. Dabei wirkt sich die Schur der Mutterschafe vor dem Ablammen, sofern dies von der Jahreszeit her zu vertreten ist, für eine Sanierung der Herde besonders günstig aus (14). Als Chemotherapeutika haben sich bei Rindern, Ziegen und Schafen Phosphorsäureesterpräparate in Spray-Form bewährt. Bei Schafen erbrachte auch 42,2 mg Diazinon/kg Kgw. im Pour-on-Verfahren gute Ergebnisse (12).

Literatur

1. ANDREWS, A.H. (1978): Warble fly: the life cycle, distribution, economic losses and control. Vet. Rec. **103**, 348–353. – 2. BARTH, D. (1982): Ivermectin, ein neues Antiparasitikum mit endo- und ektoparasitärer Wirksamkeit beim Rind. Ref. 10. Tagung DGP, Stuttgart. – 3. CHEEMA, A.H. (1977): Observations on the histopathology of warble infestation in goats by the larvae of Przhevalskiana silenus. Zbl. Vet. Med. B. **24**, 648–655. – 4. DRUMMOND, R.O. (1980): Cattle Hypoderma lineatum animal systemic insecticide test. Proc. Ent. Soc. Am. **5**, 216–217. – 5. GINGRICH, R.E. (1980): Differentiation of resistance in cattle to larval Hypoderma lineatum. Vet. Parasitol. **7**, 243–254. – 6. GINGRICH, R.E. (1982): Acquired resistance to Hypoderma lineatum: comparative immune response of resistant and susceptible cattle. Vet. Parasitol. **9**, 233–242. – 7. HENNINGS, R. (1977): Hypodermosis control and simultaneous treatment for fascioliasis in Steinfurt, Germany. Vet. Parasitol. **3**, 211–216. – 8. HUNT, L.M., M.L. BEADLES, B.K. SHELLEY, B.N. GILBERT, R.O. DRUMMOND (1980): Control of cattle grubs with dichlorvos-impregnated strips attached to legs of cattle. J. econ. Ent. **73**, 32–34. – 9. HUSSEIN, M.F., F.M. EL AMIN, N.T. EL-TAIB, S.M. BASMAEIL (1982): The pathology of nasopharyngeal myiasis in Saudi Arabian camels (Camelus dromedarius). Vet. Parasitol. **9**, 253–260. – 10. KHAN, M.A., G.C. KOZUB (1981): Systemic control of cattle grubs (Hypoderma spp.) in steers treated with warbex and weight gains associated with grub control. Can. J. comp. Med. **45**, 15–19. – 11. LIEBISCH, A. (1977): Die Dasselfliege der Rinder – nach wie vor aktuell. Milchpraxis, 9–10. – 12. LLOYD, J.E., R.E. PFADT, R. KUMAR (1982): Sheep ked control with pour-on applications of organophosphorus insecticides. J. econ. Ent. **75**, 5–6. – 13. NELSON, W.A., G.C. KOZUB (1978): Melophagus ovinus (Diptera: Hippoboscidae): evidence of local mediation in acquired resistance of sheep to keds. J. Med. Entomol. **17**, 291–297. – 14. PFADT, R.E., J.E. LLOYD, E.W. SPACKMAN (1975): Power dusting with organophosphorus insecticides to control the sheep ked. J. econ. Ent. **68**, 468–470. – 15. ŘÍHA, J., V. RENDA, J. MINÁŘ, O. MATOUŠKOVÁ (1978): The effect of the Hypoderma infestation in cattle on milk production indicators of first calvers. Veterinarni Medicina **23**, 597–605. – 16. SCHWARTZ, W.L., F.C. FARIES jr., J.F. BUXTON, L.P. JONES (1974): Sudden death of a bull with esophageal infestation of Hypoderma larvae. S. West. Vet. **27**, 188–190.

Parasitosen der Einhufer

Protozoen **242**	Kleine Strongyliden 264
Trypanosomosen 242	*Literatur* 269
Trichomonadose 243	Askaridose 270
Giardiose 243	*Literatur* 271
Literatur 243	Oxyuridose 272
Kokzidiose 244	*Literatur* 273
Literatur 245	Spiruridosen und Filariosen 273
Toxoplasmose 245	Thelaziose 273
Literatur 245	Habronematose 274
Besnoitiose 246	Parafilariose 276
Sarkozystose 246	Setariose 276
Literatur 247	Onchozerkose 277
Babesiose 247	Elaeophorose 278
Literatur 250	*Literatur* 279
Ziliaten 250	**Arthropoden** **280**
Literatur 250	Acarida 280
Helminthen **251**	Zeckenbefall 280
Trematoden 251	Demodikose 280
Literatur 253	Trombidiose 280
Zestoden 253	Räude 281
Bandwürmer 253	*Literatur* 282
Bandwurmfinnen 254	Hexapoda 282
Literatur 254	Läuse 282
Nematoden 254	Haarlinge 283
Strongyloidose 255	Diptera 283
Micronematose 256	Simuliidae 283
Trichinellose 257	Tabanidae 284
Literatur 257	Muscidae 284
Dictyocaulose 257	Oestridae 285
Trichostrongylose 258	Gasterophilidae 286
Literatur 259	Hippoboscidae 288
Strongylidosen 259	*Literatur* 289
Große Strongyliden 259	

Protozoen

Erkrankungen bei Pferden, die durch parasitische Protozoen verursacht werden, treten in Mitteleuropa relativ selten auf. Entsprechend gering sind deshalb auch spezifische Untersuchungen; lediglich Trypanosomosen, Babesiosen und Kokzidiosen spielen in manchen Gebieten eine gewisse Rolle.

Trypanosomosen

In tropischen und subtropischen Gebieten haben Trypanosoma-Infektionen bei Pferden teilweise eine große Bedeutung. In Mitteleuropa dagegen kommt lediglich sporadisch Trypanosoma equiperdum, der Erreger der Beschälseuche, vor.

Trypanosoma brucei PLIMMER und BRADFORD 1899: Einzelheiten siehe T. brucei-Wiederkäuer, S. 56 und *Abb. 8c*. Die Infektion führt zu einer akuten oder perakuten Erkrankung, die ohne Behandlung in den meisten Fällen tödlich verläuft. Bei der chronischen Verlaufsform treten zentralnervöse Schädigungen auf (Hydrocephalus, Ödematisierung des Gehirns). Der Erreger läßt sich in der Zerebrospinalflüssigkeit nachweisen. Eine Behandlung erfolgt mit Isometamidium (Samorin®) oder mit Berenil®.

Trypanosoma evansi (STEEL, 1885): Einzelheiten siehe T. evansi-Wiederkäuer, S. 59 und *Abb. 9a*; der Krankheitsverlauf ist durch intermittierendes Fieber, Ödeme, Meningoencephalitis und Schwäche gekennzeichnet. Die histologischen Befunde ähneln denen der T. brucei-Infektion bei Rindern (6). Ohne Behandlung mit Quinapyramin (Antrycide®) oder Berenil® sterben die befallenen Pferde innerhalb weniger Wochen. Für eine etwa 2–3 Monate anhaltende Prophylaxe werden subkutane Injektionen von 7,4 mg/kg Kgw. Antrycide-Prosalt empfohlen.

Trypanosoma equinum VOGES, 1901: Erreger der Mal de Caderas in Südamerika; 15–35 µm große monomorphe Blutformen; Kinetoplast nur undeutlich sichtbar oder fehlend; mechanische Übertragung durch Tabanus- und Stomoxysarten sowie durch Vampire. Die Krankheit verläuft meist chronisch und ist durch Kreuzlähme, Abmagerung, Leistungsminderung und durch Ödeme charakterisiert. Für eine wirksame Behandlung werden Antrycidesulfat, Ethidium® und Berenil® verwandt.

Trypanosoma equiperdum DOFLEIN, 1901: Erreger der Beschälseuche (Dourine) in Asien Nord- und Südafrika sowie in Südosteuropa; monomorphe Formen; 25–28 µm; morphologisch von T. evansi nicht zu unterscheiden.

Entwicklung Die Übertragung von T. equiperdum findet ausschließlich durch den Deckakt statt. Die Erreger vermehren sich anfangs in meist vorhandenen Läsionen der Genitalschleimhaut (lokale Veränderungen), führen später zu einer Parasitämie (Allgemeinerkrankung) und dringen in das Zentralnervensystem (Polyneuritiden) ein.

Pathogenese Das klinische Bild dieser meist chronisch verlaufenden Erkrankung ist charakteristisch. Während im Anfangsstadium Ödeme, Geschwüre und schleimiger Ausfluß auf die Genitalien beschränkt sowie nur die Scham- und Inguinallymphknoten geschwollen sind, tritt beim Stadium der Allgemeinerkrankung eine typische Urtikaria mit haar- und pigmentlosen Stellen (Ring-, Talerflekken) an Hals, Schulter, Unterbrust und Kruppe auf. Schließlich deuten motorische Lähmungen, die für die einzelnen Nerven charakteristischen Ausfallerscheinungen (Ptosis, Lagophthalmus, Kehlkopf-Pfeifen, Strabismus und Mydriasis, Nachschleifen der Hinterhand und Beugehaltung des Sprunggelenks) sowie periphere Polyneuritiden (1) auf die dritte Phase der Infektion hin.

Diagnose Die auf der Anamnese und den teilweise typischen Symptomen aufbauende Diagnose wird durch den direkten Parasitennachweis in Genitalsekreten und frischen Hautveränderungen gesichert. Als serologische Verfahren haben sich KBR und ELISA dem IFAT und dem IHA als überlegen erwiesen (3, 7, 8). Für den Tierversuch eignet sich das Kaninchen.

Bekämpfung Die Bekämpfung ist in den europäischen Ländern durch die Tierseuchengesetze geregelt. Da die Maßregelungen recht einschneidend sind, werden die befallenen Tiere meist kastriert oder getötet. Für die nicht immer erfolgversprechende Chemotherapie, soweit diese überhaupt in Erwägung gezogen wird, eignen sich Antrycidesulfat (5 mg/kg Kgw.), Naganol® (2 × 2 g im Abstand von 14 Tagen) 0,25 mg/kg Kgw. Samorin® (1), und 3,5 mg/kg Kgw. Berenil®.

Trichomonadose

Bei Pferden werden Trichomonaden-Infektionen mehrfach für Enteritiden verantwortlich gemacht. Ob tatsächlich Trichomonaden eine pathogene Bedeutung bei Equiden haben, müssen experimentelle Untersuchungen ergeben. 2 Trichomonas-Arten wurden bei Equiden nachgewiesen.

Tritrichomonas equi (FANTHAM, 1921): 11 × 6 µm; 3 Geißeln und 1 Schleppgeißel mit undulierender Membran; in Blinddarm und Kolon beim Pferd; gilt teilweise als Erreger akuter Kolitiden und von Diarrhoen, wobei es zu einer Veränderung der Dickdarmflora kommt (5). Andererseits fanden sich bei Schlachtpferden große Mengen von Trichomonaden im Darminhalt (150 000/ml), ohne daß Krankheitserscheinungen bestanden; anscheinend entwickelt sich T. equi nur massenhaft bei bereits bestehender Diarrhoe anderer Genese (4).

Trichomonas equibuccalis SIMITCH, 1939: 7–10 µm; 4 nach vorne gerichtete Geißeln und eine Geißel (ohne freies Geißelende) als undulierende Membran; an Mundschleimhaut und Gingiva von Pferd und Esel; bisher nur aus Jugoslawien bekannt. Auch wenn an Pferden entsprechende Erfahrungen fehlen, hat Dimetridazol sicherlich eine gute Wirkung gegen Trichomonaden auch bei dieser Tierart.

Giardiose

Das Vorkommen von *Giardia equi* FANTHAM, 1921 bei Pferden ist in Südafrika und Amerika bekannt. Es wurden 12,1–14,5 × 7,2 bis 9,6 µm große Giardiazysten im Kot von gleichzeitig mit Helminthen befallenen, gesund erscheinenden Fohlen nachgewiesen. Lediglich bei einer befallenen Stute waren Anämie, Kolikerscheinungen und verminderte Freßlust festgestellt worden. Diese Erscheinungen konnten durch 5malige Gaben von Acranil in kurzer Zeit behoben werden. Sicherlich ist auch das Dimetridazol beim Pferde wirksam. Als weiterer Flagellat wurde vereinzelt *Chilomastix equi* bei Pferden mit Enteritis nachgewiesen (9, 10).

Literatur

1. AVSATTHI, B. L., MANNARI, M. N., SHUKLA, D. C. (1979): Curative effect of Samorin against Trypanosoma evansi infection in donkeys. Ind. Parasitol. **3**, 165–166. – **2.** BARROWMAN, P. R. (1976): Observations on the transmission, immunology, clinical signs and chemotherapy of dourine (Trypanosoma equiperdum infection) in horses, with special reference to cerebro-spinal fluid. Onderstepoort J. Vet. Res. **43**, 55–66. – **3.** CAPORALE, V. P., F, BIANCIFIORI, F. FRESCURA, A. DI MATTEO, D. NANNINI, G. URBANI (1981): Comparison of various tests for the serological diagnosis of Trypanosoma equiperdum infection in the horse. Comp. Immun. Microbiol. infect. Dis. **4**, 243–246. – **4.** DAMRON, G. W. (1976): Gastrointestinal trichomonads in horses: occurrence and identification. Am. J. Vet. Res. **37**, 25–28. – **5.** HUMPHREY, W. J. (1977): Protozoal colitis in horses. Med. Vet. Pract. **58**, 365–367. – **6.** SEILER, R. J., S. OMAR, A. R. B. JACKSON (1981): Meningoencephalitis in naturally occurring Trypanosoma evansi infection (surra) of horses. Vet. Path. **18**, 120–122. – **7.** TIMOFEEV, B. A., A. BOROVIKOV (1980): Experimental study of the complement fixation test in dourine (Trypanosoma equiperdum infection) in horse. Dokl. Vses. Akad. Sel'skokh. Nauk Lenina **9**, 28–30. – **8.** WOO, P. T. K. (1977): Salivarian trypanosomes producing disease in livestock outside of Sub-Saharan Africa. In: KREIER, Protozoa I, 269–296. – **9.** ARAYA, O., A. BERRIOS, V. LEYAN, R. FRANJOLA (1981): Chilomastix as a probable cause of enteritis in two horses. Vet. Rec. **109**, 494. – **10.** FRANJOLA R., O. ARAYA (1982): Primer hallazgo de Chilomastix equi en Chile. Zbl. Vet. Med. B **29**, 405–407.

Kokzidiose

Kokzidien sind bei Equiden selten. Während in der UdSSR *Eimeria solipedum und E. uniungulati* bei Pferden beschrieben wurden, handelt es sich bei der Dünndarmkokzidiose der Pferde in Europa, den USA und in Asien ausschließlich um Eimeria leuckarti, syn. Globidium leuckarti.

Eimeria leuckarti (FLESCH, 1883): Oozysten 71–85 × 51–63 µm; deutliche Mikropyle; 8,6 µm dicke äußere dunkelbraune Hülle mit gekörnter Oberfläche *(Abb. 79)*; innere Hülle farblos; Sporozysten 38–43 × 12–15 µm; Sporozystenrestkörper und Stiedakörperchen; Sporulationszeit bei 25 °C 19 Tage, bei 15 °C 41 Tage.

Entwicklung Die endogene Entwicklung von E. leuckarti ist noch nicht in allen Einzelheiten geklärt. Vielfach wurden in Abstrichpräparaten des Dünndarmes oder histologisch in der Lamina propria leidiglich Mikro- und Makrogamonten sowie Oozysten, niemals Schizonten nachgewiesen (6). Nach experimenteller Infektion gelang ebenfalls der Nachweis von Makrogamonten und von ungewöhnlich großen (148–243 µm) Mikrogamonten in der Lamina propria der Dünndarmzotten. Die in diesem Experiment als Mikrogamonten bezeichneten Stadien waren früher als Globidienzysten bekannt. Die Präpatenz beträgt 5–10 Tage (2).

Pathogenese Die Pathogenität von E. leuckarti ist experimentell nicht untersucht. Es scheinen klinische Symptome (katarrhalische Dünndarmentzündung), Aszites sowie starke Abmagerung nur bei massivem Befall oder bei gleichzeitig bestehenden intestinalen Störungen anderer Genese (6) aufzutreten.

Diagnose Da die Oozysten ein hohes spezifisches Gewicht haben, reichern sie sich mit dem Flotationsverfahren (mit $ZnCl_2$ + NaCl) erst nach 7minütigem Zentrifugieren (im Gegensatz zu den üblichen 2 Minuten) an der Oberfläche an. Am besten eignet sich zum Nachweis dieser Oozysten das für die Leberegeleieranreicherung modifizierte Benedeksche Sedimentierungsverfahren (7). In Deutschland ist mit einem Kokzidienbefall bei 0,9–4 % (1, 4), in den Niederlanden bei 0,3 % (3) und in Belgien bei 0,78 % der Pferde zu rechnen. In Spanien wurden erstmals

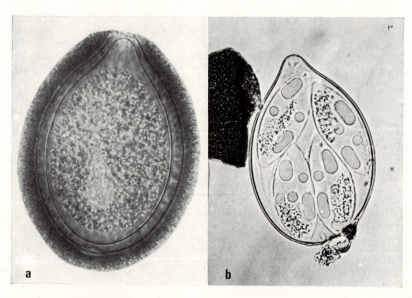

Abb. 79 Oozyste von Eimeria leuckarti des Pferdes
a = mit, **b** = ohne äußere Hülle (1040 × vergr.)

alle 3 Kokzidienarten bei Pferden festgestellt (5).

Bekämpfung Erfahrungen über die wirksame Anwendung von Kokzidienmitteln liegen für Equiden nicht vor.

Bei Equiden wurden auch Fälle von Nierenkokzidiose, hervorgerufen durch Klossiella equi, beschrieben.

Klossiella equi BAUMANN, 1946: Oozysten 50–90 µm, mit etwa 40 Sporozysten (8–10 × 4,5 µm); jede Sporozyste enthält 8–12 Sporozoiten.

Der Lebenszyklus dieses Parasiten ist nur teilweise bekannt. Schizogoniestadien (vermutlich 1. Generation) wurden in Endothelzellen der Bowman'schen Kapsel und in den Epithelzellen der proximalen Tubuli (wahrscheinlich 2. Schizontengeneration) nachgewiesen. Mikrogamonten (mit 8–10 Mikrogameten) und Makrogamonten parasitieren in den Epithelzellen der Henle'schen Schleifen. Es ist anzunehmen, daß Sporogoniestadien mit dem Harn ausgeschieden werden. Es ist ferner wahrscheinlich, daß die mit dem Futter aufgenommenen Sporozoiten vom Darm aus auf dem Blutweg in die Nieren gelangen.

Literatur

1. BREM, S. (1977): Kokzidienbefunde bei Pferden. Tierärztl. Umsch. **32,** 228–230. – **2.** McQUEARY, C. A., D. E. WORLEY, E. CATLIN (1977): Observations on the life cycle and prevalence of Eimeria leuckarti in horses in Montana. Am. J. Vet. Res. **38,** 1673–1674. – **3.** MIRCK, M. H. (1978): Faecal examinations for the presence of parasites in horses and ponies. Tijdschr. Diergeneesk. **103,** 991–997. – **4.** NEBEL, W. (1976): Zur Parasitendiagnose beim Pferd in Ostholstein. Tierärztl. Umschau **31,** 359–360. – **5.** RESPALDIZA, E., A. SANZ, T. DOMINGUEZ, M. I. PARRA, J. L. VALLS (1978): Coccidiosis in a racehorse in Spain. An. Inst. Nac. Invest. Agr. Hig. Sanidad. Animal, Spain **4,** 97–105. – **6.** SHEAHAN, B. J. (1976): Eimeria leuckarti infection in a thoroughbred foal. Vet. Rec. **99,** 213–214. – **7.** WHEELDON, E. B., W. A. GREIG (1977): Globidium leuckarti infection in a horse with diarrhoea. Vet. Rec. **100,** 102–104.

Toxoplasmose

Bei serologischen Untersuchungen (SFT, IFAT, IHAT, KBR) konnten bei 12 bis 53 % der Pferde in Europa, Amerika und Asien Antikörper gegen *Toxoplasma gondii* nachgewiesen werden (5, 6, 7, 10). Auch mittels des Mäuseinokulationstests und des Katzenfütterungsversuchs gelang der Nachweis von Toxoplasma-Zysten im Fleisch von Schlachtpferden (1). Ansteckungsquelle der Pferde dürfte mit Oozysten aus dem Katzenkot kontaminiertes Futter sein.

Pathogenese Experimentell durch das Verfüttern von Oozysten infizierte Pferde entwickelten zwischen dem 2. und 15. Tag p. i. Fieber. Andere auffälligen klinischen Symptome traten nicht auf. Die SFT-Titer wurden sehr unterschiedlich nach 7 bis 42 Tagen positiv und erreichten zwischen dem 20. und 48. Tag Höchstwerte von 1:32 bis 1:16 000. Toxoplasmen konnten bis zu 2 Monaten p. i. aus der Herz-, Zwerchfell- und Skelettmuskulatur sowie aus Gehirn, Rückenmark, Leber und Nieren rückisoliert werden. Vier bis 5 Monate p. i. waren experimentell inokulierte Pferde wieder frei von Toxoplasmen. Pferde gehören damit, wie auch das Rind, zu den für Toxoplasmen weniger empfänglichen Tierarten (2, 3).

Auch unter natürlichen Bedingungen wurden beim Pferd klinische Toxoplasmosen beobachtet. Die beschriebenen Erkrankungen waren durch Fieber, Ataxien, Degeneration der Retina und progressive Anzeichen einer Enzephalomyelitis charakterisiert (4, 8). Es sei dahingestellt, ob bei den beschriebenen Fällen tatsächlich immer T. gondii die primäre Ursache der Erkrankung war.

Das Sektionsbild ist durch Blutungen in Gehirn und Lendenmark, perivaskuläre Ansammlungen von Lymphozyten und Makrophagen sowie unterschiedlich starke herdförmige Nekrosen gekennzeichnet (2, 9).

Literatur

1. AL-KHALIDI, N. W., J. P. DUBEY (1979): Prevalence of Toxoplasma gondii infection in horses. J. Parasit. **65,** 331–334. – **2.** AL-KHALIDI, N. W., S. E. WEISBRODE, J. P. DUBEY (1980): Pathogenicity of Toxoplasma gondii

oocysts to ponies. Am. J. Vet. Res. **41**, 1549–1551. – **3.** ALTAN, Y., A. O. HEYDORN, K. JANITSCHKE (1977): Zur Infektiosität von Toxoplasma-Oozysten für das Pferd. Berl. Münch. Tierärztl. Wschr. **90**, 433–435. – **4.** BEECH, J., D. C. DODD (1974): Toxoplasma-like encephalomyelitis in the horse. Vet. Path. **11**, 87–96. – **5.** BOCH, J. (1980): Die Toxoplasmose der Haustiere – Vorkommen, Diagnose und hygienische Bedeutung. Berl. Münch. Tierärztl. Wschr. **93**, 385–391. – **6.** CHHABRA, M. B., O. P. GAUTAM (1980): Antibodies to Toxoplasma gondii in equids in North India. Equine Vet. J. **12**, 146–148. – **7.** COTTELEER, C., FAMERÉE, L. (1981): Parasitoses occasionnelles et anticorps toxoplasmiques chez les équidés en Belgique. Cas particulier des coccidies. Schweiz. Arch. Tierheilk. **123**, 263–271. – **8.** CUSICK, P. K., D. M. SELLS, D. P. HAMILTON, H. J. HARDENBROOK (1974): Toxoplasmosis in two horses. J. Am. Vet. Med. Ass. **164**, 77–80. – **9.** DUBEY, J. P., G. W. DAVIES, A. KOESTNER, K. KIRYU (1974): Equine encephalomyelitis due to a protozoan parasite resembling Toxoplasma gondii. J. Am. Vet. Med. Ass. **165**, 249–255. – **10.** EUGSTER, A. K., J. R. JOYCE (1976): Prevalence and diagnostic significance of Toxoplasma gondii antibodies in horses. Vet. Med. Small Anim. Clin. **71**, 1469–1471.

Besnoitiose

In Süd- und Ostafrika, in Nordamerika sowie in Südfrankreich und den Pyrenäen kommt bei Pferd und Esel eine durch **Besnoitia bennetti** BABUDIERI, 1932 verursachte und sich als Pachydermie mit Knotenbildung manifestierende Hauterkrankung vor.

Die zu Beginn der Infektion in allen Organen intrazellulär parasitierenden 5–9 × 2–5 µm großen Endozoiten sind den entsprechenden Stadien von Toxoplasma gondii sehr ähnlich. Im späteren Verlauf der Erkrankung werden in der Haut und in den Schleimhäuten bis zu 600 µm große, nicht gekammerte Zysten mit einer dünnen, kernhaltigen inneren und einer dicken, hyalin erscheinenden äußeren Hülle gebildet. Jede Zyste enthält mehrere tausend Zystozoiten.

Entwicklung Der Entwicklungszyklus von B. bennetti ist noch unbekannt. Vielfach wird angenommen, der Parasit sei mit der im Rind parasitierenden Art B. besnoiti identisch.

Pathogenese Nur selten wird ein akuter fieberhafter und zum Tode führender Verlauf beobachtet. Meist handelt es sich um eine chronische Erkrankung. Dabei fallen subkutane Ödeme an Kopf, Hals, Hodensack und Extremitäten, Abmagerung, allmählich sich entwickelnde Sklerodermie und ziegelfarbene Konjunktiven besonders auf. Besnoitienzysten finden sich reichlich in der verdickten Haut sowie in der Nasen- und Rachenschleimhaut.

Bekämpfung Bekämpfungs- und Therapiemaßnahmen sind nicht bekannt.

Sarkozystose

In der Schlund- und Skelettmuskulatur des Pferdes parasitieren 2 Sarkosporidienarten, die beide den Hund als Endwirt haben.

Sarcocystis equicanis ROMMEL und GEISEL, 1975 *(Abb. 80 a)*. Die Größe der gekammerten Zysten dieser Art im histologischen Schnitt wird mit bis zu 600 × 50 µm angegeben. Die dünne Zystenwand hat 5–11 µm lange und 0,5 µm dicke, haarförmige labile Vorwölbungen (4). Die Präpatenz im Endwirt beträgt 8 Tage, die Patenz mindestens 3 Wochen. Die Sporozysten sind 15–16 (15,2) × 8,8–11,3 (10,0) µm groß.

Sarcocystis fayeri DUBEY, STREITEL, STROMBERG, TOUSSANT, 1977, hat bis zu 1 mm groß werdende gckammerte Zysten mit 2,5–4,5 µm langen und 0,8–1 µm dicken palisadenartig angeordneten Vorwölbungen *(Abb. 80 b)*, durch die die Zystenwand im Lichtmikroskop dick und radiär gestreift erscheint (2, 3, 6). Die Präpatenz im Hund dauert 12–15 Tage. Die Sporozysten sind 11–13 (12) × 7–8,5 (7,9) µm groß (2).

Die Gültigkeit beider Arten ist noch strittig. Österreichische Autoren kommen nach einer phasenkontrastmikroskopischen Untersuchung von mit verdünnter Essigsäure behandelten Zysten aus 89 Pferdeschlünden zu der Auffassung, daß es beim Pferd nur cine Sarkosporidienart gibt, die den historischen Namen S. bertrami DOFLEIN, 1901, tragen müsse. Die aus den Schlünden herauspräparierten Zysten waren nativ 1,4 bis 15 mm lang und entsprachen damit den Beschreibungen älterer Autoren. Die unterschiedlichen Präpatenzen und Sporozystengrößen werden durch individuelle Faktoren erklärt (7).

Während in der älteren Literatur über Be-

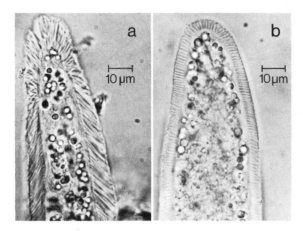

Abb. 80 Sarkosporidien des Pferdes

a = Sarcocystis equicanis; b = Sarcocystis fayeri

fallsraten von bis zu 100 % berichtet wird, konnten bei kürzlich in Bayern und Österreich durchgeführten Erhebungen nur noch 15,5 % bzw. 32,4 % der Schlachtpferde als Sarkosporidienträger ermittelt werden (3, 7). Beim Pferd ist die Schlundmuskulatur der bevorzugte Sitz der Sarkocysten (2, 3).

Pathogenese Eine Mischinfektion mit 100 000 Sporozysten beider Arten führte bei zwei 3 Monate alten Ponys nicht zu klinischen Erscheinungen. Nach einem halben Jahr fanden sich in der Muskulatur der Tiere neben intakten Zysten beider Sarkosporidienarten auch zahlreiche gemischtzellige Entzündungsherde, hyalinschollig entartete Muskelfasern sowie degenerierte Zysten und Reste von Zystenwänden (3). In Nordamerika konnten bei 12 Fällen von Myeloenzephalitis Schizonten von Sarkosporidien als Ursache ermittelt werden (1, 5). In Einzelfällen wurden Sarkosporidien auch als Erreger einer herdförmigen oder generalisierten Myositis und von Bewegungsstörungen angesehen.

Da bisher serologische Nachweisverfahren nicht erarbeitet sind, ist eine Diagnose der Sarkozystose beim Pferd intra vitam nicht möglich.

Literatur
1. CLARK, E. G., H. G. TOWNSEND, N. T. McKENZIE (1981): Equine protozoal myeloencephalitis: a report of two cases from western Canada. Can. Vet. J. **22**, 140–144. – **2.** DUBEY, J. P., R. H. STREITEL, P. C. STROMBERG, M. J. TOUSSANT (1977): Sarcocystis fayeri sp. n. from the horse. J. Parasit. **63**, 443–447. – **3.** Erber, M., O. Geisel (1981): Vorkommen und Entwicklung von 2 Sarkosporidienarten des Pferdes. Z. Parasitenk. **65**, 283–291. – **4.** GÖBEL, E., M. ROMMEL (1980): Licht- und elektronenmikroskopische Untersuchungen an Zysten von Sarcocystis equicanis in der Ösophagusmuskulatur von Pferden. Berl. Münch. Tierärztl. Wschr. **93**, 41–47. – **5.** SIMPSON, C. F., I. G. MAYHEW (1980): Evidence for Sarcocystis as the etiologic agent of equine protozoal myeloencephalitis. J. Protozool. **27**, 288–292. – **6.** TINLING, S. P., G. H. CARDINET, L. L. BLYTHE, M. COHEN, S. L. VONDERFECHT (1980): A light and electron microscopic study of sarcocysts in a horse. J. Parasit. **66**, 458–465. – **7.** HINAIDY, H. K., G. LOUPAL (1982): Sarcocystis bertrami DOFLEIN, 1901, ein Sarkosporid des Pferdes, Equus caballus. Zbl. Vet.-med. B **29**, 681–701.

Babesiose

Bei Equiden parasitieren in den Erythrozyten 2 Babesienarten, die große Babesia caballi und die kleine B. equi. Sie kommen weltweit vor, werden von Zecken übertragen und verursachen Erkrankungen unterschiedlicher Schwere und Erscheinung. Beide Arten bleiben innerhalb eines weiten Temperaturbereiches in ihren Überträgerzecken lebensfähig.

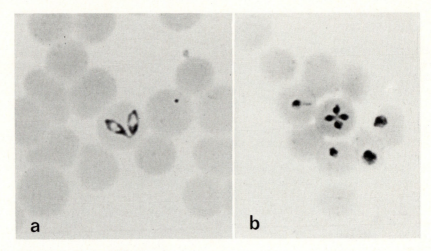

Abb. 81 Babesien des Pferdes (2000 × vergr.)

a = Babesia caballi; b = Babesia equi

Jungtiere sind für eine Erstinfektion weniger anfällig als ältere Pferde, doch bildet sich nach Überstehen der Erkrankung eine Immunität aus. Kreuzimmunität zwischen beiden Babesienarten besteht nicht.

Babesia caballi (NUTTALL, 1910): vornehmlich beim Pferd, weniger bei Esel und Maultier in Südeuropa, Asien, Afrika, Mittel- und Nordamerika. Merozoiten rund, ring- und scheibenförmig (1,5 × 3 µm) oder amöboid, meist aber birnenförmig (2,5–4 × 2 µm); die Teilungsformen bilden einen spitzen Winkel (Abb. 81 a); ausschließlich in Erythrozyten.

Entwicklung Die Übertragung erfolgt transovariell durch Zecken der Gattungen Dermacentor (4 Arten), Hyalomma (4 Arten) und Rhipicephalus (2 Arten). Die wichtigsten Überträger für Babesia caballi sind H. dromedarii, H. marginatum, H. anatolicum; Dermacentor marginatus, D. reticulatus, D. nitens, D. silvarum, D. variabilis (23); Rhipicephalus bursa und Rh. sanguineus (Rh. turanicus).

Die Zeckenweibchen infizieren sich mit den erythrozytären Stadien von B. caballi. Im Verlauf einer komplexen Entwicklung (s. Babesiose Rind, S. 97) in der Zecke kommt es zur Infektion des Ovars und der Oozyten; die Babesien entwickeln sich dann in den Zeckeneiern und -larven weiter (8). In der Zeckenlarve, Nymphe und Imago bilden sich Sporozoiten, die beim Saugakt mit dem Speichel übertragen werden. Dies ist bei Dermacentor nitens nachgewiesen (20) und gilt vermutlich auch für andere Zeckenarten (8). Eine intrauterine Infektion ist möglich, jedoch sehr selten (14).

Pathogenese Nach einer Babesia caballi-Infektion entsteht innerhalb von 7–10 Tagen eine Parasitämie von 3–7% der Erythrozyten. Durch die stürmische Vermehrung der Parasiten kommt es zu einer schweren hämolytischen Anämie.

Klinisch treten während der akuten Phase hohes Fieber (39,5–42,3 °C), Apathie, starker Tränenfluß, Hyperämie der Schleimhäute mit Ecchymosen, Schwellung der Augenlider, petechiale Blutungen am 3. Augenlid, erhöhte Herz- und Atemfrequenz, manchmal Kolik, Verstopfung oder Durchfall auf. Hämoglobinurie ist selten. Bei anhaltendem Fieber kommt es vielfach zu Schockzuständen (akutes Lungenödem), die in kürzester Zeit zum Tode führen (8, 21). In akuten Fällen können Todesfälle bereits 24–48 Stunden nach Beginn der Erscheinungen eintreten. Chronische Erkrankungen dauern Monate und sind durch allmähliche Abmagerung und Schwäche der Hinterhand gekennzeichnet. Latente Infektionen bleiben bis zu 4 Jahren bestehen.

Pathologisch-anatomisch werden Ikterus, gelbliches Exsudat in Brust- und Bauchhöhle sowie Vergrößerung der Milz beobachtet.

Babesia equi (LAVERAN, 1901): die häufiger vorkommende und pathogenere Babesienart der Equiden in Europa, Asien, Nord-, West- und Ostafrika sowie Südamerika; entsprechende Untersuchungen liegen vor allem in Frankreich (3, 19), Jugoslawien (1) und Chile (4) vor. Intraerythrozytäre Merozoiten rund, amöboid, birnenförmig, kleiner als 2 µm; vielfach treten 4-Teilungsformen (Malteserkreuz) auf *(Abb. 81 b)*. Exoerythrozytäre Stadien, wie bei Theilerien, mit typischen größeren und kleineren Schizonten in Lymphknoten (18).

Entwicklung Hauptüberträger sind Hyalomma-Arten, jedoch auch alle für B. caballi möglichen Zeckenarten sowie Rh. evertsi. Die Übertragung erfolgt transstadial, wobei in der Zecke die geschlechtliche Entwicklung (Gamogonie) und die Sporozoitenbildung (Sporogonie) stattfindet. Im allgemeinen infizieren sich die Nymphen, und die Adulti übertragen. Nach dieser transstadiellen Übertragung reinigen sich die Zecken, bleiben also nicht Reservoirwirte (13). Allerdings spielen die männlichen Zecken infolge ihrer Langlebigkeit (bis zu 7 Monaten) und ihres häufigen Wirtswechsels eine besondere Rolle (8). Intrauterine Infektionen mit Babesia equi scheinen häufiger zu sein (6).

Pathogenese Bei Babesia equi-Infektionen kommt es zu wesentlich höheren Parasitämien als bei B. caballi-Befall. Bereits 7 Tage p. i. können 60–85 % der Erythrozyten befallen sein.
Klinisch treten Fieber (über 40 °C), schwere Anämie, deutliche Leukozytose sowie Lymphozytopenie und Neutrophilie, Abfall des Hämatokrit und Ikterus auf (9, 12). Im akuten Stadium tritt der Tod nach 7–12 Tagen, bei der perakuten Verlaufsform (bei splenektomierten Tieren) schon nach 2 Tagen ein. Die erkrankten Pferde sträuben sich gegen jede Bewegung, liegen meist, können oftmals nicht mehr aufstehen und zeigen häufig Schweißausbruch. Gleichzeitig beobachtet man Ödeme an den Fesselgelenken, dunklen Harn (Hämoglobinurie) und trockenen Kot von dunkelbrauner Farbe. Bei der Sektion fallen Splenomegalie, Leberschwellung, Hämorrhagien in verschiedenen Organen und generalisierter Ikterus auf (9).

Diagnose Unter Praxisverhältnissen ist die Diagnose schwierig, da die Symptome nicht spezifisch sind. Der direkte Parasitennachweis in Blut- und Gewebeausstrichen gelingt meist nur in den ersten 14 Tagen; latente Infektionen lassen sich mit serologischen Methoden nachweisen.
Serologische Untersuchungen auf Babesiose werden immer dann verlangt, wenn Pferde nach den USA, Kanada oder Australien verkauft oder zu Turnieren verschickt werden sollen, da diese Länder eine Einfuhr nur gestatten, wenn eine serologische Untersuchung auf Babesien negativ verläuft (7, 8). Derzeit wird für derartige Voruntersuchungen nur die KBR mit Antigen von B. equi und von B. caballi durchgeführt; dabei gilt eine Serumverdünnung von 1:5 als Grenztiter. KBR-Titer hielten sich gegen B. caballi bis zu 13, gegen B. equi bis zu 28 Monaten (22). Es sind jeweils Röhrchen mit 5 ml unbehandeltem Vollblut oder Serum an die Untersuchungsinstitute einzusenden.
Neben der KBR erwies sich auch der vom Internationalen Tierseuchenamt standardsierte IFAT als sensitiver Test; allerdings fielen die Titer im Verlaufe von 2 Jahren stärker ab als diejenigen der KBR (5). Im ELISA erwies sich ein Titer von 1:32 ebenso als Grenztiter wie im IHA. Für eine verläßliche Diagnostizierung einer latenten Babesia-Infektion bei Pferden erscheint die gleichzeitige Durchführung von 2 verschiedenen Testmethoden erforderlich zu sein. Hierfür eignen sich gut der ELISA und die KBR, zumal bei einem ELISA-positiven Pferd mit Hilfe der KBR sogar eine Differenzierung zwischen B. caballi und B. equi möglich ist (10). Die Verwendung von Schizontenantigen (B. equi) bringt keine besseren Ergebnisse als Piroplasmenantigen (16).
Inwieweit bei B. equi-Infektionen ein Intradermaltest (2) sichere Aussagen ermöglicht, müssen weitere Untersuchungen ergeben.
Die beobachtete Immunität ist meist infektionsgebunden (8), obwohl teilweise auch eine sterile Immunität zu bestehen scheint (11).

Bekämpfung Babesia caballi läßt sich mit je 11 mg/kg Kgw. Berenil®, an 2 aufeinanderfolgenden Tagen i. m., an mehreren Stellen verabreicht, ebenso wie mit je 8,8 mg/kg Kgw. Diampron® oder mit je 2,2 mg/kg Kgw. Imizol®, ebenfalls in 2tägigem Abstand, abtöten.

Babesia equi (als kleinere Art) ist gegen diese Chemotherapeutika wesentlich resistenter; es sind deshalb 4 Injektionen von je 5 mg/kg Kgw. Imizol® in Abständen von 3 Tagen erforderlich (15). Die so behandelten Tiere werden allerdings nur zu 50% serologisch negativ; auch ist eine entsprechende Kontrolle der behandelten Tiere notwendig.

Inwieweit eine nach 14 Tagen wiederholte Vakzinierung gegen B. equi-Infektionen schützen kann, auch unter Verwendung von Schizontenkulturen (17), muß durch weitere Versuche überprüft werden.

Literatur

1. ANGELOVSKI, T., A. ILIEV: Piroplasmosis and their vectors in cattle, sheep and horses of Sr. Macedonia. I. Medit. Conf. Parasit. 5.–10.10. 1977 Izmir, 22. – 2. BANERJEE D. P., BHOOP SINGH, O. P. GAUTAM, SHANTI SARUP (1977): Cell-mediated immune response in equine babesiosis. Trop. Anim. Hlth. Prod. 9, 153–158. – 3. CHEVRIER, L., C. SOULE, P. DORCHIES (1979): Les piroplasmoses équines inapparentes. Bull. Acad. Vét. France 52, 37–43. – 4. CORREA, J., S. URCELAY, W. RUDOLPH, G. MONTES (1977): Piroplasmosis en caballos de carrera. Estudio serológico en hipódromos de Santiago. Bol. Chile. Parasit. 32, 21–22. – 5. CONNELLY, J., L. P. JOYNER, O. GRAHAM-JONES, C. P. ELLIS (1980): A comparison of the complement fixation and immunofluorescent antibody tests in a survey of the prevalence of Babesia equi and Babesia caballi in horses in the sultanate of Oman. Trop. Anim. Hlth. Prod. 12, 50–60. – 6. ERBSLÖH, J. K. E. (1975): Babesiosis in the newborn foal. J. Reprod. Fert. 23, 725–726. – 7. FRIEDHOFF, K. T., A. LIEBISCH (1978): Piroplasmeninfektionen der Haustiere. Tierärztl. Praxis 6, 125–139. – 8. FRIEDHOFF, K. T. (1982): Die Piroplasmen der Equiden – Bedeutung für den internationalen Pferdeverkehr. Berl. Münch. Tierärztl. Wschr. 95, 368–374. – 9. GAUTAM, O. P., S. K. DWIVEDI (1976): Equine babesiosis: a severe outbreak in a stud farm at Hissar. Ind. Vet. J. 53, 546–551. – 10. GÖTZ, F. (1982): Untersuchungen über die Brauchbarkeit von ELISA, IFAT, IHA und KBR zum Nachweis von Babesia equi-Infektionen München. Vet. med. Diss. – 11. HOURRIGAN, J. L., R. C. KNOWLES (1966): Equine piroplasmosis. Am. Ass. equine Pract. Newsletter 1, 119–128. – 12. IBANEZ, E. A., R. L. GIMENEZ, L. G. R. ZENOCRATI (1980): Babesiosis equina – evolución experimental. Veterinaria Arg. 2, 71–75. – 13. KLINCKMANN, G. (1981): Sporozoitenstabilate von Babesia equi aus Hyalomma anatolicum anatolicum und Rhipicephalus turanicus. Hannover: Vet. med. Diss. – 14. NEITZ, W. O. (1956): Classification, transmission and biology of piroplasms of domestic animals. Ann. N. York Acad. Sci. 64, 56–111. – 15. PETROVSKII, V. V. (1975): Dynamics of complement-fixing antibodies in horses with Nuttallia (Babesia) equi infection and ways of curing the infection. Veterinariya, Moscow 9, 68–70. – 16. REHBEIN, G., S. HEIDRICH-JOSWIG (1982): Use of schizont and piroplasm antigens of Babesia equi in the indirect fluorescent antibody test and complement fixation test. Vet. Parasit. (im Druck). – 17. REHBEIN, G., E. ZWEYGARTH, W. P. VOIGT, E. SCHEIN (1982): Establishment of Babesia equi-infected lymphoblastoid cell lines. Z. Parasitenkd. 67, 125–127. – 18. SCHEIN, E., G. REHBEIN, W. P. VOIGT, E. ZWEYGARTH (1981): Babesia equi (Laveran 1901). Entwicklung im Pferd und in den Lymphozytenkulturen. Z. Tropenmed. Parasit. 32, 223–227. – 19. SOULE, C., L. CHEVRIER, P. DORCHIES (1976): The value of diagnostic methods in the control of equine Babesia infections. Bull. de l'Office Int. des Épizooties 86, 9–17. – 20. STILLER, D., W. M. FRERICHS (1979): Experimental transmission of Babesia caballi to equines by different stages of the tropical horse tick, Anocentor nitens. In: J. D. RODRIGUEZ (ed.): Recent Advances in Acarology II, 263–268. – 21. TAYLOR, W. M., J. E. BRYANT, J. B. ANDERSON, K. H. WILLERS (1969): Equine piroplasmosis in the United States – a review. J. Am. Vet. Med. Ass. 155, 915–919. – 22. JOYNER, L. P., J. DONNELLY, R. A. HUCK (1981): Complement fixation tests for equine piroplasmosis (Babesia equi and B. caballi performed in the UK during 1976 to 1979. Equine Vet. 2. 13, 103–106. – 22. STILLER, D., M. E. COAN, W. L. GOFF (1982): Experimental transmission of equine piroplasmosis by the American tick, Dermacentor variabilis (SAY). Abstr. Proc. V Intern. Congr. Parasitol. Canada, 273.

Ziliaten

Bei Pferden kommen eine Fülle holotricher und spirotricher Ziliaten im Blinddarm und im Kolon (1) vor. Sie haben sicherlich eine große physiologische Bedeutung, eingehende Untersuchungen liegen jedoch nicht vor. Es fällt auf, daß die Zusammensetzung dieser Dickdarmfauna bei manchen Krankheitszuständen sehr von der Norm abweicht.

Literatur

1. Ozeki, K. (1978): Studies on the classification and distribution of ciliate protozoa in the large intestine of the horse. Bull. Nippon Vet. Zool. Coll. 27, 230–232.

Helminthen

Bei den Equiden kommen in großer Zahl verschiedene Nematodenarten mit teilweise erheblicher pathogener Bedeutung vor, während Zestoden seltener sind und Trematoden meist nur Einzelbefunde darstellen. Die Ansichten über die wirtschaftliche Bedeutung der Helminthosen bei Pferden differieren teilweise erheblich. Einmal bagatellisiert man ihre Schadwirkung mit dem unrichtigen Argument, daß Pferde auch bei starkem Wurmbefall leistungsfähig bleiben, zum anderen werden manchmal Helminthen als Ursache von Erkrankungen angenommen, obwohl der Parasitennachweis nicht geführt wurde.

Abb. 82 gibt einen Überblick über die Wurmeier im Pferdekot.

Trematoden

Von Trematoden kommen bei Pferden vereinzelt Fasciola hepatica, Dicrocoelium, Schistosomiden und Paramphistomiden vor.

Fasciola hepatica (LINNÉ, 1758) kommt bei Pferden in Mitteleuropa selten vor. Ein bekanntes Gebiet scheint Westirland zu sein, wo bis zu 77% der Pferde und 91% der Esel Leberegelträger waren; dort treten mehrfach auch klinische Erkrankungen auf, die eine Therapie erforderlich machen (3).

Entwicklung Einzelheiten der Entwicklung siehe Abschnitt Fasziolose der Wiederkäuer, S. 113.

Pathogenese Die klinischen Symptome, wie Mattigkeit, schwankender Gang, Abmagerung, Hydrothorax und Aszites sind nicht pathognomonisch. Hämatologisch werden beschleunigte Senkung, Erythropenie, Leukozytose und Neutrophilie festgestellt.

Pathologisch-anatomisch werden neben Cholangitis und Pericholangitis, je nach Befallsgrad und Alter der Infektion, auch interstitielle Hepatitiden und Leberzirrhosen beobachtet.

Diagnose Der Nachweis der Leberegeleier im Kot erfolgt mit Hilfe der Sedimentation. Vielleicht sind die spärlichen Berichte über das Vorkommen der Fasziolose des Pferdes in Mitteleuropa damit zu erklären, daß dieses auch zum Nachweis der Eimeria leuckarti-Oozysten notwendige Anreicherungsverfahren bei koproskopischen Routineuntersuchungen kaum angewendet wird.

Bekämpfung Zur Therapie der Fasziolose des Pferdes wurden Rafoxanid (Ranide®) peroral in einer Dosis von 3 mg/kg Kgw. (2) sowie Niclofolan (Bilevon®) in Form eines injizierbaren Präparates in einer Dosis von 0,8 mg/kg Kgw. i. m. (4) mit Erfolg eingesetzt. Von den neueren Präparaten bietet sich in erster Linie Triclabendazol (Fasinex®) zur Therapie an. Dieses Mittel ist bei 10 mg/kg Kgw. hochwirksam gegen juvenile und adulte Stadien von Fasciola in Wiederkäuern und wird von Pferden bis zu einer Einzeldosis von 200 mg/kg Kgw. (1) gut vertragen; Daten über die faszizolide Wirksamkeit beim Pferd liegen allerdings noch nicht vor.

Erstmals wurde bei Eseln in Marokko *Fasciola gigantica* festgestellt.

Spärlich sind Mitteilungen über eine Infektion der Equiden mit *Dicrocoelium dendriticum*. Es handelt sich ausschließlich um Schlachtbefunde, wobei meist miliare, manchmal abszedierende Hepatitiden vorliegen. Es ist anzunehmen, daß auch bei Pferden Thiabendazol, Cambendazol und Albendazol eine gewisse Wirksamkeit haben.

In subtropischen Gebieten Afrikas und Indiens werden bei Equiden *Schistosoma spindale* und *S. indicum* in der Vena portae sowie 9–17 mm große Paramphistomiden (*Gastrodiscus aegyptiacus, G. secundus, Pseudodiscus collinsi*) im Dünn- und Dickdarm beschrieben. Die Entwicklung erfolgt über verschiedene Schneckenarten. Ihre pathogene Wirkung sowie eventuelle Bekämpfungsmöglichkeiten sind nur wenig untersucht.

252 Parasitosen der Einhufer

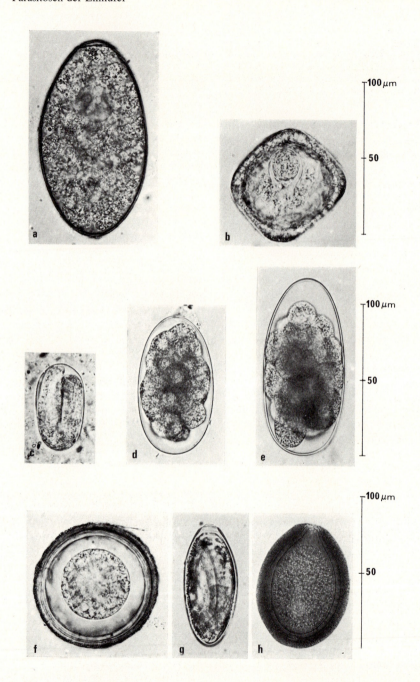

Abb. 82. Wurmeier und Oozysten im Pferdekot

a = Fasciola; **b** = Anoplocephala; **c** = Strongyloides; **d** = Strongylus sp.; **e** = kleine Strongyliden; **f** = Parascaris equorum; **g** = Oxyuris equi; **h** = Eimeria leuckarti

Literatur

1. BORAY, J.C. (1982): pers. Mitt. – **2.** MOISANT, C., G. JOLIVET, J. PITRE (1972): Fascioliasis of equidae. Observations in Normandy. Treatment with rafoxanide. Rec. Méd. Vét. Alfort **148**, 443–450. – **3.** OWEN, J.M. (1977): Liver fluke infection in horses and ponies. Equ. Vet. J. **9**, 29–31. – **4.** RUBILAR, L., M. SAN MARTIN (1982): Uso de niclofolàn en el tratamiento de la distomatosis del equino. Noticias Médico-Vet. 76–82.

Zestoden

Bandwürmer kommen bei Pferden nicht häufig vor. Sie gehören zur Familie Anoplocephalidae und sind durch folgende Besonderheiten charakterisiert: Skolex ohne Rostellum, unbewaffnet; Proglottiden sehr breit und kurz, randständige Geschlechtsöffnungen; Hoden bei der Gattung Anoplocephala zwischen den Längsgefäßen über die ganze Proglottide verteilt, bei der Gattung Paranoplocephala nur in der antiporalen Hälfte der Proglottide; Eier 65–80 µm, dickschalig, oval bis viereckig, mit birnenförmigem Apparat *(Abb. 82 b)*. Neben geschlechtsreifen Bandwürmern kommen bei Pferden vereinzelt auch Bandwurmfinnen vor.

Bandwürmer

Drei verschiedene Bandwurmarten findet man bei Pferden.

Anoplocephala perfoliata (GOEZE, 1782) *(Abb. 83 a):* im Pferdedarm 25 cm lang, außerhalb des Darmes meist auf 2,5–8 cm Länge und 8–14 mm Breite geschrumpft; Durchmesser des Skolex 2–3 mm; je 1 Lappen hinter jedem der 4 Saugnäpfe. Eier (birnförmiger Apparat) mit langen, gekreuzten und zurückgebogenen Hörnern und Filamenten an der Spitze der Onkosphäre. Sitz vornehmlich im Ileum und an der Ileozäkalklappe; der häufigste Pferdebandwurm.

Anoplocephala magna (ABILDGAARD, 1789), *(Abb. 83 b):* 80 cm lang und 2,5 cm breit; Durchmesser des Skolex 4–6 mm; Uterus nur zentral gelegen. Eier (birnförmiger Apparat) mit kurzen Hörnern. Sitz im Jejunum; selten vorkommend.

Paranoplocephala mamillana (MEHLIS, 1831): 1–4 cm lang und 4–6 mm breit; Durchmesser des Skolex 0,7 mm, schlitzförmige Saugnäpfe; Birnförmiger Apparat ohne Hörner.

Entwicklung Die Entwicklung der Pferdebandwürmer ist wie diejenige der Wiederkäuerbandwürmer (Moniezia) an Oribatiden (Galumma, Scheloribates, Oribatella) gebunden. In etwa 4 Monaten ist in Scheloribates laevigatus das ansteckungsfähige Zystizerkoid ausgebildet (8).

Pathogenese Da meistens nur ein schwacher Bandwurmbefall vorliegt, sind Krankheitserscheinungen (Verdauungsstörungen, Kolik, Durchfall) selten. Bei der Schlachtung werden Schleimhautödeme und im Bereich der Anheftungsstellen, insbesondere bei Vorhandensein von A. magna, entzündliche Veränderungen (katarrhalische und hämorrhagische Enteritis) und mit einem Granulationsgewebewall umgebene Geschwüre, vor allem an den Ileocaecalklappen, beobachtet. Ein Durchbrechen dieser Ulzerationen in die Bauchhöhle (Peritonitis) wird vereinzelt festgestellt. Alters- und Geschlechtsunterschiede bestehen nicht (3).

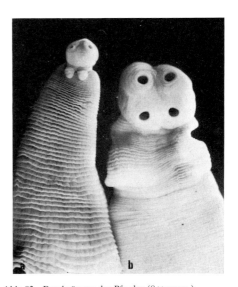

Abb. 83 Bandwürmer des Pferdes (8 × vergr.)

a = Anoplocephala perfolia; **b** = Anoplocephala magna

Diagnose Die Diagnose wird durch den Nachweis der typischen Eier ($ZnCl_2$-NaCl-Flotation) gesichert.

Bekämpfung Eine Bekämpfung der Zwischenwirte (Moosmilben) ist nicht durchführbar.

Die bei Wiederkäuern gegen Moniezia eingesetzten Benzimidazol-Verbindungen, wie Fenbendazol, Mebendazol, Oxfendazol und Oxibendazol, sind gegen Bandwürmer beim Pferd unwirksam (2, 5). Nach Einzelberichten sollen Pyrantel-Salze in etwa doppelter therapeutischer Dosis (13 mg/kg Kgw. bezogen auf Base) einen Effekt gegen Anoplocephaliden des Pferdes haben (5).

Bandwurmfinnen

Metazestoden von Echinococcus granulosus *(E. hydatidosus)* kommen häufig bei Eseln in den Mittelmeerländern vor. Darüber hinaus wurde bei Sportpferden in England 1970 ein Befall bei über 60 % festgestellt (eine Hundemeute von 121 Jagdhunden war zu 29 % mit Echinococcus granulosus infiziert). Allgemein ist in England mit einem Finnenbefall von etwa 30 % zu rechnen (12). Die Finnenblasen wachsen sehr langsam; sie erreichen etwa 12 Monate p. i. eine Größe von 2–3 mm; faustgroße Blasen sind sehr selten (7).

In Großbritannien wird bei Echinococcus granulosus zwischen einem „Schafstamm" und einem „Pferdestamm" (E. granulosus equinus) unterschieden (9), die auch in ihrer chemischen Zusammensetzung teilweise verschieden sind (10). Von besonderer Bedeutung ist die Frage, ob die Infektiosität des Pferdestammes für den Menschen geringer ist als die des Schafstammes (6); nach den bisher vorliegenden Informationen der WHO (11) scheint dies der Fall zu sein.

Echinokokkose kann beim lebenden Pferd durch serologische Verfahren festgestellt werden, es gibt wegen der störenden Kreuzreaktionen jedoch keine praxisreife Methode. Auch ein Intradermaltest ist versucht worden (1).

Vereinzelte Mitteilungen liegen ferner vor über *Cysticercus tenuicollis* und *Coenurus cerebralis* bei Equiden (Einzelheiten der Entwicklung siehe Abschn. Bandwurmfinnen-Wiederkäuer, *S. 141 und 142*).

Literatur
1. Archilei, R., A. Conni, R. Gentili (1977): Osservazioni su un caso di idatidose equina. Riv. Zoot. Vet. 6, 671–673. – 2. Arundel, J. H. (1978): Parasitic diseases of the horse. Vet. Review No. 18. Vet. Sci., Univ. Sydney. – 3. Bain, S. A., J. D. Kelly (1977): Prevalence and pathogenicity of Anoplocephala perfoliata in a horse population in South Auckland. New Zeal. Vet. J. 25, 27–28. – 4. Cotteleer, C., L. Famerée (1981): Parasitosis occasionelles et anticorps toxoplasmiques chez les équidés en Belgique. Cas particulier des coccidies. Schweiz. Arch. Tierheilk. 123, 263–271. – 5. Drudge, J. H., E. T. Lyons, S. C. Tolliver (1981): Parasitic control in horses: A summary of contemporary drugs. Vet. Med. Small Animal Clin. 76, 1479–1489. – 6. Eckert, J. (1981): Echinokokkose. Berl. Münch. Tierärztl. Wschr. 94, 369–378. – 7. Edwards, G. T. (1981): Small fertile hydatid cysts in British horses. Vet. Rec. 108, 460–461. – 8. Gleason, L. N., R. L. Buckner (1979): Oribatid mites as intermediate hosts of certain anoplocephalid cestodes. Transact. Kentucky Acad. Sci. 40, 27–32. – 9. Hatch, C., J. D. Smyth (1975): Attempted infection of sheep with Echinococcus granulosus equinus. Res. Vet. Sci. 19, 340. – 10. McManus, D. P. (1977): Differences in the chemical composition and carbohydrate metabolism of the protoscoleces of Echinococcus granulosus and E. multilocularis. Parasitology 75, XXI. – 11. WHO (1981): FAO/UNEP/WHO Guidelines for surveillance, prevention and control of echinococcosis/hydatidosis. World Hlth. Org., Geneva. – 12. Wood, E. D. (1979): The horse and the hydatid tapeworm. Meat Hygienist 23, 14–15.

Nematoden

Die wesentlichsten Helminthosen bei Pferden werden durch Nematoden verursacht. Es handelt sich sowohl um Vertreter verschiedener Ordnungen (Rhabditida, Strongylida, Oxyurida, Ascaridida und Spirurida) als auch um Parasiten mit unterschiedlichem Siedlungsort (Magen-Darm-Kanal, Augen, Unterhaut, Bauchhöhle, Sehnen- und Bindegewebe, Arterien und Venen der Extremitäten, Lunge).

Es sind teilweise Helminthen mit einer direkten exogenen Entwicklung (Strongyliden, Askariden), teilweise (Spirurida) entwickeln sie sich in Zwischenwirten oder Überträgern. Die Schädigung der befallenen Pferde erfolgt vielfach nicht durch die geschlechtsreifen Nematoden im Darmlumen, sondern hauptsächlich durch die Larven III und IV während ihrer Körperwanderung oder ihrer histotropen Entwicklung in der Schleimhaut. Dabei übersteigen die indirekten Schäden (Entwicklungsstörung, Leistungsminderung) die direkten wirtschaftlichen Verluste (Todesfälle) in der Regel erheblich.

Schließlich kommen manche Helminthen vornehmlich bei Fohlen und Jährlingen vor (Strongyloides, Parascaris), andere wiederum bei älteren Tieren oder bei Pferden aller Altersstufen. Bei manchen Nematodengattungen handelt es sich fast ausschließlich um Stallinfektionen (Strongyloides, Parascaris, Oxyuris), während z. B. die Strongyliden bei Weidegang größere Bedeutung erlangen.

Von einigen Nematodenarten sind Eier und/oder Larven recht widerstandsfähig; sie können auf Weiden teilweise überwintern. Dies ist epidemiologisch von besonderer Bedeutung.

Strongyloidose

Strongyloides westeri IHLE, 1917, aus der Familie Strongyloididae, ist ein häufiger Dünndarmparasit bei Fohlen (Pferd, Esel, Zebra).

Parasitische Weibchen: 8–9 mm; schlankes Hinterende; Geschlechtsöffnung im hinteren Körperdrittel.
Eier: 40–50 × 30–40 µm, mit U-förmigem Embryo *(Abb. 82 c)*.

Entwicklung Die exogene Entwicklung ist ähnlich derjenigen von Str. papillosus (s. Strongyloides – Wiederkäuer), meist mit Einschaltung einer freilebenden Geschlechtsgeneration. Aus deren Eiern schlüpfen wiederum Larven I, die sich nunmehr ausnahmslos zweimal häuten und als strongyloide, unbescheidete Larven III bis zu 4 Monaten lebensfähig bleiben.

Diese Larven III dringen meist perkutan in das Wirtstier ein, gelangen dann auf dem Lymph- und Blutweg über das Herz in die Lunge, bohren sich bei einer erstmaligen Infektion bei Jungtieren in die Alveolen aus und gelangen über Trachea, Pharynx und Magen schon nach 3 Tagen in den Dünndarm. In der Mukosa von Duodenum und Jejunum entwickeln sie sich zu Larven IV, sind am 5. Tag wieder im Darmlumen und beginnen am 9. Tag mit der Eiablage. Die perkutan eingedrungenen Larven machen zwar bei bereits infizierten Fohlen und bei älteren Pferden auch die Herz-Lungen-Wanderung, bohren sich aber dann in der Lunge nicht in die Alveolen aus, sondern gelangen über den großen Kreislauf in die Muskulatur und bei Mutterstuten vor dem Abfohlen in das Euter; Larven III werden mit dem Kolostrum und der Milch vom 1. bis 32. Tag (9), maximal bis zum 47. Tag post partum ausgeschieden.

Die galaktogene Infektion der Fohlen ist die Regel. Die Eiausscheidung beginnt bei Fohlen im Alter von 13–16 Tagen (9), steigt dann bis zur 5. Lebenswoche steil an, erreicht dabei bis zu 30 000 Eier/g Kot (13) und hält 43–85 Tage (Patenz) an (10). Auffallenderweise steigt die Ausscheidung von Strongyloides-Eiern bei Fohlen von güst gebliebenen Muttertieren steiler an und erreicht höhere Werte als bei solchen von Stuten, die frühzeitig wieder konzipiert haben (13).

Das gelegentliche Auftreten eines geringgradigen Strongyloidesbefalles bei Jährlingen und älteren Pferden ist möglich, wenn sich die Tiere erstmals in diesem Alter infizieren. Bei Pferden, die als Fohlen galaktogen infiziert wurden, geht im allgemeinen eine spätere Reinfektion nicht mehr an (10).

Pathogenese Strongyloides westeri erwies sich für Fohlen als wenig pathogen; so wurden auch bei starker Eiausscheidung weder Störungen des Allgemeinbefindens noch Kotkonsistenzveränderungen bei den Tieren beobachtet (13). Auch ergaben sich keinerlei Hinweise, daß die gegen Ende der 1. und zu Beginn der 2. Lebenswoche auftretenden Durchfälle („Fohlenrosse") mit dem Strongyloidesbefall in Zusammenhang stehen. Gelegentlich haben Fohlen aber auch später Durchfälle, die durch Parasitenbefall bedingt sind (8).

Diagnose Die Diagnose wird durch den Einachweis gesichert. Bereits wenige Stunden nach dem Kotabsatz schlüpfen die Larven aus den Eiern. Sie können im Wasser schwimmen; somit ist bei älteren Proben sowohl das Auswanderverfahren als auch das Flotationsverfahren nicht sicher. Es sollte daher nur frischer und rektal entnommener Kot mit der Flotationsmethode untersucht werden.

Bekämpfung Gegen Strongyloides westeri sind Cambendazol (20 mg/kg Kgw.), Oxibendazol (10 mg/kg Kgw.) (3) und Thiabendazol (75 mg/kg Kgw.) hochwirksam *(Tab. 12)*. Gleiches gilt für Fenbendazol, wenn die Dosis auf 50 mg/kg Kgw. erhöht wird (vgl. *Tab. 12*) (2, 4, 16). Für Fohlen hat sich die Applikation der Medikamente in Pastenform bewährt.

Nach neuen Untersuchungen (13) scheint Strongyloides westeri für Fohlen wenig pathogen zu sein. Es ist daher fraglich, ob eine allgemeine Indikation zur Bekämpfung des Strongyloides-Befalles besteht. Nach anderen Autoren (5) ist eine Therapie nur bei starkem Befall in den ersten vier bis fünf Lebenswochen erforderlich. Die früher empfohlenen mehrfachen Behandlungen ab dem 10. Lebenstag in wöchentlichen Abständen bis zum Ausbleiben einer Eiausscheidung haben offenbar einen ungünstigen Einfluß auf die Immunitätsbildung. Nach erfolgreicher Behandlung des Strongyloides-Befalles bei Fohlen mit Cambendazol kam es in allen Fällen zu Reinfektionen. Diese waren um so eher nachweisbar, je früher der vorangegangene Befall nach Ablauf der Präpatenz behandelt worden war. Bei Frühbehandlung der Fohlen am 1. Tag der Patenz waren 4–5 Medikationen notwendig, bis bei den Tieren im Alter von 40–60 Tagen keine Strongyloides-Infektion mehr nachweisbar war; bei Behandlung am 10. Tag der Patenz wurde das gleiche Ziel mit nur 2 bis 3 Behandlungen erreicht, jedoch etwas später im Alter der Tiere von 50–90 Tagen (13). Anschließend kam es bei der Mehrzahl der Tiere bei gemeinsamem Weidegang mit infizierten Tieren erneut zu Infektionen. Demnach sind intensive Behandlungen wenig erfolgversprechend, wenn die Tiere später Reinfektionen ausgesetzt sind. In Stallungen können hygienische Maßnahmen, wie tägliche Kotentfernung, gründliche Reinigung sowie Desinfektion der Boxen und Standplätze mit 2%iger Natronlauge zur Verringerung des Infektionsrisikos beitragen. Häufiger Weidewechsel bei ausreichendem Flächenangebot dienen dem gleichen Ziel.

Micronematose

Gelegentlich werden bei Pferden Granulome im Nasen- und Oberkieferbereich, in den Meningen und entlang zerebraler Gefäße sowie in den Nieren festgestellt, verursacht durch Micronema deletrix. Entsprechende Berichte liegen aus den USA, Großbritannien, Frankreich, der Schweiz und Ägypten vor (11).

Micronema deletrix ANDERSON u. BEMRICK, 1965, syn. Halicephalobus deletrix (6);

Weibchen: 250–445 µm lang; spindelförmig; rhabditoider Ösophagus; vermutlich parthogenetische Reproduktion.
Eier: 19–40 × 10–17 µm, embryoniert.

Entwicklung Es handelt sich um eine normalerweise freilebende Nematodenart, die in Humus, in Mist und an Pflanzen lebt. Über ihre Entwicklung und mögliche Infektionswege ist nichts bekannt. Es wird vermutet, daß Larven und adulte Würmer bei der Futteraufnahme in den Mund- oder Nasenraum gelangen und dort durch Schleimhautläsionen in das Gewebe eindringen können (teilweise lokalisiertes Auftreten von Granulomen im Kopfbereich). Eine Weiterverbreitung im Pferdekörper erscheint entweder durch aktive Wanderung oder auf dem Lymph-Blutwege denkbar (1). Eine Vermehrung im Wirt ist möglich, da vielfach in den Granulomen Eier und Larven nachgewiesen werden können.

Pathogenese Der Parasit wurde in Einzelfällen in Nasen- und Oberkiefergranulomen sowie in Gehirn, Hypophyse, Nieren und Myocard von Pferden als Ursache entzündlich-granulomatöser Veränderungen beschrieben (11, 12, 14).

Das klinische Bild bei Micronemabefall des Zentralnervensystems und der Nieren ist durch Ataxie, Festliegen, Beschwerden beim Harnabsatz und durch rasche Abmagerung gekennzeichnet.

Pathologisch-anatomisch wurden in den Nieren einer befallenen Haflingerstute mehrere bis zu faustgroße speckige Herde sowie einzelne kleine, diffus im Nierengewebe verstreute Knötchen festgestellt. Im histologischen Bild lagen Parasitenanschnitte im unterschiedlich ausgereiften und mit Entzündungszellen durchsetzten Granulationsgewebe. Außerdem fielen im Kleinhirnmark verstreute Malazieherde sowie akute Entzündungsreaktionen in den Meningen auf (11).

Diagnose Bei der recht weiten klinischen Symptomatik ist lediglich ein Verdacht auf Micronematose möglich; der Parasitennachweis läßt sich nur am toten Tier histologisch führen.

Bekämpfung Über Bekämpfungsmöglichkeiten ist derzeit ebensowenig bekannt wie über eventuelle prophylaktische Maßnahmen.

Trichinellose

Es trat 1976 in einem Vorort von Paris bei 100 Personen eine Trichinellose-Epidemie auf, die auf den Genuß von Pferdefleisch zurückgeführt wurde.

Die experimentelle Infektion von Ponies mit 5000 und 10 000 Trichinellen ging an; allerdings war die Entwicklung etwas verzögert, da 4–6 Wochen p. i. bei der Sektion von 4 Tieren nur Larven ohne ausgebildetes Stichosom gefunden wurden (15). 8 Wochen p. i. waren in der Muskulatur der restlichen Versuchstiere massenhaft eingekapselte Larven, die für Ratten infektiös waren.

Literatur

1. ALSTAD, A. D., I. E. BERG (1979): Disseminated Micronema deletrix infection in the horse. J. Am. Vet. Med. Ass. **174**, 264–266. – **2**. DRUDGE, J. H., E. T. LYONS, S. C. TOLLIVER, J. E. KUBIS: Clinical trials with fenbendazole and oxibendazole for Strongyloides westeri infection in foals. Am. J. Vet. Res. **42**, 526–527. – **3**. DRUDGE, J. H., E. T. LYONS, S. C. TOLLIVER, J. E. KUBIS (1981): Clinical trials of oxibendazole for control of equine internal parasites. Med. Vet. Pract. **62**, 679–682. – **4**. ENIGK, K., A. DEY-HAZRA, J. BATKE (1974): Die Behandlung des Helminthenbefalles beim Pferd mit Fenbendazol. Prakt. Tierarzt **55**, 417–423. – **5**. ENIGK, K., A. DEY-HAZRA, J. BATKE (1974): Zur klinischen Bedeutung und Behandlung des galaktogen erworbenen Strongyloides-Befalls der Fohlen. Deutsche tierärztl. Wschr. **81**, 605–607. – **6**. INGRAM, P. L., L. F. KHALIL (1980): Halicephalobus deletrix infestation in a horse. Trans. R. Soc. Trop. Med. Hyg. **74**, 113–114. – **7**. LYONS, E. T., J. H. DRUDGE, S. C. TOLLIVER (1977): Observations on development of Strongyloides westeri in foals nursing dams treated with cambendazole or thiabendazole. Am. J. Vet. Res. (1977) **38**, 889–892. – **8**. MECHOW, A. (1979): Durchfall bei Saugfohlen – verursacht durch Würmer und nicht durch Fohlenrosse. Prakt. Tierarzt **60**, 509–510. – **9**. MIRCK, M. H. (1977): Strongyloides westeri Ihle, 1917 (Nematoda: Strongyloididae). I. Parasitologische aspecten van de natuurlijke infectie. Tijdschr. Diergeneesk. **102**, 1039–1043. – **10**. MIRCK, M. H., P. FRANKEN (1978): Strongyloides westeri Ihle, 1917 (Nematoda: Strongyloididae). II. Parasitologische en haematologische aspecten van de experimentele infectie. Tijdschr. Diergeneesk. **103**, 355–360. – **11**. POHLENZ, J., J. ECKERT, H. P. MINDER (1981): Zentralnervöse Störungen beim Pferd, verursacht durch Nematoden der Gattung Micronema (Rhabditida). Berl. Münch. Tierärztl. Wschr. **94**, 216–220. – **12**. POWERS, R. D., G. W. BENZ (1977): Micronema deletrix in the central nervous system of a horse. J. Am. Vet. Med. Ass. **170**, 175–177. – **13**. SCHLICHTING, C. K., M. STOYE (1982): Vorkommen, Bedeutung und Bekämpfung von Infektionen mit Strongyloides westeri IHLE, 1977 (Strongyloididae) bei Fohlen. Prakt. Tierarzt **63**, 154–161. – **14**. STONE, W. M., T. B. STEWART, J. C. PECKHAM (1970): Micronema deletrix ANDERSON and BEMRICK, 1965 in the central nervous system of a pony. J. Parasitol. **56**, 986–987. – **15**. WÖHRL, H., F. HÖRCHNER, H. GRELK (1977): Zur Trichinellose des Pferdes. Arch. Lebensmittelhyg. **28**, 198–200. – SCHLICHTING, CH. K. (1981): Vorkommen, Bedeutung und Bekämpfung von Infektionen mit Strongyloides westeri IHLE 1917 (Strongyloididae) bei Fohlen.

Dictyocaulose

Lungenwürmer sind bei Pferden selten, bei Eseln häufiger.

Dictyocaulus arnfieldi (COBBOLD, 1884) ist die einzige in Bronchien und Trachea parasitierende Metastrongylidenart der Equiden in Europa (8), Asien, Australien und Nordamerika.

Männchen: 3,5–4,3 cm; Mundöffnung mit 6 feinen Papillen; ungelappte Bursa mit an der Basis zweigeteilter Dorsalrippe, deren Äste doppelfingerförmig enden; Spikula 190 bis 260 µm lang.

Weibchen: 5,7–7 cm; Vulva vor der Körpermitte; Schwanzende stumpf.

Eier: 85–95 × 50–60 µm, bereits embryoniert.

Entwicklung Die Entwicklung ist derjenigen der Dictyocaulus-Arten der Wiederkäuer ähnlich. 6 bis 20 Stunden nach dem Kotabsatz schlüpft die 290 bis 390 µm lange Larve I mit ihrem charakteristischen stachelartigen Schwanzfortsatz; sie häutet sich innerhalb 72 Stunden zweimal zur bescheidenen Infektionslarve. Eine Überwinterung auf der Weide ist nicht möglich.

Schon 5 Tage p. i. finden in der Lunge die dritte und nach weiteren 5 Tagen die vierte Häutung statt. Die Präadulten wandern am

12. Infektionstag in die kleinen Bronchien ein. Die Präpatenz beträgt 32–42 Tage. Die Patenz hält bei Pferden im allgemeinen 6 (bei schlecht ernährten Pferden 12–21) Monate und bei Eseln meist lebenslang an.

Pathogenese Bei Pferden tritt Lungenwurmbefall im allgemeinen nur dann auf, wenn sie mit Eseln gemeinsam gehalten werden (5, 7, 8). Klinisch zeigt sich die Bronchitis durch anhaltenden, trockenen Husten an (5); die Freßlust läßt allmählich nach, die Tiere magern ab. Bei der Sektion findet man zahlreiche Würmer und erhebliche Schleimmassen in Bronchen und Trachea sowie eine wesentliche Verdickung der Bronchialschleimhaut. Histologisch beherrschen eine Hyperplasie der Bronchialwände sowie Infiltrationen von Lymphozyten und polymorphkernigen Leukozyten in den peribronchialen Bezirken das Bild.

Infektionen mit Influenza A/equi 2-Virus haften bei bereits bestehendem Dictyocaulusbefall leichter, der klinische Verlauf ist akut.

Diagnose Die Diagnose läßt sich sichern durch den Nachweis der embryonierten Eier im frisch abgesetzten Kot ($ZnCl_2NaCl$-Anreicherung) oder im Trachealschleim und der Larven im etwa einen halben Tag alten Kot (Trichterverfahren). Der Bronchialschleim enthält stets eosinophile Granulozyten, welche die Abgrenzung zu allergischen Pneumopathien ermöglichen (6).

Bekämpfung Zur Behandlung des Lungenwurmbefalles hat sich Levamisol (Citarin-L 10 %ig®) 2 × 5 mg/kg Kgw. i. m. in 3–4wöchigem Abstand als geeignet erwiesen (4). Wegen möglicher lokaler Nebenreaktionen (Schwellungen, Nekrosen) wird die orale Applikation von Levamisol (z. B. in Form von Concurat®-L) empfohlen. Ferner werden Febantel (Rintal®) in einer Dosis von 10 mg/kg Kgw. mit Wiederholung der Behandlung nach 3 Wochen sowie Fenbendazol empfohlen (1, 9). Mebendazol ist bei einmaliger Applikation in einer Dosis von 8,8 mg/kg Kgw. nicht wirksam (3), eine Behandlung mit täglich 15–20 mg/kg Kgw. an 5 aufeinanderfolgenden Tagen eliminierte jedoch bei Eseln 75–100 % der Wurmbürde (2).

Trichostrongylose

Trichostrongylus axei (COBBOLD, 1879) ist ein wenig wirtsspezifischer Magenwurm auch der Equiden. So gehen aus dem Labmagen von Wiederkäuern isolierte Stämme dieser Helminthenart bei Pferden aller Altersstufen genauso gut an wie der Pferdestamm bei Rind und Schaf. Die Männchen sind 3,4–4,4 mm, die Weibchen 4,5–5,5 mm lang.

Entwicklung Einzelheiten der Morphologie und Entwicklung von T. axei sind im Abschnitt »Trichostrongylose-Wiederkäuer« besprochen (S. 171).

Pathogenese Der Parasit sitzt vorzugsweise in und auf der Magenschleimhaut der Fundusdrüsenzone und verursacht bei starkem Befall eine chronische katarrhalische Gastritis.

Klinisch werden verminderter und alienierter Appetit (vor allem Kotfressen auch der älteren Pferde), Durchfall abwechselnd mit Verstopfung, schnelle Ermüdung, fortschreitende Abmagerung, Hypoproteinämie und hypochrome Anämie beobachtet.

Je nach Stärke und Dauer der Infektion reichen die Veränderungen im Magen von einer anfänglichen Hyperämie über katarrhalische Entzündungen sowie Nekrosen und Erosionen des Schleimhautepithels bis zur chronischen proliferativen Entzündung. Dabei hat die Schleimhautoberfläche ein blumenkohlartiges Aussehen.

Diagnose Die Sicherung der Diagnose ist wegen der auch bei Strongylose ähnlichen klinischen Erscheinungen sowie der schnellen Entwicklung der Eier nur durch die Differenzierung der Larven III (kurzes Hinterende im Gegensatz zu dem langen der Strongylidenlarven) möglich. Bei der Sektion empfiehlt sich die Untersuchung von Schleimhautabstrichen sowie des ausgewaschenen Mageninhaltes.

Bekämpfung Der Befall mit Trichostrongylus axei beim Pferd ist chemotherapeutisch relativ schwer beeinflußbar. Von den verfügbaren Anthelminthika sind Cambendazol, Oxfendazol, Thiabendazol und Ivermectin in den üblichen therapeutischen Dosierungen wirksam *(Tab. 12)*. Da eine gegenseitige Ansteckung möglich ist, sollte in Problembeständen als prophylaktische Maßnahme die Trennung der Weiden für Pferde und Wiederkäuer angestrebt werden.

Literatur
1. Anon. Firmeninformation (Bayer). – 2. CLAYTON, H. M., R. M. S. NEAVE (1979): Efficacy of mebendazole against Dictyocaulus arnfieldi in the donkey. Vet. Rec. 104, 571–572. – 3. CLAYTON, H. M., A. F. TRAWFORD (1981): Anthelminthic control of lungworm in donkeys. Equine Vet. J. 13, 192–194. – 4. ENIGK, K., E. WEINGÄRTNER (1973): Zur Verbreitung und Behandlung der Dictyocaulose der Einhufer. Deutsche tierärztl. Wschr. 80, 145–148. – 5. GEORGE, L. W., M. L. TANNER, E. L. ROBERSON, T. M. BURKE (1981): Chronic respiratory disease in a horse infected with Dictyocaulus arnfieldi. J. Am. Vet. Med. Ass. 179, 820–822. – 6. GERBER, H. (1982): Krankheiten des Atmungsapparates. In: WINTZER, H. J.: Krankheiten des Pferdes. Berlin, Hamburg: P. Parey. 7. MACKAY, R. J., K. A. URQUHART (1979): An outbreak of eosonophilic bronchitis in horses possibly associated with Dictyocaulus arnfieldi infection. Equine Vet. J. 11, 110–112. – 8. PANDEY, V. S. (1980): Epidemiological observations on lungworm, Dictyocaulus arnfieldi, in donkeys from Morocco. J. Helminth. 54, 275–279. – 9. SCOTT, A. (1980): Pneumonia in a donkey. Vet. Rec. 107, 494–495.

Strongylidosen

Die häufigsten und wirtschaftlich bedeutendsten Nematoden der Equiden sind die im Dickdarm parasitierenden Palisadenwürmer aus der Familie Strongylidae. Morphologisch gehören die Equidenstrongyliden zu 2 Unterfamilien, nämlich zu den Strongylinae mit großer, tonnenförmiger Mundkapsel und zu den Trichonematinae mit kleiner, rechteckiger Mundkapsel. Bei allen Palisadenwürmern ist die Mundöffnung meist von einem doppelten (äußeren und inneren) Blätterkranz umgeben. Die Männchen haben eine dreilappige, gut entwickelte Bursa und 2 lange, dünne Spikula.

Im allgemeinen unterteilt man die Palisadenwürmer des Pferdes aufgrund ihrer Größe und Biologie in große und kleine Strongyliden. Zu den großen Strongyliden rechnet man die 3 Strongylus-Arten mit ihrer lang dauernden Larven-Entwicklungsphase in verschiedenen Körperorganen; systematisch gehören von den kleinen Strongyliden die Vertreter der Gattungen Triodontophorus, Oesophagodontus und Craterostomum auch dazu.

Die kleinen Strongyliden, die über 50 Arten umfassen, machen eine kürzere und weniger intensive histotrope Entwicklungsphase in der Dickdarmschleimhaut durch und sind größtenteils keine Blutsauger, also weniger pathogen.

Die mit dem Kot ausgeschiedenen dünnschaligen, mehr als 8 Furchungskugeln enthaltenden Eier beider Gruppen sind morphologisch nur schwer zu unterscheiden; es ist deshalb anhand von Kotkulturen die Bestimmung der bescheideten Larven III notwendig. Ihre Differenzierung erfolgt nach Körperlänge, Anzahl der Darmzellen, Scheidenschwanzlänge bzw. Verhältnis Körper zu Schwanzende *(Tab. 11)*.

Da große und kleine Strongyliden sich sowohl in ihrer Biologie als auch in ihrer Pathogenität unterscheiden, werden sie getrennt aufgeführt. Die notwendigen therapeutischen und prophylaktischen Maßnahmen sind dieselben; sie werden deshalb am Schluß dieses Abschnittes *(S. 264)* gemeinsam besprochen.

Eine systematische Übersicht der zahlreichen Vertreter der Familie Strongylidae hat LICHTENFELS (33) zusammengestellt. Für spezielle morphologische Arbeiten sei darauf verwiesen.

Große Strongyliden

Sie sind bei Pferden, Maultieren, Eseln und Zebras weltweit verbreitet und umfassen die 3 Arten Strongylus vulgaris, Strongylus equinus und Strongylus edentatus.

Strongylus vulgaris (Looss, 1900), syn. Delafondia vulgaris: Am Grunde der Mundkapsel

Tab. 11 Morphologische Einzelheiten der bescheideten Larven III von großen und kleinen Strongyliden des Pferdes

Strongyliden-Art	Größe (μm) ca.	Anzahl Darmzellen	Verhältnis Körper: Schwanzende
Str. vulgaris	1000	32	2,5 : 1
Str. equinus	1000	16	2,8 : 1
Str. edentatus	800	20	2,0 : 1
Triodontophorus sp.	850	16	2,0 : 1
kl. Strongyliden-Arten	850	8	1,5 : 1

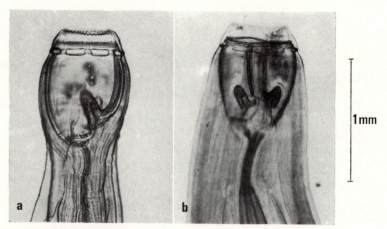

Abb. 84 Strongylus vulgaris – Vorderende
a = lateral; b = dorsal

zwei abgerundete, »ohrförmige« Zähne (Abb. 84).

Männchen: 10–17 mm; Bursa mit dreieckigem Dorsallappen; Dorsalrippe mit 3 Gabeln, von denen die innere am längsten ist; Spikula 1,3–1,55 mm.
Weibchen: 13,4–25 mm; Vulva 9 mm vom Hinterende entfernt.
Eier: 80–93 × 47–54 µm; dünnschalig; Pole relativ spitz; mehr als 8 Furchungskugeln.
Larve III: 1000 µm; 32 Darmzellen (Abb. 86 a); fadenförmiger Scheidenschwanz (Körper: Schwanzende = 2,5:1).

Entwicklung In den mit dem Kot ausgeschiedenen Eiern entwickeln sich Larven I, welche schlüpfen und von Fäkalbakterien leben. Innerhalb von 5–8 Tagen häuten sie sich zweimal und verlassen dann den Kot als Larven III. Allgemein entwickeln sich Str. vulgaris-Eier am langsamsten von allen Strongylideneiern (50). Im Sommer bleiben die Larven auf der Weide 4–6 Wochen lebensfähig. Im Laufe des Winters stirbt ein erheblicher Prozentsatz ab, doch sind die im Herbst begangenen Weiden in keinem Falle zu Weidebeginn larvenfrei; Strongylus vulgaris-Larven überwintern zu einem gewissen Prozentsatz und bleiben bis Juni lebensfähig (41).

Nach oraler Aufnahme der Infektionslarven entscheiden sich diese im Dünndarm, häuten sich in der Mukosa von Zäkum und ventralem Kolon zu Larven IV und dringen in Arteriolen ein. Sie füllen das Lumen der Arteriolen aus, wandern dann dem Blutstrom entgegen und gelangen in größere Arterien mit einer Membrana elastica interna. Ab dem 7. Tag wandern sie auf der Intima der Darmarterien (in den Gefäßlumina können sie unmöglich gegen die erhebliche Strömung des arteriellen Blutes sich vorwärts bewegen!) zur vorderen Gekrösearterie. Durch die dabei erfolgende Zerstörung des Gefäßendothels bildet sich zunächst ein feiner Fibrinschleier, der sich um das Larvenhinterende legt, zu einer immer mehr abnehmenden Wandergeschwindigkeit führt und schließlich zu einem kleinen Thrombus wird. Nach insgesamt 11 Tagen haben die Larven die vordere Gekrösearterie erreicht, von wo aus sie in andere Arterien und in die Aorta einwandern können.

Ab dem 15. Tag kommt die Wanderung meist zum Stillstand; die Larven IV finden sich dann meist aufgerollt in Thromben. An den geschädigten Gefäßwänden kommt es zu Aneurysmen, insbesondere am Abgang der großen Arterien aus der Aorta und der Verzweigungsstelle der Arteria iliocaecocolica; nur selten treten Thromben und Emboli in den peripheren Mesenterialgefäßen auf (59). Die außerhalb eines Aneurysma an einer Arterienwand befindlichen Larven gelangen ebenso wie diejenigen aus den Aneurysmen nach Resorption der Thromben wiederum in Arterien der Darmwand, wo sie liegen bleiben und sich zwischen dem 90. und 120. Tag nochmals häuten (4. Häutung). Sie lösen in den Arterienwänden Entzündungen aus, dringen ins umgebende Darmgewebe ein und bilden in der Wand des Zäkum (40) und ventralen Kolon Wurmknötchen; später wandern sie von dort aus und in das Darmlumen ein, wo sie etwa 1½ Monate p. i. geschlechtsreif werden. Die Präpatenz schwankt zwischen 155 und 190 Tagen, die Patenz wird mit 1½ Jahren angegeben (28).

Pathogenese Die wandernden Larven verursachen Blutungen in der Mukosa und Submukosa, Endarteritiden verschiedenen Grades und am Ende der dritten Woche Thrombosen an der vorderen Gekrösearterie (51). Es kommt zu Gefäßausweitungen in erster Linie am Ursprung der von der Aorta abgehenden Gefäße. Diese Aneurysmenbildung ist abhängig von der Stärke des Blutdruckes und den Besonderheiten der Blutströmung an den Gefäßverzweigungen. Andererseits sorgen im Körper vorhandene fibrinolytische Substanzen für den Abbau der Thromben, so daß sich bei schnellem Abheilen umfangreiche Aneurysmen gar nicht entwickeln.
Mögliche Folgen dieser parasitär bedingten Gefäßwandschäden im Bereich der Gekrösewurzel ist eine embolisch-thrombotische Kolik bereits zwischen 18. und 23. Infektionstag (28), vor allem dann, wenn mehrere Gefäße und umfangreiche Gefäßstrecken verlegt oder etagenförmige Gefäßverschlüsse ausgebildet sind. Am häufigsten ist das große Kolon, nur selten das distale Jejunum betroffen.

Klinisch treten schon bald nach der Infektion Fieber, verringerter Appetit für einige Tage sowie eine deutliche Leukozytose auf (45); auch können Fohlen bei massiver Larvenaufnahme zwischen dem 13. und 19. Infektionstag eingehen. Koliken sind die häufigsten klinischen Manifestationen der St. vulgaris-Infektion (9). Für das »intermittierende Hinken« ist eine Thrombenbildung im Bereich der Endaufzweigung der Bauchaorta einschließlich der Arteria femoralis verantwortlich. In einem Teil der Fälle läßt sich die Thrombosierung direkt auf wandernde Larven zurückführen, in anderen Fällen dürfte eine gesteigerte Gerinnungsfähigkeit des Blutes über Thrombokinase-Freisetzung im Bereich anderer geschädigter Gefäßwandstrecken indirekt für die Thrombosierung in der Arterienverzweigung verantwortlich sein.

Weitere mögliche Folge einer Endarteriitis verminosa bzw. Aneurysmenbildung ist die Ruptur der veränderten Gefäßwand mit Verblutung in die Bauchhöhle oder in das Kolon. Aneurysmen können schließlich auch Ausgangspunkt für Abszessbildung im Gekröse sein.

In chronischen Fällen stehen verhärtete Knötchen in den kleinen Darmarterien und submuköse Granulome im Vordergrund. In Rückenmark und Gehirn verirrte Str. vulga-

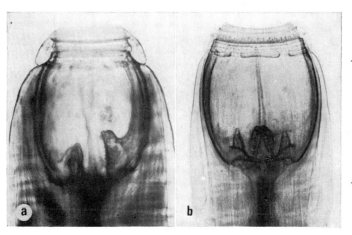

Abb. 85 Strongylus equinus – Vorderende
a = lateral; b = dorsal

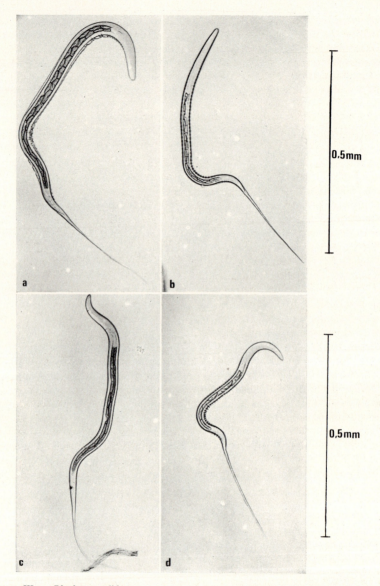

Abb. 86 Larven III von Pferdestrongyliden

a = Strongylus vulgaris; b = Strongylus equinus; c = Strongylus edentatus; d = kleine Strongyliden

ris-Larven verursachen verminöse Enzephalitiden mit hochgradigen zellulären Reaktionen und Paresen der Nachhand. Larvenwanderungen von Str. vulgaris und damit verbundene thrombotische und atheromatöse Veränderungen an Mesenterialarterien, besonders der A. ileocaecocolica, stehen in engem Zusammenhang mit der Entstehung von Darminfarkten.

Pathologisch-anatomisch fallen Verdickungen der Arterienwände insbesondere im Bereich der vorderen Gekrösearterie ab dem 35. Infektionstag auf, nach 3–4½ Monaten Veränderungen an Herz, Aorta und Intestinalarterien, während nach 5 Monaten kleine Abszesse im Dickdarm auf das Auswandern der adulten Würmer hinweisen (28).

Diagnose Die teilweise spezifischen Symptome deuten auch vor Ablauf der Präpatenz auf eine Str. vulgaris-Infektion hin. Die Kotuntersuchung älterer Tiere des Bestandes erbringt entsprechende Hinweise. Nach Ablauf der Präpatenz sichern der Nachweis von Strongyliden-Eiern im Kot und die anschließende Larvenkultur (Str. vulgaris-Larven mit 32 Darmzellen!) die Diagnose.

Obwohl bei Adultwürmern und bei verschiedenen Larvenstadien spezifische Antigene nachgewiesen wurden, haben sich serologische Untersuchungen bisher nicht durchgesetzt.

Die klinischen Symptome, die hämatologischen und pathologisch-anatomischen Befunde ähneln manchmal denen der infektiösen Anämie.

Strongylus equinus MÜLLER, 1780: Am Grunde der Mundkapsel 4 spitze Zähne *(Abb. 85).*

Männchen: 25–35 mm; Bursa mit 2 großen Lateral- und einem kleinen Dorsallappen; Dorsalrippe mit 3 gleichlangen Gabeln; Spikula 2–2,6 mm.
Weibchen: 36–48 mm; Vulva am Übergang zum hinteren Körperdrittel.
Eier: 72–92 × 41–54 µm; dünnschalig; Pole stumpf; mehr als 8 Furchungskugeln.
Larve III: 1000 µm; 16 Darmzellen *(Abb. 86 b);* spitzer Scheidenschwanz (Körper: Schwanzende = 2,8:1).

Entwicklung Die exogene Entwicklung verläuft bei Str. equinus wie bei Str. vulgaris. Nach ihrer Aufnahme bohren sich die Infektionslarven in die Schleimhaut des Zäkum ein, bilden vor allem in der Subserosa des Zäkumkopfes, bei stärkerem Befall auch in derjenigen des Zäkumkörpers und des Anfangsteiles des ventralen Kolon Knötchen und häuten sich in 11 Tagen zu Larven IV. Der eine Teil von ihnen wandert 4 Monate lang in der Blinddarmwand umher und gibt zu Koliken Anlaß, der größere Teil durchbricht die Serosa, gelangt in die Bauchhöhle und dringt entweder in die Leber ein, wandert etwa 1½ Monate im Leberparenchym umher und häutet sich dann im Pankreas zum präadulten Stadium oder bleibt in der freien Bauchhöhle und stirbt dort ab. Die Präadulten im Pankreas wandern schließlich in Blinddarm und Kolon zurück. Die Präpatenz beträgt 8½ bis 9½ Monate.

Pathogenese Auch die Equinus-Strongylose macht sich klinisch während der Wanderphase bemerkbar. Dabei werden Fieber, verminderte Freßlust, Koliken und Kümmern beobachtet.

Bei der Sektion fallen die weißlich-glasigen, sich über die Serosa vorwölbenden Blinddarmknötchen bzw. nach der 3. Woche p. i. die bräunlichen, geschlängelten Bohrgänge (mit Larven IV) auf, die später nur noch als grau-weißliche Narbenstränge sichtbar sind. Bei fortschreitender Infektion deuten die filamentösen Auflagerungen auf Leber und Pankreas sowie die zahlreichen Wurmknötchen im Peritoneum auf Str. equinus hin.

Strongylus edentatus (Looss, 1900), syn. Alfortia edentatus: Große und von Stützlamellen ausgekleidete Mundkapsel, ohne Zähne *(Abb. 87).*

Männchen: 20–28 mm; Brusa mit viereckigem Dorsallappen; Dorsalrippe mit 3 Gabeln, von denen die äußere am längsten ist; Spikula 2,4 mm.
Weibchen: 28–40 mm; Vulva 10 mm vor dem Hinterende.
Eier: 72–88 × 40–52 µm; dünnschalig; mehr als 8 Furchungskugeln.
Larve III: 800 µm; 20 Darmzellen *(Abb. 86 c);* langer Scheidenschwanz (Körper: Schwanzende = 2:1).

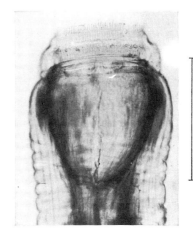

Abb. 87 Strongylus edentatus – Vorderende

Entwicklung Die in die Schleimhaut von Zäkum und Kolon eindringenden Drittlarven gelangen schon am zweiten Tag über die Portalvenen in die Leber, wo sie mehrere Wochen herumwandern und sich zu Larven IV häuten. Nach etwa 10 Wochen wandern diese über die Leberbänder unter das parietale Blatt des Peritoneum; um die 16. Woche findet die letzte Häutung statt (39). Sie verursachen mitunter handtellergroße Blutungen und bilden in der Serosa und im retroperitonealen ödematös veränderten Fettgewebe zahlreiche Wurmknötchen. In der 36. Infektionswoche sind alle Larven hier verschwunden, in der 40. Woche treten erstmals adulte Würmer im Zäkum und Kolon auf (39); Einzelheiten dieser Rückwanderung der Präadulten sind nicht bekannt. Die Präpatenz beträgt 10½ bis 11 Monate.

Pathogenese Die sich in Leber und Bauchfell entwickelnden Larvenstadien verursachen die eigentliche Erkrankung. Die Sektion ergibt Blutungen unter dem Peritoneum, frische oder bereits vernarbte Bohrgänge in den Leberbändern, Wurmnester im subserösen Fettgewebe sowie zystenartige Wurmknoten (nach Rückwanderung der Präadulten) in der Mukosa von Zäkum und Kolon. Die Adulten saugen Blut und verdauen Darmmukosa; ihre Anheftungsorte stellen sich als feine Blutungspunkte oder als Erosionen mit bis zu 5 mm Durchmesser dar (48).

Verschiedentlich wurden verirrte Str. edentatus-Larven in der Brust- und Bauchmuskulatur sowie im Hoden nachgewiesen.

Neben diesen 3 großen Strongylidenarten wurde bei Esel und Zebra in der Leber *Strongylus asini* BOULENGER, 1920 beschrieben. Die Größe der Männchen (18–33 mm) und Weibchen (30–42 mm) entspricht etwa derjenigen von Str. edentatus; ihre Mundkapsel ähnelt der von Str. vulgaris, hat aber nur einen »ohrenförmigen« Zahn. Über Entwicklung und Schadwirkung ist nichts bekannt.

Kleine Strongyliden

Zu den kleinen Strongyliden des Pferdes werden verschiedene Gattungen der Subfamilie Strongylinae und der Subfamilie Trichonematinae gerechnet.

Für die Subfamilie Strongylinae sind neben der großen, tonnenförmigen Mundkapsel die bis zum Mundkapselrand reichende Dorsalleiste sowie das Vorhandensein von Zähnen (mit Ausnahme der Gattung Craterostomum) charakteristisch.

***Triodontophorus*-Arten** sind gekennzeichnet durch eine dickwandige, breite Mundkapsel, die deutliche Dorsalleiste sowie 3 am Grunde der Mundkapsel vorspringende Zähne (Abb. 88). Die dunkelrot erscheinenden Männchen der häufigen Art Tr. serratus sind 17–20 mm, die Weibchen 20–26 mm groß und sitzen vermehrt an der Zäkumspitze sowie im ventralen Kolon.

***Oesophagodontus*-Arten** haben 3 Zähne, jedoch stecken diese im Anfangsteil des Schlundes, ragen also nicht in die becherförmige Mundhöhle hinein. Eine Dorsalleiste fehlt. Die Männchen sind 15 mm, die Weibchen

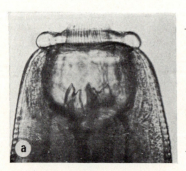
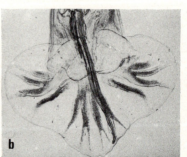

Abb. 88 Triodontophorus sp.

a = Vorderende; b = Hinterende (Männchen)

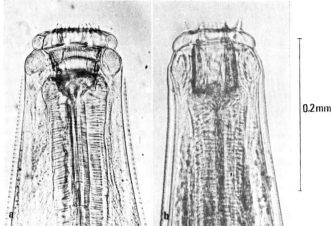

Abb. 89 Kleine Strongyliden, Vorderenden
a = Cylicocercus sp.; b = Cylicostephanus sp.

19–22 mm groß. Diese rötlich-braunen Blutsauger sind im ventralen Kolon.

Craterostomum-Arten werden als Männchen 4–7, als Weibchen 5–8 mm lang und haben eine »krugförmige« Mundkapsel mit einer deutlichen Dorsalleiste; Zähne fehlen.

Vertreter der Subfamilie Trichonematinae haben eine kleine, rechteckige Mundkapsel und 2 Blättchenkränze. Die Mundleiste ist nur kurz oder überhaupt nicht vorhanden. Da Zähne grundsätzlich fehlen, gelten diese Strongylidenarten nicht als Blutsauger. *Trichonema, Gyalocephalus, Cylindropharynx, Poteriostomum, Cylicocercus (Abb. 89a)* und *Cylicostephanus (Abb. 89b)* sind die verbreitetsten Gattungen.

Von **Trichonema** sind bei Pferden 21 Arten beschrieben, doch kommen nur 10 Species häufiger vor (43). Sie werden in einzelne Untergattungen aufgegliedert, wobei Länge und Wandverstärkung der Mundkapsel, Vorhandensein oder Fehlen eines inneren Blätterkranzes und Zahl der Elemente des äußeren Blätterkranzes zur Unterscheidung dienen. Die weißen 4–17 mm langen Würmer sitzen je nach Art im Blinddarm oder im ventralen und dorsalen Kolon. Immer weisen rote oder blaurote Verfärbungen der Dickdarmschleimhaut auf einen Massenbefall mit Trichonema hin.

Entwicklung Die mit dem Kot ausgeschiedenen, 90–110 μm großen und meist 16 Furchungskugeln enthaltenden Eier der kleinen Strongyliden entwickeln sich in Abhängigkeit von der Außentemperatur in 7–10 Tagen, im Juli/August in 5–6 Tagen (23) zu bescheideten Infektionslarven. Eier überstanden in Laborversuchen 22 °C mindestens 2 Jahre, 4 °C 8, −10 °C 10 und −25 °C 7 Monate (25). Bei Temperaturen unter 12 °C erfolgt keine Weiterentwicklung, wiederholtes Einfrieren und Auftauen schaden den Eiern nicht (23). Larven III überleben auf Weideflächen mindestens 11 Monate trotz Trockenperioden im Sommer und Frost im Winter. Im August/September ausgeschiedene Strongylideneier entwickeln noch Infektionslarven. In später abgesetztem Kot unterbleibt zwar die Larvenentwicklung, beim Weideauftrieb im darauffolgenden Frühjahr aber finden sich bis zu 5 % überwinterte Larven (26). Ihre Zahl nimmt dann stark ab und erreicht Minimalwerte Anfang Juni (58). Zur Verminderung des Infektionsrisikos sollten deshalb Pferde zu Beginn der Weidezeit nicht auf solche Flächen kommen, die noch im letzten Herbst beweidet wurden (26).

Larven III wandern aus dem Kot aus und finden sich dann im Umkreis von etwa 20 cm (17) in Geilstellen besonders zahlreich (58). Andererseits können Mistkäfer (Ontophagus-Arten) die Larvenzahlen verringern (17).

Im Verlaufe der endogenen Entwicklungsphase verlieren die Larven III im Dünndarm ihre Scheide, dringen in die Darmwand von Zäkum und Kolon ein und bilden in der Mukosa kleine schwarze oder gelbliche, in der Submukosa große schwarze und rote Knötchen. In diesen Knötchen machen sie die 3. und teilweise 4. Häutung durch, kehren als Larven IV oder als Präadulte in das Dickdarmlumen zurück und sind nach insgesamt 7–12 Wochen geschlechtsreif. Nach Reinfektionen kann die Präpatenz bis auf 18 Wochen verlängert sein, ein Hinweis für eine bestehende Immunität (54).

Pathogenese Die geschlechtsreifen Trichonemen saugen oberflächliche Partien des Stratum glandulare in die Mundkapsel ein und leben von den so losgelösten und durch das histolytische Sekret ihrer Ösophagusdrüsen aufgelockerten Zellelementen. Nur wenige Arten eröffnen periglanduläre Kapillaren und nehmen größere Blutmengen auf. Durch das häufige Wechseln dieser »Fraßstellen« kommt es bei Massenbefall zu großflächiger Zerstörung der Dickdarmschleimhaut. Neben der Resorption toxischer Substanzen kann eine bakterielle Besiedlung der defekten Schleimhautpartien zur Geschwürbildung führen.

Teilweise haben bestimmte Spezies entsprechende Prädilektionsstellen; während im Zäkum die unterschiedlichsten Arten nebeneinander vorkommen, finden sich im dorsalen Kolon vermehrt Cylicocyclus insigne sowie Cylicostephanus longibursatus und C. goldi (42) und im ventralen Kolon vornehmlich Cyathostomum catinatum und Cylicocyclus nassatus (40, 65).

Über die Pathogenität der kleinen Strongyliden ist wenig bekannt. Während die geschlechtsreifen Trichonemen katarrhalische Enteritiden mit Diarrhoe verursachen, beeinträchtigen die Larven während ihrer histotropen Phase vor allem die Motorik im Bereich von Zäkum und Kolon (2). Allgemein wurden Darmstörungen, schlechtes Wachstum junger Fohlen trotz guten Appetits (44) sowie mangelnde Leistung berichtet. So zeigten Untersuchungen an 248 Trabrennpferden, daß Tiere mit guter Rennanlage nur dann Klassepferde werden, wenn der Strongylidenbefall durch eine regelmäßige Behandlung gering gehalten wurde. Pathologisch-anatomisch werden diffuse Odematisierung von Zäkum und Kolon (3), Wurmknötchen, Erosionen und multiple Geschwüre beobachtet.

Diagnose Da die klinischen Symptome wenig spezifisch sind, kommt dem Nachweis der Strongylideneier bei der koproskopischen Untersuchung ausschlaggebende Bedeutung zu (Eier der kleinen Strongyliden über 100 µm, der großen 75–90 µm). Da sich jedoch aufgrund der Eigröße die einzelnen Arten der großen Strongyliden untereinander und gegenüber den kleinen Strongyliden nicht sicher abgrenzen lassen, sind vielfach Larvenkulturen zum Zwecke einer genauen Differenzierung erforderlich *(Tab. 11, Abb. 86)*.

Bei Fohlen und Jungtieren sind trotz bestehenden klinischen Verdachtes (in der Schleimhaut sich entwickelnde oder im Körper wandernde Strongylidenlarven) vielfach keine Eier wegen der noch nicht beendeten Präpatenz nachzuweisen. In diesen Fällen erbringt die Untersuchung des Kotes der Mutterstuten oder der älteren Tiere Hinweise. Die bei strongylidenbefallenen Pferden beobachtete Eosinophilie kann erheblich schwanken und steht in keiner Korrelation zur Stärke der Infektion. Spezifische serologische Nachweismethoden für einzelne Strongylidenarten sind nicht bekannt.

Bekämpfung Die Bekämpfung der Strongylidosen umfaßt sowohl hygienische Maßnahmen im Stall und auf der Weide als auch planmäßige Wurmkuren. Beides schränkt die Infektionsmöglichkeiten ein.

Als hygienische Maßnahmen im Stall gelten die tägliche Entfernung des Kotes aus den Laufboxen, das Trockenhalten der Stallwände durch entsprechende Belüftung und bestimmte Anstriche, die Beseitigung der schlecht zu desinfizierenden Holzböden sowie ein Verbot der Fütterung vom Boden. Die Haltung von Pferden auf einer Strohmatratze begünstigt Strongylideninfektionen (21). Auf Gestütsweiden können regelmäßiger Koppelwechsel, alternierendes Beweidenlassen durch Rinder und Schafe, Drainage sumpfiger Stellen sowie künstliche Tränken massive Infektionen verhindern. Besonders stark mit Strongylidenlarven verseuchte Grünflächen sollten gemäht und das feuchte (noch larvenhaltige) Gras siliert werden. Durch Boden-

Tab. 12 Die Wirksamkeit von Anthelminthika gegen Nematoden und Gasterophilus-Larven der Equiden

Wirkstoff	Handelsname	Dosis in mg/kg Kgw.	Appli-kation[2]	Wirkung[3]										Sicher-heits-Index (S.I.)[4]	Literatur-Auswahl
				Parascaris	Oxyuris	Strongyloides	Trichostrongylus	Strongylus vulgaris	S. edentatus	S. equinus	Kl. Strongyliden	Habronema	Gasterophilus	Dictyocaulus		
Benzimidazole																
– Cambendazol	Equiben	20	p.o.	+++	+++	+++	+++	+++	+++	+++	+++	–	–	–	30	11, 46
– Fenbendazol	Panacur	7,5	p.o.	+++	+++	(+)	–	+++	+++	+++	+++	–	–	–	100	11, 13, 15, 19, 36, 38, 46
– Mebendazol	Telmin	10	p.o.	+++	+++	–	–	+++	++	+++	+++	–	(+)		40	4, 11, 12, 46
– Oxfendazol	Synanthic Systamex	10	p.o.	+++	+++		+++	+++	+++	+++	+++	+++			10	11, 14, 31, 34, 46
– Oxibendazol	Anthelcide-EQ	10	p.o.	+++	+++	+++		+++	+++	+++	+++	++	–	–	60	11, 12, 37, 55
– Parbendazol	Neminil	10	p.o.	+++	+++	–		+++			+++	–				35, 46
– Thiabendazol	Equizole	50–75	p.o.	+	+++	+++	+++	+++	+++	+++	+++	+++	–		16–24	11, 12, 46
Andere Gruppen																
– Dichlorvos	Equigard	35	p.o.	+++	+++			+++	++	+++	+++	–	+++	–	3	11, 46, 49
– Febantel	Rintal	6	p.o.	+++	+++	–	–	+++	+++	+++	+++	–	(+)		40	11, 20, 24, 63
– Ivermectin	Equilan	0,2	i.m.	+++	+++		+++	+++	+++	+++	+++	+++		+++		5, 6, 16, 27, 32, 52, 61, 62, 64
– Levamisol	Citarin-L	5	i.m.[4]					siehe Text					++		2–4	7
– Piperazin	verschiedene	88[1]	p.o.	+++	+	–	–	+	–	–	++	–	–		3	11
– Pyrantel-pamoat	Strongid-P	19	p.o.	+++	++	+		+++	++	++	+++	–	–		20	11, 47
– Trichlorfon	Neguvon	30	p.o.	+++	+	–	–	–	–	–	–		+++	–	1	11, 47

[1] Bezieht sich auf P-Base, dem entsprechen: 137 mg/kg P-Zitrat, 110 mg/kg P-Phosphat, 132 mg/kg P-Adipat.
[2] p.o. = per os, i.m. = intramuskulär.
[3] +++ = hochwirksam, ++ = wirksam, + = teilweise wirksam, – = ohne ausreichende Wirkung, leere Felder = nicht bekannt, (+) = bei modifizierter Dosis bzw. Applikation wirksam (siehe Text).
[4] Wegen möglicher lokaler Nebenreaktionen (Schwellungen, Nekrosen) wird die orale Applikation von Levamisol (z. B. in Form von Concurat®-L) empfohlen.

trocknung gewonnenes Heu ist larvenfrei, in gerüstgetrocknetem Heu bleiben Larven III der großen Strongylidenarten mehrere Wochen, diejenigen der kleinen bis zu 8 Monaten lebensfähig.

Stall- und weidehygienische Maßnahmen haben nur einen Sinn, wenn sie regelmäßig und mit Sorgfalt durchgeführt werden. Sie stellen eine wertvolle Unterstützung einer planmäßigen Bekämpfung mit Anthelminthika dar.

Der Einsatz von Chemotherapeutika kann durch tägliche Gaben subtherapeutischer Dosen als Chemoprophylaxe, durch regelmäßige Applikation geeigneter Präparate in therapeutischen Dosen als regelmäßige Behandlung sowie durch Behandlungen in bestimmten, der Biologie und Epizootologie der Wurmart entsprechenden Abständen als strategische Behandlung erfolgen.

Die meisten der im Handel befindlichen Präparate sind gegen adulte Stadien der drei Arten großer Strongyliden sowie gegen verschiedene Spezies kleiner Strongyliden hochwirksam *(Tab. 12)*. Parenteral wandernde Stadien der großen Strongyliden sowie die in der Schleimhaut eingebetteten Larven kleiner Strongyliden werden durch die üblichen therapeutischen Dosierungen nicht ausreichend beeinflußt. Nach neueren Untersuchungen hat jedoch Fenbendazol bei Applikation von 7,5 mg/kg Kgw. an 5 aufeinanderfolgenden Tagen auf Larven von Strongylus vulgaris in den Mesenterialarterien, auf subperitoneal gelegene Larven von Strongylus edentatus sowie auf juvenile Trichonema in der Darmschleimhaut eine Wirkung von 80, 100 bzw. 95 % (15). Behandlungen mit hohen Tagesdosen von Fenbendazol (50 mg/kg Kgw.) am 7., 8. und 9. Tag nach künstlicher Infektion mit

Strongylus vulgaris eliminierte fast alle jungen 4. Larvenstadien und reduzierte den Grad pathologischer Veränderungen an den Mesenterialarterien erheblich (53). Auch Albendazol war in hoher Dosis von 50 mg/kg Kgw. zweimal täglich, verabreicht an zwei aufeinanderfolgenden Tagen, wirksam, doch stellten sich bereits leichte Vergiftungserscheinungen bei einigen Tieren ein (22). Ivermectin erwies sich in gleicher Indikation in einer Einzeldosis von 0,2 mg/kg Kgw. (intramuskulär) als hochwirksam (52). Diese Beispiele zeigen, daß eine Verbesserung der Strongyliden-Bekämpfung durch Einsatz larvizider Präparate möglich erscheint, doch sind noch weitere Untersuchungen zur Optimierung der Dosierungen und der Bekämpfungspläne notwendig.

Piperazin-Verbindungen sind gegen große Strongyliden unzureichend wirksam, sie haben jedoch einen guten Effekt gegen kleine Strongyliden. Dieser Aspekt ist im Zusammenhang mit der Anthelminthika-Resistenz bedeutsam *(s. unten)*.

Von anderen, nicht in der Tabelle aufgeführten Anthelminthika, seien als neuere Präparate Thiophanate (56), Tioxidazol (10) und Albendazol (4) erwähnt.

Die für die Pferdepraxis empfohlenen Anthelminthika haben im allgemeinen eine sehr gute Verträglichkeit, wie die Sicherheitsindizes (S. 30) zeigen *(Tab. 12)*. Daher können die meisten Präparate ohne Risiko mit dem Futter appliziert und bei tragenden bzw. laktierenden Stuten sowie bei Fohlen angewandt werden. Gewisse Vorsicht ist bei Dichlorvos (S. I. = 3) geboten; auch Piperazin hat einen niedrigen S. I. von 3, in der Praxis werden jedoch bei richtiger Dosierung kaum Unverträglichkeitserscheinungen beobachtet. Von den verschiedenen Applikationsformen der Anthelminthika haben sich für die Pferdepraxis mit dem Futter zu verabreichende Granulate sowie oral einzugebende Pasten besonders gut bewährt.

Zur Erzielung einer Wirkung auf Gasterophilus-Larven werden einige, nur auf Nematoden wirksame Anthelminthika für die Pferdepraxis in Kombination mit der organischen Phosphorverbindung Trichlorfon (Neguvon®) im Handel angeboten, z. B. Mebendazol als »Telmin plus Paste« (Dosierung: 8 mg/kg Kgw. Mebendazol und 37 mg/kg Trichlorfon), Febantel als »Rintal plus Paste« (Dosis: 6 mg/kg Kgw. Fenbantel und 30 mg/kg Trichlorfon) sowie Thiabendazol als »Equizole B« (Dosis: 44 mg/kg Kgw. Thiabendazol und 40 mg/kg Trichlorfon). Bei Anwendung dieser Kombinationspräparate ist zu berücksichtigen, daß die Trichlorfon-Komponente des S. I. auf einen Wert um 1 senkt; denn bereits bei therapeutischer Dosierung von 30–40 mg/kg Kgw. können aufgrund der Cholinesterasehemmung leichte Unverträglichkeitserscheinungen, wie Unruhe, Speicheln und erhöhte Darmperistaltik, auftreten (11). Auf die Bedeutung dieser Kombinationspräparate in Bezug zur Anthelminthika-Resistenz wird im nächsten Abschnitt hingewiesen.

Außer den früher beschriebenen Resistenzen von Pferdestrongyliden gegen Phenothiazin (29) sind heute aus den USA, Großbritannien, Kanada, den Niederlanden und Australien Resistenzen kleiner Strongyliden gegen Benzimidazole und Pro-Benzimidazole (Febantel) bekannt (30). Diese betreffen nur 5 Arten, vor allem aus der Unterfamilie der Cyathostominae, aus der Gesamtzahl von etwa 35 Arten kleiner Strongyliden (11, 30). Dabei können Thiabendazol-resistente Stämme gleichzeitig gegen Cambendazol, Fenbendazol, Oxfendazol und Mebendazol resistent sein, während gegen Oxibendazol volle Empfänglichkeit besteht (11, 57). Eine Erklärung für die Empfindlichkeit gegen Oxibendazol bei simultanen Resistenzen gegen andere Benzimidazole gibt es bisher nicht. Resistenzen gegen Piperazin, Pyrantel und organische Phosphorverbindungen, wie Dichlorvos und Trichlorfon, sind bisher nicht bekannt (29, 57).

In Australien wurde festgestellt, daß der häufige und ausschließliche Einsatz von Benzimidazolen und Pro-Benzimidazolen oder von Kombinationspräparaten zwischen diesen und Cholinesterasehemmern (Dichlorvos, Trichlorfon) die Selektion Benzimidazol-resistenter Stämme fördert (30). Auf Farmen, die bei der planmäßigen Strongyliden-Bekämpfung während eines Zeitraumes von mindestens 6 Monaten alle 6–8 Wochen Anthelminthika eingesetzt und dann die Wirkstoffgruppe gewechselt hatten, wurden keine resistenten Stämme gefunden (30). Aufgrund der Tatsache, daß die Entwicklung einer Generation bei kleinen Strongyliden im Maximum 48 Wochen (Schwankung zwischen 18–48 Wochen) beansprucht, wird in Australien empfohlen, zur Verhütung oder Verzögerung der Resistenz-Entwicklung die Wirkstoffgruppen der eingesetzten Anthelminthika in Intervallen von etwa einem Jahr zu wechseln (30) und zum Beispiel von Benzimidazolderivaten auf Pyrantel oder Dichlorvos überzugehen.

Nach Erfahrungen aus den USA und Australien können Benzimidazol-resistente Stämme kleiner Strongyliden durch Pyrantel-Derivate sowie Piperazin gemischt mit Thiabendazol (Equizole-A®) (44 mg/kg Kgw.

Thiabendazol und 55 mg/kg Piperazin-Base) oder durch eine Kombination von Thiabendazol (44 mg/kg Kgw.), Piperazin (125 mg/kg Kgw. P-Zitrat) und Trichlorfon (40 mg/kg Kgw.) erfolgreich kontrolliert werden (11, 30).

Für die Verhältnisse in Mitteleuropa erscheinen Untersuchungen über die Empfindlichkeit bzw. Resistenz von Pferdestrongyliden gegen Anthelminthika dringend notwendig.

Literatur

1. ARUNDEL, J. H. (1978): Parasitic diseases of the horse. Vet. Review 18 Vet. Sci., Univ. Sydney. – 2. BUENO, L., Y. RUCKEBUSCH, PH. DORCHIES (1979): Disturbances of digestive motility in horses associated with strongyle infection. Vet. Parasitol. 5, 253–260. – 3. CHIEJINA, S. N., J. A. MASON (1977): Immature stages of Trichonema spp. as a cause of diarrhoe in adult horses in spring. Vet. Rec. 100, 360–361. – 4. COLGLAZIER, M. L., F. D. ENZIE, K. C. KATES (1977): Critical anthelminthic trials in ponies with four benzimidazoles: Mebendazole, cambendazole, fenbendazole and albendazole. J. Parasit. 63, 724–727. – 5. CRAIG, T. M., J. M. KUNDE (1981): Controlled evaluation of ivermectin in Shetland ponies. Am. J. Vet. Res. 42, 1422–1424. – 6. DI PIETRO, J. A., K. S. TODD, T. F. LOCK, T. A. MCPHERRON (1982): Anthelmintic efficacy of ivermectin given intramuscularly in horses. Am. J. Vet. Res. 43, 145–148. – 7. DORCHIES, P., M. FRANC, J. D. DE LAHITTE (1979): Utilisation du levamisole comme anthelminthique chez le cheval. Rev. Méd. Vét. 130, 417–418, 421–425. – 8. DRUDGE, J. H., E. T. LYONS, S. C. TOLLIVER (1978): Critical tests of the anthelmintic febantel in the horse: activity of a paste formulation alone or with a trichlorfon paste. Am. J. Vet. Res. 39, 1419–1421. – 9. DRUDGE, J. H. (1979): Clinical aspects of Strongylus vulgaris infection in the horse. Emphasis on diagnosis, chemotherapy, and prophylaxis. Large Animal Pract. 1, 251–265. – 10. DRUDGE, J. H., E. T. LYONS, S. C. TOLLIVER (1980): Critical tests of new benzothiazole anthelmintic tioxidazole in the horse. Am. J. Vet. Res. 41, 1383–1387. – 11. DRUDGE, J. H., E. T. LYONS, S. C. TOLLIVER (1981): Parasitic control in horses: A summary of contemporary drugs. Vet. Med. Small Animal Clin. 76, 1479–1489. – 12. DRUDGE, J. H., E. T. LYONS, S. C. TOLLIVER, J. E. KUBIS (1981): Clinical trials of oxibendazole for control of equine internal parasites. Med. Vet. Pract. 62, 679–682. – 13. DRUDGE, J. H., E. T. LYONS, S. C. TOLLIVER, J. E. KUBIS (1981): Clinical trials with fenbendazole and oxibendazole for Strongyloides westeri infection in foals. Am. J. Vet. Res. 42, 526–527. – 14. DUNCAN, J. L., J. F. S. REID (1978): An evaluation of the efficacy of oxfendazole against the common nematode parasites of the horse. Vet. Rec. 103, 332–334. – 15. DUNCAN, J. L., D. G. MCBEATH, N. K. PRESTON (1980): Studies on the efficacy of fenbendazole used in a divided dosage regime against strongyle infections in ponies. Equine Vet. J. 12, 78–80. – 16. EGERTON, J. R., D. SUHAYDA, C. H. EARY, E. S. BROKKEN, J. W. WOODEN, R. L. KILGORE (1981): The antiparasitic activity of ivermectin in horses. Vet. Parasitol. 8, 83–88. – 17. ENGLISH, A. W. (1978): The epidemiology of equine strongylosis in southern Queensland. Proc. 55th Conf. Austr. Vet. Ass. Sydney 26–27. – 18. ENIGK, K. (1951): Die Pathogenese der thrombotisch-embolischen Kolik des Pferdes. Mh. Tierheilk. 3, 65–74. – 19. ENIGK, K., A. DEY-HAZRA, J. BATKE (1974): Die Behandlung des Helminthenbefalles beim Pferd mit Fenbendazol. Prakt. Tierarzt 55, 417–423. – 20. ENIGK, K., A. DEY-HAZRA (1978): Die Wirksamkeit von Rintal auf den Rundwurmbefall des Magen-Darm-Kanals beim Pferd. Deutsche tierärztl. Wschr. 85, 350–354. – 21. ENIGK, K. (1981): Maßnahmen zur Vorbeuge von Endoparasitosen im Stall. Berl. Münch. Tierärztl. Wschr. 94, 392–400. – 22. GEORGI, J. R., V. T. RENDANO, J. M. KING, D. G. BIANCHI, V. J. THEODORIDES (1980): Equine verminous arterütis: efficiency and speed of larvicidal activity as influenced by dosage of albendazole. Cornell Vet. 70, 147–152. – 23. GRELCK, H., F. HÖRCHNER, H. E. WÖHRL (1977): Entwicklungsfähigkeit und Überlebensdauer von Larven der Pferdestrongyliden im Freiland. Prakt. Tierarzt. 58, 265–268. – 24. HASSLINGER, M. A., R. MÜLLER (1978): Rintal®, ein neues Anthelminthikum zur Bekämpfung der Pferdestrongyliden. Vet. Med. Nachr., 186–191. – 25. HASSLINGER, M. R. (1981): Untersuchungen über den Einfluß verschiedener Temperaturen auf Eier und Larven von Pferdestrongyliden unter Laboratoriumsbedingungen sowie das Verhalten dieser exogenen Stadien auf der Weide. Berl. Münch. Tierärztl. Wschr. 94, 1–5. 26. HASSLINGER, M. A. (1981): Über das Wanderverhalten und Vorkommen von Larven der Pferdestrongyliden sowie deren Bedeutung für das Weidemanagement. Berl. Münch. Tierärztl. Wschr. 94, 329–333. 27. HASSLINGER, M. A., D. BARTH (1982): Untersuchungen zur Wirksamkeit von Ivermectin gegen Endoparasiten des Pferdes. Deutsche tierärztl. Wschr. 89, 62–65. – 28. KADYROV, N. T. (1979): Clinic, pathogenesis and pathomorphology of experimental delafondiosis in foals. Helminthologia 16, 81–89. – 29. KELLY, J. D., C. A. HALL (1979): Resistance of animal helminths to anthelmintics. Adv. Pharmacol. Chemother. 16, 89–128. – 30. KELLY, J. D., J. H. WEBSTER, D. L. GRIFFIN, H. V. WHITLOCK, I. C. A. MARTIN, M. GUNAWAN (1981): Resistance to benzimidazole anthelmintics in equine strongyles. 1. Frequency, geographical distribution and relationship between occurrence, animal husbandry procedures and anthelmintic usage. Austr. Vet. J. 57, 163–171. – 31. KINGSBURY, P. A., J. F. S. REID (1981): Anthelmintic activity of paste and drench formulations of oxfendazole in horses. Vet. Rec. 109, 404–407. – 32. KLEI, T. R., B. J. TORBERT (1980): Efficacy of ivermectin (22, 23-Dihydroavermectin B_1) against gastrointestinal parasites in ponies. Am. J. Vet. Res. 41, 1747–1750. – 33. LICHTENFELS, J. R. (1975): Hel-

minths of domestic equids. Proc. Helminth. Soc. Wash. **42**, Spec. Issue 1–92. – **34.** LYONS, E. T., J. H. DRUDGE, S. C. TOLLIVER (1977): Critical tests of oxfendazole against internal parasites of horses. Am. J. Vet. Res. **38**, 2049–2053. – **35.** LYONS, E. T., J. H. DRUDGE, S. C. TOLLIVER (1980): Antiparasitic activity of parbendazole in critical tests in horses. Am. J. Vet. Res. **41**, 123–124. – **36.** LYONS, E. T., J. H. DRUDGE, S. C. TOLLIVER (1981): Field test of fenbendazole and trichlorfon in horses. Vet. Med. Small Animal Clin. **76**, 1643–1645. – **37.** LYONS, E. T., J. H. DRUDGE, S. C. TOLLIVER (1981): Oxibendazole: Anthelmintic activity in horses. Am. J. Vet. Res. **42**, 685–686. – **38.** MALAN, F. S., R. K. REINECKE, R. C. SCIALDO (1981): Anthelmintic efficacy of fenbendazole paste in equines. J. South Afr. Vet. Ass. **52**, 127–130. – **39.** MCCRAW, B. M., J. O. D. SLOCOMBE (1978): Strongylus edentatus: development and lesions from ten weeks postinfection to patency. Can. J. Comp. Med. **42**, 340–356. – **40.** MIRCK, M. H. (1980): An investigation into the epidemiology of Strongylidae infections in the horse in the Netherlands. Proefschrift. Utrecht: Rijksuniversiteit. – **41.** NILSSON, O., T. ANDERSSON (1979): Strongylus vulgaris hos häst- epizootologi och profylax. Svensk Vet. **31**, 146–156. – **42.** OGBOURNE, C. P. (1976): The prevalence, relative abundance and site distribution of nematodes of the subfamily Cyathostominae in horses killed in Britain. J. Helminth. **550**, 203–214. – **43.** OGBOURNE, C. P. (1978): Pathogenesis of cyathostome (Trichonema) infections of the horse. A review. Commonw. Agric. Bureaux, 434–437. – **44.** OLIVER, D. F., C. T. JENKINS, P. WALDING (1977): Duodenum rupture in a nine-month-old colt due to Anoplocephala magna. Vet. Rec. **101**, 80. – **45.** PATTON, S., J. H. DRUDGE (1977): Clinical response of pony foals experimentally infected with Strongylus vulgaris. Am. J. Vet. Res. **38**, 2059–2066. – **46.** PECHEUR, M. (1981): Anthelmintic treatment of equids: capabilities and limitations. Critical tests of nine anthelmintic agents on ponies. Ann. Rech. Vét. **12**, 303–316. – **47.** PECHEUR, M., A. BENAKHLA (1982): Activité anthelminthique de l'association embonate de pyrantel (Strongid) et trichlorfon vis-à-vis des parasites du cheval. Ann. Méd. Vét. **126**, 47–53. – **48.** RAHMAN, S. A., A. H. WADDEL (1979): Feeding behavior of Strongylus spp. from the horse. Ind. Vet. J. **56**, 604–607. – **49.** REINECKE, R. K., L. J. LOOTS, P. M. REINECKE (1980): The anthelmintic activity and toxicity of 2,2-dichlorvinyl dimethyl phosphate (Dichlorvos) in equines. J. South Afr. Vet. Ass. **51**, 21–24. – **50.** RUPASINGHE, D., C. P. OGBOURNE (1978): Laboratory studies on the effect of temperature on the development of the free-living stages of some strongylid nematodes of the horse. Z. Parasitenkd. **55**, 249–253. – **51.** SLOCOMBE, J. O. D., R. AP R. OWEN, P. W. PENNOCK, B. M. MCCRAW, V. T. RENDANO (1977): Arteriographic presentation of the early development of vascular lesions in ponies infected with Strongylus vulgaris. Proc. 23rd Conv. Am. Ass. Equine Practit. 3–7 Dec, 305–311. – **52.** SLOCOMBE, J. O. D., B. M. MCCRAW (1981): Controlled tests of ivermectin against migrating Strongylus vulgaris in ponies. Am. J. Vet. Res. **42**, 1050–1051. – **53.** SLOCOMBE, J. O. D., B. M. MCCRAW (1982): Controlled tests of fenbendazole against migrating Strongylus vulgaris in ponies. Am. J. Vet. Res. **43**, 541–542. – **54.** SMITH, H. J.: Experimental Trichonema infections in mature ponies. Vet. Parasitol. **4**, 265–273. – **55.** THEODORIDES, V. J., T. NAWALINSKI, N. CHIMES, C. WEIDEMAN, S. M. FREE (1982): Anthelmintic efficacy of oxibendazole in ponies: comparison of methods. Am. J. Vet. Res. **43**, 892–894. – **56.** TURPIN, M. (1979): Le thiophanate. Nouvelle molécule anthelminthique strongylicide. Essais d'efficacité comparée sur le terrain. Bull. Mensuel Soc. Vét. Pratique France **63**, 615–620. – **57.** WEBSTER, J. H., J. D. BAIRD, M. GUNAWAN, I. C. A. MARTIN, J. D. KELLY (1981): Resistance to benzimidazole anthelmintics in equine strongyles. 2. Evidence of side-resistance, and susceptibility of benzimidazole-resistant strongyles to non-benzimidazole compounds. Austr. Vet. J. **57**, 172–181. – **58.** WELBERS, N. (1981): Eine orientierende Felduntersuchung in Norddeutschland zur Epizootologie der Strongylideninfektion des Pferdes. Hannover: Vet. med. Diss. – **59.** WHITE, N. A. (1981): Intestinal infarction associated with mesenteric vascular thrombotic disease in the horse. J. Am. Vet. Med. Ass. **178**, 259–262. – **60.** WYNNE, E., J. O. D. SLOCOMBE, B. N. WILKIE (1981): Antigenic analyses of tissues and excretory and secretory products from Strongylus vulgaris. Can. J. Comp. Med. **45**, 259–265. – **61.** YAZWINSKI, T. A., D. HAMM, T. GREENWAY, W. TILLEY (1982): Antiparasitic effectiveness of ivermectin in the horse. Am. J. Vet. Res. **43**, 1092–1094. – **62.** YAZWINSKI, T. A., D. HAMM, W. MILLIAMS, T. GREENWAY, W. TILLEY (1982): Effectiveness of ivermectin in the treatment of equine Parascaris equorum and Oxyuris equi infections. Am. J. Vet. Res. **43**, 1095. – **63.** ZEIN EL-ABDIN, Y., M. K. SELIM, A. M. H. ABDEL-GAWAD (1981): Versuche mit Febantel zur Bekämpfung von Nematoden bei Mauleseln. Vet. Med. Nachr., 138–143. – **64.** KLEI, T. R., B. J. TORBERT, B. J. KRAMER, M. R. CHAPMAN (1982): Efficacies of ivermectin in injectable and paste formulations against parasites and migrating Strongylus vulgaris larvae in ponies. Abstr. Proc. V Intern. Congr. Canada, 488. – **65.** ANDERSON, J., M. A. HASSLINGER (1982): Cyathostominae and other strongyles of horses in the Federal Republic of Germany. J. South African Vet. Ass. **53**, 195–197.

Askaridose

Spulwurmbefall wird vor allem bei Fohlen und Jährlingen beobachtet; er wird durch Parascaris equorum verursacht.

Parascaris equorum (GOEZE, 1782): gedrungene herzförmige große Lippen, an der Innenseite tief eingekerbt.

Männchen: 15–28 cm; schmale Kaudalflügel; 75–100 Paar präanale Papillen, 2 Paar doppelte und 3 Paar einfache postanale Papillen; Spikula 2,4–3 mm.

Weibchen: 16—50 cm; Vulva zwischen 1. und 2. Körperviertel.

Eier: 90–100 µm; dickschalig mit fein granulierter Oberfläche *(Abb. 82 f);* sehr widerstandsfähig gegen Desinfektionsmittel; über 1 Jahr lebensfähig.

Entwicklung Die Entwicklung von Parascaris equorum ist derjenigen von Ascaris suum sehr ähnlich (ascaroider Typus). Nach einer Entwicklungsdauer von etwa 10–15 Tagen enthalten die Eier die bereits einmal gehäuteten und damit infektionstüchtigen Larven II. Werden diese Eier vom Pferd aufgenommen, wandern die Larven auf dem Lymph- und Blutwege innerhalb von 24 Stunden in die Leber und von dort ab dem 7. Infektionstag in die Lunge. Sie bohren sich als Larven III in die Alveolen aus und erreichen über Trachea, Pharynx und Ösophagus etwa um den 23. Tag den Dünndarm (Jejunum) und werden dort innerhalb von 10–12 Wochen geschlechtsreif (4, 9). Nach einer Präpatenz von 79–101 Tagen (3) scheiden die befallenen Tiere für höchstens 2 Jahre (maximale Eiausscheidung nach 9 Monaten) Spulwurmeier aus (8).

Pathogenese Die wandernden Larven verursachen Blutungen in der Lunge, eosinophile Lungeninfiltrate, bei Verschleppung von Bakterien (10) und massiven Infektionen Bronchopneumonien. Gelangen Larven II ausnahmsweise in den großen Blutkreislauf, kommen sie in verschiedene innere Organe, sterben dort aber meist ab (Knötchenbildung). Ins Gehirn eingewanderte Larven führen zu nervösen Erscheinungen.

Die im Dünndarm parasitierenden und von den oberflächlichen Schleimhautschichten lebenden adulten Spulwürmer führen meist zu einer chronischen katarrhalischen Enteritis, die sich klinisch in wechselnder Freßlust, glanzlosem Haarkleid, kurzen Kolikanfällen und Abmagerung kundtut (5, 11). Nur selten werden Darmverlegungen und Darmdurchbrüche (mit anschließender Peritonitis) beobachtet.

Pathologisch fallen vielfach Hämorrhagien, Ödeme, Nekroseherde in Form weißer Knötchen in Leber, Lunge und Bronchiallymphknoten auf (1, 12).

Diagnose Fohlen und Jährlinge mit gestörtem Allgemeinbefinden (struppiges Haarkleid, Mattigkeit, Durchfall) lassen auf eventuellen Spulwurmbefall schließen (6). Nach Ablauf der Präpatenz können die typischen Askarideneier im Kot nachgewiesen werden.

Bekämpfung Die gegen Parascaris wirksamen Anthelminthika sind in *Tab. 12* aufgeführt. Zu beachten ist, daß Thiabendazol in der üblichen therapeutischen Dosis nicht ausreichend auf Askariden wirkt. Eine Erhöhung der Dosis auf 100 mg/kg Kgw. oder eine Kombination mit Piperazin (Equizol-A®) (44 mg/kg Kgw. Thiabendazol und 55 mg/kg Kgw. Piperazin-Base) sind daher erforderlich (7). Die erste Behandlung der Fohlen gegen Parascaris equorum erfolgt dementsprechend der Präpatenz im Alter von 2 Monaten und muß im ersten Jahr regelmäßig alle 8 Wochen wiederholt werden. Da Spulwurmeier im Stall nur mit dem Desinfektionsmittel Dekaseptol oder mit einem Dampfstrahlgerät mit Sicherheit abgetötet werden können, kommt der Kotentfernung und der intensiven Stallreinigung als Prophylaxe besondere Bedeutung zu.

Literatur

1. Brown, P. J., H. M. Clyton (1979): Hepatic pathology of experimental Parascaris equorum infection in worm-free foals. J. Comp. Path. **89**, 115–123. – 2. Clayton, H. M., J. L. Duncan (1977): Experimental Parascaris equorum infection of foals. Res. Vet. Sci. **23**, 109–114. – 3. Clayton, H. M., J. L. Duncan (1978): Clinical signs associated with Parascaris equorum infection in worm-free pony foals and yearlings. Vet. Parsitol. **4**, 69–78. – 4. Clayton, H. M., J. L. Duncan (1979): The migration and development of Parascaris equorum in the horse. Int. J. Parasitol. **9**, 285–292. – 5. Clayton, H. M., J. L. Duncan, J. D. Dargie (1980): Pathophysiological changes associated with Parascaris equorum infection in the foal. Equine Vet. J. **12**, 23–25. – 6. Derkmann, K., M. A. Hasslinger (1977): Zur Bekämpfung des Pferdespulwurmes Parascaris equorum (Goeze, 1782) mit Panacur. Berl. Münch. Tierärztl. Wschr. **90**, 95–98. – 7. Drudge, J. H., E. T. Lyons, S. C. Tolliver (1981): Parasitic control in horses: A summary of contemporary drugs. Vet. Med. Small Animal Clin. **76**, 1479–1489. – 8. Karibzhanov, Zh. K. (1978): The epizootiology of Parascaris infections in horse herds. Helm. Abstr. **47**, 1752. – 9. Lyons, E. T., J. H. Drudge, S. C. Tolliver (1976): Studies on the development and chemotherapy of larvae of Parascaris equorum (Nematoda: Ascaridoidea) in experimentally and naturally infected foals. J. Parasit. **62**, 453–459. – 10. Nicholls, J. M., H. M. Clayton, H. M. Pirie, J. L. Duncan (1978): A pathological study of the lungs of foals infected experimentally with Parascaris equorum. J. Comp. Path. **88**, 261–274. – 11. Srihakim, S., T. W. Swerczek (1978): Pathologic changes and pathogenesis of Parascaris infection in parasite-free pony foals. Am. J. Vet. Res. **39**, 1155–1160. – 12. Williams, P. F. B., S. P. Brooks, D. R. Cooper (1976): Parascaris in foals. N. Zeal. Vet. J. **24**, 23–24.

Oxyuridose

Bei Pfriemenschwänzen (Ordnung Oxyurida) der Equiden handelt es sich meist um die weltweit verbreitete Art Oxyuris equi, in Mitteleuropa selten um Probstmayria vivipara. Beide Arten parasitieren im Zäkum und dorsalen Kolon und kommen bei älteren Tieren häufiger vor als bei Jungtieren.

Oxyuris equi (SCHRANK, 1788): Vorderende mit 3 Lippen; in der Mundhöhle 3 zahnförmige, chitinige Gebilde; Ösophagus an beiden Enden aufgetrieben und in der Mitte sanduhrähnlich verengt *(Abb. 90 a)*, ohne Endbulbus.

Männchen: 0,9–1,9 cm; Hinterende abgestutzt, Kaudalflügel mit je 2 Paar großen und kleinen Papillen; Spikulum 120–165 µm *(Abb. 90 b)*.

Weibchen: 4–18 cm; der spitz auslaufende Schwanzteil kann 2–5mal so lang sein wie der eigentliche Körper; Vulva 7–8 mm vom Vorderende entfernt.

Eier: 80–95 × 40–45 µm; mit U-förmiger Larve; die relativ dicke Schale am vorderen Pol abgeschrägt und mit einem Operkulum versehen *(Abb. 82 g)*.

Probstmayria vivipara (PROBSTMAYR, 1865): Vorderende mit 6 halbkugeligen Lippen; kleine Mundhöhle; Endbulbus des Ösophagus mit dreiteiligem Klappenapparat.

Männchen: 1,8–2,8 mm; Schwanz spitz zulaufend, oft hakenförmig ventralwärts gekrümmt; 6 Paar kleine, postanale Kaudalpapillen; Spikulum 50–80 µm.

Weibchen: 2,2–3,8 mm; Vulva etwas vor der Körpermitte.

Larve I: 2 mm; schlüpft im Uterus aus dem Ei.

Entwicklung Zur einmaligen Eiablage wandern die Weibchen von Oxyuris equi zum Anus und legen am Perineum 8000 bis 60 000 Eier in einer viskösen Flüssigkeit ab. Diese rasch erstarrenden »Eischnüre« bleiben dort hängen. Nach zweimaliger Häutung innerhalb von 5–7 Tagen sind die Larven im Ei infektionstüchtig. Die Eischnüre trocknen ein und fallen in Schüppchen auf den Boden oder in die Einstreu. Werden sie von Pferden aufgenommen, schlüpfen die Larven III im Dünndarm aus den Eiern und dringen in die Schleimhaut des Zäkum und ventralen Kolon ein. Nach 11 Tagen erfolgt die 3. Häutung zur Larve IV, die sich mit dem erweiterten Ösophagus zur Nahrungsaufnahme vorübergehend an die Schleimhaut ansaugt und allmählich zur magenähnlichen Erweiterung des dor-

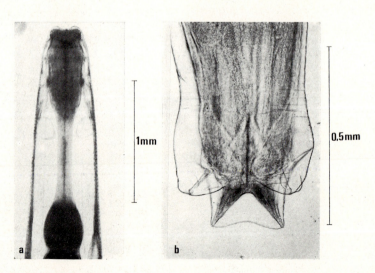

Abb. 90 Oxyuris equi

a = Vorderende mit sanduhrähnlich verengtem Ösophagus; **b** = Hinterende Männchen

salen Kolon wandert. 45–60 Tage später häutet sich die Larve IV und erreicht nach weiteren 100 Tagen die Geschlechtsreife (Präpatenz 4½–5 Monate). Die Männchen sterben nach der Begattung, die Weibchen nach Rückkehr ins Rektum ab.

Die Larven I von Probstmayria vivipara entwickeln sich bereits im Zäkum und Kolon über 2 Häutungen zu Larven III, die größtenteils dort bleiben und nach 16 Tagen geschlechtsreif sind. Nur ein geringer Prozentsatz der Larven III verläßt den Darm und kontaminiert Stall und Ausläufe. Die Infektion erfolgt dann entweder durch Koprophagie oder durch kontaminiertes Futter und Trinkwasser (2). Teilweise gehen Probstmayria spontan ab, teilweise hält sich die Infektion über mehrere Jahre.

Pathogenese Die pathogene Bedeutung der geschlechtsreifen Oxyuris equi ist nur gering. Beim Auswandern der Weibchen entsteht jedoch ein starker Juckreiz; dadurch werden Scheuern der befallenen Tiere und somit haarlose Stellen an der Schwanzwurzel sowie Dermatitiden verursacht. Die Larven III und Larven IV führen stets zu Reizungen und entzündlichen Veränderungen der Zäkum- und Kolonschleimhaut.

Über Schädigungen größeren Umfanges durch Probstmayria ist nichts bekannt. Experimentelle Infektionen wurden lediglich mit geringen Larvenmengen bisher durchgeführt; klinische Erscheinungen traten nicht auf.

Diagnose Im allgemeinen deuten die haarlosen Stellen an der Schwanzwurzel auf Oxyurenbefall hin. Die Diagnose wird gesichert durch den Nachweis der Oxyureneier in den Eischnüren, durch die Feststellung abgestorbener Weibchen auf den Kotballen oder durch den Larvennachweis bei Probstmayria-Befall (mit dem Trichterverfahren). Die übliche Kotuntersuchung auf Eier verläuft wegen der Eiablage im Perinealbereich meist negativ.

Bekämpfung In befallenen Beständen sind die regelmäßige Kontrolle der Anusrosette auf das Vorhandensein von Eischnüren und deren Entfernen mit einem feuchten Lappen nicht zu unterschätzende prophylaktische Maßnahmen. Gleichzeitig helfen die häufige Erneuerung der Einstreu und die Fütterung aus Raufen, Neuansteckungen zu verhindern. Neben der lokalen Behandlung der Pruritus-Folgeerscheinungen sind die bei Strongylidenbefall eingesetzten Anthelminthika *(Tab. 12)* gebräuchlich.

Gegen adulte Oxyuren sind verschiedene Benzimidazol-Verbindungen sowie Dichlorvos, Febantel und Ivermectin hochwirksam (95–100%), während Pyrantel-Verbindungen und Piperazin als gut (60–70%) bis teilwirksam (40–60%) einzustufen sind. Gegen unreife Stadien sind u. a. Dichlorvos, Cambendazol, Mebendazol, Febantel, Oxfendazol, Oxibendazol und Ivermectin hochwirksam (1, 3).

Literatur
1. Drudge, J. H., E. T. Lyons, S. C. Tolliver (1981): Parasitic control in horses: A summary of contemporary drugs. Vet. Med. Small Animal Clin. **76**, 1479–1489. – **2.** Smith, H. J. (1979): Probstmayria vivipara pinworms in ponies. Can. J. Comp. Med. **43**, 341–342. – **3.** Yazwinski, T. A., D. Hamm, M. Williams, T. Greenway, W. Tilley (1982): Effectiveness of ivermectin in the treatment of equine Parascaris equorum and Oxyuris equi infections. Am. J. Vet. Res. **43**, 1095.

Spiruridosen und Filariosen

Die Ordnungen Spirurida und Filariida sind bei Equiden durch Gattungen der Familien Thelaziidae, Habronematidae, Filariidae, Setariidae und Onchocercidae vertreten. Es sind Nematoden, die im Verdauungstrakt, in Auge, Unterhautbindegewebe, Bauchhöhle, Blutgefäßen und Sehnengeweben parasitieren und nach Absterben und Verkalken klinisch in Erscheinung tretende Schädigungen verursachen.

Thelaziose

Die Thelaziose der Equiden kommt in Europa, den USA und Nordafrika vor, vornehmlich verursacht durch Thelazia lacrymalis.

Thelazia lacrymalis (GURLT, 1831), Parasit des Konjunktivalsackes; ringförmig gestreifte Kutikula mit sägeartiger Randlinie.

Männchen: 8–12 mm; Spikula 130–140 und 170–190 µm; Kaudalflügel fehlen; am Hinterende 10 Paar präanale und 2 Paar postanale Papillen.
Weibchen: 14–18 mm; Vulva 500 µm hinter dem Vorderende; ovovivipar.

Entwicklung Die meist an der Oberfläche der Konjunktiva (8) sitzenden Weibchen legen embryonierte Eier ab (6), aus denen Larven I schlüpfen. Überträger ist Musca autumnalis. Die Fliegen infizieren sich durch Aufnahme von Larven I mit der Tränenflüssigkeit. Im Fliegendarm entwickeln sie sich zu den 3 mm großen Larven III innerhalb von 12–15 Tagen (9). Diese wandern in den Rüssel der Fliege ein und werden erneut auf die Konjunktiva eines Pferdes übertragen. Über 2 Häutungen entwickeln sich die geschlechtsreifen Würmer; das Weibchen beginnt nach 77 Tagen (Präpatenz) mit der Eiablage (10).

Pathogenese Klinisch handelt es sich meist um eine akute Entzündung der mittleren Augenhaut mit Bulbusschmerz, Injektion der konjunktivalen und skleralen Gefäße, diffuse Hornhauttrübung, schiefergrauer Verfärbung der Iris sowie Miosis. Daneben können auf den ödematösen Konjunktiven auch erbsengroße Ulzerationen auftreten, bei deren histologischer Untersuchung stark mit Eosinophilen und Lymphozyten (2) infiltriertes Granulationsgewebe mit zentraler Nekrose gefunden werden. Vereinzelt treten an der Konjunktiva Dermoidzysten mit lebenden Thelazien auf.

Diagnose Bei Anästhesierung der erkrankten Augen mit 2½% Kokainlösung lassen sich Thelazien meist nachweisen, da sie dann aus den Tränenkarunkeln und unter der Konjunktiva zum lateralen Augenwinkel wandern.

Bekämpfung Für eine symptomatische Behandlung der frisch erkrankten Augen hat sich Atropin-Aureomycin-Salbe bewährt.
Eine Therapie kann mit Levamisol (2 × 5 mg/kg Kgw. i.m. im Abstand von 3 Wochen) versucht werden. In vergleichenden Untersuchungen hatten Cambendazol, Fenbendazol, Febantel, Oxfendazol, Oxibendazol, Pyrantel-Pamoat, Ivermectin und Levamisol-Piperazin sowie einige andere Verbindungen keinen Einfluß auf die Infektion (11). Die wenigen rezidivierenden Fälle führten fast immer zur einseitigen oder beiderseitigen Erblindung.

Habronematose

3 Habronema- bzw. Draschia-Arten kommen im Magen des Pferdes vor. Sie unterscheiden sich nur geringgradig in ihrer Morphologie, Biologie und Pathogenität. Typisch für die 8–25 mm großen Würmer sind die um die Mundöffnung liegenden Zwischen- und dreilappigen Pseudo-Lippen und die kragenähnliche Kutikulavorwölbung am Vorderende. Die Männchen sind am Hinterende eingerollt, haben ungleiche Spikula und asymmetrische postanale Papillen.

Habronema muscae (CARTER, 1861), gelblich-orangefarbener Magenwurm.

Männchen: 8–14 mm; breite Kaudalflügel; ein 2,5 mm langes, dünnes sowie ein 500 µm langes, dickes Spikulum.
Weibchen: 12–22 mm; Seitenflügel reichen bis an die Höhe der Vulva; Vulva im vorderen Körperdrittel.
Eier: 40–50 × 10–12 µm, mit Larve.

Habronema microstoma (SCHNEIDER, 1866), großer weißer Magenwurm: dicke Auskleidung der Mundhöhle, 2 Zähne am Grunde der Mundhöhle.

Männchen: 9–16 mm; Kaudalflügel fehlen; Spikula 350 und 750 µm.
Weibchen: 15–25 mm; Vagina mit deutlichem Bulbus.
Eier: 45–50 × 16 µm, mit Larve.

Draschia megastoma (RUDOLPHI, 1819), kleiner weißer Magenwurm: Kopfende durch eine Einschnürung deutlich abgesetzt; Mundöffnung mit 4 großen und 2 kleinen Lippen; Mundhöhle trichterförmig, ohne Zähne; Seitenflügel am Kopfende breit, dann schmäler werdend.

Männchen: 7–10 mm; 4 Paar präanale und 2 Paar postanale Papillen; Spikula 280 und 460 µm.
Weibchen: 10–13 mm; Vulva 4 mm hinter dem Vorderende; vivipar.

Entwicklung Die Entwicklung ist eingehend für Draschia megastoma untersucht. Die tief in Knoten der Magenschleimhaut sitzenden Weibchen legen Larven I ab. Sie werden im Kot von dort sich entwickelnden Muscidenlarven (Musca domestica, M. humilis u. a.) aufgenommen. In den Malpighischen Gefäßen oder im Fettkörper (Habronema muscae) des sich gleichzeitig weiterentwickelnden Zwischenwirtes häuten sie sich zu Larven II und sind als Drittlarven nach 15 Tagen infektionstüchtig. H. microstoma wird hauptsächlich von der blutsaugenden Stomoxys calcitrans übertragen. Diese Stechfliege rauht vor dem eigentlichen Saugakt die Pferdehaut auf. Auf diese kleinen Wundflächen wandern dann die Habronema-Larven aus. Die normalerweise an den Lippen und Nüstern des Pferdes abgesetzten Infektionslarven wandern zum Magen, dringen in die Schleimhaut des Drüsenteils ein und werden nach 2 Monaten (Präpatenz) geschlechtsreif.

Pathogenese Habronema muscae und H. microstoma sitzen meist mit ihren Vorderenden in den Magendrüsen, bedingen eine starke Schleimbildung und verursachen (16) eine chronische katarrhalische Gastritis (bei H. muscae mit Hämorrhagien und Ulzerationen). Draschia megastoma führt in der Umgebung der Kardia zur Bildung von bis hühnereigroßen Knoten, aus deren kraterförmiger Einziehung auf Druck sich verkäsendes Material mit Würmern entleert. Nach einer gewissen Zeit wandern die Würmer aus den Knoten aus und sterben ab, so daß nur Vernarbungen zurückbleiben. Ausnahmsweise können die abszedierenden Knoten in die Bauchhöhle durchbrechen und zu Peritonitiden führen. Vereinzelt wurden durch Habronema-Larven bedingte Granulome auch an Präputium und Penis von Hengsten beobachtet (6).

Klinisch werden die Magenhabronematose und die Hauthabronematose unterschieden. Die Magenhabronematose wird im Labor nur selten diagnostiziert, zumal eine Anreicherung der Larven bei der Kotuntersuchung meist nicht erfolgt. Infolge der chronischen Gastritis werden Verdauungsstörungen, Kolikerscheinungen während der Futteraufnahme (besonders bei Befall mit Draschia) sowie Abmagerung beobachtet.

Unter der Bezeichnung »schlecht heilende Sommerwunden des Pferdes« sind die in der warmen Jahreszeit auftretenden, stark granulierenden Hautwunden an Kopf, distalen Extremitätenstellen und in der Sattellage zu verstehen (17). Sie werden verursacht durch Habronema-Larven, welche die Überträgerfliegen an kleinen Hautdefekten absetzen. Die Larven dringen in das Gewebe ein und bedingen während mehrerer Wochen eine starke Granulation; eine Weiterentwicklung erfolgt nicht. Es entstehen hauptsächlich an den Prädilektionsstellen zunächst unscheinbare Dermatitiden mit Schwellung, Empfindlichkeit und starkem Juckreiz. Bei Ausbreitung der Veränderungen werden die Wundränder nekrotisch, das Granulationsgewebe ragt oftmals blumenkohlartig über die Wundfläche hinaus. Das histologische Bild ist durch eine außergewöhnlich starke Infiltration des Granulationsgewebes mit Eosinophilen gekennzeichnet.

Im Anfangsstadium fällt bei den Pferden eine meist stark juckende, nässende Stelle von Erbsen- bis Markstückgröße auf; durch Benagen und Scheuern entstehen daraus innerhalb kurzer Zeit großflächige Wunden (17). In manchen Fällen tritt besonders an den Extremitäten durch bakterielle Sekundärinfektionen eine phlegmonöse Schwellung der Wundumgebung auf. Erst im Herbst tritt eine Heilung ein, wobei teilweise große Narben und Narbenkeloide zurückbleiben. Gelegentlich werden auch Lungen- und Konjunktiva-Habronematosen beobachtet (1).

Diagnose Die in der warmen Jahreszeit an den charakteristischen Lokalisationen auftretenden, schlecht heilenden Sommerwunden sind mit anderen Krankheitsbildern kaum zu verwechseln. Differentialdiagnostisch abzuklären sind akute Verletzungen, z. B. Wunden durch Streichen und Greifen oder der sog. Kronentritt, die jedoch bei entsprechender Versorgung bald in Heilung übergehen. Eine weitere parasitär bedingte Erkrankung, das durch Parafilaria multipapillosa hervorgerufene »Sommerbluten« der Pferde, kann ebenfalls ausgeschlossen werden; Prädilektionsstellen für diese Filarien sind Schulter, Widerrist und Hals. Die Diagnose wird gesichert durch den koproskopischen Nachweis der embryonierten Eier (bei H. muscae und H. microstoma) und durch den Nachweis von Larven bei D. megastoma.

Bekämpfung Zur Therapie der Magenhabronematose eignen sich Oxfendazol, Oxibendazol und Thiabendazol *(Tab. 12),* doch scheint die Wirkung der Präparate auf adulte Stadien erheblichen Schwankungen zu unterliegen, auch werden unreife Stadien relativ schlecht erfaßt. Zur Behandlung der Hauthabronematose wurde 6%ige Trichlorfon-Lösung in einer Dosis von 18 mg/kg Kgw. im Aufgießverfahren erfolgreich eingesetzt (17). Die therapeutischen Maßnahmen werden wirksam unterstützt durch eine sachgemäße Packung des Mistes, die eine Entwicklung der Fliegenmaden verhindert; durch Verwendung von Repellentien lassen sich Fliegen abwehren.

Parafilariose

Bei Pferd, Maultier und Esel in Süd- und Osteuropa tritt ausschließlich in den Sommermonaten eine Dermatose auf, die als »Sommerbluten« bezeichnet wird. Die Ursache ist Parafilaria multipapillosa, eine im lockeren Bindegewebe zwischen den oberflächlichen und tiefen Faszien der Hautmuskeln lebende Filarienart.

Parafilaria multipapillosa (CONDAMINE und DROUILLY, 1878): Kutikula mit feinen Querstreifen, die am Vorderende durch warzenartige Erhebungen ersetzt sind; Mundöffnung mit 2 Wülsten.

Männchen: 2,8–3 cm; Hinterende abgerundet; deutliche Kaudalflügel mit gestielten Analpapillen; Spikula 140 und 700 µm.
Weibchen: 4–7 cm; Vulva nahe der Mundöffnung.
Mikrofilarien: 160–190 µm; ungescheidet; knopfartig erweitertes Vorderende und allmählich sich verjüngendes Hinterende.

Entwicklung Die im Bindegewebe lebenden Weibchen bohren sich in die Haut ein. Dann legen sie in die entstehenden erbsengroßen blutgefüllten Zysten Eier ab, aus welchen schon bald die Mikrofilarien schlüpfen. Beim Aufbrechen dieser Zysten tritt Blut aus (»Sommerbluten«), gleichzeitig kommen die Mikrofilarien nach außen und können von Fliegen aufgenommen werden. Haematobia atripalpis ist das spezifische Überträgerinsekt, in welchem innerhalb von 10–15 Tagen das infektionsfähige Larvenstadium III erreicht wird.

Pathogenese Beim Sommerbluten entstehen an der unteren Halsgegend sowie an Schulter, Seitenbrust, Widerrist und Rücken bis 3 cm im Durchmesser große derbe Knötchen (subkutane Granulome mit nekrotischen Zellen im Zentrum), die bei unmittelbarer Sonnenbestrahlung aufbrechen und Blut austreten lassen (5).

Diagnose Die Diagnose stützt sich auf den Nachweis von Mikrofilarien im ausgetretenen bzw. ausgedrückten Exsudat nativ.

Bekämpfung Als Therapie haben sich Trichlorfon-Präparate (z. B. 35 mg/kg Kgw. Neguvon, 4 × innerhalb von 6 Tagen (15), auch dreiwertige Antimonformulierungen (z. B. Fuadin) sowie Diethylcarbamazine bewährt (5, 14). In allen Fällen verschwanden die Mikrofilarien nach einiger Zeit aus dem Blut. Auch die Injektion von Anästhetika in die Umgebung der Blutungen veranlaßt die Würmer zur Auswanderung. Zur Prophylaxe werden Repellentien für Weidetiere empfohlen.

In bisher nur wenigen Einzelfällen wurde auch bei Pferden die als Herzwurm des Hundes bekannte Filarie *Dirofilaria immitis* (s. Fleischfresser, S. 396) im rechten Ventrikel und im Zwerchfell-Lappen der Lunge nachgewiesen (7, 19).

Setariose

Setarien parasitieren bei Pferden, seltener bei Esel und Maultier, in der Bauchhöhle; sie kommen vereinzelt auch in Skrotum, Leber, Milz und Perikard, als Larven im Glaskörper und der vorderen Augenkammer vor. Es sind weißliche, durchscheinende Nematoden, deren Mundöffnung von einem chitinigen Kragen mit 4 Lippen und mehreren Kopfpapillen umgeben ist.

Setaria equina (ABILDGAARD, 1789):

Männchen: 3–8 cm; am Hinterende je 4 Paar pränale und postanale Papillen; Spikula 140–230 und 600 µm.
Weibchen: 7–15 cm; Vulva 500 µm hinter dem Vorderende; Hinterende knopfförmig mit 2 Papillen.
Mikrofilarien: 240–260 µm; gescheidet; Vorderende abgerundet; mehrere Reihen feiner Dörnchen; Hinterende S-förmig; deutlicher, 30–40 µm langer Innenkörper.

Entwicklung Einzelheiten der Entwicklung sind nicht bekannt. Es werden jedoch Mükken als Überträger vermutet, da experimentell eine Infektion mit 2 verschiedenen Aedes-Arten gelang.

Pathogenese Setarienbefall ist in Deutschland fast unbekannt; dagegen werden aus ost- und südosteuropäischen Ländern Befallsprozente beim Pferd von 20–50 mitgeteilt. Dabei sind bis zu 20 Setarien pro Tier die Regel, 150 und mehr Parasiten seltene Ausnahmen bei extrem abgemagerten Pferden.

Geschlechtsreife Setarien scheinen nur eine geringe pathogene Bedeutung zu haben. Die bei befallenen Schlachtpferden häufig am Zwerchfell beobachteten filamentösen Auflagerungen deuten jedoch auf gewisse Entzündungsprozesse (Peritonitis) hin. Setarien im Skrotum bedingen Schmerzhaftigkeit, Anschwellung und gewisse Beeinträchtigung des Ganges.

Junge Setarien verursachen Lichtscheue, Tränenfluß, Hyperämie der Lidbindehaut, diffuse Trübung der Hornhaut und fibrinöses, vereinzelt mit Blut durchsetztes Exsudat in der vorderen Augenkammer. Ein Absterben dieser Jugendstadien kann zur Erblindung führen. Daneben können ins Gehirn eingewanderte Setarien Enzephalomyelitiden hervorrufen.

Diagnose Die Feststellung der latenten Setariose ist durch den Nachweis der gescheideten und mit dem deutlichen Innenkörper versehenen Mikrofilarien im Blut möglich. Es wird angenommen, daß eine nokturne Periodizität besteht, andererseits aber auch Umwelteinflüsse (erhöhte Außentemperatur und Luftdruck) das gehäufte Auftreten der Mikrofilarien im Kapillargebiet der peripheren Gefäße begünstigen.

Bekämpfung Durch Anstechen der Kornea lassen sich die im Kammerwasser befindlichen Parasiten entfernen; die klinischen Erscheinungen klingen dann nach 8 Tagen ab. Die in der Bauchhöhle parasitierenden adulten Setarien erfordern keine Therapie.

Onchozerkose

Onchozerken sind Parasiten des Sehnen- und Bindegewebes und fallen durch spiralige kutikuläre Verdickungen (siehe Onchozerkose Wdk., Abb. 54) im mittleren Körperbereich auf. Die Mundöffnung ist von 8 in 2 Ringen angeordneten Papillen umgeben. Die Männchen haben teilweise gut entwickelte Kaudalflügel sowie Papillen und ungleiche Spikula; die Vulva der Weibchen liegt im Ösophagusbereich; die Mikrofilarien sind ungescheidet, Innenkörper fehlt.

Bei Equiden kommen weltweit verbreitet 2 verschiedene Onchozerkenarten mit jeweils spezifischen Siedlungsorten vor; es sind dies Onchocerca cervicalis und O. reticulata.

Onchocerca cervicalis RAILLIET und HENRY, 1910, im Nackenband.

Männchen: 6–7 cm; breites Hinterende; 8–10 Paar große Papillen; Spikula 100–120 und 320–360 µm.
Weibchen: über 50 cm (bisher noch kein Exemplar in toto isoliert); Hinterende stumpfkegelförmig.
Mikrofilarien: 240 µm; ungescheidet; deutlich (ventral- oder dorsalwärts) gebogen; sich zu einer Spitze verjüngend.

Onchocerca reticulata DIESING, 1841, im Bereich des Musculus interosseus medius und der Beugesehnen.

Männchen: 15–20 cm; Hinterende von seitlichen Kutikularwülsten leicht eingebuchtet; 5 paarige und 2 unpaarige Papillen; Spikula 120 und 270 µm.
Weibchen: mindestens 75 cm; Vulva 400 µm hinter dem Vorderende; Kutikula mit paral-

lel verlaufenden äußeren Ringelungen. Mikrofilarien: 330–370 µm; peitschenschnurartig ausgezogen (ohne Biegung); langes spitzes Hinterende; Schwanzlänge ab Genitalzelle über 140 µm.

Entwicklung Die geschlechtsreifen Weibchen von O. cervicalis leben im Ligamentum nuchae, die Mikrofilarien reichern sich im Unterhautbindegewebe vor allem der Nabelgegend und der Flanken an. Diese Stellen sind auch die bevorzugten Saugstellen der Zwischenwirtmücken Culicoides sp., in deren Brustmuskulatur sich die Mikrofilarien zu Infektionslarven entwickeln; sie finden sich am 24. Tag in der Proboscis und werden beim Stechakt auf das Pferd übertragen. Hier kann ihre Entwicklung zur Geschlechtsreife bis 16 Monate lang dauern.

Einzelheiten der Entwicklung von O. reticulata sind bisher nicht bekannt.

Pathogenese Das von *O. cervicalis* befallene Nackenband weist in der Faserrichtung hyaline, glasig durchscheinende Streifen auf, die den Sitz der Würmer anzeigen. Später verfärbt sich das Sehnengewebe grünlich, wird brüchig und hat oft bis zu walnußgroße nekrotische Herde. Beim Absterben der Würmer verkalken die Herde (18), die eine beträchtliche Ausdehnung erreichen können. Sie haben teilweise scharfe Kanten und Ecken, so daß es bei abgemagerten Reit- und Tragtieren leicht zu Druckschäden kommt. Es bilden sich Ödeme mit später durchbrechenden Fistelkanälen bis zu 25 cm Länge. Im Fistelsekret sind Wurmteile nachweisbar. Die Infektion tritt besonders stark im Sommer auf und geht bis zum Winter erheblich zurück (12).

Die Mikrofilarien kommen normalerweise im Unterhautbindegewebe vor, finden sich aber auch in den Augen, besonders in der Sklera, Konjunktiva und seltener im Ziliarkörper. Die Anzahl schwankt dabei zwischen einigen wenigen und vielen tausend Exemplaren. Eine früher vermutete Mitbeteiligung dieser Mikrofilarien an der periodischen Augenentzündung der Pferde (Mondblindheit) ist in Frage gestellt.

Manchmal wird neben O. cervicalis auch O. gutturosa (s. Rind, S. 200) gleichzeitig bei Pferden isoliert (13).

O. reticulata verursacht in den proximalen Gleichbeinbändern knotenförmige, auf Druck sehr schmerzempfindliche Anschwellungen, die oft langanhaltende Stützbein-Lahmheiten zur Folge haben. Die befallenen Sehnen sind vielfach um das Doppelte verdickt. Das die Sehnen umhüllende Bindegewebe ist serös infiltriert und von gelblicher Farbe. Die Wurmherde sind teilweise schon von außen zu sehen, besonders wenn sie Knoten bilden. An der Oberfläche der Sehnen abgestorbene Würmer verkalken. Gleichzeitig kann das Sehneninnere mit zahlreichen Herden noch lebender Onchozerken durchsetzt sein. Über eine pathogene Wirkung der Mikrofilarien ist nichts bekannt.

Diagnose Auch wenn schon die deutlichen Veränderungen Onchocerca-Befall vermuten lassen, ist die Diagnose leicht durch den direkten Parasitennachweis zu sichern; im Fistelsekret finden sich meist Wurmfragmente, außerdem lassen sich Mikrofilarien durch Anritzen der Haut, Aufnehmen von Gewebslymphe auf einen Objektträger und Verdünnen mit physiol. NaCl-Lösung leicht mikroskopisch feststellen. Wenn dies nicht gelingt, erbringt die serologische Untersuchung (IFAT, ELISA) klare Hinweise auf eine bestehende Infektion.

Bekämpfung Widerristschäden heilen nach Punktion der Schwellung und einer kombinierten Penicillin-Cortison-Therapie in vielen Fällen ab. Im allgemeinen wird die Radikaloperation durchgeführt. Eine Chemotherapie bei Befall der Beugesehnen mit O. reticulata ist nicht bekannt.

In Afrika wurde beim Esel eine weitere Art, *Onchorcerca raillieti* beschrieben (3).

Elaeophorose

In den Arterien und Venen im Bereich des Hauptmittelfußknochens und des Fesselbeines parasitiert eine weitere Onchozerkenart, Elaeophora böhmi.

Elaeophora böhmi SUPPERER, 1953: Vorderende ohne Lippen; Kutikula des Männchens und des vorderen Teiles der Weibchen quergestreift.

Männchen: 4,5–5,5 cm; Hinterende korkzie-

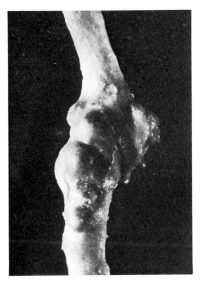

Abb. 91 Elaeophora böhmi – Wurmknoten in der Wand einer Arterie

herartig gewunden; Spikula 100 und 300 µm. Weibchen: bisher nur in Teilen isoliert, deshalb Gesamtlänge nicht bekannt; Vulva 590 µm hinter dem Vorderende; Hinterende gedreht.
Mikrofilarien: 300–330 µm; peitschenschnurartig ausgezogen; Schwanzlänge ab Genitalzelle bis 120 µm.

Entwicklung Einzelheiten des Lebenszyklus sind noch nicht bekannt.

Pathogenese Die in den Arterien und Venenwandungen sitzenden Würmer verursachen Entzündungen und beträchtliche Verdickungen der Gefäßwände, teilweise erbsengroße und vielfach konfluierende Wurmknoten *(Abb. 91)*. Die dadurch bedingte Störung in der Blutversorgung der distalen Extremitätenteile bei gleichzeitigem Befall mehrerer Gefäße verursacht Lahmheiten. Ausführliche klinische Berichte sowie Sektionsbefunde liegen bisher in größerem Umfange nicht vor.

Außer durch ihren spezifischen Sitz lassen sich die 5 bei Equiden vorkommenden Filarienarten durch ihre morphologisch unterscheidbaren Mikrofilarien differenzieren. Der folgende Schlüssel erleichtert die Bestimmung der Mikrofilarien:

1 a	gescheidet, mit Innenkörper	Setaria equina
b	ungescheidet, ohne Innenkörper	2
2 a	Hinterende abgerundet, kürzer als 200 µm:	Parafilaria multipapillosa
b	Hinterende spitz, länger als 200 µm . .	3
3 a	Schwanz kurz:	Onchocerca cervicalis
b	Schwanz lang, peitschenschnurartig .	4
4 a	Schwanzlänge ab Genitalzelle über 140 µm:	Onchocerca reticulata
b	Schwanzlänge ab Genitalzelle bis 120 µm:	Elaeophora böhmi

Literatur

1. AMJADI, A. R. (1977): An outbreak of skin habronemiasis with keratoconjunctivitis in 300 army horses. 8th Int. Conf. WAAVP Sydney, 105. – **2.** ARBUCKLE, J. B. R., L. F. KHALIL (1978): Thelazia lacrymalis in the eyelids of British horses. Vet. Rec. **103**, 158–159. – **3.** BAIN, O., R. L. MULLER, Y. KHAMIS, J. GUILHONS, T. SCHILLHORN VAN VEEN (1976): Onchocerca raillieti n. sp. (Filariodea) chez l'Ane domestique en Afrique. J. Helminth. **50**, 287–293. – **4.** FINAZZI, M., G. LATTANZIO, G. MALNATI (1977): Habronemiasi genitale nello stallone. Clinica Vet. **100**, 23–31. – **5.** HEDJAZI, M., A. MIRZAYANS (1978): Parafilariose equine dans la région de Teheran (Iran). Aspect clinique et traitement. Revue Méd. Vét. **129**, 1685–1691. – **6.** IVASHKIN, V. M., L. A. CHROMOVA, N. M. BARANOVA (1979): Der Entwicklungszyklus von Thelazia lacrymalis (russ.) wet. Mosk. **7**, 46–47. – **7.** KLEIN, J. B., E. D. STODDARD (1977): Dirofilaria immitis recovered from a horse. J. Am. Vet. Med. Ass. **171**, 354–355. – **8.** LADOUCEUR, C. A., K. R. KAZACOS (1981): Thelazia lacrymalis in horses in Indiana. J. Am. Vet. Med. Ass. **178**, 301–302. – **9.** LYONS, E. T., J. H. DRUDGE, S. C. TOLLIVER (1976): Thelazia lacrymalis in horses in Kentucky and observations on the face fly (Musca autumnalis) as a probable intermediate host. J. Parasitol. **62**, 877–880. – **10.** LYONS, E. T., J. H. DRUDGE, S. C. TOLLIVER (1980): Experimental infections of Thelazia lacrymalis: Maturation of third stage larvae from face flies (Musca autumnalis) in eyes of ponies. J. Parasitol. **66**, 181–182. – **11.** LYONS, E. T., J. H. DRUDGE, S. C. TOLLIVER (1981): Apparent inactivity of several antiparasitic compounds against the eyeworm Thelazia lacrymalis in equids. Am. J. Vet. Res. **42**, 1046–1047. – **12.** MACHUL'SKIĬ, S. N., V. A. SHABAEV, M. I. FOMINA (1979): Onchocerciasis of horses in central districts of the Buryat ASSR and the Mongolian National Republic. Zooparazitologiya, 45–52. – **13.** OTTLEY, M. L., D. E. MOORHOUSE (1978): Equine onchocerciasis. Austr. Vet. J. **54**, 545. – **14.** RAZING, S. A.: Ein klinischer Vorversuch zum Einsatz von Stibophen (Fuadin®) bei der Behandlung der Filariose des Pferdes. Vet. Med. Nachr., 75–84. – **15.** RAZIG, S. A. (1979): Trichlorfon (Neguvon®) zur Behandlung der Filariose beim Pferd. Vet. Med. Nachr., 137–139. – **16.** REDDY, A. B., S. N. S. GAUR, U. K. SHARMA (1976): Pathological changes due to Habronema muscae and H. megastoma (Draschia megastoma) infection in equines. Ind. J. Anim. Sci. **46**, 207–210. – **17.** RICHTER, W., O. DIETZ, R. RIBBECK, TH. HIEPE (1979): Vorkommen und Behandlung von Sommerwunden bei Sportpferden. Mh. Vet. Med. **34**, 663–666. – **18.** RONÉUS, O. (1980): Två förbisedda hästparasiter. Svensk Vet. **32**, 713–716. – **19.** YOSHIHARA, T., T. KANEMARU, M. OIKAWA, M. KANEKO, I. OHISHI, S. KUME (1977): Four cases of Dirofilaria immitis infection in racehorses. Exp. Rep. Equine Health Lab. **14**, 1–12.

Arthropoden

Ähnlich wie bei Wiederkäuern sind bei Equiden durch Ektoparasiten verursachte Dermatosen häufig und von wirtschaftlicher Bedeutung. Unter den Acarida spielen Vertreter der Familien Ixodidae, Demodicidae, Sarcoptidae und Psoroptidae, unter den Hexapoda Haarlinge, Läuse und die Erreger verschiedener Myiasen bei Pferden, Maultieren und Eseln eine gewisse Rolle.

Acarida
Zeckenbefall

Bei Pferden kommen in Mitteleuropa mehrere Schildzeckenarten als temporäre Ektoparasiten und als Babesien-Überträger vor, z. B. *Dermacentor marginatus*, *D. reticulatus* und *Haemaphysalis punctata*. Am häufigsten jedoch wird *Ixodes ricinus* beobachtet. Entwicklung, Pathogenese und Bekämpfung siehe Zeckenbefall der Wiederkäuer, S. 205.

Demodikose

Die Demodikose des Pferdes kann durch Demodex equi und D. caballi verursacht sein (2).

Demodex equi (RAILLIET, 1895): 300–380 × 40–45 µm; wurmförmig; Abdomen doppelt so lang wie breit; 4 Paar stummelförmige, mit 2 Krallen endende Extremitäten.

Eier: 60–80 × 40–50 µm.

Demodex caballi (RAILLIET, 1895): 320–440 × 50–53 µm; vornehmlich in den Maibomschen Drüsen der Augenlider.

Eier: 100–107 × 35–38 µm.

Entwicklung Aus den Eiern schlüpfen Larven I, die sich über ein weiteres Larvenstadium in 7 Tagen zu 8beinigen Protonymphen häuten. Nach einer weiteren Häutung entsteht die Nymphe II mit gliederten Extremitäten. Die Gesamtentwicklung bis zur geschlechtlich differenzierten Milbe dauert etwa 4 Wochen.

Pathogenese Demodex equi bedingt vor allem am Kopf sowie in der Stirn-, Nasen- und Augenregion kleine haarlose Stellen, die sich bei länger bestehendem Befall auf Schulter, Unterbrust und Flanken ausdehnen. Eine Übertragung auf nebenstehende Pferde sowie über das Geschirr oder Sattelzeug wird nicht beobachtet. Primär fehlt bei der Demodikose der Juckreiz. Bakterielle Sekundärinfektionen führen jedoch vielfach zu Kratzeffekten, Knötchen und Geschwüren.

Diagnose Zur Sicherung der Diagnose ist der Nachweis von Demodex-Milben notwendig. Hierfür muß das Hautgeschabsel tief mit dem scharfen Löffel entnommen werden. Differentialdiagnostisch kommen zahlreiche parasitäre (Räude) und bakterielle Erreger von Dermatosen in Frage.

Bekämpfung Beim Pferd verläuft die Demodikose meist subklinisch; deshalb ist eine Behandlung nur selten erforderlich. Im Bedarfsfall kann auf Phosphorsäureesterpräparate zurückgegriffen werden, die in der Regel nur zu einer klinischen, nicht zu einer parasitären Heilung führen. Behandlungen müssen mehrmals in wöchentlichen Abständen fortgeführt werden. Örtlich werden auch noch Schmierkuren mit schwefelhaltigen Salben oder Styrax-Leinöl-Liniment angewandt. Jede Chemotherapie sollte durch gute Fütterung unterstützt werden.

Trombidiose

Der Befall mit Herbstgrasmilben wird bei Pferden nur vereinzelt beobachtet. Es handelt sich dabei fast ausschließlich um Larven von Neotrombicula autumnalis.

Neotrombicula autumnalis (SHAW, 1790): 2 mm lange, blaßgelbe bis rötliche Milbe; stark beborstet; starke Einschnürung zwischen dem 2. und 3. Beinpaar.

Larve: 250–500 µm; 3 Paar lange Beine mit Krallen; Hinterkörper und Beine stark behaart (siehe Abschnitt Fleischfresser, *Abb. 146*).

Entwicklung Das adulte Milbenweibchen überwintert im Erdboden und legt im Frühjahr mehrere hundert Eier ab. Die daraus schlüpfenden Larven benötigen zu ihrer weiteren Entwicklung einen Warmblüter (z. B. Pferd), an dem 3–5 Tage Nahrung (Exsudat, durch Speicheldrüsensekret aufgeschlossene Hautzellen, selten Blut) aufgenommen wird. Die weitere Entwicklung zu Nymphen und Imagines erfolgt nicht mehr parasitisch.

Pathogenese Die Trombidiose verursacht in den Monaten August/September bei Pferden Ekzeme an Kopf, Ohren und Schenkelinnenflächen. Meist sitzen die rötlichen Milbenlarven gruppenweise zusammen, so daß die befallenen Stellen als rote Streifen und Flecken deutlich zu erkennen sind. Der starke Juckreiz führt zu Scheuereffekten und sekundären bakteriellen Infektionen.

Diagnose Eine sichere Diagnose läßt sich nur durch den Nachweis der Neotrombicula-Larven stellen.

Bekämpfung Abgesehen von Präparaten zur Behebung des Juckreizes ist die Anwendung von Phosphorsäureester-, Carbamat- und Pyrethrumverbindungen zweckmäßig.

Räude

Bei Pferden kommen Sarcoptes-, Psoroptes- und Chorioptes-Arten als Räudeerreger vor. Morphologische und biologische Einzelheiten dieser 3 Milbengattungen wurden im Abschnitt Wiederkäuer (*S. 212*) besprochen.

Sarcoptes equi GERLACH, 1857, der Erreger der Kopfräude: Mundkegel abgerundet; nur die beiden vorderen Beinpaare überragen die Körperoberfläche.

Männchen: 190–230 × 170 µm.
Weibchen: 300–450 × 255–345 µm; deutliche Rückenblöße.

Bei entsprechender Disposition (z. B. Mangelernährung) entstehen anfangs an Kopf und Widerrist Knötchen und Bläschen; es kommt zu fleckenweisem Haarausfall, zu Krusten- und Borkenbildung und allmähler Ausbreitung auf Rücken und Flanken. Hochgradig räudekranke Tiere werden kachektisch.

Wegen der stürmischen Ausbreitungstendenz und der großen wirtschaftlichen Schäden ist die Sarcoptesräude in manchen Ländern anzeigepflichtig und damit Maßregelungen nach dem Tierseuchengesetz unterworfen. S. equi geht auf den Menschen über und kann eine unangenehme Scheinräude hervorrufen.

Die Psoroptesräude des Pferdes wird vornehmlich durch Psoroptes equi, gelegentlich auch durch Psoroptes cuniculi hervorgerufen (3).

Psoroptes equi (HERING, 1838), Erreger der Steißräude ausschließlich des Pferdes: die 500–700 µm großen Milben sitzen hauptsächlich an der Schwanzwurzel und an geschützten Körperstellen (am Hals unter der Mähne, im Kehlgang, am Unterbauch und an den Innenflächen der Hinterschenkel). Sie geben Anlaß zur Bildung dicker Knoten und zerklüfteter Borken. Infolge starken Juckreizes scheuern sich die Tiere; dies führt zu Kratzeffekten, Haarverlust, erheblichen Hautverdickungen und sekundären Infektionen.

Psoroptes cuniculi (DELAFOND, 1859), Erreger der Ohrräude von Pferd, Esel und Maultier.

Männchen: 385–565 × 200–460 µm.
Weibchen: 405–820 × 350–500 µm.

Chorioptes bovis (HERING, 1845) (s. Rind, S. 215), Erreger der Fußräude: Es sind vor allem die Fesselbeuge, gelegentlich auch die Karpal- und Tarsalgelenke, selten die Schweifrübe befallen. Es kommt zu Reizungen und Verdickungen der Haut sowie zur Bildung von Borken, tiefen Ragaden und infolge Sekundärinfektonen zu schmierigen Belägen. Die Tiere sind unruhig, stampfen mit den Beinen, benagen und scheuern sich bei jeder Gelegenheit.

Diagnose Die Diagnose wird durch den Milbennachweis im Hautgeschabsel gesichert. Dieses muß mit dem scharfen Löffel tief entnommen werden. Differentialdiagnostisch sind Dermatosen anderer Genese, insbesondere Mykosen auszuschließen.

Bekämpfung Bei der beim Pferd sehr selten gewordenen Sarcoptes- und auch Psoroptesräude ist eine Ganzbehandlung (Wasch- oder Sprühverfahren) der Tiere mit einer Phosphorsäureester-, Carbamat- oder Pyrethrumverbindung oder mit Pyrethroiden vorzunehmen. Die Behandlung ist einmal im Abstand von einer Woche zu wiederholen. Auch der Einsatz von Ivermectin 0,2 mg/kg s.c. kann empfohlen werden (1). Diese Form der Behandlung bietet den Vorteil, daß gleichzeitig die wichtigsten Pferdenematoden und Gasterophiluslarven erfaßt werden, die einen prädisponierenden Faktor darstellen können. Stall, Geschirr oder Sattelzeug und Geräte sind mit einem Akarizid (Konzentration wesentlich höher wählen als zur Tierbehandlung) zu desinfizieren. Das einfachste Entseuchungsverfahren besteht in der Nichtbenützung der Stallungen und Geräte über 4 Wochen.

Die Chorioptesräude, die zwar relativ häufig vorkommt, aber nur selten zu schweren Krankheitserscheinungen Anlaß gibt, kann lokal behandelt werden. Die Extremitäten werden distal ab Karpalgelenke mit einer der oben genannten Verbindungen gewaschen; in den Fesselbeugen sollten vorher die Haare gekürzt werden.

Die Pferderäude geht in der Regel während der Sommermonate in ihrer Intensität zurück oder verschwindet völlig. Bei Beginn der kalten Jahreszeit und bei ausschließlicher Stallhaltung tritt sie vielfach klinisch in Erscheinung.

Literatur
1. BELLO, T. R., C. M. NORFLEET (1981): Critical antiparasitic efficacy of ivermectin against equine parasites. J. Equine Vet. Sci. **1**, 14–17. – 2. DESCH, jr. C. E., W. B. NUTTING (1978): Redescription of Demodex caballi (= D. felliculorum var. equi RAILLIET, 1895) from the horse Equus caballus. Acarologia **20**, 235–240. – 3. HIEPE, TH. (1982): Lehrbuch der Parasitologie. Bd. 4 Veterinärmedizinische Arachno-Entomologie. Jena: VEB G. Fischer.

Hexapoda

Bei Pferden kommen Vertreter der Ordnungen Anoplura (Läuse), Mallophaga (Haarlinge) und Diptera (Mücken, Bremsen, Fliegen, Lausfliegen) als Lästlinge und Parasiten vor.

Läuse

Anopluren (Läuse) haben einen langen schmalen Kopf und einen breiten Thorax. Sie sind permanente Parasiten und saugen Blut. Drei verschiedene Läusearten kommen bei Pferden und/oder Eseln vor.

Haematopinus asini asini (LINNÉ, 1758), Wildesellaus:

Männchen: 2,0–2,5 mm.
Weibchen: 2,5–3,6 mm; rudimentäre Augen; Kopf langgestreckt und schmal mit Augenecken; alle Beine gleich lang.

Haematopinus asini macrocephalus (BURMEISTER, 1838), Pferdelaus:

Männchen: 2,6–2,8 mm;
Weibchen: 3,6–3,8 mm; Abdomen längsoval.

Ratemia squamulata (NEUMANN, 1911), Hauseselaus: Vorderbeine mit schlanker Kralle; sind wesentlich kürzer als Mittel- und Hinterbeine, die eine stärkere Kralle besitzen; Abdomen weich. Parasit des Hausesels, in Europa bisher nicht nachgewiesen.

Entwicklung Die Eier (»Nissen«) werden an Kopf, Innenseite der Ohren, Schultern, Rücken und Flanken abgelegt. Die 3 Larvenstadien brauchen zu ihrer Entwicklung 7–14 Tage. Die Gesamtentwicklung dauert 21–35 Tage. Abseits vom Wirt haben Läuse eine Überlebenszeit von 4–7 Tagen.

Pathogenese Wesentlich ist die Beunruhigung der befallenen Tiere. Eine ausgesprochene »Laussucht« wird selten, im allgemeinen nur bei Tiermassierungen beobachtet. Vielfach liegt gleichzeitig Haarlingsbefall vor. Krusten- und Borkenbildung, wie bei Räude, tritt bei Verlausung nicht auf.

Diagnose Läuse sind makroskopisch nachzuweisen.

Bekämpfung Für die Behandlung verlauster Equiden eignen sich Phosphorsäureester- oder Carbamatpräparate sowie Pyrethrine und Pyrethroide. Die Durchführung erfolgt in Form von Ganzwaschungen, Besprühungen oder durch Einpudern sowie bei einer Reihe von Phosphorsäureesterpräparaten (z. B. Tiguvon®) im pour-on-Verfahren. Die Behandlung ist in jedem Fall nach 1 Woche zu wiederholen, da die meisten Präparate nur eine ungenügende Wirkung auf die Eier (Nissen) zeigen. Auch Ivermectin 0,2 mg/kg Kgw. eignet sich zur Bekämpfung der Laussucht.

Haarlinge

Bei Pferd und Esel kommt jeweils eine spezifische Mallophagenart der Gattung Werneckiella (früher als Gattung Damalinia bezeichnet) vor.

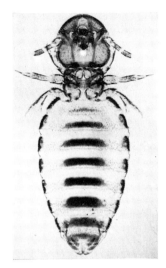

Abb. 92 Werneckiella equi equi (30 × vergr.)

Werneckiella equi equi (DENNY, 1842), Pferdehaarling *(Abb. 92)*.

Männchen: 1,6 mm.
Weibchen: 1,8 mm; Kopf vorne rundlich; Tibien mit deutlichem distalem Höcker; große Abdomenalstigmen.

Werneckiella equi asini EICHLER, 1953, Eselhaarling: Größe und Morphologie wie W. equi equi, jedoch Vorderkante des Kopfes flach; Beborstung spärlicher.

Entwicklung Ein Haarlingsweibchen legt täglich 1–2, insgesamt bis zu 100 Eier und befestigt sie am Grunde der Haare mit einer gelblichen Kittmasse. Nach 7 Tagen schlüpfen die Erstlarven, die sich über 2 weitere Larvenstadien in etwa 2 Wochen zu Adulten entwickeln. Da man speziell bei Werneckiella equi equi nur eine ganz geringe Zahl von Männchen beobachtet, wird eine Parthenogenese vermutet. Das Populationsmaximum tritt im Winter und Frühjahr auf.

Pathogenese Haarlinge leben von Epidermisschuppen, Hautdrüsensekreten und Haaren. Nur auf unterernährten Tieren kommt es zu einem Massenbefall, so daß der starke Juckreiz zu einer erheblichen Beunruhigung sowie zu Scheuer- und Bißverletzungen (räudeähnliche Erscheinungen) führt. Pferdehaarlinge gelten als Überträger des Virus der infektiösen Anämie.

Diagnose Die Feststellung der Haarlinge ist makroskopisch immer möglich (Differentialdiagnose: Läuse, Milben, Lausfliegen).

Bekämpfung Die Bekämpfung erfolgt am besten durch Waschung oder Besprühung des ganzen Körpers mit einem Insektizid (Phosphorsäureester-, Carbamat-, Pyrethrin-, Pyrethroidpräparat). Infolge der unzureichenden Wirkung auf die Haarlingseier ist eine Wiederholungsbehandlung nach 1 Woche notwendig. Gleichzeitig müssen Stall, Geschirr und Geräte mit einem Insektizid (höhere Dosierung als für die Tierbehandlung) desinfiziert werden.

Diptera
Simuliidae

Von der Familie Simuliidae sind mehrere Arten als Lästlinge bei Pferden in verschiedenen europäischen Ländern bekannt. Erkrankungen nach Kriebelmückenstichen treten seltener als bei Rindern und in leichterer Form auf. Am meisten wurden bei Pferden *Wilhelmia equina* (LINNÉ, 1758), *Boophthora erythrocephala* (DE GEER, 1776) und *Odagmia ornata* (MEIGEN, 1818), vornehmlich an Unterbrust und Unterbauch, festgestellt.

Entwicklung Vorkommen und massenhaftes Auftreten der Kriebelmücken sind an Wasserläufe mit starker Strömung (notwendig für die Entfaltung der Larvenfächer), mit hohem Sauerstoffgehalt sowie mit Pflanzenbewuchs der Ufer während des ganzen Jahres und mit stets gleichbleibender Wasserführung gebunden. Simulien setzen ihre Eigelege an Wasserpflanzen ab; die Larven *(Abb. 68)* schlüpfen nach etwa 8 Tagen, lassen sich (Larven 1–7) mit Hilfe von Spinnfäden im Wasser treiben und suchen so optimale Nahrungsplätze auf. Aus den in einem tütenförmigen Kokon sitzenden Puppen werden nach einer Gesamtentwicklung von 5–7 Wochen Mücken. Die Männchen leben von Blütensäften, die Weibchen brauchen eine Blutmahlzeit für die Eiproduktion. Die Überwinterung erfolgt meist im Larvenstadium.

Pathogenese Zu einer erheblichen Beunruhigung und Schädigung der Pferde kommt es im Frühjahr, wenn bei warmer Witterung und sinkendem Wasserspiegel massenhaft Weibchen schlüpfen und Weidetiere in großen Schwärmen befallen. Nadelstichartige Hautblutungen, subkutane Ödeme an Unterbrust, Unterbauch und Euter, beschleunigte Atmung und erhöhter Puls sind wesentliche klinische Symptome. Das Krankheitsbild wird durch ein in den Speicheldrüsen der Kriebelmücken gebildetes Toxin (mit herz- und gefäßschädigender sowie anaphylaktischer Wirkung) hervorgerufen; deshalb bezeichnet man das Krankheitsbild auch als Simuliotoxikose.

Diagnose Die Diagnose stützt sich auf die zahlreichen Blutungen in der Haut und die rasche Ödembildung.

Bekämpfung Erkrankte Tiere sind aufzustallen und symptomatisch mit Herzmitteln, Antihistaminika und Kalziuminfusionen zu behandeln. Zur Verhütung von Schäden müssen vor allem äußere Umstände beobachtet werden. Wird eine Masseninvasion beobachtet, so sind auf der Weide befindliche Tiere umgehend in den Stall zu bringen. Während der Hauptschwärmzeit stellt in gefährdeten Gebieten ein wiederholtes Besprühen der geweideten Pferde mit einem Repellens oder mit einem Pyrethroid eine wirkungsvolle Prophylaxe dar. Chemoprophylaktische Maßnahmen, wie Besprühen eines Simuliidenbiotops mit Insektiziden oder Einbringen von Insektiziden ins Wasser sind aus biologischen Gründen nicht vertretbar.

Tabanidae

Bei den bis zu 3 cm großen Tabaniden des Pferdes handelt es sich um *Tabanus*- (Rinderbremse), *Chrysops*- (Blindbremse) und *Haematopota*- (Regenbremse) Arten, deren morphologische Besonderheiten bereits im Abschnitt Wiederkäuer beschrieben wurden (S. 228).

Entwicklung Bremsen brauchen für ihre Entwicklung stehende Gewässer (Tümpel, verschlammte Gräber und Viehtränken) mit Pflanzenbewuchs. Nach 7–8 Häutungen verpuppen sich die Larven auf der Schlammoberfläche. Bremsen überwintern im Larvenstadium.

Pathogenese In tümpelreichen Gegenden treten Bremsen als Blutsauer bei Pferden massenhaft auf. Die Stichwunden bluten stark. Es bestehen Schmerzhaftigkeit und Juckreiz; außerdem kommt es zu starker Quaddelbildung. Mit *Tabanus fuscicostatus* gelang die mechanische Übertragung der infektiösen Anämie von akut kranken Ponies auf gesunde Tiere; es genügten weniger als 10 Bremsenstiche.

Bekämpfung Repellentien halten Bremsen nur für 3 Tage von Weidetieren fern. Gefährdete Gestüte gehen in der Hauptschwärmzeit zur Nachtweide über, da Tabaniden nur bei Tage aktiv sind.

Muscidae

Aus der Familie Muscidae haben bei Pferden sowohl Stubenfliegen als auch Stechfliegen als Lästlinge und Zwischenwirte eine gewisse hygienische Bedeutung.

Musca domestica LINNÉ, 1758 und ***Musca autumnalis*** DE GEER, 1776 beunruhigen Pferde bei massenhaftem Auftreten insbesondere dann, wenn kleine Hautwunden ihnen die Möglichkeit der Nahrungsaufnahme bieten. Andererseits stellt die Stubenfliege den spezifischen Zwischenwirt für die Magenwurmarten Habronema muscae und Draschia megastoma dar. Sowohl die klinisch meist inapparente Magenhabronematose als auch die lästigen, »schlecht heilenden Sommerwunden« der Pferde stehen daher mit der Stubenfliege in ursächlichem Zusammenhang.

Stomoxys calcitrans (LINNÉ, 1758), *(Abb. 73)* entwickelt sich vor allem im Pferdekot, stellt als blutsaugende Stechfliege eine erhebliche Beunruhigung von Pferden dar, ist der Zwischenwirt für Habronema microstoma und überträgt die infektiöse Anämie sowie in tropischen Gebieten Trypanosomen (T. evansi, T. equinum, T. brucei).

Bekämpfung Zur Fliegenbekämpfung sind regelmäßige Kotentfernung aus stallnahen Ausläufen, Packen des Pferdemistes, Behandlung der bevorzugten Brutstätten mit Insektizid sowie von Fall zu Fall die Besprühung der Tiere mit Repellentien notwendig.

Oestridae

Aus der Familie Oestridae parasitieren bei Equiden Larven von Nasendasselfliegen (Rhinoestrus), nur sehr selten auch Hautdasselfliegen (Hypoderma).

Rhinoestrus purpureus (BRAUER, 1858), Nasenrachendassel: 8–11 mm groß; purpurbraun mit zahlreichen silbrigen bis goldfarbenen Flecken auf dem braunen, deutlich vierfach längsgestreiften Abdomen; spärlich behaart.

Larve III: gelblich; Wülste an der Unter- und Oberseite; 2 starke Mundhaken; regelmäßige Dornenzonen am Vorderrand der Körpersegmente.

Entwicklung Die Hauptflugzeit ist in den Monaten August/September. Das Weibchen schleudert im Flug die Larven I an die Nüstern, zuweilen an die Augenlider der Pferde. Sie heften sich an die Choanen und an das Siebbein, zu einem kleinen Teil auch an die Nasengänge und die Orbita an. Larven II und III finden sich im Siebbeinlabyrinth, auch im Pharynx und in der Keilbeinhöhle. Ende März bis Anfang Juli verlassen die schlanken Larven III das Wirtstier oder werden ausgehustet; es folgt eine 15–32tägige Verpuppungszeit. Ein Rhinoestrus-Weibchen kann 700–800 Larven in 8–40 Portionen ablegen.

Pathogenese Eine große Anzahl Larven führt zu eitrigen Entzündungen der Schleimhäute des Nasen-Rachenraumes, zu Schwellungen der Kiefer- und präaurikulären Lymphknoten, zu erschwerter Atmung (Husten), Appetitminderung, Abmagerung, Abfall der Arbeitsleistung und in Einzelfällen zum Tod.

Hypoderma bovis (DE GEER, 1776), große Dasselfliege *(Abb. 75 a):* 13–15 mm; hummelähnlich; Beborstung des Rückens vorne gelblich-weiß, hinten schwarz.

Larve III: stark bedornte Oberseite; quer verlaufende Dornenbänder an den Hinterrändern des 2.–8. Segmentes; 10. Segment an der Oberseite nicht bedornt; Stigmenplatten nierenförmig, mit engem trichterförmigem Kanal.

Entwicklung Einzelheiten der Entwicklung dieser von Mai bis September schwärmenden Dasselfliege sowie ihrer Wander- und Hautlarve wurden im entsprechenden Abschnitt Wiederkäuer ausführlich beschrieben (S. 236).

Pathogenese Hautdasseln wurden bei Pferden bisher nur selten als Nebenfund in Europa und USA beschrieben (7).

Hypoderma lineatumn (DE VILLIERS, 1789) wurde innerhalb eines hämorrhagischen Erweichungsherdes im Hirnstamm einmal beim Pferde beschrieben.

Bekämpfung Eine Therapie kann durch Betupfen der meist nur in geringer Zahl vorkommenden Beulen oder im pour-on-Verfahren mit einem Phosphorsäureesterpräparat (z. B. Tiguvon®) erfolgen. Im Einzelfall können die Larven auch mechanisch durch Ausdrücken entfernt werden.

286 Parasitosen der Einhufer

Gasterophilidae

Aus der Familie Gasterophilidae kommen in Mitteleuropa bei Pferden, Eseln und Maultieren 6 verschiedene Arten der Gattung *Gasterophilus* vor, deren Larven sich im Magen, Duodenom oder im Rektum entwickeln.

Es handelt sich um 8–18 mm große, an Kopf, Thorax und Abdomen dicht beborstete Fliegen mit nackten Facettenaugen, 3 Ozellen und stark reduzierten Mundwerkzeugen. Die Imagines nehmen während ihres etwa 14–20tägigen Lebens keine Nahrung auf. Die einzelnen Arten unterscheiden sich morphologisch durch die Fleckung der Flügel, die Färbung des Abdomens, die Länge des 2. Fühlergliedes sowie des 1. Hintertarsengliedes.

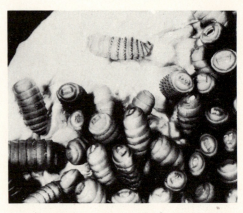

Abb. 94 Magendasseln Pferd (Gasterophilus intestinalis)

Entwicklung Zur Begattung sammeln sich die Magenbremsen an erhöhten Geländepunkten. Die oviparen Weibchen legen, nach Art verschieden, 330–2560 gedeckelte und mit einem besonderen Haftapparat versehene Eier an die Haare bestimmter Körperteile von Pferden oder an Futterpflanzen (Gasterophilus pecorum) ab. Die daraus schlüpfenden Larven I dringen in die Haut oder Schleimhaut der Mundhöhle ein, entwickeln sich zu Larven II und suchen dann ihren spezifischen Sitz (Magen, Duodenum, Rektum) auf.

Die Larven III werden nach 8–10 Monaten mit dem Kot ausgeschieden. Sie haben auf dem 8. Abdominalsegment miteinander verschmolzene Stigmenplatten mit jederseits 3 parallelen Stigmenspalten; artspezifische Differenzierungsmerkmale sind unterschiedliche Bedornung sowie die Form der beiden Kopfhaken. Die Puppenruhe im Pferdekot oder im Erdboden dauert 3–8 Wochen. Die Hauptflugzeiten der einzelnen Gasterophilus-Arten weichen etwas voneinander ab.

Gasterophilus intestinalis (DE GEER, 1776): 12–14 mm; rostgelb mit braunschwärzlichen Querbändern auf der Oberseite; Flügel durchscheinend mit brauner Querbinde.

Die gelblichen, mit Querlinien versehenen und durch den Haftapparat keilförmig erscheinenden *(Abb. 93)* Eier werden an Vorderbeinen, Schultern und Flanken abgesetzt. Die in den Eiern entwickelten Larven I schlüpfen, verursachen Juckreiz und wandern beim Knabbern des Pferdes an den Befallstellen durch die Haut oder direkt in die Maulhöhle (17). Für 21–28 Tage bohren sie sich in die Zunge ein und finden sich dann als Larven

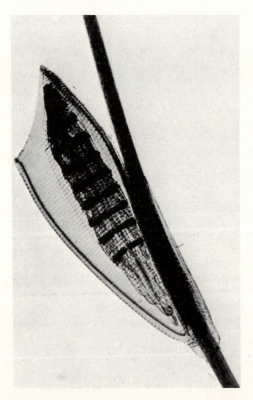

Abb. 93 Gasterophilus intestinalis-Ei mit Larve (40× vergr.)

II und III *(Abb. 94)* an der Magenschleimhaut (Pars cardiaca). Die Puppenruhe beträgt je nach Witterungsverhältnissen 18–52 Tage. Die Flugzeit fällt in die Monate Juli und August. G. intestinalis ist sehr verbreitet und tritt bei einzelnen Pferden massenhaft (bis 1230 Larven) auf (1, 12, 18).

Gasterophilus haemorrhoidalis (LINNÉ, 1758): 9–11 mm; schwarzbraun; Thorax olivgrau, Abdomen goldgelb geborstet; Flügel getrübt, ohne Flecken.

Die schwarzen und durch den nach hinten verlagerten Haftapparat dolchgriffartig erscheinenden Eier werden in der Umgebung von Mund und Nüstern (»Nasenbremse«) am Grund der Sinneshaare abgelegt. Die daraus schlüpfenden Larven dringen in die Mundhöhle ein, wandern in der Mundschleimhaut und sind als Larven II größtenteils im Magen, nur zum geringen Teil in Pharynx, Ösophagus und Duodenum anzutreffen. Bevor die Larven III mit dem Kot ausgeschieden werden, bleiben sie zur völligen Reifung längere Zeit im Rektum liegen (Anlaß zu Mastdarmvorfall). Nach einer 3–4 Wochen dauernden Puppenruhe fliegen die Imagines im Juli/August. G. haemorrhoidalis kommt relativ selten vor (10).

Gasterophilus inermis (BRAUER, 1858): 9–11 mm; Abdomen gelblich-braun, dicht gelb und weiß beborstet; Flügel getrübt, mit Pigmentflecken.

Die Eier werden an den Seitenflächen des Kopfes (»Backenbremse«) abgelegt. Die hieraus schlüpfenden Larven I wandern in der Kutis zu den Mundwinkeln, wobei sich im Bereich des Wanderweges die Haut entzündet (»Streifensommerekzem«). In der Backenschleimhaut wandern sie bis zum Pharynx, bohren sich dort aus, werden abgeschluckt und heften sich mit ihren Mundhaken vorübergehend an die Schleimhaut des Cardiateiles des Magens, später an die Rektumschleimhaut an. Hier häuten sie sich im Verlaufe mehrerer Monate zweimal und verlassen nach 8 Monaten als verpuppungsreife Larven III ihren Wirt (6). Sie unterscheiden sich von den Larven III anderer Arten durch das Fehlen der Seitenpapillen. Die Puppenruhe dauert 3–4 Wochen; die Hauptflugzeit ist von Ende Juni bis Anfang August.

Gasterophilus nasalis (LINNÉ, 1758): glänzende, dichte Beborstung; Thorax braun mit hellen Flecken; Abdomen mit gelblicher Zeichnung; Flügel durchscheinend.

Die weißlichen und leicht gekrümmten Eier werden an den Haaren des Kehlganges abgesetzt. Die Larven I kriechen zu den Lippen und in die Mundhöhle, entwickeln sich in Zahnfleisch und Gaumen und sind als Larven II und III fast ausschließlich im Duodenum. Dabei kommen in einem Tier 300–1000 Larven vor (16); jüngere Pferde sind meist stärker befallen als ältere. Die Flugzeit ist von Ende Mai bis Mitte August (3). G. nasalis ist nach G. intestinalis die verbreitetste Gasterophilusart (12).

Gasterophilus nigricornis (LOEW, 1863): 10 bis 11 mm; Thorax schwarz mit dichter weißer bis grau-gelber Beborstung; gelegentlich dunkelbraune Flecken in Höhe der Flügelansätze; Flügel nicht pigmentiert; Abdomen schwarz, mit weißen Borsten auf den ersten beiden Segmenten.

Die Eier werden auf den Backen, seltener auf der Nasenwurzel abgelegt. Die Larven I wandern wie G. nasalis und leben in der Backenschleimhaut. Die Larven II und III sitzen tief eingebohrt in der Schleimhaut des Duodenums. Die Dauer der Puppenruhe ist nicht bekannt. Die Flugzeit ist im Juni.

Gasterophilus pecorum (FABRICIUS, 1794): 13–16 mm; Thorax rostgelb, Abdomen schwarz beborstet; Flügel milchigtrüb.

Die schwarzglänzenden, am hinteren Pol kurz gestielten Eier werden an Pflanzen abgelegt. Die Larven I sind in den Eihüllen bis zu 9 Monaten lebensfähig, können überwintern und bleiben auch am Heu infektionstüchtig; mit dem Futter gelangen sie in die Mundhöhle. Die Larven I wandern zur Zungenwurzel, entwickeln sich dort zu Larven II und parasitieren als Larven III im Duodenum. Die Puppenruhe beträgt 30–50 Tage. Die Flugzeit ist im Juni.

Pathogenese Aufgrund des unterschiedlichen Sitzes der Larven der einzelnen Gasterophilus-Arten sind die klinischen Erscheinungen etwas verschieden. Bei stärkerem Befall kommt es zu ausgedehnten entzündlichen Veränderungen der Mundschleimhaut (Stomatitis) mit Kau- und Schluckbeschwerden, zu Dilatationen und Stenosen des Schlundes, zu erheblichen Erosionen, Geschwüren und Erweiterungen des Magens, zu chronischen Duodenitiden sowie zu Proctitiden. Die Folge des Gasterophilus-Befalles sind Anämie, Verdauungsstörungen, Abmagerung, Ödeme, bei Jungtieren auch tödliche Kachexie.

Pathologisch-anatomisch fallen je nach Gasterophilusart Larvennester an den jeweiligen Siedlungsorten auf. Die mit dem Vorderende in die Schleimhaut eingebohrten Larven verursachen kreisrunde, trichterförmige Erosionen mit wallartigen Rändern. Geschwüre sind auf die Epithelschicht beschränkt, teilweise reichen sie bis in Papillarkörper und Propria sowie vereinzelt in die Submukosa. Gelegentlich werden papillomatöse Wucherungen, selten Magenperforation und Peritonitis beobachtet.

Diagnose Die Diagnose stützt sich im wesentlichen auf die klinischen Symptome. Seren infizierter Pferde enthalten hämagglutinierende Antikörper bei Verwendung von G. intestinalis-Antigen nach 3 Wochen, bei G. nasalis-Antigen nach 7 Wochen. Ob die Hämagglutination diagnostische Bedeutung hat, müssen weitere Untersuchungen ergeben. Auch mit Hilfe der Gastroskopie ist der direkte Parasitennachweis möglich (15, 19).

Bekämpfung Das Auftreten von Imagines und damit die Eiablage im Sommer kann durch eine Behandlung im Winter entscheidend beeinflußt werden. In den Monaten Dezember bis März erreichen die Larven im befallenen Tier ihre artspezifischen Siedlungsorte (Magen, Duodenum, Rektum), wo sie leicht und für das Wirtstier gefahrlos chemotherapeutisch bekämpft werden können. Bei Gasterophilus-Befall haben sich 20–40 mg/kg Kgw. Dichlorvos (Equigard®) sowie 35 bis 40 mg/kg Kgw. Trichlorfon (Neguvon®), teilweise kombiniert im Telmin® als Mebendazol-Trichlorfon-Paste, bewährt (11, 15). Zu empfehlen ist ferner die subkutane oder intramuskuläre Verabreichung von 0,2 mg/kg Kgw. Ivermectin (2, 4, 5, 13, 14), das gleichzeitig gegen Nematoden, Räudemilben und Läuse wirksam ist.

Die prophylaktische Anwendung von Repellentien hat nur wenig Erfolg.

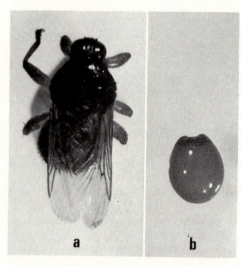

Abb. 95 Hippobosca equina (5 × vergr.)

a = Imago; b = Puppe

Hippoboscidae

Aus der Familie Hippoboscidae ist Hippobosca equina die einzige in Mitteleuropa bei Pferden vorkommende Lausfliegenart.

Hippobosca equina LINNÉ, 1758, Pferdelausfliege *(Abb. 95):* 8 mm; nur wenig be-

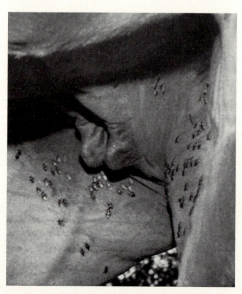

Abb. 96 Hippobosca equina-Befall beim Pferd

haart, glänzend; große Augen; Thorax schwarz mit gelbbrauner Zeichnung; rostgelbe Beine mit einfachen Haken; rötliche Flügel mit 7 Längsadern.

Entwicklung Pferdelausfliegenweibchen setzen 7–10 weißliche, bereits verpuppungsreife Larven III am Erdboden ab (8). Nach 4 Stunden verpuppen sie sich; dabei kann die Puppenruhe, abhängig von der Temperatur, zwischen 19 und 142 Tagen variieren (9).

Pathogenese Hippobosca equina sticht an wenig behaarten Hautstellen, z. B. After, Vulva, Schenkelinnenflächen, Euter *(Abb. 96)* und beunruhigt Pferde dadurch erheblich.

Bekämpfung Mit Repellentien kann ein stärkerer Lausfliegenbefall verhindert werden; in der Praxis wird man nur bei ausgesprochener Notwendigkeit zu dieser Maßnahme greifen.

Literatur

1. Azimov, Sh. A., N. Kh. Enileeva, B. R. Ishmirzaev (1977): Gastrophilus infection of horses and measures for its control. Veterinariya, Moscow **7**, 56–57. – **2.** Di Pietro, J. A., K. S. Todd, T. F. Lock, T. A. Mc Pherron (1980): Controlled critical testing of the endoparasitic activity of ivermectin in horses. Papers 61. Ann. Meet. Conf. Res. Workers Anim. Dis., Chikago, 286. – **3.** Drudge, J. H., E. T. Lyons, Z. N. Wyant (1975): Occurrence of second and third instars of Gasterophilus intestinalis and Gasterophilus nasalis in stomachs of horses in Kentucky. Am. J. Vet. Res. **36**, 1585–1588. – **4.** Egerton, J. R., E. S. Brokken (1980): The evaluation of ivermectin as an antiparasitic agent in horses. Proc. 25. Ann. Meet. Am. Ass. Vet. Parasit., Washington, **4**. – **5.** Egerton, J. R., E. S. Brokken, D. Suhayda, C. H. Eary, J. W. Wooden, R. L. Kilgore (1981): The antiparasitic activity of ivermectin in horses. Vet. Parasit. **8**, 83–88. – **6.** Enigk, K. (1981): Als Parasitologe im Veterinärdienst des Heeres. Deutsche tierärztl. Wschr. **88**, 479–483. – **7.** Hadlow, W. J., J. K. Ward, W. L. Krinsky (1977): Intracranial myiasis by Hypoderma bovis (Linnaeus) in a horse. Cornell Vet. **67**, 272–281. – **8.** Hafez, M., M. Hilali, M. Fouda (1977): Biological studies on Hippobosca equina (L.) (Dipestera: Hippoboscidae) infesting domestic animals in Egypt. Z. Angew. Entomol. **83**, 426–441. – **9.** Hafez, M., M. Hilali (1978): Biology of Hippobosca longipennis (Fabricius, 1805) in Egypt (Diptera: Hippoboscidae). Vet. Parasitol. **4**, 275–288. – **10.** Hass, D. K. (1979): Equine parasitism. Vet. Med. Small Anim. Clin. **74**, 980–988. – **11.** Hasslinger, M. A., D. Jones (1975): Control of Gasterophilus intestinalis (De Geer, 1776) with dichlorvos. Br. vet. J. **131**, 89–93. – **12.** Hatch, C., W. J. McCaughey, J. J. O'Brien (1976): The prevalence of Gasterophilus intestinalis and G. nasalis in horses in Ireland. Vet. Red. **98**, 274–276. – **13.** Klei, T. R., B. J. Torbert, R. Ochoa (1980): Efficiency and dose titration of intramuscularly inoculated ivermectin against endoparasites of horses. Proc. 25. Ann. Meet. Am. Ass. Vet. Parasit., Washington, **5**. – **14.** Lyons, E. T., J. H. Dendge, S. C. Tolliver (1980): Antiparasitic activity of ivermectin in critical tests in equids. Am. J. Vet. Res. **41**, 2069–1072. – **15.** Muylle, E., W. Oyaert, M. Rogiers (1979): Endoskopische Untersuchung des Pferdemagens bei der Wirksamkeitsprüfung einer Mebendazol/Trichlorfon-Paste gegen Gasterophilus intestinalis Larven. Vlaams Diergeneesk. Tijdschr. **48**, 279–282. – **16.** Pandey, V. S., H. Ouhelli, A. Elkhalfane (1980): Observations on the epizootology of Gasterophilus intestinalis and G. nasalis in horses in Marocco. Vet. Parasitol. **7**, 347–356. – **17.** Rastegaev, Yu. M. (1981): Penetration of larvae of the horse bot fly (Diptera, Gastrophilidae) into the organism of the horse and its routes of migration. Izvestiya Sibirsk. Otdel. Akad. Nauk SSSR **5**, 109–112. – **18.** Edwards, G. T. (1982): The prevalence of Gasterophilus intestinalis in horses in northern England and Wales. Vet. Parasitol. **11**, 215–222. – **19.** Frahm, J. (1982): Gastroskopische Untersuchungen bei Pferden zur Feststellung der Wirksamkeit von Anthelminthika gegen Gasterophiluslarven. Hannover, Vet. med. Diss.

Parasitosen der Schweine

Protozoen **291**	Strongyloidose 312
Trichomonadose 291	*Literatur* 315
Kokzidiose 291	Metastrongylose 315
Literatur 294	*Literatur* 318
Toxoplasmose 294	Hyostrongylose 318
Literatur 296	*Literatur* 320
Sarkozystose 297	Oesophagostomose 320
Literatur 299	*Literatur* 322
Kryptosporidiose 300	Globocephalose 323
Literatur 300	Askaridose 323
Babesiose 301	*Literatur* 329
Literatur 301	Stephanurose 330
Balantidiose 301	*Literatur* 330
Literatur 302	Seltene Nematoden 331
Eperythrozoonose 302	*Literatur* 332
Literatur 303	**Acanthocephalen** **332**
Helminthen **303**	**Pentastomiden** **333**
Trematoden 303	**Arthropoden** **333**
Literatur 304	Acarida 333
Zestoden 305	Zeckenbefall 333
Cysticercus cellulosae 305	Demodikose 333
Cysticercus tenuicollis 305	Räude 334
Echinococcus hydatidosus (cysticus) 307	*Literatur* 336
Sparganose 308	Hexapoda 336
Literatur 308	Läuse 336
Nematoden 308	Kriebelmücken 338
Trichurose 308	Myiasen 338
Literatur 310	Flöhe 338
Trichinellose 310	*Literatur* 338
Literatur 311	

Die wirtschaftliche Bedeutung der Schweineparasiten liegt vor allem in der von ihnen verursachten, oft recht erheblichen Entwicklungshemmung und Leistungsminderung. Diese sind im allgemeinen um so ausgeprägter, in je früherem Lebensalter Infektionen erfolgen. Die Zucht auf schnellwüchsige Rassen, die im Alter von 5 bis 6 Monaten schlachtreif sind, macht diese Effekte noch deutlicher. Damit ist das Ziel in der Bekämpfung der Schweineparasiten klar abgesteckt: die parasitenfreie bzw. parasitenarme Aufzucht. Der Schwerpunkt der Parasitenbekämpfung liegt daher in der Aufzucht bzw. im Aufzuchtbetrieb, in dem durch systematische Parasitenbekämpfung zudem die Sterilitätsprobleme verringert werden können. Da Protozoen (ausgenommen Kokzidien), Trematoden und Zestoden als Krankheitserreger beim Schwein von geringer Bedeutung sind, können die notwendigen Maßnahmen von vornherein auf die Kokzidien, einige pathogene Nematodenarten sowie auf die Räudemilben und Läuse unter den Arthropoden konzentriert werden.

Protozoen

Durch Protozoen bedingte Krankheiten sind beim Schwein nicht sehr häufig, obwohl Infektionen mit Kokzidien und Balantidien allgemein verbreitet sind. An Bedeutung gewinnt offenbar die Kokzidiose der Ferkel in den ersten Lebenswochen. Die Sarkosporidien sind stark ins Blickfeld gerückt, seit man erkannte, daß sie Entwicklungsstadien (Schizonten) von zystenbildenden Kokzidien mit Fleischfressern und dem Menschen als Endwirte sind, damit als Zoonosen eine Bedeutung haben. Eine wesentliche Rolle kommt dem Befall der Schweine mit Toxoplasmen zu. Schweinefleisch muß heute als eine der Infektionsquellen für Mensch und Karnivoren angesehen werden. Die Eperythrozoonose tritt in deutschen Schweinebeständen nun doch häufiger auf, sie wurde daher ebenfalls berücksichtigt.

Trichomonadose

Trichomonadenbefall ist bei Schweinen weit verbreitet. Die birnenförmigen Geißeltierchen sind 6–12 µm lang, besitzen 3 (Gattung Tritrichomonas) oder 4 (Gattung Trichomonas) Geißeln am Vorderende, eine undulierende Membran und einen Achsenstab. Derzeit werden beim Schwein 3 verschiedene Arten unterschieden: *Tritrichomonas suis* (GRUBY und DELAFOND, 1843) in Nasenhöhle, Magen, Dünndarm und Zäkum; *Tritrichomonas rotunda* HIBLER et al., 1960, und *Trichomonas buttreyi* HIBLER et al., 1960, die vorwiegend im Zäkum, gelegentlich auch im Dünndarm vorkommen.

Tritrichomonas foetus des Rindes am ähnlichsten ist Tritr. suis, die sich auch in der Scheide des Rindes ansiedeln läßt. Titr. foetus und Tritr. suis rufen nach experimenteller Übertragung in der Scheide des Schweines gleich verlaufende Infektionen hervor. Es hochadaptierte Form von Tritr. foetus ist. Die Infektion erfolgt über Futter und Trinkwasser durch vegetative Stadien, die mit den Fäzes ausgeschieden werden.

Pathogenese Die Trichomonaden gelten heute für das Schwein als apathogen; vermutete Zusammenhänge zwischen dem Trichomonadenbefall und der Rhinitis atrophicans fanden keine Bestätigung. In einem Fall wird über eine Masseninvasion von Trichomonaden in die Darmeigendrüsen und in das submuköse Gewebe des Kolons berichtet.

Diagnose Der Nachweis der Trichomonaden erfolgt im Nativ- oder gefärbten Präparat oder durch Kultur.

Kokzidiose

Kokzidienbefall ist bei Haus- und Wildschwein häufig.

Die Häufigkeit des Befalls nimmt mit dem Alter der Tiere zu. Das Schrifttum über die Morphologie der Kokzidien der Schweine wurde zuletzt umfassend von VETTERLING referiert. Er erkennt von den bis 1965 beschriebenen Arten Eimeria debliecki, E. suis, E. scabra, E. perminuta, E. spinosa und Isospora suis als gültige Spezies an. Darüber hinaus beschrieb er 3 weitere Arten, E. porci, E. cerdonis und E. neodebliecki. Auf Grund morphologischer Studien an reinen Stämmen gilt E. cerdonis als syn. zu E. polita. Die häufigsten Arten in Mitteleuropa sind E. debliecki, E. polita und E. scabra.

Entwicklung Die Arten Eimeria debliecki, E. scabra, E. polita, E. spinosa und E. porci (28) durchlaufen ihre endogene Entwicklungsphase in Epithelzellen des Jejunums und Ileums. Für E. scabra sind 3, für E. debliecki, E. polita und E. porci 2 Schizontengenerationen mit bis zu 32 Merozoiten beschrieben. Bei E. scabra und E. polita wurden nach einmaliger Infektion über 92 % der Oozysten vom 9.–11. Tag p. i. ausgeschieden. Auch Isospora suis bildet 2 Schizontengenerationen im ganzen Verlauf des Dünndarms; die Präpatenz beträgt 5, die Patenz 5–8 Tage (9, 11).

Einzelheiten über die Morphologie, Präpatenz und Sporulationszeit der einzelnen Arten

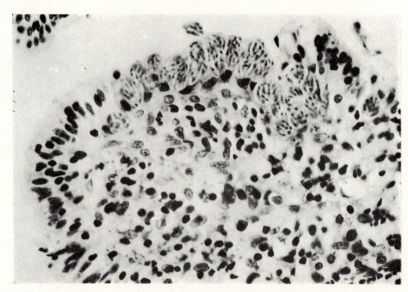

Abb. 97 Schizonten von Eimeria scabra in Dünndarmzotte des Schweines (480 × vergr.)

sind in *Tab. 13,* die Schizonten-Entwicklung von Eimeria scabra in *Abb. 97* zusammengestellt.

Pathogenese E. debliecki, E. scabra, E. polita, E. spinosa und Isospora suis bewirken bei stärkerem Befall wegen der günstigen Infek-

Tab. 13 Kokzidien des Schweines

Kokzidien-Art	Größe (µm) von Oozyste	Sporozyste	Mikropyle	Äußere Oozystenhülle	Restkörper Oozyste	Sporozyste	Stiedakörperchen	Polkörperchen	Sporulationszeit (Tage)	Schizontengeneration	Präpatenz (Tage)
E. debliecki DOUWES, 1921	20–30×14–19 (24,9×17,0)	17,0×6,5	–	glatt, farblos	–	+	+	+	7,5	2	6,5
E. suis NÖLLER, 1921	13–20 × 11–15 (10,9×13,3)	9,9×4,8	–	glatt, farblos	–	+	+	+	12		10
E. scabra HENRY, 1931	25–45×17–28 (31,9×22,5)	16,8×8,4	+	stark rauh, braun (kann fehlen)	–	+	+	+	11	3	8–9,5
E. perminuta HENRY, 1931	12–15×10–13 (13,3×11,7)	6,9×5,0	–	rauh, gelb	–	+	+	+	10–12		
E. spinosa HENRY, 1931	16–23×12–17 (19,5×13,6)	11,3×6,3	–	rauh, braun mit Stacheln	–	+	+	+	10–12		
E. polita PELLERDY, 1949	22–39×17–26 (26,3×20,5)	16,3×7,6	–	leicht rauh, gelb (kann fehlen)	–	+	!	+	8	3	8–9
E. porci VETTERLING, 1965	18–27×13–18 (21,6×6,5)	9,9×6,7	+	glatt, farblos	–	+	+	+	9	2	7
E. neodebliecki VETTERLING, 1965	17–26×13–20 (21,2×15,8)	12,9×6,3	–	glatt, farblos	–	+	+	+	13		10
Isospora suis BIESTER u. MURRAY, 1931	17–22×17–19 (19,5×17,3)	13,0×9,3	–	glatt, farblos	–	+	–	–	3	2	5–6

tionsmöglichkeit besonders bei Weidehaltung Durchfall, Appetitmangel und Entwicklungsstörung. Nach experimentellen Infektionen verursachten E. scabra und E. polita bei Läufern schon nach Gaben von nur 200 Oozysten Verstopfungen oder Durchfälle (bei E. scabra blutig). In Saugferkeln verlief die Infektion milder. Auf Grund eines erheblichen Übervölkerungseffekts steigerten sich die klinischen Symptome bei stärkeren Infektionen nur unwesentlich. Auch die Zahl der ausgeschiedenen Oozysten erhöhte sich nach massiven Infektionen nicht über das bereits nach einer Gabe von 200 (E. scabra) und 20 000 (E. polita) erreichte Maximum von 952 und 628 Millionen. Eine besondere Gefahr besteht für Ferkel, die nach dem Absetzen den meist trockenen und damit kokzidienfrei gehaltenen Ferkelstall verlassen und in weniger gepflegte, kokzidienverseuchte Mastställe gebracht werden.

Vor allem in den USA häufen sich in den letzten Jahren Berichte über akute Erkrankungen bei 5–10 Tage alten Ferkeln durch Kokzidienbefall, insbesondere durch Isospora suis (3, 5, 14, 18, 19, 20, 21, 23, 24, 25, 28), seltener durch E. debliecki (2), wozu die Koprophagie der Ferkel wesentlich beiträgt (8). In Europa wurden entsprechende Erkrankungen bisher seltener diagnostiziert (2, 4, 16), obwohl sicher auch bei uns den Kokzidien größere Bedeutung als Aufzuchtkrankheit zukommt (7).

Der Krankheitsverlauf wird recht einheitlich beschrieben: Gelbliche, wäßrige, z. T. auch schaumige, stinkende Diarrhoe, führt zu Exsikkose und schlechter Entwicklung. Die Mortalität kann gering bleiben, die Morbidität ist jedoch fast stets hoch. Da zu diesem Zeitpunkt noch keine (Erscheinungen vor Ablauf der Präpatenz) oder nur wenige Oozysten ausgeschieden werden, kann die Diagnose nur durch die Sektion bzw. die histologische Untersuchung gesichert werden: Mehr oder weniger ausgeprägte Zottenatrophie im Jejunum und Ileum, verbunden mit einer fibrinös nekrotisierenden Enteritis sowie Entwicklungsstadien von Kokzidien in den Epithelzellen. Die histologische Untersuchung erfolgt mit H.-E. gefärbten Dünndarmschnitten. Etwa gleich gute Ergebnisse bringt die weniger zeitaufwendige Methode mittels H.-E. gefärbter Schleimhautabstriche (22): nach vorsichtiger Säuberung eines möglichst veränderten Dünndarmstückes von Flüssigkeit und Nahrungsbestandteilen wird ein Objektträger unter drehender Bewegung fest gegen die Schleimhaut gepreßt und dann direkt abgehoben. Entwicklungsstadien sind frei oder in Epithelzellen eingeschlossen zu finden. Eindeutige Ergebnisse sind jedoch nur zu erwarten, wenn die Probenentnahme von Tieren mit ausgeprägten klinischen Symptomen unmittelbar nach der Euthanasie erfolgt.

Die *Entwicklung* von I. suis wurde erst in jüngster Zeit näher untersucht (9, 11, 12). Es werden 2 ungeschlechtliche Vermehrungsgenerationen gebildet, vorwiegend im 1. Drittel des Dünndarms. Nach 120 Stunden sind alle Stadien der Gamogonie vorhanden. Mit zunehmender Infektionsdauer verlagert sich der Schwerpunkt des Befalles vom vorderen Drittel in die 2. Hälfte des Dünndarms. Der Infektionsverlauf ist bei jungen Saugferkeln heftiger als bei älteren und kann zu Todesfällen führen. Der Befall mit I. suis führt zu einer belastungsfähigen Immunität (15, 26).

Zweifellos werden Kokzidienerkrankungen bei Ferkeln auch mit Erkrankungen anderer Genese verwechselt, die unter ähnlichen Erscheinungen verlaufen, wie die Transmissible Gastroenteritis und andere viral bedingte Enteritiden sowie bakteriell (E. coli, Clostridium perfringens) bedingte Diarrhoen.

Eine einmalige Infektion mit 200 E. scabra- oder 20 000 E. polita-Oozysten führte bei der Mehrzahl der Tiere zu einer vollständigen Immunität. Eine durch 3malige Infektion mit 20 000 Oozysten hervorgerufene Immunität war bei E. scabra noch nach 5 Monaten ausreichend, ließ bei E. polita jedoch schon nach 3 Monaten nach.

In bemerkenswertem Gegensatz zu diesen experimentellen Ergebnissen steht die in der Praxis beobachtete Zunahme der Befallshäufigkeit bei älteren Tieren.

Bekämpfung Das Problem der Schweinekokzidiose ist wohl in erster Linie ein Problem der Sauenkokzidiose, da die Infektion der Ferkel von der Sau her erfolgt oder vom kontaminierten Abferkelstall. Behandlungsmaßnahmen sind daher bei Sauen vor, während und nach dem Abferkeln angezeigt (6, 29): Amprolium, 2 g pro Sau und Tag; Decoquinat 0,5 mg/kg pro Tag; beide Präparate 2

Wochen vor und 1 Woche nach dem Ferkeln. Oder je eines der beiden Präparate, 1 kg je Tonne Futter, 3 Wochen vor und nach dem Ferkeln (20). Therapeutisch werden Sulfonamide (Sulfaquinoxalin, Sulfamethazin), aber auch Amprolium, z. B. 1 ml der 9,6%igen Lösung oral 4–5 Tage und Lasalocid 150 mg/kg Alleinfutter (13) angewandt.

Lasalocid verbesserte in der angegebenen Dosierung Gewichtszunahme, Futterverbrauch und Verdaulichkeit der Rohnährstoffe experimentell infizierter Tiere, so daß kein Unterschied zur Kontrollgruppe erkennbar war (10).

In gut organisierten Großbetrieben ist durch hygienische Maßnahmen (gründliche Reinigung zweimal wöchentlich, trockene Ställe, kein Zukauf infizierter Tiere) eine kokzidienarme Aufzucht und Mast möglich (27). Besonders zu berücksichtigen sind nicht befestigte Ausläufe und Weiden, da die Oozysten offenbar den Winter ohne Schaden überstehen (1).

Literatur

1. ALFREDSEN, S. A., O. HELLE (1980): Coccidiosis in swine. Norsk Veterinaertidskrift **92**, 36–38. – **2.** Anonym (1981): How important is coccidiosis in pigs. Vet. Rec. **108**, 3. – **3.** CLARK, L. K. (1980): Coccidiosis in babypigs. Mod. vet. Pract. **61**, 605–606. – **4.** COUSSEMENT, W., R. DUCATELLE, G. GEERAERTS, P. BERGHEN (1981): Baby pig diarrhea caused by coccidiosis. Vet. Quarterly **3**, 57–60. – **5.** EUSTIS, S. L., D. T. NELSON (1981): Lesions associated with coccidiosis in nursing piglets. Vet. Pathol. **18**, 21–28. – **6.** HAHN, D., R. D. GLOCK (1980): Coccidial infection in neonatal swine. Iowa State Univ. Vet. **42**, 52–55. – **7.** HÄNI, H., K. PFISTER (1979): Zur Kokzidiose des Schweines. Schweiz. Arch. Tierheilk. **121**, 421–424. – **8.** JOYNER, L. P., M. W. GREGORY, C. C. NORTON, J. T. DONE, G. W. H. WELLS (1981): Coccidiosis and coprophagy in pigs. Vet. Rec. **108**, 264–265. – **9.** LINDSAY, D. S., B. P. STUART, B. E. WHEAT, J. V. ERNST (1980): Endogenous development of the swine coccidium Isospora suis Biester 1934. J. Parasit. **66**, 771–779. – **10.** MÄNNER, K., F.-R. MATUSCHKA, J. SEEHAWER (1981): Einfluß einer Monoinfektion mit Isospora suis und ihre Behandlung mit Halofuginon und Lasalocid auf die Aufzuchtleistungen, Verdauungskoeffizienten und die stoffliche Zusammensetzung der Ganztierkörper frühabgesetzter Ferkel. Berl. Münch. Tierärztl. Wschr. **94**, 25–33. – **11.** MATUSCHKA, F.-R. (1982): Ultrastructural evidence of endodyogeny in Isospora suis from pigs. Z. Parasitenkd. **67**, 27–30. – **12.** MATOUSCHKA, F. R., A. O. HEYDORN (1980): Die Entwicklung von Isospora suis BIESTER und MURRAY 1934 (Sporozoa; Coccidia: Eimeriidae) im Schwein. Zoolog. Beiträge **26**, 405–476. – **13.** MATOUSCHKA, F.-R., K. MÄNNER (1981): Die Entwicklung experimentell mit Isospora suis infizierter Absatzferkel als Modellfall für die Wirksamkeit von Lasalocid und Halofuginon auf Kokzidien. Zbl. Bakt. Hyg. 1. Abt. Orig. A **248**, 565–574. – **14.** MORIN, M., Y. ROBINSON, D. TURGEON (1980): Intestinal coccidiosis in baby pig diarrhea. Can. vet. J. **21**, 65. – **15.** O'NEILL, P. A., J. W. PARFITT (1976): Observations on Isospora suis infection in a minimal disease pig herd. Vet. Rec. **98**, 321–323. – **16.** ROBERTS, L. (1980): Coccidial infection in diarrhoea of unweaned piglets. Proc. Congress Int. Pig Vet. Soc. 1980, Copenhagen. – **17.** ROBERTS, L., E. J. WALKER (1981): Coccidiosis in pigs. Vet. Rec. **108**, 62. – **18.** ROBERTS, L., E. J. WALKER (1981): Coccidiosis and coprophagy in pigs. Vet. Rec. **108**, 425. – **19.** ROBERTS, L., E. J. WALKER, D. R. SNODGRASS, K. W. ANGUS (1980): Diarrhoea in unweaned piglets associated with rotavirus and coccidial infections. Vet. Rec. **107**, 156–157. – **20.** SANFORD, S. E., G. K. A. JOSEPHSON (1981): Porcine neonatal coccidiosis. Can. vet. J. **22**, 282–285. – **21.** SANGSTER, L. T., B. P. STUART, D. J. WILLIAMS, D. M. BEDELL (1978): Coccidiosis associated with scours in baby pigs. Vet. Med. Small Anim. Clin. **73**, 1317–1319. – **22.** STEVENSON, G. W., J. J. ANDREWS (1982): Mucosal impression smears for diagnosis of piglets coccidiosis. Vet. Med. Small Anim. Clin. **77**, 111–115. – **23.** STUART, B. P., D. S. LINDSEY, J. V. ERNST (1978): Coccidiosis as a cause of scours in baby pigs. In Proc. 2nd Int. Symp. Neonatal Diarrhea, Oct. 3–5 1978, Uni. Saskatchewan. – **24.** STUART, B. P., D. M. BEDELL, D. S. LINDSAY (1981): Coccidiosis in swine: effect of disinfectants on in vitro sporulation of Isospora suis oocysts. Vet. Med. Small Anim. Clin. **76**, 1185–1186. – **25.** STUART, B. P., D. S. LINDSAY, J. V. ERNST, H. S. GOSSER (1980): Isospora suis enteritis in piglets. Vet. Pathol. **17**, 84–93. – **26.** STUART, B. P., D. B. SISK, D. M. BEDELL, H. S. GOSSER (1982): Demonstration of immunity against Isospora suis in swine. Vet. Parasit. **9**, 185–191. – **27.** WEISSENBURG, H., G. BETTERMANN (1979): Endoparasiten in schleswig-holsteinischen Schweinehaltungen (1967 bis 1977). Tierärztl. Umschau **34**, 170–174. – **28.** WHEAT, B. E. (1979): Pathogenesis of the swine coccidia in natural and experimental infections and the life cycles of two Eimeria species. Dis., Univ. Illinois. – **29.** ROBERTS, L., E. J. WALKER (1982): Field study of coccidiae and rotaviral diarrhoe in unweaned piglets. Vet. Rec. **110**, 11–13.

Toxoplasmose

Latente Toxoplasma-Infektionen sind bei Schweinen in aller Welt häufig. In Deutschland konnte der Erreger aus 6 bis 12 % der untersuchten Schweinefleischproben isoliert werden (20). In einem Katzenfütterungsversuch begannen alle 10 mit Schweinefleischproben vom Schlachthof Hannover gefütterten Katzen 8 bis 28 Tage nach Beginn der Fütterung Toxoplasma-Oozysten auszuscheiden (16). Serologisch reagierten je nach der zur Anwendung gekommenen Methode und je nach Festsetzung des Grenztiters 9 bis 90 % der Schweine positiv (2, 3, 25).

Entwicklung Das Schwein kann sich mit Toxoplasma gondii sowohl durch die Aufnahme von Zysten (z. B. in Fleischabfällen oder Nagern) als auch mit Oozysten aus dem Katzenkot oral infizieren. Der Infektion durch mit Oozysten kontaminiertes Futter kommt sicher die größere Bedeutung zu. Nach einigen Untersuchern können sich Ferkel während der mütterlichen Parasitämiephase auch pränatal anstecken (12, 14, 23); entsprechende Experimente anderer Autoren verliefen jedoch negativ (4, 6). Übertragungen von Schwein zu Schwein durch Kontakt oder durch die Muttermilch konnten bisher nicht nachgewiesen werden.

Nach der Aufnahme von Zysten oder Oozysten vermehren sich die Toxoplasmen zunächst sehr rasch durch Endodyogenie (Zweiteilung innerhalb der Mutterzelle) in ihren Wirtszellen in den verschiedensten Organen. Während dieser sogenannten ersten Vermehrungsphase wird regelmäßig eine Parasitämie beobachtet. Nach etwa 8 Tagen kommt es dann vor allem in der Muskulatur und im Gehirn zur Bildung der reaktionslos im Gewebe liegenden, mehrere Tausend Zystozoiten enthaltenden Zysten. Die Zystozoiten vermehren sich in den Zysten nur noch sehr langsam ebenfalls durch Endodyogenie (sog. zweite Vermehrungsphase). Ein einmal infiziertes Schwein bleibt zeitlebens Parasitenträger.

Pathogenese Auch beim Schwein verlaufen Toxoplasma-Infektionen in der Regel symptomlos. Bei experimentell mit Zysten oder Oozysten infizierten Tieren wurden Verlaufsformen von symptomlos über vorübergehendes Fieber bis zu schwersten fieberhaften Erkrankungen mit Aborten und letalem Ausgang beobachtet. Vorherrschende Symptome waren Fieber, Anorexie, Apathie, Augenausfluß, Husten, Dyspnoe, Durchfall und Zyanose. Der Verlauf der Infektion soll vom Alter der Wirte (1), der Virulenz der zur Inokulation verwendeten Stämme (13) und bei der Aufnahme von Oozysten auch von der Inokulationsdosis abhängig sein (6). In neuerer Zeit wurden mehrfach auch unter natürlichen Bedingungen durch T. gondii verursachte Krankheitsausbrüche bei Schweinen aller Altersklassen beschrieben (5, 7, 9, 10, 17). Dies scheint jedoch ein seltenes Vorkommnis zu sein.

Bei der Sektion fallen vergrößerte Lymphknoten, Aszites und Hydrothorax auf. Histologisch werden multifokale Infiltrationen und Nekrosen an Blutgefäßen und im Parenchym von Leber, Lunge, Gehirn, Dünndarmwand und mesenterialen Lymphknoten beobachtet (1, 5).

Diagnose Die Feststellung einer Toxoplasma-Infektion am lebenden Schwein erfolgt mit Hilfe serologischer Methoden (SFT, IFAT), wobei zu berücksichtigen ist, daß Schweine schlechte Antikörperbildner und damit die zu erwartenden Titer relativ niedrig sind. Gelegentlich konnten Toxoplasmen selbst bei SFT-Titern von nur 1:4 in der Muskulatur nachgewiesen werden (8). Nach experimenteller Infektion erreichen die SFT-Titer zwischen dem 11. und 17. Tag p. i. Maximalwerte von 1:256 bis 1:64 000. Danach fallen sie bis etwa zum 35. Tag zunächst rasch, dann ganz allmählich ab und erreichen bis zum 170. Tag p. i. Werte von 1:64 bis 1:256. Die KBR läßt sich mit Schweineseren nicht durchführen, ein geeignetes Antigen für den Hauttest ist kommerziell nicht verfügbar. Die Diagnose »akute Toxoplasmose« kann mit vertretbarem Aufwand unter Praxisbedingungen nicht gestellt werden. Serologisch wäre mit Hilfe mehrerer Untersuchungen im Abstand von 2–3 Wochen und einem Titeranstieg um 3–4 Verdünnungsstufen eine Absicherung der Diagnose möglich.

Im toten Tierkörper lassen sich Zysten am sichersten durch den Katzenfütterungsversuch (16), doch auch mit Hilfe des Mäuseinokulationstests feststellen. Histologisch gelingt der Zystennachweis nur sehr selten. Ein direkter Erregernachweis in Lymphknoten ist mit Hilfe von Immunfluoreszenzmethoden möglich (11).

Bekämpfung Toxoplasma-Infektionen werden bei Schweinen am sichersten durch das Fernhalten von Katzen von Ställen und Futterlagerräumen verhindert. Ferner ist die Verfütterung roher Schlachtabfälle zu vermeiden. Eine Behandlung akuter Erkrankungen

(Verdachtsfälle) kann mit hohen Dosen potenzierter Sulfonamide über mehrere Tage versucht werden. Reife Toxoplasma-Zysten sind therapeutisch nicht beeinflußbar. Die prophylaktische Medikation des Futters zur Verhinderung akuter Erkrankungen ist möglich (18), doch in Deutschland nicht zulässig.

Humanhygienische Bedeutung Die beim Schwein überwiegend in der Muskulatur und im Gehirn parasitierenden Toxoplasma-Zysten überstehen die zwischen Schlachtung und Verbrauch liegende Zeit unbeschadet, so daß rohes Schweinefleisch (Hackfleisch, Hackepeter) eine bedeutende Ansteckungsquelle für den Menschen ist. Durch Pökelung, Kochen oder Braten sowie durch die gewerbeüblichen Verfahren der Wurstherstellung werden die Zysten abgetötet. Bei der küchenmäßigen Zubereitung von Kotelett und Schweinefilet wird nicht in jedem Fall eine die Zysten sicher abtötende Temperatur erreicht. Durch Tiefkühlung ($-20\,°C$) werden Toxoplasma-Zysten in der Regel vernichtet, doch muß damit gerechnet werden, daß nach kurzem Einfrieren bei $-20\,°C$ einzelne Parasiten überleben können. Schwangere Frauen – insbesondere serologisch noch negativ reagierende – sollten rohes oder ungenügend zubereitetes Schweinefleisch nicht verzehren, da eine Erstinfektion während der Schwangerschaft zu einer pränatalen Infektion des Fötus mit allen Folgen führt (19). Da auch bei der Zubereitung des Fleisches durch an den Händen haftende Zystozoiten Schmierinfektionen möglich sind, sollten sich Schwangere nach der Bearbeitung von rohem Fleisch gründlich die Hände waschen (22). Durch eine Infektion vor der Schwangerschaft kann eine Immunität erreicht und damit eine intrauterine Infektion des Kindes verhindert werden. Einige Autoren empfehlen daher das Essen von rohem Schweinefleisch im Kindesalter. Da die Infektion beim Menschen auch in seinem postembryonalen Leben bisweilen zu fiebrigen Erkrankungen mit Lymphknotenschwellung und gelegentlich sogar zu Enzephalitiden führt, kann diese Art der »natürlichen Immunisierung« verantwortlich nicht befürwortet werden.

Auch im Schwarzwild sind latente Toxoplasma-Infektionen häufig (15, 21).

Literatur

1. Beverley, J. K. A., L. Henry (1978): Experimental toxoplasmosis in young piglets. Res. Vet. Sci. **24**, 139–146. – **2.** Boch, J. (1980): Die Toxoplasmose der Haustiere – Vorkommen, Diagnose und hygienische Bedeutung. Berl. Münch. Tierärztl. Wschr. **93**, 385–391. – **3.** Boch, J., M. Rommel, K. Janitschke (1964): Beiträge zur Toxoplasmose des Schweines. II. Untersuchungen von Schlachtschweinen auf Toxoplasma-Infektionen. Berl. Münch. Tierärztl. Wschr. **77**, 244–247. – **4.** Boch, J., M. Rommel, K. Janitschke (1965): Beiträge zur Toxoplasmose des Schweines. III. Untersuchungen über die Möglichkeit konnataler Infektionen. Berl. Münch. Tierärztl. Wschr. **78**, 115–120. – **5.** Dubey, J. P., S. E. Weisbrode, S. P. Sharma (1979): Porcine toxoplasmosis in Indiana. J. Am. Vet. Med. Ass. **174**, 604–609. – **6.** Durfee, P. T., C. H. Ma, C. F. Wang, J. H. Cross (1974): Infectivity and pathogenicity of Toxoplasma oocysts for swine. J. Parasit. **60**, 886–887. – **7.** Hansen, H.-J., G. Huldt, B. Thafvelin (1977): On porcine toxoplasmosis in Sweden. Nord. Vet. Med. **29**, 381–385. – **8.** Hellesnes, I., S. F. Mohn, B. Melhuns (1978): Toxoplasma gondii in swine in South-Eastern Norway. Act. Vet. Scand. **19**, 574–587. – **9.** Jones, M. A., D. H. Hunter (1979): Toxoplasma infection in a newborn piglet. Vet. Rec. **104**, 529. – **10.** Koh, J. G. W., H. Loh, M. F. Teng, W. Cheok (1978): Toxoplasmosis in a pig herd. Singapore Vet. J. **2**, 17–22. – **11.** Kraft, B., I. Kraft, L. Stoll (1976): Vergleichende Untersuchungen zur Diagnostik der Toxoplasma-Infektion bei Schlachtschweinen. Arch. Lebensmittelhyg. **27**, 161–196. – **12.** De Meuter, F., L. Famerée, C. Cotteleer (1975): Toxoplasmose expérimentale du porc; implications épidémiologiques et alimentaires. Protistologica **11**, 499–507. – **13.** De Meuter, F., L. Famerée, C. Cotteleer (1978): Influence de la virulence des souches toxoplasmiques pour la souris sur leur capacité de former des kystes chez le porc. Ann. Soc. Belge Méd. Trop. **58**, 95–102. – **14.** Moriwaki, M., S. Hayashi, T. Minami, R. Ishitani (1976): Detection of congenital toxoplasmosis in piglets. Jap. J. Vet. Sci. **38**, 377–381. – **15.** Rommel, M., R. Sommer, K. Janitschke (1967): Toxoplasma-Infektionen beim Schwarzwild. Z. Jagdwiss. **13**, 35–36. – **16.** Rommel, M., G. Tiemann, U. Pötters, W. Weller (1982): Untersuchungen zur Epizootiologie von Infektionen mit zystenbildenden Kokzidien (Toxoplasmidae, Sarcocystidae) in Katzen, Schweinen, Rindern und wildlebenden Nagern. Deutsche Tierärztl. Wschr. **89**, 57–62. – **17.** Sasaki, Y., T. Iida, K. Oomura, Y. Tsutsumi, K. Tsunoda, S. Ito, H. Nishikawa (1974): Experimental Toxoplasma infection of pigs with oocysts of Isospora bigemina of feline origin. Jap. J. Vet. Sci. **36**, 459–465. – **18.** Sasaki, Y. (1980): A collective outbreak of porcine toxoplasmosis due to soil contaminated with feline excreta. J. Jap. Vet. Med. Ass. **33**, 438–441. – **19.** Thalhammer, O. (1981): Toxoplasmose. Deutsche Med. Wschr. **106**, 1051–1053. – **20.** Tiemann, G. (1981): Untersuchungen über die Häufigkeit von Toxoplasma- und Hammondiainfektionen in wildlebenden Kleinsäugern und in Schlachtschweinen mit Hilfe des Katzenfütterungsversuchs. Hannover: Vet. med. Diss. – **21.** Werner, H., H. Aspöck, K. Janitschke (1973): Serologische Untersuchungen über die Verbreitung von Toxoplasma gondii unter Wildtieren (Mammalia) in Österreich.

Zbl. Bakt. Hyg. A **224**, 257–263. – **22.** WILSON, C. B., J. S. REMINGTON (1980): What can be done to prevent congenital toxoplasmosis? Am. J. Obstet. Gynecol. **138**, 357–363. – **23.** WORK, K., L. ERIKSEN, K. L. FENNESTAD, T. MØLLER, J. C. SIIM (1970): Experimental toxoplasmosis in pregnant sows. I. Clinical, parasitological and serological observations. Acta Path. Microbiol. Scand. B **78**, 129–139.

– **24.** BOCH, J., B. NEUROHR (1982): Vorkommen latenter Toxoplasma-Infektionen bei Schweinen in Süddeutschland und deren Nachweis mit IFAT und IHA. Tierärztl. Umschau **37**, 820–826. – **25.** KNAPEN VAN, G., J. H. FRANCHIMONT, G. VAN DER LUGT (1982): Prevalence of antibodies to Toxoplasma in farm animals in the Netherlands and its implication for meat inspection. Vet. Quarterly **4**, 101–105.

Sarkozystose

Nach unserem derzeitigen Kenntnisstand ist das Schwein in Deutschland Zwischenwirt für 2 Sarcocystis-Arten: Sarcocystis miescheriana (KÜHN, 1865), LABBÉ, 1899 (syn. S. suicanis) mit dem Hund, anderen Kaniden und dem Waschbär (15, 22) als Endwirten und S. suihominis (TADROS und LAARMAN, 1976), eine Art, die vom Menschen übertragen wird. Eine durch Katzen übertragene Sarkosporidienart konnte beim Schwein in Deutschland und in Amerika bisher nicht nachgewiesen werden (5, 25, 28). Die beiden bei uns vorkommenden Arten sind für das Schwein in gleicher Stärke pathogen; S. suihominis verursacht außerdem beim Menschen Durchfälle. Zuchtschweine sind in Deutschland und Österreich zu 32–35 % und Mastschweine zu 6–10 % Sarkosporidienträger (3, 18). In der DDR wurde eine Befallsextensität von 70 % ermittelt (4). In außereuropäischen Ländern findet man Befallsraten bis zu 83 % (26).

S. miescheriana (S. suicanis) bildet bis zu 1100 μm lange und 90 μm breite spindelförmige Zysten (Mieschersche Schläuche) in der Muskulatur mit 4,8 μm langen, palisadenartig angeordneten Verwölbungen an der Zystenwand *(Abb. 98 a)* (3, 10). In Deutschland sind 48 % der sarkosporidienpositiven Schweine mit dieser Art infiziert (3). Die Sporozysten sind im Mittel 12,6 × 9,6 μm groß.

S. suihominis hat 1500 × 100 μm große Zysten mit bis zu 13 μm langen haarartigen Verwölbungen *(Abb. 98 b)* der Zystenwand (3, 20). Diese Art kommt in Deutschland bei 61 % der sarkosporidienpositiven Schweine vor (3). Die im menschlichen Stuhl nachweisbaren, früher als Isospora hominis bezeichneten Sporozysten sind im Mittel 12,6 × 9,3 μm groß und von den entsprechenden Stadien von S. hominis nur schwer zu unterscheiden. Sarkosporidiensporozysten kommen in Deutschland in 7 % der Stuhlproben vor.

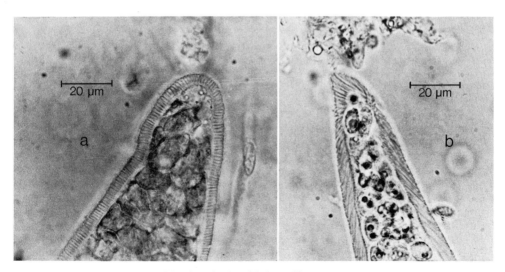

Abb. 98   Reife Zysten der Sarkosporidien des Schweines (71 Tage p.i.)

a = Sarcocystis miescheriana; **b** = Sarcocystis suihominis

Entwicklung Nach der Aufnahme von Sporozysten vermehren sich beide Arten zunächst zwischen dem 5. und 7. Tag p. i. durch Schizogonie in Form der Endopolygenie in Endothelzellen von Lebergefäßen. Ab dem 7. Tag p. i. sind Stadien in Endothelzellen von Kapillargefäßen aller Organe zu finden. Die zweite Schizogonie, die ebenfalls in Form der Endopolygenie abläuft (14), findet zwischen dem 12. und 14. Tag p. i. statt. Die Schizonten beider Generationen enthalten bis zu 100 Merozoiten. Schizonten der 2. Generation sind in Herz und Nieren besonders zahlreich (11, 13, 16, 31).

Die Merozoiten der zweiten Schizontengeneration dringen in Muskelzellen ein und bilden hier zunächst dünnwandige mit sogenannten Metrozyten angefüllte Zysten, aus denen bis etwa zum 70. Tag p. i. die reifen, bereits beschriebenen Zysten, die sog. Miescherschen Schläuche, entstehen (8, 11). Prädilektionsstellen für die Zysten sind die Zungen-, Kau- und Zwerchfellmuskulatur; Schlund- und Herzmuskulatur sind seltener befallen.

Die geschlechtliche Entwicklung in den Endwirten Hund bzw. Mensch ist in relativ kurzer Zeit abgeschlossen. In mit Zystozoiten beimpften menschlichen Gewebekulturen läuft die Gamogonie in nur 18 Stunden ab, wobei in jedem Mikrogamonten 20–30 Mikrogameten entstehen. Oozysten sind bereits nach 22 Stunden ausgebildet (21). Die Präpatenz dauert bei beiden Arten 9–10 Tage, die Patenz mehrere Monate.

Pathogenese Die Schwere der sich beim Schwein entwickelnden Erkrankung ist bei beiden Arten von der Zahl der aufgenommenen Sporozysten abhängig. Die Aufnahme von einer Million Sporozysten oder mehr führt regelmäßig zum Tod der Tiere (8, 11, 31). Die akute Sarkozystose der Schweine ist durch eine zweigipflige Fieberkurve mit Maxima zwischen 5. und 9. Tag (1 Schizontengeneration) und dem 11. bis 14. Tag (2. Schizontengeneration) gekennzeichnet. Während der 1. Fieberphase wird in der Regel nur eine geringfügige Beeinträchtigung des Allgemeinbefindens beobachtet, während es im Verlauf der 2. Fieberphase zu schwerster Erkrankung mit starker Anämie, Freßunlust, Apathie und Dyspnoe kommt. Der Tod tritt zwischen dem 12. und 15. Tag p. i. ein. Kurz vor dem Tod wird eine zyanotische Verfärbung von Ohren und Schwanz beobachtet (8, 11, 31, 34). Tragende Sauen verwerfen (9). Schwache Infektionen führen bei Mastschweinen zu Mindergewichtszunahmen und damit zu wirtschaftlichen Einbußen (2).

Eine einmalige Infektion hinterläßt eine Immunität, deren Stärke von der Zahl der aufgenommenen Sporozysten abhängt. Während 10 Sporozysten zwar zu einer Ausbildung von Muskelzysten, nicht aber zu einer Immunität gegenüber einer Reinfektion führen, sind Tiere nach einer einmaligen, fast symptomlos vertragenen Inokulation von 1000 Sporozysten nahezu vollständig immun (31). Die Immunität ist nach 40 Tagen voll ausgebildet, hat nach 80 Tagen bereits stark nachgelassen und ist nach 120 Tagen kaum noch nachweisbar (30). Trotz der nachlassenden Immunität nimmt die Zahl der Muskelzysten mit der Dauer der Infektion allmählich ab. Ob es auch zu Verkalkungen von Zysten kommt, muß noch geklärt werden.

Typische makroskopische Veränderungen bei an akuter Sarkozystose gestorbenen Tieren sind hämorrhagische Diathese, Ödematisierung der Skelettmuskulatur sowie Ödembildung in Körperhöhlen. In Myokard, Leber und Nieren finden sich Infiltrate aus Lymphozyten, Makrophagen und Histiozyten. Charakteristische Veränderungen in der Skelettmuskulatur sind hyalinschollige Faserdegeneration und lympho-histiozytäre Myositis. Bei chronisch infizierten Tieren liegen die Zysten zumeist reaktionslos in Muskelfasern. Erst bei ihrem Zerfall lösen sie lokal begrenzte entzündliche Reaktionen aus. Gelegentlich findet man Zysten auch im Gehirn (8, 31).

Diagnose Da sich mit den bisher überprüften Methoden Antikörper im Serum erst nach der zweiten Fieberphase nachweisen lassen, ist eine Serodiagnose der akuten Sarkozystose beim Schwein derzeit nicht möglich (23, 31, 33). Im späteren Verlauf der Infektion gibt eine positive IFAT-, IHA- oder ELISA-Reaktion einen Hinweis auf einen Zystenbefall (32). Zumindest der IFAT kann jedoch bei schwachem Befall auch negativ bleiben (31). Eine serologische Artdifferenzierung ist nicht möglich (31, 32, 33). Am Schlachtkörper lassen sich Sarkosporidien am sichersten durch Verdauungsmethoden nachweisen (7).

Bekämpfung Versuche zur Chemotherapie der akuten Sarkozystose der Schweine wurden bisher noch nicht durchgeführt. Inwieweit das zur Chemotherapie der akuten Sarkozystose der Schafe und Ziegen verwendbare Halofuginon (2 × 0,66 mg/kg) vom Schwein vertragen wird, bleibt zu untersuchen.

In Schweinemastbetrieben kann ein Befall mit S. miescheriana vermieden werden, wenn Hunde nicht nur von den Ställen, sondern auch von den Futterlagerstätten ferngehalten werden. Kann auf die Haltung von Hunden im Betrieb nicht verzichtet werden, dann sollten sie zur Vermeidung der Ausscheidung von Sporozysten nur mit gekochtem oder sterilisiertem Futter gefüttert werden. Unter allen Umständen muß verhindert werden, daß menschliche Fäkalien in Schweineställe gelangen (27). Auch durch Kontamination des Futters mit Abwasserschlämmen kann es bei Schweinen zu Sarcocystis-Infektionen kommen (6).

Liegen bei der Schlachtung deutliche Veränderungen und Wäßrigkeit des Fleisches vor, wird nach den fleischbeschaulichen Bestimmungen der Tierkörper als untauglich beurteilt. Der Rohverzehr stark mit S. suihominis infizierten Schweinefleisches führt beim Menschen nach 6–10 Stunden für 1–2 Tage zu Durchfällen, Übelkeit und Benommenheit (12, 19, 24). Neben den durch die Parasiten unmittelbar am Lokalisationsort hervorgerufenen Noxen wird eine Toxinkomponente als krankheitsauslösendes Agens vermutet (17). Durch Zubereitungsverfahren, bei denen Kerntemperaturen von 60 °C erreicht werden, oder durch Einfrieren bei −20 °C werden Sarkosporidien im Fleisch abgetötet. Es wird daher von einigen Autoren gefordert, Hackfleisch, das zum Rohverzehr bestimmt ist, aus gefrorenem oder ehemals gefroren gewesenem Fleisch herzustellen, oder Hackfleisch nur in gefrorenem Zustand abzugeben (29).

Auch das Schwarzwild ist häufig mit Sarkosporidien befallen (1).

Literatur

1. Barrows, P. L., H. M. Smith, A. K. Prestwood, J. Brown (1981): Prevalence and distribution of Sarcocystis sp. among wild swine of Southeastern United States. J. Am. Vet. Med. Ass. **179**, 1117–1118. – **2.** Boch, J., R. Hennings, M. Erber (1980): Die wirtschaftliche Bedeutung der Sarkosporidiose (Sarcocystis suicanis) in der Schweinemast. Auswertung eines Feldversuches. Berl. Münch. Tierärztl. Wschr. **93**, 420–423. – **3.** Boch, J., U. Mannewitz, M. Erber (1978): Sarkosporidien bei Schlachtschweinen in Süddeutschland. Berl. Münch. Tierärztl. Wschr. **91**, 106–111. – **4.** Brause, W., W. A. Lange (1976): Untersuchungen zur Muskelsarkosporidiose des Schweines und Schafes. Diplomarbeit. Berlin: Humboldt-Univ. – **5.** Dubey, J. P. (1979): Frequency of Sarcocystis in pigs in Ohio and attempted transmission to cats and dogs. Am. J. Vet. Res. **40**, 867–868. – **6.** Edds, G. T., O. Osuna, C. F. Simpson (1980): Health effects of sewage sludge for plant production or direct feeding to cattle, swine, poultry or animal tissue to mice. In: G. Bitton, B. L. Damron, G. T. Edds, J. M. Davidson (eds.): Sludge-health risks of land application. 311–325, Woburn: Butterworths. – **7.** Erber, M. (1977): Möglichkeiten des Nachweises und der Differenzierung von zwei Sarcocystis-Arten des Schweins. Berl. Münch. Tierärztl. Wschr. **90**, 480–482. – **8.** Erber, M., J. Meyer, J. Boch (1978): Aborte beim Schwein durch Sarkosporidien (Sarcocystis suicanis). Berl. Münch. Tierärztl. Wschr. **91**, 393–395. – **9.** Erber, M., O. Geisel (1979): Untersuchungen zur Klinik und Pathologie der Sarcocystis-suicanis-Infektion beim Schwein. Berl. Münch. Tierärztl. Wschr. **92**, 197–202. – **10.** Göbel, E., M. Katz, M. Erber (1978): Licht- und elektronenmikroskopische Untersuchungen zur Entwicklung von Muskelzysten von Sarcocystis suicanis in Hausschweinen nach experimenteller Infektion. Zbl. Bakt. Hyg. A **241**, 368–383. – **11.** Heydorn, A. O. (1977): Beiträge zum Lebenszyklus der Sarkosporidien. IX. Entwicklungszyklus von Sarcocystis suihominis n. sp. Berl. Münch. Tierärztl. Wschr. **90**, 218–224. – **12.** Heydorn, A.-O. (1977): Sarkosporidieninfiziertes Fleisch als mögliche Krankheitsursache für den Menschen. Arch. Lebensmittelhyg. **28**, 27–31. – **13.** Heydorn, A.-O., V. Ipczynski (1978): Zur Schizogonie von Sarcocystis suihominis im Schwein. Berl. Münch. Tierärztl. Wschr. **91**, 154–155. – **14.** Heydorn, A.-O., H. Mehlhorn (1978): Light and electron microscopic studies on Sarcocystis suihominis. 2. The schizogony preceding cyst formation. Zbl. Bakt. Hyg. A **240**, 123–134. – **15.** Heydorn, A.-O., F. R. Matuschka (1981): Zur Endwirtspezifität der vom Hund übertragenen Sarkosporidienarten. Z. Parasitenk. **66**, 231–234. – **16.** Heydorn, A.-O., F. R. Matuschka, V. Ipczynski (1981): Zur Schizogonie von Sarcocystis suicanis im Schwein. Berl. Münch. Tierärztl. Wschr. **94**, 49–51. – **17.** Hiepe, F., L.-F. Litzke, G. Scheibner, R. Jungmann, T. Hiepe, T. Montag (1981): Untersuchungen zur toxischen Wirkung von Extrakten aus Sarcocystisovifelis-Makrozysten auf Kaninchen. Mh. Vet. Med. **36**, 908–910. – **18.** Hinaidy, H. K., R. Supperer (1979): Sarkosporidienbefall des Schweines in Österreich. Wiener Tierärztl. Mschr. **66**, 281–285. – **19.** Kimmig, P., G. Piekarski, A.-O. Heydorn (1979): Zur Sarkosporidiose (Sarcocystis suihominis) des Menschen (II). Immunität und Infektion **7**, 170–177. – **20.** Mehlhorn, H., A.-O. Heydorn (1977): Light and electron microscopic studies of Sarcocystis suihominis. I. The development of cysts in experimentally infected pigs. Zbl. Bakt. Hyg. A **239**, 124–139. – **21.** Mehlhorn, H., A.-O. Heydorn (1979): Electron microscopical study on gamogony of Sarcocystis suihominis in human tissue cultures. Z. Parasitenk. **58**, 97–113. – **22.** Meshkov, S. (1980): Chakalat – nov kraen gostopriemnik na sarkospori-

diite po svinete. Veterinarna Sbirka **78**, 20–21. – 23. NEUMAYER, F. (1982): Versuche zum Nachweis der Sarkosporidiose des Schweines mit dem IHA, IFAT und dem ELISA. München: Vet. med. Diss. – 24. PIEKARSKI, G., A.-O. HEYDORN, M. E. ARYEETEY, J. H. HARTLAPP, P. KIMMIG (1978): Klinische, parasitologische und serologische Untersuchungen zur Sarkosporidiose (Sarcocystis suihominis) des Menschen. Immunität und Infektion **6**, 153–159. – 25. PRESTWOOD, A. K., R. W. CAHOON, H. T. MCDANIEL (1980): Sarcocystis infections in Georgia swine. Am. J. Vet. Res. **41**, 1879–1881. – 26. RAJU, N. R., R. MUNRO (1978): Sarcocystis infection in Fiji. Austr. Vet. J. **54**, 599. – 27. ROMMEL, M., A.-O. HEYDORN, M. ERBER (1979): Die Sarkosporidiose der Haustiere und des Menschen. Berl. Münch. Tierärztl. Wschr. **92**, 457–464. – 28. ROMMEL, M., G. TIEMANN, U. PÖTTERS, W. WELLER (1982): Untersuchungen zur Epizootiologie von Infektionen mit zystenbildenden Kokzidien (Toxoplasmidae, Sarcocystidae) in Katzen, Schweinen, Rindern und wildlebenden Nagern. Deutsche Tierärztl. Wschr. **89**, 57–62. – 29. SCHULZE, K., T. ZIMMERMANN (1981): Sarkosporidienzysten im Hackfleisch. Fleischwirtsch. **61**, 614–622. – 30. WEBER, M., H. WEYRETER, P. J. O'DONOGHUE, G. TRAUTWEIN, M. ROMMEL (1983): The persistence of acquired immunity to Sarcocystis miescheriana in swine. I. Animal survival and pathology. Vet. Parasit. **9**, in Vorbereitung. – 31. ZIELASKO, B., J. PETRICH, G. TRAUTWEIN, M. ROMMEL (1981): Untersuchungen über pathologisch-anatomische Veränderungen und die Entwicklung der Immunität bei der Sarcocystis suicanis-Infektion. Berl. Münch. Tierärztl. Wschr. **94**, 223–228. – 32. WEILAND, G., J. REITER, J. BOCH (1982): Möglichkeiten und Grenzen des serologischen Nachweises von Sarkosporidieninfektionen. Berl. Münch. Tierärztl. Wschr. **95**, 387–391 – 33. WEYRETER, H., P. J. O'DONOGHUE (1982): Untersuchungen zur Immunoserodiagnose von Sarcocystisinfektionen. I. Antikörperbildung bei Maus und Schwein. Zbl. Bakt. Hyg., 1. Abt. Orig. A, im Druck. – 34. BARROWS, P. L., A. K. PRESTWOOD, C. E. GREEN (1982): Experimental Sarcocystis suicanis infections: Disease in growings pigs. Am. J. Vet. Res. **43**, 1403–1412.

Kryptosporidiose

Kryptosporidien, die als fakultativ pathogene Protozoen beim Kalb bekannt sind (s. S. 73), kommen bei zahlreichen Tierarten vor (Säuger, Vögel, Reptilien). Es handelt sich um zur Gruppe der Kokzidien (Eimeriina, Cryptosporidiidae, Cryptosporidium) zählende Parasiten, die sich in enger Verbindung mit dem Bürstensaum der Darmepithelzellen entwickeln. Die Oozysten können im Darm gleich sporulieren und teilweise exzystieren, so daß die Sporozoiten die Vermehrung im Darm fortsetzen können. Außer an die Epithelzellen angeheftet finden sie sich auch frei oder mit abgeschieferten Epithelzellen im Darmlumen (Abb. 14). So gelangen die Oozysten in die Außenwelt und werden zur Infektionsquelle für andere Tiere.

Während die Pathogenität der Kryptosporidien beim neonatalen Kalb heute außer Zweifel steht, ist ihre Rolle beim Schwein nicht eindeutig geklärt. Experimentelle Infektionen von Ferkeln verliefen unter ähnlichen Erscheinungen wie beim Kalb (1, 4).

Die Ferkel zeigten Appetitmangel, Erbrechen, Diarrhoe und sie schieden Oozysten im Kot aus (5). Die histologische Untersuchung ergab Kryptosporidien im ganzen Verlauf des Dünn- und Dickdarmes in enger Verbindung mit den Epithelzellen sowie die typischen Zottenschäden, besonders in der hinteren Dünndarmhälfte. Andererseits wurde in der Praxis wohl Kryptosporidienbefall nachgewiesen (3), jedoch ohne klinische Erscheinungen. Offenbar ist die Pathogenität der Kryptosporidien sehr altersabhängig: Bei Saugferkeln in den beiden ersten Lebenswochen muß beim Vorliegen entsprechender klinischer Symptome doch auch mit einer Kryptosporidiose gerechnet werden.

Die **Diagnose** einer Kryptosporidieninfektion erfolgt durch den Nachweis der etwa 5 µm großen, runden bis leicht elliptischen Oozysten/Sporozysten mit dünner, farbloser Membran und schwer differenzierbarem Inhalt entweder durch Anreicherung mittels verschiedener Flotationsverfahren oder durch Mikroskopieren im Hellfeld und im Interferenzkontrast (2) eines mit Karbolfuchsin vermischten und angetrockneten Kotausstriches (s. Kryptosporidiose Kalb, S. 73). Früher wurden Oozysten/Sporozysten in nach Giemsa gefärbten Kotausstrichen nachgewiesen; dabei sind sie wenig spezifisch (2).

Literatur

1. BOCH, J., E. GÖBEL, J. HEINE, U. BRÄNDLER, L. SCHLOEMER (1982): Kryptosporidien-Infektion bei Haustieren. Berl. Münch. Tierärztl. Wschr. **95**, 361–367. – **2.** HEINE, J. (1982): Eine einfache Nachweismethode für Kryptosporidien im Kot. Zbl. Vet. Med. B **29**, 324–327. – **3.** LINKS, I. J. (1982): Cryptosporidiae infection of piglets. Austr. Vet. J. **58**, 60–62. – **4.** SCHLOEMER, L. (1982): Die Übertragung von Cryptosporidium spec. des Kalbes auf Mäuse, Hamster und Meerschweinchen sowie Schweine, Schafe und Ziegen. München: Vet. med. Diss. – **5.** TZIPORI, S. (1981): Experimental infection of piglets with Cryptosporidium. Res. Vet. Sci. **31**, 358–368.

Babesiose

Vom Schwein sind zwei Babesienarten bekannt, *B. trautmanni* (DU TOIT, 1918) und *B. perroncitoi* (CERRUTI, 1939). Beide Arten kommen außer in Afrika (1) und in der UdSSR auch in Südeuropa vor. Überträger sind Schildzecken. Die Erkrankung ist durch Fieber, Abgeschlagenheit, Appetitlosigkeit, Anämie, Hämoglobinurie, Milzschwellung und Ikterus gekennzeichnet. Die Diagnose erfolgt durch den Erregernachweis im Blutausstrich. Therapeutisch wird Berenil und Acaprin eingesetzt.

Literatur
1. EL-SHABRAWY, M.N. (1978): On Babesia perroncitoi (CERROTI, 1939) from pigs in Egypt. J. Egypt. Vet. Med. Ass. **38**, 29–33.

Balantidiose

Das Ziliat **Balantidium coli** (MALMSTEIN, 1857) lebt in weiter Verbreitung im Dickdarm, vorwiegend im Zäkum. Eine Übertragung auf den Menschen und dessen Erkrankung ist möglich, allerdings haftet die Infektion nur nach Resistenzminderung der Darmwand. Schwerer erkranken Affen, gelegentliche Wirte sind Ratten; Kaninchen und Meerschweinchen lassen sich experimentell nach kohlenhydratreicher Ernährung infizieren. Die ovoiden vegetativen Stadien sind 50–100 μm groß, ihre Oberfläche ist mit in Reihen angeordneten Wimpern bedeckt, die alle synchron schlagen, so daß die Bewegung gleichmäßig gleitend ist. Am vorderen Ende befindet sich der Zellmund in Form einer trichterförmigen Einsenkung.

Entwicklung Die Vermehrung im Darm erfolgt durch Querteilung, die Übertragung von Tier zu Tier durch die kugeligen, 50 bis 100 μm großen, mit kräftiger Wand versehenen Zysten *(Abb. 99);* diese bleiben im Wasser mehrere Tage, in feuchten Medien, wie Kot, Erde, mehrere Wochen infektiös.

Pathogenese Die Balantidien leben im allgemeinen als Kommensalen im Darmlumen, wo sie sich von den organischen Substanzen des Darminhaltes ernähren. Nach primärer Schädigung der Darmwand, z.B. durch starken Befall mit Oesophagostomen, kann es zu einer erheblichen Vermehrung der Balantidien kommen, wobei sie dann auch über die Drüsenausführungsgänge in die Mukosa eindringen, verbunden mit Epitheldegeneration, fokaler Nekrose und neutrophiler Infiltration (1). Als Ursache der Virulenzänderung kommen starker Kokzidienbefall (1), aber auch krasse Mangelzustände in Betracht, wobei besonders an Eiweißmangel zu denken ist. Die akute Balantidiose ist gekennzeichnet durch eine katarrhalische bis hämorrhagische Typhlitis und Kolitis mit Infiltrationen von Leukozyten in der Mukosa und Submukosa.

Berichte über schwere Krankheitsausbrüche in Schweinebeständen durch Balantidien als Primärursache sind unserer Meinung nach allerdings mit Vorsicht aufzunehmen, da sie wahrscheinlich nicht immer der tatsächlichen Krankheitsgenese entsprechen; so können gleichzeitig vorliegende virale Infektionen (Gastroenteritisvirus) das Krankheitsbild erheblich verstärken (3).

In tropischen und subtropischen Gebieten sind dagegen klinische Balantidiosen, verbunden mit hämorrhagischer Enteritis, häufiger; es kommt dabei auch zu Todesfällen.

Klinisch liegt nur eine Störung der Darmtätigkeit vor mit geringgradiger Schmerzhaftig-

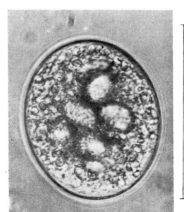

Abb. 99 Zyste von Balantidium coli (Schwein)

keit im Bereich des Dickdarms. Der Kot ist dünnbreiig, der Appetit wechselnd. Bei akuter Balantidienruhr besteht Durchfall mit dünnflüssigem, schleimigem, gelegentlich auch blutigem Kot. Ohne Behandlung kann die Krankheit dann tödlich verlaufen.

Diagnose Die Diagnose erfolgt durch den Nachweis von Zysten mittels $ZnCl_2NaCl$-Anreicherung, bzw. durch Nachweis der vegetativen Stadien in den frisch abgesetzten Fäzes. Die Feststellung einer Balantidiose als Todesursache ist nur durch Sektion und histologische Untersuchung zu erbringen.

Bekämpfung Als sehr wirksam wird Acetarson angegeben, entweder alleine, besser jedoch in Kombination mit Oxytetrazyklin: Acetarson, 20 mg/kg oral, 1 × tgl., 4 Tage lang; dazu Oxytetrazyklin 15 mg/kg, 2 × tgl. im Futter, ebenfalls 4 Tage lang (5). Beste Erfolge wurden auch mit Niridazol, 20–40 mg/kg tgl., 4 Tage lang, und Furazolidon, 45 mg/kg tgl. an 4 Tagen, (6) oder 10 mg/kg 2 × tgl. 6 Tage lang (2) erzielt. Auch Terramycin, 15 mg/kg, 2 × tgl., 5 Tage lang, wird als gut wirksam angegeben (4).

In der Humanmedizin wird Metronidazol verwendet, das auch beim Schwein versucht werden könnte. Wesentlich erscheinen eine eiweißreiche Ernährung kranker Tiere sowie zur Verhinderung von Neuinfektionen eine gründliche Stallreinigung und Desinfektion.

Literatur
1. INDERMÜHLE,, N. A. (1978): Endoparasitenbefall beim Schwein. Schweiz. Arch. Tierheilk. **120**, 513–525. – 2. MANICKAM, R., C. A. GOPALAKRISHNAN, D. J. CHELLAPPA, M. MOOKKAPPAN (1980): A note on acute balantidial dysentery in pigs. Livestock Adviser Bangal. **5**, 49–51. – 3. MANZHOS, A. F., V. S. SUMCOV, N. M. SOBOLEV (1980): Die Balantidiose der Schweine im Zusammenhang mit der Gastroenteritis. Veterinarija Moskau **9**, 39–40. – 4. MWAMBA, T., V. S. PANDEY (1977): Effect of terramycin in balantidiosis of pigs. Ann. Rech. Vét. **8**, 167–169. – 5. PANDEY, V. S., T. MWAMBA (1977): Successful therapy of balantidiosis of pigs with acetarsol and oxytetracycline. Vet. Parasit. **3**, 189–193. – 6. VERHULST, A., R. R. SHULKA (1976): Comparison of niridazole, furazolidone and chloroquine in the treatment of balantidiosis in swine. Proc. 20th World Vet. Cong. 1975, Thessaloniki, 2237–2239.

Eperythrozoonose

Eperythrozoa, die den Rickettsien zugeordnet werden, sind 0,3 bis 2,5 µm große Mikroorganismen, die einzeln, in Ketten oder in Gruppen auf der Oberfläche oder am Rand der Erythrozyten liegen. Im nach Giemsa gefärbten Ausstrich werden sie als rosa bis blaß rötlich gefärbte zarte Ringe oder Scheiben erkannt.

Beim Schwein ist *Eperythrozoon suis* SPLITTER, 1950, in verschiedenen Ländern (USA, Südafrika, England) z. T. von erheblicher wirtschaftlicher Bedeutung, nun auch in der Bundesrepublik Deutschland heimisch (2, 3). Eine weitere, apathogene Art, *E. parvum*, SPLITTER, 1950, wurde ebenfalls beschrieben.

Klinisch kann die Eperythrozoonose in 4 verschiedenen Krankheitsbildern auftreten (1): 1. bei Sauen mit Oestrusstörungen, embryonalem Frühtod und Spätabort; 2. bei neugeborenen Ferkeln mit Anämie, geringgradigem Ikterus und Schwäche; 3. bei Mastschweinen in Form einer Wachstumsdepression; 4. in Form der ikterischen Anämie der Mastschweine (besonders unter Streßbedingungen).

Eine diaplazentare Übertragung der Eperythrozoen ist möglich. Die Diagnose erfolgt aufgrund des klinischen Bildes (Anämie und Ikterus) und Nachweis der Parasiten im Blutausstrich sowie mit Hilfe serologischer Verfahren, z. B. der indirekten Hämagglutination (1:40 und darüber).

Therapeutisch werden Oxytetracyclin, 11 mg/kg per injectionem an Sauen vor dem Ferkeln oder 50 mg/kg i. m. an einen Tag alte Ferkel (1) oder 10 mg/kg i. m. am 1. und 2. Tag, dann 3 Tage Medizinalfutter 200 mg OTC/kg, gegeben.

Wesentlich ist die Bekämpfung der als Vektoren fungierenden Läuse.

Literatur

1. HENRY, ST. C. (1979): Klinische Untersuchungen zur Eperythrozoonose. J. Am. Vet. Med. Ass. 174, 601–603. – 2. HOFFMANN, R., K. SAALFELD (1977): Ausbruch einer Eperythrozoonose in einem Schweinemastbestand. Deutsche tierärztl. Wschr. 84, 7–9. – 3. MÜLLER, E., G. NEDDENRIEP (1979): Eperythrozoonose in einem Ferkelerzeugerbetrieb in Norddeutschland. Prakt. Tierarzt 79, 662–663.

Helminthen

Die Helminthen sind die wichtigste Gruppe der Schweineparasiten, vor allem die Nematoden. Für die Zestoden ist das Schwein als Zwischenwirt von Bedeutung, insbesondere für Zestoden des Hundes, aber auch die des Menschen. Die Trematoden spielen im allgemeinen eine untergeordnete Rolle. *Abb. 100* (S. 304) zeigt die wichtigsten Wurmeier und Kokzidienoozysten im Schweinekot.

Trematoden

Ein Befall mit dem großen Leberegel, **Fasciola hepatica**, wurde bei Zuchtsauen in den Niederungsgebieten Norddeutschlands und Hollands, in denen intensive Weidehaltung herrscht, bei über 10 % der untersuchten Tiere nachgewiesen. In den meisten Fällen dürfte die Schweine-Fasziolose subklinisch verlaufen; auch an den Lebern sind außer bindegewebig verdickten Gallengangsektasien kaum pathologisch-anatomische Veränderungen nachweisbar. In den Herbstmonaten treten gelegentlich Krankheitserscheinungen auf, die dem Symptomenkomplex der Rinderfasziolose ähneln. Der Nachweis der Eier erfolgt mit dem Sedimentationsverfahren; Befall der Leber, insbesondere bei »Specksauen«, durch Eröffnung der Hauptgallengänge mittels eines Horizontalschnittes an der Viszeralfläche etwa drei Finger breit oberhalb des Gallenblasenansatzes. F. hepatica erreicht im Schwein ein Alter von etwa 2 Jahren.

Zur Therapie wurden beim Schwein Niclofolan (Bilevon®) 3 mg/kg Kgw. per os und Nitroxynil (Dovenix®) 10 mg/kg Kgw. subkutan mit Erfolg eingesetzt (1, 2).

In der Leber des Schweines kommen außerdem gelegentlich der Lanzettegel, **Dicrocoelium dendritricum,** sowie der Katzenegel, *Opisthorchis felineus,* vor; im Darm trifft man selten *Echinochasmus perfoliatus* u. a. an.

Von der in Karnivoren (Fuchs, Hund) schmarotzenden Saugwurmart *Alaria alata* findet sich in der Muskulatur *(Abb. 101)* gelegentlich die enzystierte Mesozerkarie, bekannt als »Muskelegel«, **Agamodistomum suis** (DUNCKER, 1869). Dieser gegenüber Kälteeinwirkung sehr widerstandsfähige Parasit ist in Jugoslawien häufiger und gelangt mit Schweinefleischimporten auch in andere europäische Länder.

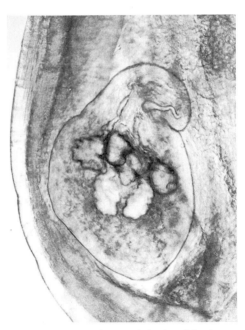

Abb. 101 Mesozerkarie von Alaria alata, Schweinemuskulatur (110 × vergr.), Agamodistomum

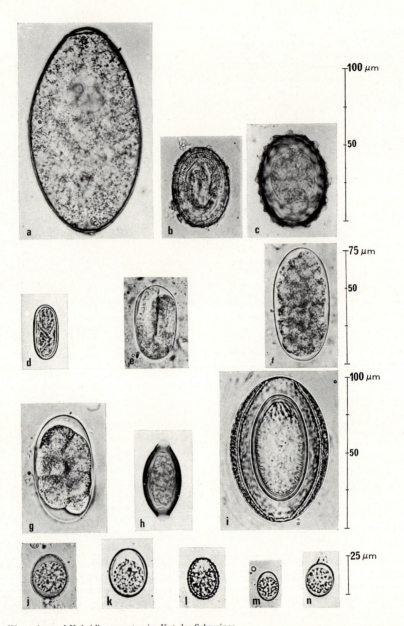

Abb. 100 Wurmeier und Kokzidienoozysten im Kot des Schweines

a = Fasciola; b = Metastrongylus; c = Ascaris; d = Physocephalus; e = Strongyloides; f = Hyostrongylus; g = Oesophagostomum; h = Trichuris; i = Macracanthorhynchus; j = Eimeria polita; k = E. scabra; l = E. spinosa; m = E. debliecki; n = Isospora suis

Literatur

1. ELLICOTT, D. H., A. J. COLEGRAVE (1968): Treatment of fascioliasis in pigs. Vet. Rec. 83, 526–527. – 2. FLUCKE, W., W. GÜNTHER (1970): Behandlungsversuche mit Bilevon®-R (Niclofolan) bei natürlich mit Fasciola hepatica infizierten Zuchtsauen. Vet. Med. Nachr., 3–12.

Zestoden

Von praktischer Bedeutung ist beim Schwein lediglich der Befall mit den Finnen Cysticercus cellulosae, C. tenuicollis und Echinococcus hydatidosus (cysticus). Während C. cellulosae heute in Europa selten ist, werden C. tenuicollis häufiger, Echinokokken hauptsächlich in Süd- und Südosteuropa angetroffen.

Cysticercus cellulosae

Er ist das Finnenstadium des bewaffneten Bandwurmes des Menschen, *Taenia solium* LINNÉ, 1758. Seit Einführung strenger Maßnahmen im Rahmen der Fleischbeschau ist der Befall des Menschen mit diesem Bandwurm und damit auch der Finnenbefall bei Schweinen ganz erheblich zurückgegangen. In Ländern, in denen der Kontakt Schwein – menschliche Fäzes noch in höherem Maße gegeben ist, wird auch der Finnenbefall häufiger angetroffen.

Entwicklung Nach Aufnahme der Eier bzw. ganzer Bandwurmglieder von T. solium schlüpfen im Dünndarm des Schweines die Onkosphären; sie dringen in die Darmwand ein und gelangen mit dem Blutstrom in die Muskulatur. Im intramuskulären Bindegewebe entwickeln sie sich in etwa 70–90 Tagen zur infektionstüchtigen Finne (nach 20 Tagen stecknadelkopfgroß, nach 40 Tagen senfkorngroß, nach 60 Tagen erbsengroß). Diese ist ein kleinbohnengroßes, mit klarer Flüssigkeit gefülltes helles Bläschen; der eingestülpte weißliche Skolex ist gut zu erkennen.

Pathogenese Prädilektionsstellen sind Kreuzbein-, Schulterblatt-, Zwerchfell- und Zungenmuskulatur (4); nicht so häufig befallen sind die Rücken- und Kaumuskulatur. Bei hochgradiger Zystizerkose findet man auch Finnen in Leber, Lunge und Nieren sowie im Gehirn, besonders in der Hirnrinde, in den Subarachnoidalräumen und im 3. Ventrikel. Hirnschäden werden beim Schwein nicht beobachtet.

In der Muskulatur bilden sich um die Finnen Entzündungszonen in Form eines Granuloms, an dem Makrophagen, Epitheloidzellen und Lymphozyten beteiligt sind, reichlich untermischt mit Eosinophilen (10).

Bei älteren Tieren können die Finnen auf Grund einer verstärkten Abwehrreaktion des Wirtes in einem frühen Entwicklungsstadium absterben und verkäsen oder verkalken; sie erscheinen dann als kleine graue oder weiße Knötchen.

Krankheitserscheinungen werden im allgemeinen nicht beobachtet. Es können gelegentlich (entsprechend den befallenen Organen) Atembeschwerden, steifer Gang, erschwerte Nahrungsaufnahme (Befall der Zunge), Muskelschmerzen sowie nervöse Störungen (Befall des Gehirns) beobachtet werden.

Diagnose Die Diagnose intra vitam ist nur möglich, wenn die Zunge befallen ist. Die Finnen sind dann als erbsengroße Vorwölbungen an Unter- und Seitenflächen sowie am Zungenbändchen zu tasten. Von den serologischen Methoden, die noch wenig spezifisch sind, erweist sich der passive Hämagglutinationstest am vorteilhaftesten.

Bei Schwachfinnigkeit ist der Tierkörper stets bedingt tauglich (in der Bundesrepublik Deutschland nach ABA §§ 36, II 4). Brauchbarmachung nur durch Erhitzen (Kochen oder Dämpfen). Bei Starkfinnigkeit: Untauglichkeit des Tierkörpers und der finnigen Organe. Die von Finnen freien inneren Organe, Fett, Magendarmtrakt und von Weichteilen befreite Knochen sowie Blut sind bedingt tauglich (in der Bundesrepublik Deutschland nach ABA § 33, 1).

Im Versuch wurde nachgewiesen, daß eine Behandlung mit Röntgenstrahlen in der Dosis von $20–60 \times 10^3$ rad die Zellteilungen in der Proliferationszone des Skolex unterdrückt. Hier wird ein Weg gesehen, um infizierte Schweinekörper für den menschlichen Genuß tauglich zu machen (9). Allerdings erscheint die Anwendung so enorm hoher Dosen in der Praxis sehr problematisch.

Cysticercus tenuicollis

Es handelt sich um die Finne des Bandwurmes Taenia hydatigena, der beim Hund vorkommt. Die Finne kann sich außer im Haus- und Wildschwein in allen domestizierten und wildlebenden Huftieren sowie in verschiedenen Nagern entwickeln. Die Hauptanstek-

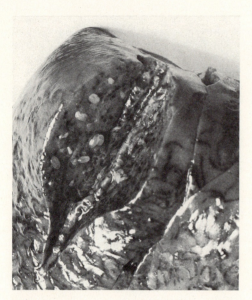

Abb. 102 Cysticercus tenuicollis in der Leber eines Ferkels

kungsquelle für das Schwein sind der Hofhund sowie streunende Hunde, die Auslauf, Gärten und Wiesen (Grünfutter) verseuchen.

Entwicklung Nach Aufnahme eines Bandwurmeis wird die Onkosphäre im Darm freigesetzt. Sie bohrt sich in die Darmwand ein, gelangt mit dem Pfortaderblut in die Leber und durchwandert das Parenchym, um die Leberoberfläche zu erreichen. Außer wenigen Larven, die sich schon unter dem subserösen Überzug der Leber zu Finnen entwickeln und daher leicht herauszunehmen sind, da ihr Bett bloß durch Druckatrophie entsteht (6), durchdringt die Mehrzahl die Leberserosa, gelangt in die Bauchhöhle und bildet in Netz und Gekröse Finnen. Innerhalb von 6–8 Wochen sind sie infektiös und variieren dann in der Größe von einer kleinen Walnuß bis zu einer Mandarine. Die Blasenwand ist schlaff und dünn, der Skolex meist in einer zipfelförmigen Aussackung gelagert (dünnhalsige Finne).

Pathogenese Die im Leberparenchym wandernden jugendlichen Formen verursachen scharf begrenzte, geschlängelte, dunkelrote Bohrgänge, die mit Blut und Zelltrümmern gefüllt sind. Die Pathogenität der Finnen ist fast ausschließlich an dieses im Leberparenchym wandernde Stadium gebunden. Einzelne Exemplare bewirken keinen nennenswerten Einfluß auf die Gesundheit des Wirtes. Das Schwein als bekannter Kotfresser nimmt aber immer wieder einmal ganze Glieder auf. Die von vielen hundert jugendlichen Finnen durchwanderte Leber *(Abb. 102)* ist von Bohrgängen durchsetzt und geschwollen (Hepatitis cysticercosa). In diesem Stadium, etwa 3 bis 4 Wochen nach der Infektion, kann es zu plötzlichen Todesfällen kommen. Die Bauchhöhle enthält dann in größerer Menge eine rötliche, wäßrige Flüssigkeit, in der meist reiskorngroße Finnen enthalten sind. Ältere Bohrgänge erscheinen durch die Einwanderung von eosinophilen Leukozyten grünlich, sie werden später durch Bindegewebe organisiert.

Die klinischen Erscheinungen sind auch bei hochgradigem Befall oft erstaunlich gering. Vielfach wird eine plötzliche Futterverweigerung festgestellt oder es werden Tiere tot aufgefunden, ohne daß vorher Krankheitserscheinungen beobachtet wurden. Bei Jungtieren kann es auch zu einem seuchenartigen Ferkelsterben kommen. In anderen Fällen geht dem Tod ein längeres Krankheitsstadium mit Appetitlosigkeit, allmählicher Erschöpfung und zunehmender Anämie voraus; bei Bauchfellentzündung liegen Fieber und Druckempfindlichkeit vor. Geringgradiger Befall verläuft symptomlos.

Diagnose Eine sichere Diagnose am lebenden Tier ist nur schwer möglich. In einzelnen Fällen sind die reiskorngroßen Finnen in der Bauchhöhlenflüssigkeit nach Punktion nachzuweisen. Bei der Sektion ist die Diagnose durch Nachweis der Finnen oder der charakteristischen Leberveränderungen leicht zu stellen. Die wandernden Finnen können im Trichinenkompressorium aufgefunden werden.

Bekämpfung Praziquantel bewirkte in der Dosierung von 50 mg/kg Kgw. über 5 Tage oder von 10 mg/kg Kgw. über 14 Tage eine nahezu 100%ige Abtötung infektionsreifer Finnen im Schwein. Mebendazol war in der Dosierung von 25 mg/kg Kgw. über 5 Tage ebenfalls sehr gut wirksam (1).

Echinococcus hydatidosus (cysticus)

Es handelt sich um das Finnenstadium des dreigliedrigen Hundebandwurmes Echinococcus granulosus. In unserem Gebiet ist der Hund die einzige Ansteckungsquelle für das Schwein und die anderen Zwischenwirte, da sich diese Bandwurmart in der Katze und im Fuchs nicht bis zur Geschlechtsreife entwikkelt.

Entwicklung Die Infektion erfolgt durch orale Aufnahme der Eier; die Häkchenlarven dringen in die Darmwand ein und gelangen mit dem Pfortaderblut in die Leber. Die Masse der Larven setzt sich in der Leber fest, ein geringer Prozentsatz gelangt mit dem Blutstrom weiter zur Lunge; wenige Larven überwinden auch das Kapillargebiet der Lunge und gelangen in den großen Blutkreislauf. Diese Larven siedeln sich vorwiegend in der Milz, im Herzen, in den Nieren, ganz selten auch in langen Röhrenknochen und im Zentralnervensystem an. Die Onkosphäre entwickelt sich am endgültigen Siedlungsort zur Echinokokkenblase. Das Wachstum geht sehr langsam vonstatten: erst nach 8 Wochen ist die Blase 1-3 mm, nach 3 Monaten 4-5 mm, nach 5 Monaten 15-20 mm groß. Die Blasen können das Volumen eines großen Apfels erreichen *(Abb. 103)*, bleiben jedoch im Schwein vielfach steril (7), insbesondere in älteren Tieren (5). Zudem lassen sich verschiedene Formen von Echinokokkenblasen unterscheiden, wobei das Alter des Wirtes von Einfluß ist (8).

Pathogenese Die pathogene Wirkung der Echinokokken ist durch Druckatrophie der befallenen Organe, vor allem der Leber, und Folgezustände bedingt. Manche Leber ist von zahlreichen Blasen durchsetzt und enorm vergrößert. Echinokokken können absterben und verkäsen. In der verdickten Kapsel findet man käsige oder auch bröckelige Massen, in denen Kalksalze abgelagert sein können.

In den meisten Fällen werden keinerlei Krankheitserscheinungen beobachtet. Bei massivem Befall der Leber können chronische Verdauungsstörungen mit Abmagerung bis zur Kachexie auftreten. Eine stark vergrößerte Leber führt zu einer oft erheblichen Umfangsvermehrung des Abdomens, so daß bei Sauen eine Trächtigkeit vorgetäuscht wird. Auch ein Hydrops ascites kann sich ausbilden. Echinokokken in der Lunge können Husten und Atembeschwerden verursachen.

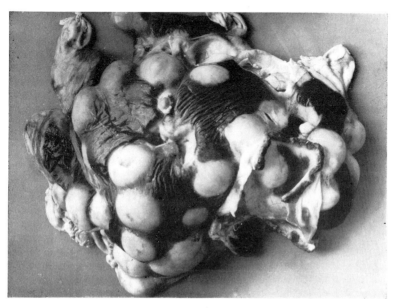

Abb. 103 Schweineleber mit Echinococcus hydatidosus (cysticus)-Befall

Diagnose Eine sichere Diagnose intra vitam ist kaum zu stellen.

Bekämpfung Mebendazol, 25 mg/kg Kgw. im Futter 10 Tage lang, verhinderte die Bildung von Echinokokkenblasen nach experimenteller Infektion (3). Ebenso erwies sich die Oestradiolbehandlung von Sauen als sehr wirksam gegen die Ansiedlung von Echinokokken, während eine Testosteron-Behandlung die Empfänglichkeit erhöhte (2).

Sparganose

Gelegentlich werden bei Schweinen in der Unterhaut, im intermuskulären Bindegewebe und unter den serösen Häuten bis zu 10 cm lange, als »Sparganum« bezeichnete Finnen (Plerocercoide) gefunden. Die zugehörigen Bandwürmer sind Vertreter der Familie Diphyllobothriidae. Es handelt sich vor allem um die infektionsreifen Finnen von *Spirometra erinacei* (ein Bandwurm der Hunde und Katzen), die normalerweise in Fröschen und Schlangen vorkommen und die sich nach Verzehr dieser Zwischenwirte im Schwein neuerlich ansiedeln. Sp. erinacei wurde in Europa sporadisch in den Länden Italien und Ungarn nachgewiesen.

Literatur

1. HÖRCHNER, F., A. LANGNES, T. OGUZ (1976): Die Wirkung von Mebendazole und Praziquantel auf larvale Taenienstadien bei Maus, Kaninchen und Schwein. Tropenmed. Parasitol. **28**, 44–50. – **2.** KOZAKIEWICZ, B. (1980): Study of the effect of selected sex hormones on the development of hydatid cysts in experimentally infected pigs. Med. Wet. **36**, 726–727. – **3.** PAWLOWSKI, Z., B. KOZAKIEWICZ, J. ZATOŃSKI (1976): Effect of Mebendazole on hydatid cysts in pigs. Vet. Parasitol. **2**, 299–302. **4.** RUDAJTIS, V., Z. EJMONTAS (1979): Die Verteilung der Zystizerken in der Schweinemuskulatur. Acta Parasitol. Lit. **17**, 81–84. – **5.** ŠLAIS, J. (1980): Experimental infection on sheep and pigs with Echinococcus granulosus (BATSCH, 1786), and the origin of pouching in hydatid cysts. Acta vet. hung. **28**, 375–387. – **6.** ŠLAIS, J., M. VANĚK (1980): Differentialdiagnose der Cysticerci von Taenia hydatigena und Hydatiden von Echinococcus granulosus. Angew. Parasitol. **21**, 16–20. – **7.** VANĚK, M. (1975): Morphological studies on hydatid cysts in pig liver (Report). Vysoké Školy Zemědělské u Brně, Brno. – **8.** VANĚK, M. (1980): A morphological study on hydatids of Echinococcus granulosus (BATSCH, 1786) from pigs. Folia Parasitol. (Praha) **27**, 39–46. – **9.** VERSTER, A., T. A. DU PLESSIS, L. W. VAN DEN HEEVER (1977): The eradication of tapeworms in pork and beef carcasses by irradiation. Int. J. Radiation, Physics, Chemistry **9**, 769–773. – **10.** WILLMS, K., M. T. MERCHANT (1980): The inflammatory reaction surrounding Taenia solium larvae in pig muscle: ultrastructural and light microscopic observations. Par. Immunol. **2**, 261–275.

Nematoden

Die Nematoden stellen die weitaus bedeutendste Gruppe der Schweinehelminthen. Die Schadwirkung wird sowohl von den larvalen Stadien (Ascaris, Oesophagostomum, Hyostrongylus) oft lange vor Ablauf der Präpatenz (Ascaris) als auch von den adulten Würmern verursacht. Immer aber handelt es sich um ein Herdenproblem, und alle Maßnahmen sind auf die Gesamtherde abzustimmen. Vielfach ist es bei auftretenden Schäden schwierig, den Zusammenhang mit dem Wurmbefall zu finden, beispielsweise bei Fruchtbarkeitsstörungen.

Mit Ausnahme der Lungenwürmer entwickeln sich alle wirtschaftlich bedeutsamen Schweinenematoden direkt, so daß die Lebenszyklen sowohl im Stall als auch bei Freilandhaltung ablaufen. Da Saugferkel und Läufer am meisten gefährdet sind, ist über wurmfreie Muttertiere und sorgfältig gereinigte Abferkelstallungen eine wurmarme Ferkelaufzucht anzustreben.

Trichurose

Trichuris suis (SCHRANK, 1788), Fam. Trichuridae (Peitschenwürmer) ist durch den langen dünnen Vorderkörper sowie den walzenförmigen, kürzeren und dickeren Hinterkörper (Peitschenschnur und Peitschenstiel!) gut charakterisiert.

Männchen: 30–45 mm, Hinterende spiralig eingerollt; ein Spikulum; Spikulascheide dicht bedornt, am distalen Ende glockenförmig erweitert.

Weibchen: 33–55 mm; Vulva im Bereich des Oesophagushinterendes.

Mit dem Vorderkörper in die Schleimhaut eingegraben, leben die Würmer im Zäkum und Kolon.

Der Mensch besitzt eine eigene Trichurisart (T. trichiura), die möglichen Kreuzinfektionen zeigen jedoch die enge Verwandtschaft an (2).

Entwicklung Die Entwicklung ist direkt. Die zitronenförmigen, braunen Eier werden ungefurcht ausgeschieden und embryonieren bei 37 °C in frühestens 3 Wochen. Bei sinkender Temperatur verzögert sich die Entwicklung erheblich, so daß sie im Freien in Abhängigkeit von der Jahreszeit 60–90 Tage braucht und im Winter überhaupt sistiert (4). Nach Aufnahme der Eier schlüpfen die einmal gehäuteten Larven im distalen Bereich des Dünndarmes, dringen über die Lieberkühnschen Drüsen in die Mukosa ein und erscheinen nach einer 13 Tage dauernden histotropen Phase am 16. Infektionstag wieder im Darmlumen. Die Präpatenz beträgt 41–49 Tage; die Würmer leben etwa 4–5 Monate. Die Eier sind sehr widerstandfähig und bleiben in feuchter Erde jahrelang infektiös (3); direkte Sonnenbestrahlung und Trockenheit wirken tödlich. Verseuchte Ausläufe, besonders feuchte, schattige Plätze vermitteln daher die Infektion von einer Generation auf die folgende. Da die Eier lange Zeit für ihre Entwicklung benötigen, bleiben Stallinfektionen trotz weiter Verbreitung des Peitschenwurmes im allgemeinen geringgradig. Allerdings trifft man gelegentlich auch hochgradigen Befall an; dies kennzeichnet eine sehr oberflächliche Stallreinigung.

Pathogenese Dem Peitschenwurm kommt, sofern es sich um starken Befall handelt, eine erhebliche Schadwirkung zu, insbesondere wenn gleichzeitig ein Eisenmangel vorliegt (8). Die Würmer sind mit dem Vorderende in die Darmschleimhaut eingebohrt; je nach Befallsstärke weisen die befallenen Dickdarmabschnitte eine katarrhalische bis hämorrhagische Entzündung auf; Teile der Schleimhaut können durch eine diphtheroide Membran ersetzt sein. Die histologische Untersuchung ergibt eine generalisierte Entzündung der Schleimhaut mit Gefäßerweiterung, Zellinfiltration, Geschwürbildung und exzessiver Schleimproduktion (6). Auch das Blutserum weist in Abhängigkeit von der Befallsstärke z. T. erhebliche Veränderungen auf.

Während ein geringgradiger Befall symptomlos verläuft, bedingen stärkere Infektionen Appetitlosigkeit, Durchfall, der zu einer Verminderung der Elektrolyte im Blutplasma führt (5), verminderte tägliche Gewichtszunahmen, geringere Futterverwertung, schlechten Allgemeinzustand und auch Todesfälle (1, 7, 9). Die Tiere werden anämisch, die Freßlust läßt nach, die Haut wird unansehnlich, der Bauch ist aufgezogen, der Kot stinkend und dünnbreiig, gelegentlich schleimig und auch blutig. In solchen Fällen kann es dann zu einer starken Vermehrung des Blinddarmziliaten Balantidium coli kommen. Als besonders gefährlich können sich mit Trichuriseiern stark verseuchte Stallungen erweisen, die ohne wesentliche vorherige Reinigung mit Ferkeln belegt werden.

Diagnose Die Diagnose wird durch den Nachweis der gelblich-braunen, zitronenförmigen, mit Polpröpfen versehenen Eier (60–68 × 28–31 µm) mittels Kotuntersuchung gesichert. Bei der Sektion sind die an der Schleimhaut des Blind- und Dickdarmes haftenden Würmer nicht zu übersehen.

Bekämpfung Zur Behandlung sind verschiedene Breitspektrum-Anthelminthika geeignet, vor allem Dichlorvos, Febantel, Fenbendazol und Flubendazol (*Tab. 14*, S. 324). Bei einigen dieser Medikamente bedarf es jedoch einer höheren Einzeldosis oder einer mehrtägigen Behandlung mit herabgesetzter Dosierung. Für Febantel und Fenbendazol werden Einzeldosen von 20 mg/kg Kgw. bzw. 20–30 mg/kg Kgw. empfohlen. Fenbendazol erwies sich auch bei einer Dosierung von 10–20 ppm im Futter bei 6tägiger Verabreichungsdauer und bei 7 ppm während 15 Tagen als gut wirksam. Flubendazol (30 ppm an 5 aufeinander folgenden Tagen) eliminierte bei natürlich oder künstlich infizierten Schweinen alle juvenilen und adulten Exemplare von Trichuris (9).

Literatur

1. BATTE, E. G., R. D. McLAMB, K. E. MUSE, S. D. TALLY, T. J. VESTAL (1977): Pathophysiology of swine trichuriasis. Am. J. Vet. Res. **38**, 1075–1079. – **2.** BEER, R. J.-S. (1976): The relationship between Trichuris trichiura (LINNAEUS, 1758) of man and Trichuris suis (SCHRANK, 1788) of the pig. Res. Vet. Sci. **20**, 47–54. – **3.** BURDEN, D. J., N. C. HAMMET (1976): A comparison of the infectivity of Trichuris suis ova embryonated by four different methods. Vet. Parasitol. **2**, 307–311. – **4.** BURDEN, D. J., N. C. HAMMET (1979): The development and survival of Trichuris suis ova on pasture plots in the south of England. Res. Vet. Sci. **26**, 66–70. – **5.** ENIGK, K., A. DEY-HAZRA (1978): Beeinflussung der Disaccharidasenaktivität der Darmschleimhaut sowie des Elektrolytgehaltes des Blutplasmas und mehrerer Organe beim Schwein durch verschiedene Rundwurminfektionen. Zbl. Vet. Med. B **25**, 613–622. – **6.** HALL, G. A., J. M. RUTTER, R. J. S. BEER (1976): A comparative study of the large intestine of conventionally reared, specific pathogen free and gnotobiotic pigs infected with Trichuris suis. J. comp. Path. **86**, 285–292. – **7.** MACCHIONI, G., L. NOCCIOLINI (1977): Investigation of pig trichuriasis in Tuscany. Ann. Fac. Med. Vet. Pisa **30**, 131–136. – **8.** MOZALENE, E. E., A. K. MEDZYAVICHYUS (1978): The effect of iron salts on the course of infection of piglets with experimental trichuriasis. Trudy Akad. Nauk Litovskoi SSR **1**, 91–98. – **9.** THIENPONT, D., O. VANPARIJS, L. HERMANS (1982): Treatment of Trichuris suis infections in pigs with flubendazole. Vet. Rec. **110**, 517–520.

Trichinellose

Trichinella spiralis (OWEN, 1835), Fam. Trichinellidae. Dünne Nematoden, deren langer Oesophagus (ein kurzer vorderer Abschnitt ausgenommen) in einer Reihe hintereinanderliegender Zellen (Stichosom) eingebettet liegt.

Männchen: 1,4–2,2 mm; am Hinterende 2 kutikulare Zapfen; ohne Spikulum *(Abb. 104a)*.

Weibchen: 3–4 mm, Geburtsöffnung am Ende des 1. Körperviertels *(Abb. 104b)*.

Geschlechtsreife Würmer im Dünndarm, Larven in der quergestreiften Muskulatur. Das Wirtsspektrum der Trichinellen ist überaus breit; außer den Fischen sind fast alle Vertebraten empfänglich. Unter den Säugern sind anzuführen Mensch, Affen, Schweine, Fleischfresser, Pferde (6) und Nagetiere; zudem treten für die einzelnen Tierarten auch noch unterschiedlich infektiöse Trichinellenstämme auf (1); so ist z. B. ein arktischer Stamm gegen tiefe Temperaturen resistent (5), bzw. es werden mehrere Arten unterschieden (2, 3, 17).

Entwicklung Der Entwicklungszyklus der Trichinellen ist dadurch charakterisiert, daß der gleiche Wirt in zeitlicher Aufeinanderfolge die geschlechtsreifen Würmer und die Erstlarven beherbergt. Nach Aufnahme der Muskeltrichinellen, bei denen es sich um Erstlarven handeln soll, werden im Darm 4 Häutungen absolviert. Die Männchen *(Abb. 104a)* sterben bald nach der Begattung ab, die Weibchen leben 4–6 Wochen. Im Verlaufe ihres Lebens gebären die Weibchen etwa 1000 Jungtrichinellen *(Abb. 104b)*, die sie in die Lymphsinus der Darmwand absetzen. Die etwa 100 µm langen und 6 µm dicken Jungtrichinellen, die einen Mundstachel besitzen, gelangen über das Lymph- und Blutgefäßsystem schließlich in die quergestreifte Muskulatur und siedeln sich vorwiegend am Übergang zu den sehnigen Teilen an. Bevorzugt befallen werden gut durchblutete Muskeln, wie Zwerchfellpfeiler, Zwischenrippenmuskulatur, Kehlkopf-, Zungen- und Augenmuskeln. Die befallene Muskelfaser degeneriert, die nun auf 0,8–1 mm herangewachsenen Muskeltrichinellen rollen sich ein und werden in eine Kapsel eingeschlossen *(Abb. 104c)*, die in etwa 5–6 Wochen p. i. vollendet ist. Die Kapsel kann nach frühestens 5 Monaten verkalken. Die Trichinellen bleiben jedoch viele Jahre am Leben.

Das Schwein infiziert sich durch den Verzehr trichinösen Fleisches, das aus verschiedenen Quellen stammen kann (Füchse, Dachse, Ratten, Mäuse, Fleischabfälle u. a.), wobei die Verhältnisse von Gebiet zu Gebiet recht verschieden sein können. Für den Menschen ist das Wildschwein die Hauptinfektionsquelle.

Neben dem Schweinefleisch unterliegt der Trichinenschau auch für den menschlichen Genuß bestimmtes Fleisch von wildlebenden Tieren (Wildschwein, Bär, Dachs). Durch diese Maßnahmen ist der Befall mit Trichinellen bei Schweinen selten geworden. Jedoch bilden vielfach wildlebende Fleischfresser, insbesondere Füchse, ein natürliches Reservoir, so daß Trichinellen gelegentlich in einen Schweinebestand eingeschleppt werden können.

Allerdings steht der oft hohe Prozentsatz

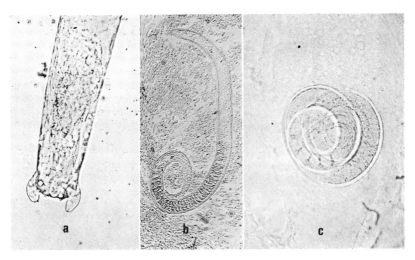

Abb. 104 Trichinella spiralis

a = Männchen, Hinterende (60 × vergr.); b = Weibchen (30 × vergr.); c = Muskellarve (100 × vergr.)

der mit Trichinellen befallenen Füchse in keinem Verhältnis zum Befall der Schweine und des Menschen (6, 14).

Pathogenese Starker Darmbefall verursacht katarrhalische Entzündung mit Durchfall (typhoide Form). Der Befall der quergestreiften Muskulatur bedingt je nach der Befallsstärke eine Myositis mit entsprechender Schmerzäußerung (rheumatoide Form) sowie oberflächlicher und beschleunigter Atmung, Schluckbeschwerden, steifem Gang. Diese Beschwerden klingen nach einigen Wochen ab.

Bei gleichzeitigem Vorliegen einer Toxoplasma-Infektion kommt es zu einer Immunsuppression; es werden wenige adulte Trichinellen aus dem Darm ausgestoßen, die Entzündung um die Trichinellazysten ist verringert, die Eosinophilie herabgesetzt (4).

Diagnose Die Diagnose wird beim Schwein überwiegend post mortem gestellt. Für die Trichinenschau am Schlachttier werden Muskelproben aus den Zwerchfellpfeilern entnommen. Für die Untersuchung von haferkorngroßen Stückchen mit dem Kompressorium hat sich als vorteilhaft erwiesen, wenn die Muskelprobe zuvor für 1½ bis 2 Stunden angedaut wird, was für spezielle Fälle zu empfehlen ist.

In Schlachthöfen wird heute immer mehr die zeitsparende Verdauungsmethode an möglichst vorher nicht gefrorenen Muskelproben angewandt (7). Einzelheiten der Untersuchung sind im Abschnitt Methodik (S. 46) aufgeführt.

Von den immunbiologischen Verfahren, die vor allem beim Menschen Anwendung finden, haben sich die Präzipitationsreaktion (12), die Komplementbindungsreaktion, der indirekte Fluoreszenzantikörpertest sowie vor allem der ELISA-Test (13) als empfindlich und spezifisch erwiesen. Zusammen mit der Bluteosinophilie zeigen sie ziemlich deutlich eine Trichinellose an.

Auch in der Diagnose der Schweinetrichinellose haben sich serologische Methoden wie der Immunfluoreszenztest und der ELISA-Test insbesondere bei geringgradigem Befall als sehr sensitiv erwiesen (8, 9, 15, 16, 18), die direkten Nachweismethoden sind in der Praxis derzeit jedoch nicht zu ersetzen (10, 11).

Literatur

1. Artemenko, Yu. G. (1976): On the specifity of Trichinella. Veterinariya, Kiev **43**, 84–86. – **2.** Bojev, S. N. (1976): Trichinella species and trichinellosis in synanthrop and sylvatic biocoenoses. Parasitol. Hung. **9**, 9–16. – **3.** Bessonov, A. S., R. A. Pen'kova (1976): Strains and species of Trichinella and their role in the epizootiology of

trichinosis in swine. Veterinariya, Moscow **10**, 47–50. – **4.** COPELAND, D., D. I. GROVE (1979): Effects of Toxoplasma gondii (Gleadle strain) on the host-parasite relationship in trichinosis. Int. J. Parasitol. **9**, 205–211. – **5.** DIES, K. (1980): Survival of Trichinella spiralis larvae in deep-frozen wolf tissue. Can. Vet. J. **21**, 39–46. – **6.** HÖRNING, B. (1977): Weitere Trichinenfunde in der Schweiz (1975 bis 1976). Schweizer Arch. Tierheilk. **119**, 337–339. – **7.** JACKSON, G. (1977): Recovery of Trichinella spiralis larvae. Brit. Vet. J. **133**, 318–319. – **8.** KNAPEN VAN, F., E. J. RUITENBERG (1979): Report 1977–1978 concerning Trichinella spiralis studies in the Netherlands. Tijdschr. Diergeneesk. **104**, 166–167. – **9.** KNAPEN VAN, F., J. H. FRANCHIMONT, E. J. RUITENBERG, B. BALDELLI, J. BRADLEY, T. E. GIBSON, C. GOTTAL, S. A. HENRIKSEN, G. KÖHLER, N. SKOVGAARD, C. SOULE, S. M. TAYLOR (1980): Comparison of the enzyme linked immunosorbent assay (ELISA) with three other methods for the detection of Trichinella spiralis infection in pigs. Vet. Parasitol. **7**, 109–121. – **10.** KÖHLER, G. (1977): Zur Effektivität der Verdauungsmethode beim Nachweis der Trichinellose des Schlachtschweines. Fleischwirtschaft **57**, 421–423. – **11.** KÖHLER, G. (1981): Zur Nachweisbarkeit lang- und kurzfristiger Trichinella spiralis-Infektionen beim Schlachtschwein mittels direkter Verfahren. Fleischwirtschaft **61**, 732, 734–735. – **12.** LAMINA, J., J. STUMPF (1979): Immundiagnostische Nachweisverfahren bei einer Trichinose-Epidemie. Münch. med. Wschr. **121**, 657–658. – **13.** RAPIČ, D. (1980): The enzyme linked immunosorbent assay (ELISA) in the serodiagnosis of Trichinella spiralis infections in experimentally and naturaly infected pigs. Acta parasit. Jugosl. **11**, 49–57. – **14.** RONEUS, O., D. CHRISTENSSON (1979): Presence of Trichinella spiralis in free-living red foxes (Vulpes vulpes) in Sweden related to Trichinella infection in swine and man. Acta. vet. scand. **20**, 583–594. – **15.** RUITENBERG, E. J., J. BUYS (1979): Trichinella spiralis infections in pigs. Comparison of homologous passive cutaneous anaphylactic (PCA) reactions with the enzyme linked immunosorbent assay (ELISA). Vet. Parasitol. **5**, 73–78. – **16.** RUITENBERG, E. J., J. A. VAN AMSTEL, B. J. M. BROSI, P. A. Steerenberg (1977): Mechanizing the enzyme linked immunosorbent assay (ELISA) in repressive testing for Trichinella spiralis infections in fattening pigs. Tijdschr. Diergeneesk. **102**, 1021–1023. – **17.** SUKHDEO, M. V. K., E. MEEROVITCH (1979): A comparison of the antigenic characteristics of three geographical isolates of Trichinella. Int. J. Parasitol. **9**, 571–576. – **18.** TAYLOR, S. M., J. KENNY, T. MALLON, W. B. DAVIDSON (1980): The Micro-ELISA for antibodies to Trichinella spiralis: Elimination for false positive reactions by antigen fractionation and technical improvements. Zbl. Vet. Med. B **27**, 764–772.

Strongyloidose

Strongyloides ransomi SCHWARTZ und ALICATA, 1930, dessen parasitäre Generation nur aus Weibchen besteht, ist im Hausschwein häufig, im Wildschwein selten anzutreffen. Die haarfeinen Würmer parasitieren im vorderen Dünndarm, sind 3–5 mm lang, der Oesophagus ist lang und schmal, die Vulva befindet sich hinter der Körpermitte. Str. ransomi kann nach perkutaner Infektion auch im Menschen geschlechtsreif werden.

Entwicklung Die Entwicklung ist direkt. Von einem Weibchen werden maximal pro Tag 2000 Eier abgelegt. Im Freien schlüpfen sehr bald Larven, die nach 2 Häutungen unter günstigen Bedingungen in 4–5 Tagen infektionsreif sind. Im Entwicklungszyklus kann eine freilebende, getrenntgeschlechtliche Generation eingeschaltet werden, insbesondere wenn der Befall bereits länger besteht oder bei älteren Tieren und bei Temperaturen über 25 °C (6). Die etwa 1 mm großen freilebenden Weibchen legen wenige Eier ab, aus deren Larven sich nach 2 Häutungen die schlanken, 510–525 µm großen Infektionslarven bilden.

Die Infektion erfolgt perkutan; die Wirtsfindung wird durch die positive Thermotaxis der Infektionslarven begünstigt. In der Subkutis halten sich die Larven mehrere Stunden bis mehrere Wochen auf; anschließend erfolgt die allmähliche Auswanderung in die Blut- und Lymphgefäße. Der Aufenthalt der Larven im Blutgefäßsystem, der biologisch notwendig ist, währt etwa 24 Stunden, mit anschließender Einwanderung in die Lungenalveolen und passivem Transport über Trachea und Magen in den Darm, wo sie vorwiegend am 3. und 4. Tag p. i. eintreffen. Innerhalb von 48 Stunden finden in den Krypten der Darmeigendrüsen bzw. im Zottenstroma 2 Häutungen statt; die Präpatenz beträgt 6 Tage.

Nach der Infektion von Sauen gelangen Larven von der Lunge aus über das linke Herz in den großen Blutkreislauf; sie sammeln sich vorwiegend im subkutanen, abdominalen (mammären) Fettgewebe an und können dort 2½ Jahre und länger infektiös bleiben. Viele Larven wandern kurz vor der Geburt in die Milchdrüse ein und werden mit der Kolostralmilch ausgeschieden. Die Ausscheidung der Larven hält mehrere Tage an; die größte Anzahl von Larven wird jedoch am 1. Laktationstag gefunden. Die ersten Eier im Kot transkolostral infizierter Ferkel sind am Ende des 3. Lebenstages nachzuweisen. Die galoktogene Übertragung kann ohne Neuinfektion über mehrere Trächtigkeiten erfolgen (9).

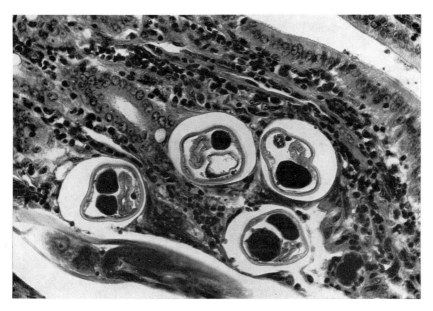

Abb. 105 Querschnitt des Dünndarmes eines Ferkels mit Strongyloides ransomi-Befall

Neben der galaktogenen Infektion ist auch eine pränatale nachgewiesen, die jedoch epizootologisch von geringerer Bedeutung ist (8, 9).

Pathogenese Die Pathogenität der Strongyloiden beruht einerseits auf den durch die Wanderlarven gesetzten Lungenläsionen und andererseits auf dem Darmbefall. Wenn sich die Larven in die Alveolen durchbohren, kommt es zu scharf begrenzten Blutungen, so daß in der Lunge am Höhepunkt der Wanderphase Petechien und Ekchymosen nachweisbar sind. Die Blutungen sind an der Organoberfläche dichter gelagert als in der Tiefe. Todesfälle bei Ferkeln treten jedoch während der Lungenwanderungsphase auch nach Infektionen mit 50 000 Larven/kg Kgw. nicht auf. Es ist wahrscheinlich, daß die durch die Larvenwanderung verursachte Lungenschädigung latente pulmonale Krankheitsprozesse zum Aufflammen bringt bzw. das Angehen von bakteriellen und Virusinfektionen begünstigt (Enzootische Pneumonie).

Die geschlechtsreifen Würmer bohren sich in die Darmschleimhaut ein, wobei sie, wie die in Ketten abgelegten Eier erkennen lassen, in dauernder Vorwärtsbewegung sind. Diese Wanderung erfolgt in der Propria mucosae knapp unter dem Darmepithel *(Abb. 105);* die Darmzotten werden oft direkt durchbohrt. Die Absorptionsfähigkeit des Darmes kann erheblich gestört sein, die Drüsenepithelien proliferieren, die Proteinsynthese in der Leber ist gestört (3, 4).

Der bevorzugte Siedlungsort ist das vordere Darmdrittel, bei starkem Befall findet man jedoch Würmer bis einige Meter vor dem Ende des Dünndarmes. Bei subklinischem Infektionsverlauf sinkt nach einigen Wochen maximaler Eiausscheidung die Anzahl der Eier im Kot infolge Rückganges der Eiproduktion jedes einzelnen Weibchens allmählich ab. Später erst nimmt die Wurmzahl selbst ab; Jungschweine ab dem 4. Lebensmonat sind schon häufig strongyloidesfrei. Eiproduktion und Lebensdauer der Würmer werden jedoch weitgehend von der Reaktion des Wirtes beeinflußt. Bei entsprechender Befallstärke führt der Darmbefall im Verlauf einiger Wochen infolge zunehmender Kachexie und schwerer Anämie zum Tod. Widerstandsfähiger sind die mit einem Eisenpräparat behandelten Ferkel. Eine Woche alte, vorher strongyloidesfreie Ferkel sterben in den meisten Fällen in der 3. oder 4. Woche nach Infektion mit 100 000 Larven.

Der Verlauf einer Strongyloidesinfektion

wird von der Infektionsart, von der Höhe der Infektionsdosis und vom Alter des Wirtes beeinflußt. Durch funktionelle Antigene der Infektionslarven (7) wird eine Immunität ausgelöst, so daß die Larven nachfolgender Infektionen, nachdem sie in die Haut eingedrungen sind, immobilisiert und phagozytiert werden; Reinfektionen gelangen also nicht mehr voll zur Wirkung. Histologisch findet man herdförmige leukozytäre Granulome (überwiegend aus Eosinophilen), in deren Zentrum meist eine Larve nachgewiesen werden kann. Die bereits im Darm vorhandene Strongyloidespopulation wird hierdurch jedoch nicht oder nicht merklich beeinflußt.

Eine wesentliche Rolle in der Pathogenese der Strongyloidose kommt den transkolostralen Infektionen zu, die nur wenig zur Immunbildung beitragen. Die Ferkel scheiden hierbei bereits einige Tage nach der Geburt zahlreiche Eier aus. Da der Ferkelstall stets warmgehalten wird, herrschen zu jeder Jahreszeit gute Bedingungen für die Entwicklung von Infektionslarven. Es schließt sich daher bald eine massive perkutane Infektion an, die zu einer tödlichen Strongyloidose führen kann. Ferkelverluste durch Strongyloidesbefall sind daher in den meisten Fällen auf stärkere transkolostrale Infektion zurückzuführen.

Klinisch ergibt der Verlauf der Strongyloidose ein recht einheitliches Bild. Etwa zwei Wochen nach der Geburt werden Abmagerung, unansehnliche Haut, Zurückbleiben im Wachstum, Mattigkeit, blasse Schleimhäute und Durchfall beobachtet. Bereits in der ersten Lebenswoche auftretende Durchfälle sind in der Regel nicht durch Strongyloides bedingt. Nach starkem Kräfteverfall und schwerer Anämie treten dann bald Todesfälle ein. Während der Lungendurchwanderung werden interessanterweise nur unbedeutende klinische Erscheinungen beobachtet. Vor allem kommt es, obwohl die Ferkel gelegentlich husten, zu keiner nennenswerten Störung des Allgemeinbefindens, sofern sich nicht Sekundärinfektionen anschließen. Durchfälle und Todesfälle in den ersten Lebenstagen, die oft als typisch für die Strongyloidose angesehen werden, kommen gelegentlich vor. Sie gehören nicht zum charakteristischen Bild dieser Krankheit. Ebenfalls konnten keine Anhaltspunkte für eine bakterielle Beteiligung am Krankheitsgeschehen gefunden werden.

Bei erst später nach der Geburt stärker infizierten Ferkeln nimmt mit dem Ende der Präpatenz die Freßlust deutlich ab. Das Auftreten von Durchfall ist die Regel, die Kotkonsistenz kann aber manchmal auch normal oder sogar auffallend hart sein. Todesfälle treten nur noch sehr selten auf, da bei den sich über einen längeren Zeitraum erstreckenden Infektionen der Immunitätsschutz immer wirksamer wird. Die Entwicklung kann jedoch schwer gestört sein; ausgesprochenes Kümmern ist nicht selten die Folge, wobei die parasitäre Ursache oft gar nicht mehr eruiert werden kann.

Diagnose Die Diagnose erfolgt durch den Nachweis der Eier mittels der Kotuntersuchung. Die Eier sind dünnschalig, 45–55 × 25–30 µm, und enthalten zum Zeitpunkt der Ablage bereits einen kaulquappenförmigen Embryo *(Abb. 100 e)*.

Der Nachweis der Würmer bei der Sektion erfolgt bei Saugferkeln am leichtesten mit Hilfe eines Trichinenkompressoriums, in dem ein Stück Dünndarm, einen Meter hinter dem Magenausgang entnommen, untersucht wird. Bei älteren Tieren wird die Darmschleimhaut abgekratzt und in warmer NaCl-Lösung aufgeschwemmt. Bei tödlichem Befall sind in einem 10 cm langen Darmstück über 100 Würmer vorhanden, deren in Ketten abgelegten Eier besonders auffallen.

Bekämpfung In der Therapie der patenten Strongyloides-Infektion des Schweines haben sich Cambendazol (20 mg/kg Kgw.), Thiabendazol (50 mg/kg Kgw.) und Levamisol (7,5 mg/kg Kgw. per os, 5 mg/kg subkutan) in früheren Jahren gut bewährt. Von den neueren Präparaten sind einige in modifizierter Dosis oder Applikationsdauer (vgl. *Tab. 14*, Seite 324) ebenfalls wirksam, so Febantel (60 ppm im Futter, 5–6 Tage), Fenbendazol (55 mg/kg Kgw. als Einzeldosis), Flubendazol (30 ppm im Futter, 10 Tage) und Ivermectin (500 µg/kg subkutan). Für die Einzelbehandlung von Ferkeln eignet sich die orale Verabreichung der Anthelminthika in Pastenform.

Eine Beeinflussung der impatenten Infektion tragender Sauen ist mit hohen Dosen von Mebendazol oder Levamisol in nur unzureichendem Maße oder nicht gelungen (5). Bei Behandlung mit Strongyloides infizierter Sauen am 110. Tag der Trächtigkeit mit 300 µg Ivermectin per os oder intramuskulär blieb die zu erwartende galaktogene Infektion der Ferkel aus (1). Möglicherweise bietet sich hier ein neuer Weg zur Verhütung galaktogener Infektionen. Mit Ferkeln, die vor dem ersten Saugen von der Sau entfernt werden, ist eine strongyloidesfreie Aufzucht möglich. Durch die Hysterektomie, wie sie zur Sanierung der enzootischen Pneumonie und der Rhinitis atrophicans angewendet wird, erfolgt auch meist eine Sanierung der Strongyloidose. Zur Vernichtung von Strongyloides-Larven eignen sich 2%iges Formalin oder 2%ige Natronlauge.

Literatur

1. BARTH, D., I. H. SUTHERLAND, R. A. RONCALLI, W. H. D. LEANING (1980): The efficacy of ivermectin as an antiparasitic agent in the pig. Proc. Int. Pig Vet. Soc. Congr., p. 275, June 30 – July, 3, Copenhagen. – 2. DEY-HAZRA, A., K. ENIGK, H. P. KOLM (1977): Intestinal absorption of palmitate and 2-aminobutyric acid in piglets infected with Strongyloides ransomi. Res. Vet. Sci. 22, 353–356. – 3. DEY-HAZRA, A., H.-P. SALLMANN, K. ENIGK, G. HARISCH (1979): Protein synthesis changes in the liver of piglets infected with Strongyloides ransomi. Vet. Parasit. 5, 339–351. – 4. ENIGK, K., A. DEY-HAZRA (1978): Einfluß einer Strongyloidesinfektion auf die Bildung von Gastrin und auf andere Hormone beim Schwein. Zbl. Vet. Med. B 25, 697–706. – 5. ENIGK, K., E. WEINGÄRTNER, H. M. SCHMELZLE (1974): Zur Chemoprophylaxe der galaktogenen Strongyloides-Infektion beim Schwein. Zbl. Vet. Med. B 21, 413–425. – 6. MONCOL, D. J., A. C. TRIANTAPHYLLOU (1978): Strongyloides ransomi: factors influencing the in vitro development of the free-living generation. J. Parasit. 64, 220–225. – 7. MURRELL, K. D. (1981): Induction of protective immunity to Strongyloides ransomi in pigs. Am. J. Vet. Res. 42, 1915–1919. – 8. STEWART, T. B. (1976): Percutaneous and subcutaneous infection of pigs with Strongyloides ransomi. J. Parasit. 62, 650–651. – 9. STEWART, T. B., W. M. STONE, O. G. MARTI (1976): Strongyloides ransomi: prenatal and transmammary infections of pigs of sequential litters from dams experimentally exposed as weanlings. Am. J. Vet. Res. 37, 541–544.

Metastrongylose

In Europa kommen in Haus- und Wildschwein 4 Lungenwurmarten in den Bronchen und Bronchiolen vor, die wahrscheinlich in allen Ländern anzutreffen sind.

Metastrongylus apri (GMELIN, 1790), syn. M. elongatus: häufigste Art.

Männchen: 15–26 mm; Spikula 3,9–5,5 mm, mit hakenförmigem Ende.
Weibchen: 35–44 mm; Vulva nahe dem Anus *(Abb. 106 a).*

M. pudendotectus (WOSTOKOW, 1905):

Männchen: 16–18 mm; Spikula 1,2–1,6 mm,

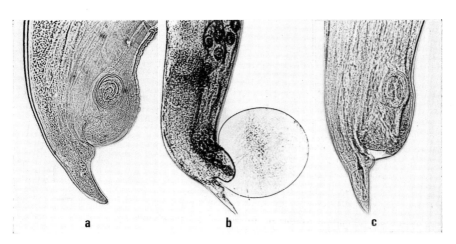

Abb. 106 Hinterenden der Weibchen von

a = Metastrongylus apri (160 × vergr.); **b** = M. pudendotectus (50 × vergr.); **c** = M. salmi (160 × vergr.)

mit ankerförmigem Ende.
Weibchen: 22–35 mm; Kutikulaschwellung im Vulvabereich *(Abb. 106 b)*.

M. salmi GEDOELST, 1923:

Männchen: 14–17 mm; Spikula 2,1–2,4 mm, mit hakenförmig umgebogenem Ende.
Weibchen: 30–45 mm; Vulva deutlich vor dem Anus *(Abb. 106 c)*.

M. confusus JANSEN, 1964:

Männchen: 14–17 mm; Spikula 2,5–3,1 mm.
Weibchen: 22–30 mm; Vagina 0,9–1,8 mm, prävulväre Schwellung.

M. confusus wurde bisher nur aus dem Wildschwein in Holland und Österreich isoliert.

Die Schweine-Lungenwürmer lassen sich auf Meerschweinchen übertragen, die sich als Versuchstiere gut eignen (4).

Hinsichtlich Entwicklung, Pathogenese sowie Bekämpfung können sie einheitlich behandelt werden.

Entwicklung Die Entwicklung ist indirekt, mit verschiedenen Regenwurmarten als Zwischenwirte (Helodrilus foetidus, Lumbricus terrestris u. a.). Die in den Bronchen abgelegten Eier, die mit dem Flimmerstrom oder aufgehustet in den Pharynx gelangen, werden abgeschluckt und mit den Fäzes ausgeschieden. Sie enthalten bereits das vollausgebildete erste Larvenstadium. Die Eier oder die geschlüpften Larven werden aus dem Schweinekot oder mit Erde von Regenwürmern aufgenommen, in denen sich in 3–4 Wochen nach 2 Häutungen die Infektionslarven entwickeln; die Larven können in Regenwürmern mehrere Jahre überleben, was epidemiologisch von großer Bedeutung ist.

Von der Darmwand aus erreichen die Larven auf dem Lymphwege die mesenterialen Lymphknoten, wo die 3. und meist auch die 4. Häutung stattfindet. Der weitere Weg zur Lunge führt über den Ductus thoracicus, rechtes Herz und Arteria pulmonalis. Der rechte Lungenflügel ist meist stärker befallen als der linke (2). Die Präpatenz beträgt 28–32 Tage.

5–9 Wochen p. i. ist die Eiausscheidung am höchsten, sinkt mit zunehmender Immunität aber rasch ab (1); wenige Eier sind noch 7 Monate p. i. zu finden. Die Masse der Würmer dürfte daher bei normalem Infektionsverlauf als Folge steigender Immunität frühzeitig ausgeschieden werden. Die höchste Befallsintensität findet man bei 4–6 Monate alten Tieren; über ein Jahr alte Schweine sind nur mehr selten befallen.

Interessant sind Versuchsergebnisse, nach denen Mischinfektionen mit M. apri und M. pudendotectus in einem viel höheren Prozentsatz haften als Einzelinfektionen und sich wesentlich mehr Würmer bis zur Geschlechtsreife entwickeln. Auf Grund ihrer Biologie werden die Schweinelungenwürmer überall dort auftreten, wo die Haltungsform einen Aufenthalt der Schweine im Freien einschließt. Gleichzeitig ergibt sich eine bestimmte Saisondynamik mit vermehrten Erkrankungen im Frühsommer (Infektion im Frühjahr) und bei der Herbstweide in den Monaten November bis Dezember. In alten Stallungen mit Holzböden und verschmutztem Untergrund kommen gelegentlich Regenwürmer vor, der Entwicklungszyklus wird dann auch dort vollendet.

Pathogenese Durch starke Infektionen, wie sie sich z. B. durch gehäufte Aufnahme von Regenwürmern nach länger dauerndem Regen ergeben können, kann es durch das Eindringen der Larven zu einer Entzündung der Darmschleimhaut und zu einer Schwellung der Mesenteriallymphknoten, des Häutungsortes der Larven, kommen. Wesentlich sind jedoch nur die Veränderungen in der Lunge. Wenn sich die Larven aus dem Kapillargebiet in die Alveolen durchbohren, entstehen Blutungen, wie sie auch durch wandernde Strongyloides- und Ascarislarven verursacht werden. Die geschlechtsreifen Würmer leben in den mittleren und kleineren Bronchen, insbesondere der Zwerchfellappen *(Abb. 107)*. Sie verursachen eine chronische Entzündung der Bronchen und die Bildung lobulär emphysematischer und hepatisierter Herde.

Die Bronchitis begünstigt die Ansiedlung von Sekundärerregern, besonders bei geschwächten Wirten, so daß tödliche Pneumonien im Verlaufe einer Lungenwurmerkrankung fast immer auf bakterielle und Virusinfektionen zurückgeführt werden können (2).

Die enzootische Pneumonie verläuft bei gleichzeitigem Lungenwurmbefall wesentlich schwerer, die Lungenveränderungen sind

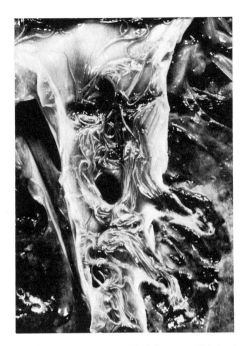

Abb. 107 Metastrongylus apri-Befall, Lunge Wildschwein

stärker ausgeprägt und erstrecken sich über größere Abschnitte. Zu erwähnen ist noch die Rolle der Lungenwürmer als Überträger von Infektionskrankheiten. Nachgewiesen wurde die Übertragung des Schweineinfluenza-Virus (2) und des Schweinepest-Virus. In beiden Fällen waren die Viren in den Wurmlarven enthalten.

Die ersten klinischen Erscheinungen treten 10 Tage p.i. auf. Mit der Besiedlung der Lunge beginnen die Tiere zu husten, besonders nach Bewegung, die Atmung ist erschwert und beschleunigt, die Futteraufnahme verringert. Im weiteren Verlauf sind es vor allem die oft recht erheblichen Entwicklungsstörungen, die das Krankheitsbild charakterisieren und zu Abmagerung, Zurückbleiben im Wachstum und schließlich zu Kümmern führen. Schwerer Befall kann allerdings nur nach massiven Infektionen bei ganz jungen Tieren zustandekommen oder bei älteren Tieren, die in ihrer Widerstandskraft erheblich geschwächt sind. In Saugattern ist die Metastrongylose die bedeutendste Helminthose mit oft erheblichen Verlusten bei den Frischlingen.

Diagnose Die Diagnose erfolgt durch den Nachweis der ovoiden bis kugeligen Eier (Größe 55–61 × 45–50 µm), die zum Zeitpunkt der Ablage bereits einen wurmförmigen Embryo mit knopfförmig verdicktem Hinterende enthalten. Die Eier sind außen von einer ziemlich dicken Eiweißschicht umgeben, die während der Magen-Darmpassage kollabiert und runzelig wird.

Da die Eiausscheidung nur etwa von der 5. bis zur 9. Woche p.i. in stärkerem Maße erfolgt und sich dann auf einer sehr niedrigen Stufe hält, ist die Diagnose mittels der Kotuntersuchung nicht immer sicher. Als spezifische serologische Nachweismethode hat sich der IFAT bewährt, der bereits ab dem 14. Infektionstag positiv wird. Als Antigen werden lyophilisierte Larven I verwendet (3). Der Nachweis der Würmer bei Schlachttieren in den Bronchen bereitet keinerlei Schwierigkeiten, wenn die Hauptlappen im Spitzenbereich durchtrennt werden.

Bekämpfung Zur Therapie stehen heute neben bewährten Mitteln (5), wie Levamisol (7,5 mg/kg Kgw.) und Mebendazol (2 × 15 mg/kg Kgw.) weitere hochwirksame Anthelminthika, wie Fenbendazol (6), Flubendazol, Oxfendazol und Ivermectin zur Verfügung. Auch Febantel ist in erhöhter Dosierung von 20 mg/kg Kgw. wirksam (vgl. Tab. 14, Seite 324).

Die Lungenwurmeier bleiben in feuchter Erde bis zu 2 Jahren lebensfähig, die Lungenwurmlarven in den Zwischenwirten so lange, wie das Leben der Regenwürmer währt, also etwa 4 Jahre. Verseuchte Ausläufe bleiben daher jahrelang kontaminiert. Betonierte oder gepflasterte Ausläufe bieten die einzig brauchbare Lösung zur Verhütung der Metastrongylus-Infektion. Eine Regenwurmbekämpfung ist unter Praxisbedingungen heute nicht möglich. Von Orten mit größerer Regenwurmpopulation, wie Komposthaufen und Düngerstätten, Schweine möglichst fernhalten.

Literatur

1. KOLEVATOVA, A. I. (1976): Influence of the host (swine) on the fertility of Metastrongylus elongatus. Bull. Vswsoyuznogo Inst. Gel'mint. **18**, 28–31. – **2.** KRUSE, G. O. W., D. L. FERGUSON (1980): Untersuchungen über den Schweinelungenwurm Metastrongylus apri (EBEL, 1777) Vostokov, 1905 (Metastrongylidae: Nematoda). Vet.-Med. Nachr., 113–130. – **3.** KUMAR, V., N. VAN MEIRVENNE, J. MORTELMANS (1978): Serodiagnosis of Metastrongylus apri infection of pigs by immunofluorescence. Vet. Parasitol. **4**, 175–181. – **4.** SAKAMOTO, T. (1978): Experimental studies on protective immunity to Metastrongylus apri infection. (Abstract of thesis). Bull. Nippon Vet. Zootechnical Coll. **27**, 244–246. – **5.** FERGUSON, D. L., G. O. W. KRUSE (1981): Anthelmintic activity of injectable levamisole against experimental Metastrongylus apri infection in swine. Jap. J. Parasit. **30**, 289–293. – **6.** ČORBA, J. (1981): Die Wirksamkeit von Febantel (Rintal®) auf Magendarm- und Lungennematoden bei Schweinen. Vet. med. Nachr., 10–14.

Hyostrongylose

Der rote Magenwurm, ***Hyostrongylus rubidus*** (HASSAL und STILES, 1892), Fam. Trichostrongylidae, siedelt auf der Magenschleimhaut des Haus- und selten des Wildschweins. Natürliche Infektionen sind auch von Schaf und Feldhase bekannt; experimentell ist eine Übertragung auf Kalb, Ziege, Kaninchen und Meerschweinchen möglich. Männchen 4–7 mm; Weibchen 5–11 mm; schlanke rötliche Würmer mit kleiner Mundkapsel; gut entwickelte Bursa copulatrix mit kleinem dorsalen Lappen. Die Verbreitung dieses Wurmes ist weltweit, einzelne Länder weisen besonders hohe Befallsziffern auf. So ergaben Untersuchungen in England einen 43 %igen, in Holland einen 87 %igen Befall bei Sauen. In der Bundesrepublik Deutschland wurde H. rubidus in 70 von 109 untersuchten Betrieben und in 51 von 148 untersuchten Mägen von Sauen gefunden; bei weiteren Untersuchungen waren von den Mastschweinen 16 %, von den Sauen 86 % befallen. In Österreich ist H. rubidus selten.

Entwicklung Die Entwicklung ist direkt. Im Freien schlüpfen aus den Eiern Larven, die bei Temperaturen von 10–27 °C nach 2 Häutungen zum bescheideten Infektionsstadium werden; diese Drittlarven bleiben im Freien bis zu 10 Monaten lebensfähig (7). Die per os aufgenommenen Drittlarven machen ihre weitere Entwicklung vorwiegend in den Lumina der Fundusdrüsen der Magenschleimhaut durch. Nach 13 Tagen haben sie die 3. und 4. Häutung vollendet, um den 20. Tag p. i. kehren sie in die Magenhöhle zurück. Die Präpatenz beträgt 21 Tage. Geringgradige tägliche Infektionen führen zu einem dauernden Wechsel der Wurmpopulationen, da die älteren durch jüngere Würmer ersetzt werden, deren Größe in Abhängigkeit von der Infektionsstärke und als Folge steigender Immunität abnimmt. Bei stärkeren und über längere Zeit erfolgenden Infektionen kommt es zu einer charakteristischen Ruhepause der Larven IV, die dann später, insbesondere während der Laktationsperiode, geschlechtsreif werden. Ein signifikanter Anstieg der Eiausscheidung p. p. konnte experimentell allerdings nicht nachgewiesen werden. Selbstheilung nach Absetzen der Ferkel wurde beobachtet, jedoch nicht bei schlechtem Zustand der Sauen. Aufzuchtverluste und Ausfälle an Sauen durch Sterilität sind bei behandelten Sauen geringer als bei unbehandelten.

Die Schweine, die in jedem Alter gleich anfällig sind, infizieren sich vorwiegend auf feuchten Weiden und im Auslauf, was auch durch das Fehlen des Hyostrongylus-Befalles bei ausschließlich im Stall aufgezogenen und gehaltenen Ebern bestätigt wird (1); jedoch kommen auch Stallinfektionen vor allem bei Tiefstreuhaltung (2) zustande.

Die Infektionslarven leben mehrere Monate. Befallstärke und Höhe der Eiproduktion scheinen dabei mehr von der Abwehrkraft des Wirtes bestimmt zu werden als von der Menge vorhandener Drittlarven.

Pathogenese An den Magenveränderungen sind die Larven und die adulten Würmer beteiligt. Während des Aufenthaltes in der Schleimhaut (histotrope Phase) verursachen die Larven eine Erweiterung der Drüsenlumina, so daß es zusammen mit der umgebenden Gewebsreaktion zur Bildung linsen- bis haselnußgroßer Schleimhautknötchen kommt. Die geschlechtsreifen Würmer, die Blutsauger sind, rufen eine teils chronisch katarrhalische, teils akute ulzerative, bei starkem Befall auch kruppöse bis diphtheroide Gastritis hervor. Charakteristisch sind flache, mit flockigem

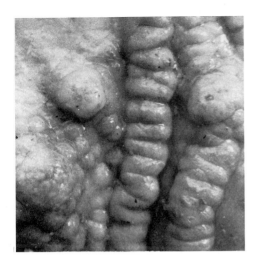

Abb. 108 Hyostrongylus-Befall der Magenschleimhaut des Schweines

Schleim gefüllte Geschwüre, auf deren Grund die Würmer leicht zu finden sind. Die verdickte Schleimhaut ist stellenweise mit gelblichen, vielfach trockenen Pseudomembranen bedeckt *(Abb. 108)*. Diese Veränderungen führen zu einer Störung der Magensaftsekretion und zu einem erhöhten gastrointestinalen Plasmaproteinverlust. Allerdings findet man bei Schweinen, insbesondere bei Sauen, in einem hohen Prozentsatz z. T. schwere Gastritiden noch nicht eindeutig geklärter Genese, vielfach verbunden mit Geschwürsbildung. Diese Veränderungen sind ganz ähnlich, wie sie für Hyostrongylusbefall als charakteristisch angegeben werden.

Klinisch tritt der Befall besonders bei Sauen in Erscheinung, oft als chronische Herdenerkrankung. Fütterungsfehlern, insbesondere einem Eiweißmangel in der Laktationsperiode, dürfte eine wesentliche Bedeutung zukommen. Die Tiere werden anämisch, magern ab; die Milchleistung geht zurück, die Eiausscheidung steigt an.

Plötzliche Todesfälle infolge Blutungen aus tiefen Geschwüren in der Magenschleimhaut kommen vor. Allgemein zeigen befallene Sauen Abmagerung (oft hochgradig), Durchfall und z. T. Fruchtbarkeitsstörungen.

Bei jüngeren Tieren bemerkt man mangelhaften Appetit, bei stärkerem Befall signifikant geringere Gewichtszunahme, gelegentlich Durchfall und Anämie.

Ferkel infizierter Sauen besitzen eine erhöhte Widerstandskraft; ungeklärt ist, ob es sich dabei um eine passive Antikörperübertragung handelt oder um einen genetischen Faktor (3, 5, 6).

Diagnose Eine sichere Diagnose ist nur mit Hilfe der Larvenzucht zu stellen, da die Eier sehr ähnlich denen der Oesophagostomen sind. Allerdings gibt es Fälle, in denen trotz starken Befalles der koprologische Nachweis nicht gelingt (4). Die Infektionslarven von H. rubidus fallen durch ihre Größe, Schlankheit und lebhafte Beweglichkeit auf (Länge 715–735 µm, Dicke etwa 22 µm; Oesophagostomumlarven 500–530 µm lang, etwa 26 µm dick); an dem sich allmählich verjüngenden Hinterende besitzen sie einen kurzen Fortsatz.

Die Magenveränderungen selbst sind fast immer deutlich ausgebildet; die Würmer erscheinen als dunkelrote Striche auf der Schleimhaut.

Bekämpfung Der patente Hyostrongylus-Befall ist medikamentell relativ schwer zu beeinflussen, doch haben sich mehrere Anthelminthika in Dosierungen, wie sie in *Tab. 14* angegeben sind, als ausreichend bis sehr gut wirksam erwiesen. Dazu gehören verschiedene Benzimidazol-Verbindungen, Dichlorvos, Levamisol, Pyranteltartrat, Febantel und Ivermectin. Auf unreife Stadien wirken Pyrantel, Levamisol und Dichlorvos in den empfohlenen Dosierungen *(Tab. 14)* unzureichend. Bei Erhöhung der Dosis auf 25 mg/kg Kgw. beseitigt Pyrantel jedoch 60–73 % der 5 oder 12 Tage alten Stadien. Cambendazol und Fenbendazol sind in Normaldosierung gegen unreife Stadien recht gut wirksam (um 80 bis über 90 %), jedoch unterliegt die Wirkung bei Einzelbehandlung Schwankungen. Daher ist bei Hyostrongylus-Befall heute allgemein eine mehrtägige Therapie zu empfehlen.

Starke Infektionen kommen hauptsächlich auf Weiden und in Erdausläufen zustande. Für die Prophylaxe sind daher die Ausschaltung der Infektionsmöglichkeiten durch Haltung der Tiere in Ställen oder befestigten, leicht zu reinigenden Ausläufen sowie planmäßige Therapiemaßnahmen nach dem Schema, wie es für Askariden gilt, wichtig (s. S. 327).

Literatur

1. BEHRENS, H. (1981): Wurmbefall bei Zuchtebern. Deutsche tierärztl. Wschr. **88**, 437–439. – **2.** CONNAN, R. (1977): The prevalence of Hyostrongylus rubidus. Vet. Rec. **100**, 242–243. – **3.** KLOOSTERMAN, A., J. BENEDICTUS, H. AGHINA (1980): Colostral transfer of antinematode antibodies in cattle and its significance for protection. Vet. Parasitol. **7**, 133–142. – **4.** POELVOORDE, J., P. BERGHEN (1980): Die diagnostische Bedeutung von Koprokulturen bei mit Hyostrongylus rubidus und Oesophagostomum spp. infizierten Schweinen. Vlaams Diergeneesk. **49**, 360–364. – **5.** SMITH, H. V., I. V. HERBERT (1976): The passive transfer of humoral immunity from sows infected with Hyostrongylus rubidus (HASSAL and STILES, 1892), the red stomach worm, to their offspring and its significance in the confering of protective immunity. Immunology **30**, 213–219. – **6.** SMITH, H. V., I. V. HERBERT, A. J. DAVIS (1976): The immune response of pigs to infection with the stomach worm Hyostrongylus rubidus (HASSAL and STILES, 1892). II. Multiple infections and reinfections in growing pigs and in sows. Vet. Parasitol. **1**, 337–344. – **7.** ROSE, J. H., A. J. SMALL (1982): Observations on the development and survival of the free-living stages of *Hyostrongylus rubidus* both in their natural environments out-of-doors and under controlled conditions in the laboratory. Parasitology **85**, 33–43.

Oesophagostomose

Die Knötchenwürmer (Fam. Strongylidae) besiedeln ausschließlich Zäkum und Kolon. In Europa sind 3 Arten festgestellt: ***Oesophagostomum dentatum*** (RUDOLPHI, 1803) und ***Oes. quadrispinulatum*** (MARCONE, 1901), syn. Oes. longicaudum; eine weitere Art, *Oes. granatensis* LIZCANO-HERRERA, 1958, Oes. dentatum sehr ähnlich, wurde in Spanien beschrieben und auch in Frankreich nachgewiesen. Oesophagostomen sind 1 bis 1,5 cm lange weißliche Würmer mit deutlich abgesetztem Mundwall, äußerem und innerem Blätterkranz, geblähter Kutikula, tiefer Zervikalfurche sowie gut ausgebildeter Bursa copulatrix *(Abb. 109)*. Die beiden Arten sind an den Weibchen leicht zu unterscheiden: das Schwanzende von Oes. quadrispinulatum ist schlanker und deutlich länger. Des weiteren sind unterschiedlich die Länge der Spikula, die Form der Mundkapsel und die Struktur des Oesophagus (27).

Entwicklung Aus den mit dem Kot ausgeschiedenen Eiern schlüpfen nach einigen Tagen die Larven I, die sich über 2 Häutungen in etwa 8 Tagen zu den infektionstüchtigen Larven III entwickeln, die per os aufgenommen werden. Im Dünndarm streifen die Drittlarven die Scheide ab, gelangen in Zäkum und Kolon und dringen bereits 24 Std. später in die Schleimhaut ein. In submukösen Knötchen (Knötchenwürmer!) findet die 3. Häutung frühestens am 4. Tag p.i. statt. Die Rückkehr der 4. Larven erfolgt frühestens 7 Tage p.i., nach 14 Tagen sind alle Larven im Darmlumen. Die 4. Häutung erfolgt frühestens am 10. Tag p.i. (Oes. quadrispinulatum), überwiegend jedoch erst zwischen dem 20. und 30. Tag p.i.

Die kürzeste festgestellte Präpatenz für Oes. dentatum beträgt 35 Tage, für Oes. quadrispinulatum mindestens 17 Tage; für beide Arten kann jedoch die Präpatenz erheblich verlängert sein (18, 19, 23). Frühere widersprüchliche Angaben sind auf Mischbefall zurückzuführen. Da Verbreitung und Befallsstärke dieser Parasiten mit zunehmendem Alter der Schweine immer mehr ansteigen (im Gegensatz zu fast allen anderen Schweineparasiten) und insbesondere Sauen oft in großer Anzahl Eier ausscheiden, ist das allgemeine Vorkommen der Oesophagostomen begreiflich. Im Freien leben die Larven mehrere Monate und können auch überwintern, so daß Weiden, insbesondere bei höherem Graswuchs (35), und Ausläufe erheblich verseucht werden können; Eier und präinfektive Larven sind jedoch gegen Austrocknung sehr empfindlich (33, 34).

Pathogenese Die in die Darmwand von Zäkum und Kolon eindringenden Larven (histotrope Phase), vor allem die von Oes. dentatum (18, 19), führen zur Bildung bis zu erbsengroßer Knötchen, Schrumpfung des Zäkum und Bildung deutlicher Schleimhautfalten. Die Reaktion von seiten des Wirtes ist jedoch nicht immer gleich stark. Bei Erstinfektionen bleibt die Gewebsreaktion gering; die Larven wandern in normaler Zeit ins Darmlumen zurück, und die Knötchen bilden sich bald vollständig zurück. Erheblich stärker ist diese Reaktion nach wiederholten Infektionen und bei älteren Tieren. In den nun derben Knötchen verbleiben die Larven wesentlich länger (Ruhestadien) und sterben vielfach ab. Diese Vorgänge sind als Immunreaktion zu werten. Im Darm bleibt jedoch

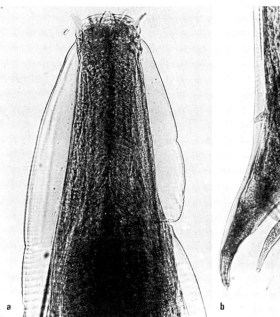 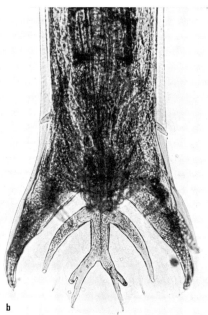

Abb. 109 Oesophagostomum dentatum (100 × vergr.)
a = Vorderende; b = Hinterende Männchen

die Adultgeneration wenigstens 200 Tage erhalten (19).

Während der histotropen Phase können fakultativ pathogene Bakterien aktiviert werden. So läßt sich das typische Krankheitsbild des akuten Paratyphus experimentell durch massive Infektionen mit Oesophagostomum-Larven hervorrufen. Auch kann es zu einer starken Vermehrung von Balantidium coli kommen.

Bei wenige Wochen alten Ferkeln sind nach hochgradigen Infektionen Todesfälle während der histotropen Phase oder kurze Zeit danach berichtet worden (8). Nekrotisch-diphtheroide Entzündungen der Darmschleimhaut werden beschrieben. Derart massive Infektionen dürften in der Praxis allerdings nur ausnahmsweise auftreten, jedoch ist der Knötchenwurmbefall wesentlich pathogener als früher angenommen wurde (28, 29). Er kann Ursache erheblicher Entwicklungsstörungen während der histotropen Phase sein, um so ausgeprägter, je früher bei Ferkeln Infektionen erfolgen. Mit 30 000 Larven von Oes. dentatum infizierte 18 Wochen alte SPF-Ferkel wiesen verminderten Appetit auf, verloren an Gewicht und setzten schleimigen Kot mit Blutbeimengungen ab. Unbefriedigende Gewichtszunahmen und ungünstige Futterumwandlung während der Mastperiode sind in erster Linie auf Knötchenwurmbefall zurückzuführen (25, 31). Bei gleichzeitigem Vorliegen eines Spulwurmbefalles steigert sich die Pathogenität der Ösophagostomen (31).

Bei befallenen Sauen – die meisten Oesophagostomum-Eier werden, dies bezieht sich insbesondere auch auf den Anstieg der Eiausscheidung vor und nach der Geburt, von Sauen in mäßiger körperlicher Verfassung (26) ausgeschieden – wird die Zuchtleistung nachteilig beeinflußt; Störungen der Rausche, Verringerung der Wurfgröße und des Wurfgewichtes sowie verringerte Milchleistung sind die Folge (24, 25, 32, 44). Subklinische Infektionen bei Sauen mit Oe. quadrispinulatum bewirkten verringerte Gewichtszunahmen, vermehrten Speckansatz am Rücken, weniger Lebendgeburten und mehr Totgeburten als nicht infizierte Sauen (15). Bei entwurmten Sauen liegen die Absatzgewichte der Ferkel deutlich höher (26). Die durch Inzuchtdepression eingeschränkte Reproduktionsfähigkeit, Vitalität und Resistenz dürfte die Pathogenität der Ösophagostomen weiter begünstigen und sie so zu einem Teilfaktor der Sterilitätsprobleme in Zuchtbetrieben werden lassen.

Diagnose Der Nachweis der dünnschaligen, 71–82 × 38–46 μm großen Eier erfolgt mittels der Kotanreicherung. Die Eier der beiden Arten unterscheiden sich nur in der Anzahl ihrer Furchungskugeln zum Zeitpunkt der Ablage: Eier mit 2–4 Furchungskugeln stammen sicher von Oes. quadrispinulatum, solche mit 32 Furchungskugeln sicher von Oes. dentatum. Enthalten Eier 8–16 Blastomeren, ist eine sichere Differentialdiagnose nicht möglich *(Abb. 100 g).* Gut zu differenzieren sind die Drittlarven beider Arten durch die unterschiedliche Schwanzlänge: Oes. dentatum 39–46 μm, Oes. quadrispinulatum 49–52 μm.

Bekämpfung Mit Ausnahme der Piperazin-Verbindungen sind alle in *Tab. 14* aufgeführten Anthelminthika gegen adulte Stadien von Oesophagostomum-Arten gut bis sehr gut wirksam. Etwas geringer und dabei zum Teil erheblich schwankend ist der Effekt gegen unreife Formen. Daher gilt auch hier, wie bei Hyostrongylus, daß der mehrtägigen Behandlung gegenüber der Einzelbehandlung der Vorzug zu geben ist, weil so Nachschübe heranreifender Stadien besser erfaßt werden.

Für die planmäßige Bekämpfung gelten die Maßnahmen, wie sie bei Ascaris beschrieben sind (s. S. 327).

Literatur

1. Barth, D., J. H. Sutherland, R. A. Roncalli, W. H. D. Leaning (1980): The efficacy of ivermectin as an antiparasitic agent in the pig. Proc. Int. Pig Vet. Soc. Congr., 272, June 30 – July 3, Copenhagen. – **2.** Batte, E. G. (1978): Evaluation of fenbendazole as a swine anthelmintic. Vet. Med./Small Anim. Clin. **73**, 1183–1186. – **3.** Becker, H. N., R. E. Bradley (1981): Fenbendazole as a therapy for naturally acquired Stephanurus dentatus and gastrointestinal nematodes in feral swine. Vet. Parasit. **9**, 111–115. – **4.** Christensen, S. (1980): Efficacy of flubendazole single-dose deworming of pigs (lower dosage bracket: 2.5 mg/kg body weight). A pilot field trial and controlled random sampling trial under normal work conditions. Proc. Int. Pig Vet. Soc. Congr., 273, June 30 – July 3, Copenhagen. – **5.** Connan, R. M. (1978): Prüfung von Febantel gegen Hyostrongylus rubidus, Oesophagostomum spp. und Trichuris suis bei Schweinen. Vet.-Med. Nachr., 145–149. – **6.** Conway, D. P., J.-P. Raynaud (1980): Chemoprophylactic use of morantel and pyrantel for the prevention of parasites in pigs. Proc. Int. Pig Vet. Soc. Congr. 274, June 30 – July 3, Copenhagen. – **7.** Corwin, R. M., J. A. Kennedy, S. E. Pratt (1979): Dose titration of oxfendazole against common nematodes of swine. Am. J. Vet. Res. **40**, 297–298. – **8.** Danilevičius, E. (1978): Pathoanatomical and pathohistological alterations in the organs and tissues of piglets killed by oesophagostomiasis. 4. Int. Kongr. Parasitol., Warschau, C 179. – **9.** Düwel, D., R. Kirsch, W. Bossaller (1980): The efficacy of fenbendazole (FBZ) medicated feed in fattening pigs. Proc. Int. Pig Vet. Soc. Congr. 271, June 30 – July 3, Copenhagen. – **10.** Enigk, K., A. Dey-Hazra (1971): Zur Therapie des Strongyloidesbefalles beim Schwein. Deutsche tierärztl. Wschr. **78**, 419–422. – **11.** Enigk, K., A. Dey-Hazra (1978): Die Behandlung des Helminthenbefalles beim Schwein mit Rintal®. Vet.-Med. Nachr., 134–144. – **12.** Enigk, K., J. Batke, A. Dey-Hazra, D. Düwel, B. Tiefenbach (1977): Weitere Erfahrungen mit Fenbendazol bei der Bekämpfung des Magen-Darm-Nematodenbefalls beim Schwein. Tierärztl. Umschau **32**, 414–420. – **13.** Enigk, K., A. Dey-Hazra, J. Batke (1976): Zur Wirksamkeit von Mebendazol auf den Helminthenbefall des Schweines. Tierärztl. Umschau **31**, 360–362. – **14.** Enigk, K., E. Weingärtner, H. M. Schmelzle (1974): Zur Chemoprophylaxe der galaktogenen Strongyloides-Infektion beim Schwein. Zbl. Vet. Med. B **21**, 413–425. – **15.** Feber, M. T., R. J. Thomas (1980): The effect of Oesophagostomum quadrispinulatum on reproductive performance in the sow. Proc. Int. Pig Vet. Soc. Congr. 264, 30 June – 3 July, Copenhagen. – **16.** Ferguson, D. L., G. O. W. Kruse (1981): Anthelmintic activity of injectable levamisole against experimental Metastrongylus apri infection in swine. Jap. J. Parasit. **30**, 289–293. – **17.** Hasslinger, M. A. (1974): Experimentelle Untersuchungen zur Bekämpfung präadulter Magen- und Knötchenwurmstadien beim Schwein mit Thiabendazol und Pyranteltartrat. Deutsche tierärztl. Wschr. **81**, 373–396. – **18.** Kendall, S. B., A. J. Small, L. P. Phipps (1977): Oesophagostomum species in pigs in England. 1. Oesophagostomum quadrispinulatum: description and life-history. J. comp. Path. **87**, 223–229. – **19.** Kendall, S. B., A. J. Small, L. P. Phipps (1977): Oesophagostomum species in pigs in England. 2. Oesophagostomum quadrispinulatum: resistance to reinfection. J. comp. Path. **87**, 551–555. – **20.** Kennedy, T. J., D. P. Conway, D. H. Bliss (1980): Prophylactic medication with pyrantel to prevent liver condemnation in pigs naturally exposed to Ascaris infections. Am. J. Vet. Res. **41**, 2089–2091. – **21.** Kingsbury, P. A., D. T. Rowlands, J. F. S. Reid (1981): Anthelmintic activity of oxfendazole in pigs. Vet. Rec. **108**, 10–11. – **22.** Marti, O. G., T. B. Stewart, O. M. Hale (1978): Comparative efficacy of fenbendazole, dichlorvos, and levamisole HCl against gastrointestinal nematodes of pigs. J. Parasit. **64**, 1028–1031. – **23.** Moskalev, E. S., G. I. Popov (1977): The development of Oesophagostomum in piglets. Mat. Nauch. Konf. Vsesoyuznogo Gel'mint. **29**, 92–95. – **24.** Pattison, H. (1976): Study of gastro-intestinal parasitism in pigs, with particular reference to the genus Oesophagostomum. Thesis, Newcastle: Univ. – **25.** Pattison, H. D., R. J. Thomas, W. C. Smith (1980): The effect of subclinical nematode parasitism on digestion and performance in growing pigs. Anim. Production **30**, 285–294. – **26.**

PFEIFFER, A. (1980): Beziehungen zwischen Magen-Darm-Strongyliden-Eiausscheidung und körperlicher Verfassung bei Zuchtsauen. Deutsche tierärztl. Wschr. **87**, 475–477. – **27**. POELVOORDE, J. (1978): Oesophagostomosis in sows. Zbl. Vet. Med. B **25**, 835–840. – **28**. POELVOORDE, J., P. BERGHEN (1979): Der Einfluß wiederholter Oesophagostomum dentatum-Infektionen auf den Mineral- und Enzymgehalt des Blutplasmas der Schweine. Vlaams Diergeneesk. **48**, 217–223. – **29**. POELVOORDE, J., P. BERGHEN (1981): Experimental infection of pigs with Oesophagostomum dentatum: pathogenesis and parasitology of repeated mass infection. Res. Vet. Sci. **31**, 10–13. – **30**. PRICHARD, R. K. (1978): Anthelmintics. Proc. Refr. Course Vet. **39**, 421–463, Univ. Sydney. – **31**. PROSL, H., J. HEIMBUCHER, R. SUPPERER, W. J. KLÄRING (1980): Neue Gesichtspunkte hinsichtlich des Einflusses der Schweinehelminthen auf die Schlacht- und Mastleistung. Wien. tierärztl. Mschr. **67**, 41–46. – **32**. ROMANIUK, K., T. OLEJNIK, M. ULANOWSKI (1981): The influence of Oesophagostomum dentatum invasion on fertilization of sows and body weight gains of piglets. Med. Wet. Prag **37**, 12–14. – **33**. ROSE, J. H., A. J. SMALL (1980): Transmission of Oesophagostomum spp. among sows at pasture. Vet. Rec. **107**, 223–225. – **34**. ROSE, J. H., A. J. SMALL (1980): Observations on the development and survival of the free-living stages of Oesophagostomum dentatum both in their natural environments out-of-doors and under controlled conditions in the laboratory. Parasitology **81**, 507–517. – **35**. ROSE, J. H., A. J. SMALL (1981): The relationship between pasture herbage and the development and survival of the free-living stages of Oesophagostomum dentatum. J. Helminthol. **55**, 109–113. – **36**. STANTON, H. C., J. R. ALBERT, H. J. MERSMANN (1979): Studies on the pharmacology and safety of dichlorvos in pigs and pregnant sows. Am. J. Vet. Res. **40**, 315–320. – **37**. Stewart, T. B., O. G. Marti, O. M. Hale, L. G. Lomax (1979): Effect of pyrantel tartrate and carbadox on acquisition of the swine kidneyworm (Stephanurus dentatus) and other parasites by pigs on contaminated lots. Am. J. Vet. Res. **40**, 1472–1475. – **38**. STEWART, T. B., O. G. MARTI, O. M. HALE (1981): Efficacy of fenbendazole against five genera of swine parasites. Am. J. Vet. Res. **42**, 1160–1162. – **39**. STEWART, T. B., O. G. MARTI, O. M. HALE (1981): Efficacy of ivermectin against five genera of swine nematodes and the hog louse Haematopinus suis. Am. J. Vet. Res. **42**, 1425–1426. – **40**. TAFFS, L. F. (1970): Anthelmintic activity of parbendazole in swine naturally infected with lungworms and gastrointestinal nematodes. Res. Vet. Sci. **2**, 515–522. – **41**. TAFFS, L. F. (1971): The effect of oral cambendazole against Hyostrongylus rubidus and Oesophagostomum spp. in experimentally infected pigs. Vet. Rec. **89**, 165–168. – **42**. THIENPONT, D., O. VANPARIJS, L. HERMANS (1982): Treatment of Trichuris suis infections in pigs with flubendazole. Vet. Rec. **110**, 517–520. – **43**. VANDAELE, W., M. CHATON-SCHAFFNER (1980): Oxibendazole – an ideal anthelmintic for pigs. Proc. Int. Vet. Pig. Soc. Congr. 272, June 30 – July 3, Copenhagen. – **44**. WEISSENBURG, H., G. BETTERMANN (1979): Endoparasiten in schleswig-holsteinischen Schweinehaltungen (1967 bis 1977). Tierärztl. Umschau **34**, 170–174. – **45**. WERTENBROEK, A. C. J. M. (1981): Fields trials on the effect of various broad-spectrum anthelmintics on the growth and liver damage of baconers infected with Ascaris suum. Preliminary communication. Tijdschr. Diergeneesk. **106**, 662–670. – **46**. WRATHALL, A. E., D. E. WELLS, P. H. ANDERSON (1980): Effect of feeding dichlorvos to sows in mid-pregnancy. Zbl. Vet. Med. A **27**, 662–668. – **47**. ROMANIUK, R., S. TARCZYNSKI, E. BRZESKA (1981): Panacur for control of intestinal nematodoses in pigs. Wiad. Parasyt. **27**, 619–628.

Globocephalose

Globocephalus urosubulatus (ALLESSANDRINI, 1909): kleine weißliche Hakenwürmer mit leicht dorsal gekrümmtem Vorderende und kugelförmiger, nicht bewaffneter Mundkapsel; Dünndarm-Parasit.

Männchen 4,5–5,5 mm;
Weibchen 5–7,5 mm;
Eier: dünnschalig, oval, 67–73 × 35–40 µm, im frischen Kot mit 4–8 dunklen Furchungszellen; die Eier sind denen von Oesophagostomum quadrispinulatum sehr ähnlich.

Die Angaben über Hakenwurmfunde beim Hausschwein in der Literatur beruhen fast durchwegs auf Verwechslungen mit Eiern dieser Knötchenwurmart. G. urosubulatus ist wohl sehr häufig im Wildschwein, nur ausnahmsweise im Hausschwein anzutreffen.

Entwicklung Die Entwicklung ist direkt; die Infektion mit Drittlarven erfolgt per os, aber auch perkutan. Die Präpatenz beträgt 26–36 Tage.

Pathogenese Die Würmer saugen sich mit der Mundkapsel im Schleimhautgewebe fest und können bei starkem Befall eine Entzündung der Schleimhaut und Verdauungsstörungen hervorrufen.

Bekämpfung Zur Therapie sind Mebendazol und Levamisol zu empfehlen *(Tab. 14)*.

Askaridose

Der Schweine-Spulwurm, **Ascaris suum** GOEZE, 1782, Fam. Ascaridae, ist ein gelblichweißer bis blaßrötlicher Rundwurm mit 3 kräftigen Lippen am Vorderende.
Männchen: 15 bis 25 cm lang, 3–4 mm dick, mit eingerolltem Hinterende und 2 stäbchenförmigen, etwa 2 mm langen Spikula.
Weibchen: 20–30 cm lang, 5–6 mm dick; mit stumpf zugespitztem Hinterende; Genitalöffnung etwa am Ende des 1. Körperviertels. Sie leben im Dünndarm.

Tab. 14 Die Wirksamkeit von Anthelminthika gegen Magen-Darm-Nematoden und Lungenwürmer des Schweines

Wirkstoff	Handelsname	Dosis u. Applikation[1]		Wirkung[2]							Sicherheits-Index	Wartezeit (Tage) Gewebe[3]	Literatur (Auswahl)
		Eintägig mg/kg Kgw.	Mehrtägig ppm im Futter × Tage	Ascaris	Hyostrongylus	Oesophagostomum	Strongyloides	Trichuris	Globocephalus	Metastrongylus			
Cambendazol	Noviben	20		+++	+++	+++	+++						10, 41
Dichlorvos	Atgard (C bzw. V)	40		+++	+++	+++	+			+++	>100	0	22, 36, 45, 46
Febantel	Rintal	5		+++	+++	+++	++[a]	++[a]		++[a]		0	5, 11
Fenbendazol	Panacur	5	17–20 × 6 7 × 15	+++	+++	+++	++[a]	++[a]		+++		0	2, 3, 9, 12, 38, 47
Flubendazol	Flubenol	5	30 × 5–10	+++	+++	+++	+++	+++		+++		14[b]	4, 42
Ivermectin		0,2–0,5 mg		+++	+++	+++	+++	–		+++			1, 39
Levamisol	Citarin-L Concurat-L	7,5		+++	++	++	+++		++	+++	3	8 5 2	14, 16, 22, 45
Mebendazol	Mebenvet		30 × 5–10	+++	++	+++	+[a]	++	++	++[a]			13, 14, 45
Oxfendazol		4,5		+++		+++		+		+++			7, 21
Oxibendazol		15	40 × 10	+++	+++	+++	+						43
Parbendazol	Neminil	30		+++	+++	+++	++	++			>33	6	30, 40
Piperazin	verschiedene	250–310		+++	+	+	–	–		–	5	0	30
Pyrantel	Banminth Exhelm	12,5		+++	++	+++	+				3	1	6, 10, 17, 20, 37
Thiabendazol	Thibenzole Thibenzole Paste	50–100		+	+++	+++	+++					0	10, 17, 30

[1] Applikation per os mit Ausnahme bei Ivermectin (auch subkutan oder intramuskulär) und Citarin-L (subkutan oder intramuskulär). ppm = mg/kg. Bei den Angaben handelt es sich um Richtdosen, Einzelheiten der Prospekte beachten.
Bei Piperazin beziehen sich die Dosierungsangaben auf: P-Phosphat (250 mg/kg Kgw.), P-Adipat (300 mg/kg) und P-Zitrat (312 mg/kg).
[2] +++ = hochwirksam, ++ = wirksam, + = teilweise wirksam, – = ohne Wirkung, leere Felder = nicht bekannt. (a): in erhöhter Dosis wirksam (S. 309 u. 314).
[3] Nach Literaturangaben und Informationen von Firmen. (b): Leber: 14 Tage, Fleisch: 7 Tage.

Ascaris lumbricoides LINNÉ, 1785, der Spulwurm des Menschen, gilt heute als eigene Art (19).

Entwicklung Die Weibchen legen täglich etwa hunderttausend Eier ab, kurzfristig sogar bis zu 1 600 000, die ungefurcht in die Außenwelt gelangen.

Die Embryonalentwicklung im Freien, die nach neueren Untersuchungen mit der Bildung der Drittlarve im Ei endet (18), ist stark temperaturabhängig und erfolgt offenbar nur etwa in den Monaten Mai bis September (3, 31, 32). Die jährlich relativ kurze Entwicklungszeit wird durch die lange Überlebenszeit der Eier im Boden kompensiert. Unter optimalen Laborbedingungen sind die Eier nach frühestens 24 Tagen infektiös, im Freien sicher nicht vor 30–40 Tagen.

Bereits wenige Stunden nach der peroralen Aufnahme infektiöser Eier schlüpfen in Magen und Dünndarm die Larven III, bohren sich im hinteren Dünndarm, Zäkum und Kolon (26) in die Mesenterialvenen ein und sind bereits 6 Stunden p. i. in der Leber anzutreffen, in der oft erst die 2. Häutung vollendet wird.

Vom 4. bis 7. Tag p. i. werden in zunehmendem Maße Larven III in der Lunge gefunden; ältere Drittlarven beginnen ab dem 7. Tag p. i. in die Trachea zu wandern und erscheinen in steigender Anzahl ab dem 8. Tag p. i. im Dünndarm. Die 3. Häutung erfolgt ab dem 9. Tag p. i. im Dünndarm. Einige Viertlarven werden spontan ausgeschieden; diese sind zwischen 10. und 15. Tag p. i. in Zäkum und Kolon zu finden. Die 4. Häutung findet zwischen dem 25. und 29. Tag p. i. im Dünndarm statt. Die Präpatenz beträgt in Abhängigkeit vom Alter der infizierten Tiere 8–9 Wochen.

Ein intrauteriner Befall kommt beim Schwein nicht zustande. Hauptsächlichste Infektionsquelle sind demnach schlecht gereinigte, mit infektionsreifen Spulwurmeiern verseuchte Abferkelstallungen. Infektionen beim Saugen am verschmutzten Gesäuge oder bei Aufnahme von Streu und Kotbestandteilen, letzteres bei hungernden Ferkeln (Milchmangel der Sau), sind hier besonders zu erwähnen. Jungsauen (1. Trächtigkeitsperiode) sind in einem relativ hohen Prozentsatz befallen und daher von epidemiologischer Bedeutung. Infektionen nach dem Absetzen erfolgen in schlecht gereinigten Stallungen, in denen der Befall jeweils von der vorhergehenden Schweinegeneration an die nachfolgende weitergegeben wird.

Ausläufe stellen wegen des bis zehnjährigen Überlebens der Eier im Boden (16) sowie der Möglichkeit der Aufnahme von Regenwürmern mit embryonierten Spulwurmeiern in ihrem Darminhalt (12, 37, 38) eine ständige Infektionsquelle dar. Als ideal sind daher nur befestigte, leicht zu reinigende Ausläufe anzusehen.

Pathogenese Der Verlauf der Spulwurminfektion läßt hinsichtlich der Schadwirkung 3 Phasen unterscheiden. Erste Phase: Schlüpfen der Larven III aus den Eihüllen, Körperwanderung der Larven über Leber und Lunge und Rückkehr in den Dünndarm; sie endet um den Zeitpunkt der 4. Häutung etwa 4 Wochen p. i. Ein Teil der Drittlarven wird spontan ausgeschieden, Leber- und Lungenveränderungen können daher nicht in Relation zur Anzahl geschlechtsreifer Würmer im Darm gebracht werden.

In pathologischer Hinsicht wird diese Phase von den Leber- und Lungenveränderungen mit Folgezuständen beherrscht.

Leberveränderungen. Die Larven sind bereits wenige Stunden p.i. in der Leber und verbleiben dort etwa 4–6 Tage; sie wandern im Leberparenchym und wachsen rasch. Die Leber ist je nach der Befallsstärke mehr oder weniger geschwollen und weist punkt- oder strichförmige Blutungen auf.

Lungenveränderungen. Wenn sich die Larven aus dem Kapillargebiet in Richtung Alveolen ausbohren, kommt es zu punktförmigen Blutungen. Bei stärkeren experimentellen Infektionen treten in diesem Stadium (6.–14. Tag p. i.) deutliche klinische Erscheinungen auf (22): hochgradige Dyspnoe mit ausgeprägter Bauchatmung, Husten, Fieber, Abgeschlagenheit, Freßunlust. Diese Erscheinungen halten nur einige Tage an; auch die sichtbaren Blutungen verschwinden innerhalb einer Woche. Die Blutungsherde begünstigen die Ansiedlung von Bakterien, so daß sich sekundäre bakterielle Infektionen des geschädigten Gewebes anschließen können. Histologisch findet man zu diesem Zeitpunkt und später in den Alveolarwänden und im Parenchym Infiltrate aus eosinophilen Granulozyten und lymphohistiozytären Elementen. Eine enge Beziehung besteht zwischen den von den Wanderlarven verursachten Lungenveränderungen und der Enzootischen Pneumonie. Diese tritt bei Spulwurmbefall wesentlich heftiger auf, vor allem husten die Tiere viel stärker, oder es werden latente Infektionen erst im geschädigten Gewebe aktiviert. Nach einer neueren Untersuchung scheint allerdings die Bedeutung der Schweinespulwürmer für die Entwicklung einer Viruspneumonie oft auch überschätzt zu werden.

Insgesamt tritt die Wanderphase (Larven-Phase) bei experimentell infizierten Tieren durch Zurückbleiben im Wachstum und verringerte Gewichtszunahme deutlich in Erscheinung. Ob in diesem Stadium Todesfälle auch in größerer Anzahl auftreten können, wie immer wieder angeführt wird, läßt sich nicht eindeutig beantworten. Im Experiment gelingt es vielfach nicht, Krankheitsverläufe, wie sie in der Praxis vorkommen, zu reproduzieren.

Zweite Phase (präadultes Stadium): Sie reicht von der Zeit nach der 4. Häutung bis zum Eintritt in die Geschlechtsreife. Sie tritt sowohl klinisch als auch wirtschaftlich weniger in Erscheinung. Bei starker experimenteller Infektion wird die Wirtabwehr so rasch aktiviert, daß viele oder alle Würmer vor Eintritt der Geschlechtsreife ausgeschieden werden (14).

Dritte Phase (Adultstadium): Sie umfaßt die bekannte Darmform des Spulwurmbefalles, in der geschlechtsreife Würmer vorhanden sind und die Eier in den Fäzes ausgeschieden werden. Die Anzahl der adulten Würmer schwankt bei gleicher Infektionsdosis erheblich von Tier zu Tier. Ein Befallsgrad, wie er in der Praxis nicht selten angetroffen wird, läßt sich experimentell nicht ohne weiteres hervorrufen. Dementsprechend ist auch die Schadwirkung von der Wurmzahl, vom Zustand des Wirtes sowie von Haltung, Fütterung usw. abhängig. Im allgemeinen stehen Darmkatarrh (Resorptionsstörung) und eine mehr oder weniger ausgeprägte Entwicklungsstörung mit unbefriedigenden Gewichtszunahmen im Vordergrund (1, 29), wobei im allgemeinen mit zunehmendem Alter die Erscheinungen immer geringer werden.

Gelegentlich führt der Spulwurmbefall zu einem akuten Krankheitszustand. Wurmknäuel können den Darm verstopfen, oder die Würmer gelangen in den Gallengang und behindern den Gallenabfluß, so daß es zu einer mit Gelbsucht einhergehenden tödlichen Erkrankung kommt.

Die endogene Entwicklungsphase der Askaridenlarven sowie das Haften der Infektion im Darm wird wesentlich vom Abwehrmechanismus und von der Ernährung des Wirtstieres beeinflußt. Mit steigendem Eiweißanteil im Futter sinkt die etablierte Wurmanzahl im Vergleich zu Kontrolltieren (28, 29). Eine Immunität wird hauptsächlich von den Larven ausgelöst, wobei besonders Kutikulasekrete und die Häutungsflüssigkeit (Flüssigkeit zwischen abgehobener Kutikula und Wurmlarve im Verlaufe der Häutung) antigene Eigenschaften besitzen (35). Sie richtet sich daher auch im wesentlichen gegen die Larven. Die Antikörperbildung setzt im Anschluß an die 3. Häutung ein.

Die schwersten Infektionen kommen daher bei ganz jungen Ferkeln zustande, die immunologisch noch weitgehend reaktionsunfähig sind. Dies zeigt deutlich die große epizootologische Rolle der mit Spulwürmern befallenen Sauen. Bei Reinfektionen in immunen Ferkeln werden zahlreiche Larven bereits im Darm (26) oder in der Leber und in der Lunge abgefangen und vernichtet. In der Leber kommt es zur Koagulationsnekrose der Leberzellen, nach deren bindegewebiger Organisation die bekannten »milk spots« *(Abb. 110)* zurückbleiben (Hepatitis interstitialis parasitaria multiplex). Diese »milk spots« sind von wirtschaftlicher Bedeutung, da derart veränderte Lebern konfisziert werden und Tiere ohne »milk spots« bessere tägliche Gewichtszunahmen aufweisen (36). Soweit bei Vorhandensein vereinzelter Herde ein Ausschneiden in Frage kommt, sollte unabhängig vom äußeren Erscheinungsbild der milk-spots in Breite und Tiefe 1,5–2 cm das

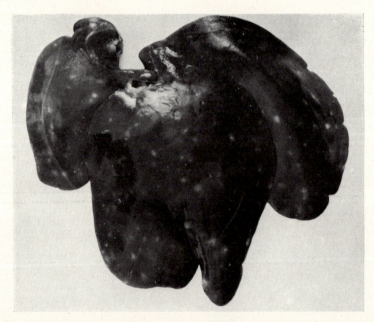

Abb. 110 Schweineleber mit Hepatitis interstitialis parasitaria multiplex

makroskopisch gesund erscheinende Lebergewebe mit entfernt werden (17). Die Entstehung der »milk spots« auf immunologischer Basis wird heute allgemein anerkannt (8). Da ältere Ferkel offenbar schon bei der Erstinfektion mit Ascaris suum »milk-spots« entwickeln, ist anzunehmen, daß auch Antikörper anderer Parasiten mit Ascaris-Antigen reagieren, z. B. solche von Oesophagostomen und Strongyloides. Eine Antigen-Übertragung mit dem Kolostrum ist aufgrund von Versuchen unwahrscheinlich.

Die gleichen Leberveränderungen werden gelegentlich auch von den wandernden Larven anderer Spulwurmarten, wie Toxocara canis und T. mystax verursacht (33, 34).

Etwa 96 % aller Leberveränderungen sind parasitär bedingt. Die Tatsache, daß Ascaris suum zu einem hohen Prozentsatz an diesen Veränderunen beteiligt ist, spricht für eine noch unvollkommene Adaptierung an das Schwein.

Hinsichtlich der Leberveränderungen sind 2 Typen zu unterscheiden: Veränderungen vom lymphozytären Typ durch abgestorbene Larven und sternförmige vom granulomatösen Typ durch lebende Wanderlarven.

Die durch A. suum verursachten »milk spots« sollen sich bereits innerhalb von 3–4 Wochen zurückbilden (9), durch T. canis hervorgerufene sollen länger bestehen bleiben. Serologisch sind experimentelle Infektionen mit diesen beiden Arten zu differenzieren (10).

In der Pars oesophagea auftretenden Ulcera, deren Entstehung vielfach auf einer erhöhten Histaminproduktion als Folge traumatischer Schädigung von Leber und Lunge während der Wanderphase der Larven oder einem Immunmechanismus nach Reinvasion zugeschrieben wird (27), dürften nach neueren Untersuchungen bei natürlichen Infektionen keine Rolle spielen (11).

Bei Ferkeln und jungen Läufern kann die Spulwurmerkrankung seuchenartig auftreten. Nach starken experimentellen Infektionen sind die Tiere in der zweiten Woche auffallend matt, die Atmung ist erschwert, Husten und Fieber treten auf. Die Haut wird unansehnlich, die Entwicklung erheblich gestört. Von diesem Zustand erholen sich die Ferkel allmählich, wobei sie gewichtsmäßig immer hinter gleich alten, nicht befallenen Wurfgeschwistern zurückbleiben (21, 22), oder sie werden zu typischen Kümmerern mit großem Kopf, hängendem Bauch und schmutziger Haut. Schlechtere Futteraufnahme, alienierter Appetit, Koliken und gelegentlich nervöse Erscheinungen werden beobachtet. Der Kot ist bei starkem Befall auffallend trocken, manchmal geradezu geballt. Bei älteren Tieren ist oft nur eine geringere Gewichtszunahme zu beobachten, oder der Befall tritt überhaupt nicht in Erscheinung, wie es meist bei Sauen der Fall ist. Schließlich ist auch zu beachten, daß negative Umweltfaktoren zum Spulwurmbefall verstärkend wirken (6).

Diagnose Die Diagnose erfolgt durch den Nachweis der dickschaligen, braunen, mit gewellter Außenhülle versehenen 65–85 × 40–60 µm großen Eier mittels Kotanreicherung oder der spontan abgegangenen Würmer. Der serologische Nachweis einer noch präpatenten Infektion gelingt im IFAT mit Ascaris suum-Larven III (aus der Lunge von Mäusen 8 Tage p. i.) als Antigen (39).

Bekämpfung Hauptsäulen der Bekämpfung des Askariden-Befalles sind (a) allgemeine Hygiene- und Desinfektionsmaßnahmen und (b) der planmäßige Einsatz von Medikamenten.

a. Die Schaffung hygienisch günstiger Verhältnisse im Bestand stellt eine wesentliche Vorbedingung für eine erfolgreiche Parasitenbekämpfung dar. Stallbau und Art der Aufstallung, Stallklima, Fütterungs- und Tränkehygiene, Dungbeseitigung sowie Vermeidung der Einschleppung von Krankheitserregern sind in diesem Zusammenhang zu nennen.

Probleme bietet die Desinfektion. Erdbodenausläufe sind mit vertretbarem Aufwand nicht desinfizierbar und stellen daher immer eine potentielle Infektionsquelle dar. Gleiches gilt für mit Gülle gedüngte Wiesen, von denen Grünfutter für die Schweine gewonnen wird (20). Der Desinfektion von Stallungen und befestigten Ausläufen muß eine gründliche mechanische Reinigung vorausgehen. Günstig ist es, diese mit einem Hochdruckreiniger oder einem Dampfstrahlreiniger vorzunehmen. Bei langer Behandlung einer Fläche (1 Min./m²) mit Heißwasser-Dampf-Gemisch kann eine gute Desinfektionswirkung gegen

Eier von Ascaris suum erzielt werden (23). Bei Prüfungen einiger chemischer Desinfektionsmittel nach den Richtlinien der Deutschen Veterinärmedizinischen Gesellschaft hat sich nur Incicoc® 5%ig gegen A. suum-Eier als wirksam erwiesen (2, 24). Dieses Mittel ist jetzt als Incidin®-anticoc im Handel und enthält 16% p-Chlor-m-Kresol sowie Perchloräthylen.

b. Bei planmäßigem Einsatz von Medikamenten zur Bekämpfung spielen neben der Verträglichkeit und der Wirkung der Präparate auch ökonomische Aspekte sowie die Behandlungszeitpunkte eine wesentliche Rolle.

Die heute zur Anwendung beim Schwein verfügbaren Anthelminthika *(Tab. 14,* S. 324) unterscheiden sich in den Wirkungsspektren. Während Piperazin-Verbindungen nur auf Darmstadien von Ascaris ausreichend wirksam sind, erfassen die verschiedenen Breitbandanthelminthika in den angegebenen Dosierungen auch Oesophagostomum, Hyostrongylus, zum Teil auch Trichuris, Strongyloides und Lungenwürmer. Zur Erzielung einer ausreichenden Wirkung gegen bestimmte Nematoden-Gattungen sind bei einigen Präparaten erhöhte Dosierungen oder Modifikationen in der Anwendungsdauer notwendig *(Tab. 14).* Die Medikation erfolgte bis vor kurzem vorwiegend als einmalige Behandlung, während heute die Tendenz zu mehrtägigen Medikationen mit reduzierten Tagesdosen besteht. Dadurch wird eine größere Sicherheit der Aufnahme der Anthelminthika und deren Wirkung erzielt. Bei mehrtägiger Applikation haben manche Medikamente auch einen gewissen Effekt gegen im Körper wandernde Askaridenlarven. So wurde für Pyranteltartrat nachgewiesen, daß eine Langzeitmedikation mit 106 ppm im Futter (= 106 mg/kg Futter) während 28–31 oder 45 und 62 Tagen die durch Ascaris verursachten Leberläsionen (»milk spots«) um 69%, 80% und 93% im Vergleich zu Kontrolltieren reduzierte. Bei diesen wurden durchschnittlich 32–61 Herde in den Lebern gefunden und 10–26% dieser Organe konfisziert. Dagegen kam es in keiner der medikierten Gruppen zur Beanstandung von Lebern (15). Dem entsprechen eigene Erfahrungen in einem Praxisversuch, in dem durch Langzeitmedikation bei Ferkeln und Läufern der Prozentsatz konfiszierter Lebern bei der späteren Schlachtung von zuvor 15% auf 2,6% gesenkt werden konnte. Auch Ivermectin (Ivomec) hat eine gute Wirkung gegen Ascaris-Larven in der Lunge (40). In anderen Versuchen ließ sich die Infektion mit Ascaris durch eine 45tägige Medikation mit 112 ppm Pyranteltartrat oder mit 15–60 ppm Moranteltartrat im Futter völlig verhindern, doch wurden gleichzeitige Infektionen mit Hyostrongylus und Oesophagostomum nicht oder nur bei den höchsten Wirkstoffkonzentrationen deutlich reduziert (4).

Diese Methoden der Chemoprophylaxe sind für die Zukunft interessant, sie müssen jedoch in Bezug auf eine Optimierung des Dosierungsschemas und der Wirtschaftlichkeit noch näher geprüft werden. In der empfohlenen Dosierung von 30 ppm, im Futter während 9 Tagen verabreicht, zeigte Flubendazol eine gute Wirkung auf Wanderlarven von Ascaris in der Lunge, konnte aber das Entstehen von Leberläsionen nicht verhindern, die allerdings in der Anzahl reduziert waren (13). Auch für Fenbendazol (7) sowie für Mebendazol (13) sind ähnliche Wirkungen bekannt.

Wesentlich für die Schweinepraxis ist, daß die Anthelminthika ohne Zögern aufgenommen werden und gut verträglich sind. Diese Bedingungen erfüllen die meisten modernen Anthelminthika, wie auch die Sicherheitsindizes in *Tab. 14* zeigen.

Es wird folgender Bekämpfungsplan empfohlen, der sich hauptsächlich gegen Ascaris richtet, jedoch auch den Befall mit Oesophagostomum, Hyostrongylus und Trichuris beeinflussen kann, wenn Anthelminthika mit entsprechendem Wirkungsspektrum eingesetzt werden. Auf die Vorteile mehrtägiger Medikation wurde bereits hingewiesen.

Zuchtbestände
▷ Behandlung tragender Sauen ca. 14 Tage vor dem Abferkeltermin. Ende der Behandlung spätestens 4 Tage vor Verbringen in die Abferkelbucht.
▷ Nach Abschluß der Behandlung Sauen möglichst abwaschen (Klauenspalten, Gesäuge) und in gründlich gereinigte Abferkelbuchten überführen.
▷ Nach dem Absetzen der Ferkel die Sauen erneut behandeln.

▷ Eber 2–4 mal pro Jahr einer Therapie unterziehen.
▷ Jungtiere während der letzten 10 Tage vor Überführen in den Mastbetrieb behandeln.

Andere Autoren (5) empfehlen eine Dauermedikation der Ferkel von der 2. bis zur 8. Lebenswoche oder als Alternative dazu eine Einzelbehandlung beim Absetzen mit Wiederholung der Behandlung 4 Wochen später.

Mastbestände
▷ Tiere möglichst aus Zuchtbeständen beziehen, in denen planmäßige Bekämpfungsmaßnahmen durchgeführt werden.
▷ Vor dem Einstallen der Tiere die Buchten gründlich reinigen und desinfizieren.
▷ Nicht behandelte Zukauf-Ferkel unmittelbar nach Einstallung behandeln.
▷ Eine weitere Behandlung ca. 4–6 Wochen nach der ersten Therapie oder spätestens vor eventuellem Umbuchten in Masteinheiten vornehmen.

Literatur

1. ANDERSEN, S. (1977): Der Einfluß einer Askarideninfektion auf die Wachstumsintensität des Ferkels. Tierärztl. Prax. **5**, 329–338. – **2.** BARUTZKI, D. (1980): Untersuchungen über die Wirksamkeit handelsüblicher Desinfektionsmittel auf Kokzidien-Oozysten bzw. Sporozysten (Eimeria, Cystoisospora, Toxoplasma und Sarcocystis) sowie auf Spulwurmeier (Ascaris, Toxocara) im Suspensionsversuch. München: Vet. med. Diss. – **3.** CONNAN, R. M. (1977): Ascariasis: The development of eggs of Ascaris suum under the conditions prevailing in a pig house. Vet. Rec. **100**, 421–422. – **4.** CONWAY, D. P., J.-P. RAYNAUD (1980): Chemoprophylactic use of morantel and pyrantel for the prevention of parasites in pigs. Proc. Int. Pig Vet. Soc. Congr. 274, June 30 – July 3, Copenhagen. – **5.** CORWIN, R. M., M. A. BRAUER (1980): An effective parasite control program for feeder pigs. Proc. Int. Pig Vet. Soc. Congr. 276, June 30 – July 3, Copenhagen. – **6.** DRUMMOND, J. G, S. E. CURTIS, J. SIMON, H. W. NORTON (1981): Effects of atmospheric ammonia on young pigs experimentally infected with Ascaris suum. Am. J. Vet. Res. **42**, 969–974. – **7.** DÜWEL, D., R. KIRSCH, W. BOSSALLER (1980): The efficacy of fenbendazole (FBZ)-medicated feed in fattening pigs. Proc. Int. Pig Vet. Soc. Congr. 271, June 30 – July 3, Copenhagen. – **8.** ERIKSEN, L., S. ANDERSEN, L. NIELSEN, A. PEDERSEN, J. NIELSEN (1980): Experimental Ascaris suum infection in pigs. Serological response, eosinophilia in peripheral blood, occurrence of white spots in the liver and worm recovery from the intestine. Nordisk Vet. Med. **32**, 233–242. – **9.** ERIKSEN, L., S. ANDERSEN, K. NIELSEN, J. NIELSEN, A. PEDERSEN (1981): White spots in the liver of swine. New understanding of a current problem through experimental infection with Ascaris suum eggs. Dansk Vet. Tidsskrift **64**, 488–492. – **10.** GRELCK, H., F. HÖRCHNER, J. UNTERHOLZNER (1981): Zur serologischen Differenzierung von Ascaris suum und Toxocara canis-Infektionen beim Schwein. Z. Parasitenkd. 65, 277–282. – **11.** HÄNI, H., N. A. INDERMÜHLE (1979): Esophagogastric ulcers in swine infected with Ascaris suum. Vet. Path. **16**, 617–618. – **12.** JAKOVLJEVIĆ, D. (1974): Some aspects of the epizootiology and economical significance of ascariasis in swine. Acta Vet. Beograd **25**, 315–325. – **13.** JANSSEN: Firmen-Information. – **14.** JØRGENSEN, R. J., P. NANSEN, K. NIELSEN, L. ERIKSEN, S. ANDERSEN, (1975): Experimental Ascaris suum infection in the pig. Population kinetics following low and high levels of primary infection in piglets. Vet. Parasitol. **1**, 151–157. – **15.** KENNEDY, T. J., D. P. CONWAY, D. H. BLISS (1980): Prophylactic medication with pyrantel to prevent liver condemnation in pigs naturally exposed to Ascaris infections. Am. J. Vet. Res. 41, 2089–2091. – **16.** KRASNONOS, L. N. (1978): Prolonged survival of Ascaris lumbricoides L., 1758 ova in the soil of Samarkand. Med. Parazit. Bolezni **47**, 103–105. – **17.** MARKWARDT, K. H. (1978): Beitrag zum Vorkommen und zur fleischhygienischen Bedeutung der durch Parasiten hervorgerufenen Leberveränderungen bei Schlachtschweinen. FU Berlin: Vet. med. Diss. – **18.** MAUNG, M. (1978): The occurrence of the second moult of Ascaris lumbricoides and Ascaris suum. Int. J. Parasitol. **8**, 371–378 – **19.** MIKULÍKOVÁ, L. (1976): Studies on species specificity of proteins in Ascaris lumbricoides and Ascaris suum. Folia Parasitol. (Praha) **23**, 45–50. – **20.** MUFF, F., H. KOCH, K. WOLFF, J. ECKERT (1983): Zur Epizootologie der Ascaris-Infektion des Schweines. Schweiz. Arch. Tierheilk. (in Vorbereitung). – **21.** PACIEJEWSKI, S. (1980): Health state in pigs in the process of ascariasis. Med. Wet. **36**, 432–435. – **22.** PACIEJEWSKI, S. (1980): Economic loss due to experimental larval ascariasis. Med. Wet. **36**, 463–466. – **23.** PFEIFFER, A. (1965): Versuche zur Stalldesinfektion mit Heißwasser-Dampf-Gemischen. Hannover: Vet. med. Diss. – **24.** PHILIPPS, R. (1980): Desinfektionsversuche an Parasitendauerformen. Hannover: Vet. med. Diss. – **25.** RHODES, M. B., R. A. McCULLOUGH, C. A. MEBUS, C. A. KLUCAS (1978): Ascaris suum: specific antibodies in isolated intestinal loop washings from immunized swine. Exp. Parasitol. **45**, 255–262. – **26.** RHODES, M. B., R. A. McCULLOUGH, C. A. MEBUS, C. A. KLUCAS, D. L. FERGUSON, M. J. TWIEHAUS (1977): Ascaris suum: hatching of embryonated eggs in swine. Exp. Parasitol. **42**, 356–362. – **27.** RIVERA, M. A., S. M. GAAFAR (1976): Sequential development of esophagogastric ulcers induced in swine by infections with Ascaris suum Goeze, 1782. Vet. Parasitol. **2**, 314–353. – **28.** STEPHENSON, L. S., J. R. GEORGI, D. J. CLEVELAND (1977): Infection of weanling pigs with known numbers of Ascaris suum fourth stage larvae. Cornell Vet. **67**, 92–102. – **29.** STEPHENSON, L. S., W. G. POND, I. P. KROOK, M. C. NESHEIM (1977): The relationship between Ascaris infection, dietary protein level, and intestinal pathology in growing pigs. Federation Proc. **36**, 1181. – **30.** STEPHENSON, L. S., W. G. POND, M. C. NESHEIM, L. P. KROOK, D. W. T. CROMPTON (1980): Ascaris suum: nutrient absorption, growth, and intestinal pathology in young pigs experimentally infected with 15-day-old larvae. Exp. Parasitol. **49**, 15–25. – **31.** STEVENSON, P. (1977): Development of Ascaris suum eggs. Vet. Rec. **100**, 500. – **32.** STEVENSON, P.

(1979 a): The influence of environmental temperature on the rate of development of Ascaris suum eggs in Great Britain. Res. Vet. Sci. **27**, 193–196. – **33.** STEVENSON, P. (1979 b): Toxocara and ascaris infection in British pigs: a serological survey. Vet. Rec. **104**, 526–528. – **34.** STEVENSON, P., D. E. JACOBS (1977): A study of the possible role of Toxocara spp. in the aetiology of the milk-spot lesion of porcine liver. World Ass. Adv. Vet. Parasitol., Sydney 11–15 July, 74. – **35.** STROMBERG, B. E. (1979): The isolation and partial characterization of a protective antigen from developing larvae of Ascaris suum. Int. J. Parasitol. **9**, 307–311. – **36.** WERTENBROEK, A. C. J. M. (1981): Field studies on the incidence of damage to the liver caused by migrating Ascaris larvae in baconers and its treatment. Tijdschr. Diergeneesk. **106**, 662–670. – **37.** SZELAGIEWICZ-CZOSNEK, M. (1972): The role of the soil fauna in the epizootiology of the pig ascaridosis. I. The dung beetle Geotrupes stercoratius L. as a reserve host of Ascaris suum Goeze, 1782. Acta parasit. pol. **20**, 165–172. – **38.** SZELAGIEWICZ-CZOSNEK, M. (1972): The role of the soil fauna in the epizootiology of the pig ascaridosis. II. Earthworm Lumbricus terrestris L. as a reserve host of Ascaris suum Goeze, 1782. Acta parasit. pol. **20**, 173–178. – **39.** BUCHWALDER, R., H. J. MATTHES, T. HIEPE (1981): Untersuchungen zum serologischen Nachweis von experimentellen Spulwurminfektionen – Ascaris suum, Toxocara canis – beim Schwein mit Hilfe der Indirekten Immunofluoreszenz-Antikörper-tests. Angw. Parasit. **22**, 193–199. – **40.** GRZYWINSKI, L. (1982): Treatment of parasitic diseases of swine with imovec MSD. Abstr. Proc. V. Intern. Congr. Parasitol. Canada, 491.

Stephanurose

Stephanurus dentatus DIESING, 1839, der Nierenwurm des Schweines, kommt in Europa nicht vor, besitzt jedoch vor allem in tropischen und subtropischen Gebieten weite Verbreitung und große wirtschaftliche Bedeutung. Er soll daher in diesem Rahmen nur kurz angeführt werden. Es handelt sich um relativ plumpe Nematoden mit deutlicher Mundkapsel (Männchen 20–30 mm, Weibchen 30–45 mm lang und 2 mm dick), die geschlechtsreif in Zysten im Nierenfett, im Nierenbecken und in der Wand der Ureteren leben.

Entwicklung Die Entwicklung ist direkt. Die Eier werden über die Harnwege ausgeschieden; nach 2 Häutungen ist die Infektionslarve gebildet. Die Infektion erfolgt per os oder perkutan, Regenwürmer können als Stapelwirte dienen. Stets passieren die Larven die Leber entweder via Pfortader oder nach perkutaner Infektion via Lunge und großem Blutkreislauf. Im Leberparenchym wandern sie mehrere Monate, durchbrechen schließlich die Leberkapsel und gelangen über die Bauchhöhle in die Nieren. Die Präpatenz beträgt 9–16 Monate.

Pathogenese Die schwersten Schäden treten in der Leber sowohl in der akuten Phase der Larvenwanderung als auch im späteren Verlauf der Erkrankung auf. Ursache hierfür sind offenbar ausgedehnte Kapillarschäden mit Thromben sowie die Bildung von Granulomen mit beträchtlichem Verlust von Parenchymgewebe (3).

Junge adulte Würmer werden im Nierenparenchym gefunden, verbunden mit ausgedehnter interstitieller Nephritis. Granulome enthalten oft Eier in verschiedenen Entwicklungsstadien.

Die klinischen Erscheinungen sind nicht sehr spezifisch: Entwicklungsstörungen, Appetitmangel, bei Leberzirrhose Ascites.

Diagnose Wenn der Siedlungsort der geschlechtsreifen Würmer in offener Verbindung zu den Ureteren steht, können die 100 × 60 μm großen Eier vom Strongylatatyp im Harn nachgewiesen werden.

Bekämpfung Zur Therapie sind verschiedene Anthelminthika geeignet *(Tab. 14)*. Levamisol (8 mg/kg Kgw. per os oder subkutan) beseitigte durchschnittlich 76 % der Nierenwürmer (4). Als hochwirksam haben sich Fenbendazol, 1 × 10 oder 15 mg/kg Kgw. oder 2–5 mg/kg Kgw. an 3 aufeinanderfolgenden Tagen (1, 2, 5), sowie Ivermectin 1 × 0,5 mg/kg Kgw. (6) erwiesen.

Literatur

1. BATTE, E. G. (1978): Evaluation of fenbendazole as a swine anthelmintic. Vet. Med./Small Anim. Clin. **73**, 1183–1186. – **2.** BECKER, H. N., R. E. BRADLEY (1981): Fenbendazole as a therapy for naturally acquired Stephanurus dentatus and gastrointestinal nematodes in feral swine. Vet. Parasitol. **9**, 111–115. – **3.** DYKOVA, J. (1977): The pathology of stephanuriasis (Stephanurus dentatus Diesing, 1893: Nematoda – Strongylidae) in the pig. Acta vet. (Brno) **46**, 159–165. – **4.** STEWART, T. B., G. T. FINCHER, O. G. MARTI, W. E. MCCORMICK (1977): Efficacy of levamisole against the swine kidney worm, Stephanurus dentatus. Am. J. Vet. Res. **38**, 2081–2083. – **5.** STEWART, T., O. G.

MARTI, W. C. MCCORMICK (1981): Efficacy of fenbendazole against the swine kidney worm Stephanurus dentatus. Am. J. Vet. Res. **42**, 1627–1629. – **6.** STEWART, T. B., O. G.

MARTI, W. C. MCCORMICK (1981): Efficacy of ivermectin against the swine kidney worm, Stephanurus dentatus. Am. J. Vet. Res. **42**, 1427–1428.

Seltene Nematoden

Bei Haus- und Wildschwein findet man weitere Nematoden, denen aber im allgemeinen wegen ihres seltenen Vorkommens im Hausschwein keine wirtschaftliche Bedeutung zukommt. So parasitiert in Oesophagus und Zunge *Gongylonema pulchrum* MOLIN, 1857, ein bis zu 15 cm langer Nematode, der stets in regelmäßigen, meanderförmigen Windungen in der Schleimhaut liegt.

Parasiten des Magens sind Ascarops strongylina, Physocephalus sexalatus, Gnathostoma hispidum, Simondsia paradoxa und Ollulanus tricuspis. Die ersten 4 Arten werden beim Wildschwein häufiger angetroffen (1). Es handelt sich, wie auch bei Gongylonema pulchrum, durchwegs um Spiruroiden, die sich indirekt entwickeln. Zwischenwirte sind vor allem Dungkäfer, aber auch andere Käferarten (2); nur bei Gnathostoma hispidum sind es Kleinkrebse (Cyclopidae), wobei Fische, Amphibien und Nagetiere als Wartewirte eingeschaltet sein können. Häufiger trifft man daher einen Befall mit diesen Arten bei Wildschweinen an, in Hausschweinen dagegen nur gelegentlich bei Freilandhaltung.

Ascarops strongylina (RUDOLPHI, 1819):

Männchen: 10–15 mm.
Weibchen: 15–20 mm; Pharynxwand durch eine doppelte spiralige Verdickung verstärkt *(Abb. 111 a);* rechter Kaudalflügel des Männchens doppelt so breit.
Eier: 41–45 × 22–26 µm, mit geringgradiger Vorwölbung an den Polen und wurmförmigem Embryo *(Abb. 112 a).*

Physocephalus sexalatus (MOLIN, 1860):

Männchen: 6–13 mm.
Weibchen: 20–30 mm; Pharynx mit ringförmigen, horizontalen Verdickungen *(Abb. 111 b).*
Eier: dünnschalig, etwa 45 × 25 µm, mit leichter Eindellung an den Polen und wurmförmigem Embryo *(Abb. 112 b).*

Gnathostoma hispidum FEDTSCHENKO, 1872:

Männchen: 20–25 mm.
Weibchen: 20–45 mm; Kopfende abgesetzt und bestachelt; Körper mit kutikulären Dornen besetzt.

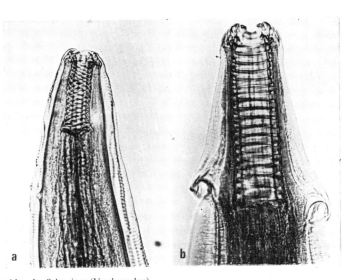

Abb. 111   Spiruroiden des Schweines (Vorderenden)

a = Ascarops strongylina (210 × vergr.); **b** = Physocephalus sexalatus (210 × vergr.)

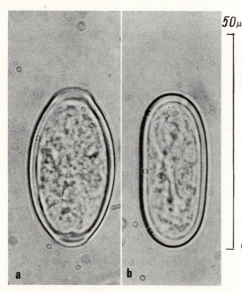

Abb. 112 Eier von Spiruroiden

a = Ascarops; b = Physocephalus

Eier: 75 × 45 µm, Ablage im Morulastadium, Eioberfläche gefeldert.

Simondsia paradoxa (COBBOLD, 1864):
Männchen: 12–15 mm.
Weibchen: bis 15 mm; ausgeprägter Sexualdimorphismus, der hintere Körperabschnitt des reifen Weibchens stark angeschwollen.
Eier: etwa 30 × 10 µm. Nur bei stärkerem Befall verursachen die angeführten Arten eine Entzündung der Magenschleimhaut; bei Gnathostoma-Befall treten auch Geschwüre auf.

Stärker pathogen ist der gelegentlich im Schweinemagen vorkommende *Ollulanus tricuspis* LEUCKART, 1865, Fam. Ollulanidae, ein Parasit der Katze und des Fuchses. Zu einem endemischen Krankheitsausbruch mit gehäuften Todesfällen kam es in einem niederösterreichischen Mastbetrieb.

Im Magen von Wildschweinen wurden noch gefunden: *Trichostrongylus axei, Ostertagia circumcincta, Haemonchus contortus.*

Literatur

1. HENNE, E., S. NICKEL, TH. HIEPE (1978): Beiträge zur Parasitenfauna der DDR: 1. Mitteilung. Untersuchungen zum Helminthenvorkommen beim europäischen Wildschwein (Sus scrofa). Angew. Parasitol. **19**, 52–57. – 2.

VARMA, S., P. D. MALIK, S. S.- LAL (1977): Some new intermediate hosts of Ascarops strongylina. J. Helminthol. **51**, 134–135.

Acanthocephalen

Im Haus- und Wildschwein kommt der Riesenkratzer vor, **Macracanthoryhynchus hirudinaceus** (PALLAS, 1781), der in den südlichen Ländern wie Jugoslawien, Ungarn, Rumänien häufig ist, in Österreich bisher in Kärnten und im Burgenland nachgewiesen wurde und in Deutschland kaum noch festgestellt wird. Die Männchen sind bis zu 10 cm, die Weibchen bis zu 45 cm lange, dicke, gelblich-weiße Würmer mit deutlicher Ringelung; kurzer Rüssel mit 6 Reihen kräftiger Haken.

Entwicklung Die Eier, die bereits einen als »Acanthor-Larve« bezeichneten hakentragenden Embryo enthalten, werden von Larven (Engerlingen) verschiedener Käferarten aufgenommen, in denen die Entwicklung bis zum Infektionsstadium (Acanthellastadium) erfolgt. Bevorzugte Zwischenwirte sind die Engerlinge des Maikäfers, aber auch von Goldkäfer, Dungkäfer, u. a.

Pathogenese Die Infektion erfolgt hauptsächlich auf der Weide, nicht selten werden auch Maikäfer verfüttert. Die Präpatenz beträgt etwa 10–11 Wochen. Die Kratzer bohren sich mit ihrem Rüssel tief in die Schleimhaut des Dünndarms ein; durch mechanische Reizung entsteht eine Bindegewebsproliferation, so daß sich die Haftstellen knöpfchenartig vorwölben. Gelegentlich kommt es zur Perforation der Darmwand mit anschließender Peritonitis. Spezifische Symptome fehlen; beobachtet werden je nach Befallsstärke Entwicklungsstörungen verschiedenen Grades, Appetitmangel, Durchfall und gelegentlich Schmerzen im Abdomen.

Diagnose Die Diagnose erfolgt durch den Nachweis der charakteristischen Eier mittels Kotuntersuchung. Die von 4 Hüllen umgebenen Eier messen 85–95 × 50–55 µm; die äußere Eihülle ist dick, dunkelbraun und mit Leisten und Dellen versehen *(Abb. 100 i).*

Bekämpfung Ein sicher wirkendes Mittel ist nicht bekannt. Prophylaktisch müßte in einem gefährdeten Gebiet die Verfütterung von Maikäfern unterbleiben; die Aufnahme von Engerlingen auf der Weide ist kaum zu verhindern.

Pentastomiden

Gelegentlich wird beim Schwein die Endlarve von *Linguatula serrata* (s. Hund, S. 400) bei der Fleischbeschau in den Darmlymphknoten, unter der Leberkapsel, am Gekröse etc. gefunden. Eine pathogene Bedeutung kommt ihr nicht zu.

Arthropoden

Von praktischer Bedeutung sind die Räude und der Läusebefall (Laussucht); die Demodikose wird selten angetroffen, gelegentlich ein Befall mit Zecken, Kriebelmücken und Schmeißfliegenlarven. Die Räude zählt zu den wirtschaftlich bedeutendsten und verbreitetsten Parasitosen der Schweine.

Acarida
Zeckenbefall

Schweine können ebenso wie andere Weidetiere zumeist auf Wald- und Buschweiden von Zecken befallen werden. In Mitteleuropa ist es in erster Linie *Ixodes ricinus,* der Holzbock, dem beim Schwein meist nur die Bedeutung eines Lästlings zukommt.

Demodikose

Die Haarbalgmilben, *Demodex suis* (CSOKOR, 1778), sind längliche, am Hinterende zugespitzte Milben; Männchen 240–265 µm lang; Weibchen 230–255 µm; Kopf etwas länger als breit; 4 stummelförmige Beinpaare.

Entwicklung Über die Biologie ist noch wenig bekannt, doch dürfte wie bei anderen Arten die Entwicklung vom Ei über ein Larven- und zwei Nymphenstadien zum Adultenstadium in etwa 4 Wochen erfolgen. Die Milben leben kolonienweise vor allem in den Haarbälgen, sind aber auch in Arteriolen der Subkutis zu finden. Die Übertragung erfolgt von Tier zu Tier; Ferkel werden vom Muttertier infiziert.

Pathogenese D. suis besiedelt bevorzugt Augenlider, Rüssel, Backen und Hals (besonders hinter den Ohren), bei stärkerem Befall auch Unterbauch, Schenkelinnenflächen und Beugeflächen der Gelenke. Die befallenen Haarbälge werden erweitert; es bilden sich bis erbsengroße Knötchen und Pusteln, die bei Abszedierung bis Haselnußgröße erreichen können. Bei starker Ausbreitung kommt es zu Haarausfall und Hautverdickungen. Juckreiz fehlt oder ist nur geringgradig.

Die Demodikose ist beim Schwein in Mitteleuropa selten und gibt kaum Anlaß zu einer Intervention des Tierarztes. Wie bei der Sarcoptesräude sind für die Ausbildung einer klinischen Demodikose prädisponierende Faktoren, wie Stoffwechselstörungen, Fütterungsfehler usw. Voraussetzung.

Diagnose Die Diagnose erfolgt durch mikroskopischen Nachweis der Milben im Pustelinhalt.

Bekämpfung Therapeutisch finden die gleichen Mittel wie bei der Räudebehandlung Anwendung. Die äußerliche Behandlung ist jedoch mehrmals, mindestens dreimal in wöchentlichen Abständen zu wiederholen. In der Regel wird damit allerdings nur ein Abklingen der klinischen Symptome erreicht, nicht jedoch eine vollkommene Beseitigung des Milbenbefalles.

Räude

Beim Schwein tritt nur die Sarcoptesräude auf, verursacht durch **Sarcoptes suis** GERLACH, 1857.

Die Weibchen sind 0,4–0,5 × 0,28–0,38 mm groß; die Körperkutikula ist fein gerunzelt, mit zwei Schildbildungen, zahlreichen Dornen und dreieckigen Schuppen auf der Dorsalseite. In der Aufsicht sind nur die ersten zwei stummelförmigen Beinpaare sichtbar, die mit kleinen Haftlappen auf langem ungegliederten Stiel enden. Die hinteren zwei Beinpaare besitzen anstatt der Haftlappen je eine lange Borste. Die Männchen sind durchschnittlich 0,25 × 0,18 mm groß, dorsoventral abgeflacht und in der Aufsicht fast rund. Mit Ausnahme des dritten Beinpaares enden alle Beinpaare mit Haftlappen.

Nymphen und Larven ähneln in ihrer äußeren Form den Weibchen; die Larven besitzen nur 3 Beinpaare.

Entwicklung Sie verläuft vom Ei zu den Adulten über ein Larven- und zwei Nymphenstadien. Die Entwicklungsdauer beträgt für das Weibchen 21, für das Männchen 14 Tage. Die Weibchen dringen bis ins Stratum spinosum vor, wodurch Nischen und Gänge entstehen, in denen die Eier abgelegt werden. Nach 2–4 Tagen schlüpfen die Larven, die sich wie dann auch die Nymphen I (Protonymphe) meist in den Gängen aufhalten. Die Nymphe II (Teleonymphe) und die Männchen leben in der Regel an der Hautoberfläche. Hier kopulieren die Männchen mit den weiblichen Teleonymphen, die ebenfalls nach 14 Tagen entwickelt sind; die Befruchtung erfolgt dann unmittelbar vor oder nach dem Schlupf der Weibchen.

Die Übertragung und die Verbreitung der Milben erfolgt hauptsächlich von Tier zu Tier, aber auch durch verseuchte Stallungen; Ferkel infizieren sich vom Muttertier.

Vom Wirt getrennte Milben überleben meist keine 10 Tage. Nach 3 Wochen kann ein leerstehender Stall als von Räudemilben frei gelten. Der Aktionsradius freier Milben überschreitet unter Praxisverhältnissen kaum einen Meter im Umkreis, so daß meist zunächst nur für die unmittelbar benachbarte Box Infektionsgefahr besteht.

S. suis kann auch beim Menschen eine Scheinräude erzeugen, zu einer Vermehrung der Milben kommt es jedoch nicht. Sarcoptes-Milben sind in Schweinebeständen bei Tieren aller Altersstufen häufig anzutreffen, ohne allerdings in jedem Fall eine klinisch sichtbare Räude auszulösen. Zur Ausbildung einer Räude im klinischen Sinn tragen unspezifische prädisponierende Faktoren, wie qualitative und quantitative Mangelernährung, starker Befall mit Dünndarmschmarotzern (Resorptionsstörungen) wesentlich bei, wenn sie auch nicht in jedem Fall nachweisbar sind (8). Eine Rolle im Krankheitsgeschehen spielen sicher auch allergische und immunobiologische Vorgänge, da Infektionen mit Räudemilben bei Erstinfektionen wesentlich besser haften. Die Räude kann daher leicht in freie Betriebe eingeschleppt werden. Bei Ferkeln dürfte es häufiger auch ohne prädisponierende Faktoren zu einer stärkeren Vermehrung der Milben mit klinischen Erscheinungen kommen.

Pathogenese Die Räude nimmt ihren Anfang meist vom Kopf (Innenseite der Ohren, Ohrgrund, Umgebung der Augen, Nasenrücken); auch die Bauchunterseite, die Umgebung der Hüfthöcker und die Schenkelhinterseite sind Prädilektionsstellen. An den befallenen Hautstellen entstehen vorerst papulöse Effloreszenzen, die größer und später mit ei-

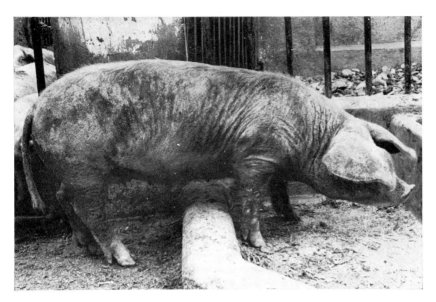

Abb. 113   Hochgradige Sarcoptes-Räude des Schweines

ner dünnen Kruste bedeckt werden. Der Juckreiz ist beträchtlich, Kratzeffekte sind deutlich nachweisbar. Bei Saugferkeln bilden sich ziemlich regelmäßig Urtikaria-ähnliche Veränderungen am äußeren Ohr sowie an der Unterseite von Hals, Brust und Bauch, verbunden mit heftigem Juckreiz insbesondere in warmen Stallungen. In den ersten 2 bis 3 Wochen p. i. ist allerdings kein Juckreiz zu beobachten; offenbar tritt dieser nach einer gewissen Sensibilisierung auf. Im weiteren Krankheitsverlauf kommt es zu Hautverdikkungen sowie Falten- und Borkenbildungen (Abb. 113), die von tiefen Rissen durchsetzt sein können und aus deren Tiefe häufig eitrigblutiges Exsudat tritt. Meist komplizieren Sekundärinfektionen den Krankheitsverlauf.

Histopathologisch ist im Bereich der stark veränderten Hautbezirke eine hochgradige Entzündung der Epidermis mit starker Hyper- und Parakeratose festzustellen. Auch im Korium sind entzündliche Erscheinungen zu beobachten. Sekundäre bakterielle Infektionen bewirken vielfach herdförmige eitrige Entzündungen.

Die durch den dauernden Juckreiz bedingte Unruhe und Störung der Nahrungsaufnahme sowie Entzündungsprozesse der Haut führen zu Entwicklungsstörungen bis zu schwerer Abmagerung und auch zu Todesfällen. Trotz klinischer Heilung bleiben Schweine ohne kontrollierte Behandlung vielfach Milbenträger und Ansteckungsquelle. Die wirtschaftlichen Schäden durch eine subklinisch verlaufende Räude dürfen jedoch nicht unterschätzt werden (2, 3, 4, 6).

Diagnose   Der Räudeverdacht aufgrund des Juckreizes und der Hautveränderungen ist durch den Nachweis der Milben zu sichern. Hierzu wird mit Hilfe eines Skalpells oder eines scharfen Löffels Hautgeschabsel mehrerer Tiere verschiedener Altersgruppen entnommen, am besten von der Innenseite der Ohren. Auch »Beinproben« (Sprunggelenksbeuge) zeitigen gute Ergebnisse.

Bekämpfung   Um einen dauerhaften Therapieerfolg in einem Schweinebestand sicherzustellen, sind stets alle Tiere sowie die Stallungen samt Boxen in die Behandlung mit einzubeziehen. Grundsätzlich ist das ganze Tier zu behandeln; Ferkel werden in das Räudewaschmittel eingetaucht. Gleichzeitig sind prädisponierende Faktoren, wie Wurmbefall, unzureichende Ernährung, mangelnde Unterbringung auszuschalten.

Als Behandlungsmethode ist das Sprühverfahren bestens geeignet. Zum Besprühen der Tiere sowie der Stallungen können je nach der Wirtschaftslage und -form Gartenspritzen bis Hochdruckzerstäuberspritzen Verwendung finden. Im letzten Fall ist das Tragen einer Schutzmaske anzuraten. Die von der jeweiligen Firma angegebenen Vorsichtsmaßnahmen sind streng zu beachten.

Eine Tauchbehandlung ist nur bei Ferkeln durchführbar, wobei auf die Behandlung der Ohren besonders zu achten ist. Für ein Besprühen älterer Tiere mittels Druckspitze ist eine Menge von etwa 1,5 l pro Schwein zu berechnen.

Zur Behandlung sind Phosphorsäureesterverbindungen und Pyrethroide sehr gut geeignet (6, 7). Von chlorierten Kohlenwasserstoffen sollte trotz ihrer guten Wirkung aus umwelthygienischen Gründen Abstand genommen werden. Die Behandlung ist je nach Befallstärke und Schwere der Hautveränderungen ein- bis zweimal im Abstand von 7–10 Tagen zu wiederholen.

Mißerfolge sind im wesentlichen auf Behandlungsfehler zurückzuführen. Als häufigste sind anzuführen: 1. Wiederholungsbehandlungen nach 7–10 Tagen werden nicht durchgeführt. 2. Nicht alle Schweine eines Bestandes werden gleichzeitig behandelt; besonders Eber werden vergessen. 3. An Stallwänden und Geräten haftende Milben werden nicht erfaßt, da der Stall nicht gereinigt und mit dem Räudemittel ausgesprüht wird. 4. Die vorgeschriebene Konzentration des Räudewaschmittels wird unterschritten oder es werden wenig wirksame Kombinationspräparate verwendet (z. B. Akarizid-Desinfektionsmittel). 5. Die Menge des Räudewaschmittels ist zu gering.

Ausgezeichnete Erfolge werden mit 0,3–0,5 mg/kg Ivermectin, p. o. oder s. c. verabreicht, erzielt (1, 5). Eine Wiederholungsbehandlung ist meist nicht notwendig, in schweren Fällen und stark verseuchten Betrieben jedoch angezeigt. Der Einsatz von Ivermectin bietet den Vorteil, daß gleichzeitig auch ein Wurmbefall ausgeschaltet werden kann (1, 9).

Literatur
1. BARTH, D., I. H. SUTHERLAND, R. A. RONCALLI, W. H. D. LEANING (1980): the efficacy of ivermectin as an antiparasitic agent in the pig. Proc. Congr. Vet. Pig Soc. 275 Copenhagen. – **2.** CARGILL, C. F., K. J. DOBSON (1979): Experimental Sarcoptes scabiei infestation in pigs: (1) Pathogenesis. Vet. Rec. **104**, 11–14. – **3.** CARGILL, C. F., K. J. DOBSON (1979): Experimental Sarcoptes scabici infectation in pigs. 2. Effects on production. Vet. Rec. 104, 33–36. – **4.** LARSEN, L., H. P. STORM (1981): Der Einfluß der Räude auf Futterverbrauch und Gewichtszunahme bei Mastschweinen. Vet. med. Nachr., 98–100. – **5.** LEE, R. P., D. J. D. DOOGE, J. M. PRESTON (1980): Efficacy of ivermectin against Sarcoptes scabiei in pigs. Vet. Rec. **107**, 503–505. – **6.** OLSSON, T. (1976): Behandlung von Schweineräude (Sarcoptes suis) mit Asuntol®. Vet. med. Nachr., 117–122. – **7.** RIEKEN, J.-M. (1978): Vergleichende Untersuchungen von Ragadan-Hoechst und Alugan-Hoechst zur Bekämpfung der Sarcoptesräude und des Läusebefalls beim Schwein. Hannover: Vet. med. Diss. – **8.** SAGELL, B. (1980): Sarcoptesräude und Endoparasitenbefall der Schweine. Untersuchungsergebnisse von Hautgeschabsel und Kotproben. Deutsche tierärztl. Wschr. **87**, 223–228. – **9.** STEWART, T. B., O. G. MARTI, O. M. HALE (1981): Efficacy of ivermectin against five genera of swine nematodes and the hog louse, Haematopinus suis. Am. J. vet. Res. **42**, 1425–1426.

Hexapoda
Läuse

Haematopinus suis (LINNÉ, 1785), die Schweinelaus, ist die größte aller bei Haustieren beschriebenen Läuse. Die Weibchen sind 4–6 mm, die Männchen 3,5–4,7 mm lang. Der bräunliche Körper ist dorsoventral abgeplattet, der schmale Kopf läuft nach vorne konisch zu. Der Thorax ist kurz und im Verhältnis zum Kopf breit; das Abdomen besteht aus 9 Segmenten, von denen jedoch nur 7 sichtbar sind. Die Beine besitzen kräftige Endklauen zum Festhalten an den Haaren *(Abb. 114a)*.

Beim Wildschwein wird eine eigene Art, ***Haematopinus apri*** GOUREAU, 1866, unterschieden.

Entwicklung Bei Läusen besteht eine unvollkommene Metamorphose. Das Weibchen klebt die ca. 1 mm langen gelblich-weißen Eier (Nisse) mit einer wasserunlöslichen Kittsubstanz an die Borsten *(Abb. 114b)*. Bevorzugt werden die Borsten in und um die Ohren, am Nacken, an den Schultern und an den

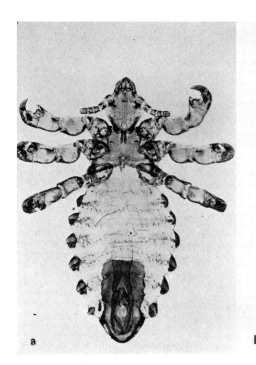
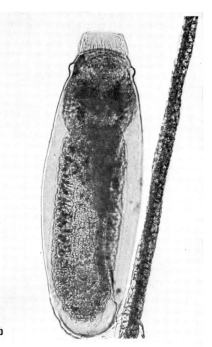

Abb. 114 Schweinelaus Haematopinus suis

a = Imago (15 × vergr.); b = Nisse (45 × vergr.)

Flanken. Die Larvenentwicklung im Ei ist bei Körpertemperatur in 12–14 Tagen vollendet. Die farblosen Larven I suchen dünne Hautstellen zum Blutsaugen auf; über 3 Häutungen wird das Adultstadium erreicht. Zwei Tage nach der letzten Häutung beginnen die Weibchen bereits mit der Eiablage, pro Weibchen täglich 3–4, insgesamt durchschnittlich 54. Der gesamte Entwicklungszyklus ist in 20–29 Tagen abgeschlossen (3). Die Lebensdauer der Weibchen am Tier wird mit 4–5 Wochen angegeben; vom Wirt getrennt vermögen sie nur wenige Tage zu überleben.

Pathogenese H. suis ist ein stationärer, blutsaugender, wirtsspezifischer Parasit und kann bei Schweinen aller Altersstufen angetroffen werden. Ein starker Befall ist aber nur bei schlechter Haltung und Fütterung sowie bei in ihrer Widerstandsfähigkeit geschwächten Tieren zu beobachten. Bei Wildschweinen sind Jungtiere stärker befallen als ältere, weibliche Tiere wiederum stärker als männliche, mit einem Maximum im Herbst und Winter.

Die Läuse nehmen häufig Nahrung auf, wobei sie jedesmal an einer anderen Stelle saugen. Die zahlreichen Stiche und das Herumwandern der Läuse verursachen starken Juckreiz. Durch ständiges Scheuern kommt es zu Hautverletzungen, die zu ekzematösen Veränderungen führen können. Starker Läusebefall bewirkt Ruhelosigkeit der Tiere und dadurch Störungen in der Futteraufnahme. Dies wirkt sich zusammen mit dem Blutentzug nachteilig auf das Allgemeinbefinden und die Gewichtszunahme aus. Ferkel werden anämisch und bleiben in der Entwicklung zurück.

Diagnose Die Diagnose ist einfach: die relativ großen Parasiten sind an den Prädilektionsstellen leicht zu finden.

Bekämpfung Therapeutisch werden Phosphorsäureesterpräparate in Form von Bade- und Sprühbehandlungen, bzw. im pour on-Verfahren, z. B. Tiguvon®, verwendet (6, 9). Auch bei peroraler Verabreichung zeigen bestimmte Präparate gute Wirkung. Außerlich sind auch Pyrethrumverbindungen und Pyrethroide hervorragend geeignet. Wesentlich ist, daß die Behandlung mindestens einmal im Abstand von 7–14 Tagen wiederholt wird (4, 5), da die Lauseier von den meisten Präparaten nicht ausreichend beeinflußt werden. Gute Erfolge werden mit Ivermectin, 0,1–0,3 mg/kg Kgw., peroral oder subkutan verabreicht, erzielt (1, 2, 10); zudem werden in der Dosierung von 0,3 mg/kg Kgw. auch Sarcoptes suis (8) und alle wirtschaftlich wichtigen Nematoden erfaßt (1). Infolge der langen Verweildauer des Präparates im Körper ist eine Wiederholungsbehandlung meist nicht notwendig. Der Stall ist in jedem Fall mit einem Insektizid zu desinfizieren. Auf eine Ausschaltung der prädisponierenden Faktoren ist zu achten.

Kriebelmücken

Bei Weidehaltung von Schweinen, oder wenn den Tieren tagsüber Ausläufe zur Verfügung stehen, kann es unweit von Flüssen und Bächen zu einem starken Befall mit Kriebelmücken (Simuliidae) kommen. Die Mücken stechen nur tagsüber, meist bei Sonnenschein, und bevorzugen die weichhäutigen Teile des Körpers, besonders Ohr und Schenkelinnenflächen.

Symptome und pathologischer Befund sind denen bei Rindern und Pferden nach Kriebelmückenbefall gleich. Todesfälle werden immer wieder beobachtet (7).

Erkrankte Schweine sind unverzüglich aufzustallen und mit Herz- und Kreislaufmitteln zu behandeln; Weidegang nur nachts oder an regnerischen Tagen.

Myiasen

Gelegentlich werden von Schmeißfliegen der Gattungen *Lucilia, Calliphora* u. a. Eier in Wunden oder an den Körperöffnungen abgelegt. Die sich dort entwickelnden Larven ernähren sich von lebendem oder von totem Gewebe und verursachen lästige Myiasen.

Zur Behandlung können Kontaktinsektizide mit geringer Warmblütertoxizität herangezogen werden. Bei ausgeprägten Hautdefekten sollte besser eine mechanische Entfernung der Fliegenlarven vorgenommen werden.

Flöhe

In seltenen Fällen wird über das Massenauftreten vom Menschenfloh, *Pulex irritans* LINNÉ, 1758, in Schweineställen berichtet. Die Flöhe sind in erster Linie Bewohner eines Nestbiotops und nicht sehr wirtsspezifisch. Offenbar finden die Flohlarven und die Imagines gelegentlich in Abferkelbuchten und in Ferkelnestern optimale Entwicklungsbedingungen vor.

Bekämpfung Eine Bekämpfung ist, auch mit Rücksicht auf das Stallpersonal, mit einem geeigneten Kontaktinsektizid unbedingt vorzunehmen.

Literatur

1. BARTH, D., E. S. BROKKEN (1980): The activity of 22, 23-dihydroavermectin B$_1$ against five genera of swine nematodes and the hog louse, Haematopinus suis. Am. J. Vet. Res. **42**, 1425–1426. – **2.** BARTH, D., I. H. SUTHERLAND, R. A. RONCALLI, W. H. D. LEANING (1980): The efficacy of ivermectin as an antiparasitic agent in the pig. Proc. Congr. Pig. Vet. Soc., Copenhagen, 275. – **3.** BYNUM, E. D., JR., C. R. WAND, D. L. MEEKS (1978): Hog louse, Haematopinus suis, L., populations growth and distribution on its host. Southwest. Entomol. **3**, 106–112. – **4.** HAUPT, W., R. KÖHLER (1977): Mehrjährige Erfahrungen und Ergebnisse bei der Parasitenbekämpfung in einer industriemäßig produzierenden Schweinezuchtanlage. Mh. Vet. Med. **32**, 532–534. – **5.** HAUPT, W., G. DONNER, W. ERBENDRUTH (1980): Ergebnisse und Erfahrungen bei der Läusebekämpfung mit Pedix-Butonat® in einem Mastläuferbetrieb. Mh. Vet. Med. **35**, 255–258. – **6.** KNAPP, F. W., C. M. VON CHRISTENSEN, M. D. WHITEKER (1977): Fenthion spot treatment for control of the hog louse. J. Animal Sci. **45**, 216–218. – **7.** KUTZER, E., M. CAR, J. FANTA (1981): Zur Kriebelmückenplage in Österreich. Wien. tierärztl. Mschr. **68**, 22–32. – **8.** LEE, R. P., D. J. D. DOOGE, J. M. PRESTON (1980): Efficacy of ivermectin against Sarcoptes scabiei in pigs. Vet. Rec. **107**, 503–505. – **9.** RIEKEN, J.-M. (1978): Vergleichende Untersuchungen von Ragadan-Hoechst und Alugan-Hoechst zur Bekämpfung der Sarcoptesräude und des Läusebefalls beim Schwein. Hannover: Vet. med. Diss. – **10.** STEWERT, T. B., O. G. MARTI, D. M. WALE (1981): Efficacy of ivermectin against five genera of swine nematodes and the hog louse, Haematopimus suis. Am. J. Vet. Res. **42**, 1425–1426.

Parasitosen der Fleischfresser

Protozoen **340**	Literatur 382
Leishmaniose 340	Nematoden des Respirationstraktes 382
Literatur 341	Literatur 385
Giardiose 342	Ancylostomatose 385
Literatur 343	Literatur 388
Entamoebose 343	Askaridose 389
Literatur 344	Hund 389
Kokzidiose 344	Katze 393
Literatur 347	Literatur 393
Toxoplasmose 348	Spirozerkose 394
Hund 348	Literatur 395
Katze 349	Filariose 396
Literatur 352	Literatur 398
Hammondiose 353	Ollulanose 398
Besnoitiose 355	Literatur 399
Literatur 356	Weitere Nematoden 399
Sarkozystose 356	Literatur 400
Literatur 359	**Pentastomiden** **400**
Babesiose 360	**Arthropoden** **402**
Literatur 361	Acarida 402
Hepatozoonose 362	Zeckenbefall 402
Literatur 363	Demodikose 404
Andere Protozoen 363	Trombidiose 406
Helminthen **363**	Räude 407
Trematoden 363	Hund 407
Leber 363	Katze 408
Dünndarm 366	Cheyletiellose 410
Lunge 366	Literatur 411
Literatur 367	Hexapoda 412
Zestoden 367	Läuse 412
Pseudophyllida 367	Haarlinge 413
Cyclophyllida 368	Flöhe 413
Bandwurmfinnen 378	Kriebelmücken 416
Literatur 379	Myiasis 416
Nematoden 381	Literatur 416
Trichurose 381	

Die Parasiten von Hund und Katze verdienen wegen der häufig engen Lebensgemeinschaft dieser Haustiere mit dem Menschen besonderes Interesse. Für einige Arten sind Mensch und Hund bzw. Katze Endwirte (Dipylidium, Diphyllobothrium), für andere Arten ist der Mensch in gleicher Rolle wie ein Zwischenwirt (Echinococcus, Coenurus), oder er wird durch Jugendstadien (Toxocara canis) gefährdet (Larva migrans). Sowohl in medizinischer wie in hygienischer Sicht besitzen bestimmte Protozoen (Toxoplasmen, Sarkosporidien) sowie Zestoden und Nematoden große Bedeutung.

Obwohl Hund und Katze zahlreiche gemeinsame Parasiten besitzen, ist doch nicht zu übersehen, daß eine Reihe von Arten spezifisch für die eine oder die andere der beiden Tierarten ist; es werden daher, soweit dies notwendig ist, bei den jeweiligen Parasitengruppen die in Hund und Katze vorkommenden Arten getrennt behandelt.

Protozoen

Von praktischer Bedeutung sind die häufig gefundenen Kokzidien einschließlich der erst kürzlich in ihrer Bedeutung erkannten Sarkosporidien. Die weitaus bedeutendste Protozoeninfektion der Katze ist die Toxoplasmose. Bei jungen Hunden wird häufig Befall mit Giardien nachgewiesen. Andere Protozoeninfektionen kommen im mitteleuropäischem Raum nur sporadisch vor (Leishmaniose, Babesiose).

Leishmaniose

Trypanosomiden kommen in mehreren Arten im Hund vor (*Trypanosoma brucei, T. cruzi, T. evansi, T. congolense* u. a.), angeführt wird nur die Leishmaniose.

Die durch **Leishmania donovani** (LAVERAN und MESNIL, 1903) hervorgerufene Krankheit tritt in Europa vorwiegend in den Mittelmeerländern auf; weitere Berichte liegen aus Nordfrankreich und aus der Umgebung von Paris sowie aus Zentralspanien vor. Durch den zunehmenden Reiseverkehr kommt die Leishmaniose gelegentlich auch in unseren Breiten zur Beobachtung (3, 5).

Entwicklung Die Leishmanien sind eiförmig oder rund, 2,5–5 × 1,2–2 µm groß, mit deutlich sichtbarem Kern und Kinetoplast in gefärbten Präparaten *(Abb. 115)*. Im Wirbeltierwirt parasitiert L. donovani intrazellulär in der amastigoten Form in Zellen des retikuloendothelialen Systems (Leber, Milz, Knochenmark, Lymphknoten); die Vermehrung erfolgt durch Zweiteilung. Hauptwirte sind Mensch und Hund, Zwischenwirte sind Schmetterlingsmücken der Familie Phlebotomidae, die mit der Blutmahlzeit die in Leukozyten, insbesondere in großen Monozyten, enthaltenen Leishmanien aufnehmen. Im Mitteldarm der Mücke werden sie zu promastigoten Formen, vermehren sich stark, gelangen in den Oesophagus und werden beim Saugakt in einen neuen Wirt übertragen.

Pathogenese Die Leishmaniose tritt in verschiedenen Krankheitsbildern auf; die mediterrane Form, die durch Phlebotomus perniciosus und Phlebotomus major übertragen wird, ist häufiger beim Hund als beim Menschen. Der Mensch erkrankt an der viszeralen Form (Kala-azar), die im wesentlichen eine Erkrankung des retikulo-endothelialen Systems ist, mit Milz- und Leberschwellung sowie Lymphknotenvergrößerung. Hunde erkranken im Verlauf der Infektion auch vorwiegend an der kutanen Form, bei der es besonders im Bereich der Ohrmuscheln, an Lidrändern, am Nasenrücken und an den Ellenbogen zu einer weißlichen, groben Schuppung kommt, die sich an den Ohren zu Borken verdickt, sowie zur Bildung kleiner, heller Knötchen und Haarausfall führt; oder es treten Ulcera auf mit braungelblichen Krusten. Die viszerale Form ist durch Splenomegalie, Hepatomegalie sowie eine allgemeine Lymphknotenschwellung gekennzeichnet.

Beide Verlaufsformen können auch gleichzeitig auftreten (1). Auch eine ausschließlich auf die Augen (Endophthalmitis, Blepharitis) sowie das angrenzende Gewebe lokalisierte Krankheitsform wurde beobachtet. Gelegentlich kommt es zu einem atypischen Krankheitsverlauf unter Ausbildung von tumortigen, erregerarmen Histiozyteninfiltraten in inneren Organen (2).

In Gebieten, in denen die Leishmaniose endemisch verbreitet ist, machen viele Hunde eine harmlos verlaufende, teilweise selbstheilende Leishmaniasis durch, die auch eine weitgehende Immunität bewirkt.

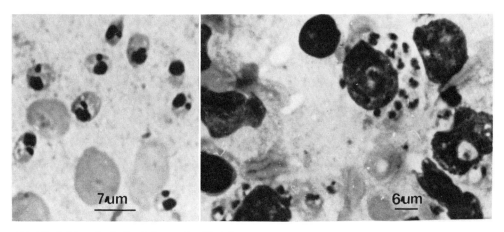

Abb. 115 Leishmanien im Tupfpräparat eines Hautulcus

Die Krankheit setzt mit mäßigen fieberhaften Temperaturschwankungen, Diarrhoe, Abmagerung und Anämie ein (4, 6). Dazu kommen lokomotorische Störungen des Tieres, wie Schwäche der Hinterhand, Schwierigkeiten beim Aufstehen und Treppensteigen, Gleichgewichtsstörungen, Hinken und Stimmverlust. Die Inkubationszeit beträgt mehrere Wochen bis Monate, in seltenen Fällen bis zu einem Jahr. In der Regel endet die chronische Erkrankung beim Hund mit dem Tode. Die Heilung dauert Wochen und Monate, die Wunden hinterlassen deutliche Narben.

Diagnose Die Diagnose ist durch den direkten Erregernachweis im Punktionsmaterial aus Sternalmark oder Hautlymphknoten bzw. in Abstrichen von den Hautveränderungen zu erbringen. Auch der kulturelle Nachweis aus Knochenmarkpunktaten sowie der Tierversuch am Goldhamster finden Verwendung. Als indirektes, sehr spezifisches Nachweisverfahren hat sich der Fluoreszenzantikörpertest (IFAT) bewährt.

Bekämpfung Die Therapie erfolgt mit fünfwertigen Antimonpräparaten wie Antimosan, Pentoetham, Glucantime, die in manchen Fällen allerdings nur von vorübergehender Wirkung sind.

Aromatische Diamidine, wie Pentamidin und Stilbamidin, führen bei der viszeralen Leishmaniose wohl zu einer klinischen Heilung, ohne jedoch die Erreger vollständig zu vernichten; sie sollen überdies bei Hunden weniger wirksam sein als beim Menschen. Weiter wird Resochin (Chloroquin) empfohlen. Eine antibakterielle Lokalbehandlung der Hautulcera muß gleichzeitig durchgeführt werden.

Es ist umstritten, ob es eine isolierte Hautleishmaniose (durch Leishmania tropica) des Hundes, analog der Orientbeule des Menschen, gibt, bei der die inneren Organe prinzipiell nicht beteiligt sind.

Auch die Katze kann gelegentlich mit L. donovani infiziert sein.

Literatur

1. Anderson, D. C., R. G. Buckner, B. L. Glenn, D. W. MacVean (1980): Endemic canine leishmaniasis. Vet. Path. **17**, 94–96. – **2.** Büngener, W., D. Mehlitz (1977): Atypisch verlaufende Leishmania donovani-Infektion bei Hunden. Histopathologische Befunde. Tropenmed. Parasit. **28**, 175–180. – **3.** Friedhoff, K. T. (1981): Eingeschleppte oder selten diagnostizierte Protozoen- und Rickettsieninfektionen der Hunde und Katzen. Prakt. Tierarzt **62**, 56–61. – **4.** George, J. W., S. W. Nielsen, J. N. Shively, S. Hopek, S. Mroz (1976): Canine leishmaniasis with amyloidosis. Vet. Path. **13**, 365–373. – **5.** Schawalder, P. (1977): Leishmaniose bei Hund und Katze. Autochtone Fälle in der Schweiz. Kleintier-Prax. **22**, 237–246. – **6.** Tryphonas, L., Z. Zawidzka, M. A. Bernard, E. A. Janzen (1977): Visceral leishmaniasis in a dog: clinical, hematological and pathological observations. Can. J. comp. Med. **41**, 1–12.

Giardiose

Besonders aus Nord- und Südamerika, aber auch aus Europa liegen Berichte über verbreitetes Vorkommen von Giardien bei Junghunden vor (1, 10, 12). Auch Katzen sind, wenngleich seltener, mit diesen Flagellaten befallen.

Morphologisch sind die Giardien von Hund und Katze weder untereinander noch von den übrigen Arten der G. duodenalis-Gruppe abzugrenzen. Unter der bisherigen Annahme einer hohen Wirtsspezifität haben sich aber doch eigene Artnamen eingebürgert: **Giardia canis** HEGNER, 1922, und **Giardia cati** DESCHIENS, 1925.

Die birnenförmigen Trophozoiten *(Abb. 116)* messen 11–17 × 7–11 µm, besitzen 8 Geißeln, 2 gebogene Mediankörper, 2 Kerne und eine ventral gelegene Sauggrube; sie vermehren sich durch Zweiteilung. Die Maße der Zysten betragen 9–15 × 7–11 µm; sie enthalten meist 4 Kerne und ein Konvolut von Geißeln und Fibrillen.

In neueren Versuchen gelang die Infektion von Hunden mit Giardia-Zysten aus Mensch und Biber (3). Untersuchungen, insbesondere aus den USA, sprechen dafür, daß Hunde und Katzen Quellen für Giardia-Infektionen der Menschen sind und die Giardiose daher als Zoonose zu betrachten ist (4).

Pathogenese Mit Hilfe der in der Sauggrube nachweislichen kontraktilen Proteinstrukturen (5) und durch das Schlagen der Geißeln halten sich die Trophozoiten am Darmepithel fest, gelegentlich dringen sie aber auch in Epithelzellen ein. Vorwiegend wird der vordere Dünndarm besiedelt, bei der Katze sollen Dünn- und Dickdarm befallen werden (7).

Giardia-Befall kann besonders bei Hunden im 1. Lebenshalbjahr zu einer katarrhalischen Entzündung des Duodenum und Jejunum führen. Auch Atrophie von Darmzotten und vermehrte Desquamation von Epithelzellen wurden beobachtet.

Klinisch äußert sich die Giardiose in hartnäckigem, wechselndem Durchfall. Der Kot ist schleimig und kann Blutbeimengungen enthalten; manchmal tritt Erbrechen auf.

Die Giardiose ist zweifellos eine Faktorenkrankheit, die erst bei Vorliegen einer entsprechenden Disposition manifest wird. Unter anderem fördert kohlehydratreiche Ernährung die Erkrankung. In vielen Fällen verläuft jedoch die Giardiose symptomlos (8).

Die Ausscheidung von Zysten, die unter günstigen Bedingungen zumindest 3 Wochen lang infektiös bleiben, schwankt erheblich. Besonders bei Durchfall sind auch Trophozoiten im Kot zu sehen.

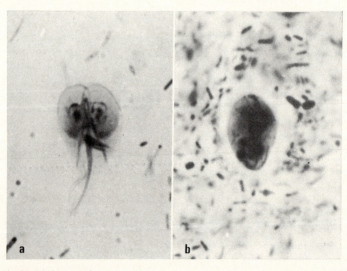

Abb. 116 Giardia canis (1800 × vergr.)

a = vegetative Form; **b** = Zyste

Diagnose Sie erfolgt meist durch den Nachweis der Zysten im Kot. Anreicherung mit Zinksulfatlösung (spez. Gew. 1,2) hat sich bewährt. Der Zysteninhalt wird dabei verformt *(Abb. 117)*, was aber das Erkennen kaum beeinträchtigt. Auch Färbemethoden werden zur Diagnose verwendet (11, 12); sie sind vorwiegend zum Nachweis von Trophozoiten nützlich.

Bei Sektionen findet man oft noch 24 Stunden post mortem lebende Trophozoiten in Abstrichen der Dünndarmschleimhaut (am ehesten am Beginn des Jejunum). Sie sind nativ an ihrer schaukelnden Bewegung leicht zu erkennen.

Bekämpfung Sehr bewährt hat sich die Imidazolverbindung Metronidazol (Flagyl), morgens und abends 5 Tage hindurch je ½ Tablette (125 mg) für mittelschwere Hunde (10).

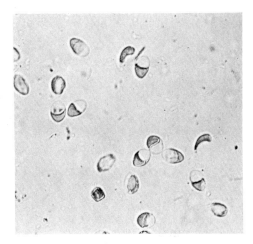

Abb. 117 Zysten von Giardia canis aus Hundekot (600 × vergr.) (Formen durch die Anreicherungsflüssigkeit etwas verändert)

Giardia cati DESCHIENS, 1925, wird nicht so häufig nachgewiesen (9), ist aber vermutlich kein seltener Parasit der Katze (6). Es kommt ebenfalls zu akuten und chronischen Enteritiden, die Durchfälle mit schleimigem, zeitweise blutigem Kot verursachen (6, 2).

Behandlung Sie erfolgt in solchen Fällen wie beim Hund.

Literatur

1. BARLOUGH, J. E. (1979): Canine giardiasis: a review. J. small Anim. Pract. **20**, 613–623. – 2. BRIGHTMAN, A. H., G. F. SLONKA (1976): A review of five clinical cases of giardiasis in cats. J. Am. Anim. Hosp. Ass. **12**, 492–497. – 3. DAVIES, R. B., C. P. HIBLER (1979): Animal reservoirs and cross-species transmission of Giardia. Proc. Waterborne Transmission of Giardiasis, 18.–20. 9. 1979 Cincinnati, 104–126. – 4. ECKERT, J., K. WOLFF (1979): Giardiasis (Lambliasis) – eine Zoonose. Schweiz. Rundschau Med. **68**, 1471–1472. – 5. FEELY, D. E., J. V. SCHOLLMEYER, ST. L. ERLANDSEN (1982): Giardia spp.: Distribution of contractile proteins in the attachement organelle. Expl. Parasit. **53**, 145–154. – 6. FRIEDHOFF, K. T. (1981): Eingeschleppte oder selten diagnostizierte Protozoen- und Rikkettsieninfektionen der Hunde und Katzen. Prakt. Tierarzt **62**, 56–61. – 7. HITCHCOCK, D. J., T. D. MALEWITZ (1956): Habitat of Giardia in the kitten. J. Parasit. **42**, 286. – 8. MEYER, E. A., S. RADULESCU (1979): Giardia and Giardiasis. Adv. Parasit. **17**, 1–47. – 9. NESVADBA, J. (1979): Giardiabefall bei einer Katze. Kleintier-Prax. **24**, 177–179. – 10. PFEIFFER, H., R. SUPPERER (1976): Über den Giardiabefall der Hunde und sein Auftreten in Österreich. Wien. tierärztl. Mschr. **63**, 1–6. – 11. SIMMONS, J., T. J. PASSON (1981): Diagnosis of Giardia canis, the elusive parasite. Vet. Med. small Anim. Clin. **76**, 55–56. – 12. WOLFF, K., J. ECKERT (1979): Giardia-Befall bei Hund und Katze und dessen mögliche Bedeutung für den Menschen. Berl. Münch. Tierärztl. Wschr. **92**, 479–484.

Entamoebose

Berichte über Spontanerkrankungen bei Hund und Katze durch **Entamoeba histolytica** SCHAUDINN, 1903, der Ruhramöbe des Menschen, liegen aus Gebieten mit tropischem bzw. subtropischem Klima vor; vereinzelt werden auch Fälle aus mitteleuropäischen Ländern berichtet.

Pathogenese Die Infektion des Hundes nimmt stets vom Menschen ihren Ausgang, da mit E. histolytica befallene Tiere nur Trophozoiten ausscheiden, die nicht infektiös sind, und Zysten nicht gebildet werden (1). Erkrankte Tiere zeigen allgemein Schwäche, Bauchschmerzen, Anämie und Appetitlosigkeit. Im Nasenbereich können wunde Stellen auftreten, die Schleimhäute mit einem dikken, zähen, klaren Schleim bedeckt sein (1).

Stets ist Diarrhoe charakteristisch, die bei akutem Verlauf schleimig-blutig ist, bei chronischem Verlauf gelatinöse, schleimige Beimengungen enthält. Pathologisch-anatomisch liegt eine hämorrhagische Dickdarmentzündung vor.

Diagnose Untersuchung des frisch ausgeschiedenen Stuhles im Nativpräparat auf vegetative Formen, bzw. eines nach HEIDENHAIN gefärbten Ausstriches. In der Serodiagnose der Amoebiasis des Menschen wurden mit dem indirekten Fluoreszenztest die sichersten Ergebnisse erzielt.

Bekämpfung Metronidazol (Flagyl®) hat sich am besten bewährt: Flagyl 500 mg/kg, oral, 2× pro Tag, plus Flumethasone®, 0,3 mg, oral, 1× pro Tag, 10 Tage lang (1). Auch eine kombinierte Behandlung mit Chloroquindiphosphat und Äthacridinlaktat ist erfolgreich: In den ersten 4 Behandlungstagen je 25 mg/kg, und mindestens sechstägige Nachbehandlung mit Äthacridinlaktat, jeweils 25 mg/kg Kgw.

Im Hunde werden gelegentlich noch folgende apathogene Arten gefunden: *Entamoeba coli*, *E. hartmanni*, *E. gingivalis* und *Endolimax nana*.

Literatur
1. WITTNICH, C. (1976): Entamoeba histolytica infection in a german shepherd dog. Can. Vet. J. **17,** 259–262.

Kokzidiose

Aus den zu der Unterordnung Eimeriina gehörenden Gattungen Isospora, Toxoplasma, Hammondia, Besnoitia und Sarcocystis parasitieren bei Fleischfressern zahlreiche Arten. Alle bei Hunden und Katzen vorkommenden Kokzidien haben fakultativ oder obligat zweiwirtige Entwicklungszyklen. Stets findet die sexuelle Entwicklung im Hund oder in der Katze statt. Als Zwischenwirte dienen die Beute- oder Nahrungstiere der Fleischfresser.

Im Hund parasitieren weltweit 3 und in der Katze 2 Isospora-Arten (*Isospora canis* NEMESÉRI, 1959; *I. ohioensis* DUBEY, 1975; *I. burrowsi* TRAYSER und TODD, 1978; bzw. *I. felis* WASIELEWSKI, 1904; *I. rivolta* GRASSI, 1879). Alle haben einen fakultativ zweiwirtigen Entwicklungszyklus. In ihren Endwirten sind sie sehr wirtsspezifisch, d. h. die Arten der Katze lassen sich nicht auf den Hund übertragen und umgekehrt. In Deutschland kommen Oozy-

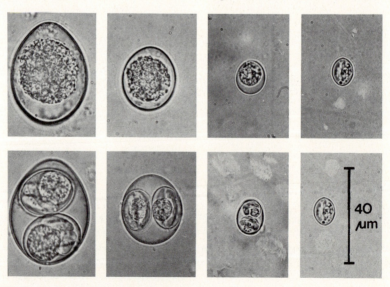

Abb. 118 Kokzidienoozysten und -sporozysten im Kot der Katze

Obere Reihe = im frischen Kot; untere Reihe = im älteren Kot – von links nach rechts: Isospora felis, Isospora rivolta, Toxoplasma gondii, Sarcocystis spec.

Protozoen 345

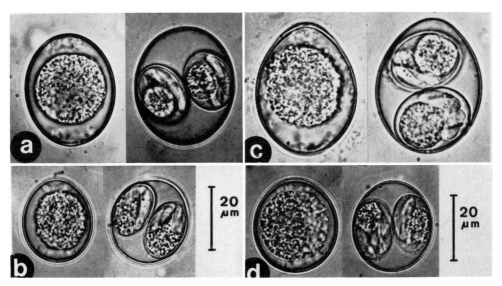

Abb. 119 Sporulierte und unsporulierte Oozysten von Isospora canis (**a**) und I. ohioensis (**b**) des Hundes sowie von I. felis (**c**) und I. rivolta (**d**) der Katze

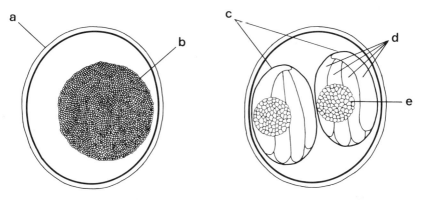

Abb. 120 Schematische Darstellung einer unsporulierten (links) und sporulierten (rechts) Oozyste vom Isospora-Typ

a = Oozystenwand; **b** = Sporont; **c** = Sporozysten; **d** = Sporozoiten; **e** = Sporozystenrestkörper

sten von I. canis in 0,6 bis 2,3 %, von I. ohioensis in 2,3 bis 4 % und von I. burrowsi in 1,8 bis 2,7 % der Hundekotproben vor (5, 24). I. felis- und I. rivolta-Oozysten treten in Deutschland im Katzenkot in einer Häufigkeit von 2,9 bis 3,6 % bzw. 3,6 bis 5 % auf (4, 26).

Die Oozysten der Isospora-, Toxoplasma-, Hammondia- und Besnoitia-Arten aus dem Fleischfresserkot unterscheiden sich im wesentlichen nur durch ihre Größe voneinander (*Abb. 118, 128 l–o*, Seite 364). Alle haben eine glatte und farblose Oozystenwand ohne Mikropyle. Die Oozysten von I. felis sind eiförmig mit häufig leicht flaschenförmig ausgezogenem, schmälerem Ende *(Abb. 119)*, die aller anderen Isospora-Arten rund bis oval. Die Größen der einzelnen Arten sind in *Tab. 15* zusammengestellt. Die Oozysten aller Isospora-Arten werden unsporuliert ausgeschieden. Nach der Sporulation enthalten sie jeweils 2 ovale Sporozysten mit je 4 würmchenförmigen Sporozoiten und einem granulierten Restkörper *(Abb. 120)*. Oozystenrestkörper und Stiedakörperchen sind nicht vorhanden.

Tab. 15 Morphologie und Entwicklung der Isospora-Arten von Hund und Katze

	Hund			Katze	
	I. canis	I. ohioensis	I. burrowsi	I. felis	I. rivolta
Oozystengröße μm (Mittel)	36–44 × 29–31 (39 × 32)	19–27 × 18–23 (24 × 20)	16–23 × 15–22 (21 × 18)	39–48 × 23–37 (45 × 33)	22–30 × 21–27 (26 × 24)
Sporozystengröße μm	24 × 20	17 × 12	14 × 10	22 × 18	15 × 12
Präpatenz (Tage) nach Infektion mit – Oozysten – Dormozoiten	8–10 8–9	6 4–6	6–9 7–11	6–8 4–7	5–7 4–7
Patenz (Tage)	12–28	12–19	4–12	13–23	13–23
Asexuelle Stadien — Art	3 Schizogonien, Endodyogenie	2 Schizontentypen	2 unterschiedl. Schizogoniestadien, Endodyogenie	Schizogonie Endodyogenie Endopolygenie	Schizogonie Endodyogenie
Asexuelle Stadien — Sitz	Lamina propria Jejunum, Ileum, Zäkum	Epithelzellen Jejunum, Ileum, Zäkum, Kolon	Lamina propria Ileum, Zäkum, Kolon	Epithelzellen, vornehmlich Ileum	Epithelzellen Jejunum, Ileum, Zäkum, Kolon
Sexuelle Stadien	Lamina propria Jejunum, Ileum, Zäkum	Epithelzellen Jejunum, Ileum, Zäkum, Kolon	Überwiegend in der Lamina propria, Ileum, Zäkum, Kolon	Epithelzellen, vornehmlich Ileum	Epithelzellen Jejunum, Ileum, Zäkum, Kolon

Entwicklung Die Sporulationszeit bei 21 °C beträgt bei den einzelnen Arten etwas unterschiedlich 1–4 Tage. Die Präpatenzen liegen zwischen 4 und 11, die Patenzen zwischen 4 und 28 Tagen. Die endogene Entwicklung findet in Zellen des Epithels oder der Lamina propria in Dünndarm, Zäkum und Kolon statt (Einzelheiten siehe Tab. 15). Der ungeschlechtlichen Vermehrung in Form der Schizogonie, Endopolygenie und/oder Endodyogenie folgt die zur Oozystenbildung führende Gamogonie (6, 9, 11, 16, 20, 21, 25, 27, 29).

Bei allen Arten ist die direkte Entwicklung die Regel, doch können auch fakultative Zwischenwirte eingeschaltet sein (11, 12, 18, 19, 25). Als Zwischenwirte, in denen wahrscheinlich keine Vermehrung stattfindet (7, 12), dienen Nagetiere (Maus, Ratte, Hamster). Für I. felis und I. rivolta sind auch Rinder (15, 26, 28) und für I. burrowsi Wasserbüffel (17) Zwischenwirte. Auch in Hunden und Katzen sind Wartestadien nachgewiesen worden (6).

Die Sporozoiten dringen nach der Aufnahme der Oozysten in die Gewebe der Zwischenwirte (Mesenteriallymphknoten, Peyersche Platten, Milz, Leber, Herz, Lunge, Skelettmuskulatur) ein und verharren dort in einem Ruhestadium. Die Ruhestadien werden Dormo- oder Hypnozoiten genannt. Sie liegen intrazellulär in parasitophoren Vakuolen, die lichtmikroskopisch betrachtet wie Zysten aussehen (Abb. 121). Von einigen Autoren werden daher die Isospora-Arten der Fleischfresser in der neugeschaffenen Gattung Cystoisospora zusammengefaßt. Die Dormozoiten bleiben in den Zwischenwirten mindestens 2 Jahre lang am Leben und entwickeln sich erst weiter, wenn sie mit einer Fleischmahlzeit von einem geeigneten Endwirt aufgenommen werden (7, 11).

Pathogenese Leichte Infektionen verlaufen symptomlos. Nach massiven Ansteckungen werden insbesondere bei Junghunden und -katzen Krankheitserscheinungen beobachtet. Beim Hund gilt I. canis als pathogener als die anderen beiden Arten (3). Die Symptome setzen bei I. ohioensis und I. rivolta 3 bis 4 und bei I. canis 8 Tage p.i. ein (2, 10, 11). Je nach Schwere der Erkrankung wird entweder nur für 1 bis 2 Tage dünnbreiiger Kot oder starker wäßriger, selten blutig-wäßriger Durchfall mit Fieber, Inappetenz, Apathie, Abmagerung und sogar Tod beobachtet (2, 10, 11, 13, 14, 23). Spätestens nach einer Woche klingen die Symptome wieder ab. Eine einmalige Infektion hinterläßt eine gewisse Immunität, deren Stärke und Dauer bei den einzelnen Arten noch nicht im Detail untersucht wurde. Bei I. ohioensis und I. burrowsi scheint sich eine besonders starke Immunität auszubilden (10, 25). Bei diesen Arten führt eine Zweitinfektion kaum noch zur Oozystenausscheidung. Bei I. canis und I. felis gelingen Reinfektionen, doch kommt es nicht mehr zu klinischen Symptomen, und es werden weniger Oozysten ausgeschieden (2). Ob den Wartestadien im Rindfleisch eine gesundheitsschädigende Wirkung zukommt, bleibt zu klären.

Pathologisch anatomisch ist bei leichten Fällen die Schleimhaut leicht verdickt und mit Petechien durchsetzt. Bei schweren Kokzidiosen findet man eine hämorrhagische Enteritis im Jejunum und Ileum. Histologisch sieht man eine Desquamation an den Villusspitzen. Die freigelegten Lieberkühnschen Krypten sind mit abgeschilferten Zellen, Makrophagen und neutrophilen Granulozyten angefüllt (6).

Diagnose Die Diagnose wird durch den Nachweis der Oozysten im Kot mit Hilfe der Flotationsmethoden gestellt. Die Oozysten von I. canis des Hundes sowie I. felis und I. rivolta der Katze sind aufgrund ihrer Größe leicht untereinander und von allen anderen im Kot vorkommenden Oozysten (Besnoitia, Toxoplasma, Hammondia, Sarcocystis) zu unterscheiden. Die Differenzierung zwischen I. ohioensis und I. burrowsi ist nicht immer mit Sicherheit möglich, da sich die Größenbereiche der Oozysten beider Arten überlappen. Die Dormozoiten lassen sich in den Zwischenwirten zu wissenschaftlichem Zwecke mit Hilfe von Verdauungsmethoden nachweisen.

Bekämpfung Eine völlige Verhinderung von Isospora-Infektionen ist selbst bei strengsten

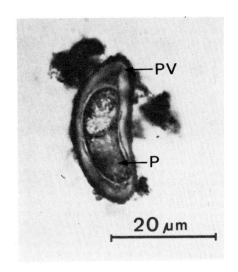

Abb. 121 Wartestadien von Isospora rivolta aus den Peyerschen Platten einer Maus

PV = parasitophore Vakuole; **P** = Parasit

Hygienemaßnahmen unter Versuchsbedingungen nicht immer möglich. Durch regelmäßiges Entfernen des Kotes und Sauberkeit sowie bei Vermeidung der Verfütterung von rohem Fleisch können die Infektionen jedoch in Grenzen gehalten werden. In Zwingern sind desinfizierbare Fußböden anzustreben. Die Vernichtung der Oozysten erfolgt am sichersten mit einem Dampfstrahlgerät. Ihre Infektiosität kann auch durch chemische Desinfektionsmittel wie Dekaseptol, Lysococ, Incicoc oder Lomasept vermindert werden. Eine vollwirksame Desinfektion ist mit chemischen Mitteln derzeit nicht möglich (1).

Zur Therapie werden Amprolium, Sulfonamide oder durch Trimethoprim potenzierte Sulfonamide empfohlen. Amprolium wird in Form des Amprolvet (60–80 mg/kg der Wirksubstanz) in Gelatinekapseln über 5 Tage verabreicht (8). Durch Trimethoprim potenzierte Sulfonamide stehen in Form des Tribrissen® (15–30 mg/kg 2 × täglich über 6 Tage) zur Verfügung (8). Auch Borgal® (Sulfadoxin plus Trimethoprim) oder Bactrim® (Sulfamethoxazol plus Trimethoprim) können verwendet werden (22).

Literatur

1. BARUTZKI, D., M. ERBER, J. BOCH (1981): Möglichkeiten der Desinfektion bei Kokzidiose (Eimeria, Isospora, Toxoplasma, Sarcocystis). Berl. Münch. Tierärztl. Wschr. **94,** 451–454. – **2.** BECKER, C. (1980): Untersuchungen zur Pathogenität und Immunologie experimenteller Kokzidieninfektionen (Cystoisospora canis, C. ohioensis) beim

Hund. München: Vet. med. Diss. – 3. BECKER, C., J. HEINE, J. BOCH (1981): Experimentelle Cystoisospora-canis- und C. ohioensis-Infektionen beim Hund. Tierärztl. Umsch. **36**, 336–341. – 4. BOCH, J., D. WALTER (1979): Vier verschiedene Kokzidienarten bei Katzen in Süddeutschland. Tierärztl. Umsch. **34**, 749–752. – 5. BOCH, J., A. BÖHM, G. WEILAND (1979): Die Kokzidien-Infektionen (Isospora, Sarcocystis, Hammondia, Toxoplasma) des Hundes. Berl. Münch. Tierärztl. Wschr. **92**, 240–243. – 6. BOCH, J., E. GÖBEL, J. HEINE, M. ERBER (1981): Isospora-Infektionen bei Hund und Katze. Berl. Münch. Tierärztl. Wschr. **94**, 384–391. – 7. BRÖSIGKE, S. (1981): Untersuchungen an extraintestinalen Entwicklungsstadien (Dormozoiten) von Cystoisospora rivolta der Katze in der Maus. München: Vet. med. Diss. – 8. BRUNNTHALER, F. (1977): Beitrag zur Kokzidiose des Hundes. Prakt. Tierarzt **58**, 849–851. – 9. DUBEY, J. P. (1978): Life-cycle of Isospora ohioensis in dogs. Parasitology **77**, 1–11. – 10. DUBEY, J. P. (1978): Pathogenicity of Isospora ohioensis infection in dogs. J. Amer. Vet. Med. Ass. **173**, 192–197. – 11. DUBEY, J. P. (1979): Life cycle of Isospora rivolta (Grassi, 1879) in cats and mice. J. Protozool. **26**, 433–443. – 12. DUBEY, J. P., H. MEHLHORN (1978): Extraintestinal stages of Isospora ohioensis from dogs in mice. J. Parasit. **64**, 689–695. – 13. DUBEY, J. P., S. E. WEISBRODE, W. A. ROGERS (1978): Canine coccidiosis attributed to an Isospora ohioensis-like organism: a case report. J. Amer. Vet. Med. Ass. **173**, 185–191. – 14. EUZÉBY, J. (1980): Les coccidies parasites du chien et du chat: incidences pathogéniques et épidémiologiques. Rev. Méd. Vét. **131**, 43–61. – 15. FAYER, R., J. K. FRENKEL (1979): Comparative infectivity for calves of oocysts of feline coccidia: Besnoitia, Hammondia, Cystoisospora, Sarcocystis, and Toxoplasma. J. Parasit. **65**, 756–762. – 16. FERGUSON, D. J. P., A. BIRCH-ANDERSEN, W. M. HUTCHINSON, J. C. SIIM (1980): Ultrastructural observations showing enteric multiplication of Cystoisospora (Isospora) felis by Endodyogeny. Z. Parasitenk. **63**, 289–291. – 17. GILL, H. S., AJAIB SINGH, D. V. VADEHRA, S. K. SETHI (1978): Shedding of unsporulated isosporan oocysts in feces by dogs fed diaphragm muscles from water buffalo (Bubalus bubalis) naturally infected with Sarcocystis. J. Parasit. **64**, 549–551. – 18. GUTERBOCK, W. M., D. LEVINE (1977): Coccidia and intestinal nematodes of east central Illinois cats. J. Amer. Vet. Med. Ass. **170**, 1411–1413. – 19. HEINE, J. (1981): Die tryptische Organverdauung als Methode zum Nachweis extraintestinaler Stadien bei Cystoisospora spp.-Infektionen. Berl. Münch. Tierärztl. Wschr. **94**, 103–104. – 20. HILALI, M., F. A. GHAFFAR, E. SCHOLTYSECK (1979): Ultrastructural study of the endogenous stages of Isospora canis (Neméseri, 1959) in the small intestine of dogs. Acta Vet. Acad. Sci. Hung. **27**, 233–243. – 21. LEPP, D. L., K. S. TODD (1974): Life cycle of Isospora canis Neméseri, 1959 in the dog. J. Protozool. **21**, 199–206. – 22. NIEMAND, H. G. (1976): Darmparasiten des Hundes und ihre Therapie. Prakt. Tierarzt **57**, 321–323. – 23. ODUYE, O. O., P. A. BOBADE (1979): Studies on an outbreak of intestinal coccidiosis in the dog. J. Small Animal Pract. **20**, 181–184. – 24. Pötters, U. (1978): Untersuchungen über die Häufigkeit von Kokzidien-Oozysten und -Sporozysten (Eimeriidae, Toxoplasmidae, Sarcocystidae) in den Fäzes von Karnivoren. Hannover: Vet. med. Diss. – 25. ROMMEL, M., B. ZIELASKO (1981): Untersuchungen über den Lebenszyklus von Isospora burrowsi (Trayser und Todd, 1978) aus dem Hund. Berl. Münch. Tierärztl. Wschr. **94**, 87–90. – 26. ROMMEL, M., G. TIEMANN, U. PÖTTERS, W. WELLER (1982): Untersuchungen zur Epizootiologie von Infektionen mit zystenbildenden Kokzidien (Toxoplasmidae, Sarcocystidae) in Katzen, Schweinen, Rindern und wildlebenden Nagern. Deutsche Tierärztl. Wschr. **89**, 57–62. – 27. TRAYSER, C. V., K. S. TODD (1978): Life cycle of Isospora burrowsi n. sp. (Protozoa: Eimeriidae) from the dog Canis familiaris. Amer. J. Vet. Res. **39**, 95–98. – 28. WOLTERS, E., A. O. HEYDORN, C. LAUDAHN (1980): Das Rind als Zwischenwirt von Cystoisospora felis. Berl. Münch. Tierärztl. Wschr. **94**, 207–210. – 29. DALY, T. J. M., M. B. MARKUS (1981): Enteric multiplication of Isospora felis by endodyogeny. Proc. Electron Micr. Soc. South Africa **11**, 99–100.

Toxoplasmose

Toxoplasma gondii NICOLLE und MANCEAUX, 1908 ist ein sehr häufiger Parasit der Fleischfresser. Hunde und Katzen spielen in der Epidemiologie der Toxoplasmose eine unterschiedliche Rolle. Während der Hund nur einer von vielen Zwischenwirten ist, stellt die Katze unter den Haustieren den einzigen Endwirt von T. gondii dar.

Hund

Die im Hund parasitierenden Endozoiten und Zysten entsprechen in ihrer Morphologie den auch in anderen Zwischenwirten vorkommenden Stadien (vgl. Wiederkäuer). Nicht selten im Hundekot zu beobachtende etwa 12 µm große Oozysten vom Isosporatyp haben mit T. gondii nichts zu tun, sie gehören zu der für den Menschen harmlosen Art Hammondia heydorni.

Entwicklung Hunde infizieren sich mit T. gondii im wesentlichen durch die Aufnahme von zystenhaltigem Fleisch. Daneben ist auch eine Ansteckung an den mit dem Katzenkot ausgeschiedenen Oozysten möglich. Die sich durch Endodyogenie vermehrenden Endozoiten können während der frischen Phase der Infektion in nahezu jedem kernhaltigen Zelltyp vorkommen. Im Blut gelingt ihr Nachweis nur durch den Mäuseinokulationsversuch zwischen dem 6. und 8. Tag p.i. Kot, Speichel und Harn sowie Augen- und Nasensekret sind in der Regel frei von Toxoplasmen (36). Der Hund kommt daher als Ansteckungsquelle des Menschen für T. gondii kaum in Betracht. Zysten findet man etwa ab dem 14. Tag der

Infektion vorwiegend in der Herz- und Zwerchfellmuskulatur. Im Gehirn lassen sie sich beim Hund seltener nachweisen (17). Serologische Untersuchungen haben ergeben, daß in Mitteleuropa bei Hunden mit einer Infektionsrate von bis zu 90 % zu rechnen ist (2, 3, 4).

Pathogenese Experimentelle Infektionen mit zystenhaltigem Fleisch verliefen abgesehen von einer vorübergehenden leichten Vergrößerung der tastbaren Lymphknoten symptomlos (17). Nach der Applikation größerer Oozystenzahlen wurde eine deutliche Störung des Allgemeinbefindens mit Erbrechen, Diarrhoe und kurzzeitiger Erhöhung der Körpertemperatur beobachtet (19).

Aus der hohen Durchseuchungsrate der Hunde ist zu schließen, daß die Toxoplasma-Infektion der Hunde auch unter natürlichen Bedingungen im allgemeinen unbemerkt verläuft. Die T. gondii zugeschriebenen Krankheitsbilder sind sehr vorsichtig zu interpretieren, da der Parasit regelmäßig auch aus gesunden Hunden isoliert werden kann. Zu Erkrankungen soll es vorwiegend bei Junghunden kommen. Eine ganze Reihe von Symptomen wurden beschrieben. Besonders häufig sollen Erkrankungen des zentralen Nervensystems sein, wobei die Symptome je nach dem entzündlich veränderten Gehirnabschnitt wechseln. Beobachtet wurden schlaffe und spastische Paraplegie, Ataxie mit Tremor, Hemiparese mit Hemianopia, Benommenheit und Schwäche. Weiter werden Fieber, Bronchopneumonien, Gastroenteritiden und Erkrankungen des Augeninneren angegeben (12, 15).

Bei der Sektion experimentell oral infizierter Hunde fiel eine Vergrößerung der mesenterialen Lymphknoten auf. Bei Spontanfällen wurde Meningoenzephalitis, Meningomyeloradikulitis, Radikulitis und Polymyositis beobachtet (12, 15). Ferner werden fokale Nekrosen in Lunge, Leber und Herz sowie gliale Knötchen im Zentralnervensystem angegeben.

Diagnose Eine latente Infektion läßt sich mit verschiedenen serologischen Methoden feststellen. Die sensitivste Reaktion ist der Sabin-Feldman-Test. Er wird 6 bis 10 Tage nach der Infektion positiv und erreicht zwischen dem 10. und 20. Tag Maximalwerte von 1 : 1000 bis 1 : 64 000. Im weiteren Verlauf der Infektion pendeln sich die Titer zwischen 1:64 und 1:1000 ein. Titer von 1:64 oder höher gelten als sicherer Hinweis, daß der Hund noch Parasitenträger ist (17). Ähnliche Titerverläufe wurden auch bei der Anwendung von IFAT, ELISA oder IHAT beobachtet. Die KBR ergibt beim Hund keine brauchbaren Ergebnisse.

Beim Vorliegen einer akuten Toxoplasmose kann nur anhand des klinischen Bildes eine Verdachtsdiagnose gestellt werden. Ein signifikanter Titeranstieg bei wiederholter serologischer Untersuchung erhärtet die Diagnose.

Bekämpfung Nur die frischen Infektionen sind für eine Chemotherapie zugänglich, wobei sich Langzeit-Sulfonamide in 2- bis 4facher Dosis über 1 bis 2 Wochen und danach ein allmähliches Zurückgehen auf die Normaldosis für 1 bis 2 Monate bewährt haben (21). Das in der Humanmedizin gebräuchliche Pyrimethamin (Daraprim®) wird vom Hund nicht vertragen. Zysten lassen sich chemotherapeutisch nicht beeinflussen.

Katze

Die Katze ist neben einigen anderen Feliden der Endwirt für Toxoplasma gondii. Die nach einer geschlechtlichen Entwicklung im Dünndarmepithel mit dem Katzenkot ausgeschiedenen Oozysten sind die Hauptansteckungsquelle für herbivore Tiere. Auch auf den Menschen kann die Toxoplasma-Infektion durch Oozysten aus dem Katzenkot übertragen werden.

Die Oozysten von T. gondii werden in unsporuliertem Zustand ausgeschieden. Sie sind 10,8–13,9 (12,4) × 9,3–10,8 (10,5) μm groß und rund, ihre Hülle ist farblos und ohne Mikropyle (*Abb. 17a, S. 78*). Im Verlauf der Sporulation im Freien entstehen in jeder Oozyste 2 ovale Sporozysten mit je 4 Sporozoiten und einem granulierten Restkörper *(Abb. 17b)*.

Entwicklung Die Katze kann sich durch die Aufnahme von Toxoplasma-Zysten mit dem Fleisch verschiedener Tierarten (Schwein, Schaf, Nager) oder durch Oozysten infizieren. Nach der oralen Aufnahme von Zysten erfolgt zunächst eine ungeschlechtliche Vermehrung in Epithelzellen der Zottenspitzen des Dünndarms. Mit dem Lichtmikroskop lassen sich 3 verschiedene Schizontentypen mit 14 bis 250 Merozoiten nachweisen (24). Untersuchungen mit dem Elektronenmikroskop haben ergeben, daß die Schizogonie in Form einer Endopolygenie abläuft (26). Bei der Endopolygenie bildet sich zunächst im Schizonten ein großer gelappter Kern. Um die in den einzelnen Kernausstülpungen zu erkennenden Teilungsspindeln entstehen dann die Merozoitenanlagen. Schließlich zerfällt der Kern, und die einzelnen Fragmente werden in die sich entwickelnden Merozoiten inkorporiert. Von der Mutterzelle bleibt nur die Pellikula und ein unterschiedlich großer Restkörper übrig. Die freiwerdenden Merozoiten dringen sofort wieder in neue Epithelzellen ein. Wie viele Schizontengenerationen es gibt, ist noch nicht bekannt. Ab dem 3. Tag p.i. beginnt sich ein Teil der Merozoiten in Epithelzellen der Dünndarmzotten zu Makro- und Mikrogamonten zu entwickeln. In jedem Mikrogamonten entstehen 24–32 begeißelte Mikrogameten (24), die die Makrogameten befruchten. Die sich in der Folge bildenden Oozysten werden nach einer Präpatenz von 3–9 Tagen für 1–14 Tage mit dem Kot ausgeschieden. Das Maximum der Oozystenausscheidung liegt zwischen dem 5. und 9. Tag p.i. (22). Zu dieser Zeit können über eine Million Oozysten in 1 g Kot enthalten sein. Nach einer einmaligen Infektion werden im Verlauf der Patenz insgesamt bis zu 500 Millionen Oozysten ausgeschieden (30). Bei ausreichender Sauerstoffzufuhr, Feuchtigkeit und Temperatur sind die Oozysten in 2–4 Tagen sporuliert und damit infektiös.

Neben der intestinalen Entwicklung kommt es in der Regel auch zu einem Eindringen der Toxoplasmen in die extraintestinalen Organe der Katze, in denen sie sich durch Endodyogenie wie in einem Zwischenwirt vermehren (39). Bereits 9–10 Tage p.i. findet man Zysten in der Herzmuskulatur, später auch im Gehirn und in anderen Organen. Die Infektion bleibt mindestens 1½ Jahre lang bestehen (7).

Infiziert sich die Katze durch die Aufnahme von Oozysten, so dringen grundsätzlich alle Parasiten in die inneren Organe ein und durchlaufen einen Zyklus wie in einem Zwischenwirt (Vermehrung durch Endodyogenie, Zystenbildung). Nach Abschluß dieser Entwicklung gelangen einige Parasiten in die Darmwand zurück und durchlaufen hier nun Schizogonie und Gamogonie wie nach einer Infektion mit Zysten (24). Welche Stadien im einzelnen in die Darmwand zurückwandern, ist noch unbekannt. Nach einer Infektion mit Oozysten ist die Präpatenz mit 20–36 Tagen wesentlich länger als nach einer Ansteckung mit Zysten (3–9 Tage).

Die Hauptansteckungsquelle der Katze für T. gondii dürfte rohes Schweine- oder Schaffleisch sein. Im Rindfleisch lassen sich Toxoplasmen in der Regel nicht und in den in der Nähe der Städte wild lebenden Nagern nur ausnahmsweise nachweisen (27). Die Infektionsrate der im Haus oder auf Gehöften lebenden Nager wurde in Deutschland noch nicht untersucht. Die Infektion der Katze durch Oozysten wird als weniger bedeutungsvoll angesehen als die Ansteckung über zysteninfiziertes Fleisch (18).

Toxoplasma-Oozysten kommen in Deutschland in 0,6 bis 1,3 % der Katzenkotproben vor (27, 35). Bei 74 % der Katzen sind im Serum Antikörper gegen T. gondii nachweisbar (35). Eine einmalige Infektion hinterläßt bei der Katze eine Immunität, durch die eine erneute Oozystenausscheidung bei Reinfektion bis zu einem gewissen Grad verhindert wird (8). Nach einer Reinfektion nach wenigen Wochen scheiden nur noch etwa 11 % der Katzen Oozysten aus. Nach einer 2. Reinfektion kommt es zumeist nicht mehr zur Oozystenausscheidung. Diese Immunität kann bis zu 2 Jahre lang anhalten (22). Es wird vermutet, daß sich bei älteren Katzen eine solidere Immunität ausbildet als bei Jungtieren (5). Außerdem sollen Jungtiere für die Infektion empfänglicher sein und mehr Oozysten ausscheiden als ältere Katzen (8).

Antikörpertiter im Serum von Katzen weisen auf eine vorangegangene Infektion und damit auf eine bestehende Immunität hin. Einen sicheren Schutz vor einer erneuten Oozystenausscheidung stellen Serumantikörper allerdings nicht dar (22), gelegentlich beobachtet man nämlich noch lange Zeit nach der Oozystenausscheidung auch ohne Reinfektion ein kurzfristiges erneutes Auftreten von Oozysten im Kot (6, 30). Durch welche Faktoren die erneute Ausscheidung von Oozysten bewirkt wird, ist noch nicht geklärt. Experimentell konnte sie durch eine Superinfektion mit Isospora-Arten oder durch die Applikation von Kortikosteroiden hervorgerufen werden (5, 10, 30).

Die Oozysten sind sehr widerstandsfähig und können bei günstigen Umweltbedingungen mindestens 2 Jahre lang infektiös bleiben. Bei −18°C sind sie nach 2 Monaten noch am Leben, während sie bei 35°C nach 5 Wochen und bei 55°C in wenigen Minuten abgestorben sind (1). Sie werden bei Regen aus dem Katzenkot ausgeschwemmt und können durch Regenwürmer (29), koprophage Insekten oder Insektenlarven aufgenommen und verbreitet werden (13, 20, 32). Auf diese Weise können sie auch auf Nahrungsmittel des Menschen gelangen. Auch in Sandspielkästen für Kinder bleiben die Oozysten lange infektionstüchtig.

Pathogenese Klinisch verläuft die Toxoplasma-Infektion der Katze in der Regel inapparent. Experimentell lassen sich lediglich bei neugeborenen oder spezifisch pathogen-frei aufgezogenen Katzen schwere, zum Tode führende Erkrankungen mit Enteritis, Hepatitis, Myokarditis, Myositis, Pneumonie und Enzephalitis hervorrufen (23, 25). Bereits bei 2 Wochen alten Katzen treten diese Symptome wesentlich schwächer auf, und bei erwachsenen Tieren bleibt die Infektion, abgesehen von einer vorübergehenden Erhöhung der Körpertemperatur, weitgehend symptomlos (23). Bei starker Oozystenausscheidung wird mitunter leichter Durchfall beobachtet (30). Die Schwere der Erkrankung soll von den zur Infektion verwendeten Toxoplasma-Stämmen und -Stadien abhängen, wobei im Gegensatz zu den Erfahrungen bei anderen Tierarten eine Infektion mit Oozysten einen mehr chronischen Verlauf nehmen soll (34).

Die mit Vorsicht zu interpretierenden Veröffentlichungen über natürliche Erkrankungen durch T. gondii bei Katzen berichten über Anorexie, Lethargie, Fieber, respiratorische Symptome und Enzephalitis. Eine chronische Toxoplasmose wird als häufig rezidivierende Krankheit mit Anorexie, Anämie, Abort, Sterilität, zentralnervösen Störungen, auf Antibiotika nicht ansprechendes Fieber, Myokard- und Leberschäden sowie Atemnot beschrieben. Bei 2 Wochen alten Katzen wurde eine akute, zum Tode führende Toxoplasmose mit Pneumonie, Hepatitis, Myokarditis, Enzephalitis und Retinitis beobachtet, die wahrscheinlich transplazentar erworben worden war (38). Inwieweit bei den beobachteten Krankheitsbildern auch andere Erreger eine Rolle gespielt haben, bleibt zu klären.

Pathologisch-anatomisch werden u. a. folgende Veränderungen angegeben: Enzephalitis; perivaskuläre Infiltrationen und degenerative Veränderungen im Gehirn, Rückenmark und Nervus opticus; tumorähnliche Vergrößerungen der Mesenteriallymphknoten; multiple weiße Knötchen in der Lunge; nekrotische Herde in Milz, Leber und Lunge; Cholangitis und Pankreatitis; chronische interstitielle Nephritis; Pneumonie; Geschwüre und Knötchen in der Darmwand. Endozoiten können im Plasma von Fibroblasten, Makrophagen, Pneumozyten, Bronchialepithelzellen, Zellen der glatten Muskulatur der Bronchien, Endothelzellen, neutrophilen und eosinophilen Leukozyten sowie in Monozyten gefunden werden (25). Bei der Sektion experimentell infizierter, nicht erkrankter Tiere fällt lediglich eine Vergrößerung der intestinalen Lymphknoten auf (23).

Diagnose Die Oozysten lassen sich mit den üblichen Flotationsmethoden im Katzenkot nachweisen. Sie sind morphologisch nicht von den in Mitteleuropa bei Katzen sehr selten vorkommenden Hammondia-Oozysten zu unterscheiden (Differentialdiagnose siehe Hammondia).

Zur Feststellung einer stattgehabten Infektion können der Sabin-Feldman-Test (SFT) oder der IFAT bedingt herangezogen werden. Die KBR ergibt mit Katzenseren keine befriedigenden Ergebnisse. Katzen weisen etwa 4 Wochen nach der Aufnahme von Zysten SFT-Titer zwischen 1:16 und 1:4000 auf. Gelegentlich bleibt jedoch auch eine Katze trotz Oozystenausscheidung oder Gewebeinfektion serologisch negativ (11, 27, 28). Eine sichere Methode zur Diagnose einer akuten Toxoplasmose der Katze gibt es nicht.

Bekämpfung Bekämpfungsmaßnahmen haben vor allem mit der Zielsetzung der Verhinderung der Ausscheidung von Oozysten zu erfolgen, da diese eine wichtige Ansteckungsquelle für den Menschen darstellen. Die Oozystenausscheidung durch Katzen kann durch die ausschließliche Verfütterung von Dosenfutter und ausreichend gekochtem oder mindestens für 3 Tage bei −20 °C tiefgefrorenem Fleisch weitgehend verhindert werden. Auch Fisch kann gefahrlos verfüttert werden. Durch eine Dauermedikation des Futters mit Sulfonamiden (z. B. 120 mg/kg tgl. Sulfadiazin) oder Clindamycin kann die Ausscheidung von Oozysten zwar eingeschränkt, nicht aber vollständig unterbunden werden (9, 30). Eine zusätzliche Maßnahme zur Reduzierung des Ansteckungsrisikos für den Menschen ist das tägliche Reinigen des sogenannten Katzenklosetts sowie dessen Desinfektion mit heißem Wasser. Auf diese Weise werden eventuell vorhandene Oozysten beseitigt oder abgetötet, bevor sie sporulieren und damit infektiös werden können. Selbstverständlich müssen bei dieser Tätigkeit Einmalplastikhandschuhe getragen werden.

Die Maßnahmen zur Reduzierung des Infektionsrisikos sollten insbesondere dann strengstens beachtet werden, wenn eine Schwangere zum Haushalt gehört. Lassen sich die geschilderten Maßnahmen zur Verhinderung der Oozystenausscheidung nicht zuverlässig durchführen, dann sollte man raten, die Katze für die Zeit der Schwangerschaft in Pension zu geben. Eines besonderen Hinweises bedarf die bereits erwähnte Tatsache, daß in seltenen Fällen latent infizierte Katzen auch ohne Reinfektion erneut Toxoplasma-Oozysten ausscheiden können.

Einen sicheren Schutz vor den von fremden Katzen im Garten oder in Parks abgesetzten Oozysten gibt es nicht. Da bei Gartenarbeit ein besonders hohes Risiko für eine Schmierinfektion mit Oozysten besteht, sollten Schwangere diese Betätigung vermeiden (14, 37). Maßnahmen zur Verhütung von Infektionen durch Zysten im Fleisch sind im Kapitel über die Toxoplasma-Infektion des Schweins nachzulesen.

Bei dem Verdacht einer akuten Toxoplasmose kann eine Behandlung der Katze mit Sulfonamiden (z. B. 100 mg/kg Sulfamethazin oder Sulfamerazin) oder mit den Fermentationsprodukten Spiramycin (Suanovil) und Clindamycin (Sobelin) versucht werden. Das bei der Therapie der menschlichen Toxoplasmose gebräuchliche Pyrimethamin (Daraprim) wird von der Katze nicht vertragen (9).

Bedeutung für den Menschen Die Bedeutung von T. gondii für den Menschen liegt vor allem darin, daß es zu intrauterinen Infektionen mit verheerenden Folgen für das Kind kommen kann (zerebrale Störungen von minimaler zerebraler Defizienz bis zur völligen Idiotie). Zu einer intrauterinen Infektion kommt es in 45–69 % der Fälle, wenn sich eine Frau im Verlauf der Schwangerschaft zum ersten Mal infiziert (16, 31, 33). Bei Frauen, die bereits vor der Gravidität Antikörper gegen Toxoplasmen haben, besteht dagegen keine Gefahr. Die mit dem Katzenkot ausgeschiedenen Oozysten sind neben zysteninfiziertem Schweinefleisch die Hauptansteckungsquelle des Menschen mit T. gondii. Eine Ansteckung durch Kontakt mit einer nicht Oozysten ausscheidenden Katze ist nicht möglich. In Se- und Exkreten toxoplasmainfizierter Katzen (Nasensekret, Speichel, Harn) gelang es in keinem Fall, infektionstüchtige Erreger nachzuweisen.

Literatur

1. Bergler, K. G., M. Erber, J. Boch (1980): Untersuchungen zur Überlebensfähigkeit von Sporozysten bzw. Oozysten von Sarcocystis, Toxoplasma, Hammondia und Eimeria unter Labor- und Freilandbedingungen. Berl. Münch. Tierärztl. Wschr. **93**, 288–293. – **2.** Boch, J., D. Kühn, M. Rommel, G. Weiland (1974): Toxoplasma-Infektionen bei Haustieren und ihre Bedeutung für die Toxoplasmose des Menschen. Münch. Med. Wschr. **116**, 1477–1480. – **3.** Boch, J., A. Böhm, G. Weiland (1979): Die Kokzidien-Infektionen (Isospora, Sarcocystis, Hammondia, Toxoplasma) des Hundes. Berl. Münch. Tierärztl. Wschr. **92**, 240–243. – **4.** Boch, J. (1980): Die Toxoplasmose der Haustiere – Vorkommen, Diagnose und hygienische Bedeutung. Berl. Münch. Tierärztl. Wschr. **93**, 385–391. – **5.** Dubey, J. P., J. K. Frenkel (1974): Immunity to feline Toxoplasmosis: modification by administration of corticosteroids. Vet. Path. **11**, 350–379. – **6.** Dubey, J. P. (1976): Reshedding of Toxoplasma oocysts by chronically infected cats. Nature **262**, 213–214. – **7.** Dubey, J. P. (1977): Persistence of Toxoplasma gondii in the tissue of chronically infected cats. J. Parasit. **63**, 156–157. – **8.** Dubey, J. P., E. A. Hoover, K. W. Walls (1977): Effect of age and sex on the acquisition of immunity to toxoplasmosis in cats. J. Protozool. **24**, 184–186. – **9.** Dubey, J. P., R. A. Yeary (1977): Anticoccidial activity of 2-sulfamoyl-4,4-diaminodiphenylsulfone, Sulfadiazine, Pyrimethamine and Clindamycin in cats infected with Toxoplasma gondii. Canad. Vet. J. **18**, 51–57. – **10.** Dubey, J. P. (1978): Effect of immunization of cats with Isospora felis and BCG on immunity to reexcretion of Toxoplasma gondii oocysts. J. Protozool. **25**, 380–382. – **11.** DUBEY, J. P., S. P. SHARMA, D. D. JURANEK, A. J. SULZER, S. M. TEUTSCH (1981): Characterization of Toxoplasma gondii isolates from an outbreak of toxoplasmosis in Atlanta, Georgia. Amer. J. Vet. Res. **42**, 1007–1010. – **12.** EHRENSPERGER, F., M. SUTER (1977): Radiculitis toxoplasmica beim Hund. Kleintierprax. **22**, 59–62. – **13.** EREMINA, L. G., G. I. ZHIDOMOROVA, T. S. PESTRYAKOVA, L. M. SUKOVATOVA (1979): The role of some Tabanidae species and of their larvae in the maintenance and dissemination of Toxoplasma. Alma-Ata, USSR. Akademiya Nauk Kazakhskoi SSR. Voprosy Priorodnoi Ochagovosti Boleznei **10**, 63–67. – **14.** FRENKEL, J. K. (1978): Toxoplasmosis in cats: diagnosis, treatment and prevention. Comp. Immun. Microbiol. Infect. Dis. **1**, 15–20. – **15.** VAN HEERDEN, J., I. B. J. VAN RENSBURG (1979): Toxoplasmosis in a dog. J. South Afr. Vet. Med. Ass. **50**, 211–214. – **16.** HENGST, P. (1979): Zur Häufigkeit und Entwicklung der Kinder mit latenter konnataler Toxoplasma gondii-Infektion. Angew. Parasit. **20**, 216–221. – **17.** JANITSCHKE, K., M. ROMMEL, G. WEILAND (1968): Experimentelle Toxoplasma-Infektion beim Hund. Kleintierprax. **13**, 181–187. – **18.** JANITSCHKE, K. (1979): Übertragung von Toxoplasma-Ooozysten durch Hauskatzen auf Kaninchen. Zbl. Bakt. Hyg., 1. Abt. Orig. A **245**, 544–548. – **19.** KÜHN, D., W. H. OPPERMANN, H. RÖDEL, H. CENTURIER (1972): Experimentelle Infektion von Hunden mit Toxoplasma-Oozysten. Berl. Münch. Tierärztl. Wschr. **85**, 309–314. – **20.** MARKUS, M. B. (1980): Flies as natural transport hosts of Sarcocystis and other coccidia. J. Parasit. **66**, 361–362. – **21.** NIEMAND, H. G. (1980): Praktikum der Hundekrankheiten. 4. Aufl., Berlin, Hamburg: P. Parey. – **22.** OVERDULVE, J. P. (1978): Excretion of Toxoplasma gondii by non-immunized and immunized cats; its role in the epidemiology of toxoplasmosis. Proc. Koninkl. Nederl. Akad. Wetensch. **81**, 1–18. – **23.** OVERDULVE, J. P. (1978): Studies on the life cycle of Toxoplasma gondii in germfree, gnotobiotic and conventional cats (I). Proc. Koninkl. Nederl. Akad. Wetensch. **81**, 19–32. – **24.** OVERDULVE, J. P. (1978): Studies on the life cycle of Toxoplasma gondii in germfree, gnotobiotic and conventional cats (II). Proc. Koninkl. Nederl. Akad. Wetensch. **81**, 33–58. – **25.** PARKER, G. A., J. M. LANGLOSS, J. P. DUBEY, E. A. HOOVER (1981): Pathogenesis of acute toxoplasmosis in specific-pathogen-free cats. Vet. Pathol. **18**, 786–803. – **26.** PIEKARSKI, G., B. PELSTER, H. M. WITTE (1971): Endopolygenie bei Toxoplasma gondii. Z. Parasitenk. **36**, 122–130. – **27.** ROMMEL, M., G. TIEMANN, U. PÖTTERS, W. WELLER (1982): Untersuchungen zur Epizootiologie von Infektionen mit zystenbildenden Kokzidien (Toxoplasmidae, Sarcocystidae) in Katzen, Schweinen, Rindern und wildlebenden Nagern. Deutsche tierärztl. Wschr. **89**, 57–62. – **28.** RUIZ, A., J. K. FRENKEL (1980): Toxoplasma gondii in Costa Rican cats. Amer. J. Trop. Med. Hyg. **29**, 1150–1160. – **29.** RUIZ, A., J. K. FRENKEL (1980): Intermediate and transport hosts of Toxoplasma gondii in Costa Rica. Amer. J. Trop. Med. Hyg. **29**, 1161–1166. – **30.** SCHNIEDER, T. (1982): Versuche zur Verhinderung der Ausscheidung von Toxoplasmaoozysten im Katzenkot durch mediziertes Futter. Hannover: Vet. med. Diss. – **31.** SIKES, R. K. (1982): Toxoplasmosis. J. Amer. Vet. Med. Ass. **180**, 857–859. – **32.** SMITH, D. D., J. K. FRENKEL (1978): Cockroaches as vectors of Sarcocystis muris and of other coccidia in the laboratory. J. Parasit. **64**, 315–319. – **33.** THALHAMMER, O. (1981): Toxoplasmose. Deutsche Med. Wschr. **106**, 1051–1053. – **34.** TOŚ-LUTY, S. (1980): Experimental toxoplasmosis in cats. I. Pathology and immunology. II. Invasive capabilities of Toxoplasma gondii oocysts. Acta Parasit. Polon. **27**, 11–36. – **35.** WALTER, D. (1979): Untersuchungen über das Vorkommen von Kokzidien (Sarcocystis, Cystoisospora, Toxoplasma, Hammondia) bei Katzen in Süddeutschland. München: Vet. med. Diss. – **36.** WEILAND, G., D. KÜHN, C. SAAR (1971): Untersuchungen von Se- und Exkretion sowie von Lymphknoten oral und parenteral mit Toxoplasma-Zysten infizierter Hunde. Berl. Münch. Tierärztl. Wschr. **84**, 181–184. – **37.** WILSON, C. B., J. S. REMINGTON (1980): What can be done to prevent congenital toxoplasmosis? Obstetr. Gynecol. **138**, 357–363. – **38.** DUBEY, J. P., J. JOHNSTONE (1982): Fatal neonatal toxoplasmosis in cats. J. Amer. Anim. Hosp. Ass. **18**, 461–467. – **39.** HAGIWARA, T., Y. KATSUBE, K. IMAIZUMI (1981): Fate of Toxoplasma in cats after oral administration. Jap. J. Vet. Sci. **43**, 337–343.

Hammondiose

Die Parasiten der Gattung Hammondia unterscheiden sich nur biologisch und immunologisch von den Toxoplasmen; morphologisch sind sie mit ihnen identisch. Im Gegensatz zu den Toxoplasmen ist die Gattung Hammondia obligat zweiwirtig. Bei Haustieren parasitieren zwei Arten.

H. heydorni TADROS und LAARMAN, 1976, hat den Hund, Fuchs und Kojoten als Endwirte. Zwischenwirte sind Rind, Schaf, Ziege, Wasserbüffel, Reh, Elch und Meerschweinchen (4, 7, 19). Auch der Hund selbst kann Zwischenwirt sein, wenn er sich mit Oozysten infiziert. Nagetiere sind nicht empfänglich. Die Oozysten dieses Parasiten wurden früher als die kleine Form von Isospora bigemina des Hundes bezeichnet. H. heydorni ist weltweit verbreitet, in Deutschland ist der Parasit in 0,5 bis 1 % der untersuchten Hundekotproben nachgewiesen worden (1, 14).

Entwicklung Die 7 bis 17 Tage nach der Aufnahme von infiziertem Fleisch mit dem Hundekot für etwa 8 Tage ausgeschiedenen 10,0–14,6 (11,9) × 9,2–13,1 (11,1) µm großen Oozysten vom Isosporatyp sind fast rund, farblos und mit glatter, dünner Hülle. Sie sporulieren bei 21 °C in 3 Tagen. Jede Oozyste enthält dann 2 ovale Sporozysten mit je 4 Sporozoiten und einem granulierten Restkörper, der häufig in kleine Grana zerfallen ist.

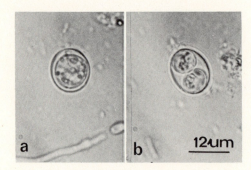

Abb. 122 Oozyste von Hammondia hammondi

a = unsporuliert; b = sporuliert

Die Morphologie der nach der Aufnahme sporulierter Oozysten in der Skelett-, Herz- und Schlundmuskulatur der Zwischenwirte entstehenden Stadien ist noch unbekannt. Die Existenz dieser Stadien konnte bisher nur durch Fütterungsversuche nachgewiesen werden. Nach der Aufnahme infizierter Muskulatur läuft im Hund eine typische Kokzidienentwicklung mit Schizogonie und Gamogonie in Epithelzellen der Dünndarmzotten ab. Gamonten treten ab dem 5. Tag p.i. vorwiegend im Ileum auf. Infiziert sich ein Hund mit Oozysten, so werden nur die ungeschlechtlichen Entwicklungsstadien in der Muskulatur wie in einem Zwischenwirt gebildet.

Pathogenese Die früher diesem Parasiten zugeschriebene Pathogenität konnte nicht bestätigt werden. Experimentelle Infektionen verliefen ausnahmslos symptomlos (7).

H. hammondi FRENKEL, 1974 (11) hat nur Katzen (Felis catus, F. silvestris) als Endwirte (8). Experimentelle Zwischenwirte sind verschiedene Maus-, Waldmaus- und Wühlmausarten, Ratten, Hamster, Meerschweinchen, Kaninchen, Schweine, Hunde und der Neuweltaffe Saguinus nigricollis (6, 8). Schafe und Rinder ließen sich nicht infizieren (8, 9). Der einzige natürliche Zwischenwirt, der bisher ermittelt werden konnte, ist die Hausratte Rattus rattus (12). H. hammondi ist weltweit verbreitet (17). In den USA ließ sich der Parasit in 2 von 1000 und in Costa Rica in 9 von 237 Katzenkotproben nachweisen (3, 16). Aus Deutschland liegt bisher nur ein gesicherter Nachweis vor (15).

Die Oozysten sind rundlich bis oval, 11,2–13,2 (11,4) × 10,5–12,5 (10,6) µm groß und besitzen eine 0,5 µm dicke, zweischichtige und farblose Hülle *(Abb. 122)*. Die Endozoiten sind etwa 7 µm und die Zysten aus der Muskulatur der Maus bis zu 340 × 95 µm groß. Die Zysten sind dünnwandig, weisen keine Septen auf und enthalten zahlreiche 7 × 2 µm große Zystozoiten *(Abb. 123)*. Selbst mit dem Elektronenmikroskop lassen sich kaum morphologische Unterschiede zu den Zysten von T. gondii nachweisen (13).

Entwicklung Im Endwirt Katze sind ab dem 4. Tag nach der Aufnahme zystenhaltiger Muskulatur Schizonten in den Dünndarmepithelzellen zu beobachten. Gamogoniestadien findet man zwischen dem 5. und 10. Tag p.i. Die Präpatenz beträgt 5–13, die Patenz 1–28 Tage. In der Maus findet man die sich durch Endodyogenie vermehrenden Endozoiten vorwiegend in den Mesenteriallymphknoten und in den Peyerschen Platten während der ersten 11 Tage der Infektion. Anschließend werden in der Skelettmuskulatur, vereinzelt aber auch im Herzmuskel und im Gehirn Zysten gebildet. In der Katze findet eine extraintestinale Entwicklung mit Zystenbildung nicht statt (10).

Pathogenese Nach einer Infektion mit H. hammondi sind bei der Katze keine Krankheitssymptome zu beobachten. In der Maus

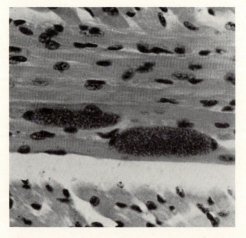

Abb. 123 Hammondia hammondi-Zysten in der Muskulatur einer experimentell infizierten Maus

kann die Infektion je nach Dosis symptomlos verlaufen oder zu gesträubtem Fell, Apathie und Anorexie, Myositis, Myokarditis und 6 bis 11 Tage p.i. zu Todesfällen führen (17). Eine einmalige Infektion hinterläßt bei der Katze eine gewisse Immunität, so daß bei einer Reinfektion noch von einem Teil der Tiere wenige Oozysten ausgeschieden werden. Ebenso wie bei der Toxoplasma-Infektion wurde auch bei diesem Parasiten wiederholtes spontanes Ausscheiden von Oozysten beobachtet (3).

Diagnose Die Oozysten können mit Hilfe der Flotationsmethoden im Katzenkot nachgewiesen werden. Ihre Abgrenzung gegenüber T. gondii ist schwierig; sie erfolgt nach folgenden Kriterien: 1. Eine Übertragung von Maus zu Maus durch Inokulation (oral, i.p.) von Zysten ist bei H. hammondi nicht möglich. 2. Oral mit Oozysten von H. hammondi infizierte Mäuse bilden SFT-Titer unter 1:256, mit Toxoplasma infizierte Mäuse in der Regel Titer von 1:1000 und höher. Da eine Differentialdiagnose zwischen H. hammondi und T. gondii derzeit nur im Wege aufwendiger Laboruntersuchungen möglich ist, sind unsporuliert ausgeschiedene Oozysten unter 15 µm hinsichtlich der zu treffenden Maßnahmen als T. gondii anzusehen.

Humanhygienische Bedeutung H. hammondi ist der einzige bekannte Parasit, der eine partielle serologische (SFT) und immunologische Verwandtschaft mit T. gondii aufweist (2, 5, 18). Eine Hammondia-Infektion führt in Affen zur Ausbildung niedriger SFT-Titer. Welche Bedeutung den in menschlichen Seren mitunter vorkommenden Antikörpertitern gegen H. hammondi zukommt, bleibt zu klären (6).

Besnoitiose

Die Katze wurde als Endwirt für zwei Besnoitia-Arten nachgewiesen: ***Besnoitia wallacei*** (TADROS und LAARMAN, 1976) aus Nagetieren und ***B. darlingi*** (BRUMPT, 1913) aus dem Opossum und aus Eidechsen. Nach sowjetischen Angaben soll die Katze ferner Endwirt für B. besnoiti des Rindes sein. Im Hund kommen Besnoitia-Arten nicht vor. B. wallacei wurde bisher in Hawaii, Australien, Neuseeland und Japan, B. darlingi nur in Mittel- und Nordamerika gefunden. B. besnoiti ist von Portugal im Westen bis China im Osten und in ganz Afrika herdförmig verbreitet. Nördlich der Alpen kommt dieser Parasit nicht vor (17).

Die in unsporuliertem Zustand ausgeschiedenen Oozysten aller Besnoitia-Arten sind vom Isosporatyp; die von B. wallacei messen 16–19 (17) × 10–13 (12) µm und die von B. darlingi 11,2–12,8 (12,3) × 10,8–12,8 (11,9) µm. Letztere sind damit morphologisch nicht von den Oozysten von Toxoplasma gondii oder Hammondia hammondi zu unterscheiden. Sowjetischen Angaben zufolge sind die Oozysten von B. besnoiti 14,2–16 × 11,6–14,2 µm groß (17). Die Morphologie der Endozoiten und Zysten in den Zwischenwirten ist im Kapitel Besnoitiose der Wiederkäuer beschrieben.

Entwicklung Die Besnoitien haben einen obligat zweiwirtigen Entwicklungszyklus. Nach der Aufnahme von Zysten mit Organ- oder Fleischteilen von Zwischenwirten durch Katzen durchlaufen die Parasiten in der Dünndarmwand eine ungeschlechtliche (Schizogonie) und eine geschlechtliche, zur Oozystenbildung führende Vermehrungsphase (Gamogonie). Die Präpatenz beträgt für alle Arten 11–15, die Patenz 5–12 Tage. Die Sporulation der Oozysten ist im Freien bei 21 °C in 2–4 Tagen abgeschlossen. Bisher bekannte natürliche Zwischenwirte sind für B. wallacei Hausratten und für B. darlingi Eidechsen und das Opossum. Experimentell läßt sich B. wallacei auf die Hausmaus und die Wanderratte sowie auf Rattus exulans übertragen. Experimentelle Zwischenwirte für B. darlingi sind Maus, Hamster, Eichhörnchen, Krallenaffe und Wollbeutelratte. Die Endozoiten von B. besnoiti vermögen sich auch in Kaninchen und Mongolischen Wüstenrennmäusen zu vermehren, zur Zystenbildung kommt es in diesen Tierarten jedoch nicht. Ob es neben dem Rind für B. besnoiti noch weitere Zwischenwirte gibt, ist nicht bekannt.

Pathogenese und Bekämpfung Über eine Schädigung des Endwirts durch Besnoitien ist nichts bekannt. Beim Rind ruft B. besnoiti die sogenannte Elefantenhautkrankheit hervor. Besnoitia-Infektionen können im Endwirt durch Sulfonamidgaben über mehrere Tage unterdrückt werden, eine praktische Bedeutung hat diese Behandlung jedoch nicht. Maßnahmen zur Bekämpfung der Elefantenhautkrankheit werden im Kapitel Wiederkäuer besprochen.

Literatur

1. Boch, J., A. Böhm, G. Weiland (1979): Die Kokzidien-Infektionen (Isospora, Sarcocystis, Hammondia, Toxoplasma) des Hundes. Berl. Münch. Tierärztl. Wschr. **92**, 240–243. – **2.** Christie, E., J. P. Dubey (1977): Cross-immunity between Hammondia and Toxoplasma infections in mice and hamsters. Infection and Immunity **18**, 412–415. – **3.** Christie, E., J. P. Dubey, P. W. Pappas (1977): Prevalence of Hammondia hammondi in the feces of cats in Ohio. J. Parasit. **63**, 929–931. – **4.** Dissanaike, A. S., S. P. Kan (1977): Isospora heydorni-type oocysts in faeces of a dog. Southeast Asian J. Trop. Med. Publ. Hlth. **8**, 419. – **5.** Dubey, J. P. (1978): A comparison of cross protection between BCG, Hammondia hammondi, Besnoitia jellisoni and Toxoplasma gondii in hamsters. J. Protozool. **25**, 382–284. – **6.** Dubey, J. P., M. M. Wong (1978): Experimental Hammondia hammondi infection in monkeys. J. Parasit. **64**, 551–552. – **7.** Dubey, J. P., C. S. F. Williams (1980): Hammondia heydorni infection in sheep, goats, moose, dogs and coyotes. Parasitology **81**, 123–127. – **8.** Eydelloth, M. (1977): Experimentelle Untersuchungen über das Wirtsspektrum von Hammondia hammondi. München: Vet. med. Diss. – **9.** Fayer, R., J. K. Frenkel (1979): Comparative infectivity for calves of oocysts of feline coccidia: Besnoitia, Hammondia, Cystoisospora, Sarcocystis and Toxoplasma. J. Parasit. **65**, 756–762. – **10.** Heydorn, A. O. (1979): Die Katze als Überträger zystenbildender Kokzidien. Berl. Münch. Tierärztl. Wschr. **92**, 214–220. – **11.** Markus, M. B. (1979): The authorship of Hammondia hammondi. Ann. Trop. Med. Parasit. **73**, 393–394. – **12.** Mason, R. W. (1978): The detection of Hammondia hammondi in Australia and the identification of a free-living intermediate host. Z. Parasitenk. **57**, 101–106. – **13.** Mehlhorn, H., J. K. Frenkel (1980): Ultrastructural comparison of cysts and zoites of Toxoplasma gondii, Sarcocystis muris, and Hammondia hammondi in skeletal muscle of mice. J. Parasit. **66**, 59–67. – **14.** Pötters, U. (1978): Untersuchungen über die Häufigkeit von Kokzidien-Oozysten und -Sporozysten (Eimeriidae, Toxoplasmidae, Sarcocystidae) in den Fäzes von Karnivoren. Hannover: Vet. med. Diss. – **15.** Rommel, M., F. v. Seyerl (1976): Der erstmalige Nachweis von Hammondia hammondi (Frenkel und Dubey 1975) im Kot einer Katze in Deutschland. Berl. Münch. Tierärztl. Wschr. **89**, 398–399. – **16.** Ruiz, A., J. K. Frenkel (1980): Toxoplasma gondii in Costa Rican cats. Amer. J. Trop. Med. Hyg. **29**, 1150–1160. – **17.** Tiemann, G. (1981): Untersuchungen über die Häufigkeit von Toxoplasma gondii und anderen durch die Katze übertragbaren Kokzidien in wildlebenden Nagern und in Schweinefleisch. Hannover: Vet. med. Diss. – **18.** Weiland, G., M. Rommel, F. v. Seyerl (1979): Zur serologischen Verwandtschaft zwischen Toxoplasma gondii und Hammondia hammondi. Berl. Münch. Tierärztl. Wschr. **92**, 30–32. – **19.** Matsui, T., T. Morii, T. Iijima, S. Ito, K. Tsunoda, W. M. Correa, T. Fujino (1981): Cyclic transmission of the small type of Isospora bigemina of the dog. Jap. J. Parasit. **30**, 179–186.

Sarkozystose

Hunde und Katzen sind neben anderen Kaniden und Feliden sowie dem Menschen die Endwirte der weltweit verbreiteten Sarkosporidien der Haustiere sowie einiger Sarcocystis-Arten des Wildes. In Deutschland sind in 15–16 % der Hunde- und in 4–5 % der Katzenkotproben Dauerstadien von Sarkosporidien nachweisbar (6, 17, 22). Der Hund ist für **Sarcocystis cruzi** (syn. S. bovicanis) des Rindes, S. levinei des Wasserbüffels, S. tenella (syn. S. ovicanis) des Schafes, S. capracanis der Ziege, eine Sarkosporidienart aus dem Steinbock, S. hemionilatrantis des Schwarzwedelhirsches, S. odocoileocanis des Weißwedelhirsches, S. gracilis und S. capreolicanis des Rehs, S. alceslatrans des Elchs, eine Sarcocystis-Art aus der Grantgazelle, S. cameli des Dromedars, S. equicanis und S. fayeri des Pferdes, S. miescheriana (syn. S. suicanis) des Schweines, zwei Sarcocystis-Arten aus dem Huhn bzw. dem Fasan sowie S. rileyi der Enten Endwirt (7, 8, 13, 15, 17, 23). Im Kot der Katze findet man Sporozysten von S. hirsuta (syn. S. bovifelis) des Rindes, S. fusiformis des Wasserbüffels, S. gigantea des Schafes, einer Sarcocystis-Art aus der Grantgazelle, S. cuniculi des Kaninchens, S. leporum des Cottontailkaninchens, S. cymruensis der Wanderratte, S. muris der Maus sowie einer Art des Haushuhns (15, 17, 23). Im Gegensatz zu ihrer ausgeprägten Spezifität im Zwischenwirt können sich die meisten Sarkosporidienarten in mehreren, zumeist nahe verwandten Endwirtsarten entwickeln. So können zum Beispiel alle Arten des Hundes auch im Fuchs und Wolf Sporozysten ausbilden. S. miescheriana läßt sich sogar auf den Waschbären und S. muris von der Katze über die Maus auf das Frettchen übertragen (1, 12, 18).

Die Oozysten aller Sarcocystis-Arten werden in voll sporuliertem Zustand ausgeschieden. Zumeist geht die sehr dünne Oozystenhülle beim Ausscheidungsvorgang verloren, so daß bei der Kotuntersuchung fast immer freiliegende Sporozysten *(Abb. 128, S. 364)* und nur selten Oozysten zu finden sind. Die ovalen Sporozysten sind von einer farblosen, relativ dicken (0,13 µm) Hülle umgeben. Ein Stiedakörperchen fehlt. Jede Sporozyste enthält 4 würmchenförmige Sporozoiten sowie einen granulierten, in älteren Sporozysten häufig in einzelne Grana zerfallenen Restkörper *(Abb. 124 c)*. Wenn die Oozystenhülle noch erhalten ist, so liegt sie eng angeschmiegt und nur schwer erkennbar um 2 nebeneinander liegende Sporozysten *(Abb. 124 a)*. Nach dieser »Zwillingsform« wurden diese Stadien früher als Isospora bigemina bezeichnet.

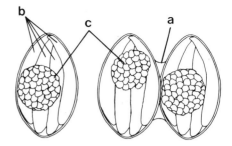

Abb. 124 Schematische Darstellung einer Sporozyste (links) und einer Oozyste (rechts) von Sarcocystis sp.

a = Oozystenhülle; **b** = Sporozoiten; **c** = Sporozystenrestkörper

Die Sporozysten aus dem Hundekot sind im Mittel je nach Art 12,6–16,3 µm lang und 8,3–10,8 µm breit; die der Katze messen 10,3–12,5 × 7,8–8,5 µm. Die Morphologie der Stadien in den Zwischenwirten (Schizonten, Zysten) ist in den entsprechenden Kapiteln (Wiederkäuer, Pferd, Schwein) beschrieben.

Entwicklung Der Entwicklungszyklus der Sarkosporidien ist obligat zweiwirtig, eine direkte Übertragung von Hund zu Hund oder von Katze zu Katze ist also nicht möglich. Nach der Aufnahme reifer Zysten (ca. 70 Tage p.i.) mit einer Fleischmahlzeit dringen die freiwerdenden Zystozoiten unter die Epithelschicht der Zotten des gesamten Dünndarms ein und differenzieren sich hier intrazellulär ohne vorausgehende Schizogonie direkt zu Mikro- und Makrogamonten. In den Mikrogamonten entstehen bereits 12 Stunden p.i. 20 bis 30 Mikrogameten (3, 16). Die Mikrogameten sind mit 3 Geißeln ausgerüstet, von denen eine am Hinterende und zwei am Vorderende entspringen. Die Mikrogameten bewegen sich mit Hilfe ihrer Geißeln zu den aus den Makrogamonten hervorgehenden Makrogameten, um diese zu befruchten. Hierzu lagern sie sich zunächst an die in einer parasitophoren Vakuole liegenden Makrogameten an *(Abb. 125)*. Erst später wird das Kernmaterial des Mikrogameten in den Makrogameten inkorporiert (9, 20, 26). Nach der Befruchtung umgibt sich der Parasit mit einer dünnen Oozystenhülle. Die am 5. Tag p.i. beginnende Sporulation wird vollständig abgeschlossen, so lange sich der Parasit noch in der Darmwand befindet. Die Präpatenz beträgt je nach Art beim Hund zwischen 8 und 10 und bei der Katze zwischen 5 und 14 Tagen. Nach einer einmaligen Infektion werden alle Sporozysten gleichzeitig gebildet. Sie verlassen dann jedoch nicht schlagartig die Darmwand, wie das bei den Eimeria- und Isospora-Arten zu beobachten ist, sondern werden in einem Zeitraum von mehreren Wochen bis Monaten allmählich in die Außenwelt abgegeben. Die ausgeschiedenen Sporozysten sind für die Zwischenwirte sofort infektiös.

Pathogenese Im Gegensatz zum Menschen, bei dem der Genuß von rohem mit Sarkosporidienzysten befallenem Fleisch vorübergehend zu Durchfall, Übelkeit und grippeähnlichen Symptomen führen kann, verläuft die Infektion bei Hund und Katze in der Regel symptomlos; lediglich nach der Aufnahme von mit S. capracanis infiziertem Fleisch wird über das Auftreten von stark wäßrigem Durchfall für einen Tag berichtet (25). Eine einmalige Infektion hinterläßt nur eine geringgradige Immunität, die sich darin äußert, daß nach einer Reinfektion weniger Sporozysten über einen kürzeren Zeitraum ausgeschieden werden.

Diagnose Die Sporozysten lassen sich im Kot mit Hilfe der $ZnCl_2$NaCl-Anreicherung oder mit anderen Flotationsmethoden nachweisen. Aufgrund der über Monate ausgedehnten allmählichen Ausscheidung sind stets

358 Parasitosen der Fleischfresser

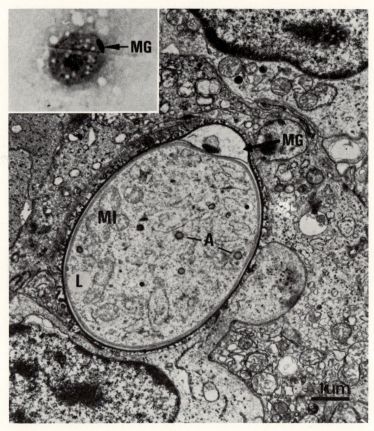

Abb. 125 Makrogamet von Sarcocystis muris mit Mikrogamet (MG) als »Polkappe«; Initialstadium der Befruchtung im Dünndarm der Katze

MI = Mitochondrium; **A** = Polysaccharide; **L** = Lipid

nur wenige Sporozysten im Kot vorhanden und können deshalb leicht übersehen werden. In frischem Kot lassen sie sich leicht durch ihre ovale Form und ihre vollständig abgeschlossene Sporulation von anderen Kokzidienoozysten unterscheiden. In älterem Kot sind frei liegende Sporozysten ein sicheres Indiz für einen Sarkosporidienbefall. Die Sporozysten können leicht mit den gleich großen und ebenfalls ovalen Zysten der Giardien verwechselt werden. Bei ersteren sind auch nach der Flotation stets deutlich die Sporozoiten und vor allem der Restkörper zu erkennen, während bei den Giardien der Zysteninhalt zumeist halbmondförmig an der Seite oder an einem Pol zusammengedrückt wird (vgl. Giardiose). Die Differenzierung der einzelnen Sarkosporidienarten anhand der Spo-

rozystengrößen ist praktisch nicht möglich.

Epidemiologie Die für die Zwischenwirte infektiösen Sporozysten werden entweder direkt mit den Fäzes auf Weiden und Futtermittel abgesetzt oder sie werden vom Regen aus dem Kot ausgeschwemmt und gelangen über das Kanalsystem und die Kläranlagen, die sie zum großen Teil unbeschadet passieren, in die Vorfluter und von dort aus bei Überschwemmungen oder Bewässerungsmaßnahmen auf die Weiden. Sie können aber auch in den Kothaufen von koprophagen Insekten oder Regenwürmern aufgenommen und weiterverbreitet werden (10, 19, 21). Die Sporozysten sind sehr widerstandsfähig. Sie überstehen mehrmaliges Einfrieren und Auftauen und überleben wohl bei ausreichender Feuchtigkeit im Freien jahrelang (4, 11, 14). In trockenen sonnigen Sommern ist auf Weiden mit einer Überlebenszeit der Sporozysten von nur etwa 10 Wochen zu rechnen (24).

Bekämpfung Die Sporozystenausscheidung kann bei Hunden und Katzen durch die ausschließliche Verfütterung von erhitztem oder tiefgefroren gewesenem Fleisch verhindert werden. Eine Unterbindung der Sporozystenausscheidung durch die Verabreichung von Sulfonamiden oder Kokzidiostatika scheint nicht möglich zu sein (5). Die Vernichtung der Sporozysten durch chemische Desinfektionsmittel ist schwierig. Am besten wirkt Incicoc® in einer Konzentration von 5%. Es tötet die Sporozysten einzelner Spezies (z. B. S. miescheriana) in 5 Minuten ab, die anderer Arten (z. B. S. muris) sind jedoch selbst nach zweistündiger Einwirkungsdauer noch infektiös (2). Am sichersten werden die Sporozysten durch trockene Hitze vernichtet. Auch mit einem Dampfstrahlgerät können sie in Ställen mit befestigten Fußböden abgetötet werden.

Literatur

1. Ashford, R. W. (1977): The fox, Vulpes vulpes, as final host for Sarcocystis of sheep. Ann. Trop. Med. Parasit. **71**, 29–34. – 2. Barutzki, D., M. Erber, J. Boch (1981): Möglichkeiten der Desinfektion bei Kokzidiose (Eimeria, Isospora Toxoplasma, Sarcocystis). Berl. Münch. Tierärztl. Wschr. **94**, 451–454. – 3. Becker, B., H. Mehlhorn, A. O. Heydorn (1979): Light and electron microscopic studies on gamogony and sporogony of 5 Sarcocystis species in vivo and in tissue cultures. Zbl. Bakt. Hyg., I. Abt. Orig. A **244**, 394–404. – 4. Bergler, K.-G., M. Erber, J. Boch (1980): Untersuchungen zur Überlebensfähigkeit von Sporozysten bzw. Oozysten von Sarcocystis, Toxoplasma, Hammondia und Eimeria unter Labor- und Freilandbedingungen. Berl. Münch. Tierärztl. Wschr. **93**, 288–293. – 5. Boch, J., A. Mannl, G. Weiland, M. Erber (1980): Die Sarkosporidiose des Hundes – Diagnose und Therapie. Prakt. Tierarzt **61**, 636–640. – 6. Böhm, A. (1979): Untersuchungen über das Vorkommen von Kokzidien (Sarcocystis, Isospora, Hammondia, Toxoplasma) bei Hunden in Süddeutschland. München: Vet. med. Diss. – 7. Crum, J. M., R. Fayer, A. K. Prestwood (1981): Sarcocystis spp. in white-tailed deer. I. Definitive and intermediate host spectrum with a description of Sarcocystis odocoileocanis n. sp. J. Wildlife Dis. **17**, 567–579. – 8. Dubey, J. P. (1980): Coyote as a final host for Sarcocystis species of goats, sheep, cattle, elk, bison, and moose in Montana. Amer. J. Vet. Res. **41**, 1227–1229. – 9. Entzeroth, P. R. (1980): Licht- und elektronoptische Untersuchungen zum Lebenszyklus von Sarcocystis sp. (Sporozoa, Coccidia) im Reh (Capreolus capreolus) und Hund (Canis familiaris). Bonn: Rer. nat. Diss. – 10. Häfner, U. (1980): Arthropods as vectors of Sarcocystis sporocysts. Zbl. Bakt. 1. Abt. Referate **267**, 296–297. – 11. Heydorn, A. O. (1980): Zur Widerstandsfähigkeit von Sarcocystis bovicanis-Sporozysten. Berl. Münch. Tierärztl. Wschr. **93**, 267–270. – 12. Heydorn, A. O., F. R. Matuschka (1981): Zur Endwirtspezifität der vom Hund übertragenen Sarkosporidienarten. Z. Parasitenk. **66**, 231–234. – 13. Hilali, M., A. Mohamed (1980): The dog (canis familiaris) as the final host of Sarcocystis cameli (Mason, 1910). Tropenmed. Parasit. **31**, 213–214. – 14. Leek, R. G., R. Fayer (1979): Survival of sporocysts of Sarcocystis in various media. Proc. Helm. Soc. Wash. **46**, 151–154. – 15. Levine, N. D., W. Tadros (1980): Named species and hosts of Sarcocystis (Protozoa: Apicomplexa: Sarcocystidae). Systematic Parasit. **2**, 41–59. – 16. Mehlhorn, H., A. O. Heydorn (1979): Electron microscopical study on gamogony of Sarcocystis suihominis in human tissue culture. Z. Parasitenk. **58**, 97–113. – 17. Pötters, U. (1978): Untersuchungen über die Häufigkeit von Kokzidien-Oozysten und -Sporozysten (Eimeriidae, Toxoplasmidae, Sarcocystidae) in den Fäzes von Karnivoren. Hannover: Vet. med. Diss. – 18. Rommel, M. (1979): Das Frettchen (Putorius putorius furo), ein zusätzlicher Endwirt für Sarcocystis muris. Z. Parasitenk. **58**, 187–188. – 19. Ruiz, A., J. K. Frenkel (1980): Intermediate and transport hosts of Toxoplasma gondii in Costa Rica. Amer. J. Trop. Med. Hyg. **29**, 1161–1166. – 20. Schäffler, M. (1979): Licht- und elektronmikroskopische Untersuchungen zur Gamogonie und Sporogonie von Sarcocystis suicanis im Dünndarm experimentell infizierter Hunde. München: Vet. med. Diss. – 21. Smith, D. D., J. K. Frenkel (1978): Cockroaches as vectors of Sarcocystis muris and of other Coccidia in the laboratory. J. Parasit. **64**, 315–319. – 22. Walter, D. (1979): Untersuchungen über das Vorkommen von Kokzidien (Sarcocystis, Cystoisospora, Toxoplasma, Hammondia) bei Katzen in Süddeutschland. München: Vet. med. Diss. – 23. Wenzel, J. (1981): Untersuchungen über Sarkosporidien-Infektionen bei Haus- und Wildgeflügel. München: Vet. med. Diss. – 24. Wilkens, S. (1981): Untersuchungen über die Ansteckungsmöglichkeiten von Rindern mit Taenia saginata und Sarcocystis sp. auf Abwasserverregnungsflächen und über das Absetzverhalten von Helmintheneiern in vitro. Hannover: Vet. med. Diss. – 25. Heydorn, A. O., S. Haralambidis (1982): Zur Entwicklung von Sarcocystis capracanis Fischer, 1979. Berl. Münch. Tierärztl. Wschr. **95**, 262–271. – 26. Sheffield, H. G., R. Fayer (1980): Fertilization in the Coccidia: Fusion of Sarcocystis bovicanis gametes. Proc. Helm. Soc. Wash. **47**, 118–121.

Babesiose

Babesia canis (PIANA und GALLI-VALERIO, 1895) *(Abb. 126 a)* ist weltweit verbreitet, in Europa vor allem in Südeuropa und in Ungarn (4), weiter auf der Iberischen Halbinsel sowie in Frankreich und England; ein autochthoner Fall wurde auch in der Schweiz beschrieben. Die sonst aus mitteleuropäischen Ländern gemeldeten Fälle sind durchwegs mit Hunden aus den oben angeführten oder tropischen und subtropischen Ländern eingeschleppt worden (1, 3, 4, 6, 7, 13). Allerdings könnten in Zukunft durch das nun ständige Vorkommen von Rhipicephalus sanguineus in der Bundesrepublik Deutschland enzootische Herde der Hundepiroplasmose entstehen (8).

Eine weitere, kleinere Art des Hundes ist **B. gibsoni** (PATTON, 1910) *(Abb. 126 b)*, die vorwiegend im Iran, Indien, Ceylon, Malaysia, Korea, China, Nordafrika und auch in Nordamerika vorkommt.

Natürliche Wirte sind Hund, Wolf und Schakal; experimentell läßt sich der Rotfuchs infizieren, nicht dagegen die Katze.

Entwicklung Hauptsächliche Überträger sind die Zecken Rhipicephalus sanguineus und Haemaphysalis leachi, in Europa auch die Arten Dermacentor marginatus, D. pictus und D. venustus. Die Entwicklung in den Zecken ist bei allen Babesienarten ähnlich, sie wurde im Abschnitt »Parasitosen der Wiederkäuer« (S. 97) beschrieben.

Pathogenese Die Babesiose des Hundes tritt in verschiedenen klinischen Formen auf und die Symptome variieren je nach den betroffenen Organen sowie der Virulenz des Stammes, die erheblich schwankt. Hunde sind in jedem Alter empfänglich; in endemischen Gebieten werden sie bereits im jugendlichen Alter infiziert, in welchem der Krankheitsverlauf milder ist. Schwer und mit hoher Todesrate erkranken Tiere, die in ein verseuchtes Gebiet eingeführt werden.

Die Inkubationszeit beträgt 10–21 Tage; die Krankheit setzt stets mit Fieber ein. Es folgen Mattigkeit, Appetitlosigkeit, rascher Konditions- und Gewichtsverlust, Anämie und Ikterus; die Milz ist oft enorm vergrößert, in geringem Ausmaß auch die Leber. Leberdegeneration ist immer vorhanden. Chronisch kranke Tiere sind apathisch, schwach, abgemagert, mit vielfach nur vorübergehend ansteigender Temperatur; der Ikterus ist wenig ausgeprägt, die Anämie deutlich. Bei der Entstehung der Anämie, die oft in keiner Relation zur geringen Parasitämie steht, sind Autoimmunreaktionen wesentlich beteiligt.

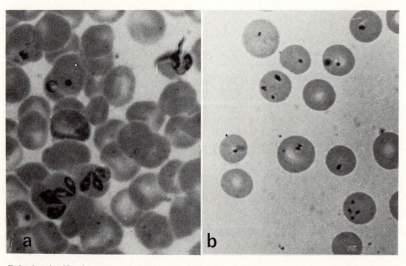

Abb. 126 Babesien des Hundes

a = Babesia canis; **b** = Babesia gibsoni

Bei Schädigung des Zirkulationsapparates treten Ödeme auf, Bauchwassersucht und Blutungen in Haut und Schleimhäuten. Eine Schädigung des Respirationsapparates verursacht Katarrh und Atemnot. Stomatitis und Gastritis werden ebenfalls registriert, weiters Myositis und rheumatische Beschwerden. Augenveränderungen treten in Form von Keratitis, Iritis und Iridozyclitis auf. Die Beteiligung des Zentralnervensystems äußert sich in Bewegungsstörungen, Parese und epileptiformen Anfällen. Eine zerebrale Form, bei der die Parasiten massenhaft in den Gehirnkapillaren vorhanden sind, wurde ebenfalls beschrieben.

Wie die Harnuntersuchungen zeigen, sind die Nieren stets geschädigt, allerdings tritt nur in schweren Fällen Hämoglobin im Harn auf (9). Auffallend ist bei der B. gibsoni-Infektion die starke Ablagerung von Hämosiderin in den Nierentubuli (15).

Diagnose Die Diagnose wird auf Grund der Anamnese (Aufenthalt des Hundes in Südeuropa oder in tropischem Gebiet), der klinischen Erscheinungen und durch den Nachweis der Babesien im gefärbten Blutausstrich (Kapillarblut) gesichert.

Zum Nachweis von Antikörpern wird die Komplementbindungsreaktion oder der indirekte Coonstest verwendet. Nach überstandener Infektion entwickelt sich eine Prämunität, die bei fehlender Reinfektion nach etwa 1 Jahr in eine kurzdauernde sterile Immunität übergeht. In diesem Stadium kann die serologische Reaktion negativ ausfallen.

Hunde aus enzootischen Gebieten, bei denen der direkte Erregernachweis nicht gelingt, sind als Parasitenträger anzusehen, wenn sie serologisch (IFAT, ELISA) positiv reagieren, sofern sie nicht behandelt wurden (12).

Bekämpfung Die Diamidinverbindung Berenil® ist nach wie vor das wirksamste Präparat: 11 mg/kg der 1%igen Lösung i.m., zweimal im Abstand von 5 Tagen. Der Allgemeinzustand bessert sich rasch, der Appetit nimmt zu. Als weiteres wirksames Präparat hat sich Phenamidin® (Pirvedine) erwiesen: zweimal in 2tägigem Abstand 20 ml einer 1,5%igen Lösung s.c., sowie 1000 y Vit B 12 i.m.

Auch Imidocarb, 3–5 mg/kg, i.m. wird als wirksam angegeben (2). An der Entwicklung einer wirksamen Vakzine wird gearbeitet (14).

Aus Feliden sind mehrere Arten beschrieben, aus der Hauskatze **B. felis** DAVIES, 1929, die vor allem in Südafrika gefunden wird (11). Das wichtigste klinische Symptom ist eine progressive Anämie, Ikterus tritt dagegen nur in einzelnen Fällen auf (5). Als wirksamste Therapie hat sich Primaquinephosphat, 0,5 mg/kg Kgw., bezogen auf die Primaquinbase, oral oder i.m., erwiesen (10).

Literatur

1. DENNIG, H. K., C. CENTURIER, E. GÖBEL, G. WEILAND (1980): Ein Beitrag zur Babesiose des Hundes und ihrer Bedeutung in der Bundesrepublik Deutschland und Berlin/West. Berl. Münch. Tierärztl. Wschr. **93**, 373–379. – **2.** EUZEBY, J., Y. MOREAU, C. CHAUVE, J. GEVREY, M. GAUTHEY (1980): Effect of imidocarb on Babesia canis, the causal agent of canine piroplasmosis in Europe. Bull. Acad. Vét. France **53**, 475–480. – **3.** FAMERÉE, L., C. COTTELEER (1981): La piroplasmose (babésiose) canine: une hémoprotozoose d'importation à surveiller en Belgique. Schweiz. Arch. Tierheilk. **123**, 161–164. – **4.** FRIEDHOFF, K. T. (1981): Eingeschleppte oder selten diagnostizierte Protozoen- und Rickettsieninfektionen der Hunde und Katzen. Prakt. Tierarzt **62**, 56–61. – **5.** FUTTER, G. J., P. C. BELONJE (1980): Studies of feline babesiosis. 2. Clinical observations. J. South Afr. vet. med. Ass. **51**, 143–146. – **6.** GEYER, S., H. G. RATHELBECK (1976): Beitrag zur Babesiose des Hundes – 2 beobachtete Fälle einer »Urlaubererkrankung«. Kleintierpraxis **21**, 8–11. – **7.** HINAIDY, H. K., P. TSCHEPPER (1979): Babesia canis bei einem Hund in Österreich. Wien. tierärztl. Mschr. **66**, 302–304. – **8.** LIEBISCH, A., S. GILLANI (1979): Experimentelle Übertragung der Hundebabesiose (Babesia canis) durch einheimische deutsche Zeckenarten: 1. Die braune Hundezecke (Rhipicephalus sanguineus). Deutsche tierärztl. Wschr. **86**, 129–172. – **9.** MOORE, D. J., M. C. WILLIAMS (1979): Disseminated intravascular coagulation: a complication of Babesia canis infection in the dog. J. S. Afr. Vet. Ass. **50**, 265–275. – **10.** POTGIETER, F. T. (1981): Chemotherapy of Babesia felis infection: efficacy of certain drugs. J. S. Afr. Vet. Assoc. **52**, 289–293. – **11.** STEWART, C. G., K. J. W. HACKETT, M. G. COLLETT (1981): An unidentified Babesia of the domestic cat (Felis domesticus). J. S. Afr. Vet. Ass. **51**, 219–221. – **12.** WEILAND, G., I. KRATZER (1979): Fluoreszenz- und enzymserologische Untersuchungen zum Nachweis der latenten Hundebabesiose. Berl. Münch. Tierärztl. Wschr. **92**, 398–400. – **13.** ZWART, D. (1979): Babesiosis in dogs in the Netherlands. Tijdschr. Diergeneesk. **104**, 345–348. – **14.** LAURENT, N., Y. MOREAU, M. LEVY, M. RISTIC (1982): A vaccine for canine babesiosis using cell culture-derived soluble Babesia canis antigen. Abstr. Proc. V Intern. Congr. Parasitol. Canada,

212. – 15. Kono, J., T. Mimori, T. Sakamoto, N. Yasuda (1980): Haematological studies on dogs experimentally infected with Babesia gibsoni. Bull. Fac. Agric. Kagoshina Univ. **30**, 105–110.

Hepatozoonose

Vertreter der Gattung Hepatozoon kommen bei Fleischfressern und Nagern in Europa vor allem im Mittelmeerraum vor. Da die Gefahr der Einschleppung jederzeit besteht, soll zumindest Hepatozoon canis hier kurz besprochen werden.

Hepatozoon canis Miller, 1908: nur in seiner Geschlechtsform (Gametozyt) im Blut, vornehmlich in mononukleären Leukozyten *(Abb. 127)*, selten in Erythrozyten des Hundes nachweisbar.

Hepatozoon canis wurde in den USA (2) und in Israel (3) auch bei der Katze festgestellt.

Entwicklung Hepatozoon hat eine für Kokzidien typische Entwicklung mit Schizogonie und der Bildung von Gametozyten im Hund, während sich die Sporozoiten in Zecken (»arthropod borne«) bilden. Rhipicephalus sanguineus und Ixodes hexagonus sind Endwirte für Hepatozoon canis; die braune Hundezecke nimmt beim Blutsaugen am infizierten Hund die geschlechtlich noch nicht differenzierten Gametozyten auf. Diese entwickeln sich im Zeckendarm zu Mikro- und Makrogameten, lagern sich paarweise aneinander und dringen als Zygote (Ookinet) durch die Darmwand ins Hämozöl. Hier entwickeln sich Oozysten, die dann 30–50 Sporozysten mit je 16 Sporozoiten enthalten.

Der Zwischenwirt Hund infiziert sich durch orale Aufnahme von sporulierte Oozysten enthaltenden Zecken. Im Hundedarm werden die Sporozoiten frei, dringen in die Darmwand ein und gelangen auf dem Blutwege intraleukozytär in Milz, Knochenmark, Leber, Lunge, Lymphknoten und Myokard, wo die Schizogonie stattfindet. Die aus den Schizonten der 1. Generation sich entwickelnden Makromerozoiten bilden erneut Schizonten, deren Mikromerozoiten Leukozyten befallen und sich zu Gamonten entwickeln.

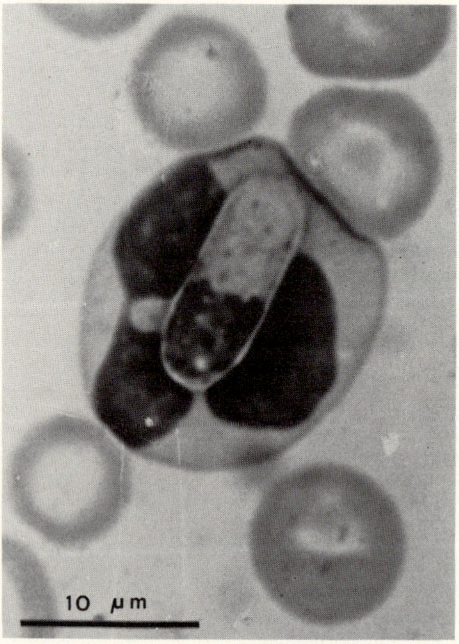

Pathogenese Die erste Schizontengeneration (Makromerozoiten) sind die pathogenen Formen, die entzündliche Infiltrate und multiple Läsionen in allen befallenen Organen, insbesondere in Leber und Knochenmark verursachen, bevor Gamonten im peripheren Blut auftreten. Sind die Schäden dieser Makromerozoiten überwunden, kommt es zu Anbauvorgängen am Skelett, die sich radiographisch feststellen lassen.

Die klinischen Symptome variieren stark. Fieber, Abmagerung, Teilnahmslosigkeit, glanzloses Haarkleid, Lymphknotenschwellung und steifer Gang werden berichtet.

Pathologisch anatomisch fallen Nekrosen in der Milz sowie neutrophile Infiltrationen und teilweise Atrophie der weißen und roten Pulpa auf; dabei können meist viele Schizonten in unterschiedlichen Entwicklungsstadien nachgewiesen werden (4).

Diagnose Die Tragik der Hepatozoon canis-Infektion besteht vielfach darin, daß Hunde nach massiver Infektion (Sporozoiten in der Zecke) infolge der Schädigung durch die ersten Schizontenstadien bereits sterben, bevor

Abb. 127 Hepatozoon canis – Gamont

Gamonten im Blutausstrich nachweisbar sind. Stellt man andererseits den Parasiten in Leukozyten fest, sind diese pathogenen Stadien überwunden und die Primärherde bereits in Abheilung begriffen. Jungtiere zeigen stärkere Parasitämien als ältere Hunde.

Bekämpfung Da eine rechtzeitige Diagnose schwierig, oft unmöglich ist, kommt die Applikation von Sulfonamiden mit ihrer ausschließlichen Wirksamkeit auf Schizonten meist zu spät. Immer sollte eine symptomatische Behandlung (Leberstütztherapie) frühzeitig versucht werden (1).

Literatur
1. CRAIG, T. M., J. E. SMALLWOOD, K. W. KNAUER, J. P. McGRATH (1978): Hepatozoon canis infection in dogs: clinical, radiographic and hematologic findings. J. Am. Vet. Med. Ass. **173**, 967–972. – **2.** EWING, G. O. (1977): Granulomatous cholangiohepatitis in a cat due to protozoan parasite resembling Hepatozoon canis. Feline Pract. **77**, 37–40. – **3.** KLOPFER, U., T. A. NOBEL, F. NEUMANN (1973): Hepatozoon-like parasite (schizonts) in the myocardium of the domestic cat. Vet. Path. **10**, 185–190. – **4.** McCULLY, R. M., P. A. BASSON, R. D. BIGALKE, V. DEVOS, E. YOUNG (1973): Observations on naturally acquired hepatozoonosis of wild carnivores and dogs in the Republic of South Africa. Onderstepoort J. Vet. Res. **42**, 117–314.

Andere Protozoen

Von den zahlreichen bei Hunden und Katzen vorkommenden Protozoen werden noch angeführt: *Balantidium coli* (Schwein, Mensch), das mehrmals in Hunden nachgewiesen wurde, sowie *Trichomonas intestinalis* (wahrscheinlich gleiche Art wie im Menschen), das u. a. in etwa 30 % der jungen Hunde und Katzen in Jugoslawien festgestellt wurde.

Helminthen

Helminthen der Fleischfresser, insbesondere Nematoden und Zestoden, haben aus verschiedenen Gründen praktische Bedeutung: Einige Arten sind Krankheitserreger bei Hund und Katze, vor allem bei Jungtieren; die Larvalstadien verschiedener Spezies siedeln sich in Nutz- und Wildtieren an, wodurch Tierkörper oder Organe als Lebensmittel für Menschen minderwertig oder unbrauchbar werden; mehrere dieser Helminthen-Arten sind Erreger von Zoonosen (15). Die großen und zum Teil wachsenden Populationen von Hunden und Katzen in Stadtgebieten stellen wegen der Umweltkontamination mit Kot ein Hygieneproblem dar und bilden gleichzeitig eine Infektionsquelle für bestimmte Zoonosen (12, 16). Die im Kot der Fleischfresser nachzuweisenden Wurmeier sowie Kokzidienoozysten und Sarkosporidiensporozysten sind in *Abb. 128* zusammengestellt.

Trematoden

Trematodenbefall ist im mitteleuropäischen Raum bei Hund und Katze von untergeordneter Bedeutung und beschränkt sich auf Gelegenheitsfunde. Lediglich der Katzenegel Opisthorchis felineus wird etwas häufiger festgestellt. Es werden daher nur wenige Arten angeführt.

Leber

Opisthorchis felineus (RIVOLTA, 1884) ist ein Parasit der Gallengänge, selten auch des Ductus pancreaticus von Katze, Hund, Fuchs, Schwein und Mensch. Die Verbreitungsgebiete erstrecken sich von Frankreich und Italien über ganz Europa, mit dem Hauptvorkommen in Osteuropa, bis nach Asien. Da Schnecken und Fische Zwischenwirte sind, ist das Vorkommen an Flußläufe und deren Mündungsgebiete gebunden. Es handelt sich

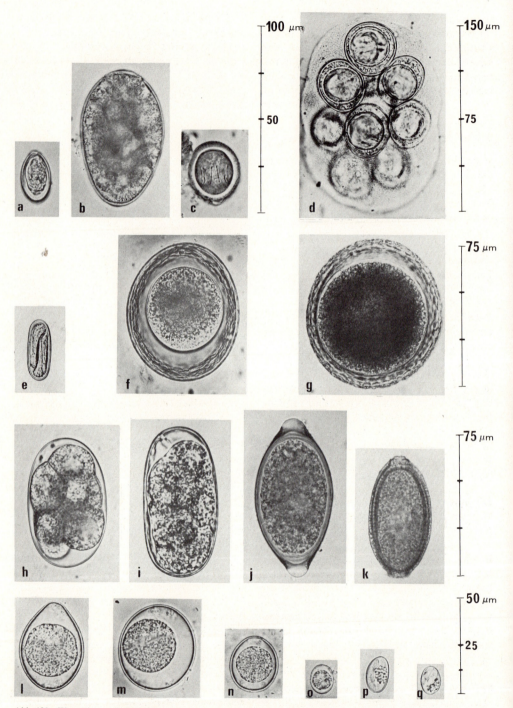

Abb. 128 Wurmeier sowie Kokzidienoozysten und -sporozysten im Kot von Fleischfressern

a = Opisthorchis; **b** = Diphyllobothrium; **c** = Taenia; **d** = Dipylidium; **e** = Spirocerca; **f** = Toxascaris; **g** = Toxocara; **h** = Ancylostoma; **i** = Uncinaria; **j** = Trichuris; **k** = Capillaria; **l** = Isospora felis; **m** = I. canis; **n** = Oozyste vom I. rivolta-Typ (I. rivolta, I. ohioensis und etwas kleiner I. burrowsi); **o** = Oozyste vom Toxoplasma-Typ (T. gondii, Hammondia hammondi oder H. heydorni); **p** = Sarcocystis sp. (Hundekot); **q** = Sarcocystis sp. (Katzenkot)

um einen 5–8 mm langen und bis 2,5 mm breiten Saugwurm mit stark abgeflachtem, durchsichtigem Körper. Die Saugnäpfe sind schwach entwickelt, die am Körperhinterende meist diagonal liegenden Hoden mehr oder weniger gelappt, der Keimstock ist einfach oder ebenfalls gelappt; die Uterusschlingen liegen zwischen Keimstock und Bauchsaugnapf *(Abb. 129).*

Entwicklung Sie führt über Schnecken der Gattung Bithynia als erste und karpfenartige Fische (Plötze, Schleie, Döbel u. a.) als zweite Zwischenwirte, in deren Binde- und Muskelgewebe sich die Metazerkarie bildet. Nach Aufnahme infizierter roher Fische oder deren Abfälle schlüpfen die jungen Egel im Duodenum des Endwirtes und gelangen über den Ductus choledochus in die Gallengänge. Die Präpatenz beträgt 3–4 Wochen.

Pathogenese Der Befall verursacht eine katarrhalische Entzündung der Gallenwege und eine Hyperplasie des Gallengangepithels mit späteren papillom- und adenomartigen Wucherungen, aus denen sich Gallengangskarzinome bilden können. Die Leber ist vergrößert, die Gallengänge sind erweitert mit häufig haselnußgroßen, knotigen Ektasien im Randbereich. An klinischen Erscheinungen findet man Inappetenz, Erbrechen, Anämie, Ikterus, Verdauungsstörungen, Ödeme, im fortgeschrittenen Stadium Aszites.

Diagnose Sie erfolgt intra vitam durch den Nachweis der 26–30 × 11–15 µm großen Eier *(Abb. 128a).*

Bekämpfung Beim Menschen ist Praziquantel (20 mg/kg täglich an 3 Tagen) gegen Opisthorchis wirksam (6, 10). Beim Hund kann das Medikament in gleicher Dosis in Form von Droncit® eingesetzt werden. In gefährdeten Gebieten sollen rohe Fische weder gegessen noch verfüttert werden.

Aus der Familie Opisthorchidae sind noch zu nennen:

Pseudamphistomum truncatum (RUDOLPHI, 1819) in den Gallengängen von Katze, Hund und Fuchs (auch Silberfuchs bei Fischnahrung). Größe 2 × 0,5 mm, mit gerade

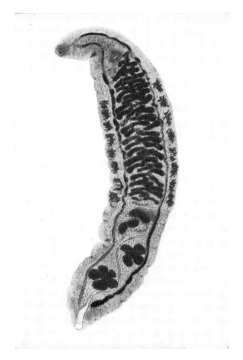

Abb. 129 Opisthorchis felineus (8 × vergr.)

abgestutztem Hinterende; Eier ähnlich denen von Opisthorchis.

Metorchis albidus (BRAUN, 1893) in den Gallengängen der Katze. Größe 2–4 × 1–2 mm, Vorderende verjüngt. Genitalöffnung mündet vor dem Bauchsaugnapf.

Die Metazerkarien beider Arten finden sich in Fischen (Schleie u. a.), wodurch die Verbreitungsgebiete im Bereich von Flüssen gegeben sind.

Concinnum (syn. Eurytrema) ***procyonis*** (DENTON, 1942), ein ziemlich häufiger Parasit des Pankreas bei Waschbären in den USA, kommt auch in den Gängen des Pankreas, in der Gallenblase und in den Gallengängen von Katzen vor (4). In einem Fall zeigte Fenbendazol (täglich 30 mg/kg Kgw. für 6–9 Tage) eine gute Wirkung (11).

Dicrocoelium dendriticum: In Gebieten mit endemischem Vorkommen des Lanzettegels bei Wiederkäuern (S. 125) werden im Kot von Hund und Katze gelegentlich Eier von Dicrocoelium gefunden. Dabei handelt es sich in der Regel nicht um eine Infektion, sondern um eine Darmpassage von Eiern nach Fütterung Lanzettegel-befallener Rinder- oder Schaflebern.

Dünndarm

Im Dünndarm können gelegentlich gefunden werden:

Aus der Familie Echinostomatidae bei Hund und Katze der 2–4 × 0,4–1 mm große **Echinochasmus perfoliatus** (RATZ, 1908), Metazerkarien in Süßwasserfischen, sowie **Euparyphium melis** (SCHRANK, 1788), häufig in Musteliden, gelegentlich in Hund und Katze; Größe 5 × 1 mm, Kopfkragen mit 27 Stacheln; Dotterstöcke reichen vom Hinterrand bis zum Bauchsaugnapf; die Eier sind größer als 100 µm. Die Metazerkarien entwickeln sich in Kaulquappen und Fröschen.

Aus der Familie Diplostomatidae ist **Alaria alata** (GOEZE, 1782) zu erwähnen, die vorwiegend im Fuchs, selten in Hund und Katze gefunden wird. Größe 3–6 × 1–2 mm; der abgesetzte vordere Teil des Körpers ist etwa doppelt so lang wie der hintere.

Entwicklung Der Lebenszyklus ist ein obligatorischer 3-Wirte-Zyklus. Erste Zwischenwirte sind Süßwasserschnecken der Familie Planorbidae, zweite Zwischenwirte Kaulquappen und erwachsene Anuren, in denen sich die sogenannte Mesozerkarie entwickelt. Die Mesozerkarie kann sich auch in zahlreichen anderen Wirten bilden (Amphibien, Reptilien, Vögel und Säugetiere, außer Canidae). Im Schwein, insbesondere im Wildschwein, findet man oft zahlreiche Mesozerkarien in der Muskulatur, bekannt unter dem Namen Agamodistomum suis, Dunckerscher Muskelegel *(Abb. 101)*. Im Endwirt kommt es zu einer Körperwanderung; in der Lunge entwickelt sich die Metazerkarie, die dann im Dünndarm geschlechtsreif wird.

Ein Fund von **Apophallus donicus** (SKRJABIN und LIDTROP, 1919), Fam. Heterophyidae, wird aus Holland berichtet. Die Metazerkarien dieser sehr kleinen Art (1,2–1,4 × 0,4–0,6 mm) bilden sich in Süßwasserfischen. Weitere Arten aus dieser Familie sind:

Cryptocotyle jejunum (NICOLL, 1907); diese etwa 1 mm lange Art wurde in Ungarn nachgewiesen (7). Ursprüngliche Wirte sind Fische fressende Vögel, aber auch Carnivoren und Fische fressende Nager.

Heterophyes heterophyes (SIEBOLD, 1853), Größe 1–1,5 × 0,3 mm, das in der Türkei gefunden wurde (13). Die Entwicklung läuft über Schnecken und Fische.

Lunge

Gelegentlich muß mit der Einschleppung des Lungenegels **Paragonimus westermani** (KERBERT, 1878) gerechnet werden, dessen Hauptverbreitung in Ostasien liegt, sowie von **P. kellicotti** (WARD, 1908), der in Amerika bei Hund und Katze vorkommt. Beide Arten sind einander ähnlich, fleischfarben, 8–16 × 5–7 mm groß; sie leben paarweise in von Bindegewebe ausgekleideten Zysten der Lunge, die meist mit den Bronchen in offener Verbindung stehen. Die durchschnittlich 90 × 55 µm großen, goldbraunen Eier besitzen einen deutlichen Deckel und, in frisch abgelegtem Zustand, außer der Eizelle nur 5–10 Dotterzellen. Die Eier werden aufgehustet, abgeschluckt und mit den Fäzes ausgeschieden.

Entwicklung Die Entwicklung geht über Schnecken als erste und Krebse als zweite Zwischenwirte. Die Präpatenz beträgt 30 Tage (1).

Pathogenese Chronischer Husten und Atembeschwerden sind die häufigsten Symptome, gelegentlich verbunden mit Appetitlosigkeit und Abmagerung (3, 8).

Diagnose Im Verein mit den klinischen Erscheinungen wird die Diagnose durch den Nachweis der Eier in den Fäzes oder im Trachealschleim gesichert.

Paragonimus kellicotti (WARD, 1908) ist in Nordamerika hauptsächlich ein Lungenparasit beim Nerz, er kommt jedoch auch bei Katze, Hund, Schwein und Nagetieren vor. Zwischenwirte sind Wasserschnecken (Prosobranchia) und Flußkrebse. Bei Hunden und Katzen zeigten Albendazol (2× täglich 15 oder 25 mg/kg an 10–21 Tagen) (2, 5, 14) und

Fenbendazol (2 × täglich 25 oder 50 mg/kg an 10–14 Tagen) (1) bei guter Verträglichkeit einen hohen anthelminthischen Effekt. In der Humanmedizin wird gegen Paragonimus-Befall Praziquantel eingesetzt (3 × täglich 25 mg/kg Kgw. an 2 Tagen [9]).

Literatur

1. Dubey, J. P., T. B. Miller, S. P. Sharma (1979): Fenbendazole for treatment of Paragonimus kellicotti infection in dogs. J. Am. Vet. Med. Ass. **174**, 835–837. – **2.** Dubey, J. P., E. A. Hoover, P. C. Stromberg, M. J. Toussant (1978): Albendazole therapy for experimentally induced Paragonimus kellicotti infection in cats. Am. J. Vet. Res. **39**, 1027–1033. – **3.** Dubey, J. P., M. J. Toussant, E. A. Hoover, T. B. Miller, S. P. Sharma, R. D. Pechmann (1979): Experimental Paragonimus kellicotti infection in dogs. Vet. Parasitol. **5**, 325–337. – **4.** Fox, J. N., J. G. Mosley, G. A. Vogler (1981): Pancreatic function in domestic cats with pancreatic fluke infection. J. Am. Vet. Med. Ass. **178**, 58–60. – **5.** Johnson, K. E., K. R. Kazacos, W. E. Blevins, H. D. Cantwell (1981): Albendazole for treatment of Paragonimus kellicotti in two cats. J. Am. Vet. Med. Ass. **178**, 483–485. – **6.** Löscher, T., H.-D. Nothdurft, L. Prüfer, F. von Sonnenburg, W. Lang (1981): Praziquantel in clonorchiasis and opisthorchiasis. Tropenmed. Parasit. **32**, 234–236. – **7.** Matskasi, I. (1976): The occurrence of Cryptocotyle jejunum (Nicoll, 1907) (Trematodes) in the dog in Hungary. Parasit. hung. **9**, 37–39. – **8.** Pechmann, Jr R. D. (1980): Pulmonary paragonimiasis in dogs and cats: a review. J. small Anim. Pract. **21**, 87–95. – **9.** Rim, H. J., Y. S. Chang (1980): Chemotherapeutic effect of niclofolan and praziquantel in the treatment of paragonimiasis. Korea Univ. Med. J. **17**, 113–128. – **10.** Rim, H. J., K. S. Yoo (1979): Chemotherapeutic effect of praziquantel (Embay 8440) in the treatment of clonorchiasis sinensis. Korea Univ. Med. J. **16**, 459–470. – **11.** Roudebush, P., D. A. Schmidt (1982): Fenbendazole for the treatment of pancreatic fluke infection in a cat. J. Am. Vet. Med. Ass. **180**, 545–546. – **12.** Schaffert, R. M. (1980): Die umwelthygienische Bedeutung des Hundekots im Lebensraum einer Großstadt. Tierärztl. Umschau **35**, 282–289, 382–393. – **13.** Tinar, R. (1976): Les cas Heterophyes heterophyes (Siebold, 1852) Stiles et Hassal, 1900 et Linguatula serrata Froelich, 1789 chez les chiens d'Ankara. Firat. Univ. Vet. Fak, Dergisi **3**, 15–18. – **14.** Todd, Jr. K. S., T. P. Howland, D. H. Macy (1978): Treatment of canine paragonimiasis with albendazole. Canine Pract. **5**, 11–14. – **15.** WHO (1979): Parasitic Zoonoses. Tech. Rep. Series, No. 637, Wrld. Hlth. Org., Geneva. – **16.** WHO (1981): WHO/WSAVA Guidelines to reduce human health risks associated with animals in urban areas. Wrld. Hlth. Org., Geneva.

Zestoden

Im Dünndarm von Hunden und Katzen kommen eine Reihe von Bandwurmarten vor, einige sehr häufig, andere seltener. Da alle Zestoden eine Entwicklung mit Zwischenwirt durchlaufen, ist die Häufigkeit des Auftretens der einzelnen Arten von Kontaktmöglichkeiten Wirt-Zwischenwirt abhängig. Diese sind beispielsweise bei Dipylidium caninum (Hund-, Katze-Floh) oder bei Hydatigera taeniaeformis (Katze-Maus) günstig, bei Diphyllobothrium latum (Katze-Fisch) im mitteleuropäischen Raum ungünstig. Der Bandwurmbefall der Hunde ist vielfach eine »Berufskrankheit«, da ihnen je nach ihrer Verwendung bestimmte Finnenarten bevorzugt zugänglich sind und der Entwicklungszyklus entsprechend ablaufen kann (Haushund: Echinokokken, Cysticercus tenuicollis u. a.; Hütehund: Coenurus cerebralis; Jagdhund: Cysticercus pisiformis).

Im allgemeinen ist Bandwurmbefall für Hund und Katze nicht sehr pathogen, jedoch ist er aus hygienischen und ästhetischen Gründen zu beseitigen. Bandwurmfinnen dagegen können erhebliche gesundheitliche Schäden bei Mensch und Tier verursachen und sind zudem von fleischbeschaulicher Bedeutung.

In systematischer Hinsicht gehören die Zestoden von Hund und Katze den Ordnungen Pseudophyllida und Cyclophyllida an.

Pseudophyllida

Spatelförmiger Skolex mit 2 seitlichen Sauggruben; Uterus rosettenartig im Zentrum der Glieder; Genitalpori flächenständig *(Abb. 130)*; Eier ovoid, gedeckelt *(Abb. 128b)*.

Veterinärmedizinisch sind aus der Familie Diphyllobothriidae die Gattungen *Diphyllobothrium* (Zirrus und Vagina münden in einen gemeinsamen Genitalporus, direkt dahinter liegt die Uterusöffnung; Eier an den Polen abgerundet) und *Spirometra* (Zirrus und Vagina münden je in einen separaten Genitalporus, ebenfalls der Uterus; Eier an den Polen zugespitzt) von Bedeutung; beide Gattungen sind morphologisch und biologisch gut abgegrenzt.

Diphyllobothrium latum (Linné, 1758), Gru-

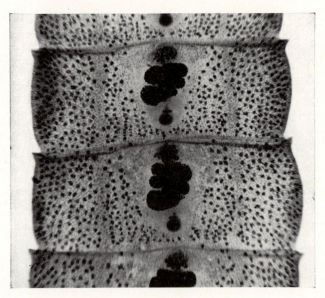

Abb. 130   Reife Proglottiden von Diphyllobothrium latum (10 × vergr.)

benkopfbandwurm, auch Fischfinnen-Bandwurm, ist in erster Linie ein Parasit des Menschen, der sich auch in Hund und Schwein, weniger gut in der Katze entwickelt. Infektionsversuche in Katzen gelangen nur zu einem geringen Prozentsatz, die erhaltenen Diphyllobothrien waren meistens unreif. D. latum wird 1–3 m, im Menschen sogar bis 15 m lang. Die ovalen, gedeckelten Eier messen 70 × 45 µm.

Erste Zwischenwirte sind Kleinkrebse der Gattungen Diaptomus und Cyclops (Bildung des Prozerkoides), zweite Zwischenwirte Fische (Bildung des Plerozerkoides in Leibeshöhle oder Muskulatur). Die Präpatenz beträgt 14–40 Tage.

Das Vorkommen von D. latum liegt vornehmlich im Küstengebiet der Nord- und Ostsee sowie im Bereich von Seen und großen Flußläufen.

Spirometra erinacei europaei (RUDOLPHI, 1819), bei Hund, Katze, Fuchs und Polarfuchs vorkommend, ist in Mitteleuropa selten.

Erste Zwischenwirte sind ausschließlich Kleinkrebse der Gattung Cyclops, zweite Zwischenwirte Frösche, Schlangen und Säuger. Das Plerozerkoid entwickelt sich vorwiegend in Fröschen und Schlangen, besitzt jedoch die Fähigkeit, nach Verzehr dieser Zwischenwirte durch nicht-adäquate Wirte (wie Igel, Haus- und Wildschwein) deren Darm zu durchbrechen und sich meist im Muskelgewebe neuerlich anzusiedeln und durch Knospung zu vermehren. Vielfach wird dort das Plerozerkoid 3–4 cm, gelegentlich aber auch bis zu 30 cm lang; es ist unter der Bezeichnung Sparganum bekannt.

Weitere Arten der Gattung Spirometra sind: *Sp. felis, Sp. mansoni, Sp. mansonoides*.

Bekämpfung   Zur Therapie des Diphyllobothrium-Befalles von Hund und Katze ist vor allem das gut verträgliche Praziquantel (Droncit®) in erhöhter Dosierung geeignet. Die Prophylaxe besteht im Verzicht auf Fütterung roher Fische.

Cyclophyllida

Skolex mit 4 Saugnäpfen; Ei enthält Onkosphäre mit 3 Paaren von Embryonalhäkchen; keine Uterusöffnung.

In Hund und Katze kommen Vertreter aus drei Familien vor, die sich durch die Art der Skolexbewaffnung, die Lage der Geschlechtsöffnung, die Form der Proglottiden und durch ihre Eier unterscheiden *(Tab. 16)*.

Mesocestoides spec. Eine genaue Artbestim-

Tab. 16 Unterscheidungsmöglichkeit der 3 verschiedenen Bandwurmfamilien

	Mesocestoididae	Taeniidae	Dipylidiidae
Scolex	unbewaffnet	bewaffnet, doppelter Hakenkranz	Rostellum mit mehreren Hakenreihen
Uterus	mit Paruterinorgan	Medianstamm und Seitenäste	in Eikapseln aufgelöst
Genitalporus	flächenständig	randständig	bilateral
Eier	ohne Besonderheit	Embryonalhülle dick, radiär gestreift	Eipakete mit mehreren Eiern
Gattungen	Mesocestoides	1) Taenia 2) Hydatigera 3) Multiceps 4) Echinococcus	Dipylidium Joyeuxiella Diplopylidium
Finne	1. Cysticercoid 2. Tetrathyridium	1. Cysticercus 2. Strobilocercus 3. Coenurus 4. Echinococcus	Cysticercoid
gravide Proglottis	deutliches, mit Eiern gefülltes Paruterinorgan	länger als breit	kürbiskernähnlich

mung der Angehörigen dieser Gattung ist derzeit nicht möglich (35), da die Originalbeschreibungen kaum eine Gattungsdiagnose ermöglichen. Mesocestoides wird gelegentlich beim Hund, selten bei Katzen, häufig bei Füchsen und in wenigen Fällen beim Menschen (z. B. nach Verzehr von Tetrathyridien enthaltendem rohen Schlangenfleisch in Japan) nachgewiesen. Füchse in Südwestdeutschland waren zu 19,6 % mit M. leptothylacus und zu 0,2 % mit einer noch nicht identifizierten Mesocestoides-Art befallen (36). In Schottland wurde Mesocestoides litteratus bei Wildkatzen isoliert (57).

Mesocestoides leptothylacus LOOS-FRANK, 1980. Der dünne Bandwurm wird bis zu 40 cm lang und bis zu 2 mm breit, der Zirrusbeutel

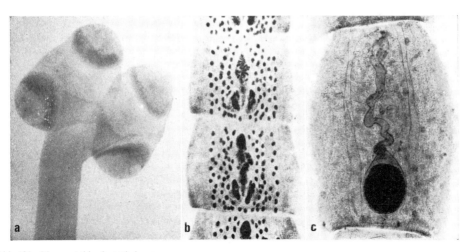

Abb. 131 Mesocestoides leptothylacus
a = Skolex (6 × vergr.); b = reife Glieder (13 × vergr.); c = gravides Glied (13 × vergr.)

ist langgestreckt und schmal, die Anzahl der Hoden liegt zwischen 66 und 90, das Paruterinorgan besitzt eine relativ dicke Hülle *(Abb. 131)*.

Der gesamte Entwicklungszyklus ist nicht bekannt, jedenfalls gelang es bisher nicht, das 1. Larvenstadium in Oribatiden, wie bisher angenommen, zur Entwicklung zu bringen (18). Zweite Zwischenwirte sind Feldmäuse (34). Die Tetrathyridien sind 1–1,5 mm lang und 0,5–1 mm breit. In nicht geeigneten Endwirten, z. B. Katze, Igel, Dachs, Maulwurf, gelegentlich aber auch in geeigneten wie Hund und Fuchs, kann das Tetrathyridium nach der Aufnahme vom Darm aus neuerlich in die Leibeshöhle eindringen und dort weiter im invasionsreifen Stadium verbleiben. Die Präpatenz beträgt 12–21 Tage (z. B. 12 Tage im Fuchs, 21 Tage in der Katze; 33).

Mesocestoides corti HOEPPLI, 1925; in den USA bei verschiedenen Karnivoren einschließlich Hund. Es wurde nachgewiesen, daß es nach Infektion mit Tetrathyridien im Endwirt zu einer asexuellen Vermehrung dieser Finnen und der jugendlichen Bandwurmketten durch Teilung der Scoleces (42) kommt. Ebenfalls vermehren sich die Tetrathyridien stark, wenn sie experimentell von einem Zwischenwirt auf den anderen übertragen werden.

Taenia hydatigena PALLAS, 1766 syn. T. marginata; sehr häufig bei Hof-, Hüte- und Jagdhunden, die jedoch in ihrer Empfänglichkeit erhebliche individuelle Unterschiede aufweisen (30); sehr selten bei Katzen.

Länge 75–100 cm, gravide Glieder 8–10 × 4–5 mm; Genitalatrium nicht vorspringend; Uterus mit relativ kurzem Medianstamm und 5–10 Paar Seitenästen (8, 17).

Die dazugehörige »dünnhalsige Finne«, Cysticercus tenuicollis, entwickelt sich im subserösen Gewebe, insbesondere in Leber und Gekröse, von Pflanzenfressern. Sie findet sich daher in allen Schlachttieren und im Schalenwild. Die Präpatenz beträgt 48–72 Tage (13, 25), pro Bandwurm werden täglich 2 Proglottiden ausgeschieden, jedes Glied mit etwa 53 000 Eiern (25). Die Infektiosität der freigesetzten beschalten Onkosphären nimmt nach 30 Tagen merklich ab (23).

Taenia pisiformis (BLOCH, 1780), syn. T. serrata; Länge 50–200 cm, gravide Glieder 8–10 × 4,5 mm; Uterus mit relativ langem Medianstamm und 8–14 Paar Seitenästen *(Abb. 132)*.

Die »erbsenförmige Finne«, Cysticercus pisiformis, findet sich in Hasen, Kaninchen und anderen Nagern subserös im Netz, Gekröse

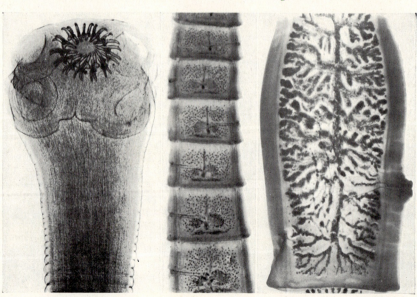

Abb. 132 Taenia pisiformis

Skolex 30 × vergr.; Glieder 10 × vergr.

und Leber, aber auch anderen Organen; sie ist nach etwa 42 Tagen infektionstüchtig (9). Bei starkem Befall sind die Blasen traubenartig am Netz angehäuft (»Venerie des Hasen«). Jagdhunde sollten daher niemals mit rohen Innereien (Aufbruch) von Hasen und Kaninchen gefüttert werden, da sie sonst wesentlich zur Revierverseuchung beitragen. Die Präpatenz beträgt etwa 6 Wochen.

Als Endwirte für T. pisiformis sind noch anzuführen der Fuchs, in dem sich wesentlich weniger Bandwürmer entwickeln als im Hund (7), sowie die Katze, die jedoch die Bandwürmer nach langsamer Entwicklung meist noch vor der Bildung gravider Glieder ausscheidet.

Taenia ovis (COBBOLD, 1869); Länge bis 110 cm, gravide Glieder 8 × 4 mm; Uterus mit 20–25 Paar Seitenästen. Die Finne, Cysticercus ovis, die in Größe und Aussehen weitgehend der Schweinefinne Cysticercus cellulosae ähnelt, jedoch eine sehr dünne und transparente Kapsel besitzt, kommt in Herz, Zwerchfell und Skelettmuskulatur von Schaf und Ziege vor. Dieser Bandwurm ist daher nur in Ländern mit größerer Schaf- und Ziegenhaltung beim Hund häufiger anzutreffen. Präpatenz 44 bis mehr als 126 Tage, die Patenz kann über 5 Jahre betragen (25, 29).

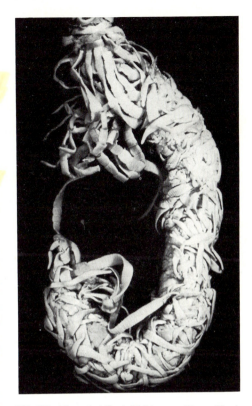

Abb. 133 Massenbefall mit Multiceps multiceps, Hund

Taenia cervi CHRISTIANSEN, 1931; ein bis 2,5 m langer, bei Hund und Fuchs selten vorkommender Bandwurm; reife Glieder 11–15 × 5–7 mm; Uterus mit 10–12 Paar reich verzweigter Seitenäste.

Die Finne, Cysticercus cervi, entwickelt sich in der Muskulatur des Rehs, gelegentlich auch von Rot- und Damhirsch.

Hydatigera (syn. *Taenia*) **taeniaeformis** (BATSCH, 1786): typischer Bandwurm der Katze, der gelegentlich auch im Fuchs und ganz selten im Hund angetroffen wird. Länge 15–60 cm; auffallend sind der große Skolex mit dem langen, kräftigen hakenbewehrten Rostellum und das Fehlen des Halses. Der Uterus besitzt zahlreiche sackförmige Seitenäste. Zwischenwirte sind Ratten, Mäuse, sowie andere Nager, in deren Leber sich die Finne, Strobilocercus (syn. Cysticercus) fasciolaris entwickelt. St. fasciolaris ist bereits von bandwurm-ähnlichem Aussehen, wird bis zu 30 cm lang und endet in einer blasenförmigen Erweiterung. Im Endwirt bleibt jedoch nur der Skolex erhalten, hinter dem sich dann unmittelbar die definitiven Glieder bilden. Die Präpatenz beträgt 34–80 Tage, die Patenz 7–34 Monate; täglich werden etwa 4 Proglottiden ausgeschieden (54).

In einem Fall wurde *Strobilocercus fasciolaris* in der Retina, in einem anderen in der Leber (44) eines Menschen festgestellt.

Multiceps multiceps (LESKE, 1780), syn. Taenia coenurus, T. multiceps; Quesenbandwurm; Länge 40–100 cm, gravide Glieder 8–12 × 3–5 mm; Uterus mit 9–20 Paar wenig verzweigter Seitenäste.

Die Finne, Coenurus cerebralis, ist neurotrop, entwickelt sich ausschließlich im Gehirn, seltener im Rückenmark hauptsächlich von Schafen, aber auch in zahlreichen anderen Pflanzen- und Allesfressern sowie im Menschen; sie verliert nach zweitägiger Aufbewahrung im Kühlschrank bei 4 °C ihre Infektiosität. Häufigste Bandwurmträger sind Hütehunde, die deshalb regelmäßig auf Bandwurmbefall zu kontrollieren sind; ihr Darm ist oft völlig mit Bandwürmern verstopft *(Abb. 133)*. Seltene Wirte sind auch Füchse. Die Präpatenz beträgt 45–57 Tage.

Multiceps serialis (GERVAIS, 1847), syn. Taenia serialis, parasitiert in Hunden und Füchsen. Länge 20–70 cm, gravide Glieder 8–16 × 3–5 mm. Uterus mit 9–26 Paar vielfach anastomosierender Seitenäste.

Die Finne, Coenurus serialis, bildet sich im intermuskulären Bindegewebe hauptsächlich von Hasen, Kaninchen und anderen Nagern; einige Fälle sind vom Menschen bekannt.

Von der Gattung Echinococcus werden 4 Arten unterschieden (52): E. granulosus, E. multilocularis, E. oligarthrus und E. vogeli. Die beiden letzten Arten kommen ausschließlich in Südamerika vor.

Echinococcus granulosus (BATSCH, 1786), dreigliedriger Bandwurm von Hund, Wolf und anderen Kaniden. Länge 2,5–6 mm, letzte Proglottide deutlich am größten. Genitalporus in der Mitte der Glieder oder dahinter, Medianstamm des Uterus mit Ausbuchtungen *(Abb. 134a)*. Die Eier gleichen in Größe und Form den Taenieneiern Die Präpatenz kann je nach Echinococcus-Stamm und Alter des Wirtes erheblich schwanken; sie beträgt im Minimum 5–6 Wochen. Die Mehrzahl von E. granulosus überlebt im Hund bis zu 7 Monaten, einige Exemplare können jedoch bis 2 Jahre alt werden und immer noch Eier ausscheiden (5).

E. granulosus hat ein breites Zwischenwirtspektrum und daher die weiteste Verbreitung. Heute werden verschiedene Stämme unterschieden, die sich vor allem bezüglich ihrer Infektiosität des End- und Zwischenwirtes unterscheiden. So ist beispielsweise in England ein Pferde- und ein Schafstamm bekannt, wobei letzterer für den Menschen infektiös ist, der Pferdestamm jedoch nicht (1, 32, 43, 45, 48, 49, 50). Die Herausbildung physiologisch unterschiedlicher Stämme wird durch die geringe Wirtspezifität und die enorme asexuelle Vermehrung im Larvenstadium (große Nachkommenschaft eines Mutanten!) verständlich (50).

Interessant ist die Beobachtung, daß manche Hunde eine angeborene Widerstandskraft gegen E. granulosus besitzen (31) und daß es in kastrierten Hunden zu keiner Ansiedlung von Bandwürmern der Gattung Echinococcus kommt. Dies unterstreicht die große Bedeutung der Sexualhormone für das Haften einer Infektion und zeigt den Weg einer möglichen Prophylaxe auf.

Die Finne, Echinococcus hydatidosus (E. cysticus), Hülsenwurm, eine mit Flüssigkeit gefüllte, meist größere, ein- oder mehrkammerige Blase, bildet sich in zahlreichen Haus- und Wildtieren, insbesondere in allen Wiederkäuern, Pferd und Schwein, vorwiegend in der Leber, weiters in der Lunge und seltener in anderen Organen. Da sich E. hydatidosus auch im Menschen *(Abb. 135)* entwickelt, ist dieser Bandwurm, der im Endwirt meist massenhaft auftritt *(Abb. 136)*, von besonderer hygienischer Bedeutung. Seine Verbreitung ist in Süd- und Südosteuropa nach wie vor erheblich. Epidemiologisch spielt das Schaf

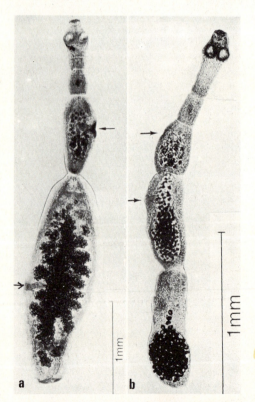

Abb. 134 Echinococcus granulosus (**a**), Echinococcus multilocularis (**b**)

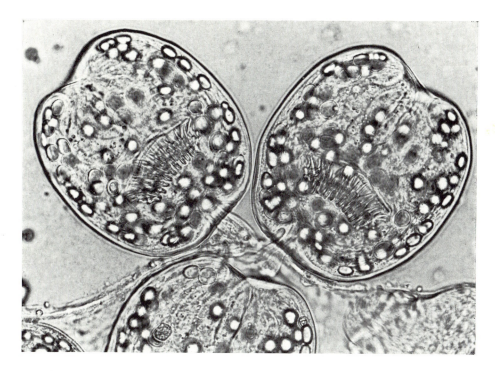

Abb. 135 Echinococcus-Bläschen mit Scoleces (240 × vergr.)

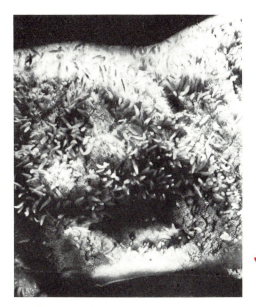

Abb. 136 Hundedarm mit Massenbefall von Echinococcus granulosus

die bedeutendste Rolle, in Ländern mit nur geringer Schafhaltung übernimmt das Rind bzw. das Schwein als häufigstes Schlachttier im Bauernhof diese Rolle, insbesondere in Ländern, in denen Hausschlachtungen nicht tierärztlicher Kontrolle unterliegen.

Die Überlebenszeit der Protoscoleces in den Zysten ist beträchtlich: bei 1–10 °C 16 Tage, bei 20 °C 8 Tage (2). Veränderte Organteile sind daher unschädlich zu machen, am sichersten durch Kochen; sie dürfen vor allem nicht an Hunde verfüttert werden (Hauptinfektionszeit im Winter zur Zeit der Hausschlachtungen). Dies setzt eine erhebliche Aufklärungsarbeit in den betroffenen Bevölkerungs- und Berufsschichten voraus. Begünstigend für die Verbreitung ist der meist auftretende Massenbefall, die relativ lange Lebensdauer des Bandwurmes und die Tenazität der Eier, die Monate bis über ein Jahr infektiös bleiben.

Echinococcus multilocularis LEUCKART, 1863, **fünfgliedriger Bandwurm**, tritt vor allem in den holarktischen Regionen auf, dringt jedoch in einigen Gebieten weit südwärts vor. Länge 1,4 bis 2,7 mm. Genitalporus vor der Mitte des Gliedes *(Abb. 134 b),* Uterus ohne seitliche Ausbuchtungen. Gravide Glieder können jedoch bis zu 5 mm lang werden, also wesentlich größer als allgemein angegeben. Die Präpatenz beträgt etwa 37 Tage (56). E. multilocularis ist in Mitteleuropa in erster Linie ein Bandwurm des Fuchses, seltener von Hund und Katze, wobei der Hund ein besserer Wirt ist als die Katze (14). Die Lebensdauer des Bandwurmes beträgt 5–6 Monate.

Die zugehörige Finne, Echinococcus alveolaris, entwickelt sich in Feldmaus, Schermaus, Bisamratte und anderen Kleinsäugern (16, 55). Pflanzenfressende Haustiere spielen demnach im Lebenszyklus, der primär in der freien Wildbahn abläuft, keine Rolle. Durch Feldmäuse jagende Katzen kann E. multilocularis in den häuslichen Bereich eingeschleppt werden.

Im Menschen entwickelt sich der gefürchtete Alveolar-Echinokokkus ohne Kapselbildung, der infolge des raschen infiltrierenden Wachstums operativ kaum entfernt werden kann; diese Krankheit endet daher meist tödlich. Die Gefährdung des Menschen ist vor allem durch Füchse gegeben (Vorsicht beim Abbalgen, kein Verzehr von nicht gewaschenen Waldfrüchten in gefährdeten Gebieten!), gelegentlich auch durch Katzen und Hunde. Die Hauptverbreitungsgebiete liegen im gebirgigen Süden Mitteleuropas (Württemberg, österreichische Alpenländer, Schweiz), in Rußland bis Alaska. In Baden-Württemberg erwiesen sich in den Jahren 1974–1981 von 4441 untersuchten Füchsen durchschnittlich 13,5 % als mit E. multilocularis infiziert. Die Befallshäufigkeit wies regionale und saisonale Schwankungen auf (55). Nach VOGEL kommt die Alveolarechinokokkose bei der Bevölkerung der Schwäbischen Alb häufiger vor als in anderen europäischen Verbreitungsgebieten. In der Schweiz wurden in den Jahren 1956–1969 351 Echinokokkenfälle beim Menschen registriert, davon 191 bei Schweizern, die restlichen bei Ausländern. Von den bei Schweizern festgestellten Fällen entfielen 41 % auf Echinococcus cysticus und 59 % auf E. alveolaris.

Dipylidium caninum (LINNÉ, 1785): Bei Fleischfressern die verbreitetste Bandwurmart. D. caninum ist als Sammelbezeichnung für einige nahe verwandte Arten in Hund und Katze zu verstehen, die im allgemeinen nicht näher differenziert werden.

Die Bandwurmkette wird 20–45 cm lang, der Skolex ist klein, das Rostellum kolbenförmig mit 3–4 Reihen rosendornförmiger Haken. Die graviden Glieder sind 7–12 × 1,5–3 mm groß, etwas rötlich gefärbt und, von der Strobila abgelöst, Gurken- oder Kürbiskernen ähnlich *(Abb. 137)*. In der Außenwelt trocknen die auch aktiv aus dem After auswandernden graviden Proglottiden rasch ein. Hierbei werden die Eierpakete ausgepreßt, man findet sie dann vielfach noch außen an den Gliedern haftend.

Die Eier werden von Flohlarven aufgenommen, das sich bildende Zystizerkoid wird erst nach der Metamorphose im Floh, insgesamt nach 3–4 Wochen infektiös. Zwischenwirte sind der Hunde-, Katzen- und Menschenfloh sowie für *Dipylidium sexcoronatum* der Haarling des Hundes, Trichodectes canis. Durch Zerbeißen von Flöhen gelangen die Zystizerkoide in den Endwirt. Die Präpatenz beträgt 16–21 Tage. Der Mensch ist ebenfalls Endwirt. Die Infektion erfolgt meist über einen Hund, der vorher einen Zystizerkoide tragenden Floh zerbissen hat. Die wenigen bekannt gewordenen Fälle betreffen meist Kinder.

Selten kommen Vertreter der Gattung *Joyeuxiella* (z. B. J. pasqualei) und *Diplopylidium* (z. B. D. nölleri) vor. Ihre Entwicklung erfolgt in Käfern, wobei Reptilien und Kleinsäuger als Transportwirte eingeschaltet sein können.

Pathogenese Pathologisch-anatomisch liegt meist eine katarrhalische, selten eine hämorrhagische Entzündung der befallenen Dünndarmabschnitte vor. Die Anheftung der Bandwürmer an der Darmschleimhaut erfolgt mittels Haken und Saugnäpfen, in die Zottengewebe eingezogen wird, wobei der Skolex oft bis zum Zottengrund eindringen kann (Echinococcus, Dipylidium). Die Gewebeschädigungen sind im allgemeinen unbedeutend und beeinträchtigen auch bei Massenbefall, wie er besonders bei Echinococcus-Befall auftritt, das Allgemeinbefinden nicht wesentlich. In jedem Fall stellt aber der Bandwurmbefall einen Streß für den Organismus dar, wenn dies auch oft erst bei einer zusätzlichen Belastung zutage tritt. Gelegentlich können zahlreiche Bandwurmketten das Darmlumen vollständig verstopfen (M. multiceps, D. ca-

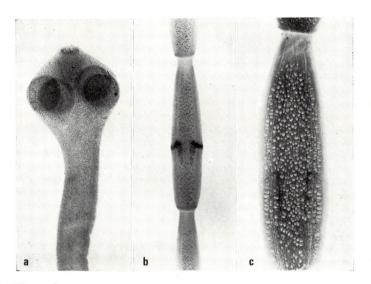

Abb. 137 Dipylidium caninum
a = Skolex (50× vergr.); **b** = reife Glieder (7× vergr.); **c** = gravides Glied (7× vergr.)

ninum), so daß es zu schweren Erkrankungen mit Todesfolge kommt (37).

Die hygienische Bedeutung der Bandwürmer und der vom Tierbesitzer als unappetitlich empfundene Anblick abgesetzter, vielfach noch beweglicher Bandwurmglieder ist meist für die Bekämpfung maßgebend. Die Gefährdung des Menschen ist bei den Echinococcus-Arten am größten, da durch Aufnahme von Onkosphären die Finne (der Echinokokkus) zur Ausbildung gelangt. Für Dipylidium caninum und Diphyllobothrium latum ist der Mensch selbst Endwirt und somit durch einen Befall des Hundes indirekt über den Umweg der Zwischenwirte gefährdet.

Klinisch tritt Bandwurmbefall meist nicht in Erscheinung, er kann jedoch, insbesondere bei Welpen, die nicht selten bereits im Alter von 6–8 Wochen stark befallen sind, glanzloses Haarkleid, Abmagerung und Exsikkose verursachen. Ältere Tiere vertragen oft stärkeren Befall symptomlos, oder der Befall äußert sich in unbestimmten Erscheinungen wie Bauchschmerzen, Appetitlosigkeit, Überempfindlichkeit, nervösen Störungen, Durchfall und Abmagerung. Das bekannte Schlittern auf der Hinterhand kann durch einen Bandwurmbefall verursacht sein (Juckreiz beim Auswandern von Dipylidium-Gliedern aus dem After), jedoch kommen auch andere Ursachen in Betracht.

Diagnose Sie stützt sich intra vitam in erster Linie auf abgegangene Glieder. Der Nachweis von Eiern (Diphyllobothrium, Mesocestoides), Eierpaketen (Dipylidium) oder von beschalten Onkosphären (von Taenia sp., Echinococcus, Multiceps) bei der Kotuntersuchung gelingt mit der $ZnCl_2$-NaCl-Anreicherung. Zweckdienlich werden die Tierbesitzer angewiesen, zur Untersuchung nur frischen Kot mit den beobachteten »verdächtigen« Gebilden zu überbringen, da nicht bei jedem Kotabsatz Glieder ausgeschieden werden. So werden insbesondere die Glieder von Echinococcus periodenweise ausgeschieden, der Kot kann dann mit schneeweißen, stäbchenförmigen, 1–3 mm langen Proglottiden übersät sein (38).

Glieder von Dipylidium caninum verlassen auch aktiv den After, bleiben an den Haaren in der Umgebung des Afters haften, oder gelangen auf den Boden, trocknen ein und sehen dann wie Reiskörner aus. Die reiskornähnlichen Gebilde werden im Hundelager, aber auch überall in der Wohnung gefunden. Sie werden häufig von den Tierbesitzern zur Diagnose überbracht. Zur Festigung der Diagnose abgegangener Glieder werden die Eier herangezogen, die durch Zerzupfen der Glieder freigesetzt werden; eingetrocknete Glieder werden vorher einige Minuten lang in Wasser gelegt.

Bei Verdacht eines Befalles mit Echinococcus granulosus sollte in jedem Fall eine diagnostische Entwurmung vorgenommen werden. Die eine halbe bis eine Stunde später abgesetzten Fäzes werden sorgfältig gesammelt und auf die kleinen ausgeschiedenen Bandwürmer bzw. graviden Proglottiden untersucht. Zu beachten ist, daß die graviden Glieder von E. multilocularis bis zu 5 mm groß werden können.

Die Serodiagnose bietet bei Bandwurmbefall keine genügende Sicherheit.

Bekämpfung Zur Therapie des Zestodenbefalles bei Hund und Katze stehen Medikamente mit ausschließlicher Wirkung auf Bandwürmer sowie Breitbandanthelminthika zur Verfügung, die gleichzeitig andere Helminthen erfassen *(Tab. 17).*

Arekolin-Präparate (Hydarex, Tenoban, Nemural). Arekolin-Hydrobromid bzw. Arekolin-Acetarson haben eine parasympathikomimetische Wirkung auf den Wirt und einen vermifugen Effekt auf Zestoden. Diese Mittel sind daher zur »diagnostischen Entwurmung« geeignet und haben sich in dieser Indikation in Bekämpfungsprogrammen gegen E. granulosus bewährt (53). Ihre Wirkung auf Zestoden ist schwankend und häufig geringer als bei anderen Anthelminthika (21, 53). Es wird daher empfohlen, Arekolin-Präparate nur noch zu diagnostischen Zwecken bei Hunden und nicht mehr zur Therapie zu verwenden.

Arekolin-Hydrobromid (Hydarex®) bzw. Arekolin-Acetarson (Tenoban®, Nemural®) werden beim Hund in Dosierungen von 1,75–3,5 mg/kg bzw. von 6 mg/kg Kgw. eingesetzt und per os appliziert. Drei Tage vor der Behandlung sollten die Tiere keine Knochen aufnehmen, 12 Stunden vorher kann eine leichte Fleischmahlzeit gegeben werden, Milch und Wasser sollten ständig reichlich zur Verfügung stehen. Erbrechen ist eine häufige Nebenwirkung der Behandlung, seltener treten gravierendere Komplikationen (Dyspnoe, Krämpfe, Kreislaufkollaps) auf. Atropin (je nach Größe des Hundes 0,3–4,0 mg) dient als Antidot. Kontraindikationen zur Arekolin-Behandlung sind Trächtigkeit sowie Herz- und Kreislaufbeschwerden.

Einzelheiten der »diagnostischen Entwurmung« von Hunden sind in der Literatur beschrieben (53).

Bunamidinhydrochlorid (Scolaban®) wird bei Hund und Katze in einer Dosis von 25–50 mg/kg in Tablettenform per os auf nüchternen Magen verabreicht. Das Mittel hat meist eine gute Wirkung gegen Taenia-Arten, Dipylidium und Diphyllobothrium, doch werden nicht regelmäßig alle behandelten Tiere bandwurmfrei (21). Dies gilt auch für Echinococcus-Arten; eine Einzelbehandlung mit 25–50 mg/kg eliminiert gewöhnlich etwa 90 % der Wurmbürde (21). Scolaban tötet Eier von E. multilocularis und in Proglottiden eingeschlossene Eier von E. granulosus nicht ab; in vitro wirkt es jedoch auf freie Eier der letztgenannten Art ovizid (21). Bei therapeutischer Dosierung werden relativ häufig Erbrechen und Durchfall beobachtet (21, 53).

Niclosamid (Mansonil®) hat bei Hund und Katze in der empfohlenen Dosierung von 100–150 mg/kg Kgw. eine gute Wirkung gegen Taenia-Arten; gegen Dipylidium und Mesocestoides wirkt es weniger zuverlässig und gegen Echinococcus nicht ausreichend. Bei therapeutischer Dosierung ist das Mittel sehr gut verträglich, doch können gelegentlich Erbrechen und/oder Durchfall als leichte Nebenwirkungen auftreten (21).

Praziquantel (Droncit®) wird bei Hund und Katze in Dosen von 5 mg/kg per os (Tablette, in Pellets) bzw. von 5,7 mg/kg subkutan oder intramuskulär angewandt. Es wirkt dabei sehr gut gegen verschiedene Taenia-Arten, gegen Dipylidium caninum, Mesocestoides corti sowie Echinococcus granulosus und E. multilocularis, während Diphyllobothrium latum erst durch 35 mg/kg hinreichend beeinflußt wird (21, 41, 47). Das Mittel ist gegen unreife und adulte Darmstadien von Echinococcus wirksam (4, 47), doch hat es keinen oviziden Effekt (46). Durch eine einmalige perorale oder intramuskuläre Behandlung mit 5 mg/kg werden 90 % der Hunde von E. granulosus befreit; zur Erzielung des gleichen Effektes sind bei 50 mg/kg Bunamidinhydrochlorid (Scolaban®) oder 250 mg/kg Nitroscanat (Lopatol®) drei Behandlungen erforderlich (21, 53). Bei subkutaner Applikation von Praziquantel ist die Wirkung geringer als bei intramuskulärer Injektion, weshalb letztere vorzuziehen ist (24). Andere Autoren (3) fanden bei beiden Injektionsarten gleiche Wirkung.

Breitbandanthelminthika sind teilweise

auch gegen Bandwürmer der Fleischfresser wirksam.

Nitroscanat (Lopatol®) hat bei einmaliger peroraler Gabe von 50 mg/kg des mikronisierten Wirkstoffes bei Hunden eine hohe Wirksamkeit gegen Spulwürmer, Hakenwürmer sowie gegen Taenia-Arten und Dipylidium caninum (10, 11, 39). Das Mittel wirkt auch gegen adulte E. granulosus, weniger gut gegen unreife Stadien dieses Parasiten. Im Vergleich zu Praziquantel ist allerdings Nitroscanat in der Wirkung gegen Echinococcus weniger zuverlässig (21, 53). Bei der oben angegebenen Dosierung von Nitroscanat ist bei 18 % der Hunde mit leichten Nebenwirkungen, wie Erbrechen, Durchfall und Appetitmangel, zu rechnen (39). Die Hersteller empfehlen, das Mittel bei Katzen nicht anzuwenden.

Benzimidazol-Verbindungen: Fenbendazol (Panacur®) ist beim Hund in Dosierungen von 1×100 mg/kg oder 50 mg/kg an 3 Tagen bzw. 25 mg/kg an 5 Tagen gut wirksam gegen Taenia, nicht jedoch gegen Dipylidium (12, 15). Bei der Katze beseitigten 50 mg/kg an 3 Tagen alle T. taeniaeformis aus 12 Tieren (40). Auch Mebendazol (Telmin KH®) erwies sich in neueren Versuchen beim Hund in einer Dosierung von 22 mg/kg für 3–5 Tage nur auf T. pisiformis und nicht auf D. caninum als wirksam (27). Ähnliches gilt für andere Benzimidazol-Verbindungen (21).

Weitere Mittel mit Zestodenwirksamkeit sind in der Literatur beschrieben (21).

Die Indikation zur Chemotherapie des Zestodenbefalles bei Karnivoren ergibt sich hauptsächlich aus hygienischen und prophylaktischen Gründen. Eine besondere Situation liegt bei Echinococcus-Befall vor. Wegen der hohen Gefährlichkeit von E. multilocularis für den Menschen wird empfohlen, Träger dieses Parasiten sofort zu euthanasieren und nicht zu behandeln. Das Risiko einer Behandlung von Hunden mit E. granulosus-Befall dürfte dann annehmbar sein, wenn die Behandlung unter bestimmten Sicherheitsvorkehrungen durchgeführt werden kann (16). Entsprechend den Empfehlungen der WHO (53) sollten die an der Behandlung beteiligten Personen Schutzkleidung und Mundschutz tragen. Die Behandlung ist in einem Raum oder Zwinger so durchzuführen, daß der innerhalb von 24 Stunden abgesetzte Kot gesammelt und die Bodenfläche gründlich mit heißem Wasser gereinigt und/oder abgeflammt werden kann. Während der Behandlung und mindestens 24 Stunden danach sind die Tiere im Behandlungsraum zu belassen und anschließend zu baden, um evtl. am Fell anhaftende Eier möglichst zu entfernen. Eine Behandlung von Echinococcus-Trägern ohne solche Sicherheitsmaßnahmen wird für nicht vertretbar gehalten (16).

Das Mittel der Wahl zur Therapie von Echinococcus-Trägern ist Praziquantel (Droncit®). Da in Einzelfällen auch nach korrekt durchgeführter Behandlung eine kleine Anzahl von Parasiten im Tier verbleiben kann, wird eine Wiederholung der Behandlung nach 1–2 Tagen angeraten. Die Wurmfreiheit eines behandelten Tieres kann mit den derzeit verfügbaren Methoden nicht bewiesen werden. Daher muß im Einzelfall der Tierarzt die möglichen Risiken abwägen und eine Entscheidung für eine Euthanasie oder Chemotherapie treffen.

Prophylaxe Die Prophylaxe gegen den Befall von Hunden mit Taenia-Arten und E. granulosus ist im Prinzip einfach. Sie beruht hauptsächlich auf der Verhinderung des Zuganges von Hunden zu rohen Schlachtabfällen und Wildaufbrüchen, die mit Finnen befallen sein können. Zur Erreichung dieses Zieles sind Vorschriften der Fleischhygiene (z. B. Konfiskation mit Finnen befallener Organe) sowie die Aufklärung der Bevölkerung über die Entwicklungszyklen der Parasiten und die Prophylaxemöglichkeiten wesentlich. Eine weitere Vorbeugemaßnahme ist die Empfehlung an alle Hundebesitzer, Innereien von Haus- und Wildtieren – möglichst auch Fleisch – vor dem Verfüttern an Hunde zu kochen oder bei $-18\,°C$ mindestens 2–3 Tage tiefzugefrieren (16, 51, 53).

Sporadische chemotherapeutische Behandlungen von Einzeltieren oder eines Teiles der Hundepopulation führen erfahrungsgemäß nicht zu einer Reduktion der Befallshäufigkeit mit Zestoden bei End- und Zwischenwirten.

Andererseits zeigen Erfahrungen aus Neuseeland, Australien und Argentinien, daß durch Massenbehandlung der gesamten Hundepopulation im Abstand von 6 Wochen die Befallshäufigkeit von E. granulosus bei Hunden, Schafen und Menschen in bestimmten

Tab. 17 Die Wirksamkeit von Anthelminthika gegen Bandwürmer und Magen-Darm-Nematoden der Fleischfresser

Wirkstoff	Präparat	Dosis mg/kg Kgw. (× ... Tage)	Applikation	Taenia	Echinococcus	Dipylidium	Mesocestoides	Askariden	Ancylostomen	Trichuris	Literatur (Auswahl)
Amidantel	–	10–50	p.o.						+++	+++	34
Bunamidin	Scolaban	25–50	p.o.	+++	++	++	+++				10
Dichlorvos	Task, Tenac	30–40	p.o.					+++	+++	++	30
Disophenol	Ancylol	7,5–10	s.c.						++		30
Fenbendazol	Panacur	50 (× 3)	p.o.	+++				+++	+++	+++	6, 9, 10, 27
		25 (× 5)	p.o.	+++				+++	+++	+++	
Niclosamid	Mansonil	125	p.o.	+++		++	++				10
Nitroscanat	Lopatol[1]	50	p.o.	+++	++	+++					2, 3, 26
Levamisol	Citarin-L	7,5	s.c.					++	++		30
Mebendazol	Telmin KH	22–40 (× 5)[2]	p.o.	++				+++	+++	+++	10, 13, 17, 20
Piperazin-Salze[3]	verschiedene	150–250	p.o.					+++			30
Praziquantel	Droncit	5	p.o.	+++	+++	+++	+++				10
		5,7	s.c./i.m.	+++	+++	+++	+++				
Pyrantelpamoat	Banminth-Paste	14,5[4]	p.o.					+++	+++		17, 28, 30
Pyrantelpamoat + Oxantelpamoat	Canex plus	5 (Base) + 20 (Base)	p.o.					+++	+++	+++	29, 30

+++ = hochwirksam
++ = wirksam
+   = mäßig wirksam
p.o. = per os
s.c. = subkutan
i.m. = intramuskulär

[1] nur für Hunde
[2] gegen Askariden (× 2) ausreichend, oder: 2 × 50 mg/Tag für Tiere unter 2 kg Kgw. bzw. 2 × 100 mg/Tag für Tiere über 2 kg Kgw.
[3] P-Adipat, -Zitrat, -Phosphat
[4] bei Katzen 57 mg/kg Pyrantelhydrogenpamoat

Regionen drastisch reduziert werden kann (19, 20, 22, 53). Gegen T. ovis und T. hydatigena erwies sich die gleiche Maßnahme als wenig wirksam (19, 20). Hierfür dürfte vor allem die höhere Eiproduktion der Taenia-Arten verantwortlich sein; so kann ein einziger Hund, welcher der Massenbehandlung entgangen und Taenia-Träger geblieben ist, sehr große Flächen mit Bandwurmeiern verseuchen (19, 20).

Die planmäßige Chemotherapie kann auch zur individuellen Prophylaxe eingesetzt werden, z.B. um Hütehunde in Schafherden, Jagdhunde oder Katzen frei von Taenia und Echinococcus zu halten und somit das Infektionsrisiko für Menschen und Tiere zu reduzieren. Zum Schutz vor patenten Infektionen mit Taenia-Arten und E. granulosus sind Hunde im Abstand von 5–6 Wochen mit Praziquantel (Droncit) zu behandeln. In Gebieten mit endemischem Vorkommen von E. multilocularis sind die Behandlungsintervalle für infektionsgefährdete Katzen und Hunde (Mäusefänger!) auf 4 Wochen zu vermindern (16, 53). Eier von Taenia und Echinococcus können durch Hitze von 80–100 °C vernichtet

werden; geeignete chemische Desinfektionsmittel stehen nicht zur Verfügung (53).

Zur Bekämpfung der Echinokokkose hat die WHO ausführliche Richtlinien publiziert (53).

Gegen Dipylidium-Befall ist die Floh- und Haarling-Bekämpfung konsequent durchzuführen (z.B. mit Vapona-Halsbändern). Gegen Mesocestoides-Befall ist eine Prophylaxe kaum möglich.

Bandwurmfinnen

Bandwurmfinnen werden nur gelegentlich bei Hund und Katze festgestellt.

Cysticercus cellulosae, die Finne des Menschenbandwurmes Taenia solium, entwickelt sich außer in Schwein und Mensch auch im Hund. Während das intramuskuläre Bindegewebe normaler Sitz der Finne ist, gilt beim Hund das Gehirn *(Abb. 138)* als Lieblingssitz (es soll sich z.T. auch um Cysticercus pisiformis handeln). Die klinischen Erscheinungen sind je nach dem Sitz der Zystizerken verschieden. Bei einer Zystizerkose des Gehirns wurden krampfartige Erscheinungen, bei einem Befall des Lendenmarks spastischer Gang, Hypertonie der Nachhandmuskulatur sowie Kot- und Harnverhaltung, bei der Katze unkoordinierte Bewegungen beobachtet. Eine Diagnose intra vitam ist nur serologisch zu erstellen.

Tetrathyridium bailleti RAILLIET, 1885 (syn. T. elongatum BLUMBERG, 1882), stellt das 2. Finnenstadium einer Mesocestoidesart in Reptilien, Vögeln und Säugern dar. Es handelt sich um abgeflachte, etwas durchscheinende, solide, unregelmäßig gerunzelte Finnen von 2 bis 5 mm Länge mit breiterem Vorder- und schmälerem Hinterende. Im nicht adäquaten Endwirt wandern die Tetrathyridien erneut in die Bauch- oder Brusthöhle ein und bleiben dort weiter infektiös. Wie Funde bei Hunden, Katzen und Füchsen zeigen, kann dies jedoch auch in adäquaten Endwirten erfolgen (6, 26).

In Säugern werden die Tetrathyridien ein bis mehrere cm lang und 2–3 mm breit. Man findet sie frei in Bauch- und Brusthöhle, in Zysten eingeschlossen oder auch unter der Serosa von Leber und Lunge.

Coenurus serialis wurde einmal in Bauch- und Brusthöhle, Leber und Lunge eines Hundes beobachtet, *Coenurus spec.* im Gehirn einer Katze.

Cysticercus pisiformis wurde mehrmals im Hund (Leber, Lunge, Gehirn) gefunden.

Echinococcus cysticus wurde einmal im Kleinhirn eines Hundes, einmal in der Bauchhöhle

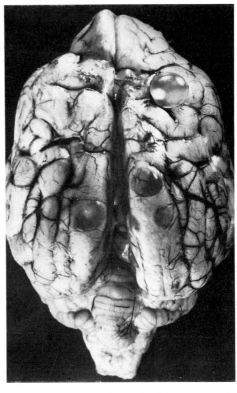

Abb. 138 Cysticercus cellulosae im Gehirn eines Hundes

der Katze ermittelt. Als sehr seltene Bandwurmfinnen beim Hund gelten *Coenurus cerebralis* und *Cysticercus tenuicollis*, bei der Katze *Coenurus serialis* (ein Vorkommen im Gehirn, verbunden mit zentralnervösen Erscheinungen; 28).

Literatur

1. AMMANN, R., A. AKOVBIANTZ, J. ECKERT, F. LARGIADÈR, S. GEROULANOS, P. POULIADIS (1979): Diagnose der Echinokokkose. Dt. med. Wochenschr. **104**, 1466–1469. – **2.** ANDERSEN, F. L., R. M. LOVELESS (1978): Survival of protoscolices of Echinococcus granulosus at constant temperatures. J. Parasitol. **64**, 78–82. – **3.** ANDERSEN, F. L., G. A. CONDER, W. P. MARSLAND (1979): Efficacy of injectable and tablet formulations of praziquantel against immature Echinococcus granulosus. Am. J. Vet. Res. **40**, 700–701. – **4.** ANDERSEN, F. L., J. R. CRELLIN, D. D. COX (1978): Efficacy of praziquantel against immature Echinococcus multilocularis in dogs and cats. Am. J. Vet. Res. **42**, 1978–1979. – **5.** ANONYM (1967): Report of the committee of inquiry into hydatids eradication. Wellington: R. E. Owen. – **6.** BARSANTI, J. A. (1979): Peritonitis caused by larval cestode in a dog. Med. Vet. Pract. **60**, 910. – **7.** BEVERIDGE, I., B. J. COMAN (1978): Infection of foxes, Vulpes vulpes, with Taenia pisiformis (Cestoda). Acta Parasitol. Pol. **26**, 15–18. – **8.** BEVERIDGE, I., G. G. GREGORY (1976): The identification of Taenia spec. from Australian carnivores. Austr. Vet. J. **52**, 369–373. – **9.** BEVERIDGE, I., M. D. RICKARD (1976): The development of the rostellar hooks of Taenia pisiformis. Int. J. Parasitol. **6**, 55–59. – **10.** BORAY, J. C. (1977): Nitroscanate (Lopatol) – A new broad spectrum anthelmintic against nematodes and cestodes in dogs. Proc. 54th Ann. Conf. Aust. Vet. Ass. 123–126. – **11.** BORAY, J. C., M. B. STRONG, J. R. ALLISON, M. VON ORELLI, G. SARASIN, W. GFELLER (1979): Nitroscanate – a new broad spectrum anthelmintic against nematodes and cestodes of dogs and cats. Austr. Vet. J. **55**, 45–53. – **12.**

BURKE, T. M., E. L. ROBERSON (1978): Critical studies of fenbendazole suspension (10%) against naturally occurring helminth infection in dogs. Am. J. Vet. Res. **39**, 1799–1801. – **13.** BUSLAEVA, T. P. (1976): Some data on the biology of Taenia hydatigena. Sbor. Nauch, Trud. Moskov. Vet. Akad. **86**, 99–101. – **14.** CRELLIN, J. R., A. A. MARCHIONDO, F. L. ANDERSEN (1981): Comparison of suitability of dogs and cats as hosts of Echinococcus multilocularis. Am. J. Vet. Res. **12**, 1980–1981. – **15.** DÜWEL, D. (1978): Die Behandlung des Helminthen-Befalls bei Hunden mit Fenbendazol. Kleintierpraxis **23**, 237–242. – **16.** ECKERT, J. (1981): Echinokokkose. Berl. Münch. Tierärztl. Wochenschr. **94**, 369–378. – **17.** EDWARDS, G. T., I. V. HERBERT (1981): Some quantitative characters used in the identification of Taenia hydatigena, T. ovis, T. pisiformis and T. multiceps adult worms, and T. multiceps metacestodes. J. Helminthol. **55**, 1–7. – **18.** FRANK, W. (1981): pers. Mitteilung. – **19.** GEMMELL, M. A. (1978): The Styx field trial. Effect of treatment of the definitive host for tapeworms on larval forms in the intermediate host. Bull. WHO **56**, 433–443. – **20.** GEMMELL, M. A. (1978): Perspective on options for hydatidosis and cysticercosis control. Vet. Med. Rev., 3–48. – **21.** GEMMELL, M. A., P. D. JOHNSTONE (1981): Cestodes. Antibiotics Chemother. **30**, 54–114. – **22.** GEMMELL, M. A., V. M. VARELA-DIAZ (1980): Review of programs for the control of hydatidosis/echinococcosis. Sci. Tech. Monographs No. 8, Pan Am. Health Org., Buenos Aires. – **23.** GEMMELL, M. A., P. D. JOHNSTONE, C. C. BOSWELL (1978): Factors regulating tapeworm populations: dispersion patterns of Taenia hydatigena eggs on pasture. Res. Vet. Sci. **24**, 334–338. – **24.** GEMMELL, M. A., P. D. JOHNSTONE, G. OUDEMANS (1980): The effect of route of administration on the efficacy of praziquantel against Echinococcus granulosus infections in dogs. Res. Vet. Sci. **29**, 131–132. – **25.** GREGORY, G. G. (1976): Fecundity and proglottid release of Taenia ovis and T. hydatigena. Austr. Vet. J. **52**, 277–279. – **26.** GREVE, J. H., R. L. HANSON, L. D. MCGILL (1979): Treatment of parasitic ascites in a dog. J. Am. Vet. Med. Ass. **174**, 828–829. – **27.** GUERRERO, J., G. PANCARI, B. MICHAEL (1981): Comparative anthelmintic efficacy of two schedules of mebendazole treatment in dogs. Am. J. Vet. Res. **42**, 425–427. – **28.** HAYES, M. A., S. R. CREIGHTON (1978): A coenurus in the brain of a cat. Can. Vet. J. **19**, 341–343. – **29.** HEATH, D. D., S. B. LAWRENCE (1980): Prepatent period of Taenia ovis in dogs. N. Z. Vet. J. **28**, 193–194. – **30.** HEATH, D. D., S. N. PARMETER, P. J. OSBORNE (1980): An attempt to immunise dogs against Taenia hydatigena. Res. Vet. Sci. **29**, 388–389. – **31.** HERD, R. P. (1977): Resistance of dogs to Echinococcus granulosus. Int. J. Parasitol. **7**, 135–138. – **32.** LE RICHE, P. D., M. M. H. SEWELL (1978): Identification of Echinococcus granulosus strains by enzyme electrophoresis. Res. Vet. Sci. **25**, 247–248. – **33.** LOOS-FRANK, B. (1980): Neue Erkenntnisse zur Gattung Mesocestoides (Cestoda), Prakt. Tierarzt **61**, 334. **34.** LOOS-FRANK, B. (1980): The common vole, Microtus arvalis Pall. as intermediate host of Mesocestoides (Cestoda) in Germany. Z. Parasitenkd. **63**, 129–136. – **35.** LOOS-FRANK, B. (1980): Mesocestoides leptothylacus n. sp. und das nomenklatorische Problem in der Gattung Mesocestoides Vaillant, 1863 (Cestoda, Mesocestoididae). Tropenmed. Parasitol. **31**, 2–14. – **36.** LOOS-FRANK, B., E. ZEYHLE (1982): The intestinal helminths of the red fox and some other carnivores in Southwest Germany. Z. Parasitenkd. **67**, 99–113. – **37.** MANYAM, K. S., K. STUMP, C. PICUT (1980): Observations in a case of Dipylidium caninum infection. Vet. Med. small Anim. Clin. **75**, 66. – **38.** PREISS, H., R. LÜBKE (1978): Beitrag zur Kasuistik des Echinococcus granulosus beim Hund. Kleintierpraxis **23**, 345–450. – **39.** RICHARDS, R. J., J. M. SOMERVILLE (1980): Field trials with nitroscanate against cestodes and nematodes in dogs. Vet. Rec. **106**, 332–335. – **40.** ROBERSON, E. L., T. M. BURKE (1980): Evaluation of granulated fenbendazole (22.2%) against induced and naturally occurring helminth infections in cats. Am. Vet. Res. **41**, 1499–1502. – **41.** SAKAMOTO, T., I. KONO, N. YASUDA, Y. KITANO, T. TOGOE, Y. YAMAMOTO, M. IWASHITA, K. AOYAMA (1979): Studies on anthelmintic effects of praziquantel against parasites in animals. Bull. Fac. Agric. Kagoshima Univ. **29**, 81–87. – **42.** SCHMIDT, J. M., K. S. TODD (1978): Life cycle of Mesocestoides corti in the dog (Canis familiaris). Am. J. Vet. Res. **39**, 1490–1493. – **43.** SMYTH, J. D. (1977): Strain differences in Echinococcus granulosus, with special reference to the status of equine hydatidosis in the United Kingdom. Trans. R. Soc. Trop. Med. Hyg. **71**, 93–100. – **44.** STERBA, J., V. BARUS (1976): First record of Strobilocercus fasciolaris (Taeniidae-larvae) in man. Folia Parasitol. (Praha) **23**, 221–226. – **45.** STEVENSON, P. (1979): Echinococcus in Great Britain. A brief review of the current position. J. small Anim. Pract. **20**, 233–237. – **46.** THAKUR, A. S., U. PREZIOSO, N. MARCHEVSKY (1979): Echinococcus granulosus: ovicidal activity of praziquantel and bunamidine hydrochloride. Exp. Parasitol. **47**, 131–133. – **47.** THOMAS, H., R. GÖNNERT (1978): The efficacy of praziquantel against cestodes in cats, dogs and sheep. Res. Vet. Sci. **24**, 20–25. – **48.** THOMPSON, R. C. A. (1977): Growth, segmentation and maturation of the british horse and sheep strains of Echinococcus granulosus in dogs. Int. J. Parasitol. **7**, 281–285. – **49.** THOMPSON, R. C. A. (1978): Aspects of speciation in Echinococcus granulosus. Vet. Parasitol. **4**, 121–125. – **50.** THOMPSON, R. C. A. (1979): Biology and speciation of Echinococcus granulosus. Austr. Vet. J. **55**, 93–97. – **51.** WHO (1979): Parasitic Zoonoses. Tech. Rep. Series, No. 637, Wrld. Hlth. Org., Geneva. – **52.** WHO (1980): Hydatidosis control (Mediterranean countries). ICP/BVM 009 5541B. – **53.** WHO (1981): FAO/UNEP/WHO Guidelines for surveillance, prevention and control of echinococcosis/hydatidosis. Wrld. Hlth. Org., Geneva. – **54.** WILLIAMS, J. F., A. M. SHEARER (1981): Longevity and productivity of Taenia taeniaeformis in cats. Am. J. Vet. Res. **42**, 2182–2183. – **55.** ZEYHLE, E. (1982): Die Verbreitung von Echinococcus multilocularis in Südwestdeutschland. In: BÄHR, R.: Probleme der Echinokokkose unter Berücksichtigung parasitologischer und klinischer Aspekte. Akt. Probl. Chirurgie Orthopädie **30**, 26–33. – **56.** ZEYHLE, E., D. BOSCH (1982): Vergleichende experimentelle Infektionen von Katze und Fuchs mit Echinococcus multilocularis. 10. Tagung DGP Hohenheim. – **57.** BURT, M. D. R., A. W. PIKE, L. K. CORBETT (1980): Helminth parasites of wild cats in north-east Scotland. J. Helminth. **54**, 303–308.

Nematoden

Die hygienisch bedeutsamen Nematoden (Spul- und Hakenwürmer) finden sich in erster Linie bei Welpen und Junghunden, wobei intrauterine bzw. galaktogene Infektionen eine erhebliche Rolle spielen. Der Befall bei älteren Tieren ist durch Immunität (Ancylostoma) bzw. durch Altersresistenz (Spulwürmer) beschränkt. Von den häufiger vorkommenden Arten ist lediglich Trichuris vulpis in allen Altersstufen anzutreffen. Bekämpfungsmaßnahmen haben daher bereits bei den Welpen einzusetzen.

Trichurose

Bei Hund und Fuchs kommt *Trichuris vulpis* (FROEHLICH, 1789) im Blinddarm vor. Die Körperlänge beträgt 45–75 mm, das Männchen besitzt ein sehr langes Spikulum mit Spikularscheide. Wie bei allen Trichuriden ist am Wurmkörper ein langer dünner Vorderteil und ein kurzer dicker Hinterteil zu unterscheiden (Peitschenschnur und Peitschenstiel).

Entwicklung Die Entwicklung ist direkt. In den ungefurcht ausgeschiedenen Eiern bildet sich bei genügender Feuchtigkeit und optimaler Temperatur (34 °C) in 8–11 Tagen die infektionsfähige Larve II. Die Entwicklungsgeschwindigkeit ist jedoch stark temperaturabhängig; bei tieferen Temperaturen und im Freien sind die Eier oft erst nach Monaten ansteckungsfähig. Aus den infektiösen Eiern schlüpfen im Darm die Larven, die in der Schleimhaut des Dünn- und Dickdarmes eine histotrope Phase anschließen. Hierauf erfolgt die Besiedlung des Zäkum, selten auch des Kolon. Die Präpatenz beträgt 70–104 Tage, die Lebensdauer im Wirt etwa 16 Monate. Peitschenwurmbefall findet man bei Hunden aller Altersstufen, häufiger jedoch in älteren Tieren (6). Die Verbreitung wird durch die sehr widerstandsfähigen und langlebigen Eier gefördert, die nur gegen Austrocknung sehr empfindlich sind. Unter günstigen Bedingungen können die Eier jahrelang überleben.

Pathogenese Als Blutsauger sind die Peitschenwürmer mit dem Vorderende in die Schleimhaut eingebohrt. Je nach der Befallsstärke ist die Darmwand verdickt und ödematös, die Schleimhaut zeigt Petechien und Blutungsstellen. Bei massivem Befall kommt es zu einer hämorrhagischen Darmentzündung mit blutigem Kot.

Auf Grund der langsamen Entwicklung der Eier bleibt der Befall meist geringgradig und ohne sichtbaren Schaden. Dies ist wohl der Grund dafür, daß der Peitschenwurm vielfach als wenig pathogen angesehen wird. Stärkerer Befall verursacht jedoch eine erhebliche Schadwirkung mit Entwicklungsstörungen, Abmagerung, Anämie und raschem Kräfteverfall.

Diagnose Eier zitronenförmig, braun, mit Polpfröpfen, Größe 70–85 × 36–40 μm *(Abb. 128j)*.

Von der Katze sind bekannt *Tr. serrata* in Australien und *Tr. campanula* in den USA (4).

Bekämpfung Fenbendazol (Panacur®) ist in einer Einzeldosis von 100 mg/kg oder bei täglichen Gaben von 50 mg/kg an 3 aufeinanderfolgenden Tagen oder 25 mg/kg an 5 Tagen gegen Trichuris-Befall des Hundes hochwirksam (1, 2). Fenbendazol kann als Pulver (4 %ig) oder Granulat (22,2 %ig) dem Futter beigemischt werden. Die Verträglichkeit ist sehr gut. Mebendazol (Telmin KH®) wirkt gemäß früheren Untersuchungen in Tagesdosen von 40 mg/kg an 5 Tagen ebenfalls sehr zuverlässig. Nach neuen Angaben ist dies auch bei Tagesdosen von 22 mg/kg an 3–5 Tagen der Fall (3). Die vom Hersteller empfohlenen, an 5 aufeinanderfolgenden Tagen zu applizierenden Standarddosen von 2 × 50 mg/Tier/Tag für kleine Hunde (unter 2 kg Kgw.) und von 2 × 100 mg/Tier/Tag für größere Tiere (über 2 kg Kgw.) reichen offenbar bei schweren Hunden nicht immer zur Beseitigung des Trichuris-Befalles aus. Mebendazol wird in Tablettenform (Telmin KH®) verabreicht, es kann jedoch auch als Granulat (10 %ig) mit dem Futter gegeben werden. Auch bei diesem Medikament ist die Verträglichkeit gut. Die organische Phosphorverbindung Dichlorvos besitzt ebenfalls eine gewisse Wirksamkeit gegen Trichuris (5).

Prophylaktisch ist die häufige und gründliche Entfernung des Kotes insbesondere in Zwingern notwendig, um eine Verseuchung des Bodens mit den widerstandsfähigen und langlebigen Eiern zu verhindern. Am besten eignen sich leicht zu reinigende feste, trockene Böden. Durch planmäßige Kotuntersuchungen können stumme Parasitenträger erfaßt und der Behandlung zugeführt werden.

Literatur
1. BURKE, T. M., E. L. ROBERSON (1978): Critical studies of fenbendazole suspension (10 %) against naturally occurring helminth infections in dogs. Am. J. Vet. Res. **39**, 1799–1801. – **2.** DÜWEL, D. (1978): Die Behandlung des Helminthen-Befalls bei Hunden mit Fenbendazol. Kleintierpraxis **23**, 237–242. – **3.** GUERRERO, J., G. PANCARI, B. MICHAEL (1981): Comparative anthelmintic efficacy of two schedules of mebendazole treatment in dogs. Am. J. Vet. Res. **42**, 425–427. – **4.** HASS, D. K., L. S. MEISELS (1978): Trichuris campanula infection in a domestic cat from Miami, Florida. Am. J. Vet. Res. **39**, 1553–1555. – **5.** ROBERSON, E. L., W. I. ANDERSON, D. K. HASS (1977): Anthelmintic drug evaluation: Dichlorvos-medicated dry dog food. Am. J. Vet. Res. **38**, 597–600. – **6.** VISCO, R. J., R. M. CORWIN, L. A. SELBY (1977): Effect of age and sex on the prevalence of intestinal parasitism in dogs. J. Am. Vet. Med. Ass. **170**, 835–837.

Nematoden des Respirationstraktes

Lungennematoden sind im mitteleuropäischen Raum beim Hund selten und werden daher differentialdiagnostisch meist vernachlässigt. Bei therapieresistenter Atemnot mit Husten ist jedoch Lungenwurmbefall in Betracht zu ziehen. Größere Bedeutung können Lungenwürmer in Pelzfarmen erlangen. Häufiger befallen sind Katzen mit dem Lungenwurm Aelurostrongylus abstrusus, der in manchen Gebieten endemisch auftritt.

Capillaria aerophila (CREPLIN, 1839): ein Parasit des Fuchses, der gelegentlich bei Hund und Katze parasitiert; Männchen 22–24, Weibchen 25–32 mm lang.

Entwicklung Die Eier gelangen mit den Fäzes nach außen und sind nach Bildung des 1. Larvenstadiums infektiös. Die nach Aufnahme im Dünndarm freiwerdenden Larven erreichen die Lunge auf dem Lymph- und Blutweg. Die Präpatenz beträgt 6 Wochen.

Pathogenese Die Schadwirkung kann insbesondere in Fuchsfarmen beträchtlich sein. Starker Befall verursacht Tracheitis und Bronchitis mit Husten und Nasenausfluß. Die Tiere werden anämisch, der Allgemeinzustand verschlechtert sich; und nicht selten führen Sekundärinfektionen zu Pneumonien. Bei Katzen ist Husten das Hauptsymptom (6).

Diagnose Die Diagnose erfolgt durch Nachweis der 60–70 × 35–40 μm großen, mit Polpfröpfen versehenen bräunlichen Eier. Die äußere Eihülle ist im Gegensatz zu der von Trichuris vulpis strukturiert *(Abb. 128 k)*.

Bekämpfung Zur Behandlung wird Levamisol (Citarin-L®) in einer Dosierung von 7,5 mg/kg subkutan an 2 aufeinanderfolgenden Tagen empfohlen. Die Behandlung wird nach 2 Wochen wiederholt (6). Eine Einzelbehandlung mit 8 mg/kg Kgw. scheint nicht vollständig wirksam zu sein (20). Da sich die Eier in feuchten, warmen Böden gut entwickeln, ist besonders auf Trockenheit zu achten.

Filaroides osleri (syn.: Oslerus osleri) (COBBOLD, 1879): Männchen 6–8 mm, Weibchen 12–14 mm lang. Die Entwicklung kann indirekt mit Landschnecken als Zwischenwirten oder direkt verlaufen (15).

Pathogenese Die Würmer verursachen in der Trachea, insbesondere im Bereich der Bifurkation, seltener in den größeren Bronchen des Hundes, die Bildung flacher, hirsekorn bis bohnengroßer, kissenförmig vorragender subepithelialer Knötchen, in denen meist zahlreiche Würmer liegen. Diese Veränderungen und die sich vielfach anschließende bakterielle Bronchitis bewirken chronischen Husten und Atemnot, besonders bei stärkerer Bewegung (14).

Bei den verwandten Arten (8) *Filaroides milksi* WHITLOCK, 1956, besonders in den USA, Kanada und Japan vorkommend, sowie bei *Filaroides hirthi* GEORGI und ANDERSON 1975, handelt es sich um sehr kleine Lungenwürmer (bis zu 5 mm), die in den Bronchioli und Alveolen, z. T. aber auch tief in das Lungenparenchym eingegraben, leben. Beide Arten sind direkt übertragbar (2, 3, 9, 10, 11, 12, 17) und können schwere, tödliche Erkrankungen hervorrufen; ihr Vorkommen in Mitteleuropa ist nachgewiesen (4, 7, 23). F. hirthi kommt in den USA in kommerziellen Beagle-Zuchten häufig vor.

Diagnose Sie erfolgt durch den Nachweis der Larven in den Fäzes bzw. in der Spülflüssigkeit der Bronchen; als sicherste Methode gilt jedoch die Endoskopie (14). Die Larven sind 232–266 µm lang und besitzen ein kurzes S-förmig gewundenes Hinterende mit Rückendorn; in frischem Kot sind sie oft noch in der dünnen Eihülle eingeschlossen.

Bekämpfung Gegen F. hirthi hat Albendazol (Valbazen®) in Dosierungen von 2 × 25 mg oder 2 × 50 mg/kg an 5 Tagen eine hohe Wirkung (10). Die meisten Würmer werden abgetötet, einige überlebende sterilisiert. Infektionen mit F. osleri wurden bei Hunden auch mit Levamisol (Citarin-L®) (7,5 mg/kg Kgw. pro Tag per os an 10–30 Tagen) mit mehr oder weniger gutem Erfolg behandelt (5).

Crenosoma vulpis (DUJARDIN, 1845): Männchen 5–8, Weibchen 12–16 mm lang; im 1. Körperdrittel ist die Kutikula in beiden Geschlechtern mit ringförmigen Verdickungen versehen, die den Würmern ein schachtelhalmförmiges Aussehen verleihen.

Entwicklung Zwischenwirte sind verschiedene Nackt- und Gehäuseschnecken. Im Endwirt wandern die Infektionslarven vom Magen aus über Pfortader, Leber, rechtes Herz in die Lunge. Dieser Lungenwurm wird häufiger in den Bronchen des Rotfuchses angetroffen, nur selten bei Hund und Katze.

Pathogenese Stärkerer Befall verursacht eine chronische Tracheobronchitis mit Atembeschwerden und schlechtem Allgemeinzustand (Pelzqualität).

Diagnose Die Diagnose erfolgt durch den

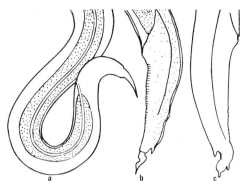

Abb. 139 Larven (Hinterenden) von Lungenwürmern der Fleischfresser (1300 × vergr.)

a = Crenosoma vulpis; b = Angiostrongylus vasorum; c = Aelurostrongylus abstrusus

Nachweis der 265–330 µm langen, am Hinterende zugespitzten Larven *(Abb. 139 a)*.

Bekämpfung Gegen Crenosoma-Befall des Hundes haben sich als wirksam erwiesen: Levamisol in einer Einzeldosis von 8 mg/kg per os und Diäthylcarbamazin in Dosen von 80 mg/kg per os alle 12 Stunden an 3 Tagen (22). Levamisol (Citarin-L®) dürfte auch bei subkutaner Applikation von 7,5 mg/kg 2 × an aufeinanderfolgenden Tagen wirksam sein.

Angiostrongylus vasorum (BAILLET, 1866): Ein im Südwesten Frankreichs häufig gefundener Parasit der Arteria pulmonalis, gelegentlich auch des rechten Herzens von Hund und Rotfuchs; weiteres Vorkommen sporadischer Fälle in der Schweiz, in Ungarn, England, UdSSR und USA. Männchen 14–18 mm, Weibchen 18–25 mm lang, die grau-weißen Ovarien um den blutroten Darm gewunden.

Entwicklung Die in das Kapillargebiet der Lunge eingeschwemmten Eier stauen sich, die Larve I schlüpft, bricht in die Alveolen durch, gelangt über die Trachea in den Darm und wird mit den Fäzes ausgeschieden *(Abb. 139 b)*. Zwischenwirte sind Schnecken der Gattungen Arion, Deroceras, Limax, Helix, Cepaea, Arianta, Euparypha und Succinea.

Die nach Aufnahme larvenhaltiger Zwischenwirte freiwerdenden Larven wandern in die regionalen Lymphknoten ein, häuten sich dort zweimal und werden schließlich im Herzen oder in den größeren Lungenarterien geschlechtsreif (13). Die Präpatenz beträgt 33 bis 36 Tage, die Patenz bis zu 5 Jahre.

Pathogenese Durch die Blockierung der Arteriolen und Kapillaren durch Eier und Larven kommt es bis zu walnußgroßen, gelblichweißen Knoten, mit speckig erscheinender granulierter Schnittfläche. Typisch sind Thromben in den Ästen der Arteria pulmonalis, in denen sich auch Parasiten befinden. Insgesamt sind die Lungenveränderungen als thrombosierende Arteriitis mit sekundärer interstitieller Pneumonie anzusprechen (18). Die klinische Untersuchung ergibt Husten, erhöhte Atemfrequenz, Bronchialkatarrh, Lungenödem, Tachykardie, Venenpuls sowie nervöse Erscheinungen durch zerebrale Anämie (Zittern, epileptische Anfälle). Als Folgezustände können Hydrothorax, Hydropericard, Leber- und Nierenstauung, verbunden mit Albuminurie und Bilirubinurie, auftreten.

Diagnose Nachweis der typischen Larven in den Fäzes *(Abb. 139b)*.

Bekämpfung Therapeutisch erwies sich Levamisol, 7,5 mg/kg Kgw. subkutan an 2 aufeinanderfolgenden Tagen, als hochwirksam.

Aelurostrongylus abstrusus (RAILLIET, 1898): Ein in verschiedenen Ländern häufiger Lungenparasit der Katze. Die Würmer sind klein und zart, Männchen 4–7 mm, Weibchen 9–10 mm lang; ihr Sitz sind die Bronchiolen und Alveolen. Am Siedlungsort, meist in Alveolen, schlüpfen die Larven, die durch Hustenstöße in den Pharynx gelangen, abgeschluckt und mit den Fäzes ausgeschieden werden.

Entwicklung Zwischenwirte sind verschiedene Nackt- und Gehäuseschnecken, in denen die Entwicklung zur Larve III erfolgt. Eine bedeutsame epidemiologische Rolle spielen als Transportwirte eingeschaltete Kleinsäuger, die Schnecken verzehren (Mäuse, Ratten, Frösche, Reptilien und Vögel (16). Nach Verzehr ihres Zwischen- oder Transportwirtes erreichen die Larven auf dem Lymph- und Blutweg die Lunge. Die Angaben über die Präpatenz schwanken zwischen 35 und 63 Tagen; die Patenz beträgt etwa 2 Jahre.

Pathogenese Der Befall tritt bei Katzen aller Altersstufen auf, in manchen Gebieten endemisch, wobei dann bis zu 90 % aller Tiere infiziert sein können. In der Lunge kommt es zur Bildung multipler, grauer, stecknadelkopfgroßer Herde. Bei stärkerem Befall erreichen diese bis zu 10 mm Durchmesser, fließen oft zusammen und erfassen größere Lungenabschnitte. Solche Herde sind von fester Konsistenz, graugelber Farbe und ragen bei subpleuraler Lage etwas über die Oberfläche vor. Die Media vieler Lungenarterien kann um das Drei- bis Zwölffache verdickt sein.

Die klinischen Erscheinungen ergeben sich aus den Lungenveränderungen und äußern sich je nach dem Grad der Schädigung in persistierendem Husten, Niesen, Nasen- und Augenausfluß, erhöhter Atemfrequenz, wechselnder Futteraufnahme, struppigem Haarkleid und Abmagerung (21). Bei starkem Befall wird der Nasenausfluß schleimigeitrig, die Atmung erschwert, der Allgemeinzustand deutlich gestört. Aelurostrongylusbefall kann zum Tode führen, in den meisten Fällen treten jedoch keine oder nur geringgradige Erscheinungen auf. Reinfektionen werden durch die gebildete Immunität begrenzt bzw. verhindert.

Diagnose Die Diagnose wird beim Vorliegen respiratorischer Erscheinungen durch den Larvennachweis gesichert; sie ist allerdings schwierig, wenn nur wenige und unregelmäßig Larven ausgeschieden werden. Auch die Blutuntersuchung und die Tracheaspülung liefern dann keine eindeutigen Befunde (1). Larven 360–400 μm lang, Hinterende gewellt, mit stumpfer Spitze *(Abb. 139c)*. Das Röntgenbild zeigt eine verstärkte bronchovaskuläre Zeichnung und eine alveoläre Pneumonie.

Bekämpfung Anstelle von Tetramisol wird heute Levamisol (Citarin-L®) zur Therapie eingesetzt (10 mg/kg pro Tag per os 3 × im Abstand von 3–5 Tagen oder 7,5 mg/kg pro Tag subkutan an 2 aufeinanderfolgenden Tagen). Mögliche Nebenwirkungen sind Speicheln, Erbrechen und Erregungszustände (20). Das gut verträgliche Fenbendazol (Panacur®) scheint bei einer Dosierung von 50 mg/kg/Tag an 3 Tagen eine gewisse Wirkung zu haben, doch sind dazu noch weitere Untersuchungen notwendig (19).

Literatur

1. BARSANTI, J. A., J. HUBBELL (1980): Serum proteins in normal cats and cats infected with Aelurostrongylus abstrusus. Am. J. Vet. Res. **41**, 775–778. – **2.** CLAYTON, H. M., F. E. F. LINDSAY (1979): Filaroides osleri infection in the dog. J. small Anim. Pract. **20**, 773–782. – **3.** CRAIG, T. M., T. W. BROWN, D. K. SHEFSTAD, G. D. WILLIAMS (1978): Fatal filaroides hirthi infection in a dog. J. Am. Vet. Med. Ass. **172**, 1096–1098. – **4.** CREMERS, H. J. W. M., E. GRUYS, A. A. STOKHOF (1978): An infection with the lungworm Filaroides milksi WHITLOCK, 1956 (Nematoda: Metastrongyloidea) in a dog from Belgium. Tijdschr. Diergeneesk. **103**, 85–90. – **5.** DARKE, P. G. G. (1966): Use of levamisole in the treatment of parasitic tracheobronchitis in the dog. Vet. Rec. **99**, 293–294. – **6.** ENDRES, W. A. (1976): Levamisole in treatment of Capillaria aerophila in a cat (a case report). Vet. Med. Small Anim. Clin. **71**, 1553. – **7.** GEISEL, O. (1979): Lungenwurmbefall als Todesursache beim Hund. Kleintierpraxis **24**, 181–184. – **8.** GEORGI, J. R. (1979): Differential characters of Filaroides milksi WHITLOCK, 1956 and Filaroides hirthi GEORGI and ANDERSON, 1975. Proc. Helminthol. Soc. Wash. **46**, 142–145. – **9.** GEORGI, J. R., M. E. GEORGI, D. J. CLEVELAND (1977): Patency and transmission of Filaroides hirthi infection. Parasitology **75**, 251–257. – **10.** GEORGI, J. R., D. O. SLAUSON, V. J. THEODORIDES (1978): Anthelmintic activity of albendazole against Filaroides hirthi lungworms in dogs. Am. J. Vet. Res. **39**, 803–806. – **11.** GEORGI, J. R., G. R. FAHNESTOCK, MARGUERITE F. K. BOHM, JANE C. ASIT (1979): The migration and development of Filaroides hirthi larvae in dogs. Parasitology **79**, 39–47. – **12.** GEORGI, J. R., M. E. GEORGI, G. R. FAHNESTOCK, V. J. THEODORIDES (1979): Transmission and control of Filaroides hirthi lungworm infection in dogs. Am. J. Vet. Res. **40**, 829–831. – **13.** JONES, G. W., C. NEAL, G. R. J. TURNER (1980): Agiostrongylus vasorum infection in dogs in Cornwall. Vet. Rec. **106**, 83. – **14.** JONES, B. R., W. T. CLARK, G. H. COLLINS, A. C. JOHNSTONE (1977): Filaroides osleri in a dog. N. Z. Vet. J. **25**, 103–104. – **15.** KELLY, J. D. (1977): Canine Parasitology. Vet. Rev. No. 17. Sydney: Univ. – **16.** LEWIS, N. D. (1979): Feline lungworm infection. Vet. Rec. **105**, 65. – **17.** POLLEY, L., S. R. CREIGHTON (1977): Experimental direct transmission of the lungworm Filaroides osleri in dogs. Vet. Rec. **100**, 136–137. – **18.** PRESTWOOD, A. K., C. E. GREENE, E. A. MAHAFFEY, D. E. BURGESS (1981): Experimental canine angiostrongylosis. I. Pathologic manifestations. J. Am. Anim. Hosp. Ass. **17**, 491–497. – **19.** ROBERSON, E. L., T. M. BURKE (1980): Evaluation of granulated fenbendazole (22,2 %) against induced and naturally occurring helminth infections in cats. Am. J. Vet. Res. **41**, 1499–1502. – **20.** SMITH, J. P. (1979): Efficacy of levamisole as an anthelmintic in domestic cats. Feline Practice **9**, 14–18. – **21.** SMITH, R. E. (1980): Feline lungworm infection. Vet. Rec. **107**, 256. – **22.** STOCKDALE, P. H. G., M. E. SMART (1975): Treatment of crenosomiasis in dogs. Res. Vet. Sci. **18**, 178–181. – **23.** THIENPONT, D. (1978): Pulmonary disease caused by Filaroides sp. in dogs. Tijdschr. Diergeneesk. **103**, 851.

Ancylostomatose

Die Hakenwürmer, Familie Ancylostomatidae, haben ein dorsal abgebogenes Vorderende und eine gut entwickelte Bursa copulatrix.

Im Dünndarm des Hundes (und Fuchses) kommen in Europa 2 Hakenwurmarten vor, Ancylostoma caninum und Uncinaria stenocephala. Die Katze besitzt eine eigene Hakenwurmart, Ancylostoma tubaeforme, die auf den Hund nicht übertragbar ist.

Ancylostoma caninum (ERCOLANI, 1859): Männchen 9–12 mm, Weibchen 15–18 mm lang, mit je 3 Zähnen am ventralen Rand der Mundkapsel.

Uncinaria stenocephala (RAILLIET, 1884): Männchen 4–5 mm, Weibchen 7–12 mm lang, mit je einer großen, halbmondförmigen Schneideplatte am ventralen Rand der Mundkapsel *(Abb. 140a)*. Hund und Fuchs haben adaptierte Stämme, die eine Kreuzinfektion ausschließen (10).

Entwicklung Die Hakenwurmeier werden mit 6–8 Blastomeren ausgeschieden, die Entwicklung im Freien verläuft bei allen Arten gleich: Die aus den Eiern geschlüpften Larven nehmen keine Nahrung auf und sind nach 2 Häutungen in 6–10 Tagen infektionsreif (Larve III). Günstig für die Larvenentwicklung sind feuchte Humusböden und Temperaturen über 20 °C. Zumindest für die Larven von U. stenocephala ist nachgewiesen, daß sie überwintern können (18).

Die Infektion kann bei A. caninum galaktogen, oral und perkutan (Zwingerhaltung) erfolgen, bei U. stenocephala vorzugsweise oral, in seltenen Fällen auch galaktogen (2, 10, 13).

Nach perkutaner Einwanderung, die rein mechanisch über die Haarfollikel erfolgt (14, 15, 16) gelangen die Infektionslarven durch positive Chemotaxis in die Blutgefäße (20) und erreichen über Lymph- und venöse Gefäße, rechtes Herz, Lunge, Trachea und Ösophagus den Darm mit dem Hauptsitz im Jejunum. Ein Teil der Larven von A. caninum gelangt vom Infektionsort und der Lunge

386 Parasitosen der Fleischfresser

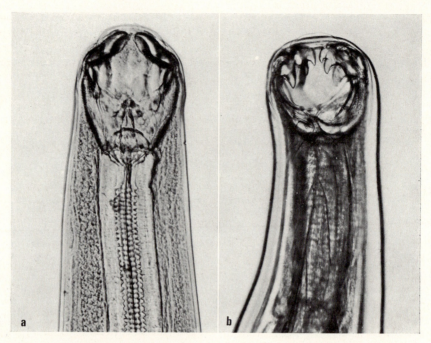

Abb. 140 Hakenwürmer, Vorderende (150 × vergr.)

a = Uncinaria stenocephala; **b** = Ancylostoma tubaeforme

durch somatische Wanderung in die Muskulatur, wandert kurz vor der Geburt in die Milchdrüse ein und wird mit der Muttermilch ausgeschieden (13). Larven können nach perkutaner Infektion auch direkt in die Milchdrüse einwandern und erscheinen dann 2–3 Tage früher in der Milch als nach peroraler oder intravenöser Infektion. Die Ausscheidung von Larven über die Milch hält etwa 3–4 Wochen lang an, die meisten werden jedoch in der 1. Woche p. p. ausgeschieden. Nach einmaliger Infektion eines Muttertieres konnte eine Larvenausscheidung über 3 Laktationsperioden nachgewiesen werden.

Da es auch bei peroraler Infektion des Muttertieres zu einem Befall der Welpen kommt, müssen Larven auch in die Schleimhaut des oberen Verdauungstraktes eindringen und von dort die Wanderung antreten. Nach peroraler Infektion entwickeln sich die Larven aber mehrheitlich nach einer kurzen histotropen Phase im Dünndarm zur Geschlechtsreife (13). In nicht adäquaten Wirten können Larven selbst mehrere Jahre am Leben bleiben (12) und auch galaktogen (besonders in Mäusen) übertragen werden (5).

Die Präpatenz beträgt bei A. caninum etwa 15–18, nach galaktogener Infektion 12–16, bei U. stenocephala wenigstens 13 Tage (10). Die Entwicklung im Endwirt kann jedoch auch verzögert sein (Hypobiose); als Ursache hierfür gelten exogene Einwirkungen auf die Invasionslarven, z. B. plötzlicher Temperaturabfall, Änderungen im Hormonhaushalt des Wirts sowie eine genetisch bedingte Entwicklungsänderung der 3. Larven (7).

Pathogenese In Mitteleuropa kommen beide Hakenwurmarten autochthon vor, nicht selten nebeneinander in einem Wirt, insbesondere in Hundezwingern und Zuchten. Landhunde sind häufiger befallen als Stadthunde. Da sich im Versuch eiweiß-, vitamin- und mineralstoffarm ernährte Hunde für A. caninum empfänglicher erweisen, dürfte der häufigere Befall der Landhunde mit ihrer meist schlechteren Ernährung und Haltung sowie mit den günstigeren Infektionsmöglichkeiten zusammenhängen. Eine Geschlechtsdisposition ist nicht vorhanden.

Die Hakenwürmer gelten heute als Gewebefresser und Blutsauger. Durch kräftige Bewegungen und mit Hilfe der Zahnbewaffnung wird ein Schleimhautpfropf in die Mundkapsel eingesaugt, wo bereits die Verdauung einsetzt. Es kommt zum Platzen von Kapillaren und zu Blutaustritt. Die wesentliche Aufgabe der Nackendrüsen wird in der Flüssighaltung von verdautem Gewebe und Blut gesehen, zur leichteren Aufnahme in den Darm. Alle 11–18 Minuten wird ein neuer Schleimhautpfropf aufgenommen, so daß im Bereich der Anheftungsstelle bereits innerhalb von 2 Stunden erhebliche Gewebsschäden auftreten. Die tägliche Blutaufnahme pro Wurm kann mit etwa 0,12 ml angenommen werden. Da das Blut bald tropfenweise durch die Analöffnung in fast unverändertem Zustand abgegeben wird, dient es möglicherweise als Sauerstoffquelle. Dieser erhebliche Blutentzug führt bei starkem Befall zu einer mikrozytären, hypochromen Anämie (6) und ausgeprägtem Eisenmangel. Es ist der Typ einer Anämie, wie er durch regelmäßigen Blutentzug auch künstlich hervorgerufen werden kann und der auf eine Eisentherapie gut anspricht. Der Ernährungszustand spielt jedoch eine erhebliche Rolle, insbesondere die Eiweißversorgung.

Gelegentlich gelangen Larven ins Zentralnervensystem, entwickeln sich dort weiter und verursachen zentralnervöse Störungen (3). Die Schwere der klinischen Erscheinungen ist von Befallsstärke, Alter und Ernährungszustand des Wirtes sowie Immunitätsstatus abhängig. Am schwersten erkranken junge Tiere ohne Immunitätsschutz bei Eiweißmangelernährung. Je nach Beteiligung der einzelnen Faktoren verläuft der Befall entweder symptomlos, oder es tritt Abmagerung, rasche Ermüdung, Durchfall (oft auch blutig) und schwere Anämie auf. Bei Welpen setzen deutliche Krankheitserscheinungen, die nicht selten zum Tode führen, meist erst ein, wenn sie keine Muttermilch mehr erhalten.

Durch die perkutan eindringenden Larven beider Arten kann sich, insbesondere bei Zwingerhunden, ein chrakteristisches Erythem auf der Bauchseite und vor allem zwischen den Zehen bilden.

Hakenwurm-Befall ruft eine Immunität hervor, die durch Vakzination mit röntgenbestrahlten Larven auch künstlich induziert werden kann und zu einer bis 95 %igen Verminderung der Wurmbürde gegenüber Kontrolltieren führt. Als Antigen wirken Substanzen der Kutikula (8). Ein mit A. caninum-Larven hergestellter Impfstoff (zweimalige subkutane Vakzination im Abstand von mindestens 14 Tagen) schützt auch vor den anderen Hakenwurmarten.

Einen etwa gleichwertigen Schutz gewährt eine Vakzine, die aus einem mit Ultraschall behandelten Larvenextrakt hergestellt und im Abstand von einer Woche zweimal verabreicht wird (17).

Diagnose Die Eier von A. caninum und U. stenocephala sind vom gleichen Typus (dünnschalige Nematodeneier mit 4 bis 8 Blastomeren), jedoch größenmäßig zu unterscheiden. Die Eier von A. caninum sind kürzer und breiter (53–69 × 36–53 µm), die von U. stenocephala länger und schmäler (75–85 × 40–45 µm; *Abb. 128 h* und *i*).

Bekämpfung Auf unreife und adulte Darmstadien der Hakenwürmer von Hund und Katze haben Dichlorvos, Fenbendazol, Nitroscanat, Mebendazol und Pyrantelpamoat in den in *Tab. 17* (S. 378) angegebenen Dosierungen eine gute Wirkung. Nitroscanat ist nur zur Anwendung beim Hund vorgesehen, Fenbendazol, Mebendazol und Pyrantelpamoat können bei Hund und Katze sowie auch bei Jungtieren eingesetzt werden. Die oben aufgeführten Präparate werden an mehreren Tagen (Fenbendazol, Mebendazol) oder einmalig (Nitroscanat, Pyrantelpamoat) appliziert. Versuche mit Hunden haben gezeigt, daß Pyranteltartrat bei Dauermedikation während 20 Wochen im Futter (106 mg/kg Futter) eine gute therapeutische und prophylaktische Wirkung gegen die Darmstadien von A. caninum, T. canis und T. leonina hat, doch werden dadurch im Gewebe befindliche Larven nicht erfaßt (11). Dies ist jedoch durch tägliche Behandlung des impatent infizierten Muttertieres mit 100 mg/kg Kgw. Fenbendazol, Albendazol und Oxfendazol vom 30. Tag der Gravidität bis zur Geburt erreichbar. Auf diese Weise können galaktogene Hakenwurminfektionen verhindert werden (1, 2, 13). Das gleiche Ziel wird auch mit täglich 50 mg/kg Fenbendazol bei einer Behandlungsdauer vom 40. Tag der Gravidität bis zum 14. Tag nach der Geburt erreicht (4). Minimale Dosierung und Behandlungsdauer sind noch nicht genau bekannt. Nach neuen Angaben hat Ivermectin, gewonnen aus Streptomyces avermitilis, in einer Dosis von 50 µg/kg, subkutan am 7. Tag nach der Infektion appliziert, eine vollständige Wirkung auf wandernde Larven von A. caninum in Welpen (19).

In der Bekämpfung des Hakenwurmbefalles bei Hunden stellt die frühzeitige Behandlung der Welpen eine wichtige Maßnahme dar (13). Sie erfolgt mit dem Ziel, die Entwicklung geschlechtsreifer Stadien der Hakenwürmer und somit die Eiausscheidung zu verhindern. Die erste Behandlung sollte daher vor Ablauf der Präpatenz galaktogener Hakenwurminfektionen erfolgen, und zwar bei einem Alter der Welpen von 14 Tagen. Wegen der ständigen Gefahr weiterer galaktogener Infektionen werden Wiederholungsbehandlungen in wöchentlichen Intervallen bis 3 Wochen nach dem Absetzen der Welpen empfohlen (13). Wenn die Durchführung eines so intensiven Bekämpfungsprogrammes nicht möglich ist, sollte zumindest eine Behandlung der Welpen 2–3 Wochen nach dem Absetzen erfolgen. Zur Behandlung der Jungtiere stehen gut verträgliche und leicht zu applizierende Medikamente zur Verfügung, vor allem Fenbendazol, Mebendazol und Pyrantelpamoat. Im späteren Lebensalter sind die Tiere je nach Kotbefund einer Behandlung zu unterziehen. Muttertiere sind in den gleichen Intervallen wie ihre Welpen zu behandeln, um endogene Autoinfektionen zu verhindern (13).

Die Verhütung galaktogener Hakenwurminfektionen der Welpen durch Langzeitbehandlung impatent infizierter Muttertiere (s. o.) ist zur Zeit noch recht aufwendig, doch dürfte dieser Möglichkeit in Zukunft eine erhöhte Bedeutung zukommen, wenn eine Optimierung des Behandlungsschemas gelänge.

Mit Stein- oder Betonböden versehene Stallungen, Zwinger oder Ausläufe können nach gründlicher mechanischer Reinigung mit heißer Sodalösung, heißer 2%iger Natronlauge oder durch Absprühen mit Heißwasser-Dampf-Gemisch desinfiziert werden. Eine chemische oder physikalische Desinfektion von Erdbodenflächen ist in der Praxis kaum möglich.

Ancylostoma tubaeforme (ZEDER, 1800) *(Abb. 140 b):* die für die Katze spezifische Hakenwurmart, die auf den Hund nicht übertragbar ist. A. caninum geht wohl auf die Katze über, es kommt aber nur zu einer kurzdauernden, geringgradigen Infektion. Die morphologischen Unterschiede gegenüber A. caninum betreffen vor allem Körper- und Oesophaguslänge sowie die Länge der Spikula.

Entwicklung Die Biologie ist ähnlich wie bei A. caninum, die Infektion erfolgt im wesentlichen perkutan auf rein mechanischem Weg, also ohne Mitwirkung von Enzymen. Über galaktogene Infektionen ist nichts bekannt. In experimentell oder natürlich infizierten Mäusen bleiben die Larven ohne Weiterentwicklung monatelang infektiös. Die Präpatenz beträgt 19–22 Tage.

Pathogenese Krankheitserscheinungen treten bei stärkeren Infektionen (etwa 1000 Drittlarven und mehr) auf (9), wobei Durchfall (Kot oft von Blutstriemen durchsetzt), Abmagerung, struppiges Haarkleid und Anämie beobachtet werden.

Bekämpfung Zur Therapie eignen sich besonders Pyrantelpamoat, Mebendazol und Fenbendazol (s. *Tab. 17*, S. 378).

Literatur

1. BOSSE, M. (1980): Die Wirkung verschiedener Benzimidazol-Carbamate auf somatische Larven von Ancylostoma caninum ERCOLANI 1859 (Ancylostomidae) und Toxocara canis WERNER 1782 (Anisakidae) in der Hündin. Hannover: Vet. med. Diss. – **2.** BOSSE, M., J. MANHARDT, M. STOYE (1980): Epizootologie und Bekämpfung neonataler Helmintheninfektionen des Hundes. Fortschr. Vet. Med. **30**, 247–256. – **3.** CAMPBELL, R. S. F., G. W. HUTCHISON (1977): Spinal nematodiasis of the dog associated with Ancylostoma caninum. Austr. Vet. J. **53**, 602–603. – **4.** DÜWEL, D., H. STRASSER (1978): Versuche zur Geburt helminthenfreier Hundewelpen durch Fenbendazol-Behandlung. Deutsche tierärztl. Wschr. **85**, 239–241. – **5.** JESCHKE, B.-U., M. STOYE (1978): Untersuchungen über die galaktogene Transmission dritter Larven von Ancylostoma caninum ERCOLANI 1859 (Ancylostomidae) bei paratenischen Wirten. Zbl. Vet. Med. B **25**, 623–640. – **6.** KELLY, J. D., D. F. KENNY, H. V. WHITLOCK (1977): The response to phytohaemoglutinin of peripheral blood lymphocytes from dogs infected with Ancylostoma caninum. N. Z. Vet. J. **25**, 12–15. – **7.** KELLY, J. D., H. G. THOMPSON, H. V. WHITLOCK (1976): Arrested development of larval Ancylostoma caninum in the gastro-intestinal tract. N. Z. Vet. J. **24**, 93–94. – **8.** KLAVER-WESSELING, J. C. M.,

J. C. M. VETTER, W. K. VISSER (1978): A comparative in vitro study of antibody binding to different stages of the hookworm Ancylostoma caninum. Z. Parasitenkd. **56**, 147–157. – **9.** ONWULIRI, C. O. E., A. B. C. NWOSU, A. O. ANYA (1981): Experimental Ancylostoma tubaeforme infection of cats changes blood values and worm burden in relation to single infections of varying size. Z. Parasitenkd. **64**, 149–155. – **10.** REP, B. H., R. BOS (1979): Epidermiological aspects of Uncinaria stenocephala infections in the Netherlands. Tijdschr. Diergeneesk. **104**, 747–758. – **11.** SHELTON, M. E., D. D. DRAPER (1978): Efficacy of continuous low-level feeding of pyrantel tartrate against canine nematode parasites. Vet. Med. small Anim. Clin. **73**, 1423–1428. – **12.** STONE, W. M., T. B. STEWART, F. SMITH (1979): Longevity and infectivity of somatic larvae of Ancylostoma caninum in guinea and swine. J. Parasitol. **65**, 460–461. – **13.** STOYE, M. (1979): Spul- und Hakenwürmer des Hundes – Entwicklung, Epizootologie, Bekämpfung. Berl. Münch. Tierärztl. Wschr. **92**, 464–472. – **14.** VETTER, J. C. M., M. E. LEEGWATER V. D. LINDEN (1977): Skin penetration of infective hookworm larvae. II. The path of migration of infective larvae of Ancylostoma braziliense in the metacarpae foot pads of dogs. Z. Parasitenkd. **53**, 263–266. – **15.** VETTER, J. C. M., M. E. LEEGWATER V. D. LINDEN (1977): Skin penetration of infective hookworm larvae. III. Comparative studies on the path of migration of the hookworms Ancylostoma braziliense, Ancylostoma ceylanicum, and Ancylostoma caninum. Z. Parasitenkd. **53**, 155–158. – **16.** VETTER, J. C. M., M. E. LEEGWATER A. D. LINDEN (1977): Skin penetration of infective hookworm larvae. I. The path of migration of infective larvae of Ancylostoma braziliense in canine skin. Z. Parasitenkd. **53**, 255–262. – **17.** VINAYAK, V. K., N. K. GUPTA, A. K. CHOPRA, G. L. SHARMA, A. KUMAR (1981): Efficacies of vaccines against canine hookworm disease. Parasitology **82**, 375–382. – **18.** WALKER, M. J., D. E. JACOBS (1981): Studies on the epidemiology of Uncinaria stenocephala infections in British greyhounds: development and persistence of larvae on herbage. Res. Vet. Sci. **31**, 264–265. – **19.** YAZWINSKI, T. A., W. TILLEY, T. GREENWAY (1982): Efficacy of ivermectin in the treatment of artificially induced canine, mixed, gastro-intestinal helminthiasis. Vet. Med. Small Anim. Clin. **77**, 225–226. – **20.** ZIETSE, M. A., J. C. M. KLAVER-WESSELING, J. C. M. VETTER (1981): The behaviour of infective Ancylostoma canium larvae in serum gradients. J. Helminthol. **55**, 203–207.

Askaridose

Hund

Im Dünndarm von Hund (Fuchs, Wolf) kommen die Spulwurmarten Toxocara canis und Toxascaris leonina vor.

Toxocara canis (WERNER, 1782): Zervikalflügel grob gestreift, 2–2,5 mm lang, maximale Breite 0,2 mm, Oesophagus mit Bulbus.

Männchen: 10–12 cm lang; Hinterende mit fingerförmigem Fortsatz.
Weibchen: 12–18 cm lang; 2,5–3 mm dick; Vulva am Ende des ersten Körperdrittels.

Toxascaris leonina (LINSTOW, 1902): Zervikalflügel lang und schmal, Oesophagus ohne Bulbus.

Männchen: 6–6,6 cm lang, Hinterende konisch, ohne fingerförmigen Fortsatz.
Weibchen: 6–10 cm lang, 1,8–2,4 mm dick; Vulva am Ende des ersten Körperdrittels.

T. leonina kommt auch in der Katze und in anderen Feliden vor, ist also wenig wirtspezifisch; auch der Mensch wird als seltener Wirt angegeben.

Entwicklung Ein Weibchen von T. canis kann bis zu 200 000 Eier pro Tag absetzen, die ungefurcht ausgeschieden werden (12). Die Entwicklungsphase im Freien schließt bei ausreichender Feuchtigkeit und einer Temperatur zwischen 8 und 35 °C mit der Ausbildung der infektionsfähigen, einmal innerhalb der Eihüllen gehäuteten Larve (Larve II) ab. Die Entwicklungsdauer ist temperaturabhängig; sie beträgt unter optimalen Laborbedingungen beispielsweise für T. leonina 12 Tage, im Freien wohl stets wesentlich länger. Die weitere Entwicklung im Wirt ist artweise verschieden.

Die Entwicklung von Toxocara canis in *jungen Hunden:* im Dünndarm schlüpfen die Larven aus den Eihüllen, bohren sich in die Darmwand ein und gelangen mit dem Blutstrom über Leber und rechtes Herz zur Lunge, von dort nach Entwicklung bis zum 4. Stadium über die Trachea zurück in den Darm und wachsen hier nach letzter Häutung zur Geschlechtsreife heran (trachealer Wanderweg). Die Präpatenz beträgt 30–35 Tage (7).

Die Entwicklung in *älteren Hunden:* Der Wanderweg bis zur Lunge ist der gleiche wie in jungen Wirten. Bei sensibilisierten Tieren wird jedoch nach Reinfektion durch allergisch-entzündliche Prozesse im Darm die Einwanderung der Larven begrenzt (21). Zu einer Entwicklung bis zum 4. Stadium mit nachfolgender trachealer Wanderung und intestinaler Besiedlung kommt es jedoch nur nach sehr schwacher Erstinfektion (8, 14). Bei stärkerer Infektion und nach Reinfektion unterbleibt jede Entwicklung. Die 2. Larven verlassen nach nur kurzer Wanderung im Gewebe die Lunge auf unterschiedlichen Wegen: nach Übertritt in das Bronchialsystem durch die Trachea, somatisch wandernd über die Pleurahöhle und – in größerem Umfange – nach Eindringen in das Kapillarsystem der Vena pulmonalis mit dem arteriellen Blut. Wieder in das Gefäßsystem eingedrungene Larven gelangen über den großen Kreislauf in alle möglichen Organe des Wirtes (somatischer Wanderweg). Im Endstromgebiet verlassen sie die Kapillaren und werden nach kurzer somatischer Wanderung in Granulome oder Kapseln eingeschlossen (22). In der Muskulatur eingekapselte Larven können mehrere Jahre am Leben bleiben.

Der Übergang vom trachealen zum somatischen Typ der Larvenwanderung erfolgt allmählich mit Entwicklung der Fähigkeit zur Ausbildung einer wirksamen Immunität in einem Altersbereich von etwa der 3. bis zur 10. Lebenswoche. Danach kommt es nur noch unter bestimmten Bedingungen zu einer intestinalen Besiedlung mit Toxocara canis (14, 32).

Die pränatale Infektion: Sie ist der weitaus häufigste Infektionsmodus. In der Muskulatur des Muttertieres ruhende Larven werden während der Trächtigkeit infolge der hormonalen Umstellung aktiviert, dringen in die Blutbahn ein und gelangen über die Plazenta in die Föten, desgleichen auch Larven, die aus eventuellen Neuinfektionen während der Trächtigkeit stammen. Reservoir der ante partum in die Föten eingewanderten Larven ist die Leber. Nur vereinzelt werden zu dieser Zeit auch Larven in Muskulatur, Nieren und Gehirn gefunden. Die Weiterwanderung zur Lunge erfolgt erst nach der Geburt. In pränatal infizierten Welpen treten ab dem 22. Tag p. p. die ersten Eier im Kot auf. Auf Grund der langen Lebensdauer der Larven in der Muskulatur können ohne Neuinfektionen mehrere Würfe pränatal infiziert werden. Bei Hündinnen kommt es p. p. öfters kurzfristig zu einem patenten Befall. Als Infektionsquelle gelten von den Welpen ausgeschiedene Larven IV, die sich in deren Darm nach pränataler Infektion nicht festsetzen können und von der Hündin mit Welpenkot aufgenommen werden. Ob diese Infektion infolge Resistenzminderung durch Trächtigkeit und Säugeperiode auch von ruhenden oder wandernden Larven der Hündin selbst verursacht werden kann, ist nicht geklärt.

Bei Toxocara canis kommt es auch zu einer galaktogenen Infektion. Das Ausmaß dieses Infektionsweges im natürlichen Infektionsgeschehen ist schwer abzuschätzen, zudem vom Zeitpunkt der Infektion abhängig: mit abnehmendem Abstand zwischen Infektion und Geburt steigt der Anteil galaktogen übertragener Larven. Die Larvenausscheidung über die Milch steigt am 4. Tag p. i. an, erreicht in der 2. Woche das Maximum und geht in der 3. und 4. Woche p. i. allmählich zurück (5, 22, 31, 32).

In allen nicht spezifischen Wirten, also auch im Menschen, erfolgt stets eine somatische Wanderung der Larven. Hierin liegt die große hygienische Bedeutung von T. canis begründet. Die über Leber und Lunge wandernden Larven rufen beim Menschen ein unter der Bezeichnung »Larva migrans visceralis« bekanntes Krankheitsbild hervor, das durch Eosinophilie, eosinophile Granulome in der vergrößerten Leber- und Lungeninfiltrationen gekennzeichnet ist. Über Befall des Zentralnervensystems, zu dem in nicht adäquaten Wirten eine besondere Affinität besteht, sowie der Retina (choreoretinitische Netzhautveränderungen) liegen eine Reihe von Berichten vor. Der Nachweis einer Larva migrans beim Menschen erfolgt derzeit am sichersten mit dem Mikropräzipitationstest an der lebenden Toxocaralarve (15, 25).

Werden Kleinsäuger, die in ihrer Muskulatur abgekapselte T. canis-Larven beherbergen, von einem Hund verzehrt, so kommt es wie nach Aufnahme von Infektionslarven in den Eihüllen, abhängig von Alter und Reaktionslage des Wirtes und der Infektionsstärke, zu trachealer oder somatischer Wanderung.

Die Larven von Toxascaris leonina dringen in die Darmwand des Endwirtes ein, häuten sich dort zweimal (2. und 3. Häutung) und kehren hierauf wieder in das Darmlumen zurück, wo die letzte Häutung erfolgt. Eine Blut-Lungenwanderung unterbleibt. In geringem Maße kommt es aber auch zu somatischer Wanderung. Die Präpatenz beträgt 48–77 Tage.

In nicht adäquaten Wirten verharren die

Larven etwa eine Woche in der Darmwand, wandern dann in Richtung Leibeshöhle (transperitonale Wanderung) und enzystieren sich schließlich nach der 2. Häutung in den an die Bauchhöhle angrenzenden Geweben. Dabei kommt es zu galaktogener Larvenübertragung. Nach Verzehr infizierter inadäquater Wirte setzen die Larven ihre Entwicklung im Endwirt fort.

Der Toxocara-Befall des Hundes steht in gewisser Abhängigkeit zum Alter; über ein Jahr alte Tiere sind nur mehr selten mit adulten Askariden infiziert. Welpen müssen dagegen als durchwegs intrauterin mit T. canis infiziert angesehen werden. Mit zunehmendem Alter sinkt die Befallsrate, bei den Weibchen rascher als bei den Männchen. Die Befallsrate ist in den ersten 3 Monaten in beiden Geschlechtern gleich, im Alter von 6 Monaten sind nur mehr etwa ⅓ der Weibchen, jedoch noch ⅔ der Männchen befallen, mit 9 Monaten sind die entsprechenden Zahlen ⅙ bzw. ¼.

Die höchste Befallsquote weisen naturgemäß Welpen aus Hundezwingern auf, wo Ausläufe, soweit sie nicht befestigt und sehr sauber gehalten werden, hochgradig mit Spulwurmeiern verseucht sein können. Ständige Infektionen der Hündinnen und starker pränataler, zum Teil auch galaktogener Befall mit T. canis sind die Folge. Toxascaris leonina wird nicht selten auch noch bei älteren Hunden festgestellt.

Pathogenese Am gefährdetsten sind stark pränatal und galaktogen infizierte Welpen, die bereits in den ersten Lebenstagen ad exitum kommen können. Die durch die Wanderlarven gesetzten Lungenschäden können zu Pneumonie führen. Todesfälle durch massiven Darmbefall treten von der 2. und 3. Lebenswoche an auf. Subletaler Befall verursacht der Befallsstärke entsprechende Entwicklungsstörungen und Anämie. Nervöse Erscheinungen werden beobachtet. Nicht selten wandern Würmer in den Gallengang ein oder durchbohren die Darmwand.

Während der Lungenwanderung kann Husten und Nasenausfluß auftreten. Als Folge starken Darmbefalles erbrechen die Welpen nach jeder Mahlzeit (Inhalationspneumonie nicht selten). Das Abdomen ist gebläht und druckempfindlich (Askaridenbauch), die Fäzes meist ungeformt und schleimig. Die Tiere sind anämisch und mager bei wechselnder Freßlust ab, das Haarkleid wird glanzlos und struppig. Rachitische Erscheinungen bei jungen Hunden und Katzen sind meist nicht auf eine Mangelernährung, sondern auf starke Spulwurminfektionen zurückzuführen. Durch toxische Stoffwechselprodukte der Parasiten kommt es zu Schädigung der Parathyreoidea und verminderter Parathormonausschüttung. Einer Vitamin D-Applikation hat daher unbedingt eine Spulwurmbehandlung vorauszugehen.

Pathologisch-anatomisch läßt sich eine Gastroenteritis nachweisen; in den verschiedenen Organen (Leber, Lunge, Nieren, Herzmuskel) findet man ziemlich regelmäßig disseminierte Granulome, die z. T. noch Larvenfragmente enthalten. Auch knötchenförmige, Toxocara canis-Larven enthaltende Netzhautveränderungen sind gefunden worden. Infektionen von T. canis bei Haustieren rufen oft erhebliche Schäden hervor, deren wahre Ursache meist ungeklärt bleibt. Die bekannten »milk spots« in Schweinelebern sind, wenn sie strahlenförmig sind, von T. canis-Larven verursacht.

Diagnose Eier von Toxocara canis dickschalig, kugelig, 70–80 µm, die äußere Eiweißhülle mit dicht gelagerten Dellen; Eier von T. leonina dickschalig, kugelig, 70–80 µm, die äußere Eiweißhülle glatt; beide Arten sind auf Grund ihrer Eier leicht zu differenzieren. Für einen serologischen Nachweis larvaler Toxocarainfektion des Hundes sind der ELISA und IFAT geeignet (11, 23).

Bekämpfung Zur Therapie werden bei reinem Spulwurmbefall häufig Piperazin-Verbindungen eingesetzt. Die einmalige therapeutische Dosis beträgt 100 mg/kg Kgw. Piperazin-Base. Dem entsprechen ca. 150–250 mg/kg Piperazin-Salze (Piperazin-Adipat, -Zitrat, -Phosphat). Diese Medikamente werden per os als Tablette, Paste, Sirup oder als Pulver mit Futter vermischt appliziert. Für Welpen hat sich die Applikation in Pasten- oder Sirupform besonders bewährt. Bei stark befallenen Jungtieren soll eine reduzierte Dosis von 50–100 mg/kg Piperazin-Salzen an 2–3 aufeinanderfolgenden Tagen gegeben werden.

Piperazin-Verbindungen sind gegen adulte

und teilweise auch gegen juvenile Darmstadien von Askariden wirksam, jedoch nicht gegen die im Organismus wandernden oder ruhenden Stadien von T. canis.

Piperazin hat eine geringe Toxizität und verursacht daher nur selten Nebenwirkungen. Bei zu hohen peroralen Dosen können gastrointestinale Störungen und neurotoxische Erscheinungen auftreten (19). Auch werden gelegentlich nach üblicher therapeutischer Dosierung bei der Behandlung von Welpen Nebenwirkungen beobachtet. Daher wird bei dieser Indikation heute vielfach anderen Präparaten, wie Fenbendazol, Mebendazol und Pyrantelpamoat *(Tab. 17, S. 378)*, der Vorzug gegeben.

Neben den lediglich auf Askariden wirkenden Piperazin-Verbindungen stehen außerdem Anthelminthika mit breiterem Wirkungsspektrum zur Verfügung *(Tab. 17)*. Die meisten dieser Präparate haben eine gute Verträglichkeit. Levamisol verursacht bei Karnivoren ziemlich häufig Nebenerscheinungen, für Dichlorvos geben die Hersteller verschiedene Kontraindikationen an. Daher sind zur Behandlung des Spulwurmbefalles, besonders bei Welpen sowie bei wertvollen Hunden und Katzen, andere Präparate zu bevorzugen.

Die Bekämpfung des Askaridenbefalles hat sich vor allem auf die Welpen zu konzentrieren, die in der Regel als intrauterin mit T. canis infiziert anzusehen sind. Da pränatal infizierte Welpen bereits 21 Tage nach der Geburt Eier ausscheiden können (32), sollen die Tiere bereits in einem Lebensalter von 14 Tagen erstmals behandelt werden. Mit einigen der zur Zeit zur Verfügung stehenden, gut verträglichen Mitteln ist dies gefahrlos möglich. Wie bei Hakenwürmern ist auch bei T. canis eine Larvenausscheidung in der Milch während der gesamten Laktation möglich (32). Daher gilt für die weiteren Behandlungen der Jungtiere gegen Toxocara das gleiche Schema wie für Hakenwürmer (S. 388). Pränatale und galaktogene Infektionen mit T. canis bei Welpen lassen sich durch Langzeitbehandlung der Muttertiere mit verschiedenen, in hoher Dosis verabreichten Benzimidazol-Derivaten verhüten (4, 5, 32). Einmalige oder kurzfristige Behandlungen der impatent infizierten Hündin sind dagegen wirkungslos.

Wegen der oft sehr hohen Eiausscheidung, besonders bei mit T. canis befallenen Jungtieren, kommt in der Prophylaxe der Beseitigung des Kotes sowie der gründlichen mechanischen Reinigung von Hundestallungen und -ausläufen besondere Bedeutung zu. Eine Abtötung der Spulwurmeier ist durch Hitze über 70 °C möglich (24). In größeren Hundehaltungen, z. B. in Versuchstierstationen, werden daher zur Reinigung und gleichzeitigen Hitzedesinfektion von befestigten Bodenflächen (Stein, Beton) Dampfstrahlreinigungsgeräte eingesetzt. Eine gute Desinfektionswirkung wird jedoch nur dann erzielt, wenn das Heißwasser-Dampfgemisch mit einer Temperatur von über 90 °C auf die zu desinfizierende Fläche auftrifft und jeder Quadratmeter mindestens eine Minute lang gleichmäßig behandelt wird (24). Eine chemische Desinfektion gegen Askarideneier ist nur mit bestimmten Desinfektionsmitteln möglich, die Schwefelkohlenstoff bzw. Phenole oder Kresole enthalten. Von kürzlich überprüften verschiedenen Handelspräparaten (Dekaseptol, Lomasept, Incicoc, Lysococ, Lysoask) hatte nur Incicoc eine ausreichende Wirkung auf nicht embryonierte und embryonierte Eier von T. canis (1). Incicoc enthält Phenole, Alkohol und Perchloräthylen. Eine ähnliche Zusammensetzung weist Incidin®-anticoc auf.

Ein erhebliches Hygiene- und Zoonosenproblem stellt die Kontamination öffentlicher Anlagen und von Kinderspielplätzen mit Eiern von Toxocara dar (35). In West-Berlin enthielten 10 % der Bodenproben von Kinderspielplätzen bzw. des Sandes aus Spielkästen Eier von Toxocara (16, 18); in Stuttgart waren in 4,3 % bzw. 3,3 % der Hundekotproben aus öffentlichen Anlagen Eier von Toxocara bzw. von Toxascaris nachweisbar. Ähnliche Daten liegen aus anderen Ländern vor (33). Das Fernhalten der Hunde von Kinderspielplätzen, Sportanlagen usw., die Einrichtung von »Hundetoiletten« oder das Anlegen von besonders gekennzeichneten »Hundewiesen«, die Verpflichtung der Hundehalter zur Beseitigung des von ihren Tieren auf öffentlichem Grund abgesetzten Kotes sowie die Aufklärung der Bevölkerung über die Möglichkeiten der planmäßigen Bekämpfung des Spulwurmbefalles von Hunden können zur Eindämmung des Problemes beitragen. In verschiedenen Gebieten existieren bereits diesbezügliche gesetzliche Regelungen, z. B. im Kanton Zürich (»Gesetz über das Halten von Hunden«, vom 14. März 1971).

Katze

Toxocara mystax ist der häufigste Spulwurm der Katze, seltener wird Toxascaris leonina gefunden.

Toxocara mystax (ZEDER, 1800), syn. Toxocara cati: Zervikalflügel kurz und breit; 1,7–2,3 × 0,2–0,3 mm. Männchen 6–7 cm, Weibchen bis 10 cm lang. Weitere Wirte für T. mystax sind wildlebende Feliden, selten der Fuchs.

Entwicklung Junge Katzen können sich auf drei verschiedene Arten infizieren. Als bedeutendster Weg gilt die galaktogene Infektion, wobei während der gesamten Laktationsperiode Larven mit der Milch ausgeschieden werden.

Bei der oralen Infektion durch Aufnahme infektiöser Eier sind mehrere Entwicklungswege möglich:

a. Trachealer Wanderweg der Larven, der zum patenten Darmbefall führt.
b. Somatischer Wanderweg, wobei die Larven über den großen Kreislauf vorwiegend in die Körpermuskulatur, aber auch in die Magenwand gelangen (dieser Weg wird in Fremdwirten stets eingeschlagen). Die Muskellarven werden durch hormonale Umstellung während der Trächtigkeit wieder mobil und führen zur galaktogenen Infektion.
c. Durch direkte Einwanderung aufgenommener Larven vom Magen in die Magenwand.

In jedem Fall erfolgt die 2. und 3. Häutung in der Magenwand, die vierte im Darmlumen. Drittlarven aus Kleinsäugern (vor allem kommen hier Mäuse in Betracht) bohren sich ohne vorherige Körperwanderung direkt in die Magenwand ein, wo sie sich ebenfalls zweimal häuten. Eine pränatale Infektion wurde bei Katzen nicht beobachtet. Die Präpatenz beträgt etwa 8 Wochen.

Pathogenese Da Katzen ihren Kot verscharren, ist hochgradiger Befall seltener, jedoch ist die Befallsextensität insbesondere bei Jungkatzen hoch. Abmagerung, struppiges, glanzloses Haarkleid mit vermehrtem Haarausfall und Darmkatarrh mit breiigem Kot (verschmutzte Aftergegend) werden beobachtet. Rachitische Erscheinungen bei Kätzchen sind vielfach auf Spulwurmbefall zurückzuführen.

Diagnose Beide Arten sind wieder auf Grund ihrer Eier leicht zu differenzieren, da die kugeligen Eier von T. mystax (Größe 65–75 µm) ebenfalls gedellt sind. Von Katzen werden oft auch Spulwürmer erbrochen.

Bekämpfung Therapeutisch werden die meisten der beim Hund bewährten Anthelminthika verwendet *(Tab. 17)*. Zu beachten ist, daß Spulwurmeier im Fell von Katzen nachgewiesen wurden. Wenn auch gegenüber Toxocara canis die Pathogenität von Toxocara mystax geringer ist (keine Einwanderung der Larven im nicht adäquaten Wirt in Augen und Gehirn), so ist doch auf die mögliche Gefährdung des Menschen und auf die Bedeutung kontrollierter Entwurmung zu verweisen.

Literatur

1. BARUTZKI, D. (1980): Untersuchungen über die Wirksamkeit handelsüblicher Desinfektionsmittel auf Kokzidien-Oozysten bzw. Sporozysten (Eimeria, Cystoisospora, Toxoplasma und Sarcocystis) sowie auf Spulwurmeier (Ascaris, Toxocara) im Suspensionsversuch. München: Vet. Diss. – **2.** BORAY, J. C. (1977): Nitroscanate (Lopatol) – A new broad spectrum anthelmintic against nematodes and cestodes in dogs. Proc. 54th Ann. Conf. Aust. Vet. Ass., 123–126. – **3.** BURAY, J. C., M. B. STRONG, J. R. ALLISON, M. VON ORELLI, G. SARASIN, G. GFELLER (1979): Nitroscanate – a new broad spectrum anthelmintic against nematodes and cestodes of dogs and cats. Aust. Vet. J. **55**, 45–53. – **4.** BOSSE, M. (1980): Die Wirkung verschiedener Benzimidazolcarbamate auf somatische Larven von Ancylostoma caninum ERCOLANI 1859 (Ancylostomidae) und Toxocara canis WERNER 1782 (Anisakidae) in der Hündin. Hannover: Vet. med. Diss. – **5.** BOSSE, M., J. MANHARDT, M. STOYE (1980): Epizootologie und Bekämpfung neonataler Helmintheninfektionen des Hundes. Fortschr. Vet. Med. **30**, 247–256. – **6.** BURKE, T. M., E. L. ROBERSON (1978): Critical studies of fenbendazole suspension (10%) against naturally occurring helminth infections in dogs. Am. J. Vet. Res. **39**, 1799–1801. – **7.** BURKE, T. M., E. L. ROBERSON (1979): Use of fenbendazole suspension (10%) against experimental infections of Toxocara canis and Ancylostoma caninum in beagle pups. Am. J. Vet.

Res. **40**, 552–554. – **8.** DUBEY, J. P. (1978): Patent Toxocara canis infection in ascarid-naive dogs. J. Parasitol. **64**, 1021–1023. – **9.** DÜWEL, D. (1978): Die Behandlung des Helminthen-Befalls bei Hunden mit Fenbendazol. Kleintierpraxis **23**, 237–242. – **10.** GEMMELL, M. A., P. D. JOHNSTONE (1981): Cestodes. Antibiotics Chemother. **30**, 54–114. – **11.** GLICKMANN, L. T., J. P. DUBEY, L. J. WINSLOW (1981): Serological response of ascarid-free dogs to Toxocara canis infection. Parasitology **82**, 383–387. – **12.** GLICKMANN, L. T., P. M. SCHANTZ, R. H. CYPESS (1979): Canine and human toxocariasis: review of transmission, pathogenesis, and clinical disease. J. Am. Vet. Med. Ass. **175**, 1265–1269. – **13.** GUERRERO, J., G. PANCARI, B. MICHAEL (1981): Comparative anthelmintic efficacy of two schedules of mebendazole treatment in dogs. Am. J. Vet. Res. **42**, 425–427. – **14.** HERSCHEL, A. (1981): Zum Verhalten der Larven von Toxocara canis WERNER 1782 (Anisakidae) aus paratenischen Wirten im Hund (Beagle). Hannover: Vet. med. Diss. – **15.** HERTKORN, U., J. LAMINA (1981): Larva migrans visceralis – Erfolg bei der Bekämpfung einer Zoonose? Prakt. Tierarzt **62**, 1039–1042. – **16.** HÖRCHNER, F., J. UNTERHOLZNER, K. FRESE (1981): Zum Vorkommen von Toxocara canis und anderer Endoparasiten bei Hunden in Berlin (West). Berl. Münch. Tierärztl. Wschr. **94**, 220–223. – **17.** KLEIN, J. B., R. E. BRADLEY, SR., D. P. CONWAY (1978): Anthelminthic efficacy of pyrantel pamoate against the roundworm, Toxocara canis, and the hookworm, Ancylostoma caninum in dogs. Vet. Med. Small Anim. Clin. **73**, 1011–1013. – **18.** KÖHLER, G., R. JÖRREN, F. VAN KNAPEN (1980): Untersuchung zur Kontamination von Spielkastensänden mit Eiern von Fleischfresserascariden. Bundesgesundheitsbl. **23**, 6–9. – **19.** LÄMMLER, G. (1977): Antiparasitäre Mittel. In: FRIMMER, M.: Pharmakologie und Toxikologie, 2. Aufl. Stuttgart: F. K. Schattauer. – **20.** LONDON, C. E., E. L. ROBERSON, J. W. MCCALL, J. GUERRERO, G. PANCARI, B. MICHAEL, R. J. NEWCOMB (1981): Anthelmintic activity of mebendazole against induced and naturally occurring helminth infections in cats. Am. J. Vet. Res. **42**, 1263–1265. – **21.** LÖWENSTEIN, M. D. (1981): Quantitative Untersuchungen über die Wanderung der Larven von Toxocara canis WERNER 1782 (Anisakidae) im definitiven Wirt (Beagle) nach einmaliger Reinfektion. Hannover: Vet. med. Diss. – **22.** MANHARDT, J., M. STOYE (1981): Zum Verhalten der Larven von Toxocara canis WERNER 1782 (Anisakidae) während und nach der Lungenwanderung im definitiven Wirt (Beagle). Zbl. Vet. Med. B **28**, 368–406. – **23.** PETRICH, J., M. STOYE (1981): Zur Wirkung verschiedener Benzimidazolcarbamate auf somatische Larven von Ancylostoma caninum ERCOLANI, 1859 (Ancylostomidae) und Toxocara canis WERNER 1782 (Anisakidae) 3. Immunfluoreszenzserologische Untersuchungen der Titerverläufe behandelter und unbehandelter Hunde. Zbl. Vet. Med. B, **28**, 292–300. – **24.** PFEIFFER, A. (1965): Versuche zur Stalldesinfektion mit Heißwasser-Dampf-Gemischen. Hannover: Vet. med. Diss. – **25.** PREISSHOFEN, L., J. LAMINA (1977): Larva-migrans-visceralis-Infektionen des Menschen in der Bundesrepublik durch Toxocara. Serologische Untersuchungen. Münch. Med. Wschr. **119**, 1471–1474. – **26.** RICHARDS, R. J., J. M. SOMERVILLE (1980): Field trials with nitroscanate against cestodes and nematodes in dogs. Vet. Rec. **106**, 332–335. – **27.** ROBERSON, E. L., T. M. BURKE (1980): Evaluation of granulated fenbendazole (22.2 %) against induced and naturally occurring helminth infections in cats. Am. Vet. Res. **41**, 1499–1502. – **28.** ROBINSON, M. (1979): Efficacy of pyrantel pamoate against hookworm and roundworm in cats. Aust. Vet. Pract. **9**, 21–23. – **29.** ROBINSON, M., F. HOOKE, K. E. IVERSON (1976): Efficacy of oxantel pamoate in combination against Trichuris vulpis, Ancylostoma caninum and Toxocara canis in dogs. Aust. Vet. Pract. **6**, 173–176. – **30.** ROUDEBUSH, P. (1980): A practical guide to the chemotherapy of small animal intestinal parasites. Canine Pract. **7**, 67–80. – **31.** STOYE, M. (1978): Pränatale und galaktogene Infektionen mit Toxocara canis (WERNER, 1782) beim Hund (Beagle). 8. Tagung DTG Freiburg. – **32.** STOYE, M. (1979): Spul- und Hakenwürmer des Hundes – Entwicklung, Epizootologie, Bekämpfung. Berl. Münch. Tierärztl. Wschr. **92**, 464–472. – **33.** STOYE, M. (1981): Helmintheninfektionen und Spielplatzhygiene. Notabene Medici **11**, 222–225. – **34.** THOMAS, H. (1979): The efficacy of amidantel, a new anthelmintic, on hookworms and ascarids in dogs. Tropenmed. Parasitol. **30**, 404–408. – **35.** WHO (1981): WHO/WSAVA Guidelines to reduce human health risks associated with animals in urban areas. Wrld. Hlth. Org., Geneva.

Spirozerkose

Eine seltene Helminthose des Hundes (auch im Wolf, Schakal, Fuchs) und ganz sporadisch in weiteren Wirten wie Katze, Ziege, Pferd, Esel und Meerschweinchen; 4), die in Form großer derber Wurmknoten in Schlund und Magen auftritt, wird durch den zur Familie Spiruridae gehörigen Nematoden Spirocerca lupi verursacht.

Spirocerca lupi (RUDOLPHI, 1809): dicke, meist blutrote Würmer;

Männchen 3–5 cm lang, mit eingerolltem Hinterende und gut ausgebildeten Kaudalflügeln.

Weibchen 5–8 cm lang; Vulva im vorderen Oesophagusbereich.

Entwicklung Die Entwicklung geht über verschiedene Käfer (Scarabaeus-, Akis-, Geotrupes-Arten) als Zwischenwirte. Meist ist ein Transportwirt (Reptilien, Insektivoren, Nager) eingeschaltet. Die im Magen des Endwirtes frei werdenden Larven wandern in die Oesophaguswand oder dringen in eine Arterie ein und bohren sich in deren Wand bis zur Brustaorta, wo die 3. und 4. Häutung erfolgt. In der Aortenwand werden Blutungen, erbsen- bis haselnußgroße Bindegewebsknoten und Aneurysmen verursacht. Anschließend wandern im Bereich zwischen Zwerchfell und Aortenbogen zum Oesophagus, wo sie zur Geschlechtsreife heranwachsen (4). Die Präpatenz beträgt 120 Tage.

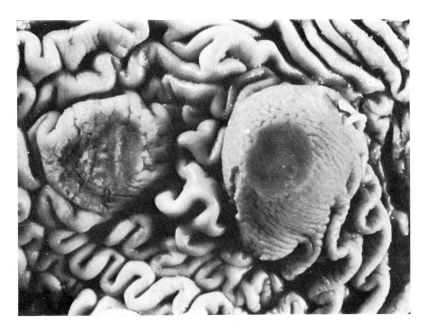

Abb. 141 Spirocerca lupi: Wurmknoten in der Magenschleimhaut eines Hundes

Pathogenese Die adulten Würmer leben im Brusthöhlenabschnitt des Oesophagus, seltener in der Magen- und Darmwand (2) sowie gelegentlich auch an verschiedenen anderen Körperteilen (1, 5) in bis zu taubeneigroßen Knoten, die meist mehrere Würmer in einer eitrig-bröckeligen, bräunlichen Masse enthalten *(Abb. 141)*. Soweit klinische Erscheinungen auftreten, äußern sie sich je nach Sitz der Knoten in Schlingbeschwerden, Würgen, Erbrechen, Verdauungsstörungen, Atemnot und Abmagerung; gelegentlich kommt es zur Ruptur der Aorta (4), im Oesophagus zur Bildung von Tumoren mit Metastasenbildung in verschiedenen Organen (3); der Zusammenhang ist statistisch gesichert, allerdings dürften dabei noch andere Noxen beteiligt sein.

Hoch pathogen ist Sp. lupi für 3–4 Wochen alte Welpen, die schon bei experimenteller Infektion mit nur 50 Larven zu einem hohen Prozentsatz innerhalb der Präpatenz starben, ohne vorher irgendwelche Symptome gezeigt zu haben. Pathologisch-anatomisch wurden ausgedehnte Hämorrhagien und teilweise Ruptur der Aorta festgestellt.

Diagnose Der Verdacht auf das Vorliegen einer Spirozerkose ergibt sich meist durch einen entsprechenden Röntgenbefund; die Diagnose wird durch den Nachweis der 30–37 × 11–15 µm großen, dünnschaligen Eier, die bereits eine Larve enthalten, erhärtet.

Bekämpfung Folgende Präparate haben sich bewährt: Diäthylcarbamazin, 20 mg/kg Kgw. täglich, 10 Tage hindurch; Dithiazaninjodid (Dizan®), 20 mg/kg Kgw. per os; Disophenol, 0,22 ml/kg Kgw. s. c.

In eigenen Behandlungsversuchen haben sich die beim Hund gebräuchlichen Wurmmittel, einschließlich Levamisol, als unwirksam erwiesen.

Literatur

1. Brodey, R. S., R. G. Thomson, P. D. Sayer, B. Eugster (1977): Spirocerca lupi infection in dogs in Kenya. Vet. Parasitol. **3**, 49–59. – 2. Georgi, M. E., H. Han, D. W. Hartrick (1980): Spirocerca lupi (Rudolphi, 1809) nodule in the rectum of a dog from Connecticut. Cornell Vet. **70**, 43–49. – 3. Ivoghli, B. (1978): Esophageal sarcomas associated with canine spirocercosis. Vet. Med. small Anim. Clin. **73**, 47–49. – 4. Ndiritu, C. G., H. I. Al-Sadi

(1976): Pathogenesis and lesions of canine spirocercosis. Mod. vet. Pract. **57**, 924–934. – **5.** TRUEMAN, K. F., R. PARKER, R. E. BOCK, H. M. ROEGER (1980): Spirocerca lupi in a dog. Aust. Vet. J. **56**, 511.

Filariose

Filariosen sind typische Erkrankungen in wärmeren Ländern; beim Hund sind mindestens 9 verschiedene Arten bekannt. Die 4 folgenden kommen auch in Europa vor: Dirofilaria repens, Dirofilaria immitis, Dipetalonema reconditum, D. grasii. Dirofilaria immitis ist die wichtigste Art.

Dirofilaria repens RAILLIET und HENRY, 1911: Männchen 5–7 cm, Weibchen 13 bis 17 cm; im subkutanen Bindegewebe von Hund und Katze, in wenigen Fällen auch im Menschen nachgewiesen (3); gelegentlich treten Ekzeme auf, Haarverlust und Schuppenbildung; Vorkommen in Südeuropa.

Dipetalonema reconditum (GRASSI, 1890): Männchen 11–15 mm, Weibchen 17–32 mm lang; im subkutanen Bindegewebe. In Flöhen (Ctenocephalides felis), die als Zwischenwirte fungieren, wird innerhalb einer Woche die Infektionslarve gebildet; die Präpatenz beträgt 61–68 Tage (9). Die pathogene Bedeutung dieser Filarie ist gering, gelegentlich kommt es zu einer Dermatose und Abmagerung (5); Vorkommen in USA, Afrika.

Dipetalonema grassii NOÉ, 1907: Weibchen 25 mm; im subkutanen Bindegewebe; ohne pathogene Bedeutung.

Dirofilaria immitis (LEIDY, 1856), Herzwurm: Männchen 12–18 cm, Weibchen 25–30 cm lang. Normaler Sitz ist die rechte Herzkammer und die Lungenarterie, jedoch gibt es Funde an zahlreichen anderen Lokalisationen (6, 18). Weitere Wirte sind Fuchs, Wolf, verschiedene wildlebende Karnivoren sowie die Katze und, in Amerika nachgewiesen, auch der Mensch. Diese Filarie ist vornehmlich in Nordamerika (besonders Südstaaten) heimisch, kommt aber auch in Europa vor, bzw. wird nach hier öfters eingeschleppt.

Die dazugehörigen Mikrofilarien (Larve I) sind ohne Scheide, 307–322 µm lang, mit geradem Schwanz; ihr Auftreten im peripheren Blut weist eine Periodizität auf mit einem Maximum um 18 h und einem Minimum um 6 h. Mikrofilarien können intrauterin in das Blut der Welpen übertragen werden (12).

Entwicklung Zwischenwirte sind Stechmücken (Culex-, Aedes-, Anophelesarten), die beim Saugakt die Mikrofilarien mit dem Blut aufnehmen. Diese vollziehen ihre Entwicklung in den Malpighischen Gefäßen und gelangen nach einer Wanderung über Abdominalhöhle und Thorax in die Unterlippe. Bei einem neuerlichen Saugakt durchbrechen die Infektionslarven (Larven III) die Labellumspitze und gelangen mit einem Flüssigkeitstropfen, der ihr Eintrocknen verhindert, auf die Haut des Endwirtes und schließlich in den Stichkanal. Über die venösen Gefäße erreichen sie ihren endgültigen Siedlungsort. Die Präpatenz beträgt etwa 190–270 Tage (10), die Patenz 4–5 Jahre. Eine Weiterverbreitung nach Deutschland eingeschleppter D. immitis ist insbesondere wegen zu niedriger Durchschnittstemperatur nicht zu erwarten.

Pathogenese Dirofilarienbefall kann Dilatation des rechten Herzens, Intimaverdickung der Lungenarterien (13), Pulmonalarteriosklerose und -thrombose verursachen und zu pulmonalem Hochdruck führen. Die auffälligsten Symptome wie Dyspnoe, Husten, Blutbeimengung im Speichel, Venenstauung, Hepatomegalie, Aszites, Ödembildung und verminderte Arbeitsleistung sind Folge der Durchblutungsstörung in der Lunge (15). Hautknötchen und Juckreiz wurden ebenfalls beobachtet (17). Die Auskultation ergibt eine Spaltung und Verstärkung des 2. Herztones, das EKG eine Rechtshypertrophie.

Diagnose Ein vorhandener Herzwurmbefall wird am sichersten durch den Nachweis der Mikrofilarien im Blut bei Vorhandensein typischer klinischer Symptome diagnostiziert; in etwa 25 % aller Hunde mit Dirofilariasis sind jedoch keine Mikrofilarien nachweisbar (16). Für den Nachweis der Mikrofilarien wurden mehrere Methoden entwickelt; am einfachsten ist die Untersuchung eines frischen Blutstropfens, verdünnt mit einem Tropfen isotoner Kochsalzlösung, im Ausstrichpräparat. Als derzeit verläßlichste Methode gilt der modifizierte Knott-Test, der die Blutuntersuchung mit einer Anreicherung der Mikrofilarien verbindet und wie folgt durchgeführt wird: 1 ml Blut werden 10 ml 2 %iges Formalin hinzugefügt. Die Aufschwemmung wird 5 Minuten bei 1000–1500 Umdrehungen pro Minute zentrifugiert. Die überstehende Flüssigkeit wird abgegossen. Das Sediment wird mit gleicher Menge einer 0,1 %igen Methylenblaulösung vermischt und als Nativpräparat mikroskopisch untersucht.

Eine genaue Artbestimmung der Mikrofilarien im Ausstrichpräparat ist jedoch schwierig, eine Differenzierung nur durch besondere Fixierung und Färbung möglich. Wesentlich erscheint die Unterscheidung der Mikrofilarien von D. immitis von denen der harmlosen Hautfilarie D. reconditum. Charakteristisch für die D. immitis-Mikrofilarien sind mehr an Ort und Stelle ausgeführte, schnelle, ruckartige Schlängelbewegungen, während sich die Mikrofilarien von D. reconditum mit gleichmäßigen, ruhigen Schlängelungen vorwärts bewegen. Weiters haben die Mikrofilarien von D. immitis ein verjüngtes Vorderende sowie einen gestreckten Körper und ein gerades Hinterende, diejenigen von D. reconditum ein stumpfes Vorderende, einen halbmondförmig gebogenen Körper und ein hakenförmig gebogenes Hinterende. Eine sichere Differenzierung beider Arten ist auf histochemischem Weg möglich.

Treten keine Mikrofilarien im Blut auf, liefert der Röntgenbefund des Brustraumes durch den deutlich hervortretenden Conus arteriosus und die Dilatation des rechten Ventrikels weitere Hinweise. Adulte Würmer können auch mittels Angiographie nachgewiesen werden.

Bekämpfung Das Ziel von Therapiemaßnahmen ist die Elimination der adulten Filarien (Makrofilarien) und der Mikrofilarien.

Adulte Filarien sowie die heranwachsenden Larven werden durch die Arsenverbindung Thiacetarsamid (Carparsolate, Arsenamide, Filaramide) abgetötet. Die Dosierung für Hunde beträgt 2 × täglich 2 mg/kg Kgw. streng i. v. an 2 aufeinanderfolgenden Tagen, Katzen erhalten 2 mg/kg Kgw. 1 × täglich an 3 aufeinanderfolgenden Tagen. Bei Erbrechen, Appetitlosigkeit oder Ikterus ist die Medikation abzubrechen. Eine weitere Arsenverbindung, Melarsonyl (Trimelarsan), täglich 5 mg/kg Kgw. an 2 aufeinanderfolgenden Tagen intramuskulär, soll ebenfalls wirksam und gut verträglich sein (8). Levamisol hat eine Teilwirkung auf Makrofilarien, vor allem auf Männchen, und gleichzeitig einen recht guten Effekt auf Mikrofilarien (1, 2, 7, 8, 11). Es wird in Tagesdosen von 10–15 mg/kg per os während 14 Tagen eingesetzt, doch treten dabei häufig Nebenwirkungen auf. Daher wird von manchen Autoren (11) ein Behandlungsschema mit allmählicher Steigerung der Dosis empfohlen. Die Tiere erhalten in den ersten 2 Wochen täglich 2,5 mg/kg Kgw. per os und anschließend je 2 Wochen 5 mg/kg bzw. 10 mg/kg Kgw.

Einige Wochen (3–6) nach Abschluß der Behandlung mit Thiacetarsamid gegen Makrofilarien ist eine Therapie mit einem Mikrofilarizid anzuschließen. In dieser Indikation werden Levamisol in der oben angegebenen Dosierung und Dithiazaninjodid (täglich 4 mg/kg Kgw. per os während 7 Tagen) eingesetzt.

Nach verschiedenen Berichten ist Ivermectin auf Mikrofilarien von D. immitis wirksam (4). Das Mittel befindet sich noch in Prüfung.

Prophylaxe Hierzu bestehen folgende Möglichkeiten (8, 11): In endemischen Gebieten mit permanenter Infektionsgefahr erhalten Hunde ab der 8.–10. Lebenswoche täglich 6,25 mg/kg Kgw. Diäthylcarbamazinzitrat (Banocide®) per os in Dauermedikation. Das Mittel wirkt larvizid auf die dritten und vierten Stadien von D. immitis und verhindert so die Entwicklung einer patenten Infektion. Die Hunde müssen bei Behandlungsbeginn sicher frei von zirkulierenden Mikrofilarien sein, da deren Abtötung gravierende allergische Nebenwirkungen auslösen kann (14). Eine andere Methode ist die Behandlung der Hunde (siehe oben) mit therapeutischen Dosen von Thiacetamid oder Levamisol in Intervallen von 6 Monaten (11). Hunde, die sich nur vorübergehend in endemischen Gebieten aufhalten, können durch tägliche Gaben von Diäthylcarbamazinzitrat in der oben angegebenen Dosierung vor der Infektion geschützt werden, wenn die Medikation bei Eintritt in das Endemiegebiet beginnt und bis zu 80 Tagen nach Ende der Infektionsgefahr fortgesetzt wird (11).

Praktikable und allgemein anwendbare Methoden zur Verhütung des Mückenanfluges bei Hunden stehen gegenwärtig nicht zur Disposition.

Literatur

1. ATWELL, R. B., C. BALDOCK (1979): Oral treatment of canine dirofilariasis with levamisole hydrochloride – pilot trial. J. Small Anim. Pract. **20**, 299–302. – **2.** ATWELL, R. B., C. CARLISLE, S. ROBINSON (1979): The effectiveness of levamisole hydrochloride in the treatment of adult Dirofilaria immitis. Aust. Vet. J. **55**, 531–533. – **3.** BARDACH, H., J. HEIMBUCHER, M. RAFF (1981): Subkutane Dirofilaria (Nochtiella) repens-Infektion beim Menschen – erste Fallbeschreibung in Österreich und Übersicht der Literatur. Wien. klin. Wschr. **93**, 123–127. – **4.** BLAIR, L. S., W. C. CAMPBELL (1979): Efficacy of avermectin B_{1a} against microfilariae of Dirofilaria immitis. Am. J. Vet. Res. **40**, 1031–1032. – **5.** BOBADE, P. A., P. A. OJEBUOBOH, O. AKINBOADE (1981): A case of canine filariasis due to Dipetalonema reconditum (GRASSI 1889) in Nigeria. J. small Anim. Pract. **22**, 201–206. – **6.** BRIGHTMAN, A. H., K. S. TODD (1977): Heartworm in the anterior chamber of a dog's eye. Vet. Med. small Anim. Clin. **72**, 1021–1023. – **7.** CHAIKIN, R. J. (1979): Levamisole as a simultaneous microfilaricide/adulticide in canine heartworm disease. Canine Pract. 6, **32**, 35–37. – **8.** EUZEBY, J. (1979): Bases et modalités du traitement et de la prophylaxie medicale de la dirofilariose cardiovasculaire du chien. Rev. Méd. vét. **130**, 241–256. – **9.** FARNELL, D. R., D. R. FAULKNER (1978): Prepatent period of Dipetalonema reconditum in experimentally-infected dogs. J. Parasitol. **64**, 565–567. – **10.** HENDRIX, C. M., W. J. BEMRICK, J. C. SCHLOTTHAUER (1980): Natural transmission of Dirofilaria immitis by Aedes vexans. Am. J. Vet. Res. **41**, 1253–1255. – **11.** KELLY, J. D. (1977): Canine Parasitology. Vet. Rev. No. **17**, Univ. Sydney. – **12.** KRAKOWA, S. (1977): Transplacentally acquired microbial and parasitic disease of dogs. J. Am. Vet. Med. Ass. **171**, 750–753. – **13.** MUNELL, J. F., J. S. WELDON, R. E. LEWIS, D. E. THRALL, J. W. MCCALL (1980): Intimal lesions of the pulmonary artery in dogs with experimental dirofilariasis. Am. J. Vet. Res. **41**, 1108–1112. – **14.** PALUMBO, N. E., R. S. DESOWITZ, S. F. PERRI (1981): Observations on the adverse reaction to diethylcarbamazine in Dirofilaria immitis-infected dogs. Tropenmed. Parasitol. **32**, 115–118. – **15.** RAWLINGS, C. A. (1980): Cardiopulmonary function in the dog with Dirofilaria immitis infection: during infection and after treatment. Am. J. Vet. Res. **41**, 319–325. – **16.** SCHEIB, C. W., D. S. CORWIN (1977): Dirofilariasis in a 2 year-old Husky-Shepherd cross in Maine. Vet. Med. small Anim. Clin. **72**, 1594–1595. – **17.** SCOTT, D. W. (1979): Nodular skin disease associated with Dirofilaria immitis infection in the dog. Cornell Vet. **69**, 233–240. – **18.** THORNTON, J. G. (1978): Heartworm invasion of the canine eye. Med. Vet. Pract. **59**, 373–374.

Ollulanose

Ollulanus tricuspis LEUCKART, 1865 *(Abb. 142):*

Männchen: 0,6–0,8 mm.
Weibchen: 0,8–1 mm, mit kleiner kelchartiger Mundkapsel, Hinterende des Weibchens in 5 Spitzen auslaufend.

Der Magenwurm der Katze wird in letzter Zeit, wahrscheinlich auf Grund der verbesserten Untersuchungstechnik, häufiger nachgewiesen. So tritt er im süddeutschen Raum bei durchschnittlich 18 % der untersuchten Katzen auf, bei Tieren aus ländlicher Umgebung sogar bei etwa 40 % (3, 4). In Österreich wurde der Magenwurm bei 3 % der untersuchten Füchse nachgewiesen (5).

Entwicklung Diese ist für einen Nematoden ungewöhnlich: die viviparen Weibchen geben die Drittlarven ab, welche an Ort und Stelle zur Geschlechtsreife heranwachsen. Die Verbreitung der Infektion erfolgt durch alle mit dem Mageninhalt erbrochenen Stadien.

Pathogenese O. tricuspis kann bei Katzen eine chronische Gastritis mit Gewichtsverlusten und Unterernährung (1, 2) hervorrufen, die ätiologisch intra vitam allerdings nur schwer zu diagnostizieren ist. Im Schwein kann es zu erheblichen Schleimhautveränderungen mit gelegentlich gehäuften Todesfällen (in einem niederösterreichischen Mastbetrieb) kommen. Zu anderen inadäquaten Wirten zählen Hund, Löwe, Tiger und Gepard.

Diagnose Ein sicherer Befund kann nur durch die mikroskopische Überprüfung von Magenschleim, Schleimhautgeschabsel und von mit Pepsin verdauter Magenwand erhoben werden (3, 4). Intra vitam ist es möglich, mit Rompun® einen Vomitus zu provozieren und die sehr kleinen Würmer im Erbrochenen nachzuweisen (4); ebenso erfolgreich erwiesen sich Magenspülungen (6).

Bekämpfung Für eine spezifische Therapie eignet sich Levamisol in einer Dosis von 5 mg/

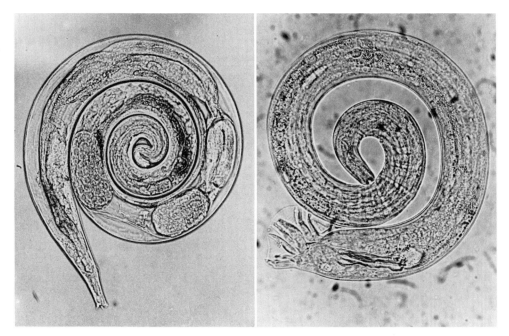

Abb. 142. Ollulanus tricuspis aus der Katze (650 × vergr.)
li = Weibchen; **re** = Männchen

kg Kgw. s. c., während andere Breitbandanthelminthika unzureichend wirksam sind (6).

Literatur

1. HÄNICHEN, T., M.-A. HASSLINGER (1977): Chronische Gastritis durch Ollulanus tricuspis (LEUCKART, 1865) bei einer Katze. Berl. Münch. Tierärztl. Wschr. **90**, 59–62. – **2.** HARGIS, A. M., D. J. PRIEUR, R. B. WESCOTT (1981): A gastric nematode (Ollulanus tricuspis) in cats in the Pacific Northwest. J. Am. vet. med. Ass. **178**, 475–478. – **3.** HASSLINGER, M.-A. (1979): Zum Vorkommen von Ollulanus tricuspis (LEUCKART, 1865) bei Hauskatzen. Berl. Münch. Tierärztl. Wschr. **92**, 316–318. – **4.** HASSLINGER, M.-A., M. TRAH (1981): Untersuchungen zur Verbreitung und zum Nachweis des Magenwurmes der Katze, Ollulanus tricuspis (LEUCKART, 1865). Berl. Münch. Tierärztl. Wschr. **94**, 235–238. – **5.** HINAIDY, H. K. (1976): Ein weiterer Beitrag zur Parasitenfauna des Rotfuchses, Vulpes vulpes (L.), in Österreich. Zbl. Vet. Med. B **23**, 66–73. – **6.** WITTMANN, F. X. (1982): Ollulanus tricuspis (LEUCKART, 1865): Untersuchungen zur Diagnose, Morphologie, Entwicklung, Therapie sowie zum Wirtsspektrum. München: Vet. med. Diss.

Weitere Nematoden

Capillaria plica (RUDOLPHI, 1819): häufiger Parasit der Harnblase des Fuchses, gelegentlich auch bei Hund und Katze; Männchen 13–30 mm, Weibchen 30–60 mm lang. Die Entwicklung geht über Regenwürmer als Zwischenwirte; Präpatenz 58–63 Tage. Kann in Fuchsfarmen von Bedeutung sein.

Capillaria böhmi SUPPERER, 1953: ein Fuchsparasit, wurde auch beim Hund in den Nasenhöhlen (Sinus maxillares et frontales) nachgewiesen; Männchen 12–34 mm, Weibchen 22–64 mm; Eier gedellt.

Capillaria hepatica (BANCROFT, 1893): der bei Ratten weit verbreitete Leber-Haarwurm, wurde in wenigen Fällen auch in der Leber von Hund und Katze (2) nachgewiesen.

Strongyloides stercoralis (BAVAY, 1876): Die im Dünndarm von Hund, Katze und Fuchs lebende parasitäre Generation besteht nur aus Weibchen, die 2–3 mm lang werden. Heute herrscht die Ansicht vor, daß es sich um die gleiche Art wie diejenige im Menschen handelt, auch wenn vielleicht physiologische Unterschiede bestehen.

Mit den Fäzes werden die Eier ausgeschieden, aus denen bereits in den ersten Stunden die rhabditiforme Larve I schlüpft (3), die sich direkt oder über eine freilebende, getrenntgeschlechtliche Generation zur Infektionslarve entwickelt. Die Infektion erfolgt perkutan, die Präpatenz beträgt 9 Tage. Strongyloides kann in jungen Welpen von erheblicher Pathogenität sein.

Bekämpfung Lopatol®, 200 mg/kg Kgw., hat sich als wirksamstes und sehr gut verträgliches Chemotherapeutikum erwiesen (3).

Dioctophyma renale (GOEZE, 1782): Männchen 14–15 cm, Weibchen bis 100 cm lang, 4–6 mm dick, von blutroter Farbe; Nierenwurm des Hundes, der am Siedlungsort (Nierenbecken, Bauch- und Brusthöhle) beträchtliche Veränderungen hervorruft; auch bei Katze, Fuchs und weiteren Fleischfressern anzutreffen.

Pelodera (syn. *Rhabditis*) ***strongyloides*** (SCHNEIDER, 1866): Die Larven dieses Erdnematoden wurden mehrmals bei Hunden als Ursache einer Dermatitis nachgewiesen, die mit Haarausfall, Schuppen-, Knötchen- und Fistelbildung verläuft, vorwiegend an Stellen, die mit dem Boden in Berührung kommen. Die 560–700 µm großen Larven sind im Hautgeschabsel nachzuweisen.

Bekämpfung Als Therapie haben sich Bäder in 1 %iger Suspension von Selendisulfid, örtliche Behandlung mit 2 %iger Chlordan-Lösung oder einem organischen Phosphorpräparat bewährt.

Trichinella spiralis (OWEN, 1835; s. S. 310). Die Trichinellose kann beim Hund nach Aufnahme trichinösen Fleisches in typischer Form auftreten mit Brechdurchfall, Muskelzittern und erhöhter Temperatur (1). Wesentlich wird die Anamnese sein, z. B. bei Beginn der Erkrankung wenige Tage nach Aufnahme von Wildschweinfleisch.

Eine Prämedikation mit Toxogonin, 5fach erhöhte therapeutische Dosis von Neguvon im Wasser aufgelöst, an 3 aufeinanderfolgenden Tagen oral, wurde versucht (1).

Literatur
1. DICKEL, H. (1977): Über einen Trichinenbefund, Trichinose und Therapie beim Hund. Prakt. Tierarzt **58,** 92–96. – **2.** MITUCH, J. (1968): Die Helminthenfauna der Hauskatze (Felis domestica L.) in der Slowakei (ČSSR). Folia Vet. 12, 165. – **3.** OHDER, H., H. HURNI (1978): Strongyloides stercoralis (canis) in einer Hundezucht. Kleintierpraxis **23,** 381–386.

Pentastomiden

Die Pentastomiden (Zungenwürmer) werden heute als eigener Stamm der Stammgruppe Articulata (Gliedertiere) geführt. Es handelt sich um wurmähnliche, weichhäutige Tiere, die sowohl Merkmale der Anneliden als auch der Arthropoden besitzen.

An der Unterseite des Vorderendes befinden sich 4 schlitzförmige Hauttaschen mit je einem Chitinhaken, zwischen denen sich der U-förmige Mundring befindet. Diese 5 Öffnungen haben zur Bezeichnung Pentastomum (»Fünfmund«) geführt. Die Pentastomiden kommen in zahlreichen Arten bei Reptilien vor, die die hauptsächlichen Wirte sind; beim Hund ist nur ein Vertreter der Gattung Linguatula anzuführren.

Linguatula serrata FRÖHLICH, 1789, Nasenwurm *(Abb. 143):* beim Hund und anderen Fleischfressern vor allem in der Nasenhöhle; auch der Mensch ist in einem Fall als Endwirt nachgewiesen worden.

Der Körper ist weißlich-gelb oder glasig-durchsichtig, dorsoventral abgeflacht und zungenförmig. Der Hinterleib ist geringelt und besteht aus 90 Segmenten. Die Körperdecke ist von zahlreichen Drüsenöffnungen durchsetzt. Atmungs-, Zirkulations- und Exkretionsorgane sowie Extremitäten fehlen. Die Männchen sind 18–20 mm, die Weibchen bis 130 mm lang. Die Genitalorgane münden ventral, beim Männchen im vorderen, beim Weibchen im hinteren Körperabschnitt. Die bereits zum Zeitpunkt der Ablage embryonierten, leicht rötlichen Eier messen durchschnittlich 90 × 70 µm, besitzen eine zarte Außenhülle und eine gelbliche Innenhülle. Die Eioberfläche ist in der Regel von einem gallertartigen Schleim bedeckt.

Entwicklung Die Entwicklung erfolgt indirekt und schließt bei Linguatula, zum Unterschied von allen anderen Pentastomiden, nur Säuger ein. Die bereits vor der Geschlechtsreife begatteten Weibchen legen bis zu 500 000 Eier ab. Diese werden vom Wirtstier ausgeniest oder gelangen nach Abschlucken mit dem Kot ins Freie, wo sie von einem geeigneten Zwischenwirt (Haus- und Wildwiederkäuer, Schwein, Pferd, Kaninchen, Ratte, Maus, gelegentlich Mensch) aufgenommen werden müssen.

Im Darm des Zwischenwirtes schlüpft aus dem Ei die Primärlarve, die 4 Krallenfüßchen und einen Bohrapparat besitzt, mit dem sie sich in die Darmwand einbohrt. Mit dem Blut- oder Lymphstrom gelangen sie zu den verschiedenen Organen der Brust- und Bauchhöhle (Lunge, Leber, Lymphknoten, Milz, Bauchfell etc.), wo sie sich abkapseln und als sogenannte Pentastomenknötchen gelegentlich bei der Fleischbeschau nachgewiesen werden. In diesen Knötchen entwickelt sich die Sekundärlarve, die weder Bohrstachel noch Krallenfüßchen besitzt. Die Larvenentwicklung dauert etwa 7 Monate und ist nach der 9. Häutung mit der End-, Stachel- oder Terminallarve abgeschlossen. Die Terminallarve (früher als eigene Art, Pentastomum denticulatum, beschrieben) ist etwa 4–5 mm lang und besitzt am Vorderende 4 Doppelhaken sowie auf der gesamten Körperoberfläche zahlreiche, kranzartig angeordnete, nach rückwärts gerichtete Kutikularstacheln. Nach 1–3 Monaten sprengt die Terminallarve ihre Kapsel und gelangt als freie Wanderlarve in die Körperhöhle des Zwi-

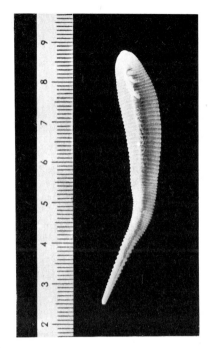

Abb. 143 Nasenwurm des Hundes Linguatula serrata

schenwirtes. Ein Teil der Larven verbleibt in ihren Kapseln und geht zugrunde, ebenso wie diejenigen Wanderlarven, die nicht rechtzeitig von einem geeigneten Endwirt aufgenommen werden.

Hunde infizieren sich entweder durch Verzehr befallener Organe oder auch durch Aufschnüffeln ins Freie gelangter Wanderlarven. Im ersten Fall kommen die abgeschluckten Larven mit Hilfe ihrer Stachel via Oesophagus-Rachen in die Nase, im zweiten Fall gelangen sie direkt dorthin. In der Nase erfolgt die letzte Häutung zum Adultstadium.

Pathogenese Der Parasit verursacht an seinem Siedlungsort Reizungen und Verletzungen der Schleimhaut. Durch bakterielle Sekundärinfektionen kann es zu schmerzhaften Prozessen in Nase- und Stirnhöhle kommen. Die Hunde zeigen chronischen, starken Nasenkatarrh verbunden mit Niesen, zeitweilig blutigem Ausfluß, Schniefen, Reiben der Nase und in ausgeprägten Fällen eine Störung des Geruchsvermögens.

Diagnose Die Diagnose wird durch den

Nachweis der Eier im Nasenausfluß oder besser im Kot gestellt. Der Kot wird hierzu mit 5 %iger Kalilauge (1:10) verrührt, nach 3–6 Stunden mit Wasser versetzt und in ein Spitzglas gesiebt. Nach mehrmaligem Wechsel der überstehenden Flüssigkeit wird das Sediment mit Zinkchlorid oder Zinksulfat zentrifugiert (etwas modifizierte Methode n. ENIGK und DÜWEL).

Bekämpfung Die Behandlung besteht in einer operativen Entfernung des Parasiten oder in dem Versuch, ihn durch Provokation eines starken Niesreizes herauszubefördern.

Arthropoden

Acarida
Zeckenbefall

Die häufigste in Mitteleuropa auf Hund und Katze vorkommende Zeckenart ist Ixodes ricinus, der sog. Holzbock. Gelegentlich findet man noch, vor allem auf Hunden, Ixodes hexagonus, I. canisuga, Haemaphysalis concinna, Dermacentor marginatus und D. pictus. Die hauptsächlich an Hunde adaptierte, in wärmeren Klimaten heimische Art Rhipicephalus sanguineus wurde wiederholt mit Importhunden nach Mitteleuropa eingeschleppt und ist wohl nicht im Freiland, jedoch in verschiedenen Hundehaltungen zur autochthonen Vermehrung gekommen. Die wichtigsten Gattungsunterschiede sind in *Tab. 18* dargestellt.

Ixodes ricinus (LINNÉ, 1746), Holzbock *(Abb. 144)*: Morphologie siehe Zeckenbefall Wiederkäuer, S. 205.

Tab. 18 Unterscheidungsmerkmale der vier beim Hund in Europa vorkommenden Zeckengattungen

Gattung	Merkmale
Ixodes	Augen fehlen, Analfurche vor dem Anus, Palpen lang
Haemaphysalis	Augen fehlen, Analfurche hinter dem Anus, Palpen kurz und breit
Dermacentor	Augen vorhanden, Analfurche hinter dem Anus, Palpen kurz, Schildchen ornamentiert, Stigmenplatte oval, Basis capituli rechteckig
Rhipicephalus	Augen vorhanden, Analfurche hinter dem Anus, Palpen kurz und breit, Stigmenplatte kommaförmig, Basis capituli sechseckig

Entwicklung Befall mit Ixodes ricinus tritt vorwiegend von April bis Juni auf, um nach einer Phase geringerer Aktivität in den trockenen Sommermonaten, im September und Oktober neuerlich anzusteigen. Bevorzugter Biotop sind Waldungen mit dichtem Unterholz und anschließende Waldlichtungen. Die Entwicklung dieser dreiwirtigen Zecke über Ei, Larve, Nymphe und Imago dauert durchschnittlich 2–3 Jahre, wobei jedes Stadium nur einmal Blut saugt.

Pathogenese Im allgemeinen bewirkt der Befall in unserem Gebiet bei Hund und Katze keine größeren Schäden, meist verursachen sie nur lokale Hautschwellungen. Bei stärkerem, wiederholtem Befall können jedoch Tiere erheblich unter der Zeckenplage leiden, die daher nicht unterschätzt werden darf.

Rhipicephalus sanguineus (LATREILLE, 1806), braune Hundezecke.

Männchen: 2,7–3,5 × 1,5–2,3 mm; Körper birnenförmig, rotbraun, Beine gelbbraun.
Weibchen: vor Blutaufnahme 2,4–2,7 × 1,4–1,6 mm, vollgesogen bis 11 × 7 mm; Körper längsoval.

Entwicklung Rhipicephalus sanguineus ist nicht in der Lage, sich unter unseren Klimabedingungen im Freien zu vermehren, doch kann die Zecke Wohnungen und Stallungen infestieren. Zur Vermehrung wird ein Temperaturbereich von 20 °C bis 30 °C und eine hohe

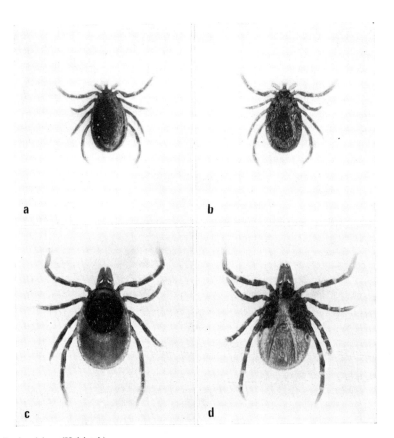

Abb. 144 Ixodes ricinus (Holzbock)

a = Männchen Dorsalfläche; **b** = Männchen Ventralfläche; **c** = Weibchen Dorsalfläche; **d** = Weibchen Ventralfläche (6 × vergr.)

relative Luftfeuchtigkeit benötigt, jedoch werden für eine gewisse Zeit auch kritische Temperatur- und Feuchtigkeitsbedingungen toleriert. Die Vermehrungsrate ist sehr hoch, so daß die von den Hunden benützten Wohnräume und Hundehütten über lange Zeit von Larven, Nymphen und Adulten übersät sein können.

Pathogenese Die Pathogenese ist ähnlich der von Ixodes ricinus, jedoch kann die Belästigung aufgrund der hohen Vermehrungsrate erheblich stärker werden als bei dieser Art. An eine mögliche Übertragung von Babesia canis (s. S. 358) muß beim Auftreten von Rhipicephalus sanguineus gedacht werden. Die Zecke hat eine europaweite Verbreitung gefunden (1).

Bekämpfung Wenige Exemplare werden entfernt, indem man sie mit in Äther getauchter Watte umhüllt oder mit einem Tropfen Öl betupft. Nach kurzer Zeit können sie dann leicht mittels drehender Bewegungen abgenommen werden. Bei starkem Befall bedient man sich moderner Kontaktakarizide wie Phosphorsäureester, Carbamat- und Pyrethrumpräparate. Einige Phosphorsäureesterpräparate (Ectoral®, Proban®, Cyflee®) eignen sich auch zur peroralen Anwendung. Bewährt haben sich auch mit Akariziden (Insektiziden) versehene Halsbänder, wobei jene Bänder, die den Wirkstoff in Pulverform abgeben, vorzuziehen sind. Mit Dichlorvos getränkte Halsbänder können bei empfindlichen Tieren Dermatitiden und Allergien auslösen; sie sollten auch bei Jagd- und Fährtenhunden besser jeweils nur für mehrere Stunden (über Nacht) auf den Tieren belassen werden, da die Geruchsleistung beeinträchtigt werden kann. Vorsicht ist auch bei Regen oder bei Hunden, die gerne ins Wasser gehen, geboten, das Halsband wäre vorher abzunehmen. Betreffs Akarizid-Resistenz bei Zecken s. Lit (2). Zeckenverseuchte Räumlichkeiten (bezieht sich vor allem auf Rhipicephalus sanguineus) sind mit einem Akarizid zu desinfizieren, wobei die Konzentration höher gewählt werden soll als dies zur Behandlung von Tieren notwendig ist. Zur Tilgung von Rhipicephalus sanguineus in Wohn- und Stallräumen hat sich die Anwendung eines Kaltnebels auf der Basis von Dichlorvos, Pyrethrum und Neo-Pynamin bestens bewährt. Voraussetzung ist, daß gleichzeitig auch die dort gehaltenen Tiere einer mehrmaligen Badebehandlung unterzogen werden. Zusätzlich sollten Propoxur-Plastikhalsbänder verordnet werden (6).

Demodikose

Demodex canis (LEYDIG, 1858): weißliche langgestreckte Milben; Weibchen etwa 300 µm, Männchen etwa 250 µm groß; Kapitulum hufeisen- oder leierförmig, mit gut erkennbaren Mundwerkzeugen; Kutikula des Opisthosoma quergerillt; die 4 Paar stummelförmigen Beine enden mit je 2 krallenähnlichen Gebilden *(Abb. 145)*. Die spindelförmigen Eier sind 70–90 × 19–25 µm groß.

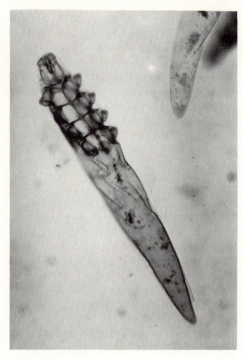

Abb. 145 Demodex canis (220 × vergr.)

Entwicklung Die Milben parasitieren tief in den Haarbälgen, seltener bzw. bei sehr starkem Befall auch in den Talgdrüsen im Bereiche dünnhäutiger, nicht oder nur wenig behaarter Körperstellen. Die Entwicklung verläuft komplett innerhalb der Haarfollikel über Larven und zwei Nymphenstadien in etwas mehr als 3 Wochen zum Adultstadium. Das Protonymphenstadium besitzt wie die Larve nur 3 Beinpaare. Nicht selten wurden Milben in Lymphknoten und anderen Organen gefunden, auch im Blut wurden sie nachgewiesen. Die Übertragung erfolgt mit ziemlicher Sicherheit ausschließlich von der Mutter auf die Welpen bereits unmittelbar nach der Geburt beim Liegen und Saugen am mütterlichen Gesäuge. Für die Übertragung ist Wärme notwendig. Nach SAKO (11) liegt der Temperaturbereich für eine Übertragung zwischen 16 und 41 °C. Eine intrauterine Infektion kann ausgeschlossen werden.

Pathogenese Die Demodikose ist vorwiegend eine Krankheit junger Hunde, sie wird fast ausschließlich durch befallene Muttertiere übertragen und beginnt daher an den Stellen, die beim Saugen in engem Kontakt mit der Mutter kommen: Oberlippe, Augenlider, Nasenrücken, Stirn, Ohren, jedoch nicht Ohrenspitze und Vorderseite der Pfoten. Fast stets ist der ganze Wurf befallen, sichtbare Veränderungen treten meist erst nach dem Absetzen von der Muttermilch auf. In leichten Fällen sind vielfach nur die Lider nebst einem schmalen Streifen der periorbitalen Hautregion verändert mit Ausfall von Haaren und Wimpern (Brille). Bei fortschreitender Erkrankung breiten sich die Hautveränderungen auf Hals, Brust, Bauch und Schenkelfalten aus. Die Hautveränderungen stellen vielfach allergische Reaktionen dar (4, 5).

Klinisch läßt sich eine Alopezie, squamöse, squamopapulöse, pustulöse und atypische Form unterscheiden. Die Alopezie-Form ist der mildeste Typ der Demodikose, mit kleinen umschriebenen haarlosen Stellen, hauptsächlich auf dem Kopf und den Extremitäten, mit geringgradiger Pityriasis.

Die squamöse Form zeigt alle Stadien eines schuppenden Ekzems mit vorerst umschriebenem, später großflächigem Haarausfall. Es kommt zu einer starken Vermehrung der Milben und damit zu einer Ausweitung der Haarbälge. Die befallenen Hautbezirke sind erythematös und weisen eine Hyperkeratose auf. Aus der squamösen Form entwickelt sich die squamopapulöse oder die pustulöse Form.

Die squamopapulöse Form wird durch kleine Papeln auf schuppenden, haarlosen Stellen charakterisiert. Pruritus ist nicht generell vorhanden. Diese Form ist chronisch und bei langer Dauer kommt es zur Hautverdickung. Bei Heilung zeigen die abgeheilten Hautbezirke starke Pigmentation.

Die pustulöse Form (oft bei über 2 Jahre alten Hunden) entwickelt sich meist aus der squamösen Form. Es kommt zur Ausbildung derber, blauroter Knötchen, die in gelbe, braunrote oder schwärzliche Pusteln übergehen. Diese Pusteln dringen häufig tief in die Haut vor und neigen infolge bakterieller Sekundärinfektion zu Geschwürbildung. Auf leichten Druck entleeren sie dann eine talgartige, eitrige Masse, die mit Blut vermischt ist und zahlreiche Milben enthält. Die befallenen Hautstellen sind vorerst geschwollen, hyperämisch, warm, und die Haare erscheinen rauh. In der Folge kommt es zu Haarausfall und Hautverdickung. Die Haut wird faltig, borkenähnlich zerklüftet und schließlich deutlich blaurot, daher die Bezeichnung »Rote Räude«. Juckreiz ist bei dieser Demodikoseform gelegentlich vorhanden. Die pustulöse Form kann infolge Septikämie und Kachexie zum Tod des Tieres führen. Die atypische Form ist durch über den ganzen Körper verstreute Veränderungen gekennzeichnet. Die Haare fallen auf kleinen umschriebenen schuppenden Hautbezirken aus. Papeln, Pusteln und nässende Knötchen können vorhanden sein. Pruritus fehlt in der Regel. Große Beachtung muß bei der Demodikose den bakteriellen Sekundärinfektionen und Pyodermien geschenkt werden. Beteiligt sind hauptsächlich Staphylococcus spp., Proteus spp. und Pseudomonas spp. Besonders schwerwiegend sind Pseudomonas-Pyodermien zu beurteilen (12, 13, 14). Die genannten Infektionen sind bei der Behandlung zu berücksichtigen.

Zur Ausbildung einer Demodikose kommt es bei Vorliegen einer Prädisposition des Wirtstieres. Dies kann im ersten Lebensjahr durch Zahnwechsel, schnelles Wachstum, Geschlechtsreife, falsche oder mangelnde Ernährung, Darm- und andere Erkrankungen bedingt sein, aber auch durch Überpflege der Haut, wie zu häufiges Waschen oder Verwendung reizender Mittel. Hier sind unsere Kenntnisse noch recht gering. Hervorzuheben ist, daß regional verschieden, 5,4–88,2 % der gesunden Hunde Demodexmilben beherbergen. Dies erklärt, wie auch Hunde, die jahrelang mit keinem Artgenossen in Kontakt kamen, an Demodikose erkranken können.

Diagnose Der Nachweis von Milben erfolgt mittels Hautgeschabsel (eventuell aufweichen und aufhellen in 10 %iger Kalilauge) und ist leicht im fortgeschrittenen Stadium, jedoch schwierig im Anfangsstadium, wenn ausgeprägte Veränderungen fehlen. Das Hautgeschabsel muß so tief entnommen werden, daß leichte kapillare Blutungen entstehen.

Bekämpfung Die Heilung der hartnäckigen Demodikose ist auch heute noch schwierig und eine Behandlung sehr langwierig und häufig von nur geringem Erfolg begleitet. Oft gelingt es nur, eine Demodikose so weit zu bessern, daß der Hund zu einem symptomlosen Milbenträger wird. In jedem Fall ist eine Behandlung sorgfältig und wiederholt vorzunehmen. Besteht eine Demodikose schon lange und hat sie sich über den ganzen Körper ausgebreitet, dann helfen auch intensivste therapeutische Maßnahmen in der Regel nicht mehr. Die Behandlung hat in 3 Richtungen zu erfolgen: Erhöhung der körperlichen Resistenz durch optimale Fütterung (Fleisch, Milch, Quark u. a.) und Gaben von Vitaminen, besonders des B-Komplexes sowie von anabolen Hormonen; Beseitigung vorhandener Endoparasiten; äußerliche und innerliche Anwendung von Akariziden.

Zur Therapie werden die modernen Akarizide, vor allem organische Phosphorverbindungen empfohlen. Eine Behandlung mit Neguvon und einem Präparat auf der Basis von Metrifonat (DTHP), in einer oralen Dosis von 80–100 mg/kg täglich auf 2 Dosen verteilt, hat sich in Kombination mit einer gleichzeitigen lokalen Behandlung mit diesem Präparat bewährt. Ectoral® wird kombiniert (perorale und äußerliche Behandlung) verwendet. Die

Dosis zur peroralen Behandlung beträgt 100 mg/kg, alle 4 Tage, über einen Monat. Unterstützend kann gleichzeitig äußerlich eine 0,5–1 %ige Lösung angewendet werden. Die Ectoral-Tabletten sind mit oder kurz nach einer Mahlzeit zu verabreichen, um gelegentlich auftretende Nebenerscheinungen wie Speicheln oder Erbrechen zu verhindern. Gut bewähren soll sich die perorale Anwendung von Cythioat (Proban®, Cyflee®). Das gut verträgliche Proban wird in einer Dosierung von 3 mg/kg alle 3 Tage oder zweimal wöchentlich 5–10 Wochen hindurch verabreicht. Gut bewährt hat sich auch eine Behandlung mit Dichlorvos, 30 mg/kg per os, einmal wöchentlich 3 Wochen hintereinander; völlige Abheilung nach 2 Monaten. Weiter 8,5 % Fenchlorphos-Lösung 3–4 Wochen lang, äußerlich. Es kommt zumindest zu einer weitgehenden Verringerung der Milben.

SCOTT (13) berichtet über gute Erfolge mit einer 4%igen Ronnel-Lösung (180 ml Ectoral®-emulgiertes Konzentrat mit 33 % Ronnel, oder 250 mg Korlan-E®, das 24 % Ronnel enthält, werden mit 1000 ml Propylenglycol vermischt). Diese Lösung ist relativ stabil (4 Wochen) und vor Anwendung gut zu schütteln. Sie ist gründlich aufzutragen und gut einzureiben (langhaarige Tiere sollten vorher geschoren werden). Täglich sollte ein Drittel des Tieres behandelt werden; diese Prozedur ist über 12–15 Wochen zu führen. Nebenerscheinungen wie milde Erytheme, umschriebene Schuppenbildung der Haut und geringe Gewichtsverluste können auftreten. Bei schwereren Erscheinungen (Phosphorsäureester-Vergiftungen) ist die Therapie zu unterbrechen und später so fortzusetzen, daß nur jeden 2. Tag ein Körperdrittel behandelt wird. Brauchbare Erfolge können mit dem Pyrethroid Cypermethrin erzielt werden, wenn dieses täglich über 10–14 Tage und anschließend in 14tägigen Abständen auf die veränderten Hautpartien aufgebracht wird. Je nach Schwere der Demodikose soll die Behandlungsperiode zwischen 4 Wochen und 3 Monaten liegen (3). LOSSON und BENAKHLA (7) berichten über Teilerfolge mit Closantel®, einem Anthelminthikum aus der Salicylanilid-Gruppe. Bei Demodikosen ohne Sekundärinfektionen zeigte Closantel®, subkutan in wöchentlichen Abständen verabreicht, in einer Dosierung von 5 mg/kg für die erste Injektion und 2,5 mg/kg für die weiteren (insgesamt 10 Injektionen), gute bis ausgezeichnete Wirksamkeit.

Mit welchem Mittel auch immer die Behandlung erfolgt: bei Vorliegen von bakteriellen Infektionen ist gleichzeitig eine antibiotische Therapie einzuleiten, die sich bei schweren Pyodermien über 3 bis 6 Wochen erstrecken muß (13).

Trombidiose

In bestimmten Gebieten werden Hunde und Katzen von Milbenlarven aus der Familie Trombiculidae *(Abb. 146),* insbesondere Neotrombicula (syn. Trombicula) autumnalis befallen.

Neotrombicula autumnalis (SHAW, 1790), Herbstgrasmilbe: Larve 200–500 µm, gelb oder orangerot, beborstet, sechsbeinig.

Entwicklung Die Nymphen und die adulten Milben leben im Erdboden und ernähren sich saprophytisch, während die Larven eine parasitische Lebensweise führen. Im Spätsommer und Herbst, in manchen Gebieten auch im Frühjahr, kommt es zu einer explosionsartigen Vermehrung. Die massenhaft auftretenden Larven kriechen bis etwa Kniehöhe an Pflanzen hoch und befallen, ähnlich wie die Zecken, die verschiedensten Tiere, mit besonderer Vorliebe auch Hunde und Katzen sowie den Menschen. Die Larven ritzen mit ihren Chelizeren die oberen Hautschichten an, zersetzen mittels ihres Speichels die Zellen des Stratum spinosum und Stratum germinativum und saugen sie auf (keine Blutsauger). Nach etwa 1 Woche sind die Larven vollgesogen und haben dabei das zwei- bis dreifache ihrer ursprünglichen Körpergröße erreicht. Sie lassen sich dann zu Boden fallen, um ihre Entwicklung zu vollenden.

Pathogenese Befallen werden vorwiegend dünne Hautstellen, wie Zwischenzehenraum-, Augen- und Lippengegend, Nasenrücken, Ohrmuscheln und bei Katzen auch die Schwanzspitze. Es kommt vorerst zu Juckreiz und Rötung der Haut, im weiteren Verlauf zu Pustel- und Quaddelbildung. Bei Massenbefall können räudeähnliche Krankheitsbilder entstehen.

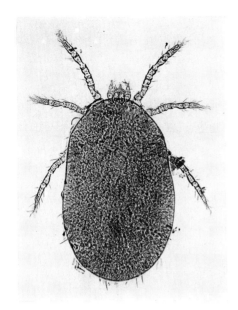

Abb. 146 Larve von Trombicula desaleri (20 × vergr.)

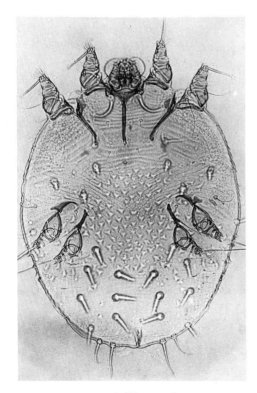

Abb. 147 Sarcoptes canis (30 × vergr.)

Diagnose Die Milben erscheinen als gelbrötliche Pünktchen, größere Milbenansammlungen als ziegelfarbene Flecken.

Bekämpfung Zur Behandlung können die bei der Räudetherapie gebräuchlichen Präparate verwendet werden sowie Insektizidhalsbänder, die auch als Repellens wirken.

Räude

Die eigentliche Räude wird bei den Fleischfressern durch 3 Milbenarten aus den Familien Sarcoptidae und Psoroptidae hervorgerufen.

Hund

Sarcoptes canis GERLACH, 1857 *(Abb. 147):* Erreger der Sarcoptesräude bei Hund, Fuchs, weiteren Kaniden und Musteliden. Beim Menschen kann S. canis eine Scheinräude verursachen.

Weibchen: 315–410 × 225–300 µm groß; sie besitzen 8 stummelförmige Beine, von denen die ersten beiden Beinpaare je eine kleine Haftscheibe auf langem ungegliederten Stiel tragen; das 3. und 4. Beinpaar endet mit Borsten.

Männchen: 205–245 × 145–170 µm groß, sie besitzen auch auf dem dritten Beinpaar Haftlappen.

Die Nymphenstadien ähneln den Weibchen, die Larven haben 3 Beinpaare.

Entwicklung Die Entwicklung vom Ei zum adulten Stadium verläuft sowohl beim Weibchen als auch beim Männchen über ein Larven- und 2 Nymphenstadien. Die Entwicklungsdauer beträgt für das Weibchen etwa 21, für das Männchen etwa 14 Tage. Die Weibchen legen oberflächlich gelegene Bohrkanäle an, in denen die Eier abgelegt werden. Die Männchen wandern meist auf der Hautoberfläche umher, um Weibchen bzw. weibl. Teleonymphen zu suchen.

Die Übertragung erfolgt hauptsächlich durch Kontakt von Tier zu Tier. Andere Übertragungsmöglichkeiten sind, außer in Zwingern, meist nur von untergeordneter Bedeutung. Die Sarcoptesmilben können außerhalb ihrer Wirte im günstigsten Fall 18 Tage überleben.

Pathogenese Die in letzter Zeit wieder häufiger auftretende Räude beginnt in der Regel am Kopf, besonders an den Ohrrändern als Prädilektionsstelle, Nasenrücken, Augenbogen, aber auch an anderen weichhäutigen Körperstellen wie Unterbauch und Schenkelinnenflächen. Die ersten sichtbaren Räudeveränderungen sind kleine Knötchen und Pusteln oder vermehrte Schuppenbildung an den genannten Lokalisationen. Gleichzeitig ist ein starker Juckreiz (besonders in warmen Räumen) vorhanden, der die Tiere zu ständigem Scheuern und Kratzen veranlaßt. Im weiteren Krankheitsverlauf kommt es zur Verdickung und Faltenbildung der Haut. Es entstehen grau gefärbte Krusten, die Haare brechen im Bereich der veränderten Hautbezirke ab oder fallen aus. An die krustig veränderten Hautbezirke schließt meist eine stark schuppende Hautzone an, die die Ausbreitungstendenz anzeigt. Infolge von Sekundärinfektionen kann es zu eitrigen Prozessen kommen.

Histopathologisch ist im Bereich der stark veränderten Hautregion eine hochgradige chronische Entzündung der Epidermis mit mehr oder weniger starker Hyper- und Parakeratose festzustellen. Im Korium sind nur mäßige chronische Entzündungen zu beobachten.

Notoedres cati (HERING, 1836) wird nur ganz selten bei Hunden nachgewiesen.

Otodectes cynotis (HERING, 1858): Erreger der Ohrräude des Hundes und anderer Karnivoren sowie der Katze, ist die verbreitetste Räudemilbe der Fleischfresser.

- Weibchen: 400–500 × 270–300 µm groß; die Körperkutikula ist fein gerunzelt. Die relativ langen Beinpaare I + II tragen an ihren Tarsen große Haftlappen auf ungegliedertem kurzen Stiel, Beinpaar III und das wesentlich kleinere Beinpaar IV je 2 lange Borsten.
- Männchen: 315–395 × 210–295 µm; alle vier Beinpaare enden mit kurzgestielten, großen Haftlappen; das 4. Beinpaar ist deutlich kleiner als die übrigen.

Entwicklung Die Entwicklung vom Ei über ein Larven- und zwei Nymphenstadien bis zum Adultstadium dauert durchschnittlich 3 Wochen. Die Männchen treten stets mit Teleonymphen in Kopulation. Die Befruchtung selbst erfolgt aber erst unmittelbar vor der Häutung der Teleonymphe zum Weibchen. Morphologisch können die weiblichen und männlichen Entwicklungsstadien nicht unterschieden werden.

Pathogenese Die Otodectesräude bleibt meistens auf den äußeren Gehörgang und die innere Ohrmuschel beschränkt, wobei eine Beziehung zum Ohrtyp besteht, mit signifikanter Bevorzugung halbaufgestellter Ohren. In der Häufigkeit des Befalles folgen herabhängende Ohren, die geringste Befallsquote findet man bei aufgestellten Ohren. Vereinzelt wird Otodectes cynotis als Ursache für eine Dermatitis der Stirn- und Augengegend beschrieben. Obwohl Otodectes cynotis nicht in die Epidermis eindringt, können schwere Schäden auftreten. Anfangs kommt es zu Juckreiz und vermehrter Absonderung von Cerumen und Exsudat, später bilden sich oft bis zu zentimeterdicke Auflagerungen. Die Tiere schütteln häufig den Kopf, kratzen sich und es kommt zu ausgedehnten Entzündungen im Gehörgang, der sogenannten Otitis externa parasitaria (englisch »ear cancer«). Durch Kratzeffekte können nässende Ekzeme an Ohrrand, Ohrgrund und Wange sowie Hämatome entstehen (Othämatom). In schweren Fällen führt der Durchbruch des Trommelfelles zu Mittelohrentzündung und Taubheit. Die Tiere halten den Kopf nach der Seite, zeigen meningeale Reizerscheinungen, Manege- oder vollkommen unkoordinierte Bewegungen. Sobald der Prozeß eitrig wird, verschwinden die Milben; sie sterben oder verlassen den nun ungünstigen Lebensraum.

Die Übertragung erfolgt hauptsächlich durch Kontakt von Tier zu Tier. Allerdings muß es sich in diesem Fall nicht um Tiere der gleichen Species handeln.

Katze

Als Räudeerreger der Katzen kommen Notoedres cati, Otodectes cynotis und Sarcoptes spec. in Betracht.

Notoedres cati (HERING, 1836) *(Abb. 148)*: Erreger der Kopfräude der Katzen und anderer Feliden.

Arthropoden 409

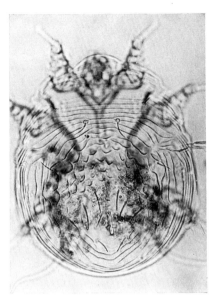

Abb. 148 Notoedres cati-Weibchen, Dorsalfläche (270 × vergr.)

Weibchen: kugelig, 235–300 × 200–250 µm groß; die stummelförmigen Beinpaare I + II tragen an ihren Tarsen kleine Haftlappen auf mittellangem ungegliederten Stiel, die Beinpaare III + IV eine lange Borste. Die Analöffnung liegt dorsal.
Männchen: 150–180 × 120–145 µm groß; die Beinpaare I, II und IV besitzen Haftlappen.

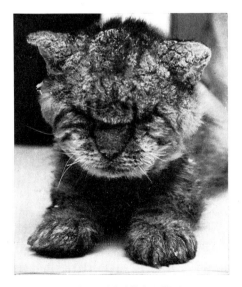

Abb. 149 Notoedres cati-Befall einer Katze

Entwicklung Der Entwicklungszyklus verläuft wie bei Sarcoptes canis (s. S. 407).

Pathogenese Die Notoedresräude, von der Katzen aller Altersstufen betroffen sind, beginnt meistens an der Außenseite der Ohren und geht in der Folge rasch auf den gesamten Kopf und Nacken über, später zunächst auf die Pfoten und schließlich auf den übrigen Körper. Juckreiz ist von Anbeginn vorhanden und wird mit zunehmender Ausbreitung der Hautveränderungen immer stärker. An den befallenen Stellen bilden sich vorerst kleine Knötchen und Pusteln, dann kleieartige Beläge, aus denen dicke, grau gefärbte, zerklüftete Krusten entstehen (Abb. 149). Aus den Rissen entleert sich vielfach blutig-eitriges Exsudat. An der verdickten Haut kommt es zu deutlicher Faltenbildung und Haarausfall. Die Übertragung erfolgt wie bei allen Räudemilben hauptsächlich durch Kontakt.

Sarcoptes spec. Sehr selten kann bei Katzen auch eine Sarcoptes-Räude auftreten. Die Veränderungen beginnen am Kopf und an den Ohren und können sich später über den ganzen Körper einschließlich des Schwanzes ausbreiten. Schuppenbildung und Faltenbildung sind charakteristisch.

Otodectes cynotis (HERING, 1858): bei Katzen weit verbreitet, obwohl die Veränderungen, im Gegensatz zum Hund, vielfach nur geringgradig sind. Dies trifft insbesondere für ältere Tiere zu, die vielfach symptomlose Milbenträger sind und die Milben auf die nächste Generation übertragen.

Diagnose Sie ist am einfachsten bei der Ohrräude durch den Nachweis von Milben in den Sekretmassen aus dem Gehörgang zu erstellen. Bei der Sarcoptes- und Notoedres-Räude liegen meist papulöse oder krustöse Ekzeme vor; der Milbennachweis kann schwierig sein.
Das Hautgeschabsel muß genügend tief (bis zu leichtem Blutaustritt) und von verschiedenen Lokalisationen entnommen werden. Das Geschabsel läßt man am besten in 10%iger Kalilauge (s. Methodik, S. 49) mehrmals aufkochen; danach wird zentrifugiert und der Bodensatz mikroskopisch untersucht. Bereits der Nachweis einer Milbe genügt.

Bekämpfung Bei Fleischfressern gelangen bei der Räudebekämpfung die Akarizide vor allem in Form von Wasch-, Einreibe- oder Schmierverfahren zur Anwendung. Geeignete endogene (Injektion, perorale Applikation) Behandlungsverfahren werden derzeit erprobt. Zur Behandlung der Ohrräude werden Akarizide verwendet, die meist als spezifische Komponenten Hexachlorcyclohexan und Benzylbenzoat oder nur letzteres enthalten. Wichtig ist, daß das Ohr vorher gründlich von den Cerumenmassen gereinigt oder ein Präparat verwendet wird, das sowohl akarizide als auch reinigende und entzündungshemmende Wirkung besitzt (z. B. Triplexan®). Gute Erfolge können durch Applikation von 2–3 Tropfen einer 5 %igen Disulfiram-Lösung in den äußeren Gehörgang, täglich über 4 Tage, erzielt werden (8). Als ausgezeichnet wirksam erwies sich Canaural, ein Präparat, welches kein eigentliches Akarizid enthält, und zwar in der Dosierung von 5–10 Tropfen zweimal täglich über 7 Tage (10). Hervorragend bewährt haben sich beim Hund 0,2–0,4 mg Ivermectin/kg Kgw. s. c., wobei mit der höheren Dosierung eine raschere Abtötung der Milben erreicht wurde (15).

Gegen die Sarcoptes- und Notoedres-Räude sind Wasch- oder Sprühbehandlungen mit Phosphorsäureester- und Pyrethrumverbindungen sowie mit Kombinationspräparaten zu empfehlen. Hexachlorcyclohexan (HCH) und Bromodan-Präparate (z. B. Alugan®) zeigen ebenfalls gute Wirkung. Bei chlorierten Kohlenwasserstoffen sollten aber grundsätzlich nur Präparate Anwendung finden, die rasch abgebaut werden. Vorsicht ist bei der Behandlung von Katzen geboten, hier sollte überwiegend auf Pyrethrumverbindungen zurückgegriffen werden. Grundsätzlich sind bei der Sarcoptesräude Ganztierbehandlungen vorzunehmen; bei der Notoedres-Räude ist dies ebenfalls angezeigt, wobei die Behandlungen in wöchentlichen Abständen je nach Schwere des Befalls und der Hautveränderungen ein- bis dreimal zu wiederholen sind. Sehr gute Behandlungserfolge wurden beim Hund mit 0,2–0,4 mg Ivermectin/kg Kgw. s. c. erzielt. Bei hochgradigem Befall ist die höhere Dosierung angezeigt (15). Eine Wiederholungsbehandlung ist infolge der langen Verweildauer des Präparates im Körper meist nicht notwendig.

Nach wie vor bewähren sich auch Schmierkuren mit organischen Schwefelverbindungen (z. B. Thiotal). Hierzu werden langhaarige Hunde geschoren und an drei aufeinanderfolgenden Tagen je ein Körperdrittel behandelt; dabei wird das Präparat mit einer Handbürste in die Haut eingerieben, worauf ein Tag Behandlungspause folgt (eine Schmierkur). Für die Praxis sind 3 Behandlungskuren zu empfehlen. Gleichzeitig mit der Therapie des Tieres sind die Hunde- oder Katzenlager (Hütten, Schlafkörbe, Zwinger etc.) gründlichst mit einem Akarizid zu desinfizieren. Hier werden bevorzugt Pyrethroide verwendet, deren Wirkung über mehrere Wochen anhält. Verwendete Textilien sind gut auszukochen.

Cheyletiellose

Diese bei Fleischfressern nicht seltene Krankheit wird beim Hund durch die Raubmilbe Cheyletiella yasguri und bei der Katze durch Cheyletiella blakei verursacht.

Cheyletiella yasguri SMILEY, 1965 *(Abb. 150):*

Männchen: 270–360 × 170–250 µm groß.
Weibchen: 350–540 × 230–340 µm groß.

Der dorsoventral abgeplattete Körper erscheint in der Aufsicht sechseckig. Auffallend sind die kräftigen Maxillarpalpen, die in mächtigen Klauen enden. Die glattschaligen, 180–210 × 80–110 µm großen Eier sind von einem Faden kokonartig umsponnen und an den Haaren fixiert.

Cheyletiella blakei SMILEY, 1970 unterscheidet sich von Ch. yasguri durch das Fehlen von Schildchen am Hysterosoma des Weibchens und die unterschiedliche Form eines Sinnesorgans am Genu I.

Entwicklung Die Weibchen von Ch. yasguri und Ch. blakei, die sich überwiegend von Produkten der Haut des Wirtstieres ernähren, entwickeln sich vom Ei über ein Larven- und 2 Nymphenstadien zum Adultstadium, während die Männchen aus der Nymphe I hervorgehen (9).

Pathogenese Starker Cheyletiella-Befall, insbesondere bei Jungtieren, kann zu räudearti-

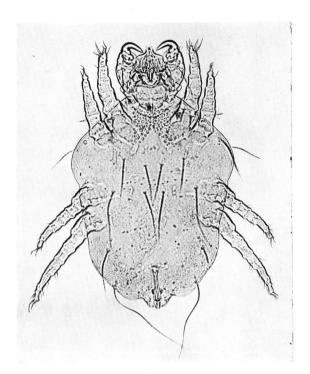

Abb. 150 Cheyletiella yasguri – Weibchen (200 × vergr.)

gen Hautveränderungen führen, mit kleieähnlichen Schuppenbelägen vorwiegend im Bereich des Kopfes und des Rückens. Meist wird aber nur vermehrte Schuppenbildung beobachtet, oder der Befall bleibt überhaupt symptomlos und wird nicht bemerkt. Gelegentlicher Übergang der Milben auf den Menschen führt zu einer heftig juckenden Dermatitis mit hirsekorngroßen, flachen Knötchen.

Diagnose Zur Diagnose wird der Patient auf möglichst dunkler Unterlage gebürstet und das abfallende Material untersucht. Vorteilhaft erwies sich der Milbennachweis mittels durchsichtigem Plastik-Klebeband, das an verschiedenen Körperstellen nach Auseinanderlegen der Haare auf die Haut gepreßt und zur Untersuchung direkt auf einen Objektträger übertragen wird.

Bekämpfung Die Bekämpfung ist relativ leicht, da sich die Milben an der Hautoberfläche und im Haarkleid aufhalten. Zu empfehlen sind Pyrethrine, Pyrethroide, Phosphorsäureester- und Carbamatverbindungen sowie Kombinationspräparate und rasch abbaubare chlorierte Kohlenwasserstoffe (z. B. Alugan®).

Literatur

1. CENTURIER, C., R. GOTHE, G. HOFFMANN, A. LIEBISCH, E. SCHEIN (1979): Die Braune Hundezecke Rhipicephalus sanguineus (LATREILLE, 1806) in Deutschland, ein Problem in der Kleintierpraxis. Berl. Münch. Tierärztl. Wschr. **92**, 472–477. – **2.** GOTHE, R., M. HARTIG (1975): Übersichtsreferat: Zur Akarizid-Resistenz ixodider und argasider Zecken. Deutsche tierärztl. Wschr. **82**, 385–420, 461–465. – **3.** GUAGUERE, E., P. DORCHIES, M. FRANC, J. D. DE LAHITTE (1981): Traitement de la démodécie du chien par un pyréthrinoïde de synthèse: cypermethrin. Résultats préliminaires. Rev. méd. vét. **131**, 857–859. – **4.** HEALY, M. C., S. M. GAAFAR (1977): Immunodeficiency in canin demodectic mange. I. Experimental production of lesions using antilymphocyte serum. Vet. Parasit. **3**, 121–131. – **5.** HEALY, M. C., S. M. GAAFAR (1977): Immunodeficiency in canin demodectic mange. II. Skin reactions to phytohemagglutinin and concanavalin A. Vet. Parasit. **3**, 133–140. – **6.** HOFFMANN, F. (1979): Maßnahmen zur Tilgung eines Befalles durch die Braune Hundezecke (Rhipicephalus sanguineus L.). Berl. Münch. Tierärztl. Wschr.

92, 477–479. – **7.** Losson, B., A. Benakhla (1980): Efficacité du closantel® dans le traitement de la gale démodectique du chien. Ann. Méd. Vét. **124**, 521–526. – **8.** Mello, W. G., A. C. T. Leite jr., C. De A. Rodrigues, V. C. Geraldi (1981): Ação do tetraetiltiuram (disulfiram) no tratamento de sarna otodécica de cães e gatos. Biológico **47**, 13–15. – **9.** Pfeiffer, H. (1979): Zum Cheyletiella-Befall der Hauskatze. Z. Parasitenkd. **59**, 95–106. – **10.** Pott, U. M., C. J. Riley (1979): The efficacy of a topical car preparation against Otodectes cynotis infection in dogs and cats. Vet. Rec. **104**, 579. – **11.** Sako, S. (1964): Studies on the canin demodicosis. IV. Experimental infection of Demodex folliculorum var. canis to dogs. Trans. Tottori Soc. Agri. Sci. **17**, 45. – **12.** Scott, D. W. (1977): Demodicosis (demodectic mange, follicular mange, red mange). In: Kirk, R. W.: Current Veterinary Therapie. 6. Aufl. Philadelphia: W. B. Saunders. – **13.** Scott, D. W. (1979): Canine demodicosis. Small Anim. Pract. **9**, 79–92. – **14.** Scott, D. W., R. D. Schultz, E. Baker (1976): Further studies on the therapeutic and immunologic aspects of generalized demodectic mange in the dog. J. Am. Anim. Hosp. Ass. **12**, 203–213. – **15.** Yazwinski, T. A., L. Pote, W. Tilley, C. Rodriguez, T. Greenway (1981): Efficacy of ivermectin against Sarcoptes scabiei and Otodectes cynotis infestations of dogs. Vet. Med. small Anim. Clin. **76**, 1749–1751.

Hexapoda
Läuse

Linognathus setosus parasitiert vorwiegend auf dem Hund, ist aber auch beim Fuchs zu finden. Katzen haben keine eigene Läuseart.

Linognathus setosus **(Olfers, 1816), Hundelaus** *(Abb. 151 b):* Kopf nur wenig schmaler als das folgende Brustsegment; Abdomen breit, eiförmig.

Männchen: etwa 1,5 mm lang.
Weibchen: 1,7 mm lang und bräunlich-weiß.

Entwicklung Sie verläuft in Form einer unvollkommenen Metamorphose. Die fast 1 mm langen gedeckelten Eier werden mit einem rasch erstarrenden, wasserunlöslichen Sekret einzeln an die Haare geklebt. Innerhalb von 8–10 Tagen schlüpft eine Larve, die sofort Blut saugt und sich über 3 Häutungen zur Imago entwickelt. Von den Weibchen werden täglich 5–10 und mehr Eier über einen Zeitraum von 4 bis 6 Wochen abgelegt, nachher sterben sie bald ab.

Pathogenese Läusebefall tritt vornehmlich bei langhaarigen, schlecht gepflegten Hunden auf. Lieblingsstellen sind Kopf, besonders Oberlippe, Hals und dorsale Körperobersei-

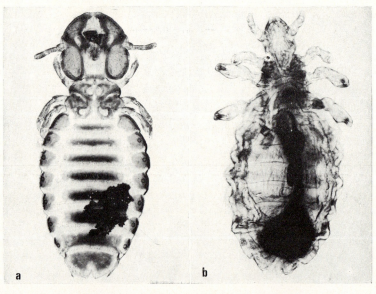

Abb. 151   **a** = Trichodectes canis (45 × vergr.); **b** = Linognathus setosus (35 × vergr.)

te. Die Läuse stechen mit ihren Mundwerkzeugen die Haut an und saugen Blut. Es entstehen je nach Befallstärke mehr oder weniger erhebliche Hautverletzungen, wie Exkoriation, urtikariaähnliche, mit Schorf bedeckte Veränderungen, Haarverlust, Hautnekrosen und dgl. mehr. Die befallenen Tiere zeigen Unruhe und Juckreiz; Sekundärinfektionen verschlimmern das Krankheitsbild. Bei längerer Befallsdauer kommt es zudem zu Freßunlust, Abmagerung und Anämie.

Bekämpfung Die Behandlung erfolgt am besten durch ein Bad oder durch Besprühen oder Bestäuben mit einem Phosphorsäureester-, Carbamat- oder Pyrethrumpräparat, bzw. einem Kombinationspräparat. Bei langhaarigen Tieren ist beim Insektizideinsatz besondere Gründlichkeit geboten. Wegen der meist unbefriedigenden Wirkung vieler Präparate auf Lauseier (Nisse) ist eine Wiederholungsbehandlung nach ein bis zwei Wochen erforderlich. Auch Insektizid-Halsbänder (s. Kapitel Flöhe) können zur Anwendung kommen. Ebenso ist mit 0,2–0,4 mg Ivermectin/kg Kgw. s. c. auf Grund seiner guten Wirkung bei Sarcoptes canis- und Otodectes cynotis-Befall (3) und bei Lausbefall anderer Haustierarten ein Behandlungserfolg zu erwarten.

Haarlinge

Trichodectes canis (DE GEER, 1778), Hundehaarling *(Abb. 151 a):* 1,5 mm lang, dorsoventral abgeplattet, von gelblicher Farbe; Kopf rechteckig, breiter als lang und vorne abgestumpft; Hinterleib breit oval.

Felicola subrostratus (BURMEISTER, 1838), Katzenhaarling: 1,3 mm lang, von hellgelber Farbe; Kopf fünfeckig, mit einer Spitze nach vorne, die eine kleine Einkerbung aufweist.

Entwicklung Die Entwicklung der Haarlinge verläuft als unvollkommene Metamorphose; die aus dem Ei schlüpfende Larve gleicht weitgehend den Imagines. Die Eier werden einzeln an die Haare geklebt; nach 5–8 Tagen schlüpfen die Larven, die nach 3 Häutungen geschlechtsreif werden. Die Gesamtentwicklung dauert 3–5 Wochen. Von ihrem Wirt getrennt, gehen die Haarlinge meist innerhalb von 1–2 Wochen zugrunde.

Pathogenese Haarlingsbefall findet sich vorwiegend bei schlecht gepflegten Tieren; bei Welpen kann man gelegentlich Massenbefall beobachten. Prädilektionsstellen sind Kopf, Hals und Rücken. Die Haarlinge sind sehr beweglich und beunruhigen ihre Wirte durch ihr dauerndes Umherkriechen. Als Nahrung dienen vor allem Hautschuppen und das aus Hautläsionen austretende Sekret. Bei starkem Befall kommt es zu krustösen Ekzemen und zu Haarausfall. Sekundärinfektionen komplizieren den Krankheitsverlauf.

Bekämpfung Zur äußerlichen Behandlung eignen sich die gleichen Präparate wie bei Laus- oder Flohbehandlung. Da die meisten dieser Mittel nur eine unbefriedigende Wirkung auf die Eier besitzen, ist eine Wiederholung der Behandlung nach ein bis zwei Wochen notwendig. Auch mit Insektiziden präparierte Halsbänder haben sich bewährt, wobei jedoch jenen, die das Präparat pulverförmig abgeben, der Vorzug zu geben ist (s. Kapitel Flöhe). Per os- oder pour on-Behandlungen sind bei Haarlingsbefall nicht angebracht.

Flöhe

Flöhe sind kleine, 1–8 mm lange, flügellose Insekten mit seitlich abgeflachtem und meist braun gefärbtem Körper. Die Mundwerkzeuge sind stechend-saugend. Am Kopf und am ersten Brustsegment können je nach Art Stachelkämme, sog. Ctenidien, ausgebildet sein, welche differentialdiagnostisch verwertet werden. Das dritte der drei Beinpaare ist als Sprungbein ausgebildet. Als temporäre Ektoparasiten halten sich Flöhe nur vorübergehend zur Nahrungsaufnahme (Blutsauger) im Haar- und Federkleid auf.

Hunde- und Katzenfloh gehören der Gattung Ctenocephalides (Fam. Pulicidae) an, die durch den Besitz eines Genal- und eines Pronotalctenidiums charakterisiert ist. Recht häufig, insbesondere auf Hunden, wird auch der Menschenfloh, Pulex irritans, angetroffen.

Ctenocephalides canis (CURTIS, 1826), Hundefloh *(Abb. 152 b):* Kopf (Stirn) stark abgerundet; der 1. Dorn des Genalctenidiums nur halb so lang wie der zweite; kaudaler Rand der hinteren Tibia mit 8 Einkerbungen, aus denen Borsten entspringen; geringe Wirtsspezifität.

Männchen: 2–2,5 mm lang.
Weibchen: 2–3,5 mm lang.

Hauptwirte sind Hund und Fuchs, daneben werden auch Katzen, Kaninchen, Ratten, verschiedene wildlebende Säuger befallen.

Ctenocephalides felis (BOUCHÉ, 1835), Katzenfloh *(Abb. 152 a):* Kopf (Stirn) sehr flach; 1. und 2. Dorn des Genalctenidiums fast gleich lang; kaudaler Rand der hinteren Tibia mit 6 Einkerbungen, aus denen Borsten entspringen.

Männchen: 2–2,5 mm lang.
Weibchen: 2–3,25 mm lang.

Wird auch auf Hund und Mensch gefunden sowie auf verschiedenen anderen Haus- und wildlebenden Säugetieren.

Pulex irritans (LINNÉ, 1758), Menschenfloh: Kopf stark abgerundet; ohne Genal- und Pronotalctenidien; Augenborste in Augenhöhe.

Männchen: 2–2,5 mm lang.
Weibchen: 2–3,3 mm lang.

Entwicklung Die Weibchen beginnen etwa einen Tag nach der Begattung mit der Eiablage, wobei immer vier bis acht Eier kurz hintereinander ausgestoßen werden. Insgesamt werden mehrere Hundert Eier gebildet; diese sind 0,5 × 0,3 mm groß, vorerst durchscheinend, später porzellanartig und mit bloßem Auge noch gut sichtbar. Die Eier werden entweder ins Haarkleid abgelegt, von wo sie dann abfallen, oder in Fußbodenritzen, Lagerstätten usw. Je nach Temperatur und Luftfeuchtigkeit schlüpfen nach 4 bis 12 Tagen die weißlichen, stark beborsteten, mit beißenden Mundwerkzeugen versehenen Larven. Diese leben von organischen Abfällen verschiedener Art, vor allem aber vom Kot der adulten Flöhe, der gewöhnlich viel unverdautes Blut enthält. Das Larvenwachstum erfolgt in drei Stadien. Die Drittlarve spinnt einen losen Kokon, in dem sie sich zur Puppe häutet (vollkommene Metamorphose). Die Puppenruhe dauert je nach Umweltbedingungen 4–14 Tage, kann sich aber auch über mehrere Monate erstrecken. Bei günstiger Ernährung, Temperatur und Luftfeuchtigkeit beträgt die kürzeste Entwicklungszeit für C. felis 11 und für C. canis 18 Tage.

Die Flohentwicklung erfolgt vorwiegend im Tierlager, trotzdem finden sich vor allem bei Katzen immer wieder in größerer Menge Eier und Larven im Fell *(Abb. 153)*. Bei starkem Flohbefall ist im Haarkleid meist Flohkot in Form einiger Millimeter langer, dünner rotbrauner Würstchen nachzuweisen *(Abb. 153)*. Ein Flohmagen faßt nur ca. 0,5 mm^3; während der normalen Saugdauer (20–150 Minuten) wird aber die 10- bis 20fache Menge Blut

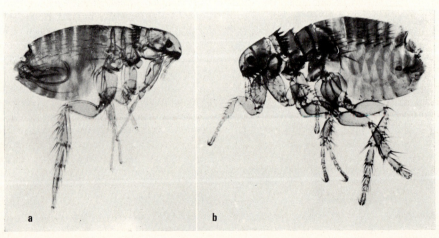

Abb. 152 **a** = Ctenocephalides felis-Männchen (12 × vergr.); **b** = Ctenocephailides canis-Weibchen (12 × vergr.)

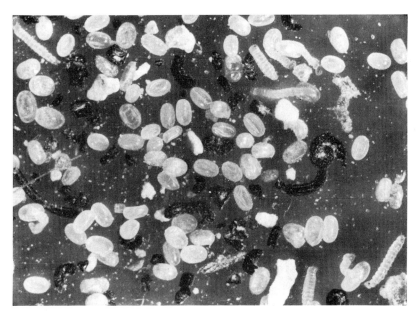

Abb. 153 Ctenocephalis felis, Eier und Larven aus dem Fell einer mit Flöhen befallenen Katze

aufgenommen und der größte Teil sofort wieder ausgeschieden. Wenn möglich, saugen die Flöhe täglich.

Pathogenese Der Flohstich verursacht lokale Hautreaktionen und erheblichen Juckreiz. Ein Massenbefall führt zu Ekzemen, Abmagerung und Anämie. Wesentlich ist jedoch, daß Flohbefall zu einer Sensibilisierung der Haut führen kann, so daß bereits wenige Flöhe ein allergisches Flohekzem auszulösen vermögen. Der Zusammenhang zwischen Häufigkeit von Juckreiz und Ekzem einerseits sowie Flohbefall andererseits, mit einer charakteristischen Häufung der Fälle in den Spätsommermonaten, ist gesichert. Eine Verringerung der Flohpopulation würde sich in einem erheblichen Rückgang der dermatologischen Fälle manifestieren.

Diagnose Bei Flohverdacht empfiehlt es sich, das Tier in ein tiefes weißes Behältnis (z.B. Badewanne) zu stellen und mit feinem Kamm auszukämmen. Die Diagnose eines Flohekzems beim Hund wurde in letzter Zeit durch die Entwicklung eines Epikutantestes ermöglicht. In einem Methylzellulosegel wird das Allergen (industriell hergestellte, wäßrige Lösung homogenisierter Hundeflöhe) gelöst und auf die Haut gebracht. Es bildet sich ein durchsichtiger elastischer Testfilm, der vom Patienten toleriert wird. Die Beurteilung der Testreaktion erfolgt klinisch (Rötung, Schwellung, Ödematisierung, Exsudation) und durch Messung der Hautdickenzunahme.

Bekämpfung Für die Behandlung sind vor allem Phosphorsäureester-, Carbamat- und Pyrethrumverbindungen geeignet, mit denen die Tiere besprüht, bestäubt oder gewaschen werden. Trotz der guten Wirkung von chlorierten Kohlenwasserstoffen sollten aus umwelthygienischen Gründen nur solche verwendet werden, die rasch abgebaut werden, wie z.B. Bromodanpräparate. Bei der Behandlung von Welpen und Katzen ist Vorsicht am Platz. Bestimmte Phosphorsäureesterpräparate sind auch für eine perorale Anwendung geeignet. Gut bewährt hat sich auch die pour-on-Behandlung mit Tiguvon®, die einen Schutz für ca. 3–4 Wochen gewährleistet und somit auch chemoprophylaktisch eingesetzt werden kann.

Breiten Einsatz gegen Floh- und auch gegen Läuse- und Haarlingsbefall bei Hund und Katze haben Halsbänder gefunden, die mit Phosphorsäureestern oder Carbamaten präpariert sind. Günstiger sind Bänder, die den

Wirkstoff in Pulverform abscheiden (z. B. Bolfobänder). Halsbänder, die das Insektizid gasförmig abgeben, sind besser nur vorübergehend (insbesondere bei Jagdhunden) an Tieren zu belassen, während des Aufenthaltes im Freien bei Regen sind sie abzunehmen (Vorsicht bei Hunden, die gerne ins Wasser gehen). Bei mit Dichlorvos vorgetränkten Halsbändern kann es zu Dermatitiden und Allergien kommen, sie sind daher nur über ein normales Halsband anzulegen. Besondere Vorsicht ist bei Katzen geboten.

Wesentlich ist bei der Flohbekämpfung auch die Entseuchung der Lager- und Unterstandsplätze.

Kriebelmücken

Gelegentlich werden auch bei Hunden durch Kriebelmückenstiche verursachte klinische Erscheinungen beobachtet. Die Tiere zeigen ein gestörtes Allgemeinbefinden und weisen petechiale Blutungen sowie Unterhautödeme vor allem an Unterbauch, Präputium, Vagina und Inguinalbereich auf (1).

Myiasis

Gelegentlich werden von Fliegen der Fam. Calliphoridae (Schmeiß- und Fleischfliegen), besonders von *Lucilia*-Arten, Eier in kleine Hautwunden abgelegt. Bereits kurze Zeit nach der Eiablage schlüpfen die Larven (Maden) und schädigen durch ihre Sekrete nicht nur krankes Gewebe, von dem sie sich ernähren, sondern auch gesundes. Die Haut wird in großem Bereich zerstört; oft wird durch bakterielle Sekundärinfektionen die Krankheit wesentlich verschlimmert oder eine Heilung verhindert. Ohne Behandlung kann bei längerer Dauer die Myiasis infolge allgemeiner Schwäche zum Tod des Tieres führen.

Die Behandlung richtet sich nach der Befallstärke. In jedem Fall sind die Maden mechanisch zu entfernen, die Wunden zu reinigen und mit einem Antibiotikum zu behandeln. Bei herabgekommenen Tieren ist eine das Allgemeinbefinden stärkende Therapie einzuleiten. Kontaktinsektizide sollen nur bei kleinen Hautwunden angewendet werden. Zur spezifisch lokalen Behandlung haben sich Kontaktinsektizide auf Metrifonat- bzw. Bromociclen-Basis bewährt (2).

Literatur

1. Kutzer, E., M. Car, J. Fanta (1981): Zur Kriebelmückenplage in Österreich. Wien. tierärztl. Mschr. **68**, 21–32. – **2.** Ribbeck, R., E. Schröder, H. Schumann (1979): Lucilia sericata-Larven als Erreger von Wundmyiasis bei Hund und Katze. Mh. Vet. Med. **34**, 383–384. – **3.** Yazwinski, T. A., L. Pote, W. Tilley, C. Rodriguez, T. Greenway (1981): Efficacy of ivermectin against Sarcoptes scabiei and Otodectes cynotis infestations of dogs. Vet. Med. small Anim. Clin. **76**, 1749–1751.

Parasitosen des Geflügels

Protozoen	**418**	Zestoden	449	
Histomonadose	418	Huhn	450	
Literatur	420	Gans und Ente	452	
Hexamitose	421	Taube	453	
Trichomonadose	421	*Literatur*	453	
Taube	421	Nematoden	453	
Huhn	423	Dioctophymatose	453	
Literatur	423	Capillariosen	453	
Entamoebose	423	Trichostrongylidosen	456	
Kokzidiosen	423	Syngamose	458	
Huhn	423	Askaridose	460	
Literatur	435	Heterakidose	462	
Pute	436	Spiruridosen	463	
Gans	437	*Literatur*	464	
Ente	438	**Acanthocephalen**	**465**	
Taube	438	*Literatur*	466	
Literatur	439	**Arthropoden**	**466**	
Kanarienvögel	439	Acarida	466	
Wellensittich	439	Argasidae	466	
Literatur	440	Ixodidae	467	
Toxoplasmose	440	Dermanyssidae	467	
Literatur	441	Cheyletiellidae, Harpyrhynchidae und		
Sarkozystose	441	Syringophilidae	469	
Huhn	441	Hypodectidae	470	
Andere Haus- und Wildgeflügelarten	442	Analgidae, Dermoglyphidae, Epidermoptidae	470	
Literatur	442	Knemidocoptidae	472	
Plasmodiidosen	442	Cytoditidae	474	
Plasmodium	442	Laminosioptidae	474	
Haemoproteus	443	*Literatur*	475	
Leucocytozoon	443	Hexapoda	475	
Literatur	445	Mallophaga (Federlinge)	475	
Helminthen	**445**	Heteroptera (Wanzen)	477	
Trematoden	445	Siphonaptera (Flöhe)	477	
Trematoden des Verdauungstraktes	445	Myiasis	478	
Trematoden des Eileiters	447	Coleoptera (Käfer)	478	
Weitere Trematoden	448	*Literatur*	479	
Literatur	449			

Die moderne Geflügelhaltung führt zur Zusammenballung immer größerer Tiermassen, die aus ökonomischen Gründen mit geringsten Investitionskosten und Arbeitsaufwand gehalten werden müssen. Dies bedingt erhöhte Gefahrenmomente. Auch die bäuerliche Geflügelhaltung ist in Umstellung begriffen. Freigewordene Großtierstallungen werden vielfach für die Haltung von Lege- und Masthühnern umgestaltet, die heute in vielen Höfen bereits einen wesentlichen Anteil am Gesamtbetrieb besitzt. Die tiefgreifendeÄnderung landwirtschaftlicher Tierhaltung erfordert auch vom Tierarzt eine weitgehende Umstellung. Deutlicher als bei anderen Tierarten tritt beim Geflügel zutage, daß der Tierarzt in Zukunft nicht so sehr mit dem Einzeltier als vielmehr mit der Herde als Patient zu rechnen hat.

Die Parasitenfauna des Geflügels wird weitgehend von der Haltungsform beeinflußt. Bei intensiv gehaltenen Tieren ist sie hauptsächlich auf die Arten mit direkter Entwicklung beschränkt. Die größte Bedeutung besitzen die Kokzidien sowie Askariden, Heterakiden und Capillarien. Bei Freilandhaltung treten Arten mit indirekter Entwicklung hinzu. Ektoparasiten, insbesondere die rote Vogelmilbe und Federlinge, verdienen wegen ihrer raschen Vermehrung und Ausbreitung im Bestand bei jeder Haltungsform besondere Aufmerksamkeit.

Protozoen

Protozoeninfektionen sind beim Geflügel weit verbreitet, nur wenige Arten rufen aber Krankheiten hervor. Die wirtschaftlich bedeutendsten sind die Kokzidiosen, in weitem Abstand folgen Erkrankungen durch Histomonaden und Trichomonaden; Toxoplasma-Befall ist selten. Nur gelegentlich rufen Leucocytozoen Krankheiten hervor. Infektionen mit Amöben, Plasmodien, Haemoproteus und Trypanosomen werden bei Vögeln vielfach angetroffen, ohne jedoch klinische Erscheinungen auszulösen.

Histomonadose

Histomonas meleagridis (SMITH, 1895), Fam. Monocercomonadidae, ist ein Blinddarmschmarotzer, 8–19 µm groß, länglich oder rundlich. Die im Blinddarm lebende Form besitzt eine, selten 2 Geißeln (*Abb. 154a*), während die ins Gewebe eindringende Form wie eine Amöbe unbegeißelt ist (*Abb. 154b*). Als Wirt sind Pute, Huhn, Perlhuhn, Pfau, Fasan, Rebhuhn und Wachtel bekannt. Im Zusammenwirken mit einer geeigneten Bakterienflora ist dieses Flagellat Ursache einer Krankheit, die als Histomoniasis, Blackhead oder, exakter, als Enterohepatitis-Syndrom bezeichnet wird. Durch Pilze können ähnliche Krankheitsbilder hervorgerufen werden.

Entwicklung Die Vermehrung erfolgt durch Zweiteilung. Dauerstadien (Zysten) werden nicht gebildet. Die Übertragung der Histomonaden von Tier zu Tier erfolgt vorwiegend durch in den Eiern bzw. Larven von Heterakis gallinarum befindliche Histomonasstadien. Wie sie in die Eier hineingelangen, ist noch nicht in allen Einzelheiten geklärt. Der indirekte Nachweis von H. meleagridis ist sowohl in den Heterakislarven als auch in den Eiern und geschlechtsreifen Würmern von H. gallinarum erbracht worden. Die Histomonaden bleiben in den embryonierten Eiern bis zu vier Jahren lang infektiös. Sie werden mit den ausschlüpfenden Heterakidenlarven auf neue Wirte übertragen. Neben der direkten Übertragung durch Heterakiseier kann die Infektion auch durch die Aufnahme von Regenwürmern erworben werden, die als Transportwirte für Heterakis-Larven fungieren.

Zwischen der Wirtflora, H. gallinarum und H. meleagridis bestehen enge Wechselbeziehungen. In keimfreien Küken kommt es zu keiner Histomonadeninfektion. Die beste Voraussetzung für das Angehen einer Histomonas-Infektion dürfte eine Mischflora bieten, der außer coliformen Keimen auch andere Arten angehören. Zweifellos kommt Escherichia coli eine besondere Bedeutung zu. Im Verlauf einer Histomoniasis verschlechtern sich die Lebensbedingungen für die Heterakiden in der Art, daß die Larven ausgeschieden oder in ihrer Entwicklung gehemmt werden. In akuten Fällen ist daher nur mehr wenig von den Heterakiden zu finden, die die Krankheit ausgelöst haben. Von der Krankheit genesene Tiere, wie es beim Huhn häufig ist, bieten dagegen für H. gallinarum gute Entwicklungsmöglichkeiten. Sie spielen,

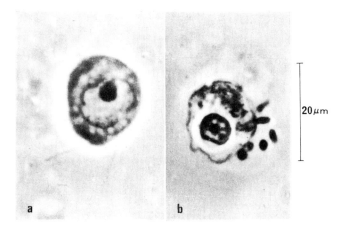

Abb. 154 Histomonas meleagridis
a = aus dem Darm; b = aus der Leber

da Histomonaden weiterhin vorhanden sind, in der Epidemiologie der Histomoniasis eine bedeutende Rolle.

Pathogenese Bereits nach wenigen Tagen dringen die Histomonaden in die Blinddarmwand ein (1); die ersten Veränderungen treten in Form stecknadelkopfgroßer Ulzera auf, in denen die Histomonaden leicht nachzuweisen sind. Die Schleimhaut wird atrophisch, später nekrotisch, und es bilden sich käsige oder mehr trockene gelbliche Massen, die schließlich pfropfartig das Blinddarm-Lumen erfüllen. Die normale Blinddarmfunktion ist gestört, insbesondere die Fähigkeit, Nahrung zu verdauen sowie Wasser und andere Substanzen zu resorbieren. Über das Pfortaderblut gelangen die Histomonaden in die Leber, wo sich scharf begrenzte gelbliche nekrotische Herde bilden, die tief in das gesunde Gewebe hineinreichen (Abb. 155). Histochemisch lassen sich z. T. deutliche Veränderungen in den Blinddärmen und in der Leber nachweisen. Beim Perlhuhn bleibt der Befall auf die Blinddärme beschränkt. Puten erkranken in jedem Lebensalter, überwiegend jedoch in den ersten 4 Lebensmonaten. Die klinischen Erscheinungen stehen mit der raschen Vermehrung der Histomonaden in direktem Zusammenhang (3).

Die immer schwächer werdenden Tiere sind schläfrig und sitzen mit gesträubtem Gefieder umher. Charakteristisch ist die schwefelgelbe Farbe der Fäzes. Junge Tiere sterben oft nach wenigen Tagen, bei älteren ist der von Krankheitsverlauf mehr chronisch. Infolge Kreislaufstörungen kommt es oft zu blauroter bis schwärzlicher Verfärbung der Kopfhaut (Blackhead). Prädisponierende Faktoren, wie Vitamin A-Mangel und Schädigung der Schleimhaut durch Heterakislarven, begünstigen den Krankheitsausbruch.

In letzter Zeit wird häufiger über Erkrankungen auch beim Huhn berichtet; betroffen sind vorwiegend Tiere im Alter von 3 bis 9 Wochen. Die Krankheit ist gekennzeichnet

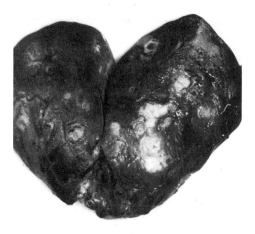

Abb. 155 Histomonas-Befall der Leber eines Huhnes

durch Müdigkeit, schleimigen Durchfall und in einigen Fällen duch Atemnot. Die Sektion ergibt Anämie, stecknadelkopf- bis hirsekorngroße grauweiße, deutlich abgegrenzte Herde in der Leber; seltener sind diese Herde bis haselnußgroß, eckig, gelbweiß, mit diffuser heller Ausstrahlung in das umgebende Gewebe. In den Blinddärmen findet man teils fibrinöse, teils diphtheroide Entzündungen, in der Blinddarmschleimhaut stecknadelkopf- bis hirsekorngroße, zum Teil perforierende, kraterförmige Nekrosen. Gleichzeitig vorliegende Kokzidiosen erschweren das Krankheitsbild.

Diagnose Die Diagnose erfolgt durch den direkten Nachweis von H. meleagridis in mit etwas physiologischer Kochsalzlösung versetzten Nativpräparaten aus Organen frisch getöteter Tiere oder durch die histologische Untersuchung. Im Phasenkontrastmikroskop sind eine, selten 2 Geißeln gut zu beobachten. Das apathogene *Parhistomonas wenrichi* (LUND, 1963), bisher in Nordamerika verbreitet nachgewiesen, hat 4 Geißeln; diese Art wird ebenfalls durch H. gallinarum übertragen.

Für die histologische Untersuchung hat sich die PAS-Färbung bewährt; dabei erscheinen die Histomonaden als intensiv rot gefärbte Körperchen, mit kräftig gefärbten Granula im Zytoplasma (stärkere Vergrößerung!). Differentialdiagnostisch sind Pilze als knöpfchenförmige Körperchen oder »Pseudohyphen« mit dunkelroter Zellwand und hellrotem homogenem Zytoplasma von Bedeutung.

Bekämpfung Imidazol-Derivate: Ronidazol (Duodegran®), Dimetridazol (Emtryl®) und Ipronidazol (Ipropan®), wobei Ipronidazol (1-Methyl-2-isopropyl-5-nitromidazol) als derzeit wirksamstes Mittel gegen H. meleagridis gilt; Dosierung: Ipronidazol und Ronidazol 0,00625 %, Dimetridazol 0,0150 % im Futter oder Trinkwasser 4–7 Tage lang.

Empfehlenswert ist eine Kombination von Ipronidazol und Vit. E in der erhöhten Dosis von 500 IE je kg Futter (4). Dimetridazol, 0,08 % im Futter, beherrscht eine experimentelle Infektion: die Infektionsdauer ist verkürzt, es treten keine Läsionen auf. Eine Übertragung durch Eier von H. gallinarum kann so allerdings nicht ausgeschaltet werden (2). Nifursol (3,5 Dinitrosalicylsäure, 5-nitrofurylidonhydrazid), 0,005 % für Puten und 0,0025 % für Hühnerküken; nach anderen Mitteilungen sollen erst 0,015 % im Futter Erkrankungen verhindern.

Als weitere Präparate werden Para-Ureidobenzolarsonsäure (Carboson, Histocarb, Carb-o-Sep) angegeben, sowie Furazolidon (Furoxon).

Alle angeführten Präparate können prophylaktisch und therapeutisch eingesetzt werden. Der Zeitpunkt der Behandlung ist wesentlich, da sich mit fortschreitender Krankheit die Wirkung der Präparate verringert und somit höher dosiert werden muß. Bereits am 5. Tag p. i. sind Histomonaden bis unter das Schleimhautepithel vorgedrungen und können medikamentell schlecht erreicht werden.

Wo Putenzucht in größerem Umfang erfolgt, ist eine von Hühnern streng getrennte Aufzucht notwendig; auch Jungputen sollen getrennt von älteren Tieren gehalten werden. Die Kükenaufzucht auf Drahtgitter hat sich bewährt. Von wesentlicher Bedeutung ist die Beseitigung des Heterakisbefalles. Versuche, gegen Heterakisinfektionen zu immunsieren, blieben ohne praktischen Wert.

Wohl gelang es, den Heterakisbefall erheblich (60–77 %) zu senken. Histomonadeninfektionen sanken jedoch nur um 10–15 %. Ebenso führten Immunisierungsversuche mit H. meleagridis bisher zu keinen brauchbaren Ergebnissen, obwohl mehrmals infizierte Tiere eine gewisse Immunität entwickelten.

Literatur

1. CHADWICK, A., S. HARVEY, C. G. SCANES, N. J. BOLTON, S. E. HEBDITCH, D. L. LEE (1980): Circulating growth hormone and prolactin concentrations in turkeys and chickens infected with Histomonas meleagridis. Br. Poult. Sci. **21**, 89–94. – **2.** CHUTE, M. B., A. M. CHUTE, G. C. WILKINS (1978): Effect of dimetridazole on transmission of Histomonas meleagridis by Heterakis gallinarum. Parasitology **77**, 41–48. – **3.** HIRSCH, R. P. (1979): Dynamics of protozoan population density, Plasma glutamic oxalacetic transaminase and plasma bilirubin concentrations during histomoniasis in turkeys. J. Parasit. **9**, 395–399. – **4.** SCHILDKNECHT, E. G., R. L. SQUIBB (1979): The effect of vitamins A, E and K on experimentally induced histomoniasis in turkeys. Parasitology **78**, 19–31.

Hexamitose

Hexamita meleagridis MCNEIL, HINSHAW und KOFOID, 1941, Fam. Hexamitidae, ruft bei jungen Puten eine Entzündung des Dünndarmes hervor, die in den großen Putenzüchtereien in den USA und in England schwere Verluste verursacht. Die Krankheit tritt auch in Mitteleuropa auf und führte bei in europäische Zoos importierten Kranichen zu erheblichen Verlusten (katarrhalisch-nekrotisierende Darmentzündung, Leberveränderungen). H. meleagridis ist eiförmig, 6–12 × 2–5 µm groß, mit 3 Geißelpaaren am Vorderende, ein Paar am Körperhinterende. Die Übertragung erfolgt direkt durch verschmutzte Nahrung oder Wasser. Durch den Nachweis der beweglichen Flagellaten im noch lebenswarmen Dünndarm wird die Diagnose gesichert.

Therapeutisch ist Metronidazol, 1–2 g/10 l Trinkwasser, bzw. 50 mg/kg Kgw. oder Emtryl, 0,0150 % im Futter oder Trinkwasser, möglichst frühzeitig zu verordnen.

Hexamita columbae (NÖLLER und BUTTGERIET, 1923) schmarotzt bei Tauben im gesamten Darmtrakt und verursacht vorwiegend im Dünndarm eine katarrhalische, gelegentlich eine pseudomembranöse Entzündung. Behandlungsversuche mit Enheptin (0,125 % im Trinkwasser) und Furoxon W (6,66 g/l Trinkwasser) waren erforderlich. Derzeit ist wohl Emtryl in der für H. meleagridis angegebenen Dosierung zu empfehlen.

Trichomonadose

Im Geflügel parasitieren im wesentlichen 2 Arten: Trichomonas gallinae und Tr. gallinarum. Die erste Art kommt in Mundhöhle, Oesophagus und Kropf bei Taube, Haushuhn, Pute und anderen Hühnervögeln vor. Diese Art ist vor allem bei Tauben, gelegentlich aber auch bei Hühnern pathogen. Tr. gallinarum schmarotzt in den Blinddärmen von Haushuhn, Truthuhn und teilweise auch anderer Hühnervögel.

Taube

Trichomonas gallinae (RIVOLTA, 1878) ist birnenförmig, 6–18 µm lang, mit 4 Vordergeißeln und einem nach hinten gerichteten Flagellum, das eine undulierende Membran bildet. Diese Schleppgeißel reicht nicht ganz bis zum Körperhinterende.

Entwicklung Die Vermehrung erfolgt durch Längsteilung, Zysten werden nicht gebildet. Die Trichomoniasis ist die häufigste Jungtiererkrankung bei Tauben, von der Rasse- und Haustauben genauso betroffen sind wie verwilderte Haus- und Stadttauben sowie auch Wildtauben. Es handelt sich um eine typische Zuchtseuche, die vorwiegend Nestjunge und abgesetzte Jungtauben bedroht, wobei ausgeprägte jahreszeitliche Schwankungen auftreten. Der Befall steigt im April an, bleibt bis August auf gleicher Höhe und fällt dann wieder ab. Die Infektion der Jungtauben erfolgt durch latent infizierte Alttauben bereits bei der ersten Fütterung mit der Kropfmilch. Trinkgeschirre, kleine Wasserlachen, selbst Wasseransammlungen in Dachrinnen können mit Trichomonaden verseucht sein und gelegentlich zu Infektionsquellen werden.

Pathogenese Bei Nestjungen und Jungtauben werden die typischen Veränderungen unter bestimmten Voraussetzungen durch Eindringen der Flagellaten in das Gewebe ausgelöst. Die Pathogenität wird durch Streßsituationen, Vitaminunterbilanzen, Krankheitsdisposition und ungünstige Jahreszeit beeinflußt.

Wesentlich sind ferner die Virulenz, die unter den einzelnen Trichomonas-Stämmen sehr verschieden ist und sich ändern kann, die Zusammensetzung der Bakterienflora am Siedlungsort und vielleicht auch kleinste Schleimhautverletzungen durch Kröpfung der ersten gröberen Nahrungsbestandteile (2. bis 3. Lebenswoche).

Die Symptomatologie wird durch verschiedene Krankheitsbilder geprägt.

a. Rachen-Kropf-Trichomonadose: Auf allen Schleimhäuten der Schnabel- und Rachenhöhle finden sich membranöse, fibrös-diphteroide Beläge von gelblich-käsiger Beschaffenheit. Prädilektionsstelle ist die Rachenschleimhaut im Bereich der Rachenpapillen, wo sich dann eine geschichtete Membran bildet, die der Krankheit den Namen »Gelber Knopf der Tauben« verliehen hat (*Abb. 156*). Diese Veränderungen können bohnengroß

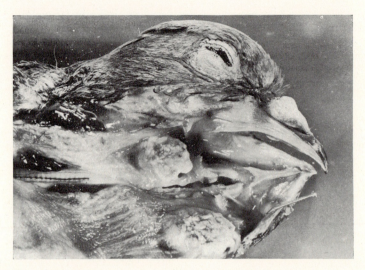

Abb. 156 Trichomonadose der Taube

werden und Trinkwasser- und Nahrungsaufnahme behindern. Auch die Kropfschleimhaut ist häufig verändert.

b. Innere Krankheitsformen: Am häufigsten treten in der Leber nekrotische Herde unterschiedlicher Größe von gelblich-käsiger Beschaffenheit auf. In diesen Fällen verläuft die Krankheit tödlich. Hohe Mortalität tritt auch bei der Herz-Lungenform auf, wobei an der Herzspitze auftretende Nekroseherde mit umgebenden Organteilen und Luftsäcken zu einem Großherd verkleben.

Nabelinfektionen führen zu einer erbsen- bis taubeneigroßen Schwellung (durch die umgebenden Federn oft unsichtbar), die eine bröckelige, manchmal auch mehr schmierige Masse beinhaltet.

Klinisch werden Verdauungsstörungen und Appetitlosigkeit beobachtet. Die Tiere werden kachektisch; besonders Nestlinge erliegen rasch der Krankheit. Bei Brieftauben kann das Flugvermögen eingeschränkt sein.

Die Tatsache, daß viele Tauben Parasitenträger sind, ohne zu erkranken, ist auf unterschiedlich virulente Stämme und auf die Ausbildung einer Immunität zurückzuführen. Die Immunisierung mit einem schwach virulenten Stamm ist möglich, ebenso die passive Immunisierung mit dem Blutplasma (2 ml als Einzeldosis oder 1 ml 0,5 und 10 Tage p. i.) infizierter Tauben (3, 4).

Diagnose Die Diagnose erfolgt durch Kropfabstrich an nüchternen Tieren mittels einer mittelstarken Sonde mit Öse, durch die Watte gesteckt und kolbenförmig abgerundet wird. Der Wattetupfer wird mit physiologischer Kochsalzlösung befeuchtet, die Sonde bei gestrecktem Kopf eingeführt und die Kropfwand abgestreift. Vom Tupfer wird ein Tropfen auf einen Objektträger abgepreßt und mikroskopisch untersucht.

Bekämpfung Da die Trichomonaden von den Alttauben auf die Jungen, oder über kontaminierte Nahrung und Trinkwasser übertragen werden, sollten infizierte Tiere behandelt bzw. beim Huhn auch von der Herde isoliert werden. Therapeutisch werden im wesentlichen die bei Histomonadose bewährten Mittel angewandt:

Dimetridazol = Emtryl®: 0,05 %ig im Trinkwasser über 6–7 Tage.
Metronidazol = Clont®, Flagyl®: 0,05 %ig, 6–7 Tage im Trinkwasser; vereinzelt Auftreten von Taumelbewegungen.
Ronidazol = Duodegran®: 0,5 g/l Trinkwasser für 7 Tage; bei schwerer Trichomoniasis im Rachen- und Kropfbereich wird die Kurdauer mindestens 2 Tage über die Ablösung der fibrinös-nekrotisierenden Herde fortgeführt und bei innerer Trichomoniasis bis zu 20 Tagen verlängert. Zweckmäßigerweise

wird zum medikierten Trinkwasser noch ein wasserlösliches Vitamin A-Präparat gegeben. Alttiere sollten prophylaktisch vor Brutbeginn (bis Ende Januar) und nochmals im April/Mai, mit Abschluß der Kur etwa eine Woche vor dem Schlupf des Geleges, behandelt werden. Während der Behandlung wird kein Freiflug gewährt.
Nitro-Imidazol-Derviat Carnidazol = Spartrix® 10 mg (= 1 Tablette); Tauben erhalten während der Anpaarung, etwa 3 Tage vor Schlupf des Geleges zur Prophylaxe Spartrix; in trichomonadengefährdeten Beständen, besonders vor den Jungtaubenflügen und während der Hauptmauserzeit ist eine Wiederholung der Behandlung nützlich.
Auch junge Papageien können an Trichomoniasis erkranken. Therapeutisch wird Ronidazol, 0,005 %ig im Trinkwasser eine Woche lang, empfohlen (1). An Trichomoniasis erkrankte Kanarienvögel erhalten ebenfalls Ronidazol, 0,05 g/l Wasser (5).

Huhn

Trichomonas gallinarum MARTIN und ROBERTSON, 1911, kommt in den Blinddärmen von Huhn und Pute vor. Erkrankte Tiere setzen einen blaßgelben, dünnflüssigen Blinddarmkot ab, nehmen wenig Nahrung auf und magern ab. Es liegt eine chronisch-diphtheroide bis nekrotische Entzündung vor; Trichomonaden sind massenhaft nachzuweisen. Allerdings vermehren sich die Trichomonaden bevorzugt im flüssigen Darminhalt, so daß ihr massenhaftes Auftreten möglicherweise nicht immer die Ursache, sondern die Folge der Diarrhoe sein kann. Auch Leberläsionen können auftreten. Die Pathogenität für das Huhn ist gering, jedoch kann eine gleichzeitig vorliegende Histomonas-Infektion begünstigt werden. Therapeutisch werden die gegen T. gallinae wirksamen Präparate angewandt.

Die Blinddarm-Trichomonadose kann in Fasanerien zum Problem werden. Anfällig sind Tiere besonders im Alter zwischen 3 und 12 Wochen. Lustlosigkeit, Appetitmangel, verbunden mit schaumigen, gelblichen Fäzes sind charakteristisch; die Verluste können erheblich sein. Therapeutisch war Dimetridazol, 60 g/45 l Wasser, 5 Tage lang, gefolgt von 5 Tagen 30 g/45 l Wasser, sehr erfolgreich (2).

Literatur
1. HAUSER, K.W. (1977): Diagnose und Therapie der Trichomoniasis bei Papageien. Prakt. Tierarzt **58**, 56 – **2.** HIGGINS, R.J. (1980): Caecal trichomoniasis of game birds in North Yorkshire. Vet. Rec. **107**, 228. – **3.** KEMP, R.L. (1978): Trichomonads, other flagellates, and protozoa. In: HOFSTAD, M.S., B.W. CALNEK, C.R. HELMBOLDT, W.M. REID, H.W. YODER Jr. (1978): Disease of poultry, 7th Edd. Iowa State University Press, Ames 841–846. – **4.** KOCAN, R.M. (1970): Passive immunization of pigeons against trichomoniasis. J. Protozool. **17**, 551–553. – **5.** LEMAHIEU, P., G. DHONDT (1977): Trichomonas infections in canaries. Vlaams Diergeneesk. **46**, 442–443.

Entamoebose

In den Blinddärmen von Huhn und Pute lebt die apathogene *Entamoeba gallinarum* TYZZER, 1920; in manchen Gebieten wird vom Huhn eine Befallsstärke bis zu 30 % angegeben. Die vegetativen Stadien messen 16 bis 18 μm, die 8 Kerne enthaltenden runden Zysten 12–15 μm.

Kokzidiosen
Huhn

Trotz des verbreiteten Einsatzes von Antikokzidia bleibt die Kokzidiose eine der häufigsten Krankheiten in den Geflügelbetrieben. Bekannt sind 9 Eimeria-Arten: *Eimeria tenella* (RAILLET und LUCET, 1891), *E. necatrix* JOHNSON, 1930, *E. acervulina* TYZZER, 1929, *E. mivati* EDGAR und SEIBOLD, 1964, *E. maxima* TYZZER, 1929, *E. mitis* TYZZER, 1929, *E. brunetti* LEVINE, 1942, *E. praecox* JOHNSON, 1930 und *E. hagani* LEVINE, 1938.

E. acervulina und *E. mivati*, deren Eigenständigkeit lange Zeit umstritten war, gelten heute als eigene Arten, die durch ihre Immunspezifität sowie durch Isoenzymanalyse abgegrenzt werden können (17, 40, 52, 56). Ebenso sind in den üblichen Kriterien wie Form der Oozysten, makroskopisch feststell-

Tab. 19 Einzelheiten von 9 Eimeria-Arten des Huhnes

Eimeria-Art	Durchschnittl. Oozystengröße in μm	Präpatenz in Tagen	Sitz	Mortalität	Morbidität	makroskopische Läsionen	Darminhalt	maximale Schizontengröße in μm
E. tenella	22,0 × 19,0	6	Blinddärme	+++	+++	hämorrhagische Enteritis	blutig	55 (2. Generation subepithelial)
E. necatrix	22,4 × 17,2	6	mittlerer Dünndarm	+++	+++	hämorrhagische Enteritis	schleimig, blutig	65 (2. Generation subepithelial)
E. maxima	30,5 × 20,7	5	mittlerer Dünndarm	++	+++	Darmerweiterung, verdickte Schleimhaut Petechien	schleimig, rosa	9,5 (Gamonten subepithelial)
E. brunetti	24,6 × 18,8	5	Ileum, Rektum	++	++	katarrh.-hämorrhag. Enteritis, koagulierende Nekrose	schleimig, blutig, bröckelig	30 (2. Generation subepithelial)
E. acervulina	18,3 × 14,6	4	vorderer Dünndarm	+	+++	weißfaserige Querstreifung	kremartig, schleimig	10
E. mivati	15,6 × 13,4	4	vorderer Dünndarm	+	++	weiße, runde Herde	kremartig, schleimig	17
E. mitis	16,2 × 16,0	4	vorderer Dünndarm	+	+	nicht ausgeprägt	–	?
E. praecox	21,3 × 17,1	4	vorderer Dünndarm	–	–	keine	–	14
E. hagani	19,1 × 17,6	6	vorderer Dünndarm	–	+	nicht ausgeprägt	–	?

bare Läsionen und Schizontengröße bei Verwendung reiner Stämme Unterschiede nachzuweisen (40). Dagegen kann E. mitis nicht eindeutig von E. mivati abgegrenzt werden: weder in den morphologischen Details noch hinsichtlich der Lokalisation im Darm ergeben sich Unterschiede. Sollte sich tatsächlich die Identität von E. mitis und E. mivati ergeben, hätte die Artbezeichnung E. mitis Priorität (40). Nachfolgend werden die beiden Arten noch getrennt geführt. E. hagani wurde bisher in Europa nicht nachgewiesen, E. praecox nur in England.

Die einzelnen Arten besiedeln verschiedene Abschnitte des Darmtraktes, so daß zwischen Dünndarm-, Blinddarm- und Dickdarmkokzidiose unterschieden wird. Hinsichtlich Pathogenität, Bedeutung für die verschiedenen Alters- und Leistungsklassen des Huhnes, Immunitätsbildung, Epidemiologie und zum Teil auch Empfindlichkeit gegenüber Antikokzidia bestehen wesentliche Unterschiede zwischen den einzelnen Eimeria-Arten. Eine Artdifferenzierung ist daher wesentlich für Bekämpfungsmaßnahmen und Prognose (*Tab. 19*).

Eimeria tenella
Entwicklung E. tenella ruft die Blinddarmkokzidiose hervor, die in ihrer akuten Form als »Rote Ruhr der Küken« bezeichnet wird. Zunächst wird stets der mittlere Teil der Blinddärme befallen. Die erste Schizontengeneration bildet sich in Epithelzellen der Eigendrüsen; die durch Endodyogenie gebildeten Merozoiten (31) werden in Epithelzellen zu Schizonten der 2. Generation, die wesentlich größer sind (durchschnittlich 20–30 μm, aber auch bis 50 μm). Epithelzellen, die junge Schizonten der 2. Generation enthalten, verlieren ihre Adhäsion zu den anderen Zellen, sie lösen sich aus dem Epithelverband und wandern in das subepitheliale Gewebe der Zotten ein (65). Der Großteil der aus der zweiten Schizontengeneration hervorgehenden Merozoiten wird zu Gamonten, der Rest bildet eine 3. Schizontengeneration; es ist möglich, daß auch noch eine 4. Generation

auftritt. Es gibt jedoch auch Tenella-Stämme, die nur eine oder zwei schizogene Generationen durchlaufen (7).

Die Präpatenz beträgt 6 Tage, das Maximum der Oozystenausscheidung wird etwa am 10. Tag p. i. erreicht.

Pathogenese Im Verlauf der Infektion wird die Darmwand hyperämisch, Schleimhaut und Muskulatur nehmen an Dicke zu (67), Leukozyten und rote Blutkörperchen emigrieren aus den Kapillaren in das Gewebe, Epithelzellen, oft ganze Epithelfetzen werden abgestoßen. Wenn die zweite Schizontengeneration in der Mukosa und Submukosa heranreift, werden bei massiver Infektion die Blutungen schließlich so stark, daß der Tod durch Verbluten eintritt. Hierbei wirken die großen Schizonten auch mechanisch auf das umgebende Gewebe ein. Das Auftreten schwerer Blutungen, die bis zu einer 50%igen Reduktion der Erythrozytenzahl führen können, ist typisch für E. tenella. Die Pathogenese dieser Hämorrhagien ist nach wie vor unklar. Möglicherweise haben Schizonten der 2. Generation eine Affinität zu Kapillaren, aus denen in der Folge durch Permeabilitätsstörungen die Blutungen erfolgen. Für diese Vermutung sprechen Beobachtungen an Hühnerembryonalkulturen, die nach E. tenella-Infektionen durch Blutungen in die Allantoishöhle absterben. Interessant ist in diesem Zusammenhang, daß bei bakterienfrei gehaltenen Küken die Blutungsneigung weniger deutlich ausgeprägt ist, wonach der Intestinalflora bei der Hemmung der Blutgerinnung eine Bedeutung zukommt. Blutbeimengungen im Kot treten bei experimentellen Infektionen meist am 5. Tag p. i. auf; oft ist der Kot schon vorher wäßrig.

Bei E. tenella lassen sich, wie bei jeder anderen Art (39), verschiedene Stämme unterscheiden, die sich hinsichtlich Virulenz, Immunitätsbildung und Arzneimittelempfindlichkeit unterscheiden. So gibt es einen Stamm mit kürzerer Präpatenz (102 gegenüber normal 138 Std.), der nicht pathogen ist. Bei diesem Stamm werden aus den Merozoiten der 1. Generation Gameten. Die verminderte Pathogenität ist somit im wesentlichen auf den Ausfall der 2. Schizontengeneration zurückzuführen (34). Weiters kann die Pathogenität von der vorhandenen Bakterienflora (insbesondere durch Clostridium perfringens, Streptococcus fecalis und coliforme Keime) beeinflußt werden. Im allgemeinen lassen sich kurz vor dem Tode im wesentlichen vier hauptsächliche pathophysiologische Störungen feststellen (68): Hypothermie, Erschöpfung des Kohlenhydratvorrates, stoffwechselbedingte Acidose sowie Dysfunktion der Harnkanälchen.

Eimeria necatrix
Entwicklung E. necatrix ist der bedeutendste Vertreter der die Dünndarmkokzidiosen hervorrufenden Arten. Im Entwicklungszyklus treten 2 Schizontengenerationen im Jejunum und 1 bis 2 weitere in den Blinddärmen, wenige auch im Rektum auf. Die Entwicklung der Schizonten der 2. Generation erfolgt in Epithelzellen der Krypten und der Zottenbasis. Erst bei starkem Befall kommt es zu einer Schädigung der Basalmembran und zu einem Austritt der reifen, etwa 60 µm großen Schizonten mit der sie beherbergenden Epithelzelle durch die destruierte Basalmembran in die Lamina propria. Dort findet man sie dann »nestförmig« angehäuft.

Die Schizonten der 3. Generation in den Blinddärmen und im Rektum sind sehr klein. In einer Wirtszelle können bis zu 4 Schizonten angetroffen werden. Die Gamogonie erfolgt in den Epithelzellen der Zäka und des Rektum. Die Präpatenz beträgt 6 Tage.

Pathogenese Pathogen sind vor allem die bis zu 65 µm großen Schizonten der 2. Generation. In schweren Fällen, bei denen der ganze Darmtrakt infiziert sein kann, liegt eine hämorrhagische Enteritis vor, deren Charakteristika stark aufgetriebener Darm, gelblichweiße, bis zu 1 mm große subseröse Herde (Schizontenkolonien) und blutig-schleimiger Darminhalt sind. Unabhängig von der Infektionsstärke behalten die Zotten ihre strukturelle Integrität, die Dicke der Darmwand nimmt jedoch zu, die Lieberkühnschen Krypten werden länger und die Anzahl der Becherzellen wird größer (60). Bei akutem Krankheitsverlauf tritt der Tod am 5.–7. Tag p. i. ein; dabei sind überwiegend Tiere ab der 6. Lebenswoche betroffen. In Legehennenherden werden klinische Kokzidiosen durch E. necatrix nach Umstellung auf Legehennenalleinfutter (Wegfall des Kokzidiostatikums) und während der Zeit der hormonellen Umstellung der Junghennen zu Legebeginn beschrieben; selbtverständlich trifft dies auch für andere Eimeria-Arten zu.

Eimeria acervulina
Entwicklung Bevorzugter Sitz dieser Art ist die Duodenalschleife; bei massiven Infektionen sind auch die übrigen Dünndarmabschnitte befallen. Im Entwicklungsgang treten 4 Schizontengenerationen mit sehr kleinen Schizonten in den Epithelzellen auf, wobei sich die Lokalisation der einzelnen Generationen vom Basisbereich der Darmeigendrüsen immer mehr in den Spitzenbereich der Zotten verlagert. Die Präpatenz beträgt 4 Tage, die maximale Oozystenausscheidung dauert vom 5.–10. Tag p. i.

Pathogenese Bei leichten bis mittelgradigen Infektionen weist die Schleimhaut des vorderen Dünndarms eine weißfaserige Querstreifung (Kolonien sich entwickelnder Oozysten) auf; diese ist bei schweren Infektionen durch die Konfluation der Kolonien weniger deutlich ausgeprägt. Die Schleimhaut ist verdickt, oft mit Petechien übersät, manchmal rötlich verfärbt, der Darminhalt kremartig, schleimig, der pH Wert erniedrigt. Abstrichpräparate von der Mukosa enthalten zahlreiche Schizonten, Gamonten und Oozysten. Histologisch lassen sich verlängerte Krypten, kurzstumpfe Zotten und eine verdickte zelluläre Lamina propria nachweisen (8). Bei Broilern steht entsprechend der Befallsstärke die mehr oder weniger deutlich verringerte Gewichtszunahme im Vordergrund; auch in Legehennenbetrieben kann die Leistung erheblich sinken. In diesem Zusammenhang ist bemerkenswert, daß jüngere Tiere gegen diese Eimeriaart widerstandsfähiger sind als ältere. Todesfälle treten bei der E. acervulina-Kokzidiose nur selten auf.

Eimeria mivati
Entwicklung Es treten 4 Schizontengenerationen auf; die 1. und 2. sind im Epithel des vorderen Dünndarms, die 3. und 4. sowie die Gamonten findet man von Duodenum bis zum Rektum, am zahlreichsten im hinteren Dünndarmabschnitt und in den proximalen Abschnitten der Zäka (40). Die Präpatenz beträgt 4 Tage.

Pathogenese Die pathologischen Veränderungen ähneln denen der E. acervulina-Infektion. Bei hochgradigem Befall ist die Darmwand des vorderen Dünndarmdrittels geschwollen; in der Schleimhaut sind verstreut Petechien und weißliche, rundliche Läsionen zu sehen. Der kremartige, schleimige Darminhalt enthält massenhaft Oozysten. Diese Art ist von gleicher Pathogenität wie E. acervulina und tritt vor allem durch Leistungsminderung bei Legehühnern in Erscheinung.

Eimeria maxima
Entwicklung Die Entwicklung vollzieht sich im gesamten Dünndarm, vorwiegend jedoch im mittleren und vorderen Abschnitt; es treten 3 Schizontengenerationen auf.

Die infizierten Epithelzellen vergrößern sich und werden häufig subepithelial verlagert, insbesondere, wenn sie die bis über 30 µm großen Gamonten beherbergen; einige Gamonten findet man bis in der Muscularis mucosae. Die Präpatenz beträgt 5 Tage.

Pathogenese Pathogen sind vor allem die Gamonten dieser Eimeriaart, die erhebliche Läsionen in Duodenum und Jejunum und gelegentlich auch gehäuft Todesfälle hervorrufen. Meist besteht eine katarrhalische Entzündung mit punkt- oder flächenförmigen Blutungen in der verdickten Schleimhaut. Der Darminhalt ist rötlich-braun und enthält dickviskösen Schleim. Im Schleimhautgeschabsel sind die großen, charakteristischen Oozysten nachzuweisen.

Eimeria brunetti
Entwicklung Es treten 3 Schizontengenerationen auf. Die 1. Generation mit durchschnittlich 28,4 × 21,4 µm großen Schizonten entwickelt sich in den Epithelzellen der Zottenbasis im mittleren Dünndarmabschnitt. Die Schizonten der 2. Generation sind kleiner und 72 Stunden p. i. entwickelt, die größeren der 3. Generation ab der 84. Stunde p. i. Diese treten vorwiegend im hinteren Dünndarm, in den proximalen Abschnitten der Zäka sowie im Rektum auf. Die Oozystenbildung setzt 118 Stunden p. i. ein; die maximale Oozystenproduktion erfolgt zwischen 120 und 168 Stunden p. i. Die Schizonten liegen häufig in der Mukosa; auch die sich vorwiegend im Rektum entwickelnden Gamonten, die bis 30 µm groß

werden, sind überwiegend subepithelial anzutreffen. Die Präpatenz beträgt 5 Tage.

Pathogenese Pathogen sind vor allem die Schizonten der 3. Generation und die Gamonten. Bei natürlichen Infektionen kommt es nur bei sehr jungen Küken zu Todesfällen (4.–7. Tag p. i.), bei älteren Tieren, etwa ab der 6. Lebenswoche, zu erheblichen Wachstumsdepressionen. Typisch ist eine fibrinöse Darmentzündung mit Koagulationsnekrose, vor allem im Bereich des hinteren Dünndarmabschnittes und im Rektum. Der vor der Einmündung der Blinddärme gelegene Dünndarmabschnitt ist oft mit einer graugelblichen, käsigen, auch bröckeligen Masse bedeckt. Petechien bis Ekchymosen werden in der Schleimhaut des Ileums, des proximalen Teiles der Blinddärme, des Rektums sowie der Kloake beobachtet. Die Blutungen können zu größeren Flecken verschmelzen, im Rektum sogar querliegen »wie Sprossen einer Leiter«.

Eimeria mitis
Entwicklung Sie erfolgt im vorderen Dünndarm. Die Anzahl schizogener Generationen ist nicht genau bekannt; die Präpatenz beträgt 4 Tage. Diese Art ist im allgemeinen harmlos; makroskopisch wahrnehmbare Darmveränderungen treten nicht auf.

Die endogene Entwicklungsphase der Kokzidien endet bei allen Arten mit der Bildung der Oozysten, die mit den Fäzes ausgeschieden werden. Im Freien folgt der 3. Entwicklungsabschnitt, die Sporogonie. Innerhalb weniger Tage, in Abhängigkeit von Temperatur und Feuchtigkeit, bilden sich in der Oozyste 4 Sporozysten mit je 2 Sporozoiten. Die Aufnahme sporulierter Oozysten leitet den Entwicklungszyklus von neuem ein.

Pathogenese (allgemein) Kokzidiosen können durch eine Eimeria-Art allein oder durch mehrere gemeinsam hervorgerufen werden. Die Pathogenität der einzelnen Arten ist verschieden und differiert oft innerhalb einer Art von Stamm zu Stamm. Aus dem Entwicklungsgang der Kokzidien ergeben sich bezüglich der Pathogenität einige wesentliche Gesichtspunkte:

1. Die Vermehrung im Wirt ist begrenzt und artweise festgelegt. Nach einmaliger Infektion wird der Wirt im Oozystenstadium verlassen.
2. Eine chronische Kokzidiose gibt es daher nicht; eine chronische Verlaufsform kommt durch dauernde Neuinfektion zustande.
3. Da die Vermehrung im Wirt begrenzt ist, hängt die Schadwirkung wesentlich von der Zahl und der Virulenz der aufgenommenen Oozysten ab.

Die Pathogenese einer Kokzidiose wird jedoch nicht allein von parasitär-bedingten Faktoren bestimmt; auch Umweltfaktoren, Eigenschaften des Wirtes, sowie pathophysiologische Zustände haben Einfluß auf den klinischen Verlauf einer Infektion. Krankheitsausbrüche und wirtschaftliche Schäden sind daher immer auf stärkeren Befall oder das Eintreten von Prädispositionen bei oft gleichbleibendem Infektionsdruck zurückzuführen. Dies zu verhindern ist Ziel aller Bekämpfungsmaßnahmen in einem Betrieb.

Die für die einzelnen Arten spezifischen Veränderungen wurden bereits besprochen. Die klinischen Erscheinungen bestehen allgemein in Darmkatarrh, Abgeschlagenheit und verringerter Nahrungsaufnahme. Gewichtsabnahme oder unbefriedigende Gewichtszunahme und sinkende Legeleistung sind die Folgen. Bei Vorliegen einer hämorrhagischen Darmentzündung kommt es in einem hohen Prozentsatz zum Tode. An Kriterien, die die Schadwirkung der Kokzidien deutlich machen, wurden nachgewiesen: Erhöhung der Azidität des Darminhaltes, erhöhte Durchlässigkeit der Darmmukosa mit Verlust von Plasmaproteinen, herabgesetzte Absorption der Nahrungsstoffe (4, 32) als Folge der geschädigten Zotten (48), wobei allerdings artweise z. T. beträchtliche Unterschiede bestehen (45); so ist bei Befall mit E. acervulina die Eisenresorption erheblich vermindert, die vor allem im Duodenum stattfindet (64). Als Folgen sind bekannt: Senkung des Karotinoidpegels in Blut und Leber (61), Hypoproteinämie, verminderte Hämatokrit- und Hämoglobinwerte sowie erhöhte Blutsenkung. Des weiteren ist die Zusammensetzung der Skelettmuskulatur verändert (46), und die Vitaminreserven werden erschöpft (19).

Sekundär wird der Verlauf einer Kokzidiose durch die Bakterienflora des befallenen

Darmabschnittes beeinflußt (1), durch einen eintretenden Mangel an den Vitaminen A, B und K sowie durch die über die entzündete Darmschleimhaut in den Körper eindringenden Bakterien.

Hühner sind gegenüber Kokzidieninfektionen praktisch in jedem Lebensalter gleich anfällig. Da ältere Tiere bei einer erheblichen Bodenverseuchung, wie sie bei der Massenhaltung in Intensivbetrieben nicht selten gegeben ist, wesentlich mehr Oozysten aufnehmen als junge, sind gerade ältere Tiere in höherem Maße gefährdet. Normalerweise gilt jedoch nach wie vor, daß E. tenella und E. necatrix besonders in der Aufzucht- und Mastperiode eine wesentliche Rolle spielen, E. acervulina, E. mivati, E. maxima und E. brunetti in Legehennenbetrieben. E. tenella und E. necatrix können durch Antikokzidia gut unter Kontrolle gehalten werden, wobei es meist zur Ausbildung einer belastungsfähigen Immunität kommt.

Ist die Ausbildung einer Immunität gestört (z. B. bei gleichzeitiger Marek-Infektion) oder nimmt durch Unterbrechung der Infektkette die Immunitätswirkung ab, kommt es auch in Legebetrieben zu Leistungsrückgang durch E. tenella und zu Todesfällen. Literaturhinweise zeigen, daß die Bedeutung von E. tenella in Legebetrieben zunimmt. In diesem Zusammenhang könnte von Bedeutung sein, daß bei gesteigerter intestinaler Trypsinaktivität, wie sie bei höherem Eiweißanteil im Futter nachweisbar ist, Kokzidieninfektionen infolge der trypsin-abhängigen Exzystation der Oozysten offenbar besser angehen und einen schwereren Verlauf nehmen. Perioden besonderer Anfälligkeit ergeben sich etwa in der 14. und 20. Lebenswoche, wenn die Junghühner in Legebetriebe umgestallt werden und der Kokzidiostatikaschutz entfällt, sowie in der 25. bis 30. Woche, also am Gipfel der Legeleistung. Erkrankungen können in jedem Lebensalter auftreten.

Verlauf und Schadwirkung der Kokzidiosen sind von Tier zu Tier, um so mehr von Bestand zu Bestand verschieden, da zahlreiche Faktoren den Infektionsablauf beeinflussen (Sporulationsbedingungen, Bodenverseuchung, Virulenz der Stämme, Fütterung, Haltung, ererbte oder rassengebundene Widerstandskraft, usw.).

Vielfach tritt die Kokzidiose gemeinsam mit anderen Krankheiten auf, vor allem mit Leukose, Marek'scher Hühnerlähmung und mit respiratorischen Erkrankungen, oder fungiert als Wegbereiter anderer Erkrankungen, wie z. B. der ulzerativen Enteritis oder latent vorhandener Infektionskrankheiten. Andererseits kann ein Mangelzustand mehrere Krankheiten begünstigen. Ein durch Vitamin A-Mangel geschwächtes Epithel führt zu einem leichteren Angehen sowohl einer Kokzidieninfektion als auch respiratorischer Krankheiten.

Schließlich ist nachgewiesen, daß Viren in Oozysten enthalten sein können und durch diese dann auf andere Tiere übertragen werden (58).

Immunität Das Überstehen einer Kokzidiose bewirkt eine höhere Widerstandskraft gegenüber nachfolgenden Infektionen: die Tiere werden immun.

Die Immunität läßt etwa 3 Stadien erkennen (29):

1. Vollständige Immunität, es kommt zu keiner Entwicklung aufgenommener Oozysten.
2. Teilimmunität; nach Infektion werden Oozysten ausgeschieden, jedoch treten keine Läsionen auf.
3. Trotz schwerer Läsionen im befallenen Darmabschnitt treten keine klinischen Erscheinungen auf.

Mischinfektionen beeinträchtigen die Immunitätsbildung nicht (10). Schon die Infektion mit einer Oozyste kann eine Teilimmunität bewirken (25). Zumindest die Teilimmunität beeinträchtigt oft nicht wesentlich die auftretenden Darmläsionen, ermöglicht jedoch normale Gewichtszunahmen (30). Der Grad der Immunität variiert je nach Kokzidienart und Infektionsstärke (11) und kann durch gleichzeitig vorhandene andere Krankheiten beeinträchtigt werden.

Die einzelnen Arten sind unterschiedlich gute Immunitätsbildner. In Versuchen mit E. acervulina, E. necatrix, E. maxima und E. brunetti erwies sich E. acervulina eindeutig als schlechtester, E. maxima als bester Immunitätsbildner (11, 26, 27), wobei unterschiedlich immunogene Stämme auftraten (27).

Weiters wird ein höherer Immunitätsgrad erreicht, wenn eine bestimmte Infektionsdosis auf mehrere Infektionen verteilt wird (11, 15).

Experimentell wird volle Immunität durch 3 bis 4 in wöchentlichem Abstand folgende Infektionen mit steigenden Oozystenmengen erzielt. Finden keine Reinfektionen statt, kann die Immunität nur von kurzer Dauer sein.

In der Allantoishöhle embryonierter Eier entwickeln sich Sporozoiten bis zu Oozysten. Durch wiederholte Passage lassen sich Ei-adaptierte Stämme züchten, die wesentlich weniger pathogen sind, jedoch eine voll ausreichende Immunität bilden (57). Die Immunität ist überwiegend zellulärer Natur, wobei T-Lymphozyten offenbar von größerer Bedeutung sind als Milz-Lymphozyten (3). Bei einer Erkrankung der Bursa ist die Immunitätsbildung erheblich beeinträchtigt (2). Es sind jedoch auch humorale Antikörper beteiligt, so daß sie sich bis zu einem gewissen Grad auch mittels Serum infizierter Tiere auf andere übertragen läßt. Obwohl die Immunität im wesentlichen zellulärer Natur ist, bleibt sie doch nicht nur auf den Ort der Initialinfektion beschränkt.

Der Immunitätsstatus in einer Herde ist von wesentlicher Bedeutung und alle Maßnahmen zielen darauf ab, die Immunitätsbildung möglichst von Anfang an nicht zu stören. Keine Rolle spielt die Immunität bei Broilern; sie werden mit 7–8 Wochen geschlachtet und sollen um diese Zeit Höchstgewichte erzielen.

Die lange geltende Ansicht, daß die Immunität in jedem Falle artspezifisch sei, ist widerlegt. So wurde auf Grund der Oozystenausscheidung eine Kreuzimmunität zwischen E. necatrix und E. tenella nachgewiesen, die etwa halb so wirksam ist wie gegenüber der eigenen Art. Dagegen waren gegen E. tenella immunisierte Tiere ohne Schutz gegen E. necatrix. Versuche mit E. brunetti und E. maxima ergaben zwischen diesen beiden Arten einen noch höheren Grad einer Kreuzimmunität; allerdings wurde dies nicht bestätigt.

Da nach einmaliger Infektion Kokzidien den Wirt in Form von Oozysten wieder vollständig verlassen und damit die Anregung zur Antikörperbildung wegfällt, glaubte man bis in die jüngste Zeit, daß nur durch ständige Reinfektion eine »lebenslängliche Immunität« aufrechterhalten wird. Für E. tenella wurde jedoch nachgewiesen, daß Entwicklungsstadien in der Submukosa zurückgehalten werden, die als Antigen wirken könnten. Die Immunität würde daher auch ohne Neuinfektion längere Zeit erhalten bleiben. Bei E. necatrix, deren 2. Schizontengeneration ebenfalls in den tieferen Gewebeschichten reift, können ähnliche Verhältnisse vorliegen, hier sind jedoch eingehende Untersuchungen ausständig.

Für die Immunitätsbildung ist im wesentlichen die 2. Schizontengeneration verantwortlich, die sexuellen Generationen sind hierfür nur von geringer Bedeutung (20, 44).

Neuerdings gelang es, mit röntgenbestrahlten sporulierten Oozysten eine Immunität zu erzielen. Allerdings dürfte die Immunitätsbildung nur darauf zurückzuführen sein, daß einige Oozysten ihre vollständige endogene Entwicklung durchlaufen; eine derart hergestellte Vakzine wäre daher für die Praxis nicht geeignet.

Antikokzidia beeinträchtigen je nach ihrem Angriffspunkt die Immunitätsbildung in verschiedenem Grade. In Versuchen mit 12 verschiedenen Präparaten wurde bei Infektion mit E. tenella folgende Reihenfolge festgestellt (18): Hochgradige Unterdrückung der Immunitätsbildung – Monensin (121 ppm), Salinomycin (80 ppm), Lasalocid (75 ppm); mittelgradige Unterdrückung – Monensin (100 ppm), Decoquinat (30 ppm), Clopidol (125 ppm), Narasin (80 ppm); geringgradige Unterdrückung – Aprinocid (70 ppm), Nicarbazin (125 ppm), Amprolium (125 ppm + Ethopabate 4 ppm); kein Einfluß auf Immunitätsbildung – Robenidin (33 ppm), Zoalen (125 ppm), Aklomide (250 ppm).

Die Anfälligkeit gegenüber Kokzidieninfektionen ist selbst innerhalb der Population einer bestimmten Rasse sehr variabel. Erhöhte natürliche Resistenz ist vererbbar und kann durch Selektion bereits nach 3 Generationen erheblich gesteigert werden.

Von anderen Autoren wird der Erblichkeitsgrad einer Resistenz gegen Befall mit E. tenella an einem allerdings zu sehr begrenzten Tiermaterial auf 28 % geschätzt, liegt aber offenbar doch noch hoch genug, um innerhalb weniger Generationen die Differenzierung von Hühnerpopulationen in resistente und anfällige Linien mit Mortalitätsunterschieden von 40–50 % zu erreichen.

Derzeit ist die Wirtschaftlichkeit einer Resistenzzucht im Vergleich zur jetzigen Bekämpfungsmethode noch nicht gegeben. Für die Zukunft sollte allerdings eine kombinierte Resistenzzucht und Immunoprophylaxe als brauchbare Alternative im Auge behalten werden.

Diagnose Sie kann mit Hilfe der Kotuntersuchung durch Nachweis der ausgeschiedenen Oozysten erfolgen oder mittels Sektion durch Nachweis der für jede Art charakteristischen Darmveränderungen. Hinweise für die Bestimmung der Art geben der mikroskopische Befund von Schleimhautgeschabseln aus verschiedenen Darmabschnitten zusammen mit den pathologisch-anatomischen Veränderungen. Eine eindeutige Differenzierung der Kokzidienarten ist in den meisten Fällen nur durch Laboruntersuchungen (wie Bestimmung der Sporulations- und Präpatenzzeit, Erhebung des histopathologischen Befundes, Durchführung quantitativer Kreuzimmunitätsteste oder der Bestimmung von Isoenzymen) möglich. Eine Artbestimmung, die in der Kokzidiendiagnose immer angestrebt werden soll, ist mit Hilfe des Oozystennachweises bzw. auf Grund morphologischer Besonderheiten der sporulierten Oozysten nicht immer möglich.

Bekämpfung Da beim Geflügel eine Kokzidieninfektion bei keiner Haltungsform verhindert werden kann, ist die Geflügelproduktion praktisch nur unter dem Schutze von Antikokzidia in wirtschaftlicher Form möglich. Die Wirkungsweise ist nicht immer bekannt; unter dem Begriff Antikokzidia werden daher kokzidiostatisch (Kokzidiostatika) und kokzidiozid (Kokzidiozida) wirkende Präparate zusammengefaßt.

Die ersten Antikokzidia (Sulfonamide) wurden gegen die beiden pathogensten Arten, E. tenella und E. necatrix, entwickelt. Als brauchbar galten Mittel, die eine Mortalität möglichst verhindern. In der heutigen Massentierhaltung sind Morbiditätskriterien von gleicher, wenn nicht von noch größerer Bedeutung. Im Laufe der Jahre wurden stets bessere Mittel mit einem immer breiteren Wirkungsspektrum, die sogenannten Weit-Spektrum-Antikokzidia, entdeckt. Die Produktionszunahme und die Leistungsfähigkeit der Geflügelwirtschaft zeigt eine direkte Relation zu der Einführung immer wirksamerer Antikokzidia. Zahlreiche Antikokzidia sind entwickelt worden, die hinsichtlich ihrer chemischen Zusammensetzung ganz verschiedenen Gruppen angehören. Kriterien für ein praktisch brauchbares Antikokzidium sind heute neben einem breiten Wirkungsspektrum und einem hohen Wirkungsgrad, der seinen Ausdruck in unbeeinträchtigter Gewichtsentwicklung infizierter Tiere finden muß, unter anderem Toxizität, Gewebsrückstände, Kompatibilität mit anderen Futterzusätzen, Stabilität und Nachweisbarkeit.

Die Sulfonamide waren die ersten Präparate mit spezifischer Kokzidienwirkung. Ihre Aktivität ist im wesentlichen gegen die reinen Dünndarmarten gerichtet, während sie gegen E. necatrix und E. tenella geringere Wirkung, bzw. eine ausreichende Wirkung erst in hoher Dosierung besitzen. Diese ist aber wegen der Gefahr der Toxizität nicht angezeigt (hämorrhagisches Syndrom). Die Verabreichung von Sulfonamiden, wie z.B. Sulfadimidin oder Sulfaquinoxalin, erfolgt daher nur für einen beschränkten Zeitraum, der von behandlungsfreien Tagen unterbrochen wird (intermittierende Behandlung). Absetzzeit: 10 Tage. Sulfonamide wirken hauptsächlich gegen die 2. Schizontengeneration und sind daher erfolgreicher als andere Präparate therapeutisch einzusetzen. Derzeit werden nur mehr wenige Sulfonamide chemotherapeutisch verwendet, gelegentlich allein, häufiger jedoch in Kombination mit anderen Präparaten, z.B. mit Amprolium: für eine 7tägige Kur bei Krankheitsausbruch werden 240 ppm Amprolium + 180 ppm Sulfaquinoxalin ins Trinkwasser gegeben. Sulfadimethoxin (Agribon) als wirksamstes Sulfonamid, 250–1000 ppm im Trinkwasser 6 Tage lang sowie Sulfachlorpyrazin (Es b 3), 0,03 % im Trinkwasser, 3 Tage lang, finden Anwendung.

Die Wirkung der Sulfonamide erfährt durch verschiedene Stoffe, wie Pyrimethamin oder Diaveridin, eine Potenzierung infolge der Störung des Paraaminobenzoesäure-Stoffwechsels mit anderem Angriffspunkt als die Sulfonamide. Die hierdurch mögliche geringere Dosierug setzt die Toxizität herab; auch kann Resistenzbildung weitgehend ausgeschaltet werden. Angeführt sei hier Pancoxin plus®: 80 ppm Amprolium + 60 ppm Sul-

Tab. 20 Gebräuchliche Antikokzidia in der Geflügelmast

Chemische Gruppe	Chemische Kurzbezeichnung	Registrierter Handelsname	Gebräuchliche Dosierung ppm/kg Futter	Hauptsächlicher Wirkungsmechanismus	Vorrangig beeinflußte Entwicklungsstadien	Wirkungshöhepunkt gegen E. tenella/Tag	Bundesrepublik Deutschland Absetzfrist	Einschränkung der Anwendungszeit in Österreich		Schweiz Absetzfrist
								lt. Futtermittelgesetz	Absetzfrist lt. Hersteller	
Pyridinole	Clopidol	Coyden	125	kokzidiostatisch	Sporozoiten	1	3 Tage	0	0	0
Quinoline Pyridinol + Quinolin	Buquinolat Clopidol + Methylbenzoquat	Bonaid Lerbek	82,5 100 + 8,35	kokzidiostatisch kokzidiostatisch	Sporozoiten Sporozoiten	1 1	3 Tage	0 0	0 0	0 0
Ionophore Antibiotika	Monensin Lasalocid Salinomycin	Elancoban, Coban Avatec Coxistac	100–120 75–90 60–80	kokzidiozid kokzidiozid kokzidiozid	Sporozoiten, unreife Schiz. I Sporozoiten, unreife Schiz. I Sporozoiten, unreife Schiz. I	1–2 1–2 1–2	3 Tage 5 Tage +	im Starterfutter bis 28. Tag im Starterfutter bis 28. Tag *	3 Tage 3 Tage *	0 0 *
Purinderivate	Arprinocid	Arpocox	60–75	kokzidiozid und kokzidiostatisch	Sporozoiten, Merozoiten	1–2	3 Tage	0	0	0
Chinazolonderivate	Halofuginon	Stenorol	3	kokzidiozid	Sporozoiten, Schiz. I u. II	1–4	5 Tage	im Starterfutter bis 28. Tag	4 Tage	0
Guanidine	Robenidin	Cycostat Robenz	33	kokzidiostatisch od. kokzidiozid; Verhind. Bildung u. Einbau v. Adenosintriphosphat	Trophozoiten I	2	5 Tage	im Starterfutter bis 28. Tag	5 Tage	5 Tage
Thiamin-Analoga in Kombination mit substituiertem Benzolsäurederivat	Aprolium + Ethopabat	Amprol plus Amprol HiE	125 125 + 40	kokzidiozid; Thiamin Antagonist (A) + Blockierung der Folsäuresynthese (E)	Schiz. I u. II	2–3 2–4	3 Tage	0	0	0
Nitrobenzamide	Zoalen	DOT	125	kokzidiozid	Merozoiten I	2–4	3 Tage	0	0	0
Carbanilide	Nicarbacin	Nicrazin	100–125	kokzidiozid; Blockierung der Folsäuresynthese	Schiz. II	4	4 Tage	im Starterfutter bis 28. Tag, im Legeaufzuchtfutter bis 56. Tag	4 Tage	0

* nicht im Handel

faquinoxalin + 5 ppm Ethopabat + 5 ppm Pyrimethamin (welches die Wirkung von Ethopabat potenziert).

Eines der zuletzt eingeführten potenzierten Sulfonamidpräparate ist Rofenaid, eine Mischung aus Sulfadimethoxin (125 ppm) und Ormetoprin (75 ppm), dem Diaveridin eng verwandt. In der Dosierung von 0,02 % im Futter ist Rofenaid ein sicheres und wirksames Antikokzidium mit breitem Wirkungsspektrum, das überdies eine gute antibakterielle Wirkung besitzt. Zwei Tage nach Absetzen des Mittels sind die Gewebe frei von Sulfadimethoxin und Ormetoprim.

Die gebräuchlichsten Antikokzidia in der Geflügelmast mit wichtigen Merkmalen sind in *Tab. 20* zusammengestellt.

Hervorgehoben werden müssen die ionophoren Polyäther (ionophore Antibiotika), deren Zahl ständig steigt. Hier seien nur einige bedeutende Präparate angeführt.

Monensin, ein Fermentationsprodukt des Pilzes Streptomyces cinnamonensis, hat seit seinem Erscheinen 1971 in den USA sehr rasch 75–85 % des Marktes erobert und liegt auch in den übrigen Ländern mit einem Marktanteil von 50–75 % an der Spitze (43).

Die Ursache für die umfangreiche Verwendung von Monensin hat mehrere Gründe; einer der wichtigsten ist wohl der, daß bis jetzt noch keine Resistenzbildung beobachtet wurde (13). Dies trifft aber auch für andere ionophore Polyäther zu (14, 33, 51). Die wirtschaftlich und bezüglich der Wirksamkeit günstigste Dosierung liegt derzeit bei 100 ppm. Nur bei starkem Infektionsdruck sind 120 ppm angezeigt, obwohl bei dieser Dosierung Gewichtsdepressionen in Kauf genommen werden müssen. 100 ppm Monensin sind ausgezeichnet wirksam gegen E. mivati und E. necatrix, etwas reduziert wirksam gegen E. tenella, E. acervulina und E. maxima, die geringste Wirkung ist gegen E. brunetti gegeben (36).

Lasalocid (Fermentationsprodukt von Streptomyces lasaliensis) bewirkt bessere Gewichtszunahmen als andere ionophore Antibiotika (33, 36). Seine Wirkung gegenüber E. acervulina ist geringer als die von Monensin, Salinomycin oder Narasin (36, 66). Am wirksamsten ist es bei einer E. brunetti-Infektion. Lasalocid darf auch im Gegensatz zu Monensin (22) mit dem häufig zur Mykoplasmosebekämpfung eingesetzten Tiamulin gleichzeitig verabreicht werden.

Salinomycin (Fermentationsprodukt von Streptomyces albus) und Narasin (Fermentationsprodukt von Streptomyces aureofaciens) sind zwei weitere hochwirksame ionophore Polyäther, die den beiden vorhergenannten hinsichtlich ihrer Wirksamkeit noch überlegen zu sein scheinen (5, 9, 35, 36, 50, 66).

Die optimale Dosierung von Narasin liegt zwischen 48 und 96 ppm, abhängig davon, ob maximale Gewichtszunahme oder optimale Futterumwandlung angestrebt wird. In der Praxis wird mit 80 ppm der günstigste Effekt erzielt (49, 50). Die Wirkung von Narasin ist, ebenso wie die von Monensin, temperaturabhängig; sie erfolgt nur bei Körpertemperatur (59).

Besonders erwähnt werden muß auch Arprinocid (*s. Tab. 20*). Neben der kokzidiostatischen und kokzidioziden Wirkung wird auch die Sporulation negativ beeinflußt (47, 52), ein Aspekt, der besondere Beachtung verdient und auch bei Fasanenkokzidien beobachtet wurde (41). Mit Arprinocid können auch besonders gute Gewichtszunahmen erreicht werden (21, 54, 55).

Roxarson oder Arsanilsäure sind organische Arsenverbindungen, deren Wirkung offenbar direkt gegen die Sporozoiten gerichtet ist. Sie werden vielfach auch wegen ihres positiven Effektes auf Gewichtsentwicklung, Futterverwertung und Pigmentation in Kombination mit anderen Präparaten angewendet, z. B. als 0,005 %iger Zusatz zu Amprolium + Ethopabat, Zoalen oder ionophoren Antibiotika (38, 53); Absetzzeit: 5 Tage.

Tiamulin, welches häufig zur Mykoplasmosebekämpfung eingesetzt wird, besitzt auch einen gewissen Antikokzidiumeffekt; 0,025 % Tiamulin im Trinkwasser in den ersten 7 Lebenstagen verabreicht, brachte bessere Gewichtszunahmen und weniger Ausfälle (6).

Vitamine erhöhen, ohne direkte Wirkung gegen Kokzidien, die Abwehrkraft des Organismus. Eine besondere Bedeutung kommt dem Vitamin A zu. Wesentlich ist jedoch, daß eine Vitamin A-Reserve bereits in der Leber vorhanden ist, da im Verlaufe einer Kokzidieninfektion durch Schädigung der Darmschleimhaut die Resorption gestört ist. Von besonderer Bedeutung sind weiter das Vitamin K sowie die Vitamine B_2 und D_3.

Antikokzidia-Resistenz Die von Ehrlich entdeckte Drogenresistenz bei Mikroorganismen ist auch bei den Kokzidien experimentell gesichert, nachdem Praxisbeobachtungen in verschiedenen Fällen eine verminderte Wirkung verwendeter Antikokzidia nach längerem Gebrauch ergeben haben. Resistenz gegen ein Antikokzidium wird sich in der Praxis durch abfallende Gewichtszunahmen und schlechtere Futterumwandlung, seltener durch schwere Erkrankungen und Todesfälle manifestieren.

Resistente Stämme weisen oft nicht nur eine Festigkeit gegen ein einziges Arzneimittel auf, sondern besitzen auf Grund ähnlicher Wirkungsmechanismen Kreuzresistenz zu Verbindungen der gleichen chemischen Gruppe. Darüber hinaus kommt es auch zum Auftreten von Stämmen mit multipler Resistenz.

Die Drogenresistenz eines Stammes kann bei der Zygotenbildung auf einen anderen, nicht resistenten Stamm übertragen werden (16).

Ist ein Stamm gegen ein Kokzidium resistent, genügen wenige Oozysten, um eine Infektion auszulösen, sofern dieses Präparat neuerdings gegeben wird (24).

Die Praxis hat gezeigt, daß der Zeitraum zwischen der Einführung eines Präparates und der ersten Beobachtung resistenter Stämme von Antikokzidium zu Antikokzidium verschieden ist. Berichte über resistente Kokzidienstämme gegen ionophore Polyäther (Monensin, Lasalocid, Salinomycin u. a.) liegen bisher nicht vor, obwohl z. B. Monensin bereits seit 1971 eingesetzt wird.

Drogenresistenz kann im Extremfall sogar in eine Drogenabhängigkeit übergehen, so daß eine normale Entwicklung der Kokzidien nur mehr bei Vorhandensein des betroffenden Antikokzidiums möglich ist.

Einer auftretenden Resistenz wird mit dem Wechsel des Antikokzidiums (»shuttle system«) begegnet. Die wesentliche Frage ist nun, auf welches Präparat übergegangen werden kann. Hierfür sind einige Richtlinien zu beachten. Um eine Kreuzresistenz vom vorherigen Mittel her auszuschließen, soll das neue Präparat von anderer Wirkungsart sein; dies ist wahrscheinlich der Fall, wenn es einer anderen chemischen Gruppe angehört. Durch Blockade der Synthese der Tetrahydrofolsäure wirken Sulfonamide, Ethopabat und Pyrimidine. Als Antagonisten der Paraaminobenzoesäure (durch ähnliche chemische Struktur) wirken Sulfonamide und Ethopabat.

Sulfonamide und Ethopabat dürften verschiedene Angriffspunkte besitzen, da eine additive Wirkung bekannt ist. Alle Sulfonamide besitzen den gleichen Wirkungsmechanismus; deshalb kann ein Sulfonamid beim Auftreten einer Resistenz nicht durch ein anderes ersetzt werden.

Die Pyridine sind Inhibitoren der Dihydrofolat-Reduktase und kommen im Entwicklungszyklus der Kokzidien später zur Wirkung als die Sulfonamide, mit denen sie daher kombiniert werden. Meticlorpindol und die Quinoline (über die chemische Grundlage ihrer Wirkung ist nichts bekannt) dürften auf Grund fehlender Kreuzresistenz ebenfalls auf unterschiedliche Art wirken, so daß sie hintereinander und auch kombiniert eingesetzt werden können. Amprolium ist ein Thiamin-Antagonist. Ein weiterer Hinweis ergibt sich aus dem Zeitpunkt der maximalen Wirkung eines Präparates im Verlaufe des Entwicklungszyklus der Kokzidien (s. Tab. 20). Wesentlich sind hier Untersuchungen, nach denen die Resistenz gegen bestimmte Präparate auf nicht resistente Stämme übergehen kann. Solchen Präparaten muß mehr Aufmerksamkeit geschenkt werden. Bevor man aber in der Praxis von Drogenresistenz spricht, sollte der Gehalt des Futters an Antikokzidium überprüft werden. Häufiger, als allgemein angenommen, ist im Futter nicht die notwendige Konzentration an Antikokzidium enthalten. In Österreich z. B. sind Abweichungen im Ausmaß von ± 20 % zulässig. Auf Grund verschiedener Untersuchungen kann angenommen werden, daß nur 70 bis 80 % der Medizinalfutter diesen Anforderungen entsprechen. Die Fehlgehalte von mehr oder weniger als 20 % halten sich etwa die Waage mit einem gewissen Übergewicht der unterdosierten Medizinalfutter. Unter diesem Blickwinkel muß nicht nur die Wirkungsbreite, sondern auch die toxische Breite des Antikokzidiums betrachtet werden.

Außer der Verwendung von Chemoprophylaktika bietet auch die geplante Vakzination eine Möglichkeit der Bekämpfung. Letzteres Verfahren, das in einer dosierten Verabfolgung virulenter Oozysten verschiedener Arten (Coccivac®) über das Trinkwasser besteht, wird vor allem in den USA in Lege- und Zuchtbetrieben angewendet.

Ebenso ist eine Vakzinierung mit bestrahlten Oozysten (etwa 10 k rad) möglich, deren Sporozoiten zu etwa 22 % zu Schizonten reifen. Das die Immunität auslösende Antigen ist in der Zellwand lokalisiert und bleibt auch bei den bestrahlten Oozysten etwa 10 Tage wirksam, lange genug, um die Antikörperbildung zu bewirken (63).

Prophylaxe Die Antikokzidia gewähren im allgemeinen einen Infektionsschutz, d. h. behandelte Tiere können ohne Schaden mehr sporulierte Oozysten aufnehmen als unbehandelte.

Die Oozystenausscheidung wird verringert und die Infektionsexposition sinkt. Massive Infektionen durchbrechen jedoch den Infektionsschutz und führen zu Krankheitsausbrüchen. Vorbeugende Maßnahmen, um massive Infektionen zu verhindern, werden daher durch die Antikokzidia nicht überflüssig, sondern nur verringert. Oberstes Ziel jeder Kokzidiosebekämpfung ist es daher, die Verseuchung der Umwelt mit sporulierten Oozysten möglichst niedrig zu halten. Bei milden Infektionen produzieren E. tenella und E. brunetti, die beiden fruchtbarsten Arten, etwa zehntausend Oozysten je aufgenommene infektionsreife Oozyste (theoretisch wesentlich mehr, doch treten erhebliche Verluste während der endogenen Entwicklungsphase ein). Absteigend folgen E. acervulina, E. necatrix und E. maxima. Bei starken Infektionen werden die meisten Oozysten von E. acervulina hervorgebracht, da im Gegensatz zu den anderen Arten die Anzahl produzierter Oozysten bei zunehmender Infektionsstärke nicht so stark abnimmt. Es kann daher zu einer so hochgradigen Verseuchung von Boden und Streu mit E. acervulina-Oozysten kommen, daß trotz der geringeren Pathogenität durch massive Infektionen empfindliche Schäden, vor allem in Legehennenbetrieben auftreten können.

Die Bodenverseuchung hängt ab von der Anzahl der von jedem Tier ausgeschiedenen Oozysten, von der Zahl der je Raumeinheit gehaltenen Tiere und von den Sporulationsbedingungen.

Die kurzfristige Überstellung von »Wächter-Tieren« in eine infizierte Umgebung ist eine wertvolle Methode zur Bestimmung des Verseuchungsgrades (28).

Der Sporulationsverlauf wird in erster Linie durch Temperatur- und Feuchtigkeitsverhältnisse beeinflußt. Die optimale Temperatur liegt bei 28–30 °C, bei der die Sporulation aller Arten innerhalb 48–72 Stunden beendet ist. Mit fallender Temperatur wird die Sporulationszeit immer länger, nahe dem Gefrierpunkt sistiert die Entwicklung. Aus diesen Angaben geht hervor, daß es unter günstigen Sporulationsbedingungen auch bei geringgradigem Befall sehr rasch zu einer gefährlichen Infektionsexposition kommen kann. Zu beachten sind daher häufige und gründliche Kotentfernung sowie häufiger Wechsel der Einstreu, soweit dies betriebswirtschaftlich möglich ist, Verwendung von mit großmaschigem Drahtgitter abgedeckten Kotkästen, Aufstellung von Futter- und Trinkgefäßen auf Eisengitter, so daß die Fäzes und herausgestreutes Futter durchfallen, Anbietung von Tränken womöglich mit fließendem Wasser sowie Trockenhaltung von Streu und Boden. Auch Batteriehaltung schützt nicht vor einer Kokzidiose, Hygiene ist auch hier erforderlich (21).

Bei der Verrottung von Hühnerkot werden Oozysten abgetötet, wenn sie für 2 Stunden Temperaturen von 65 °C ausgesetzt sind. Bei der biologischen Wärmebildung während der Kompostierung ist jedoch mit erheblichen Schwankungen zu rechnen (42).

Kokzidienoozysten sind sehr leicht übertragbar, besonders Schuhe und Stiefel sind daher vor dem Betreten eines Stalles zu reinigen und zu desinfizieren. Als Desinfektionsmittel gegen Kokzidien eignen sich nur wenige Mittel, einerseits die schwefelkohlenstoffhaltigen Präparate Dekaseptol und Lysococ, andererseits die Phenolderivate Lomasept und Des L 20; diese Präparate sind etwa gleich wirksam. Zu beachten ist, daß die Lysococ-Lösung erst nach ihrem Klarwerden (nach etwa einer halben Stunde) die optimale Schwefelkohlenstoff-Konzentration erreicht und erst dann verwendet werden darf.

Von anderen Autoren werden Formalin 4 % und Ammoniak 7 % als wirksame Desinfektionsmittel gegen Kokzidienoozysten angegeben (23). Die üblichen, gegen Bakterien und Viren wirksamen Desinfektionsmittel sind auch in höheren Konzentrationen gegen

Kokzidienoozysten unwirksam.

Methylbromid ist in einer Konzentration von 5 mg/l bei einer Temperatur von 25 °C und einer Einwirkungszeit von 20 Stunden (es kann auch eine andere Konzentration verwendet werden, jedoch muß das Konzentrations-Zeitprodukt 100 mg : h : l betragen) voll wirksam gegen unsporulierte und sporulierte Oozysten. Anschließend ist der behandelte Raum 3–4 Tage lang durchzulüften, da Methylbromid sehr toxisch ist.

Ein für alle Fälle empfehlenswertes Desinfektionsverfahren gegen Kokzidienoozysten gibt es nicht; spezielle Gegebenheiten, wie Möglichkeiten der mechanischen Vorreinigung, eventuell möglicher luftdichter Abschluß des zu desinfizierenden Raumes u. a., sind bestimmend. Eine kombinierte Anwendung physikalischer und chemischer Maßnahmen erscheint als das derzeit erreichbare Optimum. Es ist nachgewiesen, daß Fliegen Oozysten über weite Entfernungen vertragen können (37), die Fliegenbekämpfung ist daher nicht zu vernachlässigen.

Literatur

1. Al-Sheikhly, F., A. Al-Saieg (1980): Role of coccidia in the occurrence of necrotic enteritis of chickens. Avian Dis. 24, 324–333. – 2. Anderson, W. I., W. M. Reid, P. D. Luckert, O. J. Fletcher (1977): Influence of infectious bursal disease on the development of immunity to Eimeria tenella. Avian Dis. 21, 637–641. – 3. Bedrnik, P. (1977): Attempts at transfer of immunity against Eimeria tenella in vitro and in vivo. Folia parasit. (Praha) 24, 277–280. – 4. Carbo'Baptista, N., M. Larbier, P. Yvore (1976): Influence de la coccidiose duodenale à Eimeria acervulina sur l'absorption intestinale de la lysine et sur les mouvements nets de l'eau et des electrolytes. Avian Path. 5, 187–194. – 5. Chappel, L. R., W. E. Babcock (1979): Field trials comparing salinomycin (Coxistac), monensin, and lasalocid in the control of coccidiosis in broilers. Poult. Sci. 58, 304–307. – 6. Cruthers, L. R., H. D. Hatchkin, L. J. Sarra, D. D. Perry, W. H. Linkheimer (1980): Efficacy of tiamulin against an experimental infection of broilers with Eimeria acervulina and Eimeria tenella. Avian Dis. 24, 241–246. – 7. Douglas, L. R., T. K. Jeffers (1976): Eimeria tenella (Sporozoa, Coccidia): Gametogony following a single asexual generation. Science, 192, 258–259. – 8. Fernando, M. A., B. M. McCraw (1977): Changes in the generation cycle of duodenal crypt cells in chickens infected with Eimeria acervulina. Z. Parasitenkd. 52, 213–218. – 9. Greuel, E., W. Raether (1980): Kokzidiostatischer Effekt von Salinomycin gegen verschiedene Eimeriaarten des Huhnes unter experimentellen Bedingungen. Prakt. Tierarzt 61, 244–250. – 10. Hein, H. H. (1975): Eimeria acervulina, E. brunetti und E. maxima: immunity in chickens with low multiple doses of mixed oocysts. Expl. Parasit. 38, 271–278. – 11. Hein, H. E. (1976): Eimeria acervulina, E. brunetti, E. maxima, and E. necatrix: low doses of oocysts to immunize young chickens. Expl. Parasit. 40, 250–260. – 12. James, S. (1980): Thiamine uptake in isolated schizonts of Eimeria tenella and the inhibitory effects of amprolium. Parasitology 80, 313–322. – 13. Jeffers, T. K. (1978): Eimeria tenella: sensitivity of recent field isolates monensin. Avian Dis. 22, 157–161. – 14. Jeffers, T. K. (1981): Resistance and cross-resistance studies with narasin, a new polyether antibiotic anticoccidial drug. Avian Dis. 25, 395–403. – 15. Joyner, L. P., C. C. Norton (1976): The immunity arising from continuous low-level infection with Eimeria maxima and Eimeria acervulina. Parasitology 72, 115–125. – 16. Joyner, L. P., C. C. Norton (1977): Further observations on the genetic transfer of drug resistance in Eimeria maxima. Parasitology 74, 205–213. – 17. Joyner, L. P., C. C. Norton (1980): The Eimeria acervulina complex: problems of differentiation of Eimeria acervulina, E. mitis and E. mivati. Protozool. Abstr. 4, 45–52. – 18. Karlsson, Th., W. M. Reid (1978): Development of immunity to coccidiosis in chickens. Administered anticoccidials in feed. Avian Dis. 22, 487–495. –19. Kechnik, I. T., A. H. Sykes (1979): The effect of intestinal coccidiosis (Eimeria acervulina) on blood and tissue ascorbic acid concentrations. Br. J. Nutrit. 42, 97–103. – 20. Kouwenhoven, B., H. Kuil (1976): Demonstration of circulating antibodies to Eimeria tenella by the indirect immunofluorescent antibody test using sporozoites and second-stage schizonts as antigen. Vet. Parasit. 2, 283–292. – 21. Kutzer, E., L. Vasicek (1980): Zur Hühnerkokzidiose in Österreich. Wien. tierärztl. Mschr. 67, 41–46. – 22. Laber, G., E. Schütze (1979): Tiamulin – ein neues Antibiotikum beim Geflügel. Wien. tierärztl. Mschr. 66, 111–116. – 23. Latala, A. (1981): Effect of hygienic conditions on the occurrence of coccidiosis in broilers. Weterynaria 37, 85–101. – 24. Lee, E.-H. (1979): Single and low-level oocyst infections of drug-resistant field strains of Eimeria tenella in medicated birds. Can. vet. J. 20, 102–104. – 25. Lee, E.-H., M. A. Fernando (1978): Immunogenicity of a single sporocyst of Eimeria maxima. J. Parasit. 64, 483–485. – 26. Long, P. L., B. J. Millard (1979): Immunological differences in Eimeria maxima: effect of a mixed immunizing inoculum on heterologous challenge. Parasitology 79, 451–457. – 27. Long, P. L., B. J. Milliard (1979): Eimeria: further studies on the immunisation of young chickens kept in litter pens. Avian Path. 8, 213–228. – 28. Long, P. L., J. Johnson, P. Reyna (1980): The use of sentinel birds to monitor coccidial infection in litter pens. Avian Dis. 24, 435–445. – 29. Long, P. L., J. Johnson, R. D. Wyatt (1980): Eimeria tenella: Clinical effects in partially immune and susceptible chickens. Poult. Sci. 59, 2221–2224. – 30. Long, P. L., J. Johnson, R. D. Wyatt (1981): Pathological and clinical effects of Eimeria tenella in partially immune chickens. J. comp. Path 91, 581–587. – 31. Lücht, I. G., B. J. Millard, E. O. Scholtyseck (1978): Fine structural aspects of an embryo-adapted strain of Eimeria tenella in the epithelial cells of the chorio-allantoic membrane. Parasitology 76, 185–191. – 32. Mazurkiewicz, M., S. Staszewski, S. Tronina, Z. Wachnik (1981): Phosphorus-calcium balance in chicks infected with Eimeria tenella and Eimeria necatrix. Weterynaria 37, 77–84. – 33. McDougald, L. R. (1981): Anticoccidial drug resistance in the Southeastern United States: polyether, Ionophorous drugs. Avian Dis. 25, 600–609. – 34. McDougald, L. R., T. K. Jeffers (1976):

Comparative in vitro development of precocious and normal strains of Eimeria tenella (Coccidia). J. Protozool. **23**, 530–534. – **35.** McDougald, L. R., K. Keshavarz (1981): Anticoccidial efficacy of Salinomycin (AHR-3096C) and comparability with Roxarsone in floor-pen experiments with broilers. Poult. Sci. **60**, 2416–2422. – **36.** Migaki, T. T., L. R. Chappel, W. E. Babcock, D. P. Conway (1978): Anticoccidial efficacy of new polyether antibiotics, salinomycin, in comparison to monensin and lasalocid in battery trials. Proceed. XVI. World Poultry Congr. Rio de Janeiro **6**, 864. – **37.** Milushev, I. (1979): Role of lies (Musca domestica) in the spread of avian coccidiosis. Veterinarnomeditsinski Nauki **15**, 26–29. – **38.** Mitrovic, M., E. Schildknecht, C. Trainer (1977): Effects of lasalocid and monensin in combination with roxarsone on lesions reduction and oocyst suppression in chicks infected with Eimeria tenella field isolates. Poult. Sci. **56**, 979–984. – **39.** Norton, C. C., H. E. Hein (1976): Eimeria maxima: a comparison of two laboratory strains with a fresh isolate. Parasitology **72**, 345–354. – **40.** Norton, C. C., L. P. Joyner (1980): Studies with Eimeria acervulina and E. mivati: pathogenicity and cross-immunity. Parasitology **81**, 315–323. – **41.** Norton, C. C., D. R. Wise (1981): Anticoccidial drugs for preventive therapy in intensively reared pheasants. Vet. Rec. **109**, 554–556. – **42.** Platz, S. (1977): Infektiosität von Eimeria tenella-Oozysten nach Heißverrottung kokzidienhaltigen Hühnerkotes. Dt. tierärztl. Wschr. **84**, 178–180. – **43.** Reid, W. M. (1978): Prospects for the control of coccidiosis. In Avian Coccidiosis (Proceed. XIII. Poult. Sci. Symp. 1977). Brit. Poultry Sci. Ltd., Edinburgh. – **44.** Rose, M. E., P. Hesketh (1976): Immunity to coccidiosis: stages of the life-cycle of Eimeria maxima which induce, and are affected by, the response of the host. Parasitology **73**, 25–37. – **45.** Ruff, M. D., G. C. Wilkins (1980): Total intestinal absorption of glucose and l'methionine in broilers infected with Eimeria acervulina, E. mivati, E. maxima or E. brunetti. Parasitology **80**, 555–569. – **46.** Ruff, M. D., P. C. Allen, M. B. Chute (1981): Composition of heart, liver, and skeletal muscle from broilers with coccidiosis. Poult. Sci. **60**, 1807–1811. – **47.** Ruff, M. D., W. J. Anderson, W. M. Reid (1978): Effect of the anticoccidial arprinocid on production, sporulation, and infectivity of Eimeria oocysts. J. Parasit. **64**, 306–311. – **48.** Ruff, M. D., W. M. Reid, A. P. Rahn (1976): Efficacy of different feeding levels of Monensin in the control of coccidiosis in broilers. Am. J. vet. Res. **37**, 963–967. – **49.** Ruff, M. D., W. M. Reid, J. K. Johnson, W. A. Anderson (1979): Anticoccidial activity of narasin in battery raised broiler chickens. Poult. Sci. **58**, 298–303. – **50.** Ruff, M. D., W. M. Reid, A. P. Rahn, L. R. McDougald (1980): Anticoccidial activity of narasin in broiler chickens reared in floor pens. Poult. Sci. **59**, 2008–2013. – **51.** Ryley, J. (1980): Drug resistance in coccidia. Adv. vet. Sci. comp. Med. **24**, 99–120. – **52.** Ryley, J. F., L. Hardman (1978): Speciation studies with Eimeria acervulina and Eimeria mivati. J. Parasit. **64**, 878–881. – **53.** Schildknecht, E. G., S. A. Edgar, S. V. Givens (1980): Effects of lasalocid (.0125 %) in combination with roxarsone in lesion reduction and oocyst suppression in chickens infected with Eimeria tenella field isolates. Poult. Sci. **59**, 1145–1147. – **54.** Schindler, P., I. H. Sutherland, A. F. Batty, J. Foix, R. A. Roncalli, W. H. D. Leaning (1979): Arprinocid evaluation in broiler chicken pen trials in Europe. Poult. Sci. **58**, 23–27. – **55.** Schröder, J., C. J. Z. Smith, R. G. Harvey (1980): The anticoccidial efficacy of arprinocid in broiler chickens under floor pen conditions. J. South. Afr. vet. med. Ass. **51**, 59–61. – **56.** Shirley, M. W. (1979): A reappraisal of the taxonomic status of Eimeria mivati Edgar and Seibold 1964, by enzyme electrophoresis and cross-immunity tests. Parasitology **78**, 221–237. – **57.** Shirley, M. W. (1980): Eimeria necatrix: the development and characteristics of an egg-adapted (attenuated) line. Parasitology **81**, 525–535. – **58.** Šibalić, S., B. Mihajlović, B. Tomanović, M. Kuzmanović (1978): Coccidiae as potential carriers of the viruses. 4. Int. Kongr. Parasitol., Warschau 1978 Kongressb. C 44. – **59.** Smith, C. K., R. G. Strout (1980): Eimeria tenella: effect of narasin, a polyether antibiotic on the ultrastructure of intracellular sporozoites. Expl. Parasit. **50**, 426–436. – **60.** Smith, R. R., M. D. Ruff, D. R. Witlock (1980): Eimeria necatrix in the chicken: response of the host jejunum to infection and subsequent absorption of methionine and glucose. Proc. Helminth. Soc. Wash. **47**, 235–246. – **61.** Suteu, E., V. Constantinescu, V. Tamas, L. Kandar, V. Ciurdaru (1981): Influence of some coccidiostatics on blood carotenoids and fatty acids in coccidiosis affected chicken. Arch. exper. Vet. Med. **35**, 231–234. – **62.** Tamas, T., G. Olson, A. D. Smith, B. M. Miller (1978): Environment and health. Effect of 6-Amino-9- (substituted benzyl) purines on oocyst sporulation. Poult. Sci. **57**, 381–385. – **63.** Tanielina, Z., N. Abu Ali, B. J. Ghannoum, A. Sokolic, D. Borojevic, M. Movsesijan (1976): Circulating antibody response in chickens to homologous and heterologous antigens of Eimeria tenella, E. necatrix and E. brunetti. Acta Parasit. Iugosl. **7**, 79–84. – **64.** Turk, D. E. (1981): Coccidial infections and iron absorption. Poult. Sci. **60**, 323–326. – **65.** Urquart, C. (1981): Morphological and adhesive changes to cultured chick kidney cells following parasitization with Eimeria tenella (Protozoa: Coccidia). Parasitology **82**, 175–187. – **66.** Weppelman, R. M., G. Olson, D. A. Smith, T. Tamas, A. van Iderstine (1977): Comparison of anticoccidial efficacy, resistance and tolerance of narasin, monensin and lasalocid in chicken battery trials. Poult. Sci. **56**, 1550–1559. – **67.** Witlock, D. R. (1981): Changes in cecal composition with Eimeria tenella infection. Poult Sci. **61**, 57–61. – **68.** Witlock, D. R., M. D. Ruff, M. B. Chute (1981): Physiological basis of Eimeria tenella-induced mortality in individual chickens. J. Parasit. **67**, 65–69.

Pute

Bei Puten werden 7 verschiedene Eimeria-Arten unterschieden (*Tab. 21*); als pathogen gelten E. meleagrimitis und E. adenoeides, die geringere Gewichtszunahmen sowie deutliche Schleimhautschäden mit ausgeprägten Absorptionsstörungen verursachen (1, 2, 9, 10).

Die etwa 4½ Tage dauernde Entwicklung von **E. meleagrimitis** geht über drei Schizontengenerationen. Todesfälle treten bis zum Alter von 6 Wochen auf; später stehen bei stärkeren Infektionen geringere Gewichtszunahmen im Vordergrund.

Tab. 21 Die Kokzidien der Puten (7, 8)

	E. meleagridis Tyzzer, 1927	E. meleagrimitis Tyzzer, 1929	E. dispersa Tyzzer, 1929	E. gallopavonis Hawkins, 1950	E. adenoeides Moore u. Brown, 1952	E. innocua Moore u. Brown, 1952	E. subrotunda Moore, Brown u. Carter, 1954
Durchschnittliche Größe in μm	20,5 × 16,2	20,1 × 17,8	20 × 16,5	27,1 × 17,2	25,6 × 16,3	22,4 × 20,9	21,8 × 19,8
Form	elliptisch	subsphärisch	breit eiförmig	elliptisch	elliptisch	subsphärisch	subsphärisch
Sporulationsdauer (Tage) bei Raumtemperatur	1	2	2	1	1	2	2
Präpatenz (Tage)	4½	5	4½	6	5½	5	4
Sitz	mittlerer Teil des Dünndarms	vorderer Dünndarmabschnitt	vorderer Dünndarmabschnitt	Rektum	Endabschnitt des Dünndarms, Zäka, Rektum	Dünndarm	vorderer Dünndarmabschnitt
Pathogenität	+	++	+	?	+++	+	+

E. adenoeides gilt als pathogenste Art, die in den ersten 5 Lebenswochen schwerste Verluste verursachen kann. Bei über 7 Wochen alten Tieren ist die Todesrate sehr gering, jedoch vermindern stärkere Infektionen die Gewichtszunahme. Bei der Sektion findet man die befallenen Darmabschnitte hyperämisch, in schweren Fällen liegt eine hämorrhagische bis diphtheroid-nekrotische Enteritis vor (12): am schwersten betroffen sind stets die proximalen Abschnitte der Zäka (3). Der Darminhalt besteht aus einer gelblich-weißen, schleimigen Masse, die sehr viele Oozysten enthält.

Der Entwicklungszyklus von ***E. dispersa*** wurde erst kürzlich erarbeitet (5, 6): es werden 4 schizogene Generationen in Dünn- und Dickdarm gebildet, die letzten Generationen im Zottenepithel; die Präpatenz beträgt 114–120 Stunden.

Zur Dauerprophylaxe können die beim Huhn genannten Antikokzidia gegeben werden. Therapeutisch bewährten sich Sulfadimidin und Sulfaquinoxalin, insbesondere Natriumsulfadimidin (0,2 %ig im Trinkwasser) sowie auch Ethopabat. Eine Kombination von 0,005 % Sulfaquinoxalin und 0,0043 % Diaveridin im Trinkwasser erwies sich gegen Infektionen mit E. meleagrimitis und E. adenoeides sehr wirksam. Sulfadimethoxin ist 0,025 %ig (halbe Hühnerdosierung) gut wirksam.

Gans

Bei Gänsen wird eine Nieren-, eine Dünndarm- und eine Enddarmkokzidiose unterschieden (*Tab. 22*). Die durch ***E. truncata*** verursachte Nierenkokzidiose tritt wesentlich seltener auf als die Darmkokzidiose.

An Nierenkokzidiose erkranken vorwiegend Tiere im Alter von über 2 Monaten. Es kommt zu Diarrhoe (Absetzen von vorwiegend durchsichtig-schlierigem, eiklarähnlichem bis weißlichem, flüssigem, z. T. mit Fibrinflocken durchsetztem Kot, die Wasseraufnahme steigt (4, 11). Trotz guter Futteraufnahme werden die Tiere matt, später stellen sich Gleichgewichtsstörungen (Ataxie, Liegen auf dem Rücken) ein. Junggänse sterben nach nur wenigen Tagen Krankheitsdauer, oft völlig gelähmt. Das Sektionsbild ist durch die wulst- und strangförmig hervortretenden, oft daumendicken Nieren, in deren Oberfläche zahlreiche hirsekorngroße, gelb-weiße Herde festzustellen sind, gekennzeichnet.

Histopathologisch liegt eine Tubulonephrose, Tubulonekrose sowie eine reaktive interstitielle Nephritis vor (11). Die Oozysten haben eine deutliche Mikropyle und eine Polkappe.

Häufiger sind, insbesondere in größeren Beständen, Erkrankungen an Darmkokzidiose, vor allem durch die Arten ***E. anseris*** und ***E. nocens***. Bei massiven Infektionen kann von beiden Arten sowohl der Dünndarm als auch

Tab. 22 Kokzidien der Gänse

	E. truncata RAILLIET u. LUCET, 1891	E. anseris KOTLÁN, 1932	E. nocens KOTLÁN, 1933	E. stigmosa KLIMEŠ, 1963	Tyzzeria parvula KOTLÁN, 1933	E. kotláni GRÄFNER u. GRAUBMANN, 1964
Größe in μm	11–22 × 11–16	16–23 × 13–18	25–33 × 17–24	23 × 17	12–17 × 11–15	29–33 × 23–25
Form	eiförmig	birnenförmig, deutliche Mikropyle	eiförmig, dicke braune Hülle, abgestutzter Pol	breit eiförmig, dickschalig, punktierte Oberfläche	kurz elliptisch bis rund	eiförmig mit abgestutztem Pol
Präpatenz	5 Tage	7 Tage	9 Tage	5 Tage		
Sitz	Epithel der Harnkanälchen	mittlerer und hinterer Dünndarm	mittlerer und hinterer Dünndarm	vorderer Dünndarm	mittlerer Dünndarm	Kloake, Enddarm Anfang Blinddarm
Pathogenität	+++	++	++	(+)	(+)	++

der Dickdarm besiedelt werden; bevorzugt wird jedoch der mittlere und hintere Dünndarmabschnitt befallen. Klinisch werden Appetitlosigkeit, Schwäche, schwankender Gang und Durchfall beobachtet. Die Verluste können hoch sein. Bei der Sektion findet man eine katarrhalische, in einigen Fällen auch eine fibrinöse bis diphtheroide Enteritis mit einer braunrötlichen Flüssigkeit im erweiterten Darm.

Die Veränderungen bei der Enddarmkokzidiose, verursacht durch **E. kotláni,** sind am stärksten in der Kloake, im Enddarm und in den tubulären Teilen der Blinddärme. Das Sektionsbild ist durch Schleimhautblutungen, z. T. auch durch graurötliche Schleimhautbeläge gekennzeichnet.

Das Überstehen einer Kokzidiose hinterläßt bei Gänsen keine oder eine nur geringgradige Immunität. Andere Erkrankungen (Salmonellose, Amidostomose) sind vielfach Wegbereiter einer Kokzidiose.

Prophylaktisch und therapeutisch sind die gleichen Maßnahmen angezeigt wie bei der Hühnerkokzidiose. Bei der Nierenkokzidiose soll sich die i. m.-Injektion von 1 ml Terramycin als sehr wirksam erweisen.

Ente

Die drei von Hausenten bekannten Arten (*Tab. 23*) spielen im allgemeinen keine nennenswerte Rolle, obwohl gelegentlich über Todesfälle berichtet wurde. Bei perakutem Verlauf (mit Lähmungen und Krämpfen) wurde eine Enzephalitis und Leptomeningitis lymphocytaria nachgewiesen; sie ist durch eine Autointoxikation infolge weitgehender Zerstörung der Darmschleimhaut verursacht. Vorsicht ist bei Entenküken bei der prophylaktischen oder therapeutischen Verabreichung von Antikokzidia im Futter geboten, da sie als schnellwüchsige Tiere in den ersten Lebenswochen erheblich mehr Nahrung und damit Wirkstoffe aufnehmen als später.

Taube

Bei Tauben kommen die Arten **E. labbeana** (LABBÉ, 1896), (breit elliptisch bis rund; 15–18

Tab. 23 Kokzidien der Enten

	Eimeria spec. KOTLÁN, 1932	E. danailovi GRÄFNER, GRAUBMANN u. BETKE, 1965	Tyzzeria perniciosa ALLEN, 1936
Größe in μm	10,8–25 × 8–12,5	18,7–22,9 × 11,4–14,6	10–13 × 9–10
Form	länglich oval	eiförmig	elliptisch
Sporulationsdauer (Raumtemperatur)		4 Tage	
Präpatenz		8 Tage	6 Tage
Sitz	Dünndarm	Dünndarm	Dünndarm
Pathogenität	++	++	+++

× 14–16 µm) und *E. columbarum* NIESCHULZ, 1935 (elliptisch bis rund; 19–21 × 17,5–20 µm) weit verbreitet vor. Beide Arten sind pathogen und parasitieren im mittleren Dünndarm; wegen des häufigen Vorkommens dürfte E. labbeana die größere Bedeutung besitzen. Es erkranken vor allem Jungtauben ab der 4. Lebenswoche, wobei sich eine katarrhalische, z. T. auch hämorrhagische Darmentzündung ausbildet. An klinischen Erscheinungen werden wäßriger, grünlicher Durchfall, Abmagerung und Mauserschäden beobachtet. Therapeutisch wird Amprolvet Super®, 4 ml/l Trinkwasser als alleinige Tränke, 7 Tage lang empfohlen. In Volieren empfiehlt sich die einstreufreie Haltung auf trockenen Holz- oder Zementböden und häufige Kotentfernung.

Literatur
1. AUGUSTINE, P. C., O. P. THOMAS (1979): Eimeria meleagrimitis in young turkeys: effects of weight, blood, and organ parameters. Avian Dis. **24**, 854–862. – **2.** AUGUSTINE, P. C., O. P. THOMAS (1981): Effect of time on response to Eimeria adenoeides and Eimeria meleagrimitis. Infection in young turkeys. Avian Dis. **25**, 366–373. – **3.** BEMRICK, W. J., R. F. HAMMER (1979): Scanning electron microscopy of damage to the cecal mucosa of turkeys infected with Eimeria adenoides. Avian Dis. **24**, 812–820. – **4.** BETKE, P., A. WILHELM (1976): Zur Dünndarmkokzidiose bei Gänsen. Mh. Vet. Med. **31**, 585–589. – **5.** DORAN, D. J. (1978): The life cycle of Eimeria dispersa Tyzzer, 1929 in turkeys. J. Protozool. **25**, 293–297. – **6.** DORAN, D. J. (1978): The life cycle of Eimeria dispersa TYZZER 1929 from the turkey in gallinaceous birds. J. Parasit. **64**, 882–885. – **7.** LONG, P. L., B. J. MILLARD (1979): Studies on Eimeria dispersa TYZZER 1929 in turkeys. Parasitology **78**, 41–51. – **8.** LONG, P. L., B. J. MILLARD, M. W. SHIRLEY (1977): Strain variation within Eimeria meleagrimitis from the turkey. Parasitology **75**, 177–182. – **9.** MADDEN, P. A., M. D. RUFF (1979): Eimeria dispersa, E. adenoeides, and E. meleagrimitis: Intestinal mucosal disruption in turkeys as seen with scanning electron microscopy. J. Parasit. **65**, 234–242. – **10.** RUFF, M. D., P. C. AUGUSTINE, P. A. MADDEN (1981): Eimeria meleagrimitis, E. adenoeides, and E. dispersa: severity of infection and changes in the intestinal mucosa of the turkey. Expl. Parasit. **51**, 87–94. – **11.** SEZEN, I. Y., R. ENTHEROTH, E. GREUEL, E. SCHOLTYSECK (1980): Untersuchungen an dem Nierencoccid Eimeria truncata aus der Hausgans (Anser anser domesticus). Berl., Münch. Tierärztl. Wschr. **93**, 174–176. – **12.** WEBER, L. J. (1978): Clinical coccidiosis. Can. vet. J. **19**, 21.

Kanarienvögel

Eine verlustreiche Aufzuchtkrankheit der Kanarienvögel, bekannt unter der Bezeichnung »Rotbäuchigkeit«, wird durch zwei Isosporaarten hervorgerufen: *I. serini* ARAGAO, 1933 und *I. canaria* BOX, 1975. Bei I. serini finden zuerst Schizogonien in verschiedenen inneren Organen statt, worauf zwei weitere Generationen und die Gamogonie in Epithelzellen des Dünndarms folgen. Die Präpatenz dauert 9–10 Tage, die besonders lange Patenz über 200 Tage (1, 3). Die Oozysten sind fast rund, Größe durchschnittlich 20,1 × 19,2 µm. I. canaria entwickelt sich in Epithelzellen des Dünndarmes. Die Präpatenz beträgt 5 Tage, die Patenz 11–13 Tage (1). Die Oozysten sind ellipsoid, Größe ⌀ 24,6 × 21,8 µm.

Die Erkrankung tritt meist ein bis zwei Wochen nach Trennung der Jungtiere von den Eltern am Ende des ersten und zweiten Lebensmonats auf. Das klinische Bild ist durch Atemnot, Umfangvermehrung des Abdomen und dünnbreiigen Kot gekennzeichnet. Durch die Bauchdecke hindurch sind das vergrößerte Duodenum und die Leber (Rotbäuchigkeit!) sichtbar (3).

Bekämpfung Für sie wird Amprolium + Ethopabat (Amprolvet Super®), 4 ml/l Trinkwasser über 2 × 3 Tage im Abstand von 3 Tagen bei starker Vitaminzufuhr (A, D_3, E) empfohlen. Auch Sulfonamide werden gut vertragen (2).

Wellensittich

Beim Wellensittich (Melopsittacus undulatus) kann in seltenen Fällen eine durch **Eimeria dunsingi** FARR, 1960, hervorgerufene Kokzidiose auftreten (USA, England), die auf dem europäischen Festland bisher noch nicht nachgewiesen wurde. Die Oozysten sind durchschnittlich 33 × 24 µm groß, die Entwicklung erfolgt im Dünndarm; in schweren Fällen tritt Durchfall auf.

Bekämpfung Sie erfolgt mit Sulfamidin, 10 Tropfen einer 16%igen Lösung in 30 ml Trinkwasser über 2 × 3 Tage im Abstand von 3 Tagen. Auch Amprolvet Super wird von Psittaciden gut vertragen (3).

Literatur

1. Box, E. D. (1977): Life cycles of two Isospora species in the canary, Serinus canarius Linnaeus. J. Protozool. **24**, 57–67. – **2.** Kummerfeld, N., M. Stoye (1981): Parasitosen der Ziervögel. Prakt. Tierarzt **62**, Collegium vet., 75–78. – **3.** Rommel, M. (1982): Kokzidiosen der Tauben, Sittiche, Papageien und Kanarienvögel (Eimeria, Isospora, Toxoplasma, Sarcocystis, Cryptosporidium). Prakt. Tierarzt **63**, Collegium vet., 23–26.

Toxoplasmose

Toxoplasmainfektionen sind bei Vögeln weit verbreitet. In industriellen Mast- und Legebeständen sind sie aufgrund der isolierten Haltungsbedingungen selten. In deutschen Hühnerhaltungen konnten nur bei 0,4 % der Tiere im Gehirn oder in der Herzmuskulatur Toxoplasma-Zysten nachgewiesen werden (2). Bei Freilandhühnern dürfte die Infektionsrate höher liegen. Gelegentlich sind Toxoplasmen auch aus Tauben isoliert worden (4). Serologisch reagierten in Belgien 3,2 % von 200 Stadttauben positiv (3), während sich in Deutschland der Parasit bei diesen Tieren nicht nachweisen ließ (1, 8).

Das Geflügel infiziert sich in erster Linie an mit verschmutzter Nahrung aufgenommenen Oozysten aus dem Katzenkot. Eine Ansteckung erfolgt wohl auch durch Fressen von an oder in Insekten und Würmern haftenden Oozysten. Fliegen, Schaben und evtl. auch Mollusken sollen als Transportmittel für die Verbreitung der Oozysten aus dem Katzenkot dienen (6, 7). Hühner können sich gelegentlich auch an Zysten in verfütterten Fleischabfällen anstecken.

Pathogenese Wie bei anderen Haustieren verläuft die Infektion auch beim Geflügel in der Regel inapparent. Es sind jedoch auch akute Toxoplasmoseausbrüche beschrieben worden. Experimentell mit Zysten infizierte Eintagsküken überlebten ohne äußerlich erkennbare Krankheitssymptome. Die Injektion von Endozoiten eines virulenten Stammes führte dagegen zu schweren Erkrankungen und schließlich zum Tod der Küken. Experimentell infizierte Hennen zeigten vom 1. bis 39. Tag eine Parasitämie, hatten für einige Tage verminderte Freßlust und setzten für 3 bis 23 Tage mit dem Legen aus. Die Tiere blieben zeitlebens Parasitenträger. Eine Infektion mit Oozysten soll zu schweren Erkrankungen und häufig zum Tod der Versuchsküken führen (2). Bei natürlich infizierten Hühnern wurden Apathie, Anorexie, Kachexie, Diarrhoe, ataktische Bewegung, Pupillenerweiterung, Retinaveränderungen und Blindheit beobachtet. Bei der Sektion fielen Myokarditis, lokale Nekrosen in der Leber, Milzvergrößerung und Enteritis auf.

Bei Tauben führte die orale Verabreichung von Zysten nur zu latenten Infektionen (1). Nach parenteraler Injektion von Toxoplasma-Stadien erkrankte ein Teil der Versuchstauben an akuter Toxoplasmose bei bestehender Parasitämie (1, 5). Unter natürlichen Bedingungen scheinen durch Toxoplasma gondii hervorgerufene Erkrankungen bei Tauben in Deutschland nicht vorzukommen.

Diagnose Die Diagnose einer akuten Toxoplasmose ist schwierig, da die üblichen serologischen Methoden zum Nachweis von Antikörpern gegen Toxoplasmen (SFT, IFAT, KBR) beim Huhn versagen. Bei der Taube ist die Durchführung des SFT möglich. Beim Huhn soll bei der Sektion eine Chiasmanekrose pathognomonisch sein. Der Erregernachweis im toten Tier erfolgt sicher durch den Mäuseinokulations- oder Katzenfütterungsversuch. Das Auffinden von Toxoplasma-Zysten in Gewebeschnitten ist mühevoll und gelingt nur rein zufällig.

Bekämpfung Zur Prophylaxe sollten Hühner von mit Katzenkot kontaminierten Flächen ferngehalten werden. Ebenso ist die Verunreinigung von Futter, Käfigen und Geräten durch Katzen zu vermeiden. Chemotherapeutika wurden beim Geflügel bisher nicht angewandt.

Bedeutung für den Menschen Da Toxoplasmen in Hühnereiern nicht vorkommen und Hähnchen oder Tauben nur gekocht oder gebraten verzehrt werden, hat Hausgeflügel für die Epidemiologie der menschlichen Toxoplasmose keine Bedeutung.

Literatur

1. BERGER, J. (1966): Zur Epidemiologie der Toxoplasmose. I. Mitteilung. Die Toxoplasmose der verwilderten Stadttauben. Z. Med. Mikrobiol. Immunol. **153**, 68–82. –
2. BOCH, J. (1980): Die Toxoplasmose der Haustiere – Vorkommen, Diagnose und hygienische Bedeutung. Berl. Münch. Tierärztl. Wschr. **93**, 385–391. 3. COTTELEER, C., L. FAMERÉE (1978): Parasites intestinaux et anticorps antitoxoplasmiques chez les colombins en Belgique. Schweiz. Arch. Tierheilkd. **120**, 181–187. – 4. JACOBS, L., M. L. MELTON, F. JONES (1952): The prevalence of toxoplasmosis in wild pigeons. J. Parasit. **38**, 457–461. –
5. JACOBS, L., M. L. MELTON, M. K. COOK (1953): Experimental toxoplasmosis in pigeons. Exp. Parasit. **2**, 403–416. –
6. MARKUS, M. B. (1980): Flies as natural transport hosts of Sarcocystis and other coccidia. J. Parasit. **66**, 361–362. –
7. RUIZ, A., J. K. FRENKEL (1980): Intermediate and transport hosts of Toxoplasma gondii in Costa Rica. Am. J. Trop. Med. Hyg. **29**, 1161–1166. – **8.** SEYERL, F. VON, M. SCHNEIDERHAN (1966): Orientierende Untersuchungen über die Verbreitung der Toxoplasmose bei verwilderten Stadttauben. Tierärztl. Umschau **21**, 448–449.

Sarkozystose
Huhn

Das Haushuhn kann von zwei Sarkosporidienarten befallen werden. In Deutschland sind 17,8 % der Freilandtiere infiziert, während der Parasit bei Hühnern in Intensivhaltungen nicht vorkommt (9).

Die in Deutschland häufigere Art **Sarcocystis horvathi** VON RATZ, 1908, bildet in der Kopf-, Becken- und Schenkelmuskulatur bis zu 1 cm, zumeist aber 0,5 bis 1 mm große, nur undeutlich gekammerte Zysten mit bananenförmigen 9–12 × 2,5–3 µm messenden Zystozoiten (*Abb. 157*). Die Wände der Zysten weisen dichtstehende, bis zu 3 µm lange stabile Vorwölbungen auf (*Abb. 158*).

Die zweite, noch namenlose Art (*Sarcocystis sp.*) parasitiert auch in der Brustmuskulatur. Ihre deutlich gekammerten Zysten entsprechen in ihrer Größe sowie in der lichtmikroskopisch erkennbaren Morphologie ihrer Wände denen von S. horvathi. Ihre Zystozoiten sind lanzettförmig und 14–17,5 × 2–2,5 µm groß. Die nur von dieser Art bekannten Sporozysten messen 10–13 × 8–10 µm (9).

Entwicklung Der Endwirt von S. horvathi ist noch unbekannt. Die geschlechtliche Entwicklung der zweiten Art (Sarcocystis sp.) findet in der Dünndarmwand von Hund und Katze statt (3, 6, 9). Die Präpatenz wird im Hund mit 7 bis 9 und in der Katze mit 6 Tagen, die Patenz mit 3 bis 4 Wochen angegeben (6, 9). Im Huhn werden 15 Tage nach der Aufnahme von Sporozysten in den inneren Organen und in der Muskulatur etwa 6,5 µm

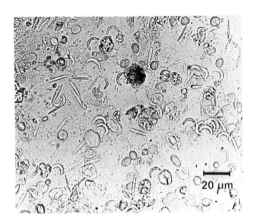

Abb. 157 Zystozoiten von Sarcocystis horvathi (bananenförmig) und Sarcocystis spec. (lanzettförmig) aus Oberschenkelmuskulatur des Haushuhnes (Deckglaspräparat)

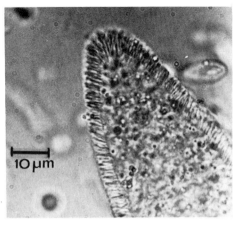

Abb. 158 Zysten von Sarcocystis horvathi aus der Oberschenkelmuskulatur des Haushuhnes (Deckglaspräparat)

große Formen gefunden, aus denen sich zunächst unreife Zysten mit keulenförmigen Metrozyten entwickeln. Reife Zysten sind etwa 70 Tage p. i. ausgebildet. Ab dem 108. Tag der Infektion ist eine zunehmende Degeneration der Zysten zu beobachten (9).

Pathogenese Bei natürlich infizierten Hühnern wird eine fokale granulomatöse Myositis mit myonekrotischen Zonen beschrieben, die sich klinisch durch Muskelschwäche äußert (6). Bei experimentell infizierten Hühnern wurden klinische Erscheinungen nicht beobachtet (8).

Bekämpfung Bei Einführung einer wirtschaftlichen Intensivhaltung verschwindet der Parasit von selbst.

Andere Haus- und Wildgeflügelarten

Tauben, Gänse und Hausenten sind in Deutschland nicht und in anderen Ländern nur ausnahmsweise mit Sarkosporidien infiziert (7, 8). Nach sowjetischen Angaben sind Hunde und Katzen Endwirte der Sarkosporidien der Enten (3).

Im Fasan parasitiert eine durch den Hund übertragene Sarkosporidienart. Der Endwirt einer in rund 13 % der Bleßhühner zu findenden Spezies ist noch unbekannt (8, 9). Wildenten sind nur in manchen Gegenden befallen (1, 4, 5, 8). Bisher wurde lediglich das Opossum als Endwirt einer Sarkosporidienart aus der Spitzschwanzente (Anas acuta) ermittelt (2). In Wildgänsen konnten in Kanada zwei Sarkosporidienarten festgestellt werden (10).

Literatur
1. DROUIN, T. E., J. L. MAHRT (1979): The prevalence of Sarcocystis LANKESTER, 1882, in some bird species in western Canada, with notes on its life cycle. Can. J. Zool. **57**, 1915–1921. – **2.** DUSZYNSKI, D. W., E. D. BOX (1978): The opossum (Didelphis virginiana) as a host for Sarcocystis deboni from cowbirds (Molothrus ater) and grackles (Cassidix, Quiscalus). J. Parasit. **64**, 326–329. – **3.** GOLUBKOV, V. I. (1979): Zarazhemie sobak i koshek sarkotsistami ot kur i utok. Veterinariya, Moskau No. **1**, 55–56. – **4.** HIEPE, T., S. NICKEL, R. JUNGMANN, U. HANSEL, C. UNGER (1980): Untersuchungen zur Ausscheidung von Sporozoen-Fäkalformen bei Jagdhunden, Rotfüchsen und streunenden Hauskatzen sowie zum Vorkommen von Muskelsarkosporidien bei Wildtieren. Mh. Vet. Med. **35**, 335–338. – **5.** MACNEILL, A. C., T. BARNARD (1978): Necropsy results in free-flying and captive Anatidae in British Columbia. Can. Vet. J. **19**, 17–21. – **6.** MUNDAY, B. L., J. D. HUMPHREY, V. KILA (1977): Pathology produced by, prevalence of, and probable life-cycle of a species of Sarcocystis in domestic fowl. Avian Dis. **21**, 697–703. – **7.** ROMMEL, M. (1982): Kokzidiosen der Tauben, Sittiche, Papageien und Kanarienvögel (Eimeria, Isospora, Toxoplasma, Sarcocystis, Cryptosporidium). Prakt. Tierarzt. Coll. Vet. **63**, 23–26. – **8.** WENZEL, R. (1981): Untersuchungen über Sarkosporidien-Infektionen bei Haus- und Wildgeflügel. München: Vet. med. Diss. – **9.** WENZEL, R., M. ERBER, J. BOCH, H. P. SCHELLNER (1982): Sarkosporidien-Infektion bei Haushuhn, Fasan und Bleßhuhn. Berl. Münch. Tierärztl. Wschr. **95**, 188–193. – **10.** WOBESER, G., F. A. LEIGHTON, R. J. CAWTHORN (1981): Occurrence of Sarcocystis Lankester, 1882, in wild geese in Saskatchewan. Can. J. Zool. **59**, 1621–1624.

Plasmodiidosen

LEVINE führt diese Familie (mit den Gattungen Plasmodium, Haemoproteus und Leucocytozoon) in der Unterordnung Haemosporina, die dadurch charakterisiert ist, daß die Sporozoiten (im Gegensatz zu den Unterordnungen Eimeriina) keine Hülle besitzen, die Zygote beweglich ist (Ookinet) und die Entwicklung stets mit Wirtswechsel erfolgt. Es handelt sich durchweg um Blutparasiten.

Plasmodium

Plasmodiuminfektionen sind bei wild-lebenden Vögeln in derzeit 16 verschiedenen Arten bekannt, die jedoch nicht wirtsspezifisch sind. Hühnermalaria, verursacht durch die Arten *Pl. gallinaceum* BRUMPT, 1945 (*Abb. 159 a*) und *P. juxtanucleare* VERSIANI und GOMES, 1941, kommt in Europa nicht vor.

Im Wirbeltierwirt erfolgt die Schizogonie und die Bildung der Gamonten, in der Überträgermücke die Reifung der Gameten und die Sporogonie. Diese schließt mit der Bildung der Sporozoiten ab, die beim Saugakt der Mücke wieder auf den Wirbeltierwirt übertragen werden. Die Entwicklung im Wirbeltierwirt beginnt mit einer Schizogonie in den Zellen des retikulohistiozytären Systems (exoerythrozytäre Phase). Die Schizogonie kann sich mehrfach wiederholen. In den weiteren Generationen bilden sich auch Merozoiten, die mit dem Befall junger Erythrozyten

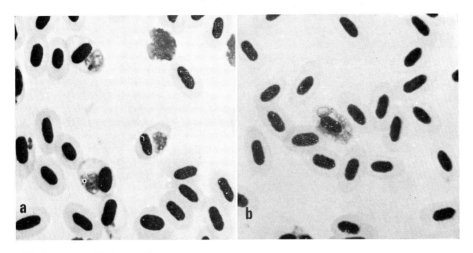

Abb. 159 Plasmodien (1200 × vergr.)
a = Plasmodium gallinaceum; b = Plasmodium circumflexum

die Blutinfektion einleiten. Die erythrozytären Schizonten enthalten ein durch Umwandlung des Hämoglobins entstehendes Pigment. In nicht adäquaten Wirten können Malariaepidemien schwere Verluste verursachen.

Eine Vakzinierung gegen die Hühner-Malaria ist möglich (7). Besonders bekannt sind in Tiergärten Krankheits- und Todesfälle von Pinguinen durch *Plasmodium praecox* (syn. P. relictum), das in Sperlingsvögeln kosmopolitisch verbreitet ist und durch Culex pipiens sowie weitere Culex- und Anopheles-Arten übertragen wird. Leber und Nieren sind stark geschwollen, die Milz ist oft um ein Vielfaches vergrößert. Histologisch lassen sich reichlich exoerythrozytäre Entwicklungsformen nachweisen. Große Bedeutung besitzt die Vogelmalaria für die Prüfung von Antimalariamitteln.

Haemoproteus

Bei Haemoproteus erfolgt die Schizogonie in Endothelzellen innerer Organe. Die Gamonten kommen wie bei allen Haemosporinen ausschließlich in Erythrozyten vor. Sie bilden braunes Pigment wie die Malariaparasiten. Überträger sind Lausfliegen (Pupipara). Haemoproteusinfektionen sind bei Vögeln überaus verbreitet.

Am bekanntesten ist **H. columbae** KRUSE, 1890, der Haustaube (1), bei der auch der Entwicklungsgang zuerst aufgeklärt wurde. Die reifen Gamonten von H. columbae sind wurstförmig und neigen dazu, den Wirtszellkern ringförmig zu umlagern *(Abb. 160)*. Aus Puten wurde in den USA *Haemoproteus meleagridis* LEVINE, 1961, beschrieben (4).

Haemoproteusinfektionen findet man vor allem in Greifvögeln, Eulen und Singvögeln.

Leucocytozoon

Die Vertreter dieser Gattung werden häufig in Greif- und Singvögeln angetroffen, auch

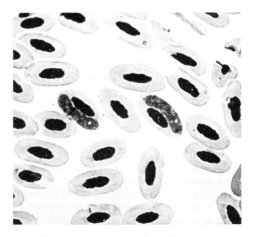

Abb. 160 Haemoproteus columbae (1200 × vergr.)

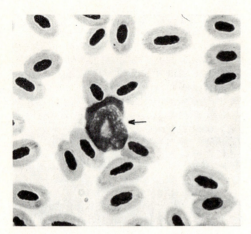

Abb. 161 Leucocytozoon sp. (1200 × vergr.)

Hausgeflügel und wildlebende Hühnervögel (wie Rebhühner, Fasane, Auer- und Birkwild) sind befallen.

Die Gattung wird unterteilt in *Leucocytozoon,* das durch Simulien (Kriebelmücken) übertragen wird, und in *Akiba* mit Culicoides als Vektor. Es kommen vor in Gänsen **Leucocytozoon simondi** MATHIS und LEGER, 1910 syn. L. anseris KNUTH und MAGDEBURG, 1922; in Puten *L. smithi* LAVERAN und LUCET, 1905 sowie in Haushühnern *L. (Akiba) caulleryi* MATHIS und LEGER, 1910. Die beiden letzteren Arten kommen in Europa nicht vor.

Die wirtschaftliche Bedeutung ist gering, da Infektionen in Gänsen, Enten und Puten nur sporadisch angetroffen werden (5); sie können allerdings sehr verlustreich verlaufen (2). In Südostasien verursacht L. (Akiba) caulleryi im Sommer bedeutende Verluste in Hühnerhaltungen, während eine Infektion mit L. sabrazesi in der Regel einen milden Verlauf nimmt.

Entwicklung Die Makrogamonten und Mikrogamonten findet man in den Leukozyten des strömenden Blutes (*Abb. 161*), bei einigen Arten (L. caulleryi) auch in den Erythrozyten; die ungeschlechtlichen Vermehrungsstadien treten vor allem in Leber, Herz, Milz, Lunge und Gehirn auf. Für *L. simondi* sind die Einzelheiten der Entwicklung genau untersucht. Die Präpatenz beträgt 4–5 Tage; die Entwicklung von Makroschizonten erfolgt in 6–7 Tagen. Die Sporogonie ist bei einer Temperatur von 13 °C in 7 Tagen abgeschlossen.

Pathogenese Seuchenhafte Erkrankungen durch L. simondi sind auch in Deutschland bei Gänsen und Enten (2) beobachtet worden, in Nordamerika bei Enten. Wildenten stellen Erregerreservoire dar; in endemische Gebiete gebrachte Hausenten sterben in einem hohen Prozentsatz. Anämie, die sowohl durch die Zerstörung befallener Erythrozyten, als auch durch intravaskuläre Hämolyse nichtbefallener Erythrozyten zustande kommt, ist das hervorstechendste Krankheitszeichen (3, 6).

An Krankheitserscheinungen wurden Bewegungsstörungen (schwankender, taumelnder Gang), Schleudern des Kopfes, Verdrehen des Halses und eigenartige Blässe der Schleimhaut des Schnabels und der Schwimmhäute festgestellt. Wahrscheinlich kommt es nur bei Tieren mit herabgesetzter Widerstandskraft zu sichtbaren Erkrankungen. Infektionen von Puten verursachen eine höhere Mortalität sowie Rückgang der Legeleistung und schlechtere Schlüpfergebnisse. Die L. caulleryi-Infektion bedingt vorwiegend bei Jungtieren schwere Hämorrhagien in verschiedenen Organen, Anämie und häufige Todesfälle. Die Mortalitätsrate liegt bei Hühnern zwischen 2 und 80 %.

Diagnose Die Diagnose erfolgt durch Nachweis der Geschlechtsformen im Blut (Giemsa-Färbung; besser Brillant Kresylblaufärbung) und der Schizonten in Organschnitten und Tupfpräparaten. Im Blut treten die Parasiten sowohl als runde Formen in Lymphozyten als auch als längliche Formen in eigenartigen spindelförmigen Wirtszellen auf; bei diesen Zellen handelt es sich vermutlich um Erythroblasten, die sich infolge des Befalles nicht weiter entwickelt haben. Während des Winters sind nur wenige Gamonten im Blut vorhanden.

Bekämpfung Für die Chemotherapie haben sich Pyrimethamin und Sulfonamide ebenso bewährt wie für die Prophylaxe. 100–150 ppm/Futter Furazolidon verhindern klinische Symptome, 0,5–1 ppm/Futter Pyrimethamin unterbinden das Angehen der Infektion überhaupt.

In letzter Zeit wurde über das gehäufte

Auftreten von Erkrankungen durch Leucozytozoen bei Psittaziden berichtet (8). Die Tiere hatten Atembeschwerden und Schnupfen oder wurden tot in den Volieren aufgefunden, nachdem sie etwa einen Tag auffallend ruhiges Verhalten und Mattigkeit gezeigt hatten. Bei der Sektion fielen Veränderungen an Herz und Muskelmagen auf, der auffallend blaß und von zahlreichen Blutpunkten durchsetzt war. In beiden Organen waren zahlreiche Megaloschizonten in der Größe von 200 bis maximal 500 µm nachzuweisen.

Die *Diagnose* kann derzeit nur durch die postmortale Untersuchung gestellt werden, da bisher keine Gamonten im Blut nachgewiesen werden konnten. Bezüglich der Therapie liegen nur unbefriedigende Erfahrungen vor, so wird z. B. das Kokzidiosemittel Sulmet® empfohlen.

Literatur

1. AHMED, F. E., A.-H. H. MOHAMMED (1978): Haemoproteus columbae: Course of infection, relapse and immunity to reinfection in the pigeon. Z. Parasitenkd. **57**, 229–236. –
2. COMMICHAU, C., D. JONAS (1977): Eine durch Leukozytozoon simondi verursachte Erkrankung bei Entenküken unter besonderer Berücksichtigung des histologischen Nachweises. Zbl. Vet. Med. B **24**, 662–667. –
3. FALLIS, A. M., S. DESSER (1977): On species of Leucocytozoon Haemoproteus, and Hepatocystis. In: KREIER, J. P., Parasitic protozoa. Vol III. Gregarines, haemogregarines, Coccidia, Plasmodia, and haemoproteids. Inc. 239–266. New York, London: Academic Press. –
4. GREINER, E. C., D. J. FORRESTER (1980): Haemoproteus meleagridis LEVINE 1961: Redescription and developmental morphology of the gametocytes in turkeys. J. Parasit. **66**, 652–658. –
5. KUČERA, J. (1981): Blood parasites of birds in central Europe. I. Survey of literature. The incidence in domestic birds and general remarks to the incidence in wild birds. Folia parasit. Praha **28**, 13–22. –
6. MALEY, G. J. M., S. S. DESSER (1977): Anemia in Leucocytozoon simondi infections. I. Quantification of anemia, gametocytemia, and osmotic fragility of erythrocytes in naturally infected Pekin ducklings. Can. J. Zool. **55**, 355–358. –
7. McGHEE, R. B., S. D. SINGH, A. B. WEATHERSBY (1977): Plasmodium gallinaceum: vaccination in chickens. Expl. Parasit. **43**, 231–238. –
8. ZUREK, I. (1982): Über das Auftreten von Leukozytozoeninfektionen bei Psittaziden im Bezirk Dresden. Mh. Vet. Med. **37**, 445–448.

Helminthen

Unter den Helminthen des Geflügels sind Zestoden und Nematoden von wirtschaftlicher Bedeutung. Trematoden treten gelegentlich beim Wassergeflügel gehäuft auf.

Die bei der Kotuntersuchung nachweisbaren Wurmeier und Kokzidienoozysten sind in *Abb. 162* aufgeführt.

Trematoden

Saugwürmer sind beim Huhn praktisch ohne, beim Wassergeflügel von geringer wirtschaftlicher Bedeutung; nur gelegentlich kommt es zu größeren Verlusten, wobei die Infektionen meist von Wildvögeln ihren Ausgang nehmen. Da Trematoden durchwegs eine Entwicklung mit Zwischenwirt durchlaufen, treten sie in Intensivbetrieben nicht auf. Es werden daher nur die wichtigsten Arten berücksichtigt.

Trematoden des Verdauungstraktes

Im Verdauungstrakt kommen Vertreter der Familien Echinostomatidae und Strigeidae vor.

Die 0,5–2 cm großen Echinostomatiden sind durch den Besitz eines den Mundsaugnapf dorsal und lateral umgebenden Kopfkragens charakterisiert, der mit einer je nach Art verschiedenen Anzahl von Stacheln bewaffnet ist *(Abb. 163)*. Zu nennen sind die Arten **Echinostoma revolutum** (FRÖHLICH, 1802), *E. paraulum* (DIETZ, 1909), *Echinoparyphium recurvatum* (LINSTOW, 1873), *Echinoparyphium petrowi* (NEVOSTRUEVA, 1953) und *Hypoderaeum conoideum* (BLOCH, 1782), die gelegentlich im Dünndarm von Gans und wildlebenden Anseriformes sowie von Huhn, Pute

Parasitosen des Geflügels

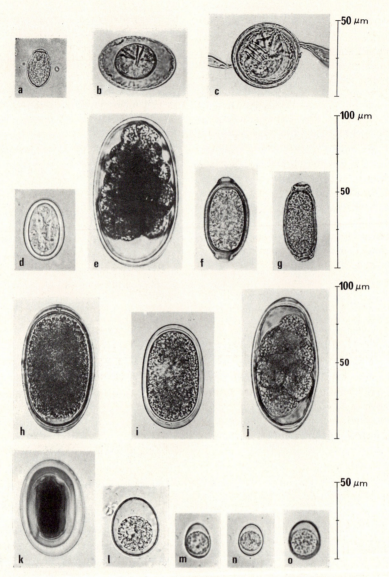

Abb. 162 Wurmeier und Kokzidienoozysten im Kot des Geflügels

a = Prosthogonimus; **b** = Raillietina; **c** = Choanotaenia; **d** = Echinuria; **e** = Amidostomum; **f** = Capillaria obsignata; **g** = C. caudinflata; **h** = Ascaridia; **i** = Heterakis; **j** = Syngamus; **k** = Kratzer; **l** = Eimeria maxima; **m** = E. tenella; **n** = E. acervulina; **o** = E. brunetti

und Taube vorkommen.

Die Strigeiden sind 1–3 mm große Trematoden mit einem mehr oder weniger zweigeteilten Körper: der becherförmige Vorderteil dient der Fixierung an der Darmschleimhaut, der mehr zylindrische hintere Abschnitt enthält die Geschlechtsorgane. Sie kommen hauptsächlich bei Entenvögeln, gelegentlich bei Tauben vor. Angeführt werden die Arten *Apatemon gracilis* (RUDOLPHI, 1819) und *Cotylurus cornutus* (RUDOLPHI, 1808).

Entwicklung Bei allen Arten erfolgt ein zweifacher Wirtswechsel. Erste Zwischenwirte sind stets Wasserschnecken (Limnaea, Bithynia, Planorbis, Valvata, Viviparus), in denen die Entwicklung bis zu den Zerkarien verläuft. Als 2. Zwischenwirte, in denen sich die Metazerkarien entwickeln (*Abb. 164*), fungieren ebenfalls Schnecken der genannten Arten, aber auch Kaulquappen bzw. Frösche (E. revolutum, E. recurvatum, H. conoideum). Die Biologie der Strigeiden ist ähnlich, als Hilfswirte sind Südwasseregel bekannt. Die Infektion erfolgt durchwegs durch den Verzehr des befallenen Zwischen- oder Hilfswirtes. Bereits die Aufnahme von einer Metazerkarie führt zur Ausscheidung von Eiern, die jedoch bei Vorhandensein mehrerer Würmer größer werden (2).

Pathogenese Die Echinostomatiden haften durch Einziehen von Zottengewebe in den Bauchsaugnapf an der Darmschleimhaut. Als Nahrung dienen mit Hilfe des Mundsaugnapfes losgerissene Zellelemente und Blut. Die Stacheln des Kopfkragens schädigen mechanisch. Bei massivem Befall haften die Strigeiden oft zu Tausenden an der Schleimhaut; sie rufen dann hämorrhagische Darmentzündungen hervor, die mit hohen Verlusten einhergehen können. An klinischen Symptomen stehen Durchfall und Abmagerung im Vordergrund. Mehrmals wurden Krankheitsausbrüche mit erheblichen Verlusten durch Echinostoma paraulum bei Tauben beschrieben.

Diagnose Die Diagnose erfolgt durch den Nachweis der Würmer bei der Sektion oder durch die Kotuntersuchung; die gelblichen Eier sind etwa 95–120 × 75 µm groß, mit deutlichen Dotterzellen.

Bekämpfung Niclosamid (Mansonil®), 60 mg je Tier, erwies sich bei einem Mischbefall mit Echinostomatiden und Zestoden von Jungenten 100%ig wirksam.

Das Fernhalten des Wassergeflügels von verseuchten Gewässern (vielfach durch Wildgeflügel!) ist die einzige, auch praktisch durchführbare prophylaktische Maßnahme.

Trematoden des Eileiters

Im Eileiter und in der Bursa Fabricii von zahlreichen wildlebenden Vogelarten sowie Huhn, Ente und Gans schmarotzen Angehörige der Gattung *Prosthogonimus* (Fam. Prosthogonimidae), vor allem **P. pellucidus**

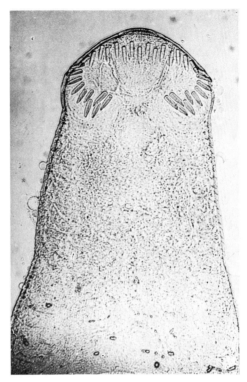

Abb. 163 Echinostoma revolutum, Vorderende (20× vergr.)

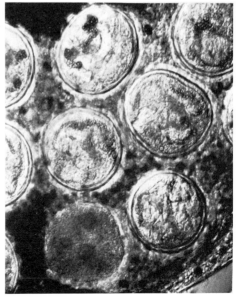

Abb. 164 Echinostoma revolutum, Metazerkarien (130× vergr.)

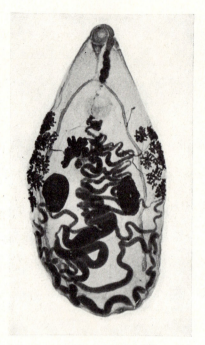

Abb. 165 Prosthogonimus pellucidus (15 × vergr.)

(LINSTOW, 1873), die bis zu 9 × 5 mm groß wird *(Abb. 165)*. Beim Huhn kommt auch *P. longus morbificans* (SEIFRIED, 1923) vor, der eine Größe von 18 × 8 mm erreicht.

Entwicklung Erste Zwischenwirte sind Sumpfschnecken (vor allem Bithynia tentaculata), in denen die Zerkarien gebildet werden. Diese verlassen den 1. Zwischenwirt und enzystieren sich in Larven verschiedener Libellenarten (in Europa vorwiegend in Libellula-, Platycnemis-, Epicordulia- und Cordulia-Arten) zu Metazerkarien.

Die Infektion des Endwirtes erfolgt durch Verzehr von Libellenlarven direkt aus dem Wasser oder von noch flugunfähigen Stadien, die sich am Ufer von Gewässern aufhalten. Sie ist aber auch möglich durch Libellen selbst, vor allem morgens, wenn diese noch kältestarr an Gräsern und Sträuchern sitzen oder wenn sie durch heftige Regengüsse zu Boden gedrückt werden. Die Krankheit wird daher auch als »Libellenkrankheit« bezeichnet.

Pathogenese Die Würmer besiedeln bei jüngeren Tieren Kloake und Bursa Fabricii, später erfolgt die Einwanderung in den Eileiter. Durch mechanischen und toxischen Reiz rufen sie eine heftige Eileiterentzündung hervor, die anfangs zu einer Störung der Kalkschalenbildung führt, so daß sogenannte Fließ- oder Windeier abgelegt werden. Auch die Eiweißbildung kann gestört sein. Der Krankheitsprozeß kann über das Ostium abdominale auf die Bauchhöhle übergreifen, wodurch es zu einer tödlichen Bauchfellentzündung kommt. Die klinischen Erscheinungen beginnen mit Störungen der Eibildung und -ablage; später hört die Legetätigkeit ganz auf. Die Umgebung der Kloake ist mit Kot und Schmutz behaftet. Mit dem Einsetzen der Bauchfellentzündung steigt die Körpertemperatur, die Tiere werden matt, der Appetit geht verloren, die Wasseraufnahme ist vermehrt. Der Körper wird steil aufgerichtet (Pinguinstellung), die Atmung ist angeregt, der Gang schwerfällig.

Diagnose Die Diagnose erfolgt durch den Nachweis der Würmer im erkrankten Eileiter bei der Sektion oder durch den Nachweis der Wurmeier mittels Kotuntersuchung. Die Eier, 22–27 × 13–18 µm groß, haben einen deutlichen Deckel am schmäleren und einen undeutlichen Fortsatz am breiteren Pol *(Abb. 162 a)*.

Bekämpfung Eine Therapie ist aussichtslos, zumal die hochgradigen Veränderungen des Eileiters irreparabel sind. Bei frischen Infektionen wurde Tetrachlorkohlenstoff, 1–2 ml in Gelatinekapseln, versucht.

Die Prophylaxe hat sich gegen die Aufnahme von Libellenlarven bzw. Libellen zu richten. Zur Verhinderung der Aufnahme kältestarrer Libellen sollen in gefährdeten Betrieben die Hühner morgens nicht zu früh ins Freie gelassen werden. Weiters ist zu empfehlen, während der Hauptflugzeit der Libellen (Mai und Juni) Hühner nicht an Gewässer und den eventuell angrenzenden Schilfgürtel heranzulassen; häufig sind diese Areale durch wildlebende Vögel verseucht.

Weitere Trematoden

Gelegentlich treten noch folgende Arten beim Hausgeflügel auf:

Hyptiasmus arcuatus (STOSSICH, 1902), (syn. Cyclocoelum arcuatum); Fam. Cyclocoelidae; 8–20 × 2–5 mm lang; in der Nasen- und Infraorbitalhöhle der Gans.

Tracheophilus cymbicus (DIESING, 1850); Fam. Cyclocoelidae; 6–11,5 × 3 mm lang; in der Luftröhre von Enten.

Collyriclum faba (BREMSER, 1831); Fam. Troglotrematidae; zu je 2 Exemplaren in etwa 6 mm großen Hautzysten.

Metorchis bilis (BRAUN, 1790); Fam. Opistorchidae; 3 × 1 mm; in Gallengängen, Gallenblase und Ductus choledochus von Enten. Die Infektion erfolgt durch Aufnahme von Süßwasserfischen, die zweite Zwischenwirte sind.

Psilotrema spiculigerum (MÜHLING, 1898); Fam. Psilotrematidae; 1–2 × 0,2–0,7 mm lang; im Dünndarm von Gans und Ente.

Psilotrema similimum swerimensis (MÜHLING, 1898); 1,1–1,6 × 0,2–0,6 mm, mit stark entwickeltem Bauchsaugnapf; im Dünndarm von Gans, Ente und Huhn.

Cyathocotyloides curonensis (SZIDAT, 1936); Fam. Cyathocotylidae; 0,67–1,1 × 0,54–0,6 mm, mit großem bauchständigen Haftorgan neben Mund- und Bauchsaugnapf; im Dünndarm von Enten. Die Entwicklung erfolgt in der Schnecke Bithynia leachi, die Präpatenz beträgt 9 Tage (1).

Bilharziella polonica (KOWALEWSKI, 1895); Fam. Schistosomatidae; Weibchen etwa 4, Männchen 2 mm lang; in den Mesenterialvenen von Enten.

Trichobilharzia spp. in wildlebenden Entenvögeln. Die Entwicklung der Schistosomatiden vollzieht sich in verschiedenen Schneckenarten; der Endwirt wird durch perkutane Einwanderung erreicht. Da sich die Zerkarien auch in nichtadäquate Wirte einbohren, kann es in verseuchten Gewässern beim Menschen zu einer »Zerkarien-(Bade-)Dermatitis« kommen.

Literatur

1. BELYAKOVA, YU. V. (1978): The life-cycle of Psilotrema simillimum (MÜHLING 1898) (Trematoda: Psilostomatidae). Parazitologiya **12**, 62–67. – **2.** FRIED, B., D. S. ALENICK (1981): Localization, length and reproduction in single- and multiple-worm infections of Echinostoma revolutum (Trematoda) in the chick. Parasitology **82**, 49–53.

Zestoden

Der Befall mit Bandwürmern ist beim Geflügel vorwiegend bei der Freilandhaltung von wirtschaftlicher Bedeutung. Er führt zu einer mehr oder weniger erheblichen Leistungsminderung; auch Todesfälle treten auf. Die in Betracht kommenden Arten gehören den 4 Familien Davaineidae, Dilepididae, Hymenolepididae und Anoplocephalidae an. Der nachfolgende Bestimmungsschlüssel ist nur auf die im Hausgeflügel vorkommenden Arten abgestimmt.

Fam. Davaineidae FUHRMANN, 1907: Kleine bis mittelgroße Zestoden mit einem von 2 oder 3 Reihen T-förmiger Haken besetzten rückziehbaren kissenförmigen Rostellum; Saugnapfränder vielfach mit Häkchen besetzt; Uterus in Eikapseln aufgelöst.

Jede Proglottis mit doppeltem Genitalapparat
1 Ei per Eikapsel   Cotugnia

Jede Proglottis mit 1 Genitalapparat

a. sehr kleine Würmer mit nicht mehr als 7–9 Proglottiden, Zirrusbeutel kreuzt den poralen (dem Genitalporus benachbarten) Exkretionskanal; 1 Ei per Eikapsel   Davainea

b. größere Würmer mit zahlreichen Proglottiden, Zirrusbeutel kreuzt nur selten den poralen Exkretionskanal; 1 Ei oder mehrere Eier per Eikapsel   Raillietina

Fam. Dilepididae RAILLIET und HENRY, 1909: Kleine bis mittelgroße Zestoden; Rostellum mit 1, 2 oder mehreren Reihen rosendornförmiger Haken; Anzahl der Hoden mehr als 4, meist zahlreich.

Uterus sackförmig; Genitalpori regelmäßig alternierend   Amoebotaenia
Uterus in Eikapsel aufgelöst; Genitalpori unregelmäßig alternierend   Choanotaenia

Fam. Hymenolepididae RAILLIET und HENRY, 1909: Kleine bis mittelgroße Zestoden; Skolex bewaffnet mit Reihe von 8–10 Haken oder unbewaffnet; Hoden groß, selten mehr als 4 in einer Proglottis.

a. Skolex klein; Rostellum mit 8 Rostellarhaken; die 3 Hoden in der poralen Hälfte des Gliedes, Keim- und Dotterstock in der antiporalen Hälfte — Drepanidotaenia
b. Skolex unbewaffnet; Saugnäpfe mit kleinen, leicht abfallenden Häkchen: 3 Hoden; Zirrusbeutel gewöhnlich groß — Echinolepis
c. Rostellum mit 10 Haken; 2 Hoden — Diorchis
d. Mit großem Pseudoskolex als Haftorgan, Skolex sehr klein mit 10 Rostellarhaken; ohne äußere Gliederung — Fimbriaria

Fam. Anoplocephalidae CHOLODKOVSKY, 1902: Skolex ohne Rostellum; gravide Glieder gewöhnlich breiter als lang; Uterus sackförmig.
Art: Killigrewia delafondi in Tauben, Hühnern, Puten und Perlhühnern.

Huhn

Die häufigsten Arten in Mitteleuropa sind Davainea proglottina, Raillietina cesticillus, R. echinobothrida und Echinolepis carioca, seltener sind Choanotaenia infundibulum, Amoebotaenia sphenoides und Cotugnia digonopora.

Gebietsweise verschieden herrscht die eine oder andere Art vor. Im norddeutschen Raum wird D. proglottina, in Österreich R. cesticillus als verbreitetste Art angegeben.

Davainea proglottina (DAVAINE, 1860): weniggliedriger Hühnerbandwurm, 1,5–4 mm lang, 4–7 weißliche, glasig durchscheinende Glieder; Rostellum mit 86 bis 94 Haken; Saugnäpfe mit 4 bis 5 Reihen kleiner Häkchen; Genitalpori regelmäßig alternierend; Eikapsel mit einem Ei. Günstige Zwischenwirte sind Nacktschnecken der Familie Limacidae, besonders Derocerasarten, wie Deroceras (syn. Agriolimax) reticulatum, D. laeve, D. agreste. Die Bildung der Bandwurmfinnen (Cysticercoid) erfolgt je nach Temperatur und Schneckenart in 20–25 Tagen. Die Präpatenz beträgt zwölf Tage.

Raillietina (Skrjabinia) ***cesticillus*** (MOLIN, 1858): 9–13 cm lang, 1,5–3 mm breit, vordere Glieder breiter als lang; Rostellum mit 2 Reihen von 400–500 Haken; Saugnäpfe unbewaffnet; Genitalpori unregelmäßig alternierend; ein Ei per Eikapsel (*Abb. 166*). Als geeignete Zwischenwirte sind über 60 Käferarten bekannt, die Entwicklung ist in 26–31 Tagen abgeschlossen. Die Präpatenz beträgt 16 bis 18 Tage.

R. echinobothrida (MÉGNIN, 1881): bis 25 cm lang, 1–4 mm breit; Saugnäpfe mit 8–15 Reihen Haken. Genitalpori meist einseitig, selten unregelmäßig alternierend; per Eikapsel mehrere Eier, die zu einem Eikokon vereinigt sind. Zwischenwirte sind Ameisen; angegeben werden Tetramorium caespitum, T. semilaeve, Pheidole sp. sowie weitere Arten. Die Präpatenz beträgt etwa 3 Wochen.

R. tetragona (MOLIN, 1858): 10–25 cm lang, 1–4 mm breit; Rostellum mit doppeltem Kranz von hundert Haken; Saugnäpfe mit 8–10 Reihen kleiner Haken; Genitalpori einseitig; jede Eikapsel mit 6–12 Eiern; Zwischenwirte sind Stubenfliegen und Ameisen (Pheidole, Tetramorium). Die Präpatenz beträgt etwa 6 Wochen.

Cotugnia digonopora (PASQUALE, 1890): 20 bis 35 mm lang, 1–2 mm breit; Rostellum mit doppeltem Kranz von 60–66 Haken; beidseitige Genitalpori.

Echinolepis (syn. *Hymenolepis*) ***carioca*** (MAGALHAES, 1898): 3–8 cm lang, 0,5–0,7 mm breit; Skolex unbewaffnet, Saugnäpfe mit rudimentären Häkchen; Glieder sehr kurz; wichtigste Zwischenwirte sind Mistkäfer aus der Familie Scarabaeidae. Die Präpatenz beträgt 14 Tage.

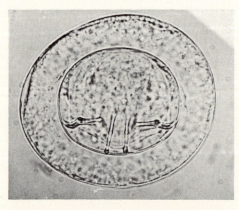

Abb. 166 Ei von Raillietina cesticillus (625 × vergr.)

Choanotaenia infundibulum (BLOCH, 1779): bis zu 23 cm lang, 1,5–3 mm breit; Rostellum mit 16–20 großen Haken; Glieder (Endglieder ausgenommen) trapezförmig. Die Entwicklung erfolgt in Lauf- und Mistkäfern. Auch die Stubenfliege und einige Heuschreckenarten werden als Zwischenwirte genannt. Die Präpatenz beträgt 14–20 Tage.

Amoebotaenia cuneata (LINSTOW, 1872), syn. A. sphenoides RAILLIET, 1892: von keilförmiger Gestalt; 2–4 mm lang, 12–14 Glieder; Rostellum mit 12–14 Haken. Zwischenwirte sind Regenwürmer; die Präpatenz beträgt 4 Wochen.

Entwicklung Da das Vorkommen der einzelnen Bandwurmarten vom Vorhandensein eines geeigneten Zwischenwirtes abhängig ist, erklärt sich das gebietsweise Vorherrschen einzelner Arten. Davainea- und Raillietinabefall treten mit Vorliebe bei in feuchten Ausläufen gehaltenen Tieren auf, wo sich Schnekken und Laufkäfer aufhalten. Mit Hymenolepisbefall ist in der Nähe von Großtierweiden zu rechnen, deren Kothaufen Dungkäfern als Brutplätze dienen. Regenwürmer, Zwischenwirte für Amoebotaenia, bevorzugen ebenfalls feuchtes Gelände mit viel organischem Abfall.

Eine Verschleppung der Bandwürmer über größere Entfernungen erfolgt kaum, da die gebräuchlichen Zwischenwirte ortsgebunden sind.

In Intensivbetriebe eingeschleppte Bandwürmer, besonders die Arten R. cesticillus und Ch. infundibulum, können sich dort gelegentlich weiter verbreiten, da Mehl-, Speckund Diebskäfer ebenfalls Zwischenwirte sein können. Diese ernähren sich auch von Hühnerfutter und treten selbst in trockener Umgebung zahlreich auf. So kam es bei in Einzelbatterien gehaltenen Legehennen zu einer erheblichen Bandwurmseuche. Erwähnenswert ist hier noch eine Beobachtung, nach der sich in Georgia (USA) Epierus pulicarius (Histeridae, Stutzkäfer) in mehreren Beständen als ausgezeichneter Zwischenwirt erwies. Diese Käfergruppe lebt meist räuberisch von Fliegen und Borkenkäterlarven und kann sich bei Verwendung von Fichtenhobelspänen als Einstreu stark vermehren. Auch die Stubenfliege kann erhebliche Bedeutung als Zwischenwirt in Intensivbetrieben erlangen, Hennen können große Mengen Fliegen aufnehmen (1).

Pathogenese Die Bandwürmer sind mit dem Skolex tief in den Darmeigendrüsen des Dünndarmes verankert und schädigen das Darmepithel, teils durch Verletzung mit dem hakenbewehrten Rostellum, teils durch Einziehen von Schleimhaut in die Saugnäpfe, möglicherweise auch durch aktive Verdauung (4). Die Darmentzündungen sind jedoch im allgemeinen geringgradig und Todesfälle auch bei starkem Befall nicht sehr häufig.

Das Fehlen ausgeprägter Entzündungserscheinungen wird bei R. cesticillus auch auf die täglichen Wanderungen im Darm zurückgeführt, die durch den Rhythmus der Nahrungsaufnahme bedingt sind (2). An den Verankerungsstellen der Skoleces von R. echinobothrida kommt es oft zur Bildung von Knötchen, die an der Außenwand des Darmes sichtbar sind. Sie enthalten käsiges, nekrotisches Material. Das hervorstechendste, meist einzige Symptom ist eine entsprechend der Befallsstärke mehr oder weniger erhebliche Minderung der Mast- und Legeleistung. Abfall der Hämoglobinwerte, des Hämatokrit und der Anzahl der Erythrozyten wurde bei Befall mit R. echinobothrida und R. cesticillus nachgewiesen (3). Bei hochgradigem Befall, insbesondere mit Davainea proglottina, sind ferner Anämie, Durchfall und gelegentlich zentralnervöse Erscheinungen zu beobachten.

Nach experimenteller Infektion mit Raillietina tetragona wurde makrozytische Anämie verbunden mit Hypochromie, eine Verringerung der Gesamtleukozytenzahl sowie Lymphozytämie festgestellt(7). Der Befall fällt wirtschaftlich um so mehr ins Gewicht, als die Bandwürmer mehrere Jahre lang leben und ein Befall lange unbemerkt im Bestande vorhanden sein kann. Die Leistungsminderung ist bei D. proglottina und den Raillietina-Arten am ausgeprägtesten. Am anfälligsten sind Küken in den ersten 7 Wochen; bei über 3 Monate alten Tieren kommt eine Infektion nicht mehr zum Haften. Bei Puten scheint eine Altersresistenz gegen Raillietina-Arten zu bestehen. Hungerperioden haben, je nach ihrer Dauer, erhebliche Auswirkungen auf R. tetragona und D. proglottina; es kommt zu einem signifikanten Rückgang des Gliederausstoßes sowie teilweise zum Wurmabgang.

Diagnose Die Diagnose erfolgt durch den Nachweis der Bandwürmer bei der Sektion oder die Bestimmung abgegangener Bandwurmglieder bei der Kotuntersuchung. Hierfür ist frisch abgesetzter Kot zu verwenden, da die Glieder von Davainea und Choanotaenia rasch von den Fäzes abwandern. Ein direkter Zusammenhang zwischen Nahrungsaufnahme und Gliederabgang dürfte nicht bestehen. Zur leichteren Auffindung der Glieder wird ein walnußgroßes Stück Kot in einem kleinen Becherglas mit gesättigter Kochsalzlösung gründlich vermischt. Während fast alle Kotbestandteile bald zu Boden sinken, steigen in der Probe vorhandene Bandwurmglieder an die Oberfläche. Die entnommenen Proglottiden werden auf einem Objektträger mit Nadeln zerzupft; die Artdiagnose ist aufgrund der charakteristischen Eier zu stellen.

Bekämpfung Niclosamid (Mansonil®) ist gegen Davainea- und Raillietinabefall besonders wirksam (5). Die Dosierungsangaben schwanken zwischen 50 mg und 200 mg/kg; die Verabreichung erfolgt in Wasser suspendiert mit einer Sonde in den nüchternen Magen oder sorgfältig vermischt mit dem Morgenfutter. Gegen R. cesticillus wurden bei 3–5 Wochen alten Küken 20 mg/kg Kgw. im Futter, 2–6 Tage lang als Prophylaktikum empfohlen. Auch Bithionol, 0,2 g/kg Kgw. mit feuchtem Futter verabreicht, hat sich beim Geflügel bewährt.

Mit Praziquantel (Droncit®), 10 mg/kg Kgw., sind sowohl juvenile als auch adulte Zestoden (Davaineidae, Dilepididae, Hymenolepididae) von Hühnern und Wassergeflügel nahezu vollständig zu beseitigen (6). Mebendazol, 10–50 mg/kg Kgw., erwies sich als hochwirksam gegen R. echinobothrida und R. cesticillus (3).

Zur Prophylaxe werden Zwischenwirte in Stall und Auslauf bekämpft.

Fliegen: Besprühen der Stallwände mit einem Kontaktinsektizid; Anbringen insektizidpräparierter Papierstreifen (Handelsware).

Ameisen und Käfer: Besprühen der Ausläufe mit einem Kontaktinsektizid. Die behandelten Ausläufe dürfen einige Tage von den Hühnern nicht begangen werden, da sonst die Insektiziddecke zu rasch zerstört wird.

Schnecken und Regenwürmer: Besprühen mit Natriumpentachlorphenolat, 4 g je m^2 Bodenfläche, Wiederholung nach 5 Wochen. Auch das Streuen ätzender Mittel, wie Kalk, Kainit- und Kupfersulfatgemische, in den Abendstunden kann versucht werden. Das Gras ist vorher zu mähen. Die so behandelten Flächen dürfen erst nach Regen wieder für die Hühner zugänglich gemacht werden.

Auch nur kurze Zeit im Freien gehaltene Tiere sollten bei ihrer Einstallung auf Bandwurmbefall untersucht und wenn notwendig behandelt werden.

Gans und Ente

Bei Gans und Ente kommen zahlreiche Bandwurmarten vor, besonders wenn sie sich in Gewässern aufhalten, die von wildlebendem Wassergeflügel verseucht werden. Ihre Entwicklung verläuft fast durchweg über Kleinkrebse als Zwischenwirte. Da auch die Pathogenität der einzelnen Arten kaum Unterschiede aufweist, werden nur die verbreitetsten Arten angeführt.

Drepanidotaenia lanceolata (BLOCH, 1782): bis zu 13 cm lang, 18 mm breit, von lanzettförmiger Gestalt; kleiner Skolex, Rostellum mit 8 Haken von 30–35 µm Länge. Die Entwicklung erfolgt in Cyclops- und Diaptomusarten. Die Präpatenz beträgt 15 Tage.

Sobolevicanthus (syn. Hymenolepis) ***gracilis*** (ZEDER, 1803): bis zu 40 cm lang, 2 mm breit; acht 76–84 µm lange Rostellarhaken; Entwicklung in Cyclops- und Diaptomusarten.

Microsomacanthus (syn. Hymenolepis) ***compressus*** (LINTON, 1892): 20–40 mm lang, 0,6 mm breit; Rostellum mit 10 Haken; langer Zirrusbeutel, Entwicklung in Cyclopsarten; Sumpfschnecken, in denen die mit den Kleinkrebsen aufgenommenen Zysticercoide monatelang verbleiben, fungieren als Stapelwirte.

Microsomacanthus (syn. Hymenolepis) ***collaris*** (BATSCH, 1786): bis zu 16 cm lang, 2 mm breit; Rostellum mit 10 Haken; Hoden im Triangel; Zwischenwirte Diaptomus-, Cyclops- und Gammarusarten.

Fimbriaria fasciolaris (PALLAS, 1781): bis zu 40 cm lang, 1–5 mm breit; sehr kleiner, mit 10 Haken bewaffneter Skolex, der bald abgeworfen und durch einen gut entwickelten, vom Vorderkörper gebildeten Pseudoskolex ersetzt wird; Strobila ohne äußere Gliederung; Entwicklung in Diaptomus und Cyclopsarten.

Diorchis stefanskii SCAPLINSKI, 1955: bis zu 20 cm lang, 2 mm breit; Glieder breiter als lang; Skolex und Saugnäpfe bewaffnet; 2 Hoden, Genitalpori einseitig; in Enten.

Therapeutisch hat sich Mansonil® (2 ml einer Suspension, hergestellt durch Auflösung einer 0,5 g-Tablette in 10 ml Wasser) bei Jungtieren bestens bewährt; gleichzeitig ist ein Auslaufwechsel vorzunehmen.

Junggänse und Jungenten sind von als verseucht bekannten Gewässern, soweit möglich, fernzuhalten.

Taube

Bei Tauben kann gelegentlich ein stärkerer Befall mit Raillietina bonini und Killigrewia delafondi auftreten (8).

Raillietina (syn. Skrjabinia) ***bonini*** (MÉGNIN, 1899), syn. Davainea columbae (FUHRMANN, 1909): 6–7 cm lang, 1,3–1,6 mm breit; Rostellum mit doppeltem Kranz von etwa 140 hammerförmigen Haken; Saugnäpfe bewaffnet; Entwicklung in Landschnecken; Präpatenz 9 Tage.

Killigrewia (syn. Aporina) ***delafondi*** (RAILLIET, 1892): bis zu 23 cm lang, 4,5 mm breit; Skolex unbewaffnet; Genitalporus unmerklich, Uterus ein quergestellter verzweigter Sack; Eier ohne birnenförmigen Apparat; als Zwischenwirte werden Oribatiden vermutet.

Auch bei Tauben hat sich bisher Mansonil®, 200 mg/kg Kgw., als Mittel der Wahl erwiesen.

Literatur

1. ABRAMS, L. (1976): Cestodosis in battery-housed laying hens. J. South Afr. vet. Ass. **47**, 171–173. – **2.** GRAY, J. S. (1977): The diurnal migration of the fowl cestode. Raillietina cesticillus. Parasitology **75**, 285–292. – **3.** MATTA, S. C. (1980): Efficacy of mebendazole (Pantelmin-Ethnor) against some common cestodes of poultry. Indian J. Poult. Sci. **15**, 207–210. – **4.** SAWADA, I. (1973): The mode of attachment of the larval tapeworm to the mucosa of the chicken intestine. Jap. J. Zool. **17**, 1–9. – **5.** SZYPEL, B., A. PEREZ, P. ALEMANY, D. OVIES (1979): Efficacy of niclosamide alone or in the feed-mix Mansonil against Raillietina cesticillus in the fowl. Rev. Cubana de Ciencia Avicola **6**, 25–32. – **6.** VASSILEV, I., J. DENEV, R. KOSTOV (1977): Versuche zur Cestodenwirkung von Droncit beim Geflügel. Vet. Med. Nachr., 149–152. – **7.** VIJAYAKUMARAN NAIR, K., A. M. NADAKAL (1981): Haematological changes in domestic fowl experimentally infected with the cestode Raillietina tetragona (MOLIN, 1858). Vet. Parasit. **8**, 49–58. – **8.** VRAZIC, O., M. KARLOVIĆ (1980): The first finding and attempted control of tapeworm Raillietina (Skrjabinia) bonini in pigeons in Yugoslavia. Acta parasit. Jugosl. **11**, 95–101.

Nematoden

Die Nematoden sind beim Geflügel die wirtschaftlich bedeutsamste Helminthengruppe, man findet sie praktisch in jedem Bestand. Die Arten mit direkter Entwicklung bilden in den Intensivbetrieben einen wesentlichen Faktor, insbesondere die Spul- und Haarwürmer sowie die Heterakiden.

Dioctophymatose

Von der Familie Dioctophymatidae kommen bei Wasservögeln im Drüsenmagen Vertreter von zwei Gattungen vor, nämlich *Hystrichis* (Kopf und Vorderkörper mit Dornen bewaffnet (*Abb. 167*) und *Eustrongylides* (Kopf und Vorderende unbewaffnet).

Hystrichis discolor (DUJARDIN, 1845), bildet an der Außenwand des Drüsenmagens von Enten haselnußgroße Knoten, die durch Druck auf die Trachea Schweratmigkeit verursachen können. Es sind bis zu 12 cm lange Würmer, mit kugelig erweitertem, bedorntem Kopfende. Zwischenwirte sind Oligochaeten. Eine Behandlung ist nicht bekannt.

Vertreter der Gattung *Eustrongylides* kommen bei wildlebenden Anseriformes vor.

Capillariosen

Bei Vögeln sind in der Familie Capillariidae Vertreter von 3 Gattungen anzutreffen, die wie folgt charakterisiert sind:

Gattung *Capillaria* ZEDER, 1800: In der Ku-

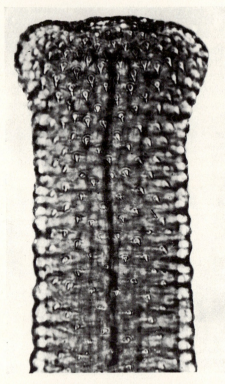
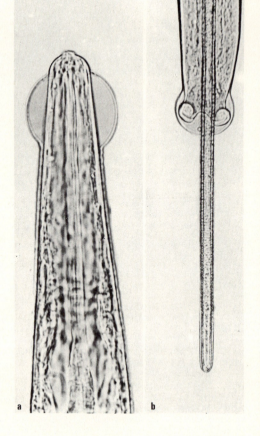

Abb. 167 Hystrichis discolor – Vorderende (15 × vergr.)

Abb. 168 Capillarien des Geflügels

a = Eucoleus annulatus Vorderende (350 × vergr.);
b = Capillaria obsignata Männchen Hinterende (280 × vergr.)

tikula sind dorsale, ventrale und laterale Stäbchenbänder ausgebildet. Spikulum vorhanden.

Gattung *Eucoleus* DUJARDIN, 1845: Der Oesophagusabschnitt des Körpers ist viel kürzer als der hintere Körperabschnitt. Es ist ein dorsales und ein ventrales Stäbchenfeld ausgebildet. Ein Spikulum fehlt, eine Spikularscheide ist jedoch vorhanden.

Gattung *Thominax* DUJARDIN, 1845: Das Spikulum ist stark chitinisiert und im Querschnitt dreikantig.

Im mitteleuropäischen Raum sind beim Haushuhn sechs verschiedene Kapillarien-Arten bekannt, die auf Grund morphologischer Merkmale der Würmer bzw. der Eiform zu bestimmen sind. Es handelt sich durchweg um haarförmige durchsichtige Würmer von 10–50 mm Länge, deren langer dünner Oesophagus von großen Zellen umgeben ist. Die Vulva befindet sich am Übergang des Oesophagus in den Darm. Die Männchen besitzen nur ein Spikulum (oder keines), mit ausstülpbarer Scheide. Charakteristisch sind die zitronenförmigen Eier, die an den Polen mit einem mehr oder weniger hervortretenden Pfropf verschlossen sind.

Eucoleus annulatus (MOLIN, 1858): bulbusartige Aufblähung der Kutikula unmittelbar hinter der Mundöffnung (*Abb. 168a*); Bewohner der Schlund- und Kropfschleimhaut.

Capillaria caudinflata (MOLIN, 1858): Vulva mit membranösem Anhang (*Abb. 169a*); im Dünndarm.

C. obsignata MADSEN, 1945: Vulva ohne besondere Bildungen (*Abb. 169c*); sehr starkes Spikulum (*Abb. 168b*); im Dünndarm.

C. bursata FREITAS u. ALMEIDA, 1934: Vulva mit kleineren kutikularen Auftreibungen, kaudal schließen mehrere kutikulare Buckel an (*Abb. 169b*); im Dünndarm.

Thominx retusa (RAILLIET, 1893): Vulva ohne besondere Bildungen; in den Blinddärmen. Nach Madsen identisch mit der C. (Thominx) anatis (SCHRANK, 1790), die in den Blinddärmen von Gans, Ente und wildlebenden Anseriformes vorkommt.

Th. contorta (CREPLIN, 1839): unmittelbar vor der Vulva ein kleiner kutikularer Hügel; Endteil des Uterus um den Darm gewunden; im Kropf und Schlund.

Das Wirtsspektrum der angeführten Arten ist breit. Neben dem Haushuhn sind auch Pute, Perlhuhn, Fasan, Rebhuhn sowie weitere wildlebende Hühnervögel Wirte, für C. obsignata auch Tauben, die wohl die ursprünglichen Wirte dieser Art sind, sowie für Th. contorta Anseriformes.

Entwicklung C. obsignata und Th. contorta stehen allen anderen Kapillarien-Arten gegenüber.

Beide Arten entwickeln sich direkt, bei den übrigen Arten sind Regenwürmer Zwischenwirte. Unter günstigen Temperatur- und Feuchtigkeitsverhältnissen sind die Eier von C. obsignata bereits in einer Woche infektionsreif. Bei den übrigen Arten müssen die Erstlarven enthaltenden Eier von Regenwürmern (Allolobophora caliginosa, Lumbricus terrestris, Eisenia foetida) aufgenommen werden, in denen die Larven nach einigen Wochen die Infektionsreife erlangen. Die Infektion erfolgt entweder durch Aufnahme infektiöser Eier (C. obsignata, Th. contorta) oder durch den Verzehr larventragender Regenwürmer. Die Präpatenz beträgt bei allen Arten 3 Wochen. Aufgrund der Biologie tritt in Intensivbetrieben ausschließlich C. obsignata auf (Th. contorta kommt vorwiegend bei wildlebenden Vogelarten vor).

Pathogenese E. annulatus und Th. contorta verursachen eine exsudative Entzündung des Kropfes und des Oesophagus, gelegentlich auch mit Ablösung der Schleimhaut (20).

C. obsignata und C. caudinflata bohren sich mit ihrem Vorderende in das Zottenepithel, seltener in das der Darmeigendrüsen ein. Hochgradiger Befall führt zu einer follikulären, diphtheroiden Darmentzündung mit ausgedehnten Epitheldefekten und deutlicher Erweiterung des Darmlumens. Histologische

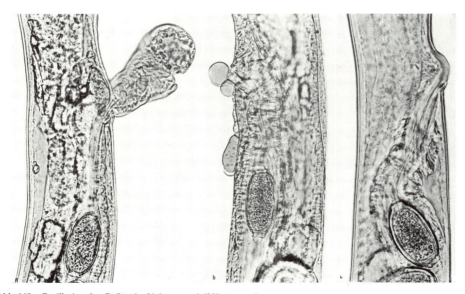

Abb. 169 Capillarien des Geflügels, Vulvagegend (350 × vergr.)

a = C. caudinflata; **b** = C. bursata; **c** = C. obsignata

Veränderungen – Epitheldesquamation, plumpe, verkürzte Zotten und Entzündungen der Lamina propria – sind bereits ab einem Befall mit etwa 30 Würmern nachzuweisen. Vielleicht ist hier auch die Beobachtung mehr zu berücksichtigen, nach der es zu schwereren Veränderungen bei gleichzeitigem Vorliegen einer Kokzidiose kommt.

Die typische Haarwurmkrankheit, wie sie besonders bei Jungtieren auftritt, verläuft mit fortschreitender Abmagerung, Anämie, Kachexie und vereinzelten Todesfällen. Der Kot wird dünnbreiig, schleimig, oft wäßrig. Die Tiere werden apatisch und matt. Legehennen magern ab und die Leistung geht zurück. Geringgradiger Befall verläuft symptomlos.

In Intensivbetrieben besitzt C. obsignata besondere Bedeutung. Nach experimentellen Untersuchungen treten Krankheitserscheinungen nur bei wenige Wochen alten Küken und massiven Infektionen (50 000–100 000 Eier) auf. Allerdings ließ sich bereits bei Infektionen mit 500–5000 Eiern eine entsprechend der Befallsstärke höhere Ausscheidung von Plasmaproteinen im Kot-Harngemisch feststellen, die eine Schädigung der Darmschleimhaut anzeigt. Wiederholte Infektionen, zusätzliche andere parasitäre Infektionen sowie Ernährungs- und Haltungsfehler beeinflussen wesentlich Krankheitsverlauf und Stärke der Leistungsminderung.

Diagnose Kapillarienbefall läßt sich durch den Nachweis der Würmer oder ihrer Eier bestätigen. Zum Wurmnachweis wird die Schleimhaut abgekratzt, das Geschabsel mit warmer physiologischer Kochsalzlösung aufgeschwemmt, kräftig geschüttelt und auf schwarzer Unterlage untersucht.

Differenzierung der Eier:

E. annulatus: 60–62 × 24–27 µm groß, helle Farbe, deutlich vorspringende Polpfröpfe;
Th. contorta: 48–54 × 27 µm groß, dickschalig, tonnenförmig, Polpfröpfe abgeplattet und wenig vorspringend;
C. caudinflata: 51–56 × 21–27 µm groß, innere Eischale an den Polen umgeschlagen (Henkelbildung, meist asymmetrisch);
C. obsignata: 50–52 × 27–30 µm groß, breit tonnenförmig, relativ dicke Eischale;
C. bursata: durchschnittlich 55 × 27 µm groß, innere Eischale an den Polen umgeschlagen, jedoch Henkelbildung nur wenig ausgebildet;
Th. retusa: durchschnittlich 56 × 26 µm groß, mit leicht höckriger Oberfläche, Seitenwände bei mikroskopischer Betrachtung gewellt.

Bekämpfung Für eine Chemotherapie eignen sich vor allem Levamisol und Mebendazol, aber auch verschiedene Phosphorsäureesterpräparate.

Levamisol (Concurat L®), 30 mg/kg Kgw., auch bei Mischinfektionen mit Ascaridia galli und Heterakis gallinarum; sowohl Einzelbehandlung als auch Verabreichung über Futter und Trinkwasser.

Mebendazol (Mebenvet®), 30 mg/kg Kgw. an drei aufeinanderfolgenden Tagen; gute Wirkung auch auf 4. Larven und Präadulte. In der Dosierung von 120 mg/kg Futter, 8–10 Tage lang verabreicht, eignet sich Mebendazol gut für die Wurmbekämpfung in Fasanerien, da es auch eine hohe Wirksamkeit gegen Thominx contorta, Syngamus trachea, Ascaridia galli und Heterakis gallinarum besitzt; Haloxon (Eustidil®), 50 mg/kg, in einer Futtermenge verabreicht, die innerhalb von 2–3 Tagen aufgenommen wird. Bereits bei 10 mg/kg soll ein erheblicher Teil der geschlechtsreifen Würmer ausgeschieden werden.

Tauben erhalten zweimal im Abstand von 14 Tagen je eine Eustidil-Tablette. Bewährt hat sich auch Fenbendazol, 8 mg/kg Kgw. an sechs aufeinanderfolgenden Tagen (22).

Coumaphos, 40 mg/kg Futter über 10 Tage, ist ebenfalls gut verträglich.

In Intensivbetrieben ist die regelmäßige Kontrolle der Infektionsstärke und des Infektionsverlaufes in der Herde durch Kotuntersuchung notwendig. Die Bekämpfung erfolgt durch rechtzeitig angesetzte prophylaktische Entwurmung und, wo notwendig, durch Erneuerung der Einstreu. Bei Freilandhaltung sind feuchte, mit Sträuchern bewachsene Ausläufe ungünstig (Regenwürmer).

Trichostrongylidosen

Die Trichostrongyliden des Geflügels sind kleine, haardünne Nematoden ohne oder mit kleiner Mundkapsel (Amidostomum).

Trichostrongylus tenuis (MEHLIS, 1846),

kommt in Hühner- und Entenvögeln vor, die ursprünglichen Wirte dürften jedoch Fasan und Rebhuhn sein. Die 6–8 mm langen, schlanken, rötlich-braunen Würmer leben in den Blinddärmen.

Die Entwicklung ist direkt; die Präpatenz beträgt 9 Tage. Krankheitserscheinungen treten nur nach starken experimentellen Infektionen auf (Schwäche, Inappetenz, Anämie). Natürlicherweise dürften so schwere Infektionen nur ausnahmsweise vorkommen. Lediglich bei Gänseküken kann es zu Todesfällen kommen; gelegentlich erkranken auch ältere Gänse.

Therapeutisch haben sich Cambendazol (50 mg/kg Kgw.), Pyranteltartrat (50 mg/kg), Thiabendazol (75 mg/kg) und Levamisol (20 mg/kg Kgw.) als wirksam erwiesen.

Amidostomum anseris (ZEDER, 1800) befällt die Hausgans und wildlebende Anserinae und verursacht die schwerste Parasitose in Gänsezuchtfarmen. Entenküken können sich nur in den ersten Lebenstagen infizieren. Die schlanken, rötlichen, bis 24 mm langen Würmer besitzen eine gut ausgebildete Mundkapsel, auf deren Grunde 3 spitze Zähne stehen. Die Bursa copulatrix ist dreilappig, mit kleinem Mittellappen.

Entwicklung Die Entwicklung ist direkt; erst die Drittlarven verlassen die Eihülle. Diese kriechen an feuchten Gräsern hoch und werden mit abgezupft. Im Wasser befindliche Larven überleben einen Monat, invadieren bei Gänseküken perkutan und erreichen den Magen nach einer Blut-Lungenwanderung über die Trachea. Die Präpatenz beträgt bei Gänseküken 15–18 Tage, bei älteren Tieren bis zu 33 Tage. Die Patenz ist dagegen in jüngeren Tieren mit etwa 170 Tagen länger als in älteren mit etwa 128 Tagen (19). Alttiere sind häufig stumme Parasitenträger und Infektionsquelle für die Jungtiere. In Zentral-Polen wurde festgestellt, daß dort die Überwinterung von Amidostomumeiern im Freien möglich ist (18).

Pathogenese Die blutsaugenden Würmer siedeln zwischen Keratinoidschicht und Schleimhaut des Muskelmagens (vorwiegend an der Grenze zum Drüsenmagen) und in den dünneren Randpartien. Die Keratinoidschicht wird herdweise aufgelockert, braunrot verfärbt und zum Teil in eine schmierig-bröckelnde Masse verwandelt (*Abb. 170*). Auch tiefgreifende Geschwüre mit wallartigem Rand können sich bilden.

Stets liegt eine Entzündung der Schleimhaut des Muskelmagens vor, die im weiteren Verlauf durch eine Hyperplasie der Lymphfollikel und eine Proliferation, z. T. aber auch

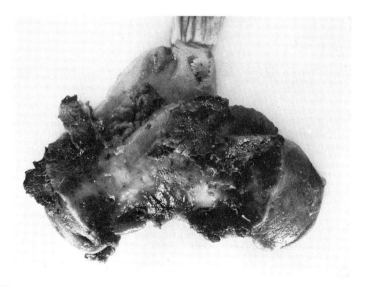

Abb. 170 Amidostomum anseris im Magen der Gans

durch eine Atrophie des Drüsenepithels gekennzeichnet ist (21).

Klinische Erscheinungen treten vorwiegend bei 3–8 Wochen alten Gänseküken auf; bereits mäßiger Befall verursacht ausgeprägte Anämie und verzögertes Wachstum. Infolge verringerter Futteraufnahme und Durchfall werden die Tiere matt und apathisch. Charakteristisch sind eigenartige Würgebewegungen. Plasmaproteinverluste und die gestörte Funktion des Muskelmagens führen rasch zu Abmagerung und Tod.

Diagnose Die Diagnose erfolgt bei der Sektion durch den Nachweis der Würmer, wobei Veränderungen der Keratinoidschicht auf einen möglichen Befall hinweisen, oder bei lebenden Tieren durch den Nachweis der 80–110 × 45–80 µm großen, an den Polen breit abgerundeten und mit dunkelgranulierten Blastomeren versehenen Eier (*Abb. 162 e*).

Bekämpfung Therapeutisch hat sich Levamisol (Concurat L®) bewährt. In der Dosierung von 20 mg/kg Kgw. werden innerhalb von 24 Stunden sämtliche geschlechtsreifen Würmer abgetrieben; auch gegen unreife Stadien ist die Wirkung gut. Das Mittel kann auch ins Trinkwasser gegeben werden.

Fenbendazol, 10–20 mg/kg Kgw., wirkt ebenfalls ausgezeichnet; als günstigste Formulierung wird eine 2,5 %ige Suspension empfohlen (4).

Auch 60 mg/kg Kgw. Cambendazol und Pyranteltartrat sowie Mebendazol, 120 ppm im Futter über 1 Woche, haben eine recht gute Wirkung.

Zu empfehlen ist die vorbeugende Entwurmung der Altgänse.

Die Einstreu ist trocken zu halten und häufig zu wechseln. Zu vermeiden sind engbegrenzte, feuchte Ausläufe, da es in diesen zu einer hohen Infektionsexposition kommen kann.

Syngamose

Die der Familie Syngamidae angehörigen Nematoden sind mit kräftiger Mundkapsel ausgestattete Blutsauger, deren Mundöffnung von einem breiten Chitinring umgeben ist.

Beim Hausgeflügel ist nur **Syngamus trachea** (MONTAGU, 1811) als Erreger der sogenannten Rot- und Gabelwurmseuche von Bedeutung. Die bis zu 20 mm langen Weibchen (größte Exemplare in Puten) und die bis zu 6 mm langen Männchen befinden sich in Dauerkopulation; die Pärchen findet man daher stets in Form eines Y. Als Folge der Blutnahrung erscheinen insbesondere die Weibchen dunkelrot (Rotwurm!). Das Kopfende ist deutlich abgesetzt, vom Grunde der dickwandigen Mundkapsel erheben sich acht bis neun plättchenförmige Fortsätze. Die Vulva befindet sich bei reifen Weibchen etwa am Ende des 1. Körpersechstels. S. trachea besitzt ein sehr breites Wirtsspektrum. Neben Huhn, Pute, Perlhuhn, Gans und Taube sind zahlreiche wildlebende Vogelarten, wie Fasan, Rebhuhn, Wachtel, Amsel, Star, Krähe, Elster u. a. Syngamus-Träger. Von diesen nehmen Infektionen des Hausgeflügels immer wieder ihren Ausgang.

Entwicklung Die Entwicklung ist direkt, Stapelwirte spielen jedoch eine wesentliche Rolle. Die Eier werden unter dem Rand der Bursa copulatrix hindurch in die Trachea abgelegt, gelangen in die Mundhöhle, werden abgeschluckt und mit den Fäzes ausgeschieden. Im Ei bildet sich in 8–14 Tagen die infektionsreife Larve. Die Infektion kann erfolgen durch Aufnahme entweder des infektionsreifen Eies, der aus den Eihüllen geschlüpften Larve III oder von Stapelwirten, in denen sich die aufgenommenen infektionsreifen Larven enzystiert haben.

Als Stapelwirte fungieren Regenwürmer, Schnecken und verschiedene Insekten. Insbesondere in Regenwürmern können sich zahlreiche Larven ansammeln und mehr als 4 Jahre am Leben bleiben. Überdies führt die Ansteckung mit Larven aus einem Stapelwirt zu einem stärkeren Befall und spielt praktisch die bedeutendste Rolle. In die Lunge gelangen die aufgenommenen Larven auf dem Blutweg über die Leber, bei Puten auch direkt durch die Leibeshöhle. Sie entwickeln sich in der Trachea schon nach 6 Tagen zur Geschlechtsreife. Die Überwinterung erfolgt meist in wildlebenden Reservoirwirten. Die Präpatenz beträgt 18–20 Tage.

Pathogenese Die adulten Würmer saugen Blut, wobei die Männchen fest an der Schleimhaut verankert sind, während die

Weibchen häufiger die Saugstelle wechseln. Durch die Art der Anheftung kommt es zu einer Entzündung der Luftröhrenschleimhaut mit Schwellung und starker Schleimabsonderung. Epithel, Lamina propria und Perichondrium sind arrodiert, die Anzahl der Schleimdrüsen ist erhöht (8). Gefährdet sind vor allem Hühner-, Fasan-, Rebhuhn- und auch Gänseküken in den ersten Lebenswochen. Selten wandern Larven in die Lunge ein; sie können 6–7 Tage p. i. lobuläre bronchopneumonische Veränderungen verursachen.

Aufgrund seiner Biologie spielt S. trachea in den Intensivbetrieben keine Rolle. Besonders gefährdet sind dagegen in Fasanerien gehaltene Fasan- und Rebhuhnküken. Atembeschwerden sind das hervorstechendste klinische Symptom. Kopf und Hals werden unter wiederholtem Öffnen des Schnabels gestreckt und es werden schleudernde Bewegungen ausgeführt. Pfeifendes oder röchelndes Atemgeräusch ist hörbar. Infolge der verringerten Nahrungsaufnahme und durch den dauernden Blutverlust werden die Küken immer schwächer; der Tod tritt durch Erschöpfung oder durch Erstickung ein. Erwachsene Hühner erkranken selten; über 10 Wochen alte Tiere sind nur sehr schwer experimentell zu infizieren. Puten werden in jedem Lebensalter befallen. Wildlebende Hühnervögel sind anfälliger als Hausgeflügel und können auch im späteren Alter erheblich unter Syngamusbefall leiden, insbesondere Fasane (2). Stärkerer Syngamusbefall wird gelegentlich auch in Reise- und Rassetaubenbeständen festgestellt. Nachlassende Flugleistung, Gewichtsverlust und verstärkte Atemgeräusche wurden beobachtet. Wahrscheinlich sind für das Haften einer Infektion in Tauben prädisponierende Faktoren notwendig.

Diagnose Die Diagnose erfolgt durch den Nachweis der Würmer intra vitam von der geöffneten Mundhöhle aus bzw. mittels der Kotuntersuchung. Die an beiden Polen mit knöpfchenartiger Verdickung versehenen Eier messen 75–85 × 45–50 µm (*Abb. 162j*).

Bekämpfung Wegen der relativ niedrigen therapeutischen Dosen sind Fenbendazol und Mebendazol in dreitägiger Verabreichung besonders geeignet (*Tab. 24*).

Fenbendazol: 3 × 5 mg/kg Kgw. (98 %ige Wirkung), bzw. 3 × 20 mg/kg Kgw. (100 %ige Wirkung) gegen Adulte; gute Wirkung auch während der Präpatenz.

Das Präparat ist gut verträglich und kann daher über das Futter verabreicht werden, wobei gleichzeitig auch ein eventuell vorhandener Magen-Darmwurm-Befall beseitigt wird.

Mit einem 64 ppm Mebendazol enthaltenden Futter gelang es, einen gefährdeten Putenbestand frei von Syngamus zu halten; the-

Tab. 24 Die Wirksamkeit von Anthelminthika gegen Zestoden und Nematoden des Geflügels

Wirkstoff	Präparat	Dosis mg/kg Kgw.	Zestoden	Ascaridia	Heterakis	Capillaria	Amidostomum	Syngamus
Cambendazol	Cambenzole	60		+++	+++		+++	+++
Fenbendazol	Panacur	8 (×3)		+++	+++			+++
Haloxon	Eustidil	50–100				+++		
Levamisol	Concurat-L 10 %	20–30		+++	+++	+++	+++	++
Mebendazol	Mebenvet	5 (×7)	++*	+++	+++	+++	+++	+++
Niclosamid	Mansonil	50–100	+++					
Piperazin		200–300		+++	+			
Praziquantel	Droncit	10	+++					
Pyranteltartrat	Banminth	100		+++	+++		+++	
Thiabendazol	Thibenzole	300					+++	+++

+++ = hochwirksam
++ = wirksam
+ = teilweise wirksam
* 10 (×10)
(×..) = an ... aufeinanderfolgenden Tagen

rapeutisch waren 125 ppm für 3 Tage erforderlich.

Thiabendazol: 0,4 % im Futter, 6 Tage lang; für Tauben 500 mg/kg Kgw. in 2 ml Wasser (mit Pipette in den Kropf); Erbrechen kann auftreten! Wiederholung nach 3–4 Wochen.
Cambendazol: 0,05 % im Futter, 6 Tage lang.
Levamisol: (Concurat L) im Futter an drei aufeinanderfolgenden Tagen war bei Puten sehr wirksam. Der Abgang der Würmer setzte bereits 16 Stunden nach Beginn der Medikation ein.

Vorbeugend ist die getrennte Aufzucht der verschiedenen Geflügelarten angezeigt, da sie unterschiedliche Anfälligkeit gegen Syngamus besitzen. Die Ausläufe sind möglichst trocken zu halten, um ungünstige Lebensbedingungen für die Stapelwirte zu schaffen. Die notwendige Unterbindung des Kontaktes zu wildlebenden Vögeln ist meist schwierig oder unmöglich. Günstige Ergebnisse liegen über Immunisierungsversuche bei Hühnerküken vor. Infektionen von mit 5000 oder 8000 R bestrahlten Larven führten zu einer belastungsfähigen Immunität, wobei es nur noch bei einem Viertel der Versuchstiere zu einem geringgradigen Befall kam. Fasanen- und Putenküken können ebenfalls, wenn auch nicht so wirkungsvoll, immunisiert werden. Die Immunität tritt bereits am 6. Tag nach der Vakzinierung in Erscheinung und erreicht am 12. Tag p. i. ihre volle Stärke; später scheint eine Altersresistenz zu bestehen. Bei einer optimalen Bestrahlungsdosis von 20 000 R waren die vakzinierten Tiere 30 Tage später völlig immun. In der Praxis findet die Vakzination bisher noch wenig Verwendung.

Cyathostoma bronchiale (MÜHLING, 1884) parasitiert in den Bronchen und der Trachea von Gänsen, Enten und verschiedenen wildlebenden Vögeln. Die Männchen dieser Syngamiden-Art messen 4–5,8 mm, die Weibchen 16–31 mm; sie leben nicht in Dauerkopulation. Schon wenige Exemplare können insbesondere bei Jungtieren zu schweren Atembeschwerden und zu Todesfällen führen. Infizierte Regenwürmer stellen eine bedeutende Ansteckungsquelle für die Endwirte dar (14).

Askaridose

In den domestizierten Hühnervögeln kommt nur Ascaridia galli vor, in Tauben A. columbae.

Ascaridia galli (SCHRANK, 1788) sind gelblichweiße, dicke Würmer, die bis zu 11 cm lang werden. Die kleineren, bis 7 cm langen Männchen besitzen Kaudalflügel, 10 Paare Kaudalpapillen und einen präkloakalen Saugnapf (*Abb. 171*). Sie leben in allen Dünndarmabschnitten.

Entwicklung Die Entwicklung ist direkt. Die ungefurcht abgelegten Eier embryonieren in der Streu oder im Boden und sind infektiös, wenn die innerhalb der Eihülle gebildete Larve ihre zweite Häutung vollendet hat. Die Entwicklungsgeschwindigkeit ist temperaturabhängig; die rascheste Entwicklung erfolgt in 5 Tagen bei 32–34 °C. Im Freien wird daher die Entwicklung stets längere Zeit beanspruchen. In den Entwicklungszyklus können Regenwürmer eingeschaltet sein, deren Rolle allerdings umstritten ist. Manche Autoren halten sie für Stapelwirte, die oft viele Ascaridialarven enthalten, andere bezeichnen sie als Zwischenwirte, in denen zwei Häutungen stattfinden. Nach neueren Untersuchungen

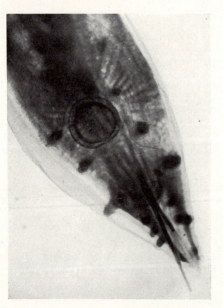

Abb. 171 Ascaridia compar – Hinterende Männchen (40 × vergr.)

können sich Ascaridialarven in Regenwürmern nicht halten; nur Eier und Larven, die sich bei Aufnahme eines Regenwurmes gerade im Darminhalt befinden, vermitteln eine Infektion.

Nach der Infektion erfolgt im Darmlumen des Endwirtes die 3. Häutung (Länge der Larven etwa 1 mm), an die sich ab dem 3. Tag ein Entwicklungsabschnitt in der Schleimhaut (histotrope Phase) anschließt. Es ist möglich, daß nicht in jedem Fall eine histotrope Phase eingeschaltet wird. Nach der Rückkehr der Larven ins Darmlumen und der 4. Häutung erfolgt rasches Wachstum, am 18. Tag p.i. sind sie bereits 17 mm lang. Die Präpatenz beträgt mindestens 28 Tage (11). Nach stärkeren Infektionen sind die 3. Häutung und das Wachstum verzögert und die histotrope Phase insgesamt verlängert.

Am stärksten befallen sind Jungtiere, die mit 3–4 Wochen besonders anfällig sind; diese Anfälligkeit wird durch eine auch nur geringgradige Dünndarmkokzidiose sowie durch eine Mangelernährung erhöht. Mit der Vermehrung der Becherzellen im Darm im 3. Lebensmonat erhöht sich die Wirtsresistenz. Es bestehen aber auch rassebedingte Unterschiede in der Empfänglichkeit für A. galli (10). Durch mehrmalige Infektion kommt es zur Ausbildung einer Immunität. Diese Immunität darf jedoch nicht überschätzt werden, da sie sich unter Feldbedingungen oft nur wenig auswirkt. In vielen Intensivbetrieben ist der Spulwurmbefall daher ein dauerndes Problem, und die Verseuchung von Tiefstreu mit infektiösen Eiern kann enorme Ausmaße annehmen. Besonders günstig ist feuchte Streu, wie sie oft im Bereich der Tränkgefäße zu finden ist. In der Außenwelt überleben embryonierte Eier länger als ein Jahr. Die Widerstandskraft gegen Spulwurmbefall wird durch Verabreichung von tierischem Eiweiß ebenso wie insbesondere durch Gaben von Vitamin A erhöht; Vitamin-A-Mangel begünstigt die Ansiedlung von Spulwürmern, ebenso wie Mangel an den Vitaminen D, E, K, Riboflavin und Pantothensäure (7). Die Vitamin-A-Verabreichung muß vorbeugend erfolgen, da bei stärkerem Befall die Resorption infolge Schädigung der Darmschleimhaut gestört ist.

Pathogenese Der Dünndarm weist in Abhängigkeit von der Befallstärke eine katarrhalische bis hämorrhagische, seltener auch pseudomembranöse Entzündung auf. Die Darmwand ist schlaff, das Darmlumen erweitert. Große Wurmmengen können zur Darmverstopfung führen. Stark befallene Tiere werden anämisch, der Blutzuckergehalt sinkt, der Gehalt an Uraten steigt an, die Thymusdrüse schrumpft. Leistung und Wachstum sind gestört, der Futterverbrauch ist erhöht, die verringerte Gewichtszunahme deutlich (6). Weiter werden Inappetenz, weichere Kotkonsistenz sowie gelegentlich zentralnervöse Störungen beobachtet. Im wesentlichen dürften die Schädigungen auf toxische Stoffwechselprodukte der Würmer zurückzuführen sein.

Diagnose Die Diagnose erfolgt durch den Nachweis der Würmer bei der Sektion bzw. der Eier bei der Kotuntersuchung. Die glatten dickschaligen Eier messen 77–94 × 43–55 µm, die Pole der Eizelle sind frei von Granula. Eier mit einer Mindestlänge von 79,5 µm sind sicher Ascaridia galli zuzuordnen; etwas kleinere Eier sind dann Ascaridiaeier, wenn sie breiter als 48,5 µm sind.

Bekämpfung Therapeutisch stehen gegen den Hühnerspulwurm eine Reihe gut wirksamer Präparate zur Verfügung (*Tab. 24*). Piperazin-Verbindungen (Piperazin-Adipat, -Citrat, -Dihydrochlorid, -Phosphat, -Sulfat) sind gut verträglich, sehr wirksam und preislich günstig; Dosierung 200–300 mg/kg. Verabreichung über das Trinkwasser oder über das Trockenfutter. Die Wirkung auf larvale Formen ist gering; die Literaturangaben differieren hier allerdings beträchtlich. Die Piperazinverbindungen wirken lähmend auf die Spulwürmer, so daß sie durch die Darmperistaltik des Wirtes weiterbefördert werden.

Levamisol: Concurat® 20 mg/kg Kgw. im Futter, oder 0,02 % (200 mg/l) – 0,06 % im Trinkwasser, bzw. 50 mg/kg Kgw. im Trinkwasser (1).

Oxibendazol: 40 mg/kg (16).

Mebendazol: 60 ppm im Futter, eine Woche lang, mit sehr guter Wirkung gegen Adulte und Präadulte. Legeelterntieren darf Mebendazol wegen des negativen Einflusses auf Fruchtbarkeit und Schlupfrate nicht gegeben werden (19).

Fenbendazol: 8 mg/kg Kgw. an drei aufeinanderfolgenden Tagen; bei Herdenbehandlung sind 60 ppm im Futter bei dreitägiger Verabreichung, bei Einzeltierbehandlung 10 mg/kg Kgw. zu empfehlen (24).

Cambendazol: 60 mg/kg Kgw. Sehr gut verträglich; auch gegen Capillaria obsignata und Heterakis gallinarum hochwirksam.

Pyranteltartrat: 100 mg/kg Kgw. Sehr gut verträglich; auch gegen Capillaria obsignata und Heterakis gallinarum hochwirksam.

Ein einmal erworbener Spulwurmbefall bleibt ohne Behandlung oft während der ganzen Nutzungszeit erhalten. Die Infektionsstärke in einer Herde ist daher durch regelmäßige Kotuntersuchung zu kontrollieren, so daß rechtzeitig Wurmkuren angesetzt werden können.

Bei hoher Infektionsexposition – erkenntlich an der großen Anzahl der mit der Nahrung aufgenommenen und wieder ausgeschiedenen embryonierten Eier bei der Kotuntersuchung – ist die Einstreu zu wechseln. Wesentlich ist die Trockenhaltung der Streu, da die Eier besonders im feuchten Milieu embryonieren.

Immunisierungsversuche mit röntgenbestrahlten Eiern verliefen günstig; es entwickelten sich keine Männchen, und die Weibchen wurden frühzeitig ausgestoßen.

Immunisierungsversuche mit intraabdominal verabreichtem Ei- und Adulten-Antigen waren ebenfalls erfolgreich (3, 5). In der Praxis konnte sich eine Vakzinierung jedoch bisher nicht durchsetzen.

Ascaridia columbae (GMELIN, 1790):

Männchen: 30–47 mm lang, 1 mm dick; Schwanzende kurz und stumpf, mit schmalen kutikularen Schwanzflügeln und 11–14 Paaren Papillen.

Weibchen: 40–55 mm lang und bis 1,6 mm dick.

Entwicklung Die Entwicklung ist direkt. Nach der Infektion halten sich die Larven vom 10.–17. Tag in den Lumina der Darmeigendrüsen auf. Die Präpatenz beträgt 43 Tage.

Pathogenese Bei starkem Befall kommt es zur Freßlustverminderung, Abmagerung, Anämie, Durchfall, Schwäche und auch zu Todesfällen. Besonders gefährdet sind wegen der größeren Infektionsmöglichkeiten in Volieren gehaltene Tiere. Bei der Sektion kann man gelegentlich granulomatöse Leberveränderungen finden, da sich Larven auch in die Darmwand einbohren, in die Leber gelangen und resorbiert werden. Wandernde Spulwurmlarven können auch ins Gehirn gelangen und zentralnervöse Erscheinungen verursachen (9).

Bekämpfung Therapeutisch haben sich Eustidil-P-Tabletten (Haloxon und Piperazin) bewährt. Kleine Taubenrassen erhalten zwei Tabletten im Abstand von 14 Tagen, große Rassen die doppelte Dosis.

Piperazinpräparate, z. B. 8 g Piperazincitrat auf 4,5 l Wasser nach 12stündigem Wasserentzug, werden gegeben.

Thiabendazol: 0,5 % im Futter ad libitum, für etwa 10 Tage.

Heterakidose

Heterakis gallinarum (SCHRANK, 1788) lebt in weiter Verbreitung in den Blinddärmen von Huhn, Pute und Perlhuhn; sehr empfänglich ist der Ringfasan.

Weibchen: 10–15 mm lang, mit spitz auslaufendem langem Schwanz (Pfriemenschanz).

Männchen: 7–13 mm lang, mit geradem, spitz auslaufendem Schwanzende, präkloakalem Saugnapf mit chitinigem Rand; 12 Paar Papillen, die die Schwanzflügel stützen; ungleich lange Spikula.

In Gans und Ente kommt *Heterakis dispar* (SCHRANK, 1790), in Fasanen häufig *Heterakis isolonche* LINSTOW, 1906, vor.

Entwicklung Ein Weibchen von H. gallinarum legt pro Tag etwa 900 Eier ab, während des ganzen Lebens etwa 34 000 bis 86 000. Die Entwicklung ist direkt; die Infektion erfolgt durch Eier, die eine einmal gehäutete Larve enthalten. Die Entwicklungsgeschwindigkeit im Freien ist temperaturabhängig; bei 10–15 °C dauert sie etwa 78 Tage, bei 35 °C nur 5 Tage. Regenwürmer spielen als Stapelwirte eine erhebliche Rolle. Nach der Infektion findet man einen Teil der Larven in der Blinddarmwand; ein wesentlicher Teil bleibt jedoch im Lumen, wenn auch in enger Verbindung zur Darmwand. Eine echte histotrope Phase dürfte demnach nicht vorliegen. Die Präpatenz, die sich mit zunehmendem Alter der Wirttiere verlängert (13) beträgt 27 Tage; die Würmer leben etwa 1 Jahr.

Pathogenese Das linke Zäkum wird bevorzugt befallen (13). Schwacher Befall, insbesondere Erstinfektionen, verursachen meist unbedeutende Schäden. Histologisch lassen sich lediglich geringe Hämorrhagien, Desquamation der Epithelzellen und gerringgradige Verdickung der Mukosa nachweisen. Bei Reinfektion kommt es in der Schleimhaut zur Bildung von Knötchen verschiedener Größe als Reaktion der sensibilisierten Zäka. Stärkerer Befall beeinträchtigt bei Legehennen infolge Störung der Zelluloseverdauung die Legeleistung erheblich.

Diagnose Die Diagnose läßt sich sichern durch den Nachweis der glatten dickschaligen Eier; Größe 66–79 × 41–48 µm. Die Pole der Eizellen sind mit Granula erfüllt; der Kern, als Aufhellung sichtbar, ist seitlich gelagert. Gegenüber Ascaridia-Eiern sind Heterakiseier nur bis zu 77 µm lang und bis zu 48 µm breit.

Bekämpfung Therapeutisch wurde früher bei ausschließlichem Heterakisbefall Phenothiazin, 1 g für Hühner und Puten, verwendet, da es nahezu 100 %ig wirksam ist. Bewährt haben sich auch die Breitbandanthelminthika Levamisol, Cambendazol, Mebendazol, Fenbendazol und Pyranteltartrat. Cambendazol, Mebendazol und Fenbendazol sind dem Weichfutter beizumischen, Levamisol und Pyranteltartrat dem Trinkwasser.

Vorbeugende Entwurmungen sind dann angezeigt, wenn Histomoniasis im Bestand herrscht.

Die Beigabe von 0,5 % NaCl in das Futter vermindert Heterakisinfektionen in erheblichem Maße (17).

Spiruridosen

Die in zahlreichen Arten verbreiteten Spiruridosen sind nur von geringer wirtschaftlicher Bedeutung. Ihre Entwicklung verläuft durchwegs über Zwischenwirte; vielfach sind zusätzlich Wartewirte eingeschaltet. Die bei unserem Geflügel vorkommenden Arten gehören 4 Familien an.

Tropisurus (syn. *Tetrameres*) ***fissispinus*** (DIESING, 1861): im Drüsenmagen von Huhn, Pute, Taube, Ente. Die bis zu 5 mm langen Männchen sind fadenförmig; bei den etwa gleich großen, blutroten Weibchen ist der hintere Körperabschnitt stark erweitert. Die in die schlauchförmigen Drüsen eindringenden Weibchen verursachen kirschkerngroße dunkle Anschwellungen. Die Drüsen atrophieren, die Wand des Drüsenmagens verdickt sich, die Schleimhaut ist entzündet. Bei Tauben können Todesfälle auftreten. Zwischenwirte sind Wasserflöhe (Daphnia) und Flohkrebse (Gammarus). Zur Therapie eines Tropisurus-Befalles in Enten werden empfohlen Disophenol, 0,02 g/kg 3 Tage im Futter,

Familie Tropisuridae: (syn. Tetrameridae): Sexualdimorphismus deutlich ausgebildet, Weibchen im mittleren Körperabschnitt stark verbreitet.
   Gattung: Tropisurus
Familie Spiruridae: Kleine (einige cm) bis mittelgroße (10–18 cm) Nematoden, deren Mundöffnung von 2 dreilappigen Pseudolippen umgeben ist. Der Oesophagus setzt sich aus einem vorderen kürzeren muskulösen und einem hinteren längeren drüsigen Anteil zusammen. Männchen mit breiten Kaudalflügeln und gewöhnlich mit 4 Paaren von großen gestielten präanalen Papillen. Spikula meist verschieden gestaltig und ungleich lang.
   Gattung: Gongylonema
Familie Acuariidae: Mundöffnung von 2 seitlichen Lippen umgeben, von denen 2 Paar krausen- bzw. bandförmige Kutikularverdickungen (Bandstreifen, Hautbänder, Cordons) entspringen, die bei einigen Gattungen nur im Bereich des Vorderendes vorhanden sind, bei anderen am ganzen Körper entlang ziehen und stark verschmälert bis zum hinteren Körperende reichen (bzw. bei den Männchen bis vor die Kaudalflügel).
   Gattungen: Acuaria, Dispharynx, Echinuria
Familie Physalopteridae: Mundöffnung von großen, dreieckigen Lippen umgeben, ohne Mundkapsel. Oesophagus in 2 Abschnitte unterteilt. Männchen mit gut entwickelten Kaudalflügeln, die von gewöhnlich 4 Paar langen und mehreren Paar sessilen Papillen gestützt werden.
   Gattung: Streptocara

Piperazindithiocarbamat, 0,5 g/kg sowie Phenothiazin 2 g/kg, jeweils an zwei aufeinanderfolgenden Tagen im Futter.

Tauben gibt man Mebendazol, 5 mg/kg, mit pulverisierter Laktose in einer No 5-Gelatinekapsel, oral, 4 Tage lang (23).

Gongylonema ingluvicola RANSOM, 1904: Männchen bis 18 mm, Weibchen bis 36 mm lang. Vorderende mit rundlichen kutikularen Verdickungen; parasitiert in mäanderförmigen Windungen in der Schleimhaut von Pharynx und Oesophagus des Huhnes.

Acuaria hamulosa (DIESING, 1851): im Muskelmagen von Huhn, Pute und Fasan; Männchen 12–14, Weibchen 16–25 mm lang; mit 4 Bandstreifen, die ziemlich gerade dem Hinterende zu verlaufen. Zwischenwirte sind Heuschrecken. Bei gelegentlich stärkerem Befall erkrankten die Tiere unter allmählich zunehmender Freßunlust, Mattigkeit und Abmagerung. Erst beim Abziehen der Kutikula des Muskelmagens werden die Nematoden sichtbar.

Dispharynx nasuta (RUDOLPHI, 1819): in Oesophagus, Kropf, Drüsenmagen und Darm von Hühner- und Sperlingsvögeln. Männchen bis 8, Weibchen bis 10 mm lang, mit kleinem Dorn am stumpfen Schwanzende. Zwischenwirte sind Landasseln.

Echinuria uncinata (RUDOLPHI, 1819): vorwiegend im Drüsenmagen, auch in Oesophagus und Muskelmagen von Ente, seltener Gans und wildlebenden Entenvögeln. Männchen 8–10, Weibchen 12–18 mm lang. Die Hautbänder ziehen etwa 0,5 mm nach hinten und biegen dann wieder nach vorne um; am Körper befindet sich eine Doppelreihe von kleinen Stacheln. Zwischenwirte sind Wasserflöhe, in denen die Larven bei 16–20 °C Wassertemperatur in 6 Tagen entwickelt sind. Die Präpatenz beträgt 34 Tage.

E. uncinata verursacht am Siedlungsort die Bildung von Knoten, die das Abschlucken von Körnerfutter erschweren oder verhindern. Symptome sind schlechter Ernährungszustand, häufiges Aufsperren des Schnabels, starker Durst; kurz vor dem Tod wird der Kopf oft ganz auf den Rücken gelegt. Gelegentlich kann es in Entenbeständen zu größeren Verlusten kommen.

Streptocara pectinifera (NEUMANN, 1900): im Muskelmagen von Huhn und Pute; Männchen bis 5, Weibchen bis 9,5 mm lang. Die Nackenpapillen sind in halbmondförmige Kutikularplatten umgewandelt, deren Hinterrand in 5–7 Spitzen ausläuft. Zwischenwirte sind Kleinkrebse (Gammarus). Bei starkem Befall wird die Keratinoidschicht des Muskelmagens in eine bröckelige, schmierige Masse verwandelt.

Streptocara crassicauda (CREPLIN, 1829): im Muskelmagen von Gans, Ente und anderem Wassergeflügel; gelegentlich können gehäufte Todesfälle auftreten.

Therapeutische Angaben gegen Befall mit Spiruriden liegen nur vereinzelt vor, die heute verwendeten Breitbandanthelminthika dürften aber auch gegen diese Nematoden ausreichend wirksam sein; z. B. Levamisol (Concurat L) 50 mg/kg, oder 2 ml einer 7,5 %igen Lösung oral, bzw. Fenbendazol 10–20 mg/kg oder 0,5 ml der 2,5 %igen Lösung (4).

Literatur

1. AMER, A.A., S. EL-AMROUSI, H. Y. EL-HAMMADY (1976): Versuche mit Concurat® und niedrigen Mansonil®-Dosierungen bei der Behandlung von natürlich und experimentell mit Ascaridia galli infiziertem Geflügel. Vet. Med. Nachr., 18–31. – **2.** BEJŠOVEC, J. (1976): Ökologie der Syngamose in einer durch landwirtschaftliche Großproduktion bewirtschafteten Gegend. Angew. Parasit. **17**, 196–207. – **3.** BERGHEN, P. (1977): Cross-immunity to experimental Ascaridia columbae infections in pigeons. First Mediterranean Conf. Parasit. 5–10 Oct. 1977 Izmir Summaries, 87–88. – **4.** DENEV, I., R. KOSTOV, I. VASILEV (1977): Efficacy of fenbendazole against Amidostomum anseris and Streptocara crassicauda infections in geese. Vet. Sbir. Sof. **75**, 29–31. – **5.** DWIDEVI, C. K., M. MEHTA, A. R. MULEY (1979): Development of resistance against Ascaridia galli by intramuscular injection of embryonated eggs in fowl. JNKV Res. J. 10, 243–245; zitiert in Vet. Bull. **50**, Nr. 5857 (1980). – **6.** DUBINSKÝ, P., M. RYBOŠ (1977): Influence of Ascaridia galli infection on amino acid, protein and aminotransferase. Vet. Med. Praha **22**, 433–439. – **7.** DUBINSKÝ, P., M. RYBOŠ (1979): The effect of experimental ascaridiosis on the organism of chickens suffering from hypovitaminosis. Helminthologia **16**, 91–106. – **8.** ENIGK, K., K. K. MISRA, A. DEY HAZRA, G. EY (1977): Pathogenesis of Syngamus trachea (Nematoda: Rhabditida) in chikken: scanning electron microscopic study. Proc. zool. Soc. Calcutta **30**, 121–129. – **9.** HELFER, D. H., E. O. DICKINSON (1976): Parasitic encephalitis in pigeons. Avian Dis. **20**, 209–210. – **10.** ISRAEL, L. (1975): Experimentelle Untersuchungen zur Alters- und Rasseresistenz des Haushuhnes gegen Ascaridia galli. Vet. Diss., Berlin: Humboldt-Univ. – **11.** LONG, P. L. (1977): Ascaridia galli in broiler chickens. Vet. Rec. **100,** 342. – **12.** MITTERPÁK, J., M. VASIL' (1976): Clinical form of Syngamus infection in pheasants and its treatment with mebendazole. Vet. Med. **21,** 11–17. – **13.** MUTAFOVA, T. (1976): Some data on the biology of Heterakis gallinae (SCHRANK, 1788). Helmintologiya **1,** 69–77. – **14.** RYZHIKOV, K. M. (1980): The biology of a nematode Cyathostoma bronchialis (Syngamidae: Strongylata). Helminthologia **17,** 241–244. – **15.** SATHIANESAN, V., M. C. MOHAN, R. K. SUNDARAM (1979): Oxibendazole – a new and effective anthelmintic against Ascaridia galli in experimentally infected poultry. Karela J. vet. Sci. **10,** 193–196. – **16.** SUPPERER, R., E. KUTZER (1981): Verträglichkeit von Mebendazol, Fenbendazol, Thiabendazol, Cambendazol und Febantel in bezug auf Legeleistung, Eiqualität, Fruchtbarkeit und Schlupfrate von Wachteln (Coturnix coturnix japonica). Berl. Münch. Tierärztl. Wschr. **94,** 211–215. – **17.** STOIMENOV, K. (1976): Effect of some microelements on Heterakis gallinarum infection. Veterinarnomeditsinski Nauki Bukarest **13,** 5–11. – **18.** STRADOWSKI, M. (1975): Wintering of Amidostomum anseris (ZEDER, 1800) eggs under climatic conditions in Central Poland. Acta parasit. pol. **23,** 373–379. – **19.** STRADOWSKI, M. (1977): Duration of prepatent, patent and postpatent periods of the Amidostomum anseris (ZEDER, 1800) infection in domestic geese. Acta parasit. pol. **24,** 249–258. – **20.** TANGREDI, B. P. (1978): Capillariasis in a flock of caller ducks. Vet. Med. small Anim. Clin. **73,** 215–216. – **21.** VETÉSI, F., D. V. PHUC, I. VARGA (1976): Histopathological changes in the gizzard of goslings, ducklings and chickens experimentally infected with Amidostomum anseris. Acta vet. hung. **26,** 113–128. – **22.** VINDEVOGEL, H., J. P. DUCHATEL, L. FIEVEZ (1978): Traitement de la capillariose du pigeon par le fenbendazol. Ann. Méd. Vét. **122,** 109–115. – **23.** YOUNG, R. A. (1981): Mebendazole treatment of stomachwall worm in the racing pigeon. Vet. Med. small Anim. Clin. **76,** 426–427. – **24.** SSENYONGA, G. S. Z. (1982): Efficacy of fenbendazole against helminth parasites of poultry in Uganda. Trop. Anim. Hlth. Prod. **14,** 163–166.

Acanthocephalen

Kratzer besitzen beim Wassergeflügel eine geringe Bedeutung. Sie kommen nur in wenigen Arten im Dünndarm vor. Der zylindrische Körper der getrenntgeschlechtlichen Würmer trägt am Vorderende den kolbenförmigen, manchmal kugeligen, mit kräftigen Haken besetzten Rüssel, der in eine sackförmige Scheide rückziehbar ist. Ein Darm fehlt; die osmotisch aufgenommene Nahrung wird durch ein in der Subkutikula gelegenes Kanalsystem verteilt.

Die Entwicklung geht stets über einen Zwischenwirt, bei den Arten des Wassergeflügels über Kleinkrebse. Die ausgeschiedenen Eier enthalten bereits eine mit Häkchen bewaffnete und als Acanthor bezeichnete Larve.

Polymorphus boschadis (SCHRANK, 1788) *(Abb. 172):* in Ente, Gans und wildlebendem Wassergeflügel (1), selten auch Huhn. Männchen 3 mm, Weibchen bis 10 mm, rötlich bis orangegelb gefärbt; Rüssel mit 16 Längsreihen kleiner Haken; Eier gelblich, spindelförmig 110 × 20 µm. Zwischenwirte sind Flohkrebse.

Filicollis anatis (SCHRANK, 1788): in Ente, Gans und wildlebendem Wassergeflügel. Männchen 6–8 mm, Weibchen 10–25 mm lang; Rüssel des Männchens ovoid mit 18–22 Längsreihen von je 10–11 Haken, der des Weibchens am Ende kugelförmig mit auf den Scheitel beschränkten, sternförmig angeordneten Haken. Eier 62–70 × 13–19 µm.

Zwischenwirte sind Wasserasseln. Bei starkem Befall bewirkt der hakenbewehrte Rüs-

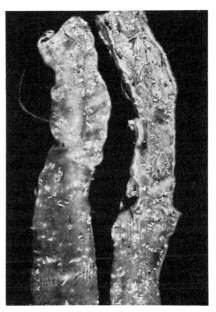

Abb. 172 Polymorphus boschadis-Befall, Dünndarm der Ente

sel eine erhebliche Schädigung der Darmschleimhaut, verbunden mit Durchfall und Abmagerung; auch Todesfälle können auftreten.

Therapeutisch wird Dichlorophen, 0,5 g/kg, empfohlen. Verseuchte Gewässer sind zu meiden, da deren Gammaruspopulation oft zu einem hohen Prozentsatz durch Wildgeflügel infiziert ist. Da gerade junge Enten gierig Kleinkrebse aufnehmen, können sie innerhalb kurzer Zeit von einem hochgradigen Befall betroffen werden.

Literatur
1. SANFORD, S. E. (1978): Mortality in mute swans in Southern Ontario associated with infestation with the thorny-headed worm, Polymorphus boschadis. Can. vet. J. **19**, 234–236.

Arthropoden

Acarida
Argasidae

Im europäischen Raum sind **Argas (Argas) reflexus** (FABRICIUS, 1794), *Argas (Persicargas) persicus* (OKEN, 1918) sowie gebietsweise *Argas (Argas) polonicus* SIUDA, HOOGSTRAAL, CLIFFORD & WASSEF, 1979, zu berücksichtigen. A. (P.) persicus ist bisher in Deutschland, Österreich und in der Schweiz noch nicht nachgewiesen. Während A. (A.) reflexus und Argas (A.) polonicus vorwiegend Tauben befällt (13), bevorzugt A. (P.) persicus Hühner; sie saugen außerdem aber auch an allen Arten von Hausgeflügel und wild-lebenden Vögeln, gelegentlich wird auch der Mensch belästigt.

Männchen 5,5–8 mm lang, 3,5–5,5 mm breit.
Weibchen 5,5–11 mm lang, 4,5 bis 7,5 mm breit.

Körper eiförmig und dorsoventral abgeplattet, mit scharfem Rand, der etwas dorsal aufgebogen ist. Das Integument ist lederartig (Lederzecken) ohne Rückenschild, die Dorsalseite weist charakteristische Gruben und entlang des Körperrandes kurze Radiärfurchen (bei Argas (P.) persicus viereckige »Zellen«) auf. Die Mundwerkzeuge befinden sich an der Ventralseite des Körpers und sind von oben nicht sichtbar *(Abb. 173)*. Die Beine sind ohne Haftlappen, auf der Höhe des 3. Beinpaares ist seitlich je eine Stigmenöffnung vorhanden.

Entwicklung Die Argasiden halten sich tagsüber in Nestern und Schlupfwinkeln der Stallungen verborgen und befallen ihre Wirte des Nachts, um Blut zu saugen. Die Weibchen beginnen kurz nach der Begattung in Schlupfwinkeln mit der Eiablage, wobei pro Weibchen dreimal etwa 80 Eier abgelegt werden (17). Nach 2–8 Wochen schlüpfen sechsbeinige Larven, die zur Blutaufnahme ca. 5–10 Tage auf dem Wirtstier verbleiben. Nymphen suchen wie die Adulten die Wirte nur während der Nacht für kurze Zeit zum Blutsaugen auf. Die Umwandlung zum Imagostadium erfolgt in der Regel nach zweimaliger Häutung. Die Gesamtentwicklung ist weitgehend von der Temperatur abhängig und dauert meist 3–6 Monate, kann sich aber auch über einen Zeitraum von 3 Jahren erstrecken. Adultstadien können mehrere Jahre ohne Nahrung überleben (12).

Pathogenese Die Schadwirkung der Argasiden ist durch die erhebliche Blutaufnahme bedingt. 10 ausgewachsene Individuen saugen während einer Blutmahlzeit etwa 3 ml Blut (Gesamtblutmenge einer Taube je nach Alter 10–18 ml). Jungtauben werden durch den ständigen Blutverlust so matt, daß sie nicht selten an allgemeiner Schwäche und Anämie zugrunde gehen.

Bei Befall mit Larven von A. (P.) persicus kann es bei Küken, mit direkter Relation zur Befallstärke, zu nicht infektiösen Toxikosen kommen, die sich klinisch als Paresen oder Paralysen manifestieren.

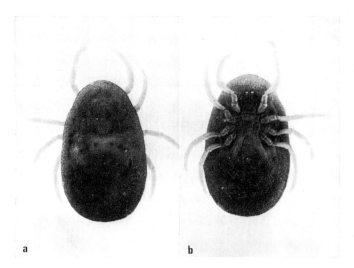

Abb. 173 Argas (P) persicus Weibchen

a = Dorsalfläche; b = Ventralfläche (5 × vergr.)

Bekämpfung Zur Vernichtung der Larven wird das Geflügel morgens mit einem geeigneten Kontaktakarizid (Phosphorsäureester-, Carbamat-, Pyrethrumverbindung) bestäubt oder besprüht. Pyrethrumverbindungen können auch dem Sandbad beigegeben werden. Aerosolbehandlungen mit einer Carbamatverbindung sollen gute Erfolge bringen (14). Überdies ist der Stall zu reinigen (alte Streu verbrennen) und zu desinfizieren. Hierfür eignet sich neben den oben angeführten Mitteln u. a. eine Mischung von 2 Teilen Karbolineum und 1 Teil Petroleum.

Ixodidae

Ixodes ricinus befällt Küken verschiedener Vogelarten wie Huhn, Pute, Fasan, Rebhuhn, Gans, Ente, und bevorzugt die flaumlosen Stellen im Bereich der Augenlider, besonders des Augenwinkels, bei ganz jungen Tieren aber auch andere Körperstellen. Starker Befall führt bei Fasan- und Rebhuhnküken nicht selten zu Todesfällen. Große Bedeutung besitzt der Zeckenbefall auch bei Gänseküken.

Ixodesbefall im Augenbereich führt zu starken Lidödemen und schließlich zu völliger Verklebung der Lidränder und endet in 2 bis 3 Wochen unter den Erscheinungen einer hochgradigen Kachexie tödlich (Mortalität 80 bis 100%).

Der Befall tritt in buschreichen Gebieten mit massiver Zeckenpopulation auf; deshalb sind Gänseküken bis zur Befiederung von Gesträuch fernzuhalten.

Dermanyssidae

Dermanyssus gallinae (DE GEER, 1778), die Rote Vogelmilbe, ist der wirtschaftlich bedeutendste Ektoparasit des Geflügels und verursacht in Intensivbetrieben größeren Schaden als in Extensivbetrieben.

Die Männchen sind 0,6 × 0,3 mm, die Weibchen 0,7 × 0,4 mm groß. Der Farbton wechselt je nach der aufgenommenen Blutmenge zwischen weißlich-grau und dunkelrot. Der Körper ist verhältnismäßig schwach chitinisiert, nur spärlich beborstet und besitzt ein Rückenschild. Die 4 langen Beinpaare sind stark beborstet. Die Chelizeren der Weibchen sind lang und nadelförmig *(Abb. 174)*.

Entwicklung Die Milben halten sich tagsüber in diversen Verstecken des Geflügelstalles auf; bevorzugter Aufenthaltsort sind die Auflagestellen der Sitzstangen sowie Risse und Spalten an deren Unterseite, aber auch Drähte und Metalleisten der Käfig- und Batterieanlagen werden besiedelt. Erst nachts befallen die Milben ihre Wirte und saugen Blut.

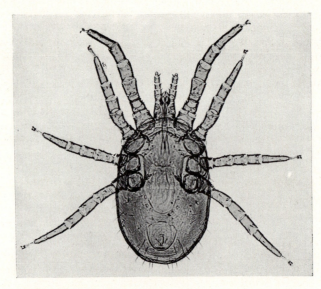

Abb. 174   Dermanyssus gallinae – Weibchen (30 × vergr.)

Der Rhythmus der Nahrungsaufnahme ist hauptsächlich von der Temperatur und nicht von photoperiodischen Einflüssen abhängig. Die Weibchen legen 5–8 Wochen hindurch in ihrem Versteck pro Tag etwa vier bis acht Eier ab. Die optimale Temperatur für Eiablage und Entwicklung liegt zwischen 18 und 30 °C. Im günstigsten Fall schlüpfen nach 2 Tagen die Larven, die ihren Schlupfwinkel nicht verlassen und keine Nahrung aufnehmen.

In kurzen Abständen folgen drei Häutungen, die über 2 Nymphenstadien zur Imago führen. Die Entwicklung kann frühestens in 7 Tagen abgeschlossen sein, die Dauer ist jedoch sehr von den Umweltbedingungen, insbesondere von der Temperatur abhängig. Bei Käfig- und Batteriehaltung mit ihrem viel dichteren Tierbesatz herrschen meist das ganze Jahr über optimale Temperaturen. Hungerperioden können die Milben bis zu 5 Monate überstehen.

Pathogenese Starker Befall verursacht Schreckhaftigkeit, Unruhe und eine erhebliche Leistungsminderung, in Legebetrieben kann die Leistung bis zu 10 % abfallen. Durch den dauernden Blutverlust kommt es zu hochgradiger Anämie, plötzliche Todesfälle sind besonders bei Jungtieren nicht selten. Haben sich die Milben einmal im Stall festgesetzt, so kommt es in der warmen Jahreszeit oft zu einer explosionsartigen Vermehrung. Ein stark verseuchter Stall wird von im Freien gehaltenen Tieren abends nur spät und ungern oder überhaupt nicht aufgesucht. D. gallinae kann beim Blutsaugen oder nach Aufpicken Pasteurella übertragen; die Milbe hat also für die Epizootologie der Geflügel-Cholera eine gewisse Bedeutung.

Dermanyssus gallinae befällt alle Nutzgeflügelarten sowie Wild- und Ziervögel und geht auch, insbesondere bei Mangel an geeigneten Wirten, auf Haussäugetiere wie Pferd, Rind, Ziege, Kaninchen, Hund und Katze über, wobei mehr oder weniger stark juckende Hautekzeme auftreten. Auch der Mensch kann befallen werden.

Diagnose Der Nachweis der Milben erfolgt an ihren Aufenthaltsplätzen, wobei weiße Kotspritzer an den Wänden auf Dermanyssusbefall hinweisen. Auf toten Tieren sind sie häufig noch in größerer Anzahl anzutreffen. Bei der Sektion findet man sie gelegentlich in der Schnabelhöhle, Luftröhre, Oesophagus und auch im Kropf.

Bekämpfung Zur Bekämpfung hat sich die Stallbehandlung mit geeigneten Akariziden, wie Phosphorsäureester-, Carbamat- und Pyrethrumverbindungen, Pyrethroide und Kombinationspräparate aus den genannten Verbindungen, bewährt.

Vorrangig sollten Präparate mit geringer Warmblütlertoxizität, gutem Knock-down-Effekt und langer Wirkungsdauer angewendet werden, um Wiederholungsbehandlungen einzusparen. Sehr gute Erfolge werden auch mit Insektizid-Aerosolen, Partikelgröße 40 bis 50 µm, bei 5,5 atü versprüht, erzielt.

Ornithonyssus sylviarum (CANESTRINI und FANZAGO, 1877), die Nordische Vogelmilbe [Synonyme: Bdellonyssus sylviarum (CANESTRINI und FANZAGO, 1877); Liponyssus sylviarum (CANESTRINI und FANZAGO, 1877)], parasitiert am Hausgeflügel, vornehmlich Huhn, und verschiedenen Wildvogelarten.

Die Weibchen sind 0,6–0,8 × 0,35–0,5 mm groß, die Männchen etwas kleiner. Das Rückenschild bedeckt beim Weibchen etwa 2 Drittel der dorsalen Körperoberfläche. Auf der Sternalplatte befinden sich 2 Paare Borsten. Die Cheliceren der Weibchen sind lang, dünn und enden scherenförmig.

Entwicklung Die Entwicklung vom Ei zum Adultstadium schließt ein Larven- und zwei Nymphenstadien ein. Der gesamte Entwicklungsablauf findet im Gegensatz zu Dermanyssus gallinae am Wirt statt und kann innerhalb von 5–7 Tagen abgeschlossen sein. Die Larven und Deutonymphen nehmen keine Nahrung auf, alle übrigen Stadien saugen sowohl tagsüber als auch nachts Blut. Ohne Nahrung können die Milben höchstens 21 Tage überleben. Bevorzugt hält sich Ornithonyssus sylviarum an ausgereiften Konturfedern auf. Dies dürfte die Ursache dafür sein, daß auf Jungvögeln (unter 2 Monate) und Weibchen nur wenige Milben anzutreffen sind.

Pathogenese Die Schadwirkung der Milben liegt vor allem in der von ihnen verursachten Leistungsminderung, insbesondere der Legeleistung, die bis zu 15 % herabgesetzt werden kann (4, 5). Die Eischale wird dicker (6). Ein Massenbefall kann bei Junggeflügel (über 2 Monate) auch tödlich sein.

Diagnose Die Diagnose erfolgt durch Nachweis der Milben am Tier.

Bekämpfung Zur Bekämpfung eignen sich besonders Pyrethroide, um so mehr als es bereits resistente Ornithonyssus sylviarum-Stämme gegenüber häufig verwendeten Phosphorsäureester- (Malathion, Tetrachlorvinphos) und Carbamatverbindungen (Carbaryl) gibt (3). Sprühbehandlungen mit 0,0125 bis 0,05 %iger Fenvaleratdispersion und 0,01 bis 0,05 %iger Permethrinemulsion ergaben beste Erfolge mit bis zu zweimonatiger Wirkungsdauer (1, 9, 11, 16). Dort, wo noch keine resistenten Stämme auftreten, können weiterhin auch Phosphorsäureester- und Carbamatakarizide zur Anwendung gelangen; hier bringt Carbaryl die günstigste Wirkung (10), wobei die Wirkungsdauer des Pulvers länger ist als die des Sprays (2).

DE VANEY und BEERWINKLE (7) berichten über eine erfolgreiche, nicht chemische Kontrollmethode. Nordische Vogelmilben-Populationen konnten bei Hennen, nicht bei Hähnen, signifikant reduziert werden, wenn den Tieren die Federn der Bauchregion auf 2–3 mm Länge gekürzt wurden. Die Legeleistung nahm dadurch gegenüber den positiven Kontrolltieren signifikant zu.

Cheyletiellidae, Harpyrhynchidae und Syringophilidae

Aus diesen Familien sind die Gattungen Ornithocheyletia, Harpyrhynchus und Syringophilus zu nennen, wobei nur Vertretern aus ersterer Familie größere Bedeutung beim Hausgeflügel, insbesondere bei Tauben, zukommt. Die Ornithocheyletia leben auf der Haut und können räudeähnliche Hautveränderungen verursachen.

Ornithocheyletia hallae SMILEY, 1970 parasitiert auf Tauben. Männchen 242 bis 282 × 160 bis 186 µm, Weibchen 303 bis 355 × 178 bis 204 µm groß (15). Der dorsoventral abgeplattete Körper erscheint beim Männchen in der Aufsicht rhombenförmig, beim Weibchen sechseckig. Auffallend sind die mit starken Klauen versehenen kräftigen Maxillarpalpen. Der Lebensraum dieser Milben ist die Hautoberfläche. Die Entwicklung schließt ein Larven- und zwei Nymphenstadien ein.

Pathogenese Ornithocheyletia hallae verursacht bei Tauben eine mit Juckreiz verbundene Räude. Die Hautveränderungen beschränken sich auf die Epidermis, wenngleich die Milben ihre Chelizeren bis in die oberste Schicht des Koriums vorstoßen können. Das Stratum corneum wird dicker und aufgelockert, in den Spalträumen findet sich seröses Exsudat. Die so entstehenden schwammigen, hornartigen Schichten sollen durch ein proteolytisches Enzym des häufig gleichzeitig vorkommenden Pilzes Micromonospora chalcea in für die Milben aufnehmbare Stoffe umgewandelt werden (8).

Bekämpfung Zur Behandlung eignen sich infolge ihrer geringen Warmblütertoxizität vor allem Pyrethroide und Pyrethrumverbindungen. STAM und CREMERS (15) erzielten gute Erfolge mit dem Karbamat Carbaryl (1,2%ig).

Aus der Gattung Harpyrhynchus ist **Harpyrhynchus nidulans** (NITZSCH, 1818) zu erwähnen, die bei Tauben eine Entzündung der Federpapillen verursacht, gelegentlich mit Bildung von Hautknoten.

Die Vertreter der Gattung Syringophilus leben hauptsächlich in den Federspulen der Schwung- und Schwanzfedern von Huhn, Pute, Taube und wildlebenden Vogelarten, ohne jedoch sichtbare Störungen hervorzurufen. Die bei uns am häufigsten vertretene Art ist *Syringophilus bipectinatus* (HELLER, 1880).

Hypodectidae

Die Nestmilben (Fam. Hypodectidae) sind von einigem veterinärmedizinischen Interesse, da sie einen Teil ihrer Entwicklung in der Subkutis von Haus- und Wildvögeln durchmachen. Die dort befindlichen sog. Hypopusstadien (Nymphe II, vielfach Dauerstadium) sind schon lange bekannt; allerdings wurden sie früher als das Deutonymphenstadium von Federmilben angesehen.

Recht häufig werden Hypopusstadien der Art **Hypodectes propus** (NITSCH und GIEBL, 1861) bei Tauben beobachtet. Der genaue Einwanderungsweg in die Subkutis ist noch weitgehend unbekannt. Ein massenhaftes Eindringen von Hypopusstadien ins Unterhautbindegewebe führt zu einer starken Beunruhigung der Vögel, gelegentlich kann es auch zu einer abnormalen Mauser kommen. Die Federn fallen regellos aus und werden nur langsam durch nachwachsende, oft verunstaltete Federn ersetzt. Die Tauben kratzen sich häufig, suchen das Gefieder mit dem Schnabel durch und zupfen die Federn aus. Die Zerstörung des Federkleides kann so stark sein, daß die Tiere flugunfähig werden. Eine Behandlung ist unbekannt.

Prophylaktisch sind die Nester mit einem geeigneten Akarizid zu besprühen.

Analgidae, Dermoglyphidae, Epidermoptidae

Bedeutung kommt einigen Arten von Federmilben aus den Familien Analgidae, Dermoglyphidae und Epidermoptidae zu. Die beim Hausgeflügel vorkommenden Arten der Familien Analgidae und Dermoglyphidae leben auf den Federn. Bei Massenbefall können gelegentlich auch Milben in den Federspulen angetroffen werden. Es handelt sich um 350–500 µm große Milben mit deutlichem Geschlechtsdimorphismus. An den ersten beiden Beinpaaren beider Geschlechter sind vielfach

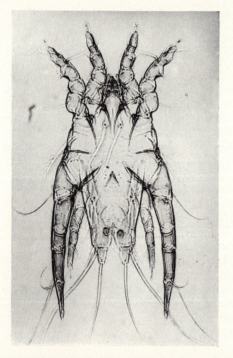

Abb. 175 Megninia ginglymura – Männchen (20 × vergr.)

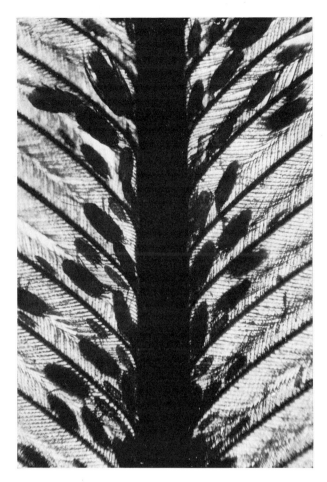

Abb. 176 Puten-Feder mit Megninia ginglymura-Befall

dornenförmige Fortsätze vorhanden. Das 3. bzw. 4. Beinpaar der Männchen oder beide sind stärker entwickelt bzw. monströs. Zu erwähnen sind *Megninia cubitalis* (MÉGNIN, 1877) und **Megninia ginglymura** (MÉGNIN, 1877) auf Hühnervögeln *(Abb. 175); Mégninia columbae* (BUCHHOLZ, 1869) und *Falculifer rostratus* (BUCHHOLZ, 1869) auf Tauben; *Leptosphyra velata* (MÉGNIN, 1877) auf Enten und Gänsen.

Entwicklung Die Entwicklung schließt ein Larven- und zwei Nymphenstadien ein. Die Infektion erfolgt durch Überwandern von Entwicklungsstadien (überwiegend Telconymphen) von Tier zu Tier. Die pathogene Bedeutung hängt weitgehend von der Befallsstärke ab. Die Federn werden von den Milben *(Abb. 176)* primär geschädigt. Bei starkem Befall kommt es zu Federnausfall an Kopf, Hals und Rücken und durch den dauernden Juckreiz zu Abmagerung und Leistungsrückgang. Bei den Enten wird gelegentlich das Federkleid durch die Milben so stark geschädigt, daß es den Tieren nicht mehr möglich ist, sich längere Zeit über Wasser zu halten. *Megninia columbae* befindet sich auf der Unterseite der Schwung- und Steuerfedern, die eierlegenden Weibchen findet man auch in den Federspulen. Befallene Tauben besitzen ein glanzloses, ungepflegtes Gefieder und sind wegen des heftigen Juckreizes ständig damit beschäftigt sich zu putzen. Bevorzugt sind kurzschnäbelige Rassen betroffen.

Bekämpfung Für die Behandlung des Milbenbefalls eignen sich besonders Pyrethrumverbindungen und Pyrethroide, aber auch Carbamatverbindungen wie Carbaryl, organische Phosphorverbindungen oder Alugan® können zur Anwendung gelangen.

Die Vertreter der Familie Epidermoptidae leben vornehmlich auf der Haut und unter den Epidermisschuppen. Es handelt sich um sehr kleine Milben, die bei starkem Befall räudeähnliche Veränderungen hervorrufen und erhebliche Schäden verursachen können.

Epidermoptes bilobatus RIVOLTA, 1876, parasitiert auf dem Haushuhn. Es sind dorsoventral abgeplattete Milben mit kräftigen gleichlangen Beinen, die kurz gestielte Haftscheiben tragen. Die Männchen sind 160–180 µm lang, die größte Breite beträgt 120–130 µm. Das Hinterende (Opisthosoma) ist konisch und endet mit zwei Lappen.

Die Weibchen sind 230–270 µm lang, ihre größte Breite beträgt 160–180 µm. Das Hinterende ist abgerundet und mit zwei langen und 4 kurzen Borsten versehen. Der Lebensraum dieser Milben ist die Hautoberfläche, wobei sie häufig auch etwas in die Haut selbst eindringen. Bevorzugte Lokalisationen sind Kopf, Hals, Brust und Rücken, bei starkem Befall besiedeln sie die ganze Körperoberfläche. Die Entwicklung schließt ein Larven- und zwei Nymphenstadien ein.

Pathogenese Epidermoptes bilobatus erzeugt eine nicht juckende Räude, die auch als Dermatophagusräude bezeichnet wird. Die durch die Milben verursachten Hautläsionen sind makroskopisch durch kleine gelbe Schuppen charakterisiert, die bald an Größe zunehmen und schließlich dicke, gelb-braune, geschichtete Krusten bilden. Je nach Befallsstärke erstrecken sich diese über mehr oder wenige große Teile der gefiederten Körperoberfläche. Im Verlauf des Befalls kommt es zu Federnausfall, Abmagerung und in besonders ausgeprägten Fällen zum Tod.

Histologische Untersuchungen zeigen, daß E. bilobatus die Epidermis skarifiziert oder nur ganz oberflächlich in die Haut eindringt, doch kommt es infolge bakterieller Infektion häufig zu einer Entzündung des Koriums.

Ganz ähnlich wie Epidermoptes bilobatus verhält sich die Art *Rivoltasia bifurcata* (RI-135 µm groß und unterscheiden sich von E. bilobatus vor allem durch die kleine, nicht durch Chitinleisten verstärkte Vulvaöffnung und zwei dreieckige Schildbildungen beiderseits der Analöffnung. Die Männchen sind 180 × 106 µm groß, und das Opisthosoma endet mit zwei langen Lappen (wesentlich länger als bei Epidermoptes bilobatus).

Bekämpfung Zur Behandlung werden Akarizide mit geringer Warmblütertoxizität verwendet wie Pyrethroide und Pyrethrumverbindungen. Bewährt haben sich auch Phosphorsäureester und Carbamate. Es müssen alle Tiere eines Bestandes behandelt und die Stallungen einer gründlichen Desinfektion unterzogen werden.

Knemidocoptidae

Knemidocoptes mutans (ROBIN und LAQUETIN, 1859), die Kalkbeinmilbe, verursacht bei Haushuhn, Pute, Perlhuhn, wildlebenden Hühnervögeln und Taube die sogenannte Kalkbeinkrankheit, der allerdings bei der derzeitigen Haltungsform der Hühner kaum mehr größere Bedeutung zukommt.

Die Männchen sind 220–250 µm lang, ihre größte Breite beträgt 140–160 µm. Der Körper ist dorsoventral abgeplattet und wenig beborstet. Die kurzen Beine sind mit je einem Haftnapf, der einem langen ungegliederten Stiel aufsitzt, versehen. Die Weibchen (gravid), 445–495 µm lang, mit einer größten Breite von 340–400 µm, sind von kugeliger Körperform. Die Beine sind stummelförmig und enden mit Krallen *(Abb. 177)*; Haftnäpfe fehlen.

Entwicklung Der Lebensraum dieses Schmarotzers ist die Epidermis der ungefiederten Vogelläufe, wo sie bis zur Basalmembran vordringen. Die Weibchen gebären meist am Ende des Fraßganges Larven (vivipare Milbe). Es werden auch Eier abgelegt, von denen aber nicht bekannt ist, ob sie zu einer Weiterentwicklung fähig sind.

Die Entwicklung der Larve zur adulten Form erfolgt über 2 Nymphenstadien. Die Entwicklungsdauer beträgt für die Männchen etwa 20, für die Weibchen etwa 26 Tage.

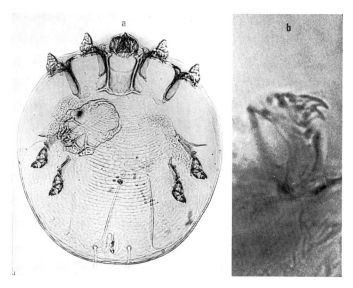

Abb. 177 Knemidocoptes mutans

a = Weibchen (90 × vergr.); b = Extremitätenendigung mit Krallen (350 × vergr.)

Pathogenese Die Kalkbeinkrankheit oder Fußräude tritt bereits bei 3–4 Monate alten Hühnern auf, starke Veränderungen findet man allerdings erst bei älteren Tieren, wobei die farbigen Hühnerrassen häufiger befallen sein sollen als die weißen. Die Epidermis wird durch den Freßakt der Milben mechanisch und durch das bei der Nahrungsaufnahme austretende Verdauungssekret geschädigt. Die Tiere leiden unter starkem Juckreiz, und allmählich kommt es zur Ausbildung von bis zu 1 cm dicken Borkenmassen, die Bewegungsstörungen verursachen. Im Infektionsbereich kommt es zu einer schweren Arteriitis, ebenso in Milz, Leber, Niere, Herz und Lunge sowie zu einer Glomerulonephritis. Das Allgemeinbefinden ist gestört, und die Legetätigkeit wird vermindert oder ganz eingestellt.

Diagnose Die Diagnose wird durch den Nachweis der Milben in den Borken gesichert.

Bekämpfung Die Behandlung erfolgt, nach Aufweichen der Borken mit Glycerin oder Schmierseife und deren vorsichtiger Entfernung durch Waschung mit warmer 5%iger Sodalösung, am besten mit suspendierten Kontaktakariziden in Form von Bädern. Die Tiere werden bei den Flügeln gehalten und mit den Beinen bis zum Federansatz eingetaucht. Nach 8–10 Tagen wird die Behandlung wiederholt. Gesund erscheinende Tiere eines verseuchten Bestandes sollen ebenfalls behandelt werden. Der Stall ist zu entseuchen. Unterstützend wirkt eine Vitamin-A-reiche Ernährung.

Die Knemidocoptesräude der Singvögel wird durch **Knemidocoptes jamaicensis** TURK, 1950, die der Papageien durch **Knemidocoptes pilae** LAVOIPIERRE und GRIFFITHS, 1951, hervorgerufen. Die Knemidocoptes-Räude ist bei Papageien relativ häufig und beginnt meist am Schnabelspaltwinkel, von wo sie auf andere Teile des Kopfes, wie Schnabelhorn, Wachshaut, Schnabelbasis und Augenlider übergreift. Seltener nimmt sie von federlosen Teilen der Füße ihren Ausgang. Bei massivem Befall sind die charakteristischen Fraßlöcher (außer an den Füßen) auch unterhalb des Schnabels und in der Kloakengegend *(Abb. 178)* zu finden. Die befallenen Körperstellen werden mit einem Akarizid (organische Phosphorverbindungen, Alugan®) betupft oder bestrichen.

Als Erreger der Körperräude, die ohne praktische Bedeutung ist, sind bekannt: *Neoknemidocoptes gallinae* (RAILLIET, 1887) beim

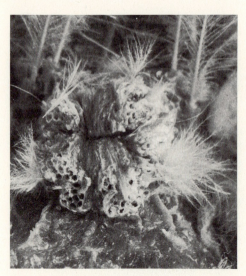

Abb. 178 Befall mit Knemidocoptes pilae; beim Wellensittich typische Veränderungen um die Kloake

Huhn und Fasan, *Mesoknemidocoptes laevis* (RAILLIET, 1885) bei der Taube und *Knemidocoptes prolificus* RAILLIET und HENRY, 1908 bei der Gans.

Cytoditidae

Cytodites nudus (VIZIOLI, 1870), die Luftsackmilbe, wird hauptsächlich bei Hühnervögeln angetroffen.

Der Körper ist dorsoventral abgeplattet, von weißlicher Farbe und praktisch unbeborstet. Die kräftigen Beine enden mit einem Haftnapf, der einem ungegliederten Stiel aufsitzt. Die Männchen sind 450–575 µm lang und 280 bis 240 µm breit, die Weibchen 480–600 µm lang und 325–400 µm breit. Die Geburtsöffnung erscheint als längsgerichteter Spalt.

Die Milben leben hauptsächlich in den Luftsäcken und Luftwegen. Sie können aber auch in der Bauchhöhle, auf der Oberfläche der Leber und in der Niere angetroffen werden.

Entwicklung Der Entwicklungszyklus ist unbekannt.

Pathogenese Bei schwachem Befall kommt es meist zu keinen Störungen, aber bereits bei mittelgradigem Befall treten Atembeschwerden, Bronchitis und Bronchopneumonien auf. Die Tiere niesen dann häufig und geben ein pfeifendes Geräusch von sich. Die Luftsäcke füllen sich in der Folge mit einem serofibrinösen Exsudat, es kommt zu starker Abmagerung und schließlich zum Tod. Da diese Erkrankung meist nur in bäuerlichen Betrieben auftritt, ist sie nicht von so großer wirtschaftlicher Bedeutung, doch besteht die Gefahr der Einschleppung in Intensivbetriebe.

Diagnose Die Diagnose ist nur durch die Sektion möglich. Die Luftsäcke erscheinen bei starkem Befall wie mit Kleie bestreut.

Bekämpfung Eine Bekämpfung ist nur durch Abschaffung der offensichtlich erkrankten Tiere, bei verbreitetem Auftreten im Bestand am besten der ganzen Herde möglich. Vor Neueinstellung nach frühestens 3 Wochen sind die Stallungen gründlich zu desinfizieren. Eine spezifische Therapie ist derzeit nicht bekannt.

Laminosioptidae

Laminosioptes cysticola (VIZIOLI, 1870), die Knötchenmilbe, parasitiert bei Hühnervögeln und Tauben.

Der Körper ist etwa walzenförmig, ungefähr doppelt so lang wie breit und spärlich beborstet; charakteristisch sind zwei lange Borsten am Körperende. Die Beine sind stummelförmig, die beiden vorderen Beinpaare enden mit Krallen, die hinteren mit gestielten Haftnäpfen. Die Männchen sind 220–230 µm lang und 90–100 µm breit, die Weibchen 250–260 µm lang und 100–110 µm breit.

L. cysticola lebt im Unterhautbindegewebe der Hals-, Brust-, Oberschenkel- und Bauchgegend, jedoch ist eine weitere Ausbreitung in Brust- und Bauchorgane (Bindegewebe von Leber, Milz, Nieren) über das Bindegewebe von Trachea und Oesophagus möglich.

Entwicklung Der Entwicklungszyklus ist weitgehend unbekannt.

Pathogenese Die abgestorbenen Milben wirken als Fremdkörper und führen zu Kalk- und Fettablagerung, wodurch es zur Bildung kleiner Knötchen von etwa 1 mm Durchmesser kommt (Knötchenmilbe). Befall mit diesen Milben ist meist bei älteren Tieren anzutreffen, er ruft im allgemeinen keine Krankheitserscheinungen hervor, besitzt jedoch fleischhygienische Bedeutung.

Diagnose Eine Diagnose am lebenden Tier ist nicht möglich. Bei der Sektion findet man im Unterhautbindegewebe stecknadel- bis hirsekorngroße, gelbe Knötchen, die durch eingekapselte und verkalkte Milben hervorgerufen werden. Auch lebende Milben sind in der Umgebung der Knötchen nachzuweisen.

Bekämpfung Bei verbreitetem Auftreten in einem Bestand sind die gleichen Maßnahmen wie bei Cytodites-Befall angezeigt.

Literatur

1. BRAUN, H. E., G. A. SURGEONER, J. STANEK, W. E. RALLEY (1981): Efficacy and dissipation of permethrin for the control of the northern fowl mite in hens. Can. vet. J. **22**, 291–294. – 2. COLLISON, C. H., R. G. DANKA, D. R. KENNELL (1981): An evaluation of permethrin, carbaryl, and amitraz for the control of northern fowl mites on caged chickens. Poult. Sci. **60**, 1812–1817. – 3. DE VANEY, J. A. (1978): A survey of poultry ectoparasite problems and their research in the United States. Poult. Sci. **57**, 1217–1220. – 4. DE VANEY, J. A. (1978): Effects of the northern fowl mite, Ornithonyssus sylviarum (Canestrini and Fanzago), on the fertility and hatchability of eggs artificially inseminated white leghorn hens. Poult. Sci. **57**, 1189–1191. – 5. DE VANEY, J. A. (1979): The effects of the northern fowl mite, Ornithonyssus sylviarum on egg production and body weight of caged white leghorn hens. Poult. Sci. **58**, 191–194. – 6. DE VANEY, J. A. (1981): Effects of the northern fowl mite, Ornithonyssus sylviarum (Canestrini and Fanzago), on egg quality of white leghorn hens. Poult. Sci. **60**, 2200–2202. – 7. DE VANEY, J. A., K. R. BEERWINKLE (1980): A nonchemical method of controlling the northern fowl mite, Ornithonyssus sylviarum (Canestrini and Fanzago), on caged white leghorns hens. Poult. Sci. **59**, 1226–1228. – 8. HAARLØV, N., J. MØRCH (1975): Interaction between Ornithocheyletia hallae Smiley 1970 (Acarina, Cheyletiellidae) and Micromonospora chalcea (Foulerton 1905) Ørskov 1923 (Streptomycetaceae, Actinomycetales) in the skin of pigeon. Acarologia **17**, 284–299. – 9. HALL, R. D., L. H. TOWNSEND, Jr., E. C. TURNER, Jr. (1978): Laboratory and field tests to compare the effectiveness of organophosphorous, carbamate, and synthetic pyrethroid acaricides against northern fowl mites. J. econ. Ent. **71**, 315–318. – 10. HALL, R. D., J. M. VANDEPOPULIERE, L. M. ENGLISCH, W. JAYNES, J. J. LYONS, K. E. DOISY, M. C. FOEHSE (1980): Comparative evaluation of four registered acaricides for field control of northern fowl mites on caged laying hens. Poult. Sci. **59**, 2424–2430. – 11. LOOMIS, E. C., E. L. BRAMHALL, L. L. DUNNING (1979): Comparative effectiveness of fenvalerate and carbaryl sprays against the northern fowl mite. J. econ. Ent. **72**, 856–859. – 12. PECHEUR, M., G. GERIN (1978): Survie d'Argas reflexus dans le milieu extérieur. Ann. Méd. vét. **122**, 459–460. – 13. SIUDA, K., H. HOOGSTRAAL, C. M. CLIFFORD, H. Y. WASSEF (1979): Observations on the subgenus Argas (Ixodoidea: Argasidae: Argas). 17. Argas (A) polonicus sp. n. parasitizing domestic pigeons in Krakow, Poland. J. Parasit. **65**, 170–181. – 14. SOKOLOV, V. D., S. R. MAMLEEV, A. A. TALDRIK, E. D. KLEVTSOV, A. S. SHCHERBAKOV, V. V. SHORNIKOV, T. N. NEMILOVA, E. YA. SOKOLOVA (1980): Aerosols against poultry ectoparasites (carbamate preparation »4–74«). Veterinariya Moscow **57**, 28–30. – 15. STAM, J. W. E., H. J. W. M. CREMERS (1978): Ornithocheyletia hallae Smiley, 1970 (Acarina: Cheyletidae) as the cause of pruritus in racing pigeon. Tijdschr. Diergeneesk. **103**, 1114–1115. – 16. WILLIAMS, R., J. G. BERRY (1980): Control of northern fowl mite with permethrin and fenvalerate; two synthetic pyrethroid compounds. Poult. Scie. **59**, 1211–1214. – 17. SRIVASTAVA, S. C., U. H. KHAN, R. MOIN (1981): Note on the biology of poultry tic, Argas persicus (Oken) (Acarina: Ayaridae). Ind. J. Anim. Sci. **51**, 387–389.

Hexapoda
Mallophaga (Federlinge)

Die Federlinge, als Vogelläuse bezeichnet, bilden mit den Haarlingen und den Elefantenläusen die Ordnung Mallophaga. Systematisch werden sie in drei Unterordnungen unterteilt. Beim Geflügel sind Vertreter der Amblycera (Haftfußmallophagen) und der Ischnocera (Klettermallophagen) von Bedeutung. Während sich die Ischnocera fast ausschließlich von der Feder und deren Abbauprodukten ernähren, nehmen eine ganze Anzahl Amblycera auch Blutnahrung auf.

Der gelbliche bis dunkelbraune Körper ist dorsoventral abgeplattet, von kurzovaler *(Goniocotes)* bis längsovaler (*Lipeurus*, *Menopon*) Form und mehr oder weniger stark beborstet *(Abb. 179)*. Die Gesamtgröße liegt zwischen 1 und 5 mm. Der Kopf ist bei allen Mallophagen stets breiter als die Brust, wodurch sie leicht von den Läusen unterschieden werden können. Die Mundwerkzeuge sind beißend-kauend, die Kiefer (Mandibel) sind als Schneide- (Amblycera) oder Festhalte-

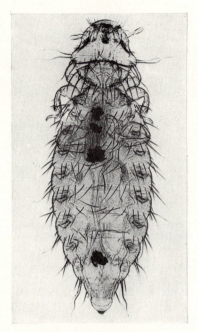

Abb. 179 Menopon gallinae (45 × vergr.)

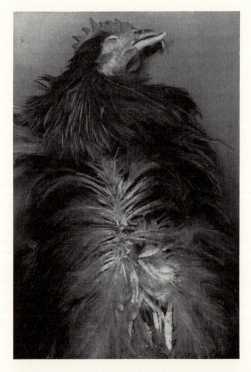

Abb. 180 Massenbefall mit Federlingen – Eigelege

mandibeln (Ischnocera) ausgebildet. Die beiden Fühler sind 3–5gliedrig. Die drei kräftigen Beinpaare sind entweder zum Schreiten oder zum Klettern eingerichtet. Das Abdomen setzt sich aus neun bis zehn Segmenten zusammen; die beiden letzten können verschmolzen sein.

Entwicklung Jede einzelne Federlingsart besiedelt auf ihrem Wirt eine ganz bestimmte Zone oder »Nische«. Die relativ großen, mit einem Deckel versehenen Eier werden mittels Kittsubstanz entweder einzeln oder in Gruppen an den Federschaft oder an die Federrami geklebt. Die Eischale kann glatt oder mit Fortsätzen versehen sein. Nach etwa 5–8 Tagen verläßt die Larve die Eihülle.

Die Gesamtentwicklung vom Ei über drei Larvenstadien bis zur Imago dauert 3 bis 5 Wochen. Die Larven gleichen im wesentlichen den adulten Formen, die Entwicklung stellt somit eine unvollkommene Metamorphose dar. Ein Weibchen kann während ihres Lebens, das einige Monate währt, bis zu 120 000 Eier ablegen. Außerhalb ihrer Wirte vermögen die Federlinge höchstens 14 Tage zu überleben.

Pathogenese Die wirtschaftliche Bedeutung der Federlinge ist artweise verschieden und von der Leistungshöhe und dem Gesundheitszustand der Wirttiere abhängig. Die praktische Erfahrung zeigt, daß ein starker Mallophagenbefall vorwiegend bei geschwächten oder kränklichen Tieren auftritt. Die Anzahl von Federlingen auf Tieren mit Schnabelveränderungen *(Abb. 180)* ist signifikant höher und steht offenbar in Relation zum Grad der Deformation. Gesunde und kräftige Tiere scheinen der Vermehrung dieser Schmarotzer Grenzen zu setzen. So kann schon die Ausschaltung der die Wirttiere schädigenden Einflüsse zu einer erheblichen Verminderung des Federlingbefalles führen.

Die Schadwirkung der Amblycera (Eomenacanthus, Menopon) ist, da sie Blut aufnehmen, meist größer als die der Ischnocera.

Eomenacanthus stramineus (NITZSCH, 1818), die wirtschaftlich bedeutendste Art des Huhnes und der Pute, lebt vorwiegend auf der Haut, wodurch es zu einer besonderen Beunruhigung der Wirttiere kommt; die Federwurzeln werden angebissen und regelmäßig auch Blut als Nahrung aufgenommen. Auch Küken im Dunenkleid werden bereits befallen. Die Eier werden in ganzen Klumpen an der Basis der Federfahne abgelegt, besonders an den Federn in der Umgebung der Kloake.

Lipeurus caponis (LINNÉ, 1758) wiederum wird als »depluming louse« – entfedernde Laus – bezeichnet. Die Nahrung dieser Art bildet die Feder selbst. Ein starker Federlingbefall beeinträchtigt in jedem Fall die Leistung, insbesondere die Legeleistung kann erheblich absinken und der Legebeginn bei Junghennen verspätet eintreten; auch das Körpergewicht wird negativ beeinflußt (1).

Die häufigste Federlingart der Haustaube ist **Columbicola columbae** (LINNÉ, 1758), die sich im Flügelgefieder aufhält, die Larven dagegen überwiegend in der Kehlgegend. Weniger häufig ist *Campanulotes bidentatus compar* (NITZSCH, 1838). Bei ausgesprochenem Massenauftreten kann es auch zu Todesfällen kommen.

Bekämpfung Die Bekämpfung erfolgt mit Kontaktinsektiziden, die in Puderform oder als Emulsion ins Federkleid verbracht werden, aber auch durch Besprühen von Streu und Legenestern. Am besten sind hierfür Pyrethroide und Kombinationspräparate geeignet, die eine gute Knock down-Wirkung, eine niedrige Warmblütertoxizität und eine lange Wirkungsdauer (4–8 Wochen) besitzen. Von guter Wirkung (etwa 1 Monat) sind mit 10%igem Dichlorvos getränkte Harzstreifen (»resin strips«), die an den Beinen der Hühner (etwa die Hälfte der Tiere) oder in den Käfigen befestigt werden.

Heteroptera (Wanzen)

Den Wanzen kommt heute in der Geflügelhaltung kaum mehr eine Bedeutung zu, weshalb nur die beiden wichtigsten Vertreter *Cimex lectularius* LINNÉ, 1758, die Bettwanze, und **Cimex columbarius** JENYNS, 1839, die Taubenwanze, kurz angeführt werden.

Morphologisch besteht zwischen beiden Arten große Ähnlichkeit. Charakteristisch für die Wanzen ist die Stinkdrüse, die den unangenehmen Geruch verursacht.

Entwicklung Die Wanzen halten sich tagsüber in Schlupfwinkeln der Stallungen und in den Legenestern verborgen. Dort legen die Weibchen auch die länglichen, mit einem Deckel versehenen Eier ab. Die Larve schlüpft bei 15 °C nach etwa 22 Tagen und gleicht bereits weitgehend den Adulten (unvollkommene Metamorphose). Insgesamt werden 5 Larvenstadien durchlaufen. Die Gesamtentwicklung dauert bei 25 °C etwa 45 Tage. Die Nahrungsaufnahme erfolgt in der Nacht. Wanzen können Hungerperioden bis zu einem Jahr überdauern.

Pathogenese Ein Massenbefall wirkt sich vor allem bei Jungtieren durch den starken Blutentzug ungünstig aus. Durch den Stich entsteht eine Quaddel, die starken Juckreiz verursacht. Die Tiere können durch Wanzenbefall so geplagt werden, daß sie verseuchte Nester nicht mehr aufsuchen; Bruthennen verlassen ihr Gelege.

Bekämpfung Gegen Warzen sind Phosphorsäureesterpräparate, Carbamate, Pyrethrumverbindungen und Pyrethroide gut geeignet.

Siphonaptera (Flöhe)

Die Flöhe stellen eine Gruppe von temporären Ektoparasiten dar, die sich zeitweilig im Federkleid aufhalten und Blut saugen. Beim Geflügel sind in unseren Breiten nur zwei Arten von Interesse:

Ceratophyllus gallinae (SCHRANK, 1804) wird außer auf dem ursprünglichen Wirt, dem Huhn, auch regelmäßig bei anderen Vogelarten angetroffen. Der dunkelbraune Körper ist 3–3,5 mm lang, das erste Brustsegment trägt einen Stachelkamm (Pronotal-Ctenidium). Ein Genal-Ctenidium fehlt *(Abb. 181)*. Das Receptaculum seminis besteht aus zwei verschieden großen Anteilen.

Ceratophyllus columbae (STEPHENS, 1829), der Taubenfloh, kommt ebenfalls bei verschiedenen wildlebenden Vögeln vor. C. columbae ähnelt weitgehend der vorigen Art, ist jedoch kleiner (2,5–3,2 mm). Die Unterscheidung der beiden Arten erfolgt auf Grund der

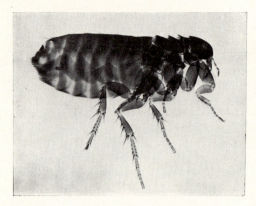

Abb. 181 Ceratophyllus gallinae (15 × vergr.)

männlichen und weiblichen Genitalorgane. Das Receptaculum seminis besteht aus drei etwa gleich großen Teilen.

Entwicklung Die Entwicklung ist holometabol, im allgemeinen nestgebunden und stark temperaturabhängig. Das Weibchen beginnt bereits einen Tag nach der Begattung mit der Eiablage. Die Eier werden in Streu, trockenem Dung, in Legenestern oder am Wirtstier selbst abgelegt, von wo sie dann abfallen. C. gallinae produziert etwa 20 Eier und mehr. Nach etwa 6–12 Tagen, im günstigsten Fall nach 50 Stunden, verlassen die Larven die Eihülle. Die Larve spinnt nach zwei Häutungen einen Kokon und wandelt sich zur Puppe. Die Gesamtentwicklung dauert 17 bis 30 Tage. Die erwachsenen Flöhe beginnen sofort Blut zu saugen, wobei sie immer viel mehr aufnehmen als sie verdauen können; ihre Fäzes enthalten daher stets noch unverdautes Blut.

Pathogenese Ein stärkerer Flohbefall führt beim Wirtstier zu Störungen des Allgemeinbefindens. Die Tiere magern ab, die Legeleistung geht zurück, und nicht selten kommt es auch zur Ausbildung einer Anämie. Hennen verlassen ihre Nester und verlegen die Eier. Jungtiere werden in ihrer Entwicklung empfindlich gehemmt. Gelegentlich werden Hühnerflöhe auch zum hygienischen Problem, wenn sie massenhaft in Wohnanlagen auftreten.

Bekämpfung Zur Behandlung der Tiere wie zur Entseuchung der Stallungen und Legenester eignen sich vor allem Pyrethrumverbindungen und Pyrethroide. Phosphorsäureester-Insektizide und Carbamatverbindungen sowie Kombinationspräparate können ebenfalls angewendet werden. Die Stallungen sind, wenn möglich, vor der Behandlung gründlich mechanisch zu reinigen. Eine Wiederholung der Behandlung nach 10–30 Tagen (abhängig vom verwendeten Insektizid) ist angezeigt.

Myiasis

Bei Gänsen wurden in der Flügelgegend Wunden mit Larven von *Lucilia sericata* (MEIGEN, 1826) beobachtet, mit erheblichen Auswirkungen auf den Allgemeinzustand der Tiere. Behandlung mit 6%igem Carbaryl-Insektizid (Opigal 5)-Puder, zweimal im Abstand von 2 Tagen.

Coleoptera (Käfer)

Seit geraumer Zeit wird in mitteleuropäischen Geflügelintensivbetrieben in zunehmendem Maße das Massenauftreten des glänzendschwarzen Getreideschimmelkäfers, **Alphitobius diaperinus** (PANZER, 1797), Familie Tenebrionidae, beobachtet *(Abb. 182)*. Dieser 5–6 mm lange, glänzend-schwarzbraune, länglich-ovale Käfer ist in den Tropen und Subtropen weit verbreitet und findet auch unter den Verhältnissen moderner Geflügelhaltung (gleichmäßig hohe Stalltemperatur, ausreichende Feuchtigkeit, geeignete Nahrung) ideale Vermehrungsbedingungen (2).

Entwicklung Das Weibchen legt innerhalb einiger Wochen bis maximal 9 Monate nach der Kopulation in zwei bis drei Schüben je 14–20 Eier an geeignetes Nährsubstrat ab. Die klebrigen Eier überziehen sich sofort mit Staub der Umgebung und sind dann nicht mehr zu erkennen. Die Larven – es werden 7 Larvenstadien gebildet – ähneln den sogenannten Mehlwürmern, sind aber grau-bräunlich, maximal 1,5 cm lang und lebhaft beweglich. Das letzte Larvenstadium sucht einen geschützten Ort zur Verpuppung auf. Im Stall findet man die 6–7 mm langen, gekrümmten Puppen oft in der Nähe des Estrichs unter mäßig feuchter, verklumpter Einstreu. Die Gesamtentwicklungsdauer beträgt bei 15 °C

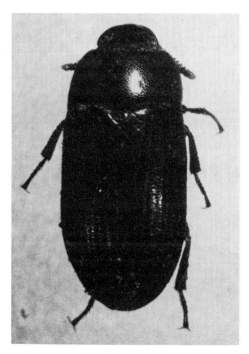

Abb. 182 Alphitobius diaperinus (Getreideschimmelkäfer)

durchschnittlich 338 Tage, bei 25 °C 48 Tage, bei 32 °C (Bodenheizung) 28 Tage. Unter 15 °C findet keine Vermehrung statt. Bei 0 °C wird der Käfer in 3 Tagen, bei 3 °C in 12 bis 14 Tagen abgetötet. Käfer und Larven sind negativ phototaktisch. Trotz gut ausgebildeter Flügel werden keine fliegenden Käfer beobachtet. Als Nahrung dient Käfern und Larven dumpfig und schimmelig gewordene pflanzliche Substanz, die in Geflügelställen als feuchtes Einstreu-Kot-Futterstaub-Gemisch im Überfluß zur Verfügung steht.

Die Verbreitung erfolgt in unserem Raum passiv meist über befallenes Futter von Futtermühlen aus oder über ausgebrachten, käferhaltigen Mist; auch Kükenschachteln und Käfige können eine Rolle spielen. Die Bedeutung von Alphitobius diaperinus liegt in erster Linie in seiner Rolle als Vektor pathogener Mikroorganismen (Mareksche Krankheit, Gumboro-Disease-Virus, Salmonellen, Escherichia coli) und von Parasiten (Cysticercoide verschiedener Geflügelbandwürmer). Neben seiner großen hygienischen Bedeutung ist er auch als Materialschädling zu beachten.

Bekämpfung In leerstehenden Stallungen eignen sich nach vorheriger gründlicher mechanischer Reinigung Phosphorsäureester-Insektizide (z. B. Gesektin K® 1–2 %ig) sehr gut. In belegten Ställen haben sich Pyrethroidverbindungen (z. B. Permanet® 0,4 %ig) gut bewährt (2). Nach Möglichkeit sollen langwirkende Präparate zum Einsatz kommen.

Literatur

1. DE VANEY, J. A. (1976): Effects of the chicken body louse, Menacanthus stramineus, on caged layers. Poult. Sci. **55**, 430–435. – **2.** HEIMBUCHER, J., E. KUTZER (1978): Getreideschimmelkäfer (Alphitobius diaperinus Panz.) in Hühnerbetrieben: Vorkommen und Bekämpfung. Wien. tierärztl. Mschr. **66**, 334–337.

Parasitosen des Wildes

Wildwiederkäuer ... 480	Läuse und Haarlinge ... 489
Protozoen ... 480	Haut-(Wund-)myiasis ... 489
Literatur ... 481	Rachendasseln ... 490
Trematoden ... 481	Hautdasseln ... 491
Leberegelkrankheit ... 481	Lausfliegen ... 492
Literatur ... 482	*Literatur* ... 492
Zestoden ... 482	**Wildschwein** ... **493**
Nematoden ... 482	*Literatur* ... 494
Metastrongylidose ... 482	**Fasan** ... **495**
Elaphostrongylose ... 483	Protozoen ... 495
Magen-Darmwurm-Krankheit ... 484	Kokzidiose ... 495
Filarien ... 486	Helminthen ... 496
Literatur ... 486	Zestoden ... 496
Acarida ... 487	Nematoden ... 496
Zeckenbefall ... 487	Capillariose ... 496
Trombidiose ... 487	Syngamose ... 497
Gemsenräude ... 487	Askaridose und Heterakidose ... 498
Literatur ... 489	Arthropoden ... 498
Hexapoda ... 489	*Literatur* ... 498

Wildwiederkäuer

Die Wildwiederkäuer, vornehmlich Reh- (Capreolus capreolus), Rot- (Cervus elaphus) und Gamswild (Rupicapra rupicapra), in zunehmendem Maß aber auch Muffel- (Ovis musimon), Dam- (Dama dama) und Steinwild (Capra ibex), spielen in der Jagdwirtschaft eine erhebliche Rolle. Die Gesunderhaltung dieser Wildbestände ist ein wesentlicher Faktor in der Wildbewirtschaftung. Unter den Wildkrankheiten stehen beim Wildwiederkäuer die Parasitosen an der Spitze. Wenngleich im allgemeinen den Endoparasiten größere Bedeutung zukommt, sind auch einige Ektoparasiten zu beachten.

Protozoen

In freier Wildbahn werden durch Protozoen verursachte Krankheiten kaum beobachtet. Gelegentlich kann in Wildgehegen ein Kokzidienbefall (ausschließlich Eimeria-Arten) unangenehm in Erscheinung treten. Hierfür ist beim Reh meist *Eimeria ponderosa* Wetzel, 1942, und beim Mufflon *Eimeria ovina* Levine & Ivens, 1970, verantwortlich. Bei starkem Befall kommt es zu Darmentzündungen mit Durchfällen. Eine Behandlung ist weder in freier Wildbahn noch in Jagdgattern praktikabel und auch nicht notwendig. Hervorgehoben muß werden, daß unsere Wildwiederkäuer eigene Kokzidienarten beherbergen und somit eine Wechselinfektion ausscheidet (5, 6).

Häufig sind beim Reh (gebietsweise bis zu 96 %) Sarkosporidien *(Sarcocystis gracilis, S. capreolicanis, S. spec.)* nachzuweisen, weniger oft bei anderen Cerviden (1, 2, 3). Die meisten Sarkosporidienzysten sind in der Bauchmuskulatur zu finden, an zweiter Stelle folgt die Halsmuskulatur. Trotz oft massiven Befalls sind Krankheitserscheinungen durch Sarkosporidien in freier Wildbahn bisher nicht bekannt geworden. Hochgradiger Befall kann zu Abort oder Totgeburt führen (3). Einzelheiten über die Biologie der Sarkosporidien beim Wiederkäuer s. S. 94.

Immer wieder sind in Blutausstrichen auch Babesien nachzuweisen, klinische Symptome wie Hämoglobinurie wurden vereinzelt in Wildgehegen beobachtet (4).

Literatur
1. Drost, S. (1977): Die Sarkosporidien des Schalenwildes. II. Sarkosporidien beim Rehwild. Angew. Parasit. **18**, 121–131. – **2.** Drost, S. (1977): Die Sarkosporidien des Schalenwildes. III. Sarkosporidien beim Rot- und Damwild. Angew. Parasit. **18**, 219–225. – **3.** Erber, M., J. Boch, D. Barth (1978): Drei Sarkosporidienarten des Rehwildes. Berl. Münch. tierärztl. Wschr. **91**, 482–486. – **4.** Hinaidy, H. K. (1976): Blutparasiten der Wiederkäuer in Österreich. Z. Parasitenkd. **50**, 212–213. – **5.** Levine, N. D., V. Ivens (1970): The coccidian parasites (Protozoa, Sporozoa) of ruminants. Illinois biolog. Monogr. **44**, Univ. of Illinois Press. – **6.** Pellerdy, L. (1974): Coccidia and coccidiosis. 2. Aufl. Berlin, Hamburg: P. Parey.

Trematoden
Leberegelkrankheit

Der Erreger dieser Krankheit ist meist der Große Leberegel, **Fasciola hepatica,** der auch bei unseren wildlebenden Wiederkäuern in Leberegelgebieten eine gewisse Rolle spielt. Hinsichtlich Morphologie, Biologie und Diagnose dieses Parasiten sei auf das entsprechende Kapitel im Abschnitt Hauswiederkäuer verwiesen (S. 113).

Pathogenese Bedeutung kommt Fasciola hepatica vor allem beim Rehwild zu. In Jagdgattern treten auch Verluste bei Dam- und Muffelwild auf. Die Schadwirkungen des Leberegels sind mechanischer und toxischer Natur. Maßgebend für seine offenkundige Schadwirkung ist die Befallsstärke. Während eine geringe Anzahl von Parasiten gewöhnlich symptomlos ertragen wird, ruft ein starker Befall stets klinische Symptome hervor, die sich in fortschreitender Gewichtsabnahme, Anämie und Durchfall äußern. Im weiteren kommt es zu hydrämischen Erscheinungen, wie ödematösen Anschwellungen in der Kehlkopfgegend, an der Unterbrust und am Unterbauch, Bauch- und Brusthöhlenwassersucht, allgemeiner Kachexie, teilweise auch zu Leberrupturen. Bei Cerviden ist die Ausbildung von Leberabszessen charakteristisch, wie dies auch für einen *Fascioloides magna*-Befall zutrifft. Letzterer Parasit, der bereits im 19. Jahrhundert mit nordamerikanischen Cerviden nach Europa verschleppt wurde und vor allem in der Tschechoslowakei zu einem stationären Schmarotzer geworden ist, konnte neuerdings auch in Österreich bei Damwild in einem Gatter (Haltung für Wildbretgewinnung) diagnostiziert werden (3).

Bekämpfung Eine Behandlung kann über die Winterfütterung vorgenommen werden. In Jagdgattern, wo vielfach ganzjährig gefüttert oder zumindest zugefüttert wird, ist eine Therapie jederzeit möglich. Das Mittel der Wahl in freier Wildbahn und Wildgehegen gegen Fasciola hepatica ist Rafoxanid (Ranide®), 2×10 mg/kg Kgw. (1). Das Präparat ist als Lösung und als Granulat im Handel. Ranide®-Lösung wird 1 : 3–5 mit Wasser vermischt und mittels Baumspritze oder Gießkanne über das Kraftfutter gesprüht oder gegossen. Auf eine gute Durchmischung ist zu achten. Bei Fascioloides-magna-Befall wirkt Rafoxanid in einer Dosierung von 12–25 mg/kg Kgw. nur befriedigend gegen immature Stadien (2). In Quarantäne befindliche Tiere (ausgenommen trächtige) können auch mit Albendazol in hoher Dosierung, 35–45 mg/kg Kgw., behandelt werden (4).

Der Kleine Leberegel, **Dicrocoelium dendriticum**, ist häufig bei Muffelwild festzustellen, wird aber auch bei Reh- und Gamswild immer wieder nachgewiesen. Eine sichtbare Schädigung des Allgemeinzustandes tritt erst bei starkem Befall auf und äußert sich in fortschreitender Gewichtsabnahme, bei Jungtieren in Entwicklungsstörungen.

Literatur
1. BARTH, D., K. SCHAICH (1973): Zum Vorkommen von Fasciola hepatica bei Reh- (Capreolus capreolus) und Rotwild (Cervus elaphus) und deren Bekämpfung mit Rafoxanid. Dt. tierärztl. Wschr. 79, 420–424 u. 448–450. – 2. FOREYT, W. J., A. C. TODD (1976): Effects of six fasciolicides against Fascioloides in white-tailed deer. J. Wildlife Dis. 12, 361–366. – 3. PFEIFFER, H. (1982): Fascioloides magna – 1. Fund in Österreich. Wien. tierärztl. Mschr., im Druck. – 4. RONALD, N. C., T. M. CRAIG, R. R. BELL (1979): A controlled evaluation of albendazole against natural infections with Fasciola hepatica and Fascioloides magna in cattle. Am. J. vet. Res. 40, 1299–1300.

Zestoden

Gelegentlich kann starker Bandwurmbefall (durchwegs Vertreter aus der Familie Anoplocephalidae) bei Jungtieren, insbesondere bei Reh- und Gamswild, zu gesundheitlichen Schäden führen, die sich in Verdauungsstörungen, Kümmern und allmählicher Abmagerung äußern. Einzelheiten der Morphologie und Entwicklung von *Moniezia, Stilesia* und *Avitellina* s. Bandwürmer Wiederkäuer (S. 134).

Wildwiederkäuer fungieren vielfach selbst als Zwischenwirte für verschiedene Bandwurmarten, namentlich der Hunde und Füchse. Die beim Wild am häufigsten angetroffene Finne ist *Cysticercus tenuicollis*, das Finnenstadium des Hundebandwurmes Taenia hydatigena. Ausgereift sind diese Finnen bis hühnereigroße Blasen, die am Netz, Gekröse und unter der Leberoberfläche sitzen. Nehmen junge Tiere beim Äsen eine ganze Proglottis auf, so kommt es zu einem massiven Befall mit Finnen, die eine Hepatitis traumatica mit tödlichem Ausgang verursachen können (s. Schaf, S. 141). Oft in großer Anzahl findet sich beim Reh in der Körpermuskulatur, vielfach auch im Herzmuskel, *Cysticercus cervi*, das Finnenstadium des Hundebandwurmes Taenia cervi (s. S. 371). Selten ist beim Schalenwild der Gehirnblasenwurm *Coenurus cerebralis* zu beobachten. Die bis zu Gänseeigröße heranwachsenden, im Gehirn oder Rückenmark lokalisierten Blasen führen immer zum Tod der Tiere. Ohne größere Bedeutung ist bei jagdbaren Wiederkäuern die Echinokokkose; nur sehr selten wird die Finne des Hundebandwurmes, *Echinococcus cysticus*, festgestellt.

Nematoden
Metastrongylidose

Neben der Magen-Darmwurmkrankheit kann die Lungenwurmkrankheit als eine der wichtigsten Helminthosen unseres Schalenwildes bezeichnet werden. Metastrongylidosen mit tödlichem Ausgang sind in freier Wildbahn namentlich bei Reh und Gemse keine Seltenheit. Bei der Gemse sind die Lungenwürmer in Zusammenhang mit der Gamsräude besonders zu beachten (17).

Pathogenese *Dictyocaulus viviparus* ist bei Reh- und Rotwild nicht selten und verursacht schon bei mittelgradigem Befall klinische Erscheinungen. Diese äußern sich vorerst in trockenem, später in feuchtem und gedehntem Husten, der sich zu Hustenanfällen steigern kann. Lungenödeme, Emphyseme sowie hochgradige Entzündungserscheinungen infolge bakterieller Sekundärinfektionen treten als Komplikationen auf. Im weiteren Verlauf kommt es zu rascher Abmagerung und nach völliger Entkräftung zum Tod. Die Lungenwurmkrankheit wird vielfach durch schlechte Ernährungsbedingungen sowie durch das gleichzeitige Auftreten von Magen-Darm-Würmern besonders ungünstig beeinflußt. Dictyocaulus viviparus ist in manchen Gegenden ein häufiger Parasit unserer Hausrinder. Untersuchungen haben aber gezeigt, daß Rinderstämme nur schwer auf das Wild zu übertragen sind und umgekehrt; die Lungenwurmstämme weisen also gewisse physiologische Unterschiede auf. Mithin klärt sich die oft aufgeworfene Streitfrage, wer wen infiziert, fast von selbst. Außerdem ist die Dictyocaulose beim Rind viel weiter verbreitet als bei

Reh- und Rotwild und verläuft in Gebieten, wo das Wild auf Rinderweiden äst, nicht anders als dort, wo dies nicht der Fall ist.

Beim Reh, aber noch mehr bei Gemse und Mufflon, sind die kleinen Lungenwürmer vorherrschend. *Varestrongylus* (syn. *Capreocaulus*) *capreoli* ist die einzige Art beim Reh. Die Gemse hingegen beherbergt eine Reihe von Arten *(Muellerius capillaris, M. tenuispiculatus, Neostrongylus linearis, Protostrongylus austriacus, P. rupicaprae)*, ebenso das Mufflon (gleiche Arten wie Schaf; s. S. 160).

Der Befall mit kleinen Lungenwürmern ist charakterisiert durch das Vorhandensein derber, stecknadel- bis hanfkorngroßer Wurmknötchen und herdartiger Veränderungen. Die Wurmknötchen wölben sich über die Lungenoberfläche vor; ihre Farbe richtet sich nach der vorhandenen Lungenwurmart und reicht über gelblich-weiß, graugelb bis schwarz. Die herdartigen Veränderungen sind meist gegenüber ihrer Umgebung deutlich abgesetzt (Brutknoten), erreichen Walnußgröße, zeigen derbe Konsistenz und variierende Farbe (gelblich, graugelb, bräunlich-grün). Die Brutknoten des kleinen Lungenwurms des Hirsches, **Varestrongylus sagittatus**, liegen in der Tiefe und sind von außen nicht erkennbar.

Klinisch sichtbare Symptome treten erst bei stärkerem Befall auf. Die Tiere magern ab, zeigen Abgeschlagenheit, gelegentlich ist ein trockenes Hüsteln zu hören und in schweren Fällen kommt es zum Tod. Oft stehen hier jedoch Krankheitsausbrüche mit anderen Krankheiten in Zusammenhang. Gefährdet sind besonders Jungtiere.

Hinsichtlich Biologie und Diagnose sei auf die diesbezüglichen Kapitel im Abschnitt Hauswiederkäuer (S. 160) verwiesen.

Bekämpfung Zur Therapie eines Befalles mit großen und kleinen Lungenwürmern haben sich besonders Fenbendazol, Febantel und Mebendazol bewährt. Als wirksamste und wirtschaftlich günstigste Dosierung können empfohlen werden: Fenbendazol 5 × 5 mg/kg Kgw., Mebendazol 3 × 15 mg oder 5 × 5 mg/kg Kgw. (7, 8). Allgemeines s. Magendarmwurmkrankheit, S. 485.

Elaphostrongylose

Elaphostrongylus cervi CAMERON, 1931, Familie Metastrongylidae, ist eine der häufigsten Endoparasiten des mitteleuropäischen Rothirsches, aber auch beim nordeuropäischen Ren und Karibu weit verbreitet.

Entwicklung Die Hauptlokalisationen von E. cervi sind die Faszien und das intermuskuläre Bindegewebe der Brust-, Schulter- und Rückenmuskulatur. Daneben findet sich dieser Parasit auch häufig zwischen den Hirnhäuten, seltener zwischen den Rückenmarkshäuten (10). Die Entwicklung verläuft über Schnecken als Zwischenwirte. Die E. cervi-Weibchen legen die 18 × 16,4 µm großen Eier in kleine Gefäße ab, von wo sie mit dem Blut in die Lunge befördert werden; auch ein Lymph-Blutweg ist gegeben. Im Lungengewebe machen die Eier vorerst einen Wachstumsprozeß durch; anschließend bildet sich die sehr widerstandsfähige Erstlarve, die mit den Fäzes ausgeschieden wird (11, 16). Die Präpatentperiode wird mit 64 bis 124 Tage angegeben (4, 13).

Pathogenese E. cervi verursacht bei Cervus elaphus hippelaphus selbst bei hochgradigem Befall äußerst selten Krankheitserscheinungen (15, 21). Bei anderen Cervidenarten hingegen kommt es zu zentralnervösen Störungen und Ausfällen; beim Ren kann E. cervi auch fleischbeschaulich von Bedeutung sein (16).

Diagnose Die Diagnose erfolgt durch Nachweis der Erstlarven (wellenförmiges Hinterende mit Dorsaldorn, um 407 µm lang) in den Fäzes mittels Baermann-Methode. Die Larven des kleinen Hirschlungenwurmes Varestrongylus sagittatus sind wesentlich kleiner, um 309 µm (10).

Bekämpfung Zur Therapie ist Fenbendazol bestens geeignet; Dosierung 3 × 7,5 mg oder 5 × 3 mg/kg Kgw. p. o. (12, 16). Die Art der Durchführung einer Wurmkur beim Wild s. S. 485.

Magen-Darmwurm-Krankheit

Die Magen-Darmwurm-Krankheit, »Magenwurmseuche«, ist zusammen mit der Lungenwurmkrankheit die wichtigste Endoparasitose des wiederkäuenden Schalenwildes. Die bedeutendsten Erreger sind die Trichostrongyliden, ferner die Strongyliden (vor allem Chabertia ovina) und seltener auch Trichuriden.

Die bei den Wildwiederkäuern vorkommenden Gastrointestinal-Nematoden sind in *Tab. 25* zusammengestellt.

Seuchenhaft verlaufende Trichostrongylidosen sind in freier Wildbahn bei Reh- und Gamswild keine Seltenheit, werden aber auch bei Muffel- und Steinwild beobachtet. Rot-

Tab. 25 Magen-Darm-Nematoden der Wild-Wiederkäuer

Parasiten-Art	Mufflon	Steinbock	Gemse	Reh	Rothirsch	Damhirsch
Ostertagia circumcincta	+++	+++	+++	+	+	+
Ostertagia leptospicularis	+	+	++	+++	+++	+
Ostertagia occidentalis		++	++	+	+	
Ostertagia ostertagi		+	+	+	+	+
Ostertagia pinnata	+	+	++	+		
Ostertagia trifurcata	+	++	++	+	+	+
Skrjabinagia kolchida	+	+	+	++	++	+
Skrjabinagia lyrata		+	+	+	+	+
Spiculopteragia asymmetrica				+	+	+++
Spiculopteragia böhmi	+	+	++	++	+++	++
Rinadia mathevossiani				+	+	+
Apteragia quadrispiculata				+	+	+
Marshallagia marshalli		++	+++			
Trichostrongylus askivali			+	+	+	+
Trichostrongylus axei	++	+++	++	++	+	+
Trichostrongylus capricola	+	+++	++	++	+	+
Trichostrongylus colubriformis	+	++	+	+	+	+
Trichostrongylus longispicularis				+		
Trichostrongylus vitrinus	+	+	+	+		
Haemonchus contortus	+++	+	++	++	+	+
Cooperia curticei				+		+
Cooperia oncophora	+	+		+		
Cooperia pectinata	+			+	+	+
Cooperia punctata				+	+	
Cooperia zurnabada				+	+	
Nematodirus abnormalis			+			
Nematodirus battus				+		
Nematodirus europaeus			+	++	+	
Nematodirus filicollis	+	+++	+++	+	+	+
Nematodirus helvetianus			+	+	+	
Nematodirus roscidus				+	+	+
Nematodirus spathiger	+		+	+	+	+
Bunostomum phlebotomum				+		
Bunostomum trigonocephalum	+	+	+	+		
Oesophagostomum radiatum			+	+	++	+++
Oesophagostomum venulosum	+	++	++	+	+++	++
Chabertia ovina	+	+++	++	++	+	+
Capillaria bovis	++	+	+	+	+	+
Trichuris capreoli	+		+	++	+	+
Trichuris globulosa	+		+	+	+	+
Trichuris ovis	+	+	++	+	+	+
Trichuris skrjabini		+	+	+		
Skrjabinema ovis		+			+	
Skrjabinema rupicaprae			+			

Befallsextensität: + bis 30%, ++ 31–60%, +++ über 60%.

und Damwild steht hier an letzter Stelle. Im Gatter sind alle Wildarten gleich gefährdet. Die verschiedenen Trichostrongyliden-, Strongyliden- und teilweise auch Trichurisarten sind nicht nur beim Wildwiederkäuer weit verbreitet, sondern kommen auch bei unseren Hauswiederkäuern vor. Wechselseitige Ansteckungen sind zwar möglich, werden aber in ihrer praktischen Auswirkung überschätzt (s. Tab. 8, S. 180).

Hinsichtlich Entwicklung und Diagnostik sei auf die entsprechenden Abschnitte im Kapitel Hauswiederkäuer verwiesen.

Pathogenese Die Parasiten verursachen je nach Befallsstärke am Siedlungsort eine mehr oder weniger starke katarrhalische Entzündung; starke Infektionen bewirken ausgedehnte Magen-Darmentzündungen, die ihrerseits zu erheblichen Verdauungsstörungen führen und die Resorption der aufgenommenen Nahrung beeinträchtigen. Bei schwerem Haemonchus contortus-Befall kommt es durch Blutentzug außerdem zu einer rasch auftretenden Anämie. Die Einwirkung der Parasiten erfolgt auf das gesamte Stoffwechselgeschehen und führt zu einer allgemeinen Schwächung des Körpers, verringert das Wildbretgewicht und beeinträchtigt die Trophäenbildung. Vielfach verschlimmert gleichzeitig vorhandener Lungenwurmbefall das Krankheitsgeschehen.

Wiederholte leichte Infektionen führen unter natürlichen Verhältnissen zur Ausbildung einer Immunität, die vor tödlichen Infektionen schützt. Solche Tiere bleiben aber stumme Parasitenträger, die weiterhin laufend Wurmeier ausscheiden und ein Weiterreichen der Infektion gewährleisten. Äußere oder innere Umstände, wie z. B. erhöhter Infektionsdruck, unzureichende Ernährung oder andere Krankheiten, können zum Niederbruch der Immunität führen. Neben einer rasch verlaufenden Magen-Darmwurm-Krankheit kennen wir auch einen mehr protrahierten Verlauf der Erkrankung, der infolge fortschreitender Abmagerung mit dem Tod durch Erschöpfung endet.

Ein geringer Magen-Darmwurmbefall verläuft erscheinungslos. Mittelgradiger Befall zeigt sich u. a. bei Jungtieren in einem Zurückbleiben in der Entwicklung. Eine starke Infektion äußert sich in mehr oder weniger schweren Durchfällen. Die Analgegend (Spiegel) und die Hinterläufe der Tiere sind dann mit Kot (Losung) beschmutzt. Das Haarkleid erscheint struppig und glanzlos, der Haarwechsel ist verzögert und in schweren Fällen kommt es auch zu Ödembildungen an Kopf, Kehlgang und Unterbrust. Die kranken Tiere machen einen müden Eindruck, stehen oft mit gekrümmtem Rücken und zeigen einen schwankenden Gang.

Bekämpfung In freier Wildbahn wie in Jagdgattern sind gegen Parasitenbefall sowohl prophylaktische als auch therapeutische Maßnahmen einzusetzen.

Wichtigste prophylaktische Maßnahmen sind Anpassung der Wildbestände an die Biotopverhältnisse, richtiger Populationsaufbau, Ausmerzung aller schwachen Stücke, eine quantitativ und qualitativ ausreichende Ernährungsbasis das ganze Jahr über, eine ausreichende Hygiene am und um den Futterplatz, eine laufende Beobachtung des Wildes und regelmäßige parasitologische Untersuchungen von Losungs-(Kot-)proben und Aufbrüchen (Magen-Darm-Trakt, Lunge) erlegter Stücke, um rechtzeitig eingreifen zu können.

Hält sich der Parasitenbefall in einer Wildpopulation in Grenzen, soll versucht werden, vorerst ohne therapeutische Maßnahmen auszukommen. In allen anderen Fällen ist auf Prophylaxe und Therapie zurückzugreifen; erst nach erfolgreicher Sanierung des Wildbestandes kann unter Einhaltung prophylaktischer Maßnahmen auf eine Therapie weitgehend verzichtet werden. Eine Therapie ist in freier Wildbahn und in Jagdgehegen, von Einzelfällen abgesehen, praktisch nur über Fütterung oder über Lecksteine möglich; das bedingt, daß an ein Medikament erhöhte Anforderungen gestellt werden müssen: erstens darf das Präparat nur wenig toxisch sein, eine mindestens sechsfache Überdosierung darf sich noch nicht schädlich auswirken; zweitens muß es stabil sein, sich gut unter das Futter mischen lassen und für das Tier geschmacklich geeignet sein; drittens sollte es möglichst viele Parasiten erfassen und viertens keine Rückstände im Wildbret hinterlassen.

Die Durchführung der Wurmbehandlung ist relativ einfach. Man muß wissen, wieviele Tiere zu einer Fütterung kommen, schätzt dann das Durchschnittsgewicht (Lebendgewicht), mischt die notwendige Menge des Anthelminthikums unter das Kraftfutter und verteilt es je nach Anzahl der Tiere auf mehrere Futtertröge. Wichtig ist, daß möglichst jedes Tier ausreichend mit dem Medikament versorgt wird. Zwei Behandlungsperioden (Verabreichung therapeutischer Dosen über 1 bis mehrere Tage oder subtherapeutische Dosen über einen längeren Zeitraum) sind meist ausreichend. Die erste Behandlung ist dann anzusetzen, wenn bereits alle Tiere regelmäßig zur Fütterung kommen, die zweite kurz bevor das schätzbare Ende einer Winterfütterung zu erwarten ist, aber zu einem Zeitpunkt, an dem noch alle Tiere bei der Fütterung stehen. Kommen die Tiere das ganze Jahr über zu den Futterstellen, was praktisch nur bei Gatterhaltung der Fall sein wird, so können zwischen März und November drei Behandlungen vorgenommen werden, etwa März/April, Mai bis Juli und Oktober/November.

Besonders wichtig für den Behandlungserfolg ist, daß das Medikament mit einer nicht zu großen Menge des gewohnten Futters (1 kg pro 80–100 kg Körpergewicht) verabreicht wird, da das medikierte Futter möglichst auf einmal aufgenommen werden soll. Erfolgt eine Futterumstellung, so muß das Wild erst an das neue Futter gewöhnt werden, bevor das Therapeutikum eingesetzt wird. In der Praxis eignen sich zur Behandlung am besten Medizinalfutter, wie sie heute bereits von den Futtermittelfirmen auf Rezept angefertigt werden. Beim Gamswild, wo eine Fütterung von der Jägerschaft abgelehnt wird, ist eine Wurmkur über Lecksteine nur beschränkt möglich.

Zur Behandlung sind bei gleichzeitig vorliegendem Lungenwurmbefall vor allem die Breitbandanthelminthika Fenbendazol, Febantel und Mebendazol in einer Dosierung von 5 × 5 mg/kg Kgw. zu empfehlen. Bei reinem Magen-Darmwurmbefall sind geringere Dosierungen (ausgenommen Trichuridenbefall) ausreichend (Fenbendazol 1 × 10 mg/kg, Febantel 1 × 15 mg, Mebendazol 1 × 15 mg Kgw.) und auch Thiabendazol (1 × 100 mg, 3 × 75 mg, 5 × 50 mg/kg Kgw.), Morantel-Tartrat (1 × 10 mg/kg) und Pyrantel-Tartrat (1 × 25 mg/kg Kgw.) gut geeignet (5, 6).

Filarien

Filarien aus den Gattungen Setaria, Onchocerca, Cutifilaria und Wehrdikmansia können in Europa bei Cerviden relativ häufig festgestellt werden (9, 14, 19, 20, 22), durch sie hervorgerufene Krankheiten sind selten.

Setaria cervi (RUDOLPHI, 1819) sind dünne, weiße, als Weibchen bis 12 cm lange Nematoden, die in der Regel in der Bauchhöhle von Rotwild schmarotzen. Gelegentlich finden sich diese Parasiten auch zwischen den Hirnhäuten und im Subduralraum des Rückenmarks und verursachen dann auffallende Bewegungsstörungen.

Setaria tundra ISSAITSCHIKOW & RAJEWSKI, 1928, parasitiert in der Bauchhöhle von Rehwild. Krankheitserscheinungen wie sie oben für Setaria cervi angegeben werden, sind bisher nicht bekannt geworden.

Onchocerca flexuosa (WEDL, 1856), ***O. garmsi*** BAIN & SCHULZ-KEY, 1976, ***O. tarsicola*** BAIN & SCHULZ-KEY, 1974, ***O. tubingensis*** BAIN & SCHULZ-KEY, 1974, und ***O.*** (syn. *Wehrdikmansia*) ***cervipedes*** WEHR & DIKMANS, 1935, sind im subkutanen Bindegewebe bei Rothirschen anzutreffen, ***Cutifilaria wenki*** BAIN & SCHULZ-KEY, 1974, intra- und subdermal bei Rot- und Damwild (1, 2, 3, 18, 19, 20). Auffällig sind die bis kirschgroßen, subkutan liegenden Wurmknoten von O. flexuosa und O. tubingensis. Die meist derben Knoten lassen sich schon von außen fühlen.

Wehrdikmansia rugosicauda BÖHM & SUPPERER, 1953, ist ein häufiger Parasit des Rehwildes. Die Würmer liegen subkutan im Bereich der Schulter und Lendengegend, ohne irgendwelche sichtbaren Störungen zu verursachen.

Literatur

1. BAIN, O., H. SCHULZ-KEY (1974): Les onchocerques du cerf européen: Redescription d'O. flexuosa (WEDL, 1856) et description d'O. tubigensis n. sp. et d'O. tarsicola n. sp. Tropenmed. Parasit. **25**, 437–449. – **2.** BAIN, O., H. SCHULZ-KEY (1974): Eine intradermale Filarie des Rothirsches: Cutifilaria wenki, n. gen., n. sp. (Onchocercinae). Tropenmed. Parasit. **25**, 450–453. – **3.** BAIN, O., H. SCHULZ-KEY (1976): Une quatrième espèce d'onchocerque, O. garmsi n. sp., chez le cerf européen. Tropenmed. Parasit. **27**, 474–478. – **4.** KONTRIMAVIČUS, V. L., S. L. DEL-

JAMURE, S. N. BOEV (1976): In: RYZIKOVA, K. M.: Grundlagen der Nematodologie, Bd. 24. Metastrongiloidea. Isdat. «Nauka«, Moskau. – **5.** KUTZER, E. (1977): Therapeutische Möglichkeiten gegen die wichtigsten Parasitosen des Schalenwildes in Jagdgehegen. Verhandlungsb. 11. Int. Symp. Ver. Österr. Wildgehege, Feldkirch, 36–45. – **6.** KUTZER, E. (1980): Problematik der Parasiten in Wildbeständen, unter Berücksichtigung der Situation in Österreich. Angew. Parasit. **21,** 82–90. – **7.** KUTZER, E. (1980): Zum Einsatz der Breitbandanthelminthika Panacur®, Rintal® und Flubenol® bei Schalenwild. Verhandlungsb. 14. Int. Symp. Ver. Österr. Wildgehege, Wultendorf, 46–54. – **8.** KUTZER, E. (1981): Views of parasitic infestation in Austrian stock of roe deer (Capreolus capreolus). Proceed. 4. Int. Conf. Wildlife Dis. Sydney. – **9.** KUTZER, E., H. K. HINAIDY (1969): Die Parasiten der wildlebenden Wiederkäuer Österreichs. Z. Parasitenkd. **32,** 354–368. – **10.** KUTZER, E., H. PROSL (1975): Zur Kenntnis von Elaphostrongylus cervi Cameron, 1931. I. Morphologie und Diagnose. Wien. tierärztl. Wschr. **62,** 258–266. – **11.** KUTZER, E., H. PROSL (1976): Zur Kenntnis von Elaphostrongylus cervi Cameron, 1931. II. Biologie. Verhandlungsb. 18. Int. Symp. Erkrankg. Zootiere Innsbruck, 239–243. – **12.** KUTZER, E., H. PROSL (1979): Zur anthelminthischen Wirkung von Fenbendazol (Pancur®) bei Rothirsch (Cervus elaphus hippelaphus) und Wildschwein (Sus scrofa). Wien. tierärztl. Mschr. **66,** 285–290. – **13.** LANKESTER, M. W. (1977): Neurologic disease in moose caused by Elaphostrongylus cervi CAMERON 1931 from caribou. Proceed. 13. North. Amer. moose conf. worksh. Jasper, Alta, 177–190. – **14.** PROSL, H. (1973): Beiträge zur Parasitenfauna der wildlebenden Wiederkäuer Österreichs. Wien: Vet. med. Diss. – **15.** PROSL, H., E. KUTZER (1980): Zur Pathologie des Elaphostrongylusbefalles beim Rothirsch (Cervus elaphus hippelaphus). Mh. Vet. Med. **35,** 151–153. – **16.** PROSL, H., E. KUTZER (1980): Zur Biologie und Bekämpfung von Elaphostrongylus cervi. Z. Jagdwiss. **26,** 198–207. – **17.** PROSL, H., P. FELDBACHER, J. JAHN (1978): Abhängigkeit zwischen Endoparasitenbefall und Räude der Gemsen. Tagungsb. 3. Int. Gamswild-Symp. Mayrhofen, 98–107. – **18.** SCHULZ-KEY, H. (1975): Untersuchungen über die Filarien der Cerviden in Süddeutschland. 1. Knotenbildung, Geschlechterfindung und Mikrofilarienausschüttung bei Onchocerca flexuosa (WEDL, 1856) im Rothirsch (Cervus elaphus). Tropenmed. Parasit. **26,** 60–69. – **19.** SCHULZ-KEY, H. (1975): Untersuchungen über die Filarien der Cerviden in Süddeutschland. 2. Die Filarien des Rothirsches (Cervus elaphus). Tropenmed. Parasit. **26,** 348–354. – **20.** SCHULZ-KEY, H. (1975): Untersuchungen über die Filarien der Cerviden in Süddeutschland. 3. Die Filarien des Rehes (Capreolus capreolus) und des Damhirsches (Dama dama). Tropenmed. Parasit. **26,** 494–498. – **21.** SUTHERLAND, R. C. (1976): Elaphostrongylus cervi in cervides in New Zealand. 1. The gross and histological lesions in red deer (Cervus elaphus). N. Z. vet. J. **24,** 263–266. – **22.** WETZEL, R., W. RIECK (1972): Krankheiten des Wildes. 2. Aufl. Hamburg, Berlin: P. Parey.

Acarida
Zeckenbefall

Die häufigste bei unseren Wildwiederkäuern vorkommende Zeckenart ist der gemeine Holzbock, **Ixodes ricinus** (Fam. Ixodidae); gelegentlich findet sich auch noch *Haemaphysalis concinna*. Bevorzugt befallen sie ihre Wirte am Kopf, Hals und allen dünnen Hautstellen. An den Anheftungsstellen rufen sie stark jukkende, entzündliche Schwellungen hervor. Je nach Befallsstärke, die in sog. Zeckenjahren enorm groß sein kann, verursachen sie eine Beunruhigung und Schwächung der Tiere. Ixodes ricinus hat als Überträger der Frühsommer-Meningoencephalitis oder Zeckenkrankheit des Menschen Bedeutung. Wildtiere können den Erreger (Virus) beherbergen, ohne jedoch selbst zu erkranken.

Trombidiose

In bestimmten Gebieten werden Gemsen und Mufflons, seltener andere Wildwiederkäuer von Trombiculidenlarven befallen. Überwiegend sind dies Larven von **Neotrombicula autumnalis** und *N. desaleri*. Die bis 0,5 mm großen Milbenlarven können mit bloßem Auge als kleine rötliche Pünktchen bevorzugt an den weichhäutigen Stellen festgestellt werden. Die Infektion erfolgt durch Überwandern der Larven von Pflanzen auf das Tier (auch Mensch); eine Kontaktübertragung kommt nicht vor. Die Trombidiose (Herbstgrasmilbenbefall) ist durch einen erheblichen Juckreiz gekennzeichnet, der auch nach dem Abfall der Larven noch eine gewisse Zeit anhält. Die Tiere scheuern sich ständig und setzen sich Kratzeffekte.

Gemsenräude

Die Räude der Gemse wird durch **Sarcoptes rupicaprae** HERING, 1838 hervorgerufen und ist im Alpenbereich seit Beginn des 19. Jahrhunderts bekannt. Männchen: Körperlänge einschließlich Gnathosoma 200–250 μm; größte Breite 145–200 μm; Weibchen: 370–440 × 250–320 μm; parasitiert außer bei der Gemse noch bei Steinwild und bei der Hausziege. Bei letzteren haben sich jedoch bereits physiologisch unterschiedliche Stämme herausgebildet. Ob die Räude bei Rot- und Rehwild

488 Parasitosen des Wildes

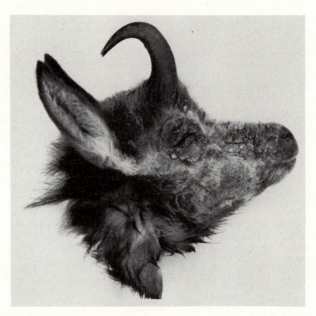

Abb. 183 Gemsenräude

ebenfalls durch Sarcoptes rupicaprae hervorgerufen wird, bedarf noch einer genauen Klärung. Da die Entwicklung bei allen Sarcoptesmilben gleich verläuft, kann bezüglich ihrer Biologie auf die entsprechenden Angaben im Abschnitt Wiederkäuer verwiesen werden (S. 212).

Pathogenese Die Räude nimmt ihren Anfang meist am Kopf *(Abb. 183)* oder Hals und breitet sich in der Folge auf andere Körperpartien, besonders auf die Innenfläche der Gliedmaßen und die Körperunterseite aus. Die ersten sichtbaren Krankheitsanzeichen sind vermehrte Schuppenbildung und Juckreiz, wodurch die Gemsen zu andauerndem Scheuern und Kratzen veranlaßt werden. Im weiteren Krankheitsverlauf kommt es zu Hautverdickungen, Borkenbildung, Haarausfall und häufig zu bakteriellen Sekundärinfektionen. Die hochgradigen Hautveränderungen um Augen, Ohren und Mund führen vielfach zu Erblindung, Hörstörungen und erschwerter Nahrungsaufnahme. In weiterer Folge kommt es zu fortschreitender Abmagerung und völliger Erschöpfung.

Die Übertragung der Räudemilben in einem Gemsenbestand und die Ausbreitung von Revier zu Revier erfolgt in erster Linie durch direkten Kontakt von Tier zu Tier. Des weiteren kommt auch noch dem Benützen gleicher Lager- und Scheuerstellen gewisse Bedeutung zu. Verbreitungsmöglichkeiten durch Haus- und Raubtiere (Ziege, Adler, Fuchs u. a.), Insekten und an Räude verendetem Wild sind zwar möglich, doch spielen sie praktisch nur eine untergeordnete Rolle.

Das Auftreten der Räude steht vorwiegend in engem Zusammenhang mit der Kondition des Einzeltieres. Daneben kommt auch immunologischen Vorgängen Bedeutung zu (2, 3). Tiere in gutem Nährzustand, deren Widerstandskraft ungebrochen ist, können zwar Räudemilben beherbergen (stumme Parasitenträger), doch kommt es nur selten zu einer sichtbaren Räude. Diese stummen Parasitenträger sind hauptsächlich dafür verantwortlich, daß es in einem Räudegebiet immer wieder, oft nach vielen Jahren, zu einem erneuten Räudeausbruch kommt.

Die Ursachen, die zu einer Schwächung der Widerstandskraft des Wildes gegenüber den Räudemilben führen, sind sehr vielfältig. So wird u. a. durch Mangelernährung, langanhaltende schlechte Witterungsverhältnisse, starken Dünndarm- und Lungenwurmbefall die Widerstandskraft negativ beeinflußt (1, 4). Sarcoptes rupicaprae kann bei Jägern, die mit räudigen Gemsen in enge Berührung kommen, eine Scheinräude (Pseudoscabies) verursachen.

Diagnose Die Feststellung der Räude am lebenden Tier läßt sich mit einem guten Spektiv, mit dem die charakteristischen Hautveränderungen wahrgenommen werden können, durchführen. Im Frühstadium ist in einem Räudegebiet ein struppiges Haarkleid und der immer vorhandene Juckreiz verdächtig; allerdings verursachen auch andere Ektoparasiten, z. B. Herbstgrasmilben, Haarlinge, Lausfliegen Juckreiz. Beim verendeten oder erlegten Tier erfolgt die Diagnose durch den mikroskopischen Milbennachweis.

Bekämpfung Spezifische Medikamente zur Räudebekämpfung in freier Wildbahn gibt es derzeit noch nicht, abgesehen von Einzelfällen, wo Tiere immobilisiert und einer Behandlung zugeführt werden können. In der Regel muß daher eine Bekämpfung durch eine Reihe von anderen Maßnahmen betrieben werden. Eine der wichtigsten Maßnahmen ist die Anhebung der Widerstandskraft der Tiere. Mit Mineralstoff-Lecksteinen soll versucht werden, den meist gestörten Mineralstoffhaushalt etwas auszugleichen. Pro Jahr und Tier sind 1–2 kg solcher Lecksteine zu veranschlagen. Günstig sind Lecksteine mit Wurmmittelzusatz, z. B. Fenbendazol. Nach Erlöschen der Räude muß verhindert werden, daß die Wilddichte über das dem vorhandenen Lebensraum zuträgliche Maß anwächst. Räudige sowie räudeverdächtige Gemsen und schwache Stücke sind auch außerhalb der Jagdzeit zu erlegen.

Literatur
1. KUTZER, E. (1975): Die Krankheiten der Gemse. In: KNAUS, W., W. SCHRÖDER. Das Gamswild 2. Aufl. Hamburg, Berlin: P. Parey. – 2. KUTZER, E. (1976): Können Ektoparasiten ein eine Wildpopulation regulierender Faktor sein? In: PAGE, L. P.: Wildlife diseases. New York, London: Plenum. – 3. KUTZER, E. (1978): Auswirkungen der Sarcoptesräude auf Gams- und Steinwildpopulationen. Tagungsb. 3. Int. Gamswild-Symp. Mayrhofen, 89–97. – 4. PROSL, H., P. FELDBACHER, J. JAHN (1978): Abhängigkeit zwischen Endoparasitenbefall und Räude der Gemsen. Tagungsb. 3. Int. Gamswild-Symp. Mayrhofen, 98–107.

Hexapoda
Läuse und Haarlinge

Läuse (Anoplura) sind seltener anzutreffen, hingegen zählen Haarlinge (Mallophaga) zu den häufigsten Ektoparasiten bei Wildwiederkäuern. Eine Massenvermehrung ist in der Regel nur auf geschwächten und kranken Tieren möglich, so daß ein starker Laus- oder Haarlingsbefall als Hinweis für andere primäre Noxen gelten kann. Die schädigende Wirkung eines starken Haarlingsbefalles liegt in der ständigen Beunruhigung der Tiere durch das Umherkriechen dieser Lästlinge und einem ausgeprägten Juckreiz. Bei hochgradigem Läusebefall kann noch eine Anämie hinzukommen. Die Tiere kratzen, lecken, beißen und scheuern sich andauernd, so daß es stellenweise zu entzündlichen Veränderungen der Haut und zu Haarausfall kommt und Verdacht auf Räude besteht. Eine spezifische Therapie ist in freier Wildbahn nicht möglich.

Haut-(Wund-)myiasis

Beim Wild kommt der Wundmyiasis gewisse Bedeutung zu. Als Erreger dieser Erkrankung treten vielfach Calliphoridae auf. *Lucilia*-Arten legen ihre Eier in Hautfalten, verschmutzte Körperstellen oder direkt in Wunden ab; beim Rehbock ist eine bevorzugte Stelle der Bereich zwischen den Rosenstöcken *(Abb. 184)*, wo es vielfach aus verschiedener Ursache zu kleinen Verletzungen und Hautentzündungen kommt. Aus den von Lucilia-Arten abgelegten Eiern schlüpfen je nach Temperatur zwischen 8 Stunden und 3 Tagen Erstlarven, die in die Haut eindringen und sich von Entzündungsprodukten ernähren. Die Larven machen drei Häutungen durch, was etwa einen Zeitraum von 5 bis 11 Tagen in Anspruch nimmt, und verlassen danach ihre Wirte. An den Befallsstellen kommt es meist zu bakteriellen Infektionen und dementsprechend zu mehr oder weniger schweren Eiterungsprozessen und Hautdefekten. Je

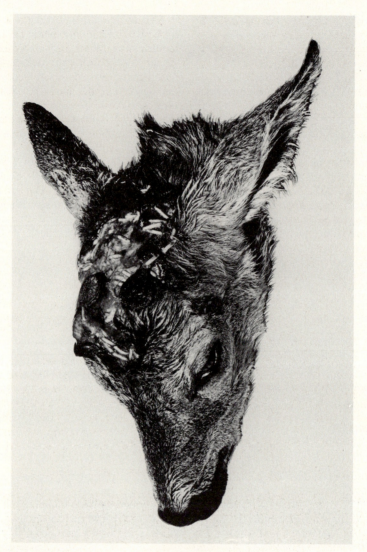

Abb. 184 Lucilia-Befall beim Reh

nach Schwere des Prozesses kann dies zum Kümmern und auch zum Tod der Tiere führen (1).

Rachendasseln

Die zur Familie Oestridae gehörigen Rachenfliegen (Rachenbremsen, Rachendasselfliegen, Nasendasselfliegen, Nasenrachenbremsen) treten in vielen Gebieten so stark auf, daß sie namentlich bei Reh- und Rotwild zu einer richtigen Plage werden können. Drei Arten sind hier zu nennen.

Cephenemyia stimulator (Clark, 1815), »Rehbremse«: 12–15 mm lang; hummelähnlich, Körperbeborstung lang, Scheitel- und Wangenborsten weißlich-gelb; die beiden letzten Abdominalsegmente rötlich beborstet; Flugzeit von Ende Juni bis August; parasitische Larven ausschließlich in Nase und Rachen des Rehwildes *(Abb. 185);* sie werden ab April ausgehustet, finden sich aber vereinzelt bis in den Spätsommer.

Cephenemyia auribarbis (Meigen, 1824), Rachenbremse des Rot- und Damwildes:

12–15 mm lang; hummelähnlich, Körperbeborstung lang, Scheitel- und Wangenborsten rötlich bis dunkelorange; die beiden letzten Abdominalsegmente weißlich-gelb beborstet; Flugzeit von Juni bis Mitte Juli; die reifen Larven werden ab Mitte März ausgeschleudert (»Schleuderkrankheit«).

Pharyngomyia picta (MEIGEN, 1824), Rachenbremse vor allem des Rotwildes, aber auch bei Reh- und Damwild, anderen Cerviden und Mufflon: 10–15 mm lang; Körperbeborstung kurz, Grundfarbe des Körpers gelbrot bis braun, Hinterleib schwarz; Thorax und Abdomen schwarz-weiß oder braun-weiß gemustert; Flugzeit von Ende Juni bis Anfang August; Larven I teilweise auch in Trachea und Lunge (Rachen-Lungen-Myiasis der Rotwildkälber); Larven III in den Kopfhöhlen.

Entwicklung Sie verläuft ähnlich wie bei Oestrus ovis (s. S. 235).

Pathogenese Ein starker Befall mit Rachenfliegenlarven führt nicht selten zum Kümmern und kann Todesursache sein; meist kommt es aber erst durch das Zusammenwirken mehrerer Faktoren, wie etwa einem gleichzeitigen Befall mit Magen-Darm- und Lungenwürmern, zum Tod.

Klinisch äußert sich ein Befall beim Wild in der Regel erst im Frühjahr in einem erschwerten Atmen, welches mit einem hörbar schnarchenden oder röchelnden Geräusch verbunden ist. Es kommt zu Hustenanfällen und häufigem Niesen. Die Tiere schleudern mit dem Kopf, um die Parasiten loszuwerden. Nach dem Ausniesen, Aushusten oder Auswandern der Larven im Sommer aus dem Nasen-Rachenraum verschwinden die Erscheinungen wieder.

Bekämpfung Das Mittel der Wahl für die Behandlung in freier Wildbahn und in Jagdgehegen ist zur Zeit Rafoxanid (Ranide®); Dosierung 2 × 12,5 mg/kg Kgw. (2). Der günstigste Behandlungstermin ist Mitte Januar bis Mitte Februar.

Hautdasseln

Bei Reh- und Rotwild kommen gebietsweise gehäuft Hautdasseln (Hypoderma-Arten) in zwei Arten vor.

Hypoderma acteon BRAUER, 1858 parasitiert ausschließlich beim Rotwild und schwärmt meist vor der Setzzeit der Hirschkälber, so daß in der Regel nur Jährlinge und ältere Stücke infiziert werden. Die Wanderung der Larven I führt vermutlich wie bei Hypoderma bovis via Nervenstämme und Wirbelkanal in

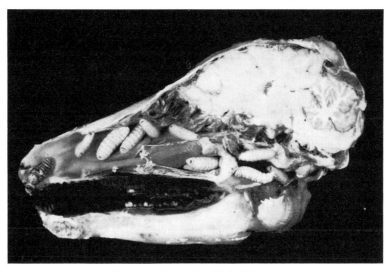

Abb. 185 Nasenrachenbremsenbefall (Cephenemyia stimulator) beim Reh

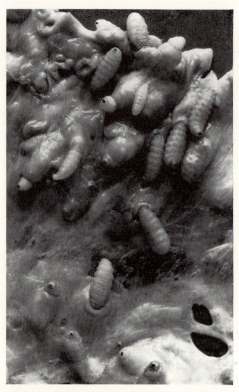

Abb. 186 Hypoderma actaeon-Befall beim Hirsch

die Rücken- und Lendenregion *(Abb. 186)*.

Hypoderma diana BRAUER, 1858, die »Rehdassel«, wird gelegentlich auch bei Rot-, Dam-, Gams- und Muffelwild beobachtet. Die Wanderung der Larven I erfolgt nur im Unterhautbindegewebe in die Rücken- und Lendenregion. Während der Wanderung der Erstlarven, besonders bei starkem Befall, besteht heftiger Juckreiz; die Tiere kratzen und scheuern sich, wodurch es zu Kratzeffekten und Hautabschürfungen kommt. Befallsstärken von 100–200 Larven pro Reh stellen keine Seltenheit dar.

Bei stark befallenen Tieren wird das Allgemeinbefinden gestört, der Haarwechsel tritt verspätet ein, Mattigkeit tritt auf, die Tiere magern ab, und andere Krankheiten werden beobachtet. Todesfälle durch Hypodermose allein sind selten, Jungtiere erleiden Entwicklungsstörungen. Ein wesentlicher Schaden beruht in der Wertminderung der Haut (Decke) und dem Wildbretverlust. Eine ausreichend wirksame Bekämpfung ist derzeit in freier Wildbahn nicht gegeben.

Angeführt sei noch der Hautdassellarvenbefall des Ren (Rangifer tarandus), der durch *Oedemagena tarandi* (LINNAEUS, 1758) hervorgerufen wird und zu schweren wirtschaftlichen Schäden in der Rentierzucht führt.

Lausfliegen

Die Lausfliegen sind Lästlinge und führen bei stärkerem Befall zu einer Beunruhigung des Wildes. Zu nennen sind **Lipoptena cervi** (LINNÉ, 1761), ein häufiger Parasit von Reh- und Rotwild und **Melophagus rupicaprinus** (RONDANI, 1879), ein Schmarotzer der Gemsen. Lausfliegen sind Blutsauger; der Stich ist schmerzhaft und verursacht in der Folge Juckreiz. Durch ständiges Scheuern und Kratzen setzen sich die Tiere Hautverletzungen, wodurch es zu Hautentzündungen kommt. Gelegentlich gehen die Lausfliegen bei Versorgung des erlegten Wildes auf den Jäger über.

Literatur
1. KUTZER, E. (1976): Haut-(Wund)myiasis beim Reh. Österr. Weidwerk **1**, 2. – 2. KUTZER, E. (1976): Bekämpfung des Rachendassellarvenbefalles bei Reh- und Rotwild in freier Wildbahn. Wien. tierärztl. Mschr. **63**, 126–129.

Wildschwein

Beim Wildschwein (Schwarzwild) kommt den Parasitosen in freier Wildbahn meist nur geringe Bedeutung zu. Ganz anders ist die Situation in Jagdgattern (Saugatter, Saupark), in denen je Flächeneinheit mehr Wild gehalten wird, als bei natürlichem Vorkommen tragbar ist. Als Folge dieser Massierung treten die Parasitosen in den Vordergrund und ohne geeignete prophylaktische und therapeutische Maßnahmen wird der wirtschaftliche Erfolg früher oder später meist in Frage gestellt.

Tab. 26 Parasiten des Wildschweines (Sus scrofa)

Protozoa
Eimeria debliecki DOUWES, 1921
Eimeria polita PELLÉRDY, 1949
Eimeria scabra HENRY, 1931
Eimeria suis NÖLLER, 1921
Isospora suis BIESTER, 1934
Toxoplasma gondii NICOLLE & MANCEAUX, 1908
Sarcocystis miescheriana (KÜHN, 1865)

Helminthes
Agamodistomum suis (DUNCKER, 1896)
Fasciola hepatica LINNÉ, 1758
Cysticercus tenuicollis RUDOLPHI, 1810
Echinococcus hydatidosus
Trichuris suis SCHRANK, 1788
Capillaria garfiai GALLEGO & MAS-COMA, 1975
Capillaria pigolkin BARUS, 1966
Capillaria suis YAMAGUTI, 1943
Trichinella spiralis (OWEN, 1835)
Metastrongylus apri (GMELIN, 1790)
Metastrongylus confusus JANSEN, 1964
Metastrongylus pudendotectus WOSTOKOW, 1905
Metastrongylus salmi GEDOELST, 1932
Hyostrongylus rubidus (HASSEL & STILES, 1892)
Oesophagostomum dentatum (RUDOLPHI, 1803)
Globocephalus urosubulatus (ALLESSANDRINI, 1909)
Ascaris suum GOEZE, 1782
Gnathostoma hispidum FEDTSCHENKO, 1872
Ascarops strongylina (RUDOLPHI, 1815)
Physocephalus sexalatus (MOLIN, 1860)
Simondsia paradoxa (COBBOLD, 1864)
Macracanthorhynchus hirudinaceus (PALLAS, 1781)

Arthropoda
Ixodes ricinus (LINNÉ, 1746)
Haemaphysalis concinna KOCH, 1844
Sarcoptes suis GERLACH, 1857
Haematopinus apri GOUREAU, 1866
Haematopinus suis (LINNÉ, 1758)

Dei beim Wildschwein vorkommenden Parasiten sind in *Tab. 26* zusammengestellt. Daraus geht hervor, daß Wild- und Hausschweine die gleichen Parasitenarten beherbergen, so daß bezüglich Morphologie, Biologie und Pathogenität der Schmarotzer auf die jeweiligen Abschnitte im Kapitel Hausschwein verwiesen werden kann. Unterschiede bestehen meist nur in gradueller Hinsicht, so kommt z. B. beim Wildschwein *Globocephalus urosubulatus* sehr häufig vor, hingegen Oesophagostomum dentatum selten. Auch *Ascarops strongylina* und *Physocephalus sexalatus* sind häufige Parasiten des Wildschweines. Erwähnt muß werden, daß das Wildschwein noch eine zweite, eigene Läuseart, *Haematopinus apri,* beherbergt.

Die gefährlichste und gefürchtetste Parasitose in Saugattern ist die Metastrongylose, die nicht selten zu gehäuften Ausfällen und zu starkem Kümmern, vor allem der Jungtiere (Frischlinge und Überläufer), führt. Darüber hinaus können noch Globocephalus urosubulatus, Ascaris suum und Trichuris suis sowie gelegentlich Ascarops strongylina und Physocephalus sexalatus zu Störungen des Allgemeinbefindens Anlaß geben und Erkrankungen auslösen. Capillarien sind häufiger anzutreffen, durch sie verursachte Erkrankungen sind jedoch selten.

Trichinella spiralis muß in Schwarzwildgebieten, vor allem in denen es trichinöse Füchse gibt, wegen der Infektionsgefahr für den Menschen besondere Beachtung geschenkt werden. In den meisten europäischen Ländern wird der Entwicklungszyklus fast ausschließlich über Fuchs–Fuchs aufrechterhalten, doch ist in oben erwähnten Gebieten auch ein Zyklus Fuchs–Wildschwein möglich.

Äußerst unangenehm kann die *Sarcoptes*-räude in Erscheinung treten, die derzeit in freier Wildbahn und in Jagdgattern praktisch nicht direkt behandelt werden kann. Häufig ist bei Frischlingen ein Lausbefall zu beobachten, der in der Regel ein schlechtes Allgemeinbefinden der Tiere anzeigt.

Bekämpfung   Eine Parasitenbekämpfung ist

bei Wildschweinen in freier Wildbahn in der Regel nicht notwendig. In Jagdgattern wird eine Behandlung am besten mittels eines medikierten Fertigfutters (Medizinalfutter) durchgeführt, wie es über Rezept von fast allen Futtermittelfirmen hergestellt wird. Steht kein Medizinalfutter zur Verfügung, so kann das Medikament auch unter geschrotetes Futter, am besten Maisschrot, gemischt und angeboten werden; auf eine gute Durchmischung ist zu achten. Zur Bestandsentwurmung werden Breitbandanthelminthika mit einer guten Lungenwurmwirksamkeit verwendet. Hier haben sich vor allem Flubendazol (100–150 ppm über 10 Tage), Fenbendazol (5 × 2 mg/kg Kgw., 150 bis 200 ppm über 5 Tage) und Febantel (100 ppm über 5 Tage) bewährt (1, 2, 3, 4, 5, 6).

Es werden nur die günstigsten Dosierungen angegeben. In Wildschweingehegen, wo das Medizinalfutter mindestens 50 % der täglich aufgenommenen Gesamtfuttermenge beträgt, kann an eine niedrigere Medikamentenbeimengung (ppm/kg Futter) gedacht werden. In der Praxis hat sich gezeigt, daß in gut geführten Gattern mit einer 1- bis 2maligen Frischlingsbehandlung (hinter Frischlingsrechen) bzw. einer Bestands- und einer Frischlingsentwurmung größere wirtschaftliche Schäden ausgeschaltet werden können. Anders liegt die Situation, wenn Sarcoptesräude auftritt. Hier ist auf eine mindestens 2malige, besser dreimalige Bestandsentwurmung Wert zu legen, da ein enger Zusammenhang zwischen Räude und Dünndarmnematoden- und/oder Lungenwurmbefall, ähnlich wie bei der Gamsräude (7), besteht. Durch exakt durchgeführte Entwurmungen und gute Fütterung konnte in Saugattern die Räude wesentlich gemildert bzw. ein vermehrtes Auftreten verhindert werden. Sehr stark verräudete Stücke sollten aus dem Bestand eliminiert werden.

Bei der Neubegründung eines Saugatters oder bei Neuzukäufen sind die Tiere unbedingt vorher unter Quarantäne (Stall, kleines Gehege) zu stellen, während der sie prophylaktisch gegen Endo- und Ektoparasiten zu behandeln sind. Erst nach erfolgreicher Behandlung (Kontrolluntersuchungen sind notwendig) dürfen sie ins Wildgehege überstellt werden. Für eine solche Behandlung eignet sich, neben den genannten Mitteln, vor allem Ivermectin (0,3–0,5 mg/kg Kgw. s. c. oder i. m.), weil es neben den wichtigsten Nematoden auch Sarcoptes suis und Haematopinus spp. wirksam erfaßt. Steht kein Ivermectin zur Verfügung, so muß bei Vorhandensein von Sarcoptes suis eine gründliche äußerliche Behandlung mit einem geeigneten Akarizid (s. Räude S. 334) durchgeführt werden.

Literatur

1. Kutzer, E. (1978): Die Behandlung der Metastrongylose in Wildschweingehegen. Tierärztl. Prax. **6,** 325–334. – **2.** Kutzer, E. (1980): Problematik der Parasiten in Wildbeständen, unter Berücksichtigung der Situation in Österreich. Angew. Parasit. **21,** 82–90. – **3.** Kutzer, E. (1980): Zum Einsatz der Breitbandanthelminthika Panacur®, Rintal® und Flubenol® bei Schalenwild. Verhandlungsber. 14. Int. Symp. Verein Österr. Wildgehege, Wultendorf, 46–54. – **4.** Kutzer, E. (1981): Zur anthelminthischen Wirkung von Febantel (Rintal®) bei Wildschweinen (Sus scrofa). Vet. med. Nachr., 34–41. – **5.** Kutzer, E., H. Prosl (1979): Zur anthelminthischen Wirkung von Fenbendazol (Panacur®) bei Rothirsch (Cervus elaphus hippelaphus) und Wildschwein (Sus scrofa). Wien. tierärztl. Mschr. **66,** 281–285. – **6.** Prosl, H., E. Kutzer (1979): Weitere Versuche mit Flubendazol (Flubenol®) zur Behandlung von Helminthosen in Wildschweingehegen. Vet. med. Dok. Janssen/Beerse V 3230. – **7.** Prosl, H., P. Feldbacher, J. Jahn (1978): Abhängigkeit zwischen Endoparasitenbefall und Räude der Gemse. Tagungsber. 3. Int. Gamswild-Symp., Mayrhofen, 98–107.

Fasan

Protozoen

Beim Wildgeflügel kommt den Parasitosen in freier Wildbahn meist nur geringe Bedeutung zu, ausgenommen dort, wo in großer Anzahl Vögel aus Volierenhaltung ohne vorherige Kontrolle und Parasitenbekämpfung ausgesetzt werden. In Deutschland und Österreich werden überwiegend Fasane in Volieren gezüchtet, weshalb hier ausschließlich auf die Parasitosen dieser Tierart eingegangen wird. Für Rebhühner, Steinhühner oder Rothühner gilt das hier Gesagte.

In Fasanerien stellen die Kokzidiose und die Syngamose häufige Erkrankungen dar, auch Capillarien, Askariden und Heterakiden können oft in großer Anzahl auftreten und wirtschaftliche Schäden verursachen. Gelegentlich tritt auch die Histomonadose stärker auf; betreffs Krankheitsbild und Therapie s. S. 418. Bei Fasanenküken kann auch Zeckenbefall (Ixodes ricinus) zu größeren Verlusten führen.

Kokzidiose

Bisher sind beim Fasan (Phasianus colchicus) 7 verschiedene Eimeria-Arten diagnostiziert worden, wobei vor allem den Arten Eimeria duodenalis, E. colchicus und E. phasiani Bedeutung zukommt (5). Meist liegt ein Mischbefall vor. Die wichtigsten morphologischen Merkmale der einzelnen Eimeria-Arten der Fasane sind in *Tab. 27* zusammengestellt.

Eimeria dispersa TYZZER, 1929 ist primär ein Parasit der Pute, wenngleich diese Art immer wieder beim Fasan genannt wird und auch positive Übertragungsversuche vorliegen (6). Diese Untersuchungen haben aber gezeigt, daß E. dispersa nur schwer beim Fasan anzusiedeln ist und ihr demnach bei dieser Vogelart keine pathogene Bedeutung zukommt. E. dispersa wird daher hier nicht besprochen.

Eimeria duodenalis
Entwicklung Die erste und zweite Schizontengeneration entwickelt sich im vorderen Dünndarm, die dritte Schizontengeneration und die Gameten im gesamten Dünndarm, wenn auch vorrangig in den vorderen Abschnitten. Die Präpatenz beträgt 5 Tage.

Tab. 27 Kokzidien des Fasans

	E. duodenalis NORTON, 1967	E. colchici NORTON, 1967	E. langeroni YAKIMOFF u. MATSCHOULSKY, 1937	E. megalostomata ORMSBEE, 1939	E. pacifica ORMSBEE, 1939	E. phasiani TYZZER, 1929	E. tetartooimia WACHA, 1973
Oozystengröße in μm	18–24 × 15,4–21,4 (21,2 × 18,6)	19–33,5 × 13–21 (27,4 × 16,7)	30–36 × 16–20 (32,5 × 18,4)	21–29 × 16–22 (24 × 19)	17–26 × 14–20 (22 × 18)	19,8–26,4 × 13,2–17,8 (23 × 15,9)	17–20,4 × 15–18,4 (18,6 × 16,5)
Größenindex	1,14	1,64	1,77	1,26	1,22	1,45	1,1
Oozystenwand	1,4 μm, farblos bis gelblichbraun, glatt	1,3 μm, farblos, glatt	1 μm, farblos, glatt	2 μm, gelbbraun, glatt	1,4 μm, gelblich bis braun, warzig (»mammillated«)	0,7–1 μm, leicht gelblich, glatt	1,4 μm, gelbbraun, glatt
Mykropyle	–	+	–	+	–	–	–
Oozystenrestkörper	–	–	–	–	–	–	–
Sporozystenrestkörper	+	+	+		+	+	–
Endogene Entwicklung	Dünndarm	Dünndarm, Zäka, Enddarm		vorderer Dünndarm		Dünndarm	Dünndarm, Anfang Zäka

Pathogenese Der Darm verendeter Tiere ist von einem rosafarbenen, mukoiden Exsudat bedeckt. Geringere Infektionen führen zu keinen klinischen Symptomen, es kommt aber zu Gewichtsdepressionen (5).

Eimeria colchici
Entwicklung Die erste Schizontengeneration findet sich im mittleren Dünndarmbereich, die zweite Schizontengeneration ist im gesamten Jejunum und Ileum sowie im Rektum anzutreffen, die dritte hingegen nur in den Zäka. Die Gamogonie erfolgt überwiegend in den Zäka und im Enddarm, teilweise auch im Ileum und im hinteren Jejunumabschnitt. Die Präpatenz beträgt 6 Tage.

Pathogenese Zarte, weiße Geschwüre bestehend aus Oozysten, nekrotischem Gewebe, Granulozyten und Nahrungsmaterial in den Zäka und im Ileum sind charakteristisch für eine E. colchici-Kokzidiose, die als die gefährlichste beim Fasan gilt. In perakuten Fällen kommt es durch die zweite Schizontengeneration zu einer Hyperämie und mukösen Enteritis (5).

Eimeria phasiani
Entwicklung Die erste Schizontengeneration entwickelt sich im vorderen, die zweite im gesamten Jejunum und die dritte sowie die Gameten vorrangig im hinteren Jejunum, im Ileum und in den Anfangsteilen der Zäka. Die Präpatenz wird mit fünf Tagen angegeben.

Pathogenese Bei starkem Befall ist der gesamte Darm ödematös und weist petechiale Blutungen auf; der Darminhalt ist schleimig, fadenziehend und blutfarben (5, 14, 15).

Bekämpfung Zur Chemoprophylaxe werden Antikokzidia am günstigsten über das Futter eingesetzt. Gute Erfolge wurden mit 100 ppm Clopidol + 8,35 ppm Methylbenzoquat (Lerbek®), 33 ppm Robenidin (Cycostat®), 125 ppm Clopidol (Coyden®) und 65 ppm Arprinocid (Arpocox®) erzielt; etwas weniger wirksam erwiesen sich 80 bis 120 ppm Monensin (Elancoban®) und 3 ppm Halofuginon (Stenorol®), während 145 ppm Pancoxin® (Amprolium 80 ppm/Sulfaquinoxalin 60 ppm/Ethopabat 5 ppm) und 125 ppm Sulfaquinoxalin praktisch unwirksam waren (6, 7, 8, 11).

Durch Clopidol wurde auch die Sporulation der wenigen ausgeschiedenen Oozysten negativ beeinflußt, nicht jedoch mit Arprinocid (7), wie dies für Hühnerkokzidien angegeben wird (10, 13).

Helminthen
Zestoden

Die bei Fasanen und anderen wildlebenden Hühnervögeln vorkommenden Bandwurmarten gehören überwiegend den Familien Davaineidae, Dilepididae und Hymenolepididae an. Namentlich seien hier nur *Raillietina cesticillus* (MOLIN, 1858), *R. echinobothrida* (MEGNIN, 1881) und *R. friedbergeri* (LINSTOW, 1877) angeführt. Praktische Bedeutung kommt den Zestoden, außer gelegentlich bei Jungtieren (Durchfall, verzögerte Entwicklung, Abmagerung, äußerst selten Todesfälle) kaum zu. Eine Therapie erübrigt sich im allgemeinen. Wird eine solche notwendig, so gelten die für das Haushuhn (s. S. 452) gemachten Angaben.

Nematoden
Capillariose

Bei Fasanen finden sich im wesentlichen die Haarwurmarten des Haushuhnes sowie die in den Blinddärmen schmarotzende **Thominx phasianina** (KOTLAN, 1940). Je nach Lokalisation (Oesophagus, Kropf, Darmtrakt) und Befallsstärke kommt es zu mehr oder weniger ausgeprägten klinischen Erscheinungen. Schwere Erkrankungen treten insbesondere bei Jungtieren auf. Durchfall, Abmagerung und Anämie sind zu beobachten. Bei starkem Befall stellen auch Todesfälle keine Seltenheit dar.

Bekämpfung Die Behandlung erfolgt am besten über das Futter: 3 Tage lang Futter mit 120 ppm Fenbendazol oder 6 Tage mit 60 ppm ergeben eine ausgezeichnete Wirkung; das gleiche gilt für Febantel in einer Dosierung von 60 ppm, besser 120 ppm über 6 Tage (1, 2, 3).

Auch 120 ppm Mebendazol/kg Futter, 2

Wochen lang verabreicht, ist gut wirksam. Mebendazol darf jedoch nicht eine Woche vor Legebeginn und während der Legeperiode verabreicht werden, da es zu einem starken Absinken der Befruchtungsrate und der Schlupfquote kommt; Eizahl und Eiqualität werden nicht beeinflußt (12). Die genannten Verbindungen haben den Vorteil, daß damit auch ein Syngamus-, Ascaridia- und Heterakisbefall wirksam erfaßt wird. Fasanen aus Volierenhaltung sollten unbedingt vor ihrer Entlassung ins Freie einer Wurmkur unterzogen werden, um einer parasitären Belastung der freien Wildbahn vorzubeugen.

Syngamose

Die Syngamose, allgemein als Rotwurmseuche bezeichnet, wird durch den Luftröhrenwurm *Syngamus trachea* (MONTAGU, 1811) verursacht und stellt eine der gefürchtetsten Parasitosen in Fasanerien dar. Hinsichtlich der Morphologie und Biologie dieses Schmarotzers sei auf die Ausführungen im Kapitel Hausgeflügel (s. S. 458) verwiesen. Bei der Infektion kommt Stapelwirten größte Bedeutung zu. Am gefährdetsten sind Jungfasane bis zu einem Alter von 12 Wochen. In den ersten Lebensmonaten kann schon ein geringgradiger Befall zu einer schweren, oft tödlichen Krankheit führen. Bei älteren Tieren verläuft der Befall dagegen vielfach symptomlos oder unter nur wenig ausgeprägten Krankheitserscheinungen. Die Gefährdung jüngerer Küken liegt vor allem im raschen Wachstum der Würmer begründet, wodurch es häufig zu einem Verschluß der Trachea kommt, so daß Erstickung eintritt. Dazu trägt auch die Art der Anheftung und der Nahrungsaufnahme der Nematoden bei. Die Würmer ziehen einen Schleimhautpfropfen in ihre Mundkapsel ein und saugen Blut. Sie verursachen dabei eine Tracheitis mit mehr oder weniger starker Schleimabsonderung; Atembeschwerden mit röchelnden und pfeifenden Geräuschen sind daher ein charakteristisches Symptom. Kopf und Hals werden unter wiederholtem Öffnen des Schnabels gestreckt, vielfach werden auch schleudernde Kopfbewegungen durchgeführt. Die Futteraufnahme wird geringer, die Tiere magern ab, werden blutarm und immer schwächer, so daß sie meist mit geschlossenen Augen, von Zeit zu Zeit nach Luft schnappend, umhersitzen, bis schließlich der Tod eintritt. Bei älteren Tieren ist der ganze Krankheitsverlauf ein mehr chronischer; ausgeprägte Krankheitserscheinungen treten viel später auf, und Todesfälle sind seltener.

Diagnose Sie erfolgt beim lebenden Tier mittels Kotuntersuchung und Nachweis der Würmer von der geöffneten Schnabelhöhle aus. Bei stärkerem Befall geben noch die klinischen Symptome, wie Atemnot und wiederholtes Öffnen des Schnabels, einen Hinweis. Am toten Tier ist die Diagnose relativ einfach, da sich die Würmer beim Eröffnen der Luftröhre leicht feststellen lassen.

Bekämpfung Zur Behandlung haben sich vor allem Fenbendazol (6 × 60 ppm oder 3 × 120 ppm, am besten 6 × 120 ppm), Febantel (6 × 120 ppm) und Mebendazol (14 × 120 ppm) bewährt (1, 2, 3). Letzteres Präparat darf aber nicht eine Woche vor Legebeginn und während der Legeperiode angewendet werden, da es ein starkes Absinken der Befruchtungsrate und der Schlupfquote bewirkt. Eine Woche nach dem Absetzen von Mebendazol werden wieder Normalwerte erreicht, die Präparateinwirkungen, die sich histologisch nicht nachweisen lassen und die nur die Vogelweibchen betreffen, sind reversibel (4, 9, 12).

Die Verabreichung des Medikaments erfolgt am besten über das Futter. Wichtig sind auch prophylaktische Maßnahmen, die sich den örtlichen Gegebenheiten anzupassen haben. In jedem Fall ist darauf zu achten, daß die Futter- und Tränkplätze trocken sind. Am besten ist es, wenn um diese Stellen von Zeit zu Zeit die Erde und der Sand entfernt und durch frischen, trockenen Sand ersetzt werden. Futternäpfe und Trinkgeschirr, Hütten usw. sind mit heißer fünfprozentiger Sodalösung gründlichst zu reinigen. Ist die Rotwurmseuche bereits ausgebrochen, sollten die Tiere nach Möglichkeit auf ein neues Terrain überstellt werden. Ansonsten sind neben den oben angeführten Maßnahmen die Ausläufe umzupflügen oder umzustechen und mit Kupfersulfat (2 %ige Lösung; 5 Liter pro 100 Quadratmeter) gegen Schnecken und Regenwürmer zu behandeln. Die Ausläufe dürfen erst nach einem Regen wieder freigegeben werden. Auch mit ungelöschtem Kalk (10 bis 15

Kilo pro 100 Quadratmeter) können bei der Schneckenbekämpfung Erfolge erzielt werden. Wildvögel sollten soweit wie möglich von den Gehegen oder Volieren ferngehalten werden. Vom Frühjahr bis Herbst ist es angezeigt, in Abständen von vier Wochen Kotproben zu untersuchen, um einen möglichen Befall rechtzeitig erkennen zu können.

Askaridose und Heterakidose

In Fasanerien kann ein starker Befall mit *Ascaridia galli* (SCHRANK, 1788) und/oder *Heterakis isolonche* LINSTOW, 1906, Anlaß zu Allgemeinstörungen geben. Eine Behandlung erfolgt auf gleiche Weise, wie dies oben im Kapitel Capillariose angegeben ist.

Arthropoden

Ein nennenswerter Ektoparasitenbefall ist in Fasanerien nur selten zu beobachten. Vereinzelt konnte bei Fasanenküken ein starker Ixodes ricinus-Befall festgestellt werden, der zu zahlreichen Ausfällen führte.

Federmilben (Megninia, Pterolichus) sind bei Fasanen häufige Parasiten, verursachen aber nur äußerst selten Allgemeinstörungen. Ähnlich verhält es sich mit Federlingen.

Ist eine Bekämpfung notwendig, so kann man mit Sandbädern, denen Pyrethrumverbindungen beigegeben sind, gewisse Erfolge erzielen. Die Stallungen sind ebenfalls mit einem Kontaktinsektizid (Pyrethroide, Pyrethrine) zu behandeln.

Literatur

1. ENIGK, K., A. DEY HAZRA (1975): Zum Auftreten und zur Behandlung des Syngamusbefalles beim Haus- und Wildgeflügel. Berl. Münch. Tierärztl. Wschr. **88**, 166–168. – **2.** ENIGK, K., A. DEY HAZRA (1976): Die Behandlung des Helminthenbefalles wildlebender Säugetiere und Vögel mit Fenbendazol. Kleintier-Praxis **21**, 133–140. – **3.** ENIGK, K., A. DEY HAZRA (1978): Die Behandlung der Rundwurminfektionen wildlebender Säugetiere und Vögel mit Rintal®. Vet. med. Nachr., 195–203. – **4.** KÖNIG, CH. (1981): Zum Einfluß von Mebendazol und Fenbendazol auf verschiedene Leistungsparameter bei Wachteln (Coturnix coturnix japonica). Wien: Vet. med. Diss. – **5.** NORTON, C. C. (1976): Coccidia of the pheasant. Folia vet. lat. **6**, 218–238. – **6.** NORTON, C. C. (1979): Coccidiosis of pheasants and turkeys: Recent experiments with pheasant coccidia at Weybridge. Coccidia and further prospects of their control. Proc. Int. Symp. Coccidia, Prag, 174–177. – **7.** NORTON, C. C., D. R. WISE (1981): Anticoccidial drugs for preventive therapy in intensively reared pheasants. Vet. Rec. **109**, 554–556. – **8.** NORTON, C. C., D. R. WISE (1982): Efficacy of clopidol as an anticoccidial for pheasants. Vet. Rec. **110**, 406. – **9.** PINKELNIG, A. (1982): Der Einfluß von Mebendazol auf verschiedene Leistungsparameter bei Wachteln (Coturnix coturnix japonica). Wien: Vet. med. Diss. – **10.** RUFF, M. D., W. J. ANDERSON, W. M. REID (1978): Effect of the anticoccidial arprinocid on production, sporulation and infectivity of Eimeria oocysts. J. Parasit. **64**, 306–311. – **11.** ŠEVČÍK, B., J. DANEK, K. PLÍŠEK, J. PAV (1972). The efficiency of the coccidiostats clopidol and nicarbazin in pheasant chickens. Acta vet. Brno **41**, 43–50. – **12.** SUPPERER, R., E. KUTZER (1981): Verträglichkeit von Mebendazol, Fenbendazol, Thiabendazol, Cambendazol und Febantel in Bezug auf Legeleistung, Eiqualität, Fruchtbarkeit und Schlupfrate von Wachteln (Coturnix coturnix japonica). Berl. Münch. Tierärztl. Wschr. **94**, 211–215. – **13.** TAMAS, T., G. OLSON, D. A. SMITH, B. M. MILLER (1978): Environment and health. Effect of 6-Amino-9-(substituted benzyl) purines on oocyst sporulation. Poult. Sci. **57**, 381–385. – **14.** TRIGG, P. I. (1967): Eimeria phasiani TYZZER, 1929 – a coccidium from the pheasant (Phasianus colchicus). I. The life cycle. Parasitology **57**, 135–145. – **15.** TRIGG, P. I. (1967): Eimeria phasiani TYZZER, 1929 – a coccidium from the pheasant (Phasianus colchicus). II. Pathogenicity and drug action. Parasitology **57**, 147–155. – **16.** WETZEL, R., W. RIECK (1972): Krankheiten des Wildes. 2. Auflage. Hamburg, Berlin: P. Parey.

Parasitosen des Kaninchens

Protozoen **499**
Kokzidiose 500
Toxoplasmose 503
Literatur 504
Helminthen **505**
Zestoden 505
Nematoden 505
Trichostrongylidose 505
Passalurose 506
Literatur 507

Arthropoden **508**
Acarida 508
Cheyletiellose 508
Ohrräude 508
Literatur 510
Hexapoda 510
Läuse 510
Flöhe 511
Literatur 511

Kaninchenfleisch erfreut sich in einer Reihe von Ländern großer Beliebtheit. Unbestritten ist die hohe Verdaulichkeit von Kaninchenfleisch und das günstige Verhältnis der genießbaren Anteile zum Gesamtschlachtkörper. Diesem hohen ernährungsphysiologischen Wert des Kaninchenfleisches wird in letzter Zeit auch in Deutschland und Österreich verstärkt Rechnung getragen und die Kaninchenhaltung forciert. Dies bewirkt, daß aus ökonomischen Gründen auch für Kaninchen die Form der Massentierhaltung bevorzugt wird. Überall aber, wo es zu einer Massierung von Tieren kommt, treten Parasitosen in den Vordergrund. Abhängig von der Art der Stallhaltung spielen beim Kaninchen Parasiten auch im Kleinbetrieb eine Rolle.

Die wirtschaftlich wichtigste Parasitose ist die Kokzidiose, sie hat beim Kaninchen den gleichen Stellenwert wie beim Geflügel. Von Bedeutung ist weiters die Psoroptesräude und mit Abstand noch der Passalurusbefall. Andere Parasitosen treten meist nur vereinzelt oder sporadisch etwas stärker auf.

Protozoen

Protozoen sind mit einer Reihe von Arten beim Kaninchen vertreten (14, 26). Im Verdauungskanal findet man einige Flagellaten- und Amöbenarten (Chilomastix cuniculi, Giardia duodenalis, Monocercomonas cuniculi, Retortamonas cuniculi und Entamoeba cuniculi), die als absolut harmlos für die Tiere und auch für ihre Besitzer angesehen werden können (44). Bedeutung kommt aber nur den Kokzidien zu. Gelegentlich kann auch *Toxoplasma gondii* zu Allgemeinstörungen und Todesfällen Anlaß geben (2, 27).

Kokzidiose

Die Kokzidien zählen beim Kaninchen bei jeder Haltungs- und Nutzungsart zu den wirtschaftlich bedeutendsten Schmarotzern. Die Infektion erfolgt durch perorale Aufnahme vollsporulierter Oozysten. Die Sporulationszeit ist stark temperaturabhängig, unter normalen Stallbedingungen wird die Sporulation je nach Art in 2 bis 5 Tagen abgeschlossen sein. Für Jungtiere, die meist besonders durch Kokzidienbefall betroffen werden, ist die Mutterhäsin die Hauptinfektionsquelle.

Man unterscheidet die Darmkokzidiose, Erreger sind in Europa 9 verschiedene Arten, und die Leberkokzidiose, bei der es neben ausgeprägten Leberveränderungen auch zu pathophysiologischen Veränderungen kommt (1, 13). Die einzelnen im Darmtrakt schmarotzenden Kokzidienarten sind unterschiedlich pathogen (6, 8); meist liegen Mischinfektionen vor. Die Schwere der klinischen Erscheinungen steht aber nicht nur in Abhängigkeit von der Pathogenität der Arten und der Befallsstärke, sondern vielfach auch von gleichzeitig vorhandenen oder sekundären bakteriellen Infektionen, z. B. mit Escherichia coli (19, 23, 42). Die Darmkokzidien bewirken eine mehr oder weniger starke, meist katarrhalische Darmentzündung; auch Hämorrhagien sind zu beobachten. Durchfälle treten auf, die Futteraufnahme geht zurück, die Tiere magern ab, erscheinen benommen und können schon kurze Zeit nach Auftreten des Durchfalls verenden. Bei akuten Diarrhöen liegt die Mortalität sehr hoch, wobei der Tod vor allem infolge des starken Verlustes an Alkali-Ionen eintritt. Dies ist auch bei der Therapie akuter Darmkokzidiosen zu beachten (22). Die Darmkokzidiose tritt bevorzugt bei 6 bis 7 Wochen alten Junghasen auf; ältere Tiere entwickeln eine gewisse Immunität. Die wichtigsten morphologischen Merkmale der bei uns vorkommenden zehn Eimeria-Arten, ergänzt durch Angaben über Lokalisation und Pathogenität, sind in Tabelle 28 zusammengefaßt und wurden an Hand verschiedener Literaturangaben erstellt (8, 9, 17, 24, 25, 34, 36).

Eimeria coecicola Die Schizogonie wird im hinteren Ileumabschnitt durchlaufen, die Gamogonie im Zäkum. E. coecicola ist unterschiedlich pathogen. Veränderungen treten nach starkem Befall im Zäkum, vor allem im Wurmfortsatz auf (8).

Eimeria exigua Hinsichtlich der Entwicklung und Pathogenität dieser Art ist nichts bekannt. Möglicherweise ist E. exigua keine eigene Art, sondern ident mit E. perforans, wie dies CHEISSIN (3) annimmt.

Eimeria flavescens Die erste Schizontengeneration entwickelt sich tief in den Drüsen des unteren Dünndarms. Die Merozoiten wandern zum Zäkum und Kolon, wo sie in oberflächliche Epithelzellen eindringen; dort wird die zweite, dritte und vierte Schizontengeneration gebildet. Die Schizonten der fünften Generation und die Gameten entstehen in den Darmdrüsen (25). Eimeria flavescens ist mit E. intestinalis die pathogenste Darmkokzidienart. Bereits eine Infektion mit niederen Oozystendosen verursacht eine schwere Enteritis (betroffen sind vor allem Zäkum und vorderes Kolon) mit hoher Mortalität und Morbidität (8, 25).

Eimeria intestinalis Es werden drei schizogene Zyklen durchlaufen. Die Sporozoiten dringen in Epithelzellen des Ileum ein, vornehmlich 10–20 cm vor der Ileozäkalklappe, und bilden die erste Schizontengeneration. Sie liegen in Gruppen in den Dünndarmzotten. Die zweite Schizontengeneration erscheint im Ileum 5–10 Tage p. i. und die dritte 7–10 Tage p. i. Die Gamogonie wird im Ileum, Zäkum und vorderen Kolon durchlaufen. Die Gamonten und Gameten finden sich über dem Zellkern der Epithelzellen der Zotten. Oozysten treten 9 Tage p. i. auf und werden ab dem 10. Tag ausgeschieden.

Eimeria intestinalis zählt mit E. flavescens zu den pathogensten Darmkokzidien. Bereits eine Infektion mit 15 000 Oozysten verursacht hohe Ausfälle. Es kommt zu einer ausgeprägten katarrhalischen Ileumentzündung, mit schwerem Durchfall und signifikantem Gewichtsverlust (8).

Eimeria irresidua Die endogene Entwicklung wird nur im Dünndarm durchlaufen. Die Schizonten der ersten Generation entstehen in den Darmdrüsen, die der zweiten in der Lamina propria, während die der dritten und

Tab. 28 Kokzidien des Kaninchens

	E. coccicola CHEISSIN, 1947	E. exigua YAKIMOFF, 1934	E. flavescens MAROTEL u. GUILHON, 1941	E. intestinalis CHEISSIN, 1948	E. irresidua KESSEL u. JANKIEWICZ, 1931	E. magna PERARD, 1925	E. media KESSEL, 1929	E. perforans LEUCKART, 1879	E. piriformis KOTLÁN u. POSPESCH, 1934	E. stiedai LINDEMANN, 1865
Oozysten- größe in μm	23–40 × 15–21	10–21 × 9–18 (14 × 13)	25–37,4 × 13,9–23,6 (31,7 × 21,4)	23–32 × 15–20	31–43 × 19–28	28–40 × 18–30 (36 × 24)	19–37 × 13–22	16–28 × 12–16 (22,2 × 13,9)	26–32 × 17–21 (29 × 18)	28–40 × 16–25 (37 × 21)
Form	elliptisch bis zylindrisch	sphärisch bis subsphärisch	eiförmig, Mikropyle am breiteren Pol	birnenförmig	ovoid	ovoid, ellipsoid	ovoid	subsphärisch bis elliptisch	birnenförmig, oft unsymmetrisch	oval
Oozysten- wand	gelblich bis bräunlich, glatt	farblos, glatt	gelb, glatt	gelblich bis bräunlich, glatt	blaß gelblich, glatt	dunkelgelb bis braun, glatt	hellrosa, glatt	farblos, glatt	blaß gelblich, glatt	blaß lachsfarben, glatt
Mikropyle	+	–	+	+	+	+, mit verdicktem Rand	+	+ (schwach, kann auch fehlen)	+	+
Oozysten- restkörper	+	–	–	+	(+)	+	+	+	–	(+)
Sporozysten- restkörper	+	+	+	+	+	+	+	(+)	+	+
Endogene Entwicklung	Ileum, Zäkum		Jejunum, Ileum, Zäkum, Kolon	Ileum, Zäkum, Kolon	Jejunum, Ileum	Jejunum, Ileum	Jejunum, Ileum, Zäkum, Kolon	Duodenum, Jejunum	Zäkum, Kolon	Gallengänge
Präpatenz in Tagen	8–9		8–11	10	8–10	6–7	6–7	6	9–10	14–16
Pathogenität	+ bis ++		+++	+++	++	++	+ bis ++	+	++	+++

(+) Restkörper besteht meist nur aus wenigen Granula; kann auch fehlen

vierten sowie die Gameten im Zootenepithel gebildet werden (25).

E. irresidua verursacht zwar nur geringgradige Läsionen im Jejunum, jedoch eine meist schwere, eine Woche anhaltende Diarrhoe. Todesfälle sind selten (25).

Eimeria magna Die Schizogonie schließt fünf Generationen ein. Die erste Generation wird in den Dünndarmdrüsen durchlaufen, alle anderen sowie die Gameten bilden sich im unteren Abschnitt der Dünndarmzotten (36).

Eimeria magna verursacht vor allem im Ileum Läsionen, die von jenen durch E. intestinalis hervorgerufenen nicht unterschieden werden können. Es kommt zu mehr oder weniger schweren Durchfällen, die sich meist über eine Woche erstrecken, zu Wachstumsdepressionen und bei starkem Befall auch zu Todesfällen (8, 36, 41).

Eimeria media Die endogene Entwicklung verläuft in den Epithelzellen der Dünndarmzotten und in der Submukosa. Es werden zwei Schizontengenerationen gebildet. Gameten treten 5–6 Tage p. i. auf. Die Pathogenität wird sehr unterschiedlich beurteilt. Während PELLERDY und BABOS (35) mit einer Infektionsdosis von 50 000 Oozysten bei Jungkaninchen eine schwere Darmentzündung und hohe Sterblichkeit feststellen konnten, werden sie von COUDERT (8) zu den geringgradig pathogenen Darmkokzidien gerechnet. Vergleichsbasis in seinen Versuchen waren 15 000 Oozysten pro Tier und Kokzidienart. Er konnte lediglich eine geringe Wachstumsdepression beobachten.

Eimeria perforans Die endogene Entwicklung findet in den Epithelzellen des gesamten Dünndarms statt und verläuft über zwei Schizontengenerationen, wobei sowohl während der ersten als auch der zweiten Schizontengeneration zwei verschiedene Schizontentypen beobachtet werden können, die man einer weiblichen und männlichen Linie zuordnet (38). Eimeria perforans ist fast apathogen, aber die verbreitetste Art (43); nur bei hohen Infektionsquoten bzw. sehr starkem Befall kommt es vorübergehend zu geringerer Futteraufnahme und Gewichtszunahme sowie zu einer leichten kurzzeitigen Verflüssigung des Zäkuminhaltes (9). Darmläsionen können nur im Duodenum beobachtet werden.

Eimeria piriformis Die auftretenden drei Schizontengenerationen entwickeln sich in den Epithelzellen der Krypten von Zäkum, insbesondere Wurmfortsatz, und vorderen Kolon; die Gameten finden sich im Zäkum.

CHEISSIN (4) fand, daß es bei einem Monat alten Kaninchen bereits nach Inokulation von 1000 Oozysten zu einer Diarrhoe kommt; 10 000 Oozysten bewirken bereits nach 11–12 Tagen den Tod der Tiere. Nach COUDERT (8) führt bei 6–7 Wochen alten Kaninchen die Inokulation von 15 000 Oozysten zu schweren Durchfällen, jedoch nur einer geringen Mortalität. Läsionen sind vor allem im vorderen Kolonabschnitt festzustellen.

Eimeria stiedai Die Exzystation der Sporozoiten erfolgt im Dünndarm, wo sie in die Mucosa eindringen. Bereits nach 2 Tagen sind sie in den Epithelzellen der Gallengänge zu finden, in denen sechs Schizontengenerationen durchlaufen und die Gameten gebildet werden.

Eimeria stiedai ist hoch pathogen und verursacht die Gallengangskokzidiose. Ein leichter bis mittlerer Befall äußert sich meist nur in geringeren Gewichtszunahmen. Bei starkem Befall kommt es zu einer Beeinträchtigung der Leberfunktion und einer Vergrößerung der Leber (bis zu 20 % des Körpergewichtes). Die Krankheitserscheinungen sind bei älteren Tieren meist stärker als bei jungen ausgeprägt. Die endogenen Stadien zerstören das Gallengangsepithel, es kommt zu einer Entzündung und starken bindegewebigen Verdickung der Gallengangswände sowie auch zu Verstopfungen der Gallengänge. Die grau- bis gelblich-weißen herdförmigen Veränderungen sind gut sichtbar *(Abb. 187)* und bei starkem Befall über die gesamte Leber verteilt. Diese Veränderungen können miteinander verschmelzen und bilden dadurch Konglomeratherde; mitunter finden sich linsen- bis haselnußgroße Knoten. Diese hochgradigen Organveränderungen bewirken schwere Störungen des Allgemeinbefindens und pathophysiologische Veränderungen (1, 5, 13, 20, 21).

Diagnose Sie erfolgt im allgemeinen durch

Oozysten-Nachweis mittels der Kotuntersuchung. Zur genauen Artdiagnose wird es manchmal notwendig sein, den Sporulationsverlauf zu verfolgen und sporulierte Oozysten heranzuziehen. Hierzu werden Oozysten in 2%ige Kaliumbichromatlösung in Petrischalen verbracht und bei Zimmertemperatur gehalten. Die so angelegten Kulturen sollen täglich durchlüftet werden. Die Sektion getöteter, schwer erkrankter oder verendeter Tiere liefert weitere Hinweise.

Bekämpfung Nach wie vor werden verschiedene Sulfonamide mit wechselndem Erfolg zur Prophylaxe und Therapie eingesetzt. Bei prophylaktischem Sulfonamideinsatz bilden sich verhältnismäßig rasch resistente Stämme, weshalb als Prophylaktikum nur vorübergehend auf Sulfonamide zurückgegriffen werden sollte. Gut bewährt haben sich 300–500 ppm Sulfaquinoxalin mit dem Futter. Robenidin (Cycostat®) in einer Dosierung von 50 ppm ist in jedem Fall ausreichend wirksam (7, 8, 18, 30, 32, 40). Auch das Kombinationspräparat Lerbek® (Methylbenzoquat/Metichlorpindol), 217 ppm, erwies sich nach bisherigen Untersuchungen als gut geeignet (29, 40), nicht hingegen Metichlorpindol allein (15, 32). In der Prophylaxe sind auch mit 340 ppm Pancoxin-Plus® (= 200 ppm Amprolium + 10 ppm Ethopabat + 120 ppm Sulfaquinoxalin + 10 ppm Pyrimethamin) und 20 ppm Methylbenzoquat (Statyl®) Erfolge nachzuweisen (28). Sehr gute Wirkung zeigen sowohl gegen die Darm- als auch die Leberkokzidien die ionophoren Polyäther Monensin (50 ppm), Narasin (12,5 ppm) und Salinomycin (50 ppm) (7, 11, 12, 15, 16, 31, 37). Der Vorteil der ionophoren Polyäther ist, daß, soweit bisher bekannt, keine resistenten Stämme gebildet werden.

In der Therapie wird überwiegend auf Sulfonamide (potenzierte Sulfonamide) zurückgegriffen, die günstigerweise mit Antibiotika kombiniert gegeben werden. Die Dosierung sollte um 750 mg/Kgw. liegen. Es empfiehlt sich das Sulfonamid vorerst über 3–5 Tage zu verabreichen (mit dem Trinkwasser; bei geringen Tierzahlen auch mit der Pipette), dann 2–3 Tage eine Behandlungspause einzuschalten und dann nochmals für 3–5 Tage einzusetzen. Die Therapie hat sich nicht nur gegen die Kokzidiose, sondern auch gegen die meist

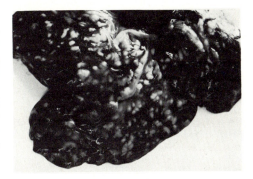

Abb. 187 Kaninchenleber mit Eimeria stiedai

vorhandene bakterielle Begleitinfektion mit E. coli oder coliformen Keimen zu richten. Weiters sind bei akuter Darmkokzidiose den Folgezuständen (Exsikkose, Alkaliverlust) und Begleitfolgen durch parenterale (intravenös, intraperitoneal) Verabreichung von Elektrolytlösungen (Elektrolysal, physiol. NaCl-Lösung, Ringerlösung u. ä.) zu begegnen, und zwar möglichst vor Einleitung der Sulfonamidtherapie. Zusätzliche Gaben von Vitamin A (mindestens 5000 IE) für 2–3 Tage können den Heilungsverlauf beschleunigen (22). Wesentlich ist, bei der Prophylaxe wie bei der Therapie, den Infektionsdruck so gering wie möglich zu halten, also für Sauberkeit in den Stallungen zu sorgen. Zur Desinfektion ist kochend heißes Wasser nach wie vor das günstigste und wirtschaftlichste Desinfektionsmittel (10).

Toxoplasmose

Latende Toxoplasma-Infektionen kommen bei Kaninchen vor, Krankheitserscheinungen sind jedoch sehr selten. Die Infektion erfolgt intrauterin (39) oder durch Aufnahme von Toxoplasmaoozysten aus dem Katzenkot. Unter welchen Voraussetzungen es zu den gelegentlich beobachteten klinischen Toxoplasmosen kommt (2, 27), ist nicht geklärt. Erkrankte Tiere zeigen Appetitlosigkeit, Fieber, erhöhte Atemfrequenz, seropurulenten Augen- und Nasenfluß, werden lethargisch und sterben innerhalb einer Woche. Auch zentralnervöse Störungen können beobachtet werden. Eine wirksame Therapie ist nicht bekannt. Als Ansteckungsquelle für den Menschen kommt das Kaninchen praktisch nicht in Betracht.

Literatur

1. BARRIGA, O. O., J. V. ARNONI (1981): Pathophysiology of hepatic coccidiosis in rabbits. Vet. Parasit. **8**, 201–210. – 2. BERGMANN, V., R. HEIDRICH, H. KIUPEL (1980): Akute Toxoplasmose-Ausbrüche in Kaninchenbeständen. Angew. Parasit. **21**, 1–6. – 3. CHEISSIN, Y. M. (1947) zit. in CHEISSIN, Y. M. (1972): Life cycles of coccidia of domestic animals. London: W. Heinemann Medical Books. – 4. CHEISSIN, Y. M. (1948): Zit. bei LEVINE, N. D. V. IVENS (1972): Coccidia of the Leporidae. J. Protozool. **19**, 572–581. – 5. COUDERT, P. (1973): Coccidioses du lapin. Symp. Int. Coccidioses, Tours. I 3, 1–6. – 6. COUDERT, P. (1976): Les coccidioses intestinales du lapin: Comparaison du pouvoir pathogène d'Eimeria intestinalis avec trois autres Eimeria. C. R. Acad. Sc. Paris, **282** (Serie D), 2219–2222. – 7. COUDERT, P. (1978): Evaluation comparative de l'efficacité de 10 médicaments contre 2 coccidioses graves du lapin. 2èmes journées cunicoles, Toulouse. – 8. COUDERT, P. (1979): Comparison of pathology of several rabbit coccidia species and their control with robenidine. Coccidia and further prospects of their control. Proceed. Int. Symp. Coccidia, Prag, 159–163. – 9. COUDERT, P., D. LICOIS, A. STREUN (1979): Characterization of Eimeria species. I. Isolation and study of pathogenicity of pure strain of Eimeria perforans (LEUCKART, 1879; SLUITER and SWELLENGREBEL, 1912). Z. Parasitenkd. **59**, 227–234. – 10. DÜRR, V. (1971): Die Kokzidiosen der Kaninchen. Deutsche tierärztl. Wschr. **78**, 17–22. – 11. FITZGERALD, P. R. (1972): Efficacy of monensin or amprolium in the prevention of hepatic coccidiosis in rabbits. J. Protozool. **19**, 332–334. – 12. GWYTHER, M. J., J. DICK (1976): Efficacy of monensin and sulfaquinoxaline against the coccidium in rabbits. Poult. Sci. **55**, 1594. – 13. HEIN, B. (1977): Zur Pathophysiologie der Gallengangscoccidiose des Kaninchens. Gießen: Vet. med. Diss. – 14. KÖTSCHE, W., C. GOTTSCHALK (1977): Krankheiten der Kaninchen und Hasen. 2. Aufl. Jena: VEB G. Fischer. – 15. KUTZER, E., J. LEIBETSEDER, H. FREY, J. BÖHM, H. PRETS (1981): Salinomycin, ein neues Antikokzidium in der Kaninchenmast. Wien. tierärztl. Mschr. **68**, 57–64. – 16. LÄMMLER, G., B. HEIN (1980): Prophylaktische Wirksamkeit des Polyäther-Antibiotikums Salinomycin bei der Gallengangscocciodiose des Kaninchens. Berl. Münch. tierärztl. Wschr. **93**, 449–454. – 17. LEVINE, N. D., V. IVENS (1972): Coccidia of the Leporidae. J. Protozool. **19**, 572–582. – 18. LIÇOIS, D., P. COUDERT (1980): Action de la robénidine sur l'excrétion des oocystes de différentes espèces de coccidies du lapin. Proceed. II. World Rabbit Congr. Barcelona, 285–292. – 19. LIÇOIS, D., J. F. GUILLOT (1980): Evolution du nombre de colibacilles chez des lapereaux atteints de coccidiose intestinale. Rec. méd. vét. Ec. Alfort **156**, 555–560. – 20. LIÇOIS, D., P. COUDERT, P. MONGIN (1978): Changes in hydromineral metabolism in diarrhoeic rabbits. 1. A study of the changes in water metabolism. Ann. Rech. Vét. **9**, 1–10. – 21. LIÇOIS, D., P. COUDERT, P. MONGIN (1978): Changes in Hydromineral metabolism in diarrhoeic rabbits. 2. Study of the modifications of electrolyt metabolism. Ann. Rech. Vét. **9**, 453–464. – 22. LÖLIGER, H.-CH. (1975): Die Darmkokzidiose der Kaninchen. Prakt. Tierarzt **56**, 168–170. – 23. LÖLIGER, H.-CH., S. MATTHES, H. J. SCHUBERT, F. HECKMANN (1969): Die akute Dysenterie der Jungkaninchen. Deutsche tierärztl. Wschr. **76**, 16–20 und 38–41. – 24. NORTON, C. C., J. CATCHPOLE, M. E. ROSE (1977): Eimeria stiedai in rabbits: the presence of an oocyst residuum. Parasitology **75**, 1–7. – 25. NORTON, C. C., J. CATCHPOLE, L. P. JOYNER (1979): Redescriptions of Eimeria irresidua KESSEL and JANKIEWICZ, 1931 and E. flavescens MAROTEL and GUILHON, 1941 from the domestic rabbit. Parasitology **79**, 231–248. – 26. PAKES, ST. P. (1974): In: WEISBROTH ST. H., R. E. FLATT, A. L. KRAUS: The biology of laboratory rabbit. New York, London: Academic. – 27. PEETERS, J. E., P. HALEN (1978): Two outbreaks of toxoplasmosis in rabbits. Vlaams. Diergen. Tijdschr. **47**, 30–38. – 28. PEETERS, J. E., P. HALEN (1975): Effekt van enkele coccidiostatika op darmcoccidiose bij het konijn. 2. Pancoxin-plus en Statyl. Vlaams Diergen. Tijdschr. **48**, 387–395. – 29. PEETERS, J. E., P. HALEN (1980): Efficacy of some coccidiostats against intestinale coccidiosis in rabbits: 3. Metichlorpindol/Methylbenzoquate. Vlaams. Diergen. Tijdschr. **49**, 22–30. – 30. PEETERS, V. E., P. HALEN, G. MEULEMANS (1981): Efficacy of robenidine in the prevention of rabbit coccidiosis. Brit. vet. J. **135**, 348–354. – 31. PEETERS, J. E., R. JANSSENS-GEEROMS, P. HALEN (1980): Activité anticoccidienne de la narasine chez le lapin: Essais de laboratoire. Proceed. II. World Rabbit Congr. Barcelona, 325–334. – 32. PEETERS, J. E., R. JANSSENS-GEEROMS, PH. LAMPO, P. HALEN (1980): Essais cliniques des anticoccidiens metichlorpindol et robénidine. Proceed. II. World Rabbit Congr. Barcelona, 315–324. – 33. PEETERS, J. E., R. GEEROMS, O. ANTOINE, M. MAMMERICKX, P. HALEN (1981): Efficacy of narasin against hepatic and intestinal coccidiosis in rabbits. Parasitology **83**, 293–301. – 34. PELLERDY, L. P. (1974): Coccidia and coccidiosis. 2. Aufl. Berlin, Hamburg: P. Parey. – 35. PELLERDY, L. B., S. BABOS (1953): Untersuchungen über die endogene Entwicklung sowie pathologische Bedeutung von Eimeria media. Acta vet. hung. **3**, 173–178. – 36. RYLEY, J. F., TH. E. ROBINSON (1976): Life cycle studies with Eimeria magna Pérard, 1925. Z. Parasitenkd. **50**, 257–275. – 37. SAMBETH, W., W. RAETHER (1980): Prophylaktischer Effekt von Salinomycin gegen die Coccidiose des Kaninchens. Zbl. Vet. Med. B **27**, 446–458. – 38. STREUN, A., P. COUDERT, G. L. ROSSI (1979): Characterization of Eimeria species. II. Sequential morphologic study of the endogenous cycle of Eimeria perforans (LEUCKART, 1879; SLUITER and SWELLENGREBEL, 1912) in experimentally infected rabbits. Z. Parasitenkd. **60**, 37–53. – 39. UHLIKOVÁ, M., J. HÜBNER (1973): Congenital transmission of toxoplasmosis in domestic rabbits. Folia parasit. **20**, 285–291. – 40. VARGA, I., J. GÁCS (1980): Field trials with Lerbek and Cycostat in rabbits. Proceed. II. World Rabbit Congr. Barcelona, 297–306. – 41. VINDEVOGEL, H., J. P. DUCHATEL (1976): Coccidiose intestinale chez le lièvre. Ann. Méd. Vét. **120**, 333. – 42. WEBER, A., R. HOFFMANN, G. HOFFMANN-FEZER (1973): Untersuchungen zur Pathogenese der Dysenterie bei Jungkaninchen. II. Bakteriologische Befunde bei experimenteller Dysenterie. Z. Versuchstierkd. **15**, 211–217. – 43. GRILLE, T. (1982): Untersuchungen zur Kokzidienfauna eines Kaninchen-Broiler-Großbestandes sowie eine Literaturauswertung über die Möglichkeiten der medikamentellen Bekämpfung der Kaninchenkokzidiose. Vet. med. Diss. Berlin: Humboldt-Univ. – 44. ROMMEL, M. (1980): Parasitosen der Kaninchen und Meerschweinchen. Prakt. Tierarzt **62**, Collegium vet. 68–72.

Helminthen

Helminthen spielen in der Kaninchenhaltung in der Regel nur eine untergeordnete Rolle und meist reichen hygienische Maßnahmen aus, um wirtschaftliche Schäden durch diese Schmarotzer hintanzuhalten. Eine Ausnahme bildet der Pfriemenschwanz, Passalurus ambiguus, der gar nicht so selten Leistungsminderungen in Mastbetrieben (2) und bei starkem Befall auch Kachexie bedingt (13). Vollkommen unbedeutend sind diesbezüglich Trematoden, wenngleich z. B. Fasciola hepatica und Dicrocoelium dendriticum beim Kaninchen parasitieren können.

Zestoden

Beim Hauskaninchen schmarotzen überwiegend Bandwürmer aus der Familie Anoplocephalidae. Erwähnt seien *Cittotaenia leuckarti* (RIEHM, 1981), *C. denticulata* (RUDOLPHI, 1840), *Andrya cuniculi* (BLANCHARD, 1871) und *Paranoplocephala wimerosa* (MONIEZ, 1880). Alle diese Arten leben im Dünndarm und haben Oribatiden (Hornmilben) als Zwischenwirte. Die Infektion erfolgt durch mit Zystizerkoide-tragenden Hornmilben kontaminiertem Futter (Grünfutter, frisches Heu). Die Diagnose erfolgt durch Nachweis der charakteristischen Anaplocephalideneier in den Fäzes mittels Flotationsmethode. Eine Therapie kann, wenn notwendig, mit 100 mg Niclosamid/kg Kgw. erfolgen.

Gelegentlich können beim Hauskaninchen auch Bandwurmfinnen, meist *Cysticercus pisiformis* (Finne des Hundebandwurmes Taenia pisiformis), festgestellt werden. Andere Finnen, wie *Coenurus serialis* und *Echinococcus cysticus*, sind selten.

Cysticercus pisiformis, die Hasenfinne, findet sich als erbsengroße Blase an Netz, Gekröse, unter dem serösen Überzug der Leber, des Darmtraktes etc. Schädigend wirken aber vor allem die in der Leber umherwandernden jungen Larven. Die dabei entstehenden geschlängelten oder strichförmigen Bohrgänge erscheinen während der Wanderphase dunkelrot und sind mit Blut und Zelltrümmern gefüllt. Später werden sie bindegewebig vernarbt und bewirken eine mehr oder weniger ausgeprägte Leberverhärtung. Subserös liegende, mit käsigem Inhalt versehene Bohrgänge weisen auf abgestorbene Finnen hin. Differentialdiagnostisch ist ein Eimeria stiedai-Befall auszuschließen. Die Infektion erfolgt durch mit Onkosphären oder ganzen Bandwurmgliedern behaftetem Futter.

Nematoden

Die Nematoden sind mit einer Reihe von Arten beim Kaninchen vertreten (10, 14), doch spielen sie mit Ausnahme von Passalurus ambiguus praktisch keine Rolle. Anders ist die Situation bei wildlebenden Leporiden, wo den Trichostrongyliden (Trichostrongylus retortaeformis, Graphidium strigosum), Metastrongyliden (Protostrongylus commutatus) und Trichuriden (Trichuris leporis) große Bedeutung zukommt (11).

Trichostrongylidose

Gelegentlich (überwiegend in Klein- und Hobbybetrieben) können Trichostrongyliden Krankheitserscheinungen verursachen. Zu nennen sind Graphidium strigosum und Trichostrongylus retortaeformis.

Graphidium strigosum (DUJARDIN, 1845): rötliche, dünne Würmer. Männchen 8–16 mm, Weibchen 11–20 mm lang. Die Männchen besitzen eine gut ausgebildete Bursa copulatrix und 2 gleichlange (1,1–2,4 mm) Spikula; ein Gubernakulum fehlt. Die dünnschaligen Eier haben mehr als 16 Furchungskugeln und messen 98–106 × 50–58 µm.

Entwicklung Die Entwicklung ist direkt. Im Freien bildet sich über zwei Häutungen die invasionsfähige Larve III, die vom Endwirt peroral aufgenommen wird; nach zwei weiteren Häutungen wird im Magen die Geschlechtsreife erreicht. Die Präpatenz beträgt etwa 12 Tage.

Pathogenese Trotz allgemeiner Verbreitung in Mitteleuropa tritt Graphidium strigosum gebietsweise recht unterschiedlich auf, die Befallshäufigkeit kann bis zu 20 % betragen. Ein schwacher bis mittelgradiger Befall verläuft meist symptomlos. Bei starkem Befall kommt es vor allem bei Jungtieren und bei Mangelernährung zu schweren Allgemeinstörungen. Die Tiere magern ab, sind matt und teilnahmslos. Es kommt zu Anämie, Ödemen und Kachexie, Todesfälle sind selten. Pathologisch-anatomisch ist eine katarrhalische Gastritis mit Petechien vorherrschend. Die Saugstellen der Magenwürmer können blutige Erosionsherde bilden, die Eintrittspforten für bakterielle Sekundärinfektionen sind. Sehr selten kommt es zu einem Durchbruch der Magenwand mit anschließender Peritonitis.

Diagnose Sie erfolgt mittels Kotuntersuchung.

Bekämpfung Zur Bekämpfung dürften sich auf Grund von Untersuchungsergebnissen bei Kaninchen und Hasen mit Trichostrongylus- und Passalurus-Befall eine Reihe Benzimidazol-Verbindungen und Levamisol (s. Therapie Trichostrongylus retortaeformis und Passalurus ambiguus) eignen. Gleichzeitig mit der Therapie ist eine gründliche Reinigung der Stallungen vorzunehmen. Prophylaktisch darf Grünfutter, mit dem meist die Infektion gesetzt wird, nur von Flächen verabreicht werden, die sicher nicht von wildlebenden Leporiden aufgesucht werden.

Trichostrongylus retortaeformis (ZEDER, 1800): fadenförmige, weißliche Nematoden. Männchen 5–7 mm lang, größte Dicke 50–60 µm, sie besitzen zwei 100–110 µm lange Spikula und ein 65 µm langes Gubernakulum. Weibchen 6–8 mm lang, größte Dicke 80–90 µm, ihr Schwanzende ist vom Anus 1–1,3 mm und von der Vulva bis 2 mm entfernt. Eier 75–92 × 37–46 µm groß.

Entwicklung Die Entwicklung ist direkt. Im Freien entwickeln sich über zwei Häutungen die ansteckungsfähigen Larven III, die mit dem Futter per os aufgenommen werden und im vorderen Dünndarm über zwei weitere Häutungen nach 9–10 Tagen die Geschlechtsreife erlangen (8).

Pathogenese Die Befallshäufigkeit beim Hauskaninchen ist in verschiedenen Gebieten unterschiedlich und schwankt zwischen 1,7 % und 31 % (7, 8, 10, 12). Bei starkem Befall ist eine atrophische Enteritis zu beobachten. Mehr oder weniger starke Durchfälle treten auf, in deren Folge es zu Gewichtsverlusten kommt (1).

Diagnose Die Diagnose erfolgt durch Nachweis der Eier in den Fäzes.

Behandlung Zur Behandlung eignen sich sehr gut Fenbendazol (5 mg/kg Kgw.), Mebendazol (20 mg/kg), Cambendazol (40 mg/kg), Oxibendazol (10–20 mg/kg) und Levamisol (8 mg/kg) (9); aber auch Thiabendazol (2 × 250–500 mg/kg Kgw.) kann eingesetzt werden, mit dem in freier Wildbahn gute Erfolge erzielt wurden (3). Hygienisch und prophylaktisch gilt das für Graphidium strigosum Gesagte.

Passalurose

Beim Kaninchen ist der Pfriemenschwanz Passalurus ambiguus (Fam. Syphaciidae) zu beachten, der in Massentierhaltungen zu einer wirtschaftlich spürbaren Beeinträchtigung der Gewichtszunahme und Futterverwertung führen kann (2, 6). Dieser Schmarotzer ist auch beim Wildkaninchen häufig, beim Feldhasen jedoch seltener.

Passalurus ambiguus (RUDOLPHI, 1819): weißliche, spitz auslaufende Nematoden. Mundöffnung mit 4 symmetrisch angeordneten Papillen versehen, in der Mundhöhle drei Zähne. Oesophagus keulenförmig. Männchen 3–5 mm lang, größte Dicke 240–300 µm. Hinterende mit kleinen Kaudalflügeln und einem 225–260 µm langen Schwanzfaden. Spikulum 90–130 µm lang, leicht gebogen. Weibchen 6,5–12 mm lang, größte Dicke 500–590 µm. Hinterende lang und fein ausgezogen, Endabschnitt mit 35–48 ringförmigen Verdickungen. Eier 88–110 × 40–50 µm groß, asymmetrisch, am schmaleren Pol etwas abgeplattet, mit schwachem Pfropf; Eischale bräunlich gefärbt, glatt.

Entwicklung Die Weibchen legen meist im Rektum mit Hilfe eines Eischlauches die Eier auf die Oberfläche der Kotballen oder die Rektumwand. Bereits im Rektum entwickelt sich innerhalb von 18–24 Stunden im Ei die invasionsfähige Larve III. Die ansteckungsreifen Eier gelangen mit den Fäzes ins Freie, wo sie peroral vom Wirtstier aufgenommen werden. Die Eier werden auch mit der Caecotrophe ausgeschieden, so daß es zusätzlich zu einer Autoinfektion kommt. Im Blinddarm schlüpfen die Larven III und setzen sich in den Schleimhautkrypten und in der Mukosa fest. Über zwei weitere Häutungen wird nach 56–61 Tagen die Geschlechtsreife erreicht (Präpatenz).

Pathogenese Passalurus ambiguus ist vor allem bei Jungtieren weit verbreitet. Die Infektion erfolgt bei diesen Tieren in der Regel im Zuchtstall, da infolge der langen Präpatenz eine Kontaminierung der Maststallungen mit Passalurus-Eiern nicht erfolgt. Bereits ein mittelgradiger Befall macht sich in einer geringeren Gewichtszunahme bemerkbar. Klinische Erscheinungen sind meist nur bei hochgradigem Befall zu beobachten und äußern sich in Durchfall, Trommelsucht und starker Abmagerung. Pathologisch-anatomisch ist in einzelnen Fällen eine nekrotisch-degenerative Blinddarmentzündung festzustellen.

Diagnose Sie erfolgt bei Alttieren durch Nachweis der Eier im Kot. Bei Jungtieren (verendete Tiere, bei dringendem Verdacht Tötung eines Tieres) muß der Blinddarm samt Inhalt auf das Vorhandensein von Passaluruslarven und Präadultstadien untersucht werden.

Bekämpfung Zur Behandlung eignen sich 400 mg Thiabendazol/kg Kgw. (2). Ausgezeichnete Erfolge konnten im Laborversuch mit 12,5 ppm Fenbendazol erzielt werden, wenn dieses Medizinalfutter 5 Tage lang angeboten wurde; unter Praxisbedingungen sind 50 ppm als günstigste Dosierung zu werten (4). Auch 500 mg (adulte Tiere) bzw. 750 mg (Jungtiere) Piperazinadipat/kg Kgw. sollen hochwirksam sein (5).

Die Sanierung eines mit P. ambiguus befallenen Bestandes muß bei der Ansteckungsquelle, den Häsinnen, einsetzen, um Neuinfektionen möglichst zu verhindern. Gleichzeitig mit der Therapie ist eine gründliche Reinigung und Desinfektion der Stallungen vorzunehmen. Gelangen wurmfreie oder nur wurmarme Tiere in die Mast, so wird sich während der Mastperiode eine Behandlung erübrigen. Bereits ein mittelgradiger Befall erfordert aber aus wirtschaftlichen Überlegungen eine Behandlung.

Literatur

1. BAKER, I. K., G. E. FORD (1975): Development and distribution of atrophic enteritis in the small intestines of rabbits infected with Trichostrongylus retortaeformis. J. Comp. Path. **85,** 427–435. – **2.** BARTH, D. (1974): Die Wirksamkeit von Thiabendazol gegenüber Passalurus ambiguus (RUDOLPHI, 1819) beim Hauskaninchen. Deutsche tierärztl. Wschr. **81,** 489–491. – **3.** BARTH, D., U. BRÜLL (1975): Magen-Darmhelminthen und Kokzidien beim Feldhasen (Lepus europaeus Pallas) und ihre Bekämpfung mit Thibenzole® und Theracanzan®. Z. Jagdwiss. **21,** 15–34. – **4.** DÜWEL, D., K. BRECH (1981): Control of oxyuriasis in rabbits by fenbendazole. Laboratory Animals **15,** 101–105. – **5.** FETISOV, V. J. (1968): Treatment and chemoprophylaxis of Passalurus infection of rabbits. Helminth. Abstr. **37,** 2092. – **6.** FOKERMAN, S. I. (1981): Age and seasonal dynamics of Passalurus ambiguus infection among the rabbits of intensive meat producing colonies. Vet. Bull. **51,** 721. – **7.** HAMBURGER, R. (1956): Das Vorkommen parasitischer Würmer bei Kaninchen und deren pathogene Wirkung mit besonderer Berücksichtigung von Trichostrongylus. München: Vet. med. Diss. – **8.** HAUPT, W. (1975): Untersuchungen zum Verlauf des Befalls mit Trichostrongylus retortaeformis (ZEDER, 1800), LOOS, 1905, beim Hauskaninchen (Oryctolagus cuniculus). Arch. exp. Vet. Med. **29,** 135–141. – **9.** HERLICH, H. (1976): The rabbit-Trichostrongylus axei: T. colubriformis system as a preliminary screen for testing potential anthelmintics. Vet. Parasitol. **2,** 377–383. – **10.** KÖTSCHE, W., C. GOTTSCHALK (1977): Krankheiten der Kaninchen und Hasen. Jena: VEB G. Fischer. – **11.** KUTZER, E., H. FREY (1976): Die Parasiten der Feldhasen (Lepus europaeus) in Österreich. Berl. Münch. Tierärztl. Mschr. **89,** 480–483. – **12.** MATTIGK, W. (1971): Das Vorkommen von Helminthen des Magen-Darm-Traktes bei Hauskaninchen aus individueller Haltung im Raum Berlin. Vet. med. Dipl.-Arb., Berlin: Humb.-Univ. – **13.** NESVADBA, J. (1978): Passalurusbefall bei den Kaninchen. Kleintierpraxis **23,** 83–86. – **14.** WESCOTT, R. B. (1974): In WEISBROTH, ST. H., R. E. FLATT, A. L. KRAUS: The biology of the laboratory rabbit. New York, London: Academic.

Arthropoden

Acarida

Acarida sind bei unseren Hauskaninchen recht häufig anzutreffen, wirtschaftliche Bedeutung kommt aber fast ausschließlich Psoroptes cuniculi, dem Erreger der Ohrräude, zu. Weit verbreitet ist die Raubmilbe Cheyletiella parasitivorax, die gelegentlich Hautschäden verursacht (1, 3). Sarcoptes cuniculi und Notoedres cati (= N. cuniculi), die Erreger der Kopfräude, treten kaum in Erscheinung, so daß sie praktisch keine Rolle spielen. Ähnliches gilt für Demodex cuniculi, Trombiculidenlarven und Zecken. Häufig kommt die harmlose Milbe Listrophorus gibbus vor (6, 7, 11).

Cheyletiellose

Der Erreger dieser Hautkrankheit des Kaninchens ist die Raubmilbe **Cheyletiella parasitivorax** (MÉGNIN, 1878). Weibchen 355–540 × 238–344 µm groß, Männchen 275–365 × 172–249 µm groß. Der dorsoventral abgeplattete Körper erscheint in der Aufsicht sechseckig. Auffallend sind die kräftigen Maxillarpalpen, die in mächtigen Klauen enden. Die glattschaligen, 180–212 × 80–113 µm großen, längsovalen Eier werden mit einem Faden, der sie kokonartig umgibt, an den Haaren fixiert. Cheyletiella parasitivorax unterscheidet sich von der Raubmilbe des Hundes, *Cheyletiella yasguri,* durch das Fehlen von Schildchen am Hysterosoma der Weibchen und die unterschiedliche Form eines Sinnesorganes am Genu I (7), von der Raubmilbe der Katze, *Cheyletiella blakei,* vor allem durch das Rostrum und die Körperbeborstung (8).

Entwicklung Cheyletiella parasitivorax entwickelt sich vom Ei über ein Larven- und zwei Nymphenstadien zum Adultstadium.

Pathogenese Ch. parasitivorax ernährt sich überwiegend von Hautprodukten des Wirttieres und kann bei starkem Befall, insbesondere bei Jungtieren, zu räudeartigen Hautveränderungen führen. Es finden sich kleieähnliche Schuppenbeläge im Bereich des Rückens, der Seitenbrust und der Flanken sowie Hautverdickung und Haarausfall. Meist wird nur vermehrte Schuppenbildung beobachtet, oder der Befall bleibt überhaupt symptomlos. Häufig findet sich Ch. parasitivorax gemeinsam mit *Listophorus gibbus;* man glaubte lange Zeit, daß ihr letztere ausschließlich als Nahrung dient. Beim Hantieren mit Cheyletiellainfizierten Tieren können Milben auf den Menschen übergehen und zu einer stark jukkenden Dermatitis führen.

Diagnose Zur Diagnose wird der Patient gebürstet und das abfallende Material untersucht. Sehr praktisch erwies sich der Milbennachweis mittels durchsichtigem Klebeband, das nach Auseinanderlegen der Haare zwischen oder hinter den Schulterblättern mehrmals gegen die Haut gedrückt und hierauf als »Deckglas« auf einen Objektträger geklebt wird (7).

Bekämpfung Die Bekämpfung ist relativ leicht, da sich die Milben an der Hautoberfläche und im Haarkleid aufhalten. Zu empfehlen sind vor allem die für Warmblüter gut verträglichen Pyrethrine und Pyrethroide. Gute Erfolge wurden auch mit Phosphorsäureesterpräparaten (z. B. 0,15 % Neguvon®) erzielt (2); auch Bromodan (Alugan®-Puder), eine rasch abbaubare chlorierte Kohlenwasserstoffverbindung, kann empfohlen werden. Geeignet sind auch Carbamatverbindungen (z. B. Bolfo®-Puder) und Kombinationspräparate.

Ohrräude

Die Ohrräude kann in Zucht- und Mastanlagen, insbesondere in Großanlagen, erhebliche Schäden verursachen und als die bedeutendste Ektoparasitose der Hauskaninchen bezeichnet werden. Nach SWEATMAN (10) verursacht Psoroptes cuniculi auch die Ohrräude bei Pferd, Esel, Schaf und Ziege.

Psoroptes cuniculi (DELAFOND, 1859): Körper-

Arthropoden 509

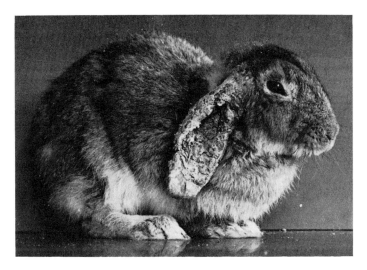

Abb. 188 Psoroptesräude beim Kaninchen

größe (ohne Gnathosoma) Männchen 430 bis 550 × 320–460 µm, Weibchen 400–750 × 350–500 µm; Länge des Gnathosoma: Männchen um 95 µm, Weibchen um 125 µm. An den Beinpaaren 1 bis 3 beim Männchen und an den Beinpaaren 1, 2 und 4 der Weibchen befinden sich trompetenförmige Haftlappen an langen, gegliederten Stielen (Abb. 60, S. 213).

Entwicklung Die Entwicklung schließt ein Larven- und zwei Nymphenstadien ein. Der Ei-Ei-Zyklus nimmt einen Zeitraum von etwa 3 Wochen ein, unter günstigen Bedingungen kann die Gesamtentwicklung auch schon nach 2 Wochen abgeschlossen sein.

Pathogenese Die Prädilektionsstellen von Psoroptes cuniculi sind der Ohrgrund und die Falten der Innenohrmuschel (Abb. 188). Von dort breiten sie sich auf das gesamte Innenohr aus und finden sich bei starkem Befall auch an Kopf, Hals, Schulter und Kreuzbeingegend sowie, bedingt durch häufiges Kratzen, auch an den Extremitätenenden. An den befallenen Stellen (ausgenommen Extremitätenenden, wo sie sich nur vorübergehend aufhalten) kommt es durch den Saugakt (die Milben stechen mit ihren Mundwerkzeugen die Haut an und saugen überwiegend Gewebssäfte) zu Krusten- und Borkenbildung. Unter den Borken ist die Haut feucht und rot. Bei schweren und länger bestehenden Infektionen ist häufig die gesamte Ohrmuschel mit geschichteter, blätterteigähnlicher, leicht gelblicher, borkiger Masse angefüllt. Die geschichteten Borkenmassen können mehrere Zentimeter dick sein (Abb. 188). Am Körper zeigen die Schuppenbeläge eine mehr grau-weiße Farbe. Histologisch sind eine akute, vielfach eitrige, Dermatitis, Hyperämie der Koriumgefäße und seröse Exsudation nachzuweisen. Die alterativen Vorgänge bestehen in einer ausgeprägten Hyperkeratose und in Epithelzerstörungen. Vom Außenohr kann der Entzündungsprozeß auf das Mittel- und Innenohr übergreifen und in der Folge auch zu einer Meningitis führen (9).

Häufig komplizieren bakterielle Sekundärinfektionen das Krankheitsgeschehen. Aus den Ohren erkrankter Kaninchen konnten Staphylococcus aureus, St. pyogenes albus, Proteus vulgaris, Proteus sp., Pseudomonas aeruginosa und Aspergillus sp. isoliert werden (4, 9). Klinisch ist neben den Hautveränderungen starker Juckreiz festzustellen, die Kaninchen kratzen sich häufig und schütteln den Kopf, halten oft den Kopf schief und äußern Schmerzen beim Berühren der Ohren. In schweren Fällen kommt es zu starker Abmagerung und Apathie sowie zu Gleichgewichts- und zentralnervösen Störungen, wenn Mittel- und Innenohr erfaßt werden. Todesfälle sind in diesem Krankheitsstadium keine Seltenheit.

Diagnose Sie erfolgt durch Nachweis der Milben in einem Hautgeschabsel, welches mittels eines stumpfen Skalpells oder scharfen Löffels von der Innenseite der Ohrmuschel entnommen wird. Infolge ihrer Größe können die Psoroptes-Milben schon mit unbewaffnetem Auge wahrgenommen werden.

Bekämpfung Zur Behandlung, in die alle Tiere eines Bestandes einbezogen werden sollten, eignen sich Pyrethroide, Pyrethrine, Phosphorsäureester-, Carbamat- und rasch abbaubare Chlorkohlenwasserstoffverbindungen (z. B. Bromodan) sowie Kombinationspräparate mit guter Säugetierverträglichkeit. Vor dem Besprühen oder Waschen der veränderten Hautpartien mit einem Akarizid sollten die Ohren von den gröbsten Borken und Krusten vorsichtig befreit und mit einem milden Antiseptikum behandelt werden. Bei bakterieller Sekundärinfektion ist gleichzeitig eine Behandlung mit Antibiotika vorzunehmen. Hat das Krankheitsgeschehen bereits auf das Innenohr und Gehirn übergegriffen, ist aus wirtschaftlichen Überlegungen die Abschaffung des Tieres angezeigt. Die Behandlung ist je nach Schwere des Befalls ein- bis zweimal in Abständen von einer Woche zu wiederholen.

Neuerdings wird über gute Erfolge mit Ivermectin berichtet, wobei bereits mit 0,1 mg/kg Kgw. s. c. eine ausgezeichnete Wirkung erzielt wurde (12). Für die Praxis sind jedoch 0,2 mg/kg Kgw. zu empfehlen. Die lange Verweildauer des Präparates bewirkt, daß eine Wiederholungsbehandlung meist nicht notwendig ist. Die Therapie ist durch gute, gehaltvolle Ernährung zu unterstützen. Ebenso ist eine gründliche Reinigung und Desinfektion der Stallungen mit einem Akarizid vorzunehmen. In einem räudefreien Bestand sind alle Neuzukäufe vor Überstellung einer gründlichen Untersuchung zu unterziehen. Positive Tiere dürfen erst nach 100 %ig erfolgreicher Behandlung in den Bestand aufgenommen werden.

Literatur

1. CLARK, J. D., H.-S. AH (1976): Cheyletiella parasitivorax (MEGNIN), a parasitic mite causing mange in the domestic rabbit. J. Parasit. **62**, 125. – 2. DE VOS, J. P., G. M. DORRESTEIN (1978): Listrophorus gibbus, a fur mite in domestic rabbits. Tijdschr. Diergeneesk. **103**, 695–698. – 3. DUSBANEK, F. (1980): Cheyletieloza kraliki a malych domacich zvirat. Veterinarstvi, Praha **30**, 546–547. – 4. Fox, I., I. G. BAYONA, C. C. UMPIERRE, J. M. MORRIS (1967): Circulating precipitating antibodies in the rabbit from mite infection as shown by agar-gel tests. J. Parasit. **53**, 402–405. – 5. KÖTSCHE, W., C. GOTTSCHALK (1977): Krankheiten der Kaninchen und Hasen. Jena: VEB G. Fischer. – 6. KRAUS, A. L. (1974): Arthropod Parasites. In: WEISBROTH, ST. H., R. E. FLATT, A. L. KRAUS. The biology of the laboratory rabbit. New York, London: Academic. – 7. PFEIFFER, J. (1973): Über Raubmilben der Gattung Cheyletiella. Wien. tierärztl. Mschr. **60**, 201–210. – 8. PFEIFFER, H. (1979): Zum Cheyletiella-Befall der Hauskatze. Z. Parasitenkd. **59**, 95–106. – 9. RIBBECK, R., G. ILCHMANN (1969): Über aufgetretene Komplikationen bei Psoroptes-cuniculi-Infektionen des Hauskaninchens. Mh. Vet. Med. **24**, 377–381. – 10. SWEATMAN, G. K. (1958): On the life history and validity of the species in Psoroptes, a genus of mange mites. Can. J. Zool. **36**, 905–929. – 11. WEISBROTH, ST. H., SH. SCHER (1971): Listrophorus gibbus (Acarina: Listrophoridae). An unusual parasitic mite from the laboratory rabbit (Oryctolagus cuniculus) in the United States. J. Parasit. **57**, 438–440. – 12. WILKINS, C. A., J. A. CONROY, W. J. O'SHANNY, P. F. MALATESTA, J. R. EGERTON (1980): Treatment of psoroptic mange with avermectins. Am. J. Vet. Res. **41**, 2112–2113.

Hexapoda

Aus der Klasse der Hexapoda sind zwei Vertreter von Bedeutung zu nennen, die Kaninchenlaus Haemodipsus ventricosus und der Kaninchenfloh Spilopsyllus cuniculi. Besonderer Erwähnung bedürfen noch Stechmücken aus der Gattung Aedes als wichtige Überträger der Myxomatose. Andere Hexapoden spielen bei Hauskaninchen, zumindest in Europa, praktisch keine Rolle.

Läuse

Haemodipsus ventricosus (DENNY, 1848). Männchen 1,2 mm, Weibchen 1,3–1,5 mm lang, gräulich-weiß; Kopf breiter als lang und nur wenig schmaler als der Thorax; Beine sehr kurz, Abdomen breit und kaudal abgerundet.

Entwicklung Die gedeckelten, etwa 500 μm großen Eier (Nisse) werden an die Haare geklebt. Nach 7–10 Tagen schlüpfen die Larven, die über drei Häutungen innerhalb von

2–3 Wochen die Geschlechtsreife erlangen.

Pathogenese Läusebefall tritt verstärkt vorwiegend unter schlechten Haltungsbedingungen auf. Die Läuse sind am ganzen Körper anzutreffen, bei verendeten Tieren finden sie sich vermehrt im Kopfbereich. Die Läuse stechen beim Blutsaugen die Haut an, wodurch je nach Befallsstärke mehr oder weniger ausgeprägte Hautverletzungen (Exkorationen, urtikariaähnliche, mit Schorf bedeckte Veränderungen, Haarverlust, Nekrosen u. a.) entstehen. Die befallenen Tiere zeigen Unruhe und Juckreiz, Sekundärinfektionen können das Krankheitsbild verschlimmern. In der Folge kommt es zu Freßunlust, Abmagerung und in schwierigen Fällen zu Anämie. Durch Haemodipsus ventricosus wird u. a. auch die Tularämie übertragen.

Bekämpfung Die Behandlung erfolgt am besten durch Bestäuben oder Besprühen mit einem Kontaktinsektizid. Pyrethroide und Pyrethrine sind gut geeignet, aber auch Phosphorsäureester, Carbamat- und Kombinationspräparate können angewendet werden sowie Bromodan. Um einen länger anhaltenden Erfolg zu erreichen, ist unbedingt die Behandlung nach 10–14 Tagen zu wiederholen. Die gute Wirkung von Ivermectin gegenüber Psoroptes cuniculi (11) und gegenüber Läusen bei anderen Haustieren (1, 2) empfehlen auch dessen Anwendung bei Haemodipsus-Befall. Als Dosierung werden 0,2 mg Ivermectin/kg Kgw. s. c. vorgeschlagen. Gleichzeitig mit der Behandlung der Tiere ist auch eine gründliche Reinigung der Stallungen und Desinfektion mit einem Insektizid vorzunehmen.

Flöhe

Spilopsyllus cuniculi (DALE, 1878): Männchen 1,4–1,6 mm lang, Weibchen bis zu 2 mm, Stirn steil abfallend. Es ist sowohl ein Pronatal- als auch ein Genalctenidium vorhanden. Das Genalctenidium besteht beim Männchen meist aus 5 plumpen Stacheln, beim Weibchen aus 5 oder 6 (3).

Entwicklung Der Entwicklungszyklus verläuft in Form einer vollkommenen Metamorphose (Holometabolie). Nur die Adultstadien leben parasitisch und saugen Blut. Die Eireifung und Eiablage erfolgt nur nach einer Blutmahlzeit an einer in der letzten Trächtigkeitsperiode befindlichen Häsin oder an Nestlingen, nicht jedoch, wenn das Flohweibchen an einem Rammler oder einer nichtträchtigen Häsin saugt. Der Entwicklungszyklus von Spilopsyllus cuniculi ist somit eng mit dem Fortpflanzungszyklus gekoppelt (4, 5, 6, 7, 8, 9, 10). Die Flohweibchen legen die Eier ins Kaninchennest, wo unter günstigen Bedingungen nach 10 Tagen die Larven schlüpfen. Die Larven ernähren sich überwiegend von den mit den Fäzes der Adulten ausgeschiedenen unverdauten Blutresten. Das Larvenwachstum erfolgt in drei Stadien. Die Drittlarve spinnt einen losen Kokon, in dem sie sich zur Puppe wandelt. Nach frühestens 3 Wochen (bei ungünstigen Umweltbedingungen nach Monaten bis zu 3 Jahren) schlüpft das Adultstadium.

Pathogenese Der Flohstich verursacht lokale Hautreaktionen und Juckreiz. Ein Massenbefall führt zu Dermatitiden, Abmagerung und Anämie. Wesentlicher als die direkte Schädigung des Wirtes ist jedoch die Vektorfunktion. S. cuniculi ist ein wichtiger Überträger der Myxomatose, aber auch der Tularämie und anderer Krankheiten.

Diagnose Sie erfolgt durch genaue Adspektion.

Bekämpfung Gleichzeitig mit der Behandlung der Tiere durch Bestäuben oder Besprühen mittels eines geeigneten Kontaktinsektizids (Pyrethroide, Pyrethrine, Phosphorsäureester, Carbamate, Kombinationspräparate) ist eine gründliche Reinigung und Desinfektion der Stallungen vorzunehmen. Bei der Auswahl des Insektizids ist auf dessen Säugetierverträglichkeit besonders zu achten.

Literatur

1. BARTH, D., E. S. BROKKEN (1980): The activity of 22, 23-dihydroavermectin B$_1$ against the pig louse, Haematopinus suis. Vet. Rec. **106**, 388. – **2.** BARTH, D., I. H. SUTHERLAND (1980): Investigation of the efficacy of ivermectin against ectoparasites in cattle. Zbl. Bakt. Parasitenkd. I. Abt. Ref. **267**, 319. – **3.** HOPKINS, G. H. E., M. ROTHSCHILD (1953): An illustrated catalogue of the Rothschild collection of fleas (Siphonaptera) in the British museum (natural history). Vol I. Tungidae and Pulicidae. London: The Trustees of the British Museum. – **4.** ROTHSCHILD, M. (1965): Fleas. Sci. Amer. **213**, 44–53. – **5.** ROTHSCHILD, M. (1965): The rabbit flea and hormons. Endeavour **24**, 162–168. – **6.** ROTHSCHILD, M., B. FORD (1964): Breeding of the rabbit flea (Spilopsyllus cuniculi, DALE) controlled by the reproductive hormones of the host. Nature **201**, 103–105. – **7.** ROTHSCHILD, M., B. FORD (1964): Maturation and egglaying of rabbit flea (Spilopsyllus cuniculi, DALE) induced by the external application of hydrocortisone. Nature **203**, 210–211. – **8.** ROTHSCHILD, M., B. FORD (1966): Hormones of the vertebrate host controlling ovarian regression and copulation of the rabbit flea. Nature **211**, 261–266. – **9.** ROTHSCHILD, M., B. FORD (1969): Does a pheromone-like factor from the nestling rabbit stimulate impregnation and maturation in the rabbit flea? Nature **211**, 1169. – **10.** ROTHSCHILD, M., B. FORD (1972): Breeding cycle of the flea Cediopsylla simplex is controlled by breeding cycle of host. Science **215**, 275–276. – **11.** WILKINS, C. A., J. A. CONROY, W. J. O'SHANNY, P. F. MALATESTA, J. R. EGERTON (1980): Treatment of psoroptic mange with avermectins. Am. J. vet. Res. **41**, 2112–2113.

Parasitosen der Bienen

Nosematose 513
Milbenseuche (Acarapidose) 514
Varroatose 515
Bienenlaus 516
Literatur 517

Wesentliche Parasitosen der Bienen sind die Nosematose, die Milbenseuche (Acarapidose), die Varroatose und der Bienenlaus-Befall.

Nosematose

In den Epithelzellen des Mitteldarmes erwachsener Honigbienen findet sich häufig Nosema apis, der Erreger der »Nosemaseuche«.

Nosema apis (ZANDER, 1909), Ordnung Microsporida, Familie Nosematidae: längliche Spore mit einer Polkapsel und einem 0,8–2,9 µm großen Amöboidkeim *(Abb. 189)*.

Entwicklung Nosema apis wird von der Biene als Spore mit der Nahrung aufgenommen. Im Mitteldarm verläßt der Amöboidkeim die Spore, befällt eine Epithelzelle und vermehrt sich in ihr durch Mehrfachteilung (3). Diese Meronten bilden dann Sporonten, aus denen sich wiederum mehrere Sporen (8–10 × 4–5 µm groß) mit Sporenhülle, Polfadenapparat und Amöboidkeim entwickeln.

Pathogenese Durch den Befall der Darmepithelien kommt es zur sogenannten »Bienenruhr«. Der Bienenkot ist dünnflussig, gelblich und besitzt einen eigentümlichen Geruch. Besonders betroffen sind die Arbeiterinnen, welche die Sporen auf die schlüpfenden Jungbienen übertragen, so daß es zu einem massenhaften Bienensterben kommt (14). Ungünstige Witterung, schlechte Trachtverhältnisse und Pollenmangel werden

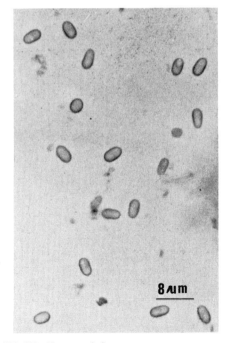

Abb. 189 Nosema apis-Sporen

vielfach für das starke Auftreten verantwortlich gemacht.

Diagnose Der Nachweis der Sporen erfolgt durch Zermörsern der Abdomen, Aufschwemmen mit Wasser, Zentrifugieren und Mikroskopieren des Sedimentes (Zandersches Breiverfahren). Durch eine Anfärbung mit Lugol lassen sich Sporen von Pollenpartikeln leicht differenzieren (15).

Bekämpfung Wegen des teilweise seuchenhaften Auftretens der Bienenruhr sah das Tierseuchengesetz entsprechende Maßnahmen vor. Als Chemotherapeutika haben sich die Präparate Fumidil® und Nosemack® bewährt; von ihnen werden jeweils eine Tablette einem Liter Zuckersaft zugesetzt und dieses Mittelfutter an 3 aufeinanderfolgenden Tagen dem Bienenvolk angeboten (16).

Milbenseuche (Acarapidose)

Die Milbenseuche wird durch Acarapis woodi verursacht.

Acarapis woodi (RENNIE, 1921), Gamasida, Tracheenmilbe, Innenmilbe; deutliche Körpersegmentierung; sitzt vorwiegend in den Haupttracheenstämmen, welche die Flugmuskulatur versorgen; stechend-saugende Mundwerkzeuge, mit denen die Tracheenwand zur Aufnahme von Hämolymphe angestochen wird.

Männchen: 85–110 × 55–85 µm groß; 4. Beinpaar mit stumpfem Dorn und langer Borste.
Weibchen: 105–180 × 65–90 µm groß; erstes Beinpaar mit einfacher Kralle, 2. und 3. Beinpaar mit Doppelkralle.

Entwicklung In den Tracheen befestigen die Weibchen maximal bis zu 10 etwa 130 × 65 µm große Eier an der Tracheenwand. Es entwickeln sich innerhalb von 80 Stunden (4) Larven, die über ein Ruhestadium noch in der Larvenhaut zur Deutonymphe werden. Die weiblichen Nymphen verlassen die Larvenhaut und werden als Adulte von den Männchen begattet; die Gesamtentwicklung dauert 11–16 Tage. Die neue Milbengeneration verläßt die Tracheen durch die Stigmenöffnung und wandert von den Haarspitzen auf andere Bienen über. Der bei Jungbienen noch biegsame Haarkranz am Stigmenvorhof ermöglicht wiederum das Eindringen in die Tracheen. Die Übertragung von Volk zu Volk oder von Bienenstand zu Stand erfolgt durch Räubern, Verfliegen, Einfangen von Findlingsstämmen oder Erwerb befallener Völker (1).

Pathogenese Gerinnende Hämolymphe, Ei- und Larvenhüllen sowie die zahlreichen Milben verstopfen die Tracheen mehr oder weniger stark, so daß die Sauerstoffversorgung der Flugmuskulatur nicht mehr gesichert ist. Die Bienen werden dadurch flugunfähig, sitzen vermehrt auf den Flugbrettern und sterben vorzeitig ab (vermehrter Totenfall); die Honigleistung ist entsprechend vermindert. Außerdem sind befallene Völker für andere Krankheiten anfällig und zeigen bereits im Frühjahr einen übersteigerten Schwarmtrieb (5).

Diagnose Die Feststellung der Milbenseuche basiert auf dem mikroskopischen Nachweis der Acarapis-Milben in den entsprechend präparierten Haupttracheenstämmen *(Abb. 190)*. Hierzu werden zweckmäßigerweise von allen Bienenvölkern verdächtiger Stände möglichst im Zeitraum von Mitte Dezember bis Ende Februar Proben des Wintertotenfalles entnommen und an das zuständige Landesuntersuchungsamt eingesandt; jede Probe soll aus mindestens 25–30 Bienen bestehen.

Bekämpfung Die Milbenseuche ist anzeigepflichtig und ihre Bekämpfung durch die Tierseuchengesetze (Bienenseuchenverordnung) geregelt. Zur Behandlung milbenkranker Bienenvölker werden geeignete Acarizide (Delacan, Folbex) verwendet; dabei sollten die Völker im Frühjahr (im allgemeinen nach der Weidenblüte) sechsmal im Abstand von 7 Tagen mit je 1 Räucherstreifen FOLBEX-VA-NEU® (Isoprophyl-4,4-dibrombenzilat) behandelt werden (10). Die Substanz wird beim Abglimmen des Streifens in der Beute verdampft und wirkt als Kontaktgift auf die Milben. In der Regel wird ein Umkreis bis zu 2 km um den Seuchenstand zum Beobachtungsgebiet erklärt.

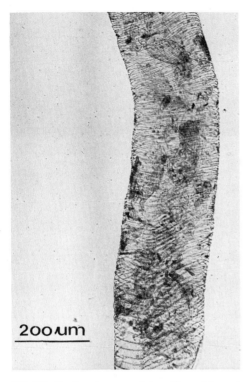

Abb. 190 Tracheenstamm von Apis melifera mit Acarapis woodi-Befall

Varroatose

Seit der erstmaligen Feststellung der Varroatose in der Bundesrepublik Deutschland 1977 hat sich diese durch Milben der Gattung Varroa verursachte Parasitose der Honigbiene stark ausgebreitet (13). Auch wenn die Erkrankung sachlich richtig als »Varroosis« (benannt nach Varro) bezeichnet werden müßte (8), halten wir an der weltweit eingebürgerten Benennung »Varroatose« fest.

Varroa jacobsoni OUDEMANS, 1904, Brutmilbe, Gamasid, zur Familie Dermanyssidae, Unterfamilie Varroinae gehörend; ursprünglich in Asien auf Apis cerana (indische Biene), dann auf europäische Biene (Apis mellifera) verschleppt.

Männchen: 850 × 800 µm groß; ausschließlich auf Bienenbrut.
Weibchen: 1,1–1,8 × 1,5–2 mm groß; auf adulten Bienen und vor allem Drohnenbrut; querovale Gestalt *(Abb. 191);* braungefärbt.

Entwicklung Auf der adulten Biene leben die Milben zwischen den ersten Abdominalsegmenten, aber auch zwischen Kopf und Thorax. Das Milbenweibchen dringt kurz vor dem Verdeckeln in die Brutzelle ein und beginnt mit der Eiablage, sobald sie von der Bienenlarve Hämolymphe aufgenommen und diese das Kokongespinst fertiggestellt hat (11). Aus den zwei bis fünf Eiern schlüpfen bereits nach 24 Stunden Milbenlarven, die sich über zwei Nymphenstadien in 5–7 Tagen zu Imagines entwickeln. Nach der Begattung verlassen die Milben gemeinsam mit der ausschlüpfenden Biene die Brutzelle; 4–13 Tage später suchen die Jungmilben wiederum bestiftete Brutzellen auf. Varroa-Milben können im Winter bis zu acht Monaten auf Bienen leben.

Pathogenese Im Frühjahr ist die Zahl der Milben im Bienenstock gering, sie nimmt aber während der Brutperiode bis zum Herbst erheblich zu. Trotzdem dauert es etwa 3–4 Jahre, bis es durch gehäuftes Auftreten mißgebildeter Flügel und ein verkürztes Abdomen zu einer deutlichen Schwächung des Bienenvolkes kommt; durch Nosematose oder durch Faulbrut vorgeschwächte Völker gehen ein. Allgemein ist die Lebensdauer der Altbienen herabgesetzt. Die ständige Weiterverbreitung der Varroatose wird durch die Wanderimkerei gefördert.

Diagnose Da eine »klinische« Diagnose auf-

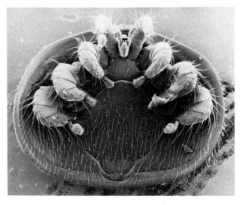

Abb. 191 Varroa jacobsoni-Weibchen; Crown Copyright. Maff, Slough Lab.

grund der allmählichen Entwicklung erst 3–4 Jahre nach stattgehabter Infektion möglich ist, kommt eine wirkungsvolle Behandlung des bereits stark geschwächten Volkes dann meist zu spät. Deshalb ist die frühzeitige Feststellung des Befalls besonders wichtig (7).

Da während des Winters im Bienenstock nur wenig oder keine Brut vorhanden ist, können sich die Milben in dieser Zeit kaum vermehren. Mit dem Schlupf der ersten stärkeren Brut sterben zahlreiche Altmilben ab und fallen zu Boden. Um diese mit Sicherheit nachzuweisen, werden im Herbst nach Einstellen des Bienenfluges entsprechende mit 3 mm Gaze überspannte Papierböden eingeschoben und im Frühjahr diese »Gemüllproben« gezogen (17). Neben der visuellen Untersuchung kann das Gemüll auf abgestorbene Varroamilben auch mit einem Flotationsverfahren (Aufschwemmung in 98 %igem Alkohol) untersucht werden (2).

Bei der sogenannten Brutuntersuchung werden nach Entfernen des Zelldeckels die Puppe und die leere Brutzelle überprüft; dabei sind die Milben auf etwa 13 Tage alten Arbeiterin- und 18 Tage alten Drohnenpuppen besonders leicht zu erkennen. Weiße Kotflecken an den Zellwänden der leeren Brutzellen sind für einen Varroabefall charakteristisch (11).

Für die Untersuchung von Bienenproben werden 200–250 Bienen von Waben mit offener Brut entnommen, in Waschbenzin getaucht, 15 Minuten geschüttelt und anschließend in einem Drahtnetz aufgefangen; am Boden des Behälters setzen sich die Milben dann ab. Mit diesem Verfahren werden 99 Prozent der Milben erfaßt (9).

Schließlich wird bei einem begründeten Verdacht die Diagnose durch Anwendung eines Akarizids (»chemotherapeutische Diagnose«) gestellt; wie bei der Gemülluntersuchung werden zuvor entsprechende Bodeneinlagen zum Auffinden der abgefallenen Milben in den Bienenstock eingeschoben. Wegen eventueller Rückstände im Honig läßt sich dieses Verfahren nur außerhalb der Trachtzeit durchführen (11).

Bekämpfung Biologische Bekämpfungsmethoden (z. B. kontrollierte Brutentnahme und Umsetzen der Königin) sind sehr arbeitsaufwendig und erfordern ein genaues Arbeiten nach einem fest vorgegebenen Zeitplan. Auch das Ausschneiden und Vernichten gedeckelter Drohnenbrut ist nicht ausreichend (6).

Die Bekämpfung der Varroatose ist nunmehr durch das Tierseuchengesetz (Bienenseuchenverordnung) geregelt. Danach wird zur Bestandsdiagnose die Untersuchung von Wintergemüll (noch vor den Reinigungsflügen) von allen Bienenvölkern innerhalb eines Beobachtungsgebietes verlangt. Das Präparat Folbex®-Va-Neu der Fa. Ciba-Geigy AG hat in Form von Räucherstreifen als derzeitiges Mittel der Wahl (Wirkstoff = Isoprophyl-4,4-dibrombenzilat) eine ausreichend gute Wirkung auch gegen die Varroamilben bei gleichzeitig guter Bienen- und Brutverträglichkeit. Die Behandlung sollte im Herbst stattfinden, wenn die Völker möglichst brutfrei sind und keine Trachtentnahme mehr erfolgt; sie umfaßt die viermalige Anwendung je eines Räucherstreifens pro Volk im Abstand von 4 Tagen (10, 12, 16).

Bienenlaus

Bienenläuse gehören in die Ordnung Diptera; die Familie Braulidae ist gekennzeichnet durch Fehlen von Flügeln, Halteren und Ozellen sowie den Besitz eines mit Zähnen besetzten Kammes am Tarsus 5 anstelle von Krallen *(Abb. 192)*.

Braula coeca NITZSCH, 1918, Bienenlaus: 1,5 × 0,9 mm groß; dorsal stark gewölbt; anfänglich durchscheinend, später rotbraun; Thorax und fünfringiges Abdomen nur undeutlich voneinander abgesetzt; stark beborstet; mit saugenden Mundwerkzeugen; die 840 × 520 µm großen Eier haben lappige Ränder.

Entwicklung Die Imagines leben zwischen Thorax und Abdomen oder auf dem Abdomen der Honigbienen, insbesondere der Königin (15–20 Exemplare). Die Eier werden auf die Innenseite der Brut- und Honigzelldeckel abgelegt. Die ausschlüpfenden Larven legen in den Wachsdeckeln fein verzweigte Tunnel an, in denen sich ihre Weiterentwicklung vollzieht (4); als Nahrung dient ihnen das mit Pollenkörnern gemischte Wachs der Zelldeckel.

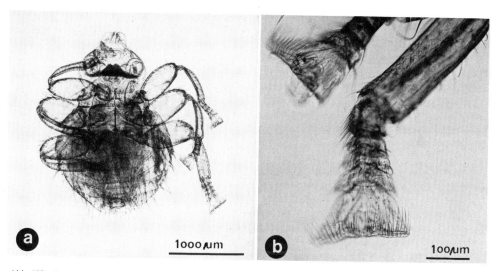

Abb. 192　Braula coeca (Bienenlaus)

a = Imago; b = kammförmige Gliedmaßenendigungen

Pathogenese Bei starkem Befall können die Königinnen beunruhigt und durch Entzug des Futtersaftes so geschwächt werden, daß ihre Eilegetätigkeit erheblich nachläßt und das Volk dadurch schwach bleibt.

Bekämpfung Erfahrene Imker beseitigen einzelne Bienenläuse an der Königin mit honigbenetzten Stäbchen. Bei stärkerem Befall werden Naphthalin oder Phenothiazin in einer Bodenwindel für 10–12 Stunden in den Bienenstock eingelegt.

Literatur

1. Bailey, L. (1958): The epidemiology of the infestation of the honeybee, Apis mellifera L., by the unite Acarapis woodi Rennie and the mortality of infested bee. Parasitology **48**, 493–506. – 2. Brem, S. (1980): Beitrag zur Varroatosediagnostik. Berl. Münch. Tierärztl. Wschr. **93**, 114–116. – 3. Borchert, A. (1970): Lehrbuch der Parasitologie für Tierärzte. Leipzig: S. Hirzel. – 4. Borchert, A. (1974): Schädigungen der Bienenzucht durch Krankheiten, Vergiftungen und Schädlinge der Honigbiene. Leipzig: S. Hirzel. – 5. Hiepe, Th. (1982): Lehrbuch der Parasitologie. 4. Veterinärmedizinische Arachno-Entomologie. Jena: VEB G. Fischer. – 6. Koeniger, N. (1982): Varroatose – Bekämpfungsmaßnahmen. Imkerfreund **37**, 81. – 7. Mautz, D. (1979): Gemülluntersuchung zur frühzeitigen Erkennung. Imkerfreund **34**, 332–334. – 8. Piotrowski, F. (1982): Varroosis, the correct term for varroatosis. Angew. Parasitol. **23**, 49. – 9. Ritter, W. (1980): Zur Methodik der Prüfung von Chemotherapeutika zur Bekämpfung der Varroatose der Honigbiene. Apidologie **11**, 131–141. – 10. Ritter, W., F. Perschill, J. M. Czarnecki (1982): Behandlung mit Folbex-Va-Neu. Imkerfreund **37**, 220–221. – 11. Ritter, W. (1982): Varroatose, eine neue Krankheit der Honigbiene Apis mellifera. Tierärztl. Umschau **37**, 344–354. – 12. Rojahn, A. (1980): Staatliche Maßnahmen zur Bekämpfung von Bienenkrankheiten. Tierärztl. Umschau **35**, 293–304. – 13. Wachendörfer, G., W. A. Valder, E. Kaiser, V. Maul, W. Wissen, F. Ruttner, P. Harlander, W. Becker und F. Bottin (1981): Erfahrungen mit dem Akarizid K 79 (Chlordimeform hydrochlorid) in Hessen zur Bekämpfung der Varroatose der Honigbiene. Deutsche tierärztl. Wschr. **88**, 161–208. – 14. Jacobs, F. J., N. Kellner, E. van der Vorst (1978): Ontwikkeling, Diagnose en Bestrijding van de Nosemose bij de Honigeij. Vlaams Diergeneesk. **47**, 242–251. – 15. van der Vorst, E., F. J. Jacobs (1978): Problems of differential diagnosis of Nosema apis spores in pollen. Vlaams Diergeneesk. **47**, 260–266. – 16. Stehle, G., S. Braun (1981): Gesetzliche Bekämpfung der Bienenseuchen. Berlin, Hamburg: P. Parey. – 17. Bindernagel, J. (1982): Bienenkrankheiten leicht erkennen und behandeln. Bremen: Salix. – 18. Griffiths, D. A., C. E. Bowman (1981): World distribution of the mite Varroa jacobsoni, a parasite of honeybees. Bee World **62**, 154–163.

Sachverzeichnis

Abferkelbucht 328
Abklatschpräparat 35, 89
Aborte 78, 79, 81, 92
Abtötung parasitärer Formen 1, 31
Abtropfplatz 217
Abwässer 29, 32, 139, 225
Abwasserklärung 139
Abwasserschlamm 139
Acanthamoeba 5
Acanthocephalen 1, 10, 13, 49, 332, 465
Acanthor 13, 332
Acaprin 101, 361
Acarapidose 514
Acarapis woodi 514, 515
Acari 14
Acarida 202, 402, 487
Acaridae 15
Acaridia 14, 15, 202, 280, 333
Acariformes 14
Acarus 15
Acedist 121
Acetarson 302
Acranil 243
Achsenstab 4
Actinedida 15
Actinotrichida 14
Acuaria 13, 463
–, hamulosa 464
Acuariidae 13
Adeleina 5
Adenophorea 10, 11
Aedes 16, 28, 223, 277, 396
–, dorsalis 223
–, maculatus 223
–, vexans 223
Aelurostrongylus 12
–, abstrusus 382
Aeroxon-Leim 231
Agamodistomum 185
–, suis 303, 493
Agargel-Präzipitation 119
Agglutination 62
Agriolimax 161, 163
Agriostomum 185
–, vryburgi 185
Agritol 28

Akarizide 29, 217, 405
Akarizidresistenz 404
Akiba 444
–, caulleryi 444
Akis 394
Aklomide 429
aktive Immunität 24
Alaria 7
–, alata 303, 366
Albendazol 120, 121, 122, 123, 127, 136, 140, 157, 160, 164, 189, 251, 268, 383, 387, 481
Albuminurie 384
Allergie 21
Allergietest 155
Allolobophora caliginosa 455
Alphitobius diaperinus 478, 479
Altersresistenz 183, 381
Alugan 410, 411, 473, 508
Alveolar-Echinokokkose 374
Amandibulata 14
amastigote Form 56
Amblycera 15, 475
Amblyomma 14, 105, 109, 110
–, variegatum 106, 109
Ameisen 1, 452
Amidantel 378
Amidostomatidae 12
Amidostomum 12, 438, 448, 456, 459
–, anseris 457
Ammenkuhhaltung 188
Ammoniak 435
Amoebida 4
Amoeboidkeim 313
Amoebotaenia 10, 449, 451
 , cuneata 451
–, sphenoides 451
Amphistomatose 128, 129, 130
Amprolium 67, 71, 72, 90, 92, 293, 294, 347, 429, 430, 431, 432, 433, 439, 496, 503
Amprol plus 431
Amprolvet 347, 439
Anactinotrichida 14
Anämie 21
Analges 15
Analgidae 15, 470

Anaplasma 203
Anaplasmose 110
Anasarka 84
Anaticola 15
Anatoecus 15
Ancylostoma 12, 33, 152
–, caninum 22, 385, 386, 387, 388
–, tubaeforme 385, 386, 388
Ancylol 378
Ancylostomatidae 12, 151, 186, 364, 378, 381, 385
Andrésche Lösung 50
Andrya 9
–, cuniculi 505
Aneurysma 260, 261, 394
Angiostrongylidae 12
Angiostrongylus 12
–, vasorum 383
Anisakidae 12
Anisakis 12
Anisus vortex 128
Anopheles 16, 223, 224, 396, 443
–, claviger 224
–, maculipennis 224
Anoplocephala 9, 252, 253
–, magna 253
–, perfoliata 253
Anoplocephalidae 9, 134, 253, 449, 450, 482
Anoplura 15, 218, 282, 489
Anreicherungsverfahren 40
Anthelcide-EQ 59, 267
Anthelminthika 29, 258
Anthelminthikaresistenz 191, 268
Antigene 22, 24
Antigenvariation 57, 58
Antikörper 22, 24, 45
–, hämagglutinierende 24, 25
–, humorale 22, 57
–, IgE 166
–, IgG 25, 89
–, IgM 25, 89
–, komplementbindende 24
–, lysierende 25
–, opsonierende 25
–, präzipitierende 24
–, zytophile 25

Sachverzeichnis 519

Antihistaminika 284
Antikokzidia 28, 428, 429, 496
Antikokzidiaresistenz 433
Antilymphozytenserum 67
Antimon 85
Antimosan 133, 341
Antiparasitika 29
Antrycide methylsulfat 242, 243
Anzeigepflicht 29, 62
Apatemon 7
-, gracilis 446
Apicomplexa 4, 5
Apidogastrea 6
Apophallus donicus 366
Aprinocid 429, 496
Apteragia quadrispiculata 484
Arachnidea 14, 202
Arekolin 376
Argas 14
-, persicus 466
-, polonicus 466
Argasidae 14, 203, 204, 466
Arianta 383
Arion 161, 383
Arista 223
Arpocox 431, 496
Arpinocid 431, 432
Arsanilsäure 432
Arthropoden 1, 14, 84, 202, 280, 290, 332, 402, 466
Arzneimittelresistenz 29, 59
Ascaridia 12, 254, 459, 508
-, columbae 462
-, compar 460
-, galli 456, 460, 498
Ascaridida 12, 446
Ascaridiidae 12
Ascaridose 270, 323, 389
Ascaris 12, 304, 308, 316, 322, 324, 378
-, lumbricoides 324
-, ovis 195
-, suum 32, 194, 195, 271, 323, 327, 328, 493
Ascarops 13, 332
-, strongylina 493
Askariden 484
Aspergillus 509
Aspicularis 12
Aspidobothrea 7
Astigmata 15, 212
Asuntol 208
Atgart 324
Atropin-Aureomycin 274, 376
Attractans 28
Atylatus 16
Aufhellungsverfahren 51
Aufstallung 120, 126
Augenfilariose 200
Augenfliege 231
Ausscheidungsrate 20
Austrobilharzia 7
Auswanderverfahren 40, 43, 48, 154, 159
Auszäunen 120
Autoimmunität 22

Avatec 21, 78
Avitellina 9, 134, 135, 482
-, centripunctata 134
Azephalozysten 146

Babesia 5, 38, 97, 203, 481
-, argentina 25, 98
-, berbera 98
-, bigemina 25, 98, 99, 100, 101
-, bovis 98, 99, 100, 101, 205
-, caballi 247, 248, 249
-, canis 360, 403
-, carelica 98
-, caucasica 98
-, colchica 98
-, crassa 102
-, divergens 98, 100, 101, 102, 205, 206
-, equi 247, 249, 250
-, felis 361
-, gibsoni 360
-, major 98, 100, 101, 205
-, motasi 102, 205
-, ovis 102, 205
-, occidentalis 98
-, occultans 102
-, ovata 102
-, peroncitoi 301
-, trautmanni 301
Babesiidae 5, 20, 22, 24, 97
Babesiose 97, 247, 300, 340
Backenbremse 287
backrubbers 232
Bactrin 347
Badedermatitis 21, 449
Badewagen 216
Bär 30
Baermann-Wetzel-Larvenanreicherung 45, 155
Balantidium 5, 38
-, caprae 112
-, coli 112, 301, 309, 363
Bandwürmer 134
Bandwurmkette 8
Bandwurmfinne 137
Banminth 189, 324, 378, 459
Banocide 397
Basalkörperchen 2, 55
Bayluscid 130, 133
Bdellonyssus sylviarum 469
Bebbern 216
Benzimidazole 120, 189, 191, 254, 267, 268, 269, 319, 377, 392
Benzylbenzoat 410
Berenil 59, 101, 242, 249, 301, 361
Berlese-Mischung 50
Bertiella 9
Besatzdichte 27, 166
Beschälseuche 242
Besnoitia 5, 39, 244, 347, 355
-, bennetti 246
-, besnoiti 83, 84, 246, 355
-, darlingi 355
-, wallacei 355
Besnoitiose 83, 246
Bettwanze 477

Biene 513
Bienenlaus 516
Bienenruhr 513
Bilevon 121, 251, 303
Bilharziella 449
-, polonica 449
Bithionol 452
Bithynia 365
Biohelminthen 152
Biologische Bekämpfung 28
Biotop 18
Bithynia 446
Bivalvulida 5
Blackhead 419
Black disease 141
Blattläuse 1
Blindbremse 284
blowfly-strike 232
Blutausstrich 34, 84
Blutuntersuchung 45
Bolfo 416, 508
Bonaid 431
Boophilus 14, 60
-, annulatus 99
-, decoloratus 99
-, microplus 99
Boophthora 16, 225
-, erythrocephala 225, 283
Borgal 347
Borkenkäfer 451
Borrelia 203
Bouinflüssigkeit 51
Bothridium 9
Bovicola 15, 220, 221
-, bovis 220, 221
-, limbatus 222
Brachycera 16, 222, 223
Brachylaimidae 7
Brachylaima 7
Braula coeca 516, 517
Braulidae 516
braune Hundezecke 362, 402
Breitbandantiparasitika 29, 376
Bremsen 16, 218, 222, 228, 231, 282
Brillantkresylblaufärbung 444
Bromocyclen 416
Bromedan 410, 415, 508, 510, 511
Bromphanophos 120
Bronchopneumonie 162
Brotianide 130
Brugia 13
Brutknoten 160, 483
Bucephalidae 6
Buetschlia 5, 112
Bulbus 10
Bulinus 131
-, africanus 131
-, contortus 131
-, fooskali 131
-, truncatus 131
Bunamidin 376, 378
Bunostomose 184
Bunostomum 12, 44, 114, 181, 184, 189
-, phlebotomum 184, 484
-, trigonocephalum 184, 185, 484

Buntzecke 207
Buquinolat 431
Bursa copulatrix 11, 151
–, Fabricii 447
Bursanematoden 151
Buttersäuregeruch 195
Buxtonella 5
–, sulcata 112
Buxtonellose 112

Caecotrophe 507
Calicophoron 128
–, calicophorum 7
Calliphora 16, 235, 338
Calliphoridae 16, 232, 489
Calliphorinae 16, 232
Caloglyphus berlesei 211
Cambendazol 127, 149, 191, 251, 256, 267, 268, 273, 274, 314, 319, 324, 458, 459, 462, 463, 506
Cambenzole 459
Campanulotes bidentatus compar 477
Canaural 410
Canex plus 378
Capillaria 11, 147, 364, 453, 459, 495
–, aerophila 382
–, böhmi 399
–, bovis 149, 484
–, bursata 455, 456
–, caudinflata 446, 454, 455, 456
–, garfiai 493
–, hepatica 399
–, longipes 149
–, obsignata 446, 454, 455, 456
–, phasianina
–, pigolkin 493
–, plica 399
–, retusa 399
–, suis 493
Capillariose 149
Capra ibex 480
Capreocaulus capreoli 483
Capreolus 480
Carbamate 207, 216, 220, 281, 282, 283, 403, 411, 415, 510
Carbanilide 431
Carbaryl 469
Carb-o-Sep 420
Carbosan 420
Carnidazol 423
Carnoyflüssigkeit 51
Caryospora 5
Catatropis 8
Cepaea 160, 161, 163, 383
Cephalopina titillator 236
Cephenemyia 16, 234
–, auribarbis 490
–, stimulator 490, 491
Ceratophyllus 16
–, columbae 477
–, gallinae 477, 478
Ceratopogonidae 16
Cernuella 163
Cervus elaphus 480
Cestoda 1, 6, 8, 9
Chabertia 12, 114, 189

Chabertia
–, ovina 181, 183, 484
Chabertiose 183
Chelicerata 14
Chemoprophylaxe 27, 28, 186
Chemosterilantien 28
Chemotaxis 385
Chemotherapeutika 28, 29
Cheyletiella 15
–, blakei 410, 508
–, parasitivorax 508
–, yasguri 410, 411, 508
Cheyletiellidae 15, 410, 469
Chilomastix 499
–, cuniculi 499
–, equi 243
Chinazolon-Derivate 431
Chironomidenlarven 228
Chlordan 400
Chlorfenvinphos 233
chlorierte Kohlenwasserstoffe 207, 336, 508
Chloroquidiumphosphat 344
Chloroquin 341
Choanotaenia 10, 446, 449, 452
–, infundibulum 451
Cholangitis distomatosa 122
Cholera 233
Chondrula 161, 163
Chorioptes 15, 212, 213, 214, 281, 282
–, bovis 215, 217, 281
Chrysomyia 16, 232, 233
–, bezziana 233
–, chloropyga 233
Chrysops 16, 228, 284
–, caecutiens 229
–, relictus 229
Ciliophora 4, 5
Cimex 16
–, columbarius 477
–, lectularius 477
Cionella 125
Citarin-L 10% 189, 195, 199, 258, 267, 324, 378, 382, 384
–, -L spot on 189
Cittotaenia 9
–, denticulata 505
–, leuckarti 505
Clindamycin 352
Clont 422
Clonorchis 8
Clopidol 67, 71, 429, 431, 496
Closantel 120, 121, 406
Clostridium 122
–, oedematiens 141
–, perfringens 293
Coban 431
Coccidia 5
Coccivac 433
Cochliomyia hominivorax 28
Coenurus 9, 339, 369
–, cerebralis 22, 144, 254, 367, 371, 379, 482, 505
–, gaigeri 144
–, serialis 372, 379
Coleoptera 478

Collyriclum 8
–, faba 449
Columbicola 15
–, columbae 477
Concurat-L < 10% 189, 195, 324, 456, 458, 459, 461, 464
Concinum procyonis 365
Conoid 5
Contracaecum 12
Coonstest 360
Cooperia 12, 114, 165, 172, 185, 189, 191
–, curticei 172, 178, 180, 484
–, oncophora 168, 172, 173, 178, 180, 484
–, pectinata 172, 173, 484
–, punctata 168, 172, 173, 178, 180, 484
–, surnabada 168, 172, 173, 178, 180, 484
Cooperiose 172, 178
Coracidium 9
Cordulia 448
Coriban 121
Coronaviren 73
Corridor disease 108
Cosmocercidae 12
Cotugnia 450
–, digonopora 450
Cotylophoron 7, 128
Cotylurus 7
–, cornutus 446
Coumaphos 456
Counter-Elektrophorese 119
Coxiella burneti 205
Coxistac 431
Coyden 431, 496
Craterostomum 259, 264, 265
Crematogaster 127
Crenosomatidae 12
Crenosoma 12
–, vulpis 383
Crowding Effekt 65
Crutchin 233
Cryptocotyle jejunum 366
Cryptosporidiidae 5, 73, 300
Cryptosporidium 5, 55, 73, 75, 300
Ctenocephalides 16, 413
–, canis 413, 414
–, felis 396, 414, 415
Cucullanus 12
Culex 16, 28, 223, 396, 443
–, pipiens 223, 224
–, territans 223
Culicidae 16, 222, 223
Culicoides 16, 200, 278, 444
Cutifilaria 13, 486
–, wenki 486
Cyathocotyloides curonensis 449
Cyathostomum 266
Cyctostoma 12, 268
–, bronchiale 460
Cyclocoelidae 6, 7, 449
Cyclocoelum 7, 449
Cylicocyclus 266
–, insigne 266

Cylicocyclus
–, nassatus 266
Cyclophyllidae 8, 9, 368
Cyclops 331, 452
Cycostat 431, 503
Cyflee 403, 406
Cylicocercus 12, 265
Cylicostephanus 12, 265
–, longibursatus 266
–, goldi 266
Cylindropharynx 12, 265
Cypermethrin 216, 406
Cysticercoid 9, 369
Cysticercus 9, 369
–, bovis 9, 25, 136, 139
–, cellulosae 22, 305, 371, 378
–, cervi 371, 482
–, inermis 136
–, ovis 25, 142, 371
–, pisiformis 367, 370, 379, 505
–, tenuicollis 138, 141, 142, 254, 305, 306, 367, 370, 379, 482, 493
Cystocaulus 12, 158, 164
–, ocreatus 162, 163
Cytodites 15, 475
–, nudus 474
Cytoditidae 15, 474
Cystoisospora 346

Dachs 310
Dactylogyrus 7
Damalinea 283
Dalmeny Disease 89
Dampfstrahlreiniger 327, 392
Damwild 81, 94, 102, 183, 381, 481
Daphnia 463
Daraprim 349, 352
Darmkokzidiose 500
Darmschleimhautausstriche 34, 35
Dasselbeulen 236, 239
Dasselfliegen 234, 236, 237
Dassellarven 29
Dauerpräparate 50
Dauerstadien 4
–, medikation 329
Davainea 10, 449, 451
–, columbae 453
–, proglottina 450, 451
Davaineidae 10, 496
Decoquinat 293, 429
Dekaseptol 32, 67, 347, 392, 434
Delacan 514
Demodex 15
–, bovis 209
–, caballi 280
–, cafferi 209
–, canis 404
–, caprae 210
–, cuniculi 508
–, equi 280
–, ghanensis 209
–, ovis 209
–, suis 333
Demodicidae 15, 280
Demodikose 20, 209, 280, 333, 404
deplumbing louse 477

Dermacentor 14, 110, 202, 248
–, marginatus 102, 205, 207, 208, 248, 280, 360, 402
–, niens 248
–, pictus 360, 402
–, reticulatus 205, 207, 248, 280
–, silvarum 248
–, variabilis 248
–, venustus 360
Dermanyssidae 14, 515
Dermanyssus 14
–, gallinae 467, 468
Dermoglyphidae 15, 470
Dermoglyphus 15
Dermoidzysten 274
Deroceras 160, 161, 383
Desinfektion 75, 149, 328, 336, 347, 392, 434, 503, 507
Desinfektionsmittel 31, 270
Des-L-20 434
Dexamethason 138
Diäthylcarbamazin 157, 383, 395, 397
Diagnose 26
diagnostische Antigene 376
Diamidine 59, 341, 361
Diamphenitid 120, 121
Diampron 250
Diapause 11
Diaptomus 452
Diaveridin 430
Diazinon 217, 233, 240
Dibutylphthalat 228
Dichlorvos 238, 268, 269, 273, 285, 309, 319, 324, 378, 381, 387, 403, 406, 416, 477
Dickdarmwürmer 151
Dicker Tropfen 34
Dicrocoeliidae 8
Dicrocoeliose 125
Dicrocoelium 8, 46, 113, 114, 121, 126, 251
–, dendriticum 125, 251, 303, 365, 482, 505
–, hospes 127
Dictol 156, 187
Dictyocaulidae 151, 152
Dictyocaulus 12, 22, 27, 47, 152, 187, 257, 267
–, arnfieldi 257
–, filaria 152, 157, 158, 163, 190, 217
–, viviparus 25, 39, 152, 155, 160, 482
Diebkäfer 451
Dieldrin 58
Diflubenzuron 28
Digenea 6, 7
Dihydrochlorid 461
Dilepididae 449
Dimetridazol 243, 420, 422, 423
Dioctophyme 12
–, renale 400
Dioctophymatidae 12, 453
Diorchis 10, 450
–, stefanskii 453
Dipetalonema 205, 206
–, grassii 396
–, reconditum 396

Diphyllobothriidae 9, 308
Diphyllobothrium 9, 339, 364, 376
–, latum 22, 367, 368, 375
Diplin 121
Diplodinium 112
Diplomonadida 4
Diplopylidium 10, 369
–, nölleri 374
Diplostomatidae 366
Diplostomum 7
Dippen 211
Diptera 16, 222, 282, 283
Dipylidiidae 10, 369
Dipylidium 10, 27, 339, 364, 376, 378
–, caninum 367, 374, 375
–, sexcoronatum 374
direkte Schäden 21
Dirian 130
Dirofilaria 13
–, immitis 276, 396, 397
–, reconditum 397
–, repens 396
Discalzelle 16, 222
Disophenol 378, 395, 463
Dispharynx 463
–, nasuta 464
Disposition 21
Distomatose 113
Disulfiran 410
Dithiazaninjodid 395, 397
Ditrichomonas ovis 63
Dizan 395
Dormozoiten 346, 347
Dorylus 127
DOT 431
Dotterzellen 6
Dourine 242
Dovenix 121, 235, 303
Dracunculidae 13
Dracunculus 13
Draschia 13, 274, 276
–, megastoma 274, 275, 276, 285
dreigliedriger Bandwurm 372
Drainage 116, 120
Drepanidotaenia 452
–, lanceolata 452
Drogenresistenz 433
Droncit 133, 140, 142, 144, 365, 368, 376, 452, 459
Ductus ejaculatorius 10
Dunckerscher Muskelgel 366
dünnhalsige Finne 142, 306, 370
Dungkäfer 331, 332
Duodegran 420, 422

Ear canker 408
ear tags 208, 232
Echinochasmus 7
–, perfoliatus 303, 366
Echinococcus 9, 145, 339, 369, 375, 378
–, alveolaris 374
–, cysticus 145, 307, 374, 379, 505
–, granulosus 29, 33, 145, 146, 254, 307, 372, 373, 376, 378
–, hydatidosus 138, 142, 144, 254,

Echinococcus
–, hydaditosus 307, 372, 493
–, multilocularis 372, 373, 374, 376, 377, 378
–, oligarthus 372
–, vogeli 372
Echinocotyle 10
Echinolepis 10, 450
–, carioca 450
Echinoparyphium 7
–, petrowi 445
–, recurvatum 445
Echinorhynchia 13
Echinostoma 7, 447
–, conoideum 447
–, paraulum 445
–, recurvatum 445
–, revolutum 445, 447
Echinostomatidae 7, 447
Echinuria 13, 446, 463
–, uncinata 464
Ectoral 403, 405, 406
Eigranulome 132
Eimeria 5
–, acervulina 423, 424, 426, 427, 428, 432, 434, 446
–, adenoeides 436, 437
–, ahsata 68, 69, 70
–, alabamensis 66
–, anseris 437, 438
–, arloingi 68, 71, 72
–, auburnensis 64, 65, 66
–, bovis 64, 65, 66, 114
–, brasiliensis 66
–, brunetti 423, 424, 426, 428, 432, 434, 446
–, caprina 71, 72
–, cerdonis 291
–, christenseni 71, 72
–, coecicola 500, 501
–, colchici 495, 496
–, columbarum 439
–, crandallis 68, 69
–, cylindrica 66
–, danailovi 438
–, debliecki 291, 292, 293, 304, 493
–, dispersa 437
–, dunsingi 439
–, duodenalis 495
–, ellipsoidalis 64, 65, 66
–, exigua 500, 501
–, faurei 68, 69, 71
–, flavescens 500, 501
–, gallopavonis 437
–, granulosa 68, 69, 71
–, hagani 423, 424
–, hirci 71, 72
–, innocua 437
–, intestinalis 500, 501
–, intricata 68, 69, 70, 71, 114
–, irresidua 500, 501
–, kotlani 438
–, labbeana 438
–, langeroni 495
–, leuckarti 35, 244, 251, 252
–, magna 501, 502

Eimeria
–, marsica 68, 69
–, maxima 423, 424, 426, 428, 432, 434, 446
–, media 501, 502
–, megalostomata 495
–, meleagridis 437
–, meleagrimitis 436, 437
–, mitis 423, 424, 427
–, mivati 423, 424, 426, 428, 432
–, necatrix 423, 424, 425, 428, 429, 430, 432, 434
–, neodebliecki 291, 292
–, ninakohlyakimovae 68, 69, 71, 72
–, nocens 437, 438
–, ovina 68, 69, 70, 71, 480
–, ovinoidalis 68, 69, 70, 71
–, pacifica 495
–, parva 68, 69, 70
–, pellita 66
–, performans 500, 501, 502
–, perminuta 291, 292
–, phasiani 495, 496
–, piriformis 501, 502
–, polita 291, 292, 293, 304, 493
–, ponderosa 480
–, porci 291, 292
–, praecox 423, 424
–, scabra 3, 291, 292, 293, 304, 493
–, solipedum 244
–, spinosa 291, 292, 304
–, stiedai 501, 502, 503, 505
–, stigmosa 438
–, subrotunda 437
–, subspherica 65, 66
–, suis 291, 292, 493
–, tenella 32, 423, 424, 425, 428, 429, 430, 432, 434, 446
–, tetartovimia 495
–, truncata 437, 438
–, uniungulati 244
–, weybridgensis 68, 69
–, wyomingensis 64, 65, 66, 114
–, zürni 64, 65, 66, 67
Eimeriidae 5
Eimeriina 5, 73, 300, 344, 442
einwirtige Zecken 202
Eischnüre 272, 273
Eisenia 170
–, foetida 159
Eizählung 44
Ektoparasiten 2, 18, 27
Elaeophora 13
–, böhmi 278, 279
Elancoban 431, 496
Elaphostrongylus 12
–, cervi 483
Elefantenhautkrankheit 83, 355, 356
Elektrophorese 138
Elisa-Test 38, 58, 119, 142, 243, 249, 278, 298, 311, 391
embolische Kolik 21, 260, 261
Embryophore 8
Empfänglichkeit 23
Emtryl 62, 420, 421, 422
Encephalitozoon 5

Encephalomyelitis 245, 277
Endartheriitis verminosa 261
Endodyogenie 4, 76, 84, 86, 295, 346, 350
Endolimax 4
–, nana 344
Endoparasiten 2, 18, 26
Endopolygenie 4, 77, 86, 298, 346, 350
Endoskopie 383
Endozoiten 76
Endwirt 18
Enheptin 421
Enoplida 11, 147
Entamoeba 4
–, coli 344
–, cuniculi 499
–, gallinarum 423
–, gingivalis 344
–, hartmanni 344
–, histolytica 343
Ente 438, 442
Enterobius 12
Enterohepatitissyndrom 418
Entnahme von Untersuchungsmaterial 39
Entodiniomorphida 5
Entodinium 5, 112
Entomologische Methoden 1, 49
Entwicklungshemmung 174
Enzootische Pneumonie 313, 316, 325
Eomenacanthus 15, 476
–, stramineus 476
Eosinophilie 118, 132
Eperythrozoa 302
Eperythrozoon 110, 291
–, suis 302
–, parvum 302
Epicordulia 448
Epidemiologie 1, 18, 27
Epidermoptes 15
–, bilobatus 472
Epidermoptidae 15, 471
Epierus pulicarius 451
Epikutantest 415
epimastogote Form 56
Epizootische Nematodiasis 200
Equigard 267, 288
Equivalan 267
Equizole 267, 268, 269, 271
Erbsenförmige Finne 370
Erdproben 47
Erfassungsrate 42
Erythropenie 101, 109, 126, 226
Escherichia coli 73, 293, 418, 479, 500, 503
Ethidium 59, 242
Ethopabat 71, 431, 432, 433, 437, 439, 496, 503
Eucestoda 8
Eucoccidiida 5
Euparypha 383
Eucoleus annulatus 454, 456
Euparyphium melis 365
Eurytrema 8, 365
euryxene Parasiten 18, 21

Euschöngastia 15
Eusimulium 16
Eustidil 456, 459, 462
Eustrongylides 12, 453
Exhelm 324
Exkrete 21
Exopterygota 15
Extensitätseffekt 29
Extensivhaltung 176

Facefly 232
Fächertracheen 14
Falculifer 15
-, rostratus 471
Fangnetze 49
Fasan 494
Fasciola 7, 27, 46, 114, 252, 304
-, gigantica 123, 127, 251
-, hepatica 18, 21, 22, 116, 117, 138, 171, 251, 303, 481, 493, 505
Fasciolidae 7
Fasciolizide 120, 122
Fascioloides 7
-, magna 122, 481
Fasciolopsis 7
Fasinex 121, 251
Fasziolose 31, 113
Faulschlamm 32
FDPA 118
Febantel 157, 160, 189, 258, 267, 268, 273, 274, 309, 314, 317, 319, 324, 486, 494, 497
Fecalizer 35
Federling 475
Federmilben 15, 498
Fehlwirt 19
Felicola 15
-, subrostratus 413
Fenamedin 361
Fenbendazol 136, 148, 150, 156, 157, 160, 187, 189, 195, 254, 256, 258, 267, 274, 309, 314, 317, 319, 324, 328, 367, 377, 378, 384, 387, 388, 392, 456, 458, 459, 462, 464, 486, 494, 497
Fenchlorphos 211, 406
Fenthion 220, 233
Fetting 208
Filariida 13, 273
Filariose 197, 273, 396
Filaroididae 12, 13
Filaroides 12
-, hirthi 383
-, milksi 382
-, osleri 382, 383
Filicollidae 13
Fillicollis 13
-, anatis 465
Filopodien 4
Fimbriaria fascilaris 453
Fischoederius 8
Fixierung von Helminthen 48
Flagyl 62, 343, 344, 422
Flaschenhals 118
Fleischbeschau 120
Fleischfliegen 233, 416

Fleischuntersuchung 140
Fliegen 218, 223, 228, 231, 282, 452
Fliegenbänder 232
Fliegenbekämpfung 435
Fliegenfraß 198
Fließeier 448
Flöhe 16, 338, 413, 477
Flohekzem 415
Flotation 35, 40, 41, 42, 61, 126, 136, 167, 254, 300, 355, 357, 516
Flotationslösungen 40
Flubendazol 314, 317, 324, 328, 494
Flubenol 324
Flüssigmist 33
Fluginsekten 15
Flukanide 121
Flukiver 121
Flumethasone 344
Fluoreszenz-Test (FAT) 38, 58, 67, 89, 92
Flußkrebse 366
Fohlenrosse 255
Folbex 514
Formalin 315, 434
Formica 125
-, fusca 125
-, pratensis 125
-, rufibarbis 125
Frescon 133
Frühsommerenzephalitis 205, 206, 487
Fuchs-Bandwurm 142
fünfgliedriger Bandwurm 373
Fumidil 514
Furazolidon 302, 420, 444
Furoxon 420, 421
Fußräude 217, 281
Futtermilbe 211
Futterplätze 497
Futtersilierung 33

Gabelwurm 458
Gaigeria 125
-, pachyscelis 185
Galba truncatula 113
Galumna 253
Gamasida 14, 203
Gammarus 463, 464
Gamogonie 3
Gamonten 4
Ganasea 59, 360
Gans 442
Gasterophilus 16, 267, 268, 282, 286
-, haemorrhoidalis 287
-, inermis 287
-, intestinalis 286, 287, 288
-, nasalis 287, 288
-, nigricornis 287
-, pecorum 286, 287
Gasterophylidae 16, 286
Gastrodiscus 251
-, aegyptiacus 251
-, secundus 251
Gasteroskopie 288
Gastrothylacidae 8
Gastrothylacus 7, 8

Gazekäfige 49
Gedächtniszellen 25
Geflügelcholera 468
Gefrierkonservierung 32, 38
Gelber Knopf (Taube) 421
Gelegeschiffchen 224
Gelpräzipitation 62
Gemse 154, 183
Gemsenräude 487, 488
Gemüllproben 516
Generationswechsel 7
Genitalatrium 8, 203
Genitalfurche 203
Genitalsaugnapf 11
Geohelminthen 152
Geothrupis 394
Gerbil 101, 178
Germarium 8
Gerüsttrocknung 153, 156
Gesektin 479
Getreideschimmelkäfer 478
Gewebekultur 24, 37, 84
Giardia 4, 35, 38, 340, 358
-, bovis 61
-, canis 343
-, caprae 61
-, duodenalis 499
-, equi 243
Giardiose 61, 243
Giemsa-Färbung 35
Gigantobilharzia 7
Gigantocotyle 7
-, explanatum 7, 130
Gigantorhynchida 13
GLDH 118
Gliricola 15
Globidium 69
-, gilruthi 70, 72
Globocephalus 12, 324
-, urosubulatus 323, 493
Glomerulonephritis 57
Glossina 16, 28
Glossinidae 16
Glottisödem 227
Glucantine 341
Glycyphagidae 15
Glycyphagus 15
Glykolmethacrylat 51
Gnathostoma 13
-, hispidum 331, 493
Gnathostomatidae 13
Goldfliegen 232, 233
Goldkäfer 332
Gongylonema 13, 196, 331, 463
-, ingluvicola 464
-, pulchrum 197, 331
Gongylonematidae 13
Goniocotes 15, 475
Gonoioides 15
Grabmilben 212
Granulome 21, 89, 201, 256, 261, 275, 276, 314, 330, 390
Graphidium strigosum 505, 506
Grasproben 48
Grassilage 170
Grosspiculagia 12

Grundlagen Parasitenbekämpfung 26
Guanidine 276, 431
Gubernakulum 11, 151
Gülle 33, 114, 327
Gumbarodisease 479
Guoltia 12
Gyalocephalus 12, 265
Gyrodactylidae 7
Gyrodactylus 7
Gyopus 15

Haarlinge 15, 218, 220, 280, 282, 283, 378, 413, 489
Haarmilben 15
Habronema 13, 267, 274
–, microstoma 274, 275, 276
–, muscae 274, 275, 276, 285
Habronematidae 13, 273
Habronematose 274
Hackfleisch 90
Hämagglutination 89, 92, 288, 302, 305
Hämoglobinurie 22, 99, 249
Haemaphysalis 14, 105, 109, 110, 202
–, concinna 402, 487, 493
–, leachi 360
–, longicornis 102, 109
–, punctata 102, 109, 110, 205, 206, 280
Haematobosca 231
Haematokrit 89
Haematomyzus 15
Haematopinus 16, 218, 282, 494
–, apri 336, 493
–, asini 282
–, bufalieuropäii 220
–, eurysternus 219
–, macrocephalus 282
–, quadripertugus 220
–, suis 336, 337, 493
Haematopinidae 16, 218
Haematopota 16, 60, 229, 284
–, crassicornis 229
–, italica 230
–, pluvialis 228, 230
–, subcylindrica 230
Haematoxenus 5
Haemodipsus 16
–, ventricosus 510
Haemogregarinidae 5
Haemonchus 12, 114, 165, 189, 190
–, contortus 18, 122, 168, 169, 175, 180, 184, 332, 484
–, placei 168, 169
Haemoproteus 5, 442, 443
–, columbae 443
–, meleagridis 443
haemorrhagisches Syndrom 430
Haemosporina 5
Hakenwürmer 151, 323, 381
Halarachnidae 14
Halicephalobus 256
Hallersches Organ 14, 203, 204
Halocercus 12
Halofuginon 90, 93, 94, 108, 431, 496
Haloxon 456, 459, 462

Hammondia 5, 344, 347
–, hammondi 81, 354, 355
–, heydorni 348, 353, 354, 364
Harpyrhynchidae 15, 469
Harpyrhynchus 15, 469
–, nidulans 470
Hartmanella 5
Hartmanellidae 5
Hasenfinne 505
Hauptinfektionszeit 27, 166, 190
Hauptwirt 18
Hausesellaus 282
Hauskläranlage 32, 139
Hautdasseln 234, 285, 491
Hautflügel 11
Hautgeschabsel 50, 335, 405
Hautglobidiose 83
Hauthabronematose 275, 276
Hautlarven 285
Hautmuskelschlauch 10
Hautmyiasis 232, 489
Hauttest 126, 295
Helicella 125, 160, 161
–, neglecta 163
–, variabilis 163
Heliometra 134
Helix 160
Helminthen 1, 6
Helminthologische Methoden 1, 39
Helminthologische Sektion 40
Helodrilus foetidus 316
Henneguya 5
Hepatitis parasitaria multiplex 326
–, cysticercosa 306
Hepatozoon 362
–, canis 362
Herbstgrasmilbenbefall 210, 280, 406, 487, 489
Herbstweide 316
Hermaphroditen 11
Herzwurm 276, 396
Heterakidae 12
Heterakis 12, 446, 459, 495
–, dispar 462
–, gallinarum 418, 420, 456, 462
–, isolonche 462, 498
Heterogonie 14
heterologe Immunisierung 122
Heterometaboda 15
Heterophyidae 8, 366
Heterophyes 8, 366
Heteroptera 16, 477
heteroxen 18
Heugärung 33, 114
Hexachlorcyclohexan 410
Hexamita 421
–, columbae 421
–, meleagridis 421
Hexamitidae 4, 421
Hexapoden 15, 218, 280, 282, 336, 412
Hippobosca 16
–, equina 239, 288, 289
Hippoboscidae 16, 239, 288
Histocarb 420
Histomonadose 418

Histomonas 4, 495
–, meleagridis 418, 419, 420
hochvirulent 21
Hohorstiella 15
Holakartikos 15
Holometabola 16
Holzbock 205, 333, 402
homoxen 18
Hoplopleuridae 16
Hormone 22
Hornfly 232
Hornmilben 505
Hühnermalaria 442
Hülsenwurm 372
humorale Antikörper 22, 57
Hundefloh 367
Hundelaus 412
Hundetoilette 392
Hyalomma 14, 105, 248, 249
–, anatolicum excavatum 105, 248
–, detritum 109
–, dromedarii 248
–, marginatum 102, 248
Hybomitra 16
–, civreai 230
–, bimaculata 230
–, mühlfeldi 230
–, caucasica 230
Hydarex 376
Hydatiden 146
Hydatidengries 146
Hydatigera 367, 369
–, taeniaeformis 367, 371
Hydroperikard 89
Hydrothorax 89
Hygienische Maßnahmen 327
Hymenolepididae 10, 449, 496
Hymenolepis 10
–, carioca 450
Hymenostomatida 5
Hyostrongylus 12, 304, 308, 318, 322, 324, 328
–, rubidus 318, 493
Hyperfunktionsicterus 98
Hypersensibilität 24
–, Soforttyp 24, 25
–, Spättyp 24
Hypnozoiten 346
Hypoalbuminämie 132
Hypobiose 11, 159, 166, 173, 178, 182, 183, 191, 386
Hypodectidae 15
Hypodectes 15
–, propus 470
Hypoderaeum 7
–, conoideum 445
Hypoderma 202, 234, 236, 285
–, acteon 491, 492
–, bovis 236, 237, 285
–, diana 237, 492
–, lineatum 237, 238, 285
Hyperdermis 16
Hyperdermis 17
Hyptiasmus 449
–, arcuatus 449
Hystrichis 12, 453

Hystrichis
–, discolor 453, 454

Ichthyophthirus 5
IFAT 79, 80, 107, 122, 160, 243, 245,
  249, 278, 295, 298, 311, 317, 327,
  344, 351, 391, 440
IHA 107, 243, 245, 298
Imidocarb 101, 361
Imidazol 101, 102, 250, 343, 420
Immunisierung 25, 146
–, aktive 28
–, passive 28
Immunität 2, 23, 146
–, aktive 24
–, Infektions 24
–, natürliche 25
–, passive 24
–, sterile 24
–, zelluläre 67
Immunkomplex 24
Immunoperoxidasetest 119
Immunprophylaxe 28
Immunsuppression 23
Impala 83
Incicoc 32, 67, 75, 328, 347, 359, 392
Incidin anticoc 328, 392
Indikatortiere 48
indirekte Schäden 21
Infektion 302
–, diaplazentar 302
–, frisch 23
–, galaktogen 22, 150, 255, 313, 315,
  386, 388, 390, 392
–, inapparent 84
–, inokulativ 19
–, intrauterin 19, 78, 80, 249, 296, 352
–, latent 23
–, perkutan 150, 182
–, pränatal 154, 313, 390, 392
–, transplazentar 351
Infektiöse Anämie 264, 283, 285
Infektionsexposition 20, 462
Infektionsrisiko 27, 187, 190, 378
Influenza A/equi
Inkubationszeit 22, 26, 67
Insecta 14, 15
Innenmilbe 514
Insektizide 28, 29, 49, 58, 199, 202,
  232, 238, 338
Integument 6, 8, 9, 10
Intensitätseffekt 29
Interferenzkontrast 74, 75, 300
intermittierendes Hinken 261
intermittierende Behandlung 430
Intradermaltest (IDT) 146, 249
in vitro-Kultur 173
Ipronidazol 420
Ipropan 420
Ischnocera 15, 475
Isometamidium 59, 242
Isospora 5, 344, 439
–, bigemina 357
–, burrowsi 344, 346, 347
–, canaria 439
–, canis 344, 346, 347, 364

Isospora
–, felis 344, 346, 347, 364
–, hominis 88
–, ohioensis 344, 346, 347
–, rivolta 344, 346, 347, 364
–, serini 439
–, suis 291, 292, 293, 304, 493
Isotricha 112
Istmus 10
Ivermectin 157, 160, 189, 207, 208,
  216, 217, 220, 232, 233, 238, 258,
  267, 268, 273, 274, 282, 283, 288,
  314, 317, 319, 324, 328, 330, 336,
  338, 388, 397, 410, 494, 510
Ivomec 157, 328
Ixodes 14, 60, 202
–, canisuga 402
–, hexagonus 362, 402
–, ricinus 14, 98, 99, 102, 110, 205,
  206, 280, 333, 402, 403, 467, 487,
  493, 495
Ixodidae 14, 203, 280

Jauche 33, 114
Jetten 233
Jodamoeba 4
Jonophore Antibiotika 431, 432
Joyeuxiella 10, 369, 374
–, pasqualei 374
Jugendresistenz 24, 107

Käfer 452, 478
Kälberweide 155
Kainit 452
Kala Azar 340
Kalilauge 405
Kaliumbichromat 503
Kalkbeinmilbe 472
Kalkkörperchen 9
Kalkstickstoff 120
Kalzifikation 118
Kanarienvögel 439
Kaninchen 499
Kaninchenfloh 510
Kaninchenlaus 510
Kapillarblockade 98
Kapillarpermeabilität 25
Karbolsäure 300
Karibu 483
Katzenfloh 367, 414
Katzenfütterungsversuch 37, 81, 245,
  294, 295, 440
Katzenhaarling 413
Kaudalpapillen 11
kausale Behandlung 29
Kehlkopfpfeifen 242
Keimträgerverfahren 32
Keratitis 197
Killigrewia delafondi 450, 453
Kinderspielplätze 392
Kinetofragminiphora 5
Kinctoplastida 4, 56
Kläranlagen 77, 439
Klärschlamm 29, 32
Klebestreifenmethode 44
kleine Lungenwürmer 151, 160

Klinische Laboruntersuchung 45
Kloake 10
Klossiella 5
–, equi 245
Klossiellidae 5
Knemidocoptes 15
–, jamaicensis 473
–, mutans 472, 473
–, pilae 473, 474
–, prolificus 474
Knemidocoptidae 15
Knock-down 477
Knott-Test 397
Knötchenmilbe 475
Knötchenwürmer 320
Kochsche Kugeln 104, 106, 109
Köderfallen 49
Körperwanderung 11, 185
Kötengrind 217
Kokzidien 3, 21, 38, 290
Kokzidiose 22, 173, 291, 344, 423
Kokzidiostatika 359, 425, 430
Kommensalismus 1, 2, 301
Komplementaktivität 57
Komplementbindungsreaktion
  (KBR) 38, 142, 160, 243, 245, 249,
  295, 311, 351, 361, 440
Kompostierung 33, 434
Kompressorium 47, 314
Kondition 23
Konjugation 4, 5
Kontaktinfektion 20
Kontaminative Übertragung 19
Kopfräude 217
Koppelschafhaltung 93
Koprophagie 273
Korlan-E 406
Kortikosteroide 67, 350
Kotuntersuchung 26, 40
Kresole 392
Kreuzimmunität 429
Kreuzlähme 242
Kreuzresistenz 433
Kriebelmücken 16, 222, 224, 226, 228,
  284, 333, 338, 416, 444
Krustazeen 14
Kryptosporidiendiagnose 34
Kryptosporidiose 73, 300
Kudu 59, 83
Künstliche Besamung 62
Kunsttränke 120, 130, 266
Kupfersulfat 452, 497
Kutikula 10

Laminosioptes 15
–, cysticola 474
Laminosioptidae 15
Langzeitmedikation 328
Lanzettegel 125
Larva migrans 339, 390
Larvatrol 28
Larvenkultur 44, 167
Larvizid 29
Lasalocid 67, 294, 429, 432, 433
Latex-Test 119
Läuse 15, 18, 218, 233, 282, 302, 333,

Läuse
  336, 412
Laufstall 185
Lausfliegen 16, 218, 233, 239, 283,
  443, 489, 492
Laussucht 333
Lebendvakzine 25
Leberegelseuche 113
Leberfäule 113
Leberkokzidiose 500
Lecksteine 489
Lederzecken 14, 204, 466
Leishmania 4, 37, 38
–, donovani 340, 341
–, tropica 341
Leishmaniose 340
Lemnisken 13
Lentospora 5
Lepikentron 15, 220
–, ovis 222
Leptosphyra 15
–, velata 471
Leptothylacus 369
Lerbek 431, 496, 503
Leucochloridium 7
Leucocytose 98, 126
Leucocytozoon 5, 442, 443, 444
–, anseris 444
–, caulleryi 444
–, simondi 444
–, smithi 444
Leukopenie 109, 226
Leukose 60, 428
Levamisol 157, 160, 186, 191, 195,
  197, 198, 199, 258, 274, 314, 317,
  319, 323, 324, 330, 378, 382, 383,
  384, 392, 395, 398, 456, 459
Libellen 228
Libellula 448
Ligamentum nuchae 278
Ligula 9
Limax 383
Limicolaria 127
Lymnaea 446
–, columella 113
–, natalensis 123
–, peregra 116
–, tomentosa 113
–, truncatula 113, 116, 119
Linguatula 14, 401
–, serrata 201, 333, 400
Linguatulidae 14
Linguatuloidea 14
Linognathidae 16, 218
Linognathus 16, 218, 219
–, oviformis 220
–, ovillus 220
–, pedalis 220
–, setosus 412
–, stenopsis 220
–, vituli 219
Lipeurus 15, 475
–, caponis 477
Liponyssus 469
–, sylviarum 469
Lipoptena 16

Lipoptena
–, capreoli 239
–, cervi 239, 240, 492
Listeria monocytogenes 205
Listrophoridae 15
Listrophorus 15
–, gibus 508
Litomosoides 13
Loa loa 13
Lobopodien 4
Lobosa 4
Lomasept 347, 392, 434
Longizid 157
Lopatol 376, 377, 378, 400
Louping ill-Virus 80, 205
Lucilia 16, 202, 232, 338, 416, 489,
  490
–, sericata 233
Lugolsche Lösung 34, 154
Lumbricus terrestris 170, 316
Lunge 46
Lungenwürmer 151
Lymphknotenausstrich 107
Lymphokine 25
Lymphozyten 24
–, B-Lympho 25
–, T-Lympho 24, 429
–, Killerlympho 25
Lymphozytose 101, 226
Lyperosia 16, 198
Lysoask 32, 392
Lysococ 32, 67, 347, 434
Lysol 61

Macracanthorhynchus 14, 304
–, hirudinaceus 332, 493
Macronyssidae 14
Mäuseinokulationstest 78, 79, 81,
  245, 295, 348, 440
Magendasseln 16
Magenhabronematose 275, 276, 285
Magenwürmer 151, 165
Maikäfer 332
Makrofilarien 196
Makrogamet 4, 5
Makromerozoiten 362
Makrophagen 172
Makroschizont 64, 65, 69, 70
Malathion 469
Mal de Caderas 242
Mallophaga 15, 218, 220, 221, 233,
  282, 475
Malpighische Gefäße 14
Malteserkreuz 249
Mandibulata 15
Mangelkrankheiten 122
Mansonil 130, 136, 376, 378, 447, 452,
  453, 459
Mareksche Hühnerlähme 428, 479
Marginalfurche 203
Marshallagia 12
–, marshalli 177, 434
Mastdarmvorfall 287
Mastigophora 4
McMaster-Methode 37, 44
Mebendazol 127, 136, 140, 142, 144,

Mebendazol
  149, 160, 164, 189, 254, 258, 267,
  268, 273, 288, 306, 308, 317, 323,
  324, 328, 377, 381, 387, 388, 392,
  400, 452, 459, 461, 486, 497, 506
Mebenvet 324, 456, 459
medikiertes Futter 494, 507
Megninia 15, 498
–, columbae 471
–, cubitalis 471
–, ginglymura 470, 471
Mehlis'sche Drüsen 6
Mehlkäfer 451
Melophagus 16, 60, 240
–, ovinus 239
–, rupicaprinus 492
Membranfütterung 58
Menning-Falle 231
Menopon 15, 475
–, gallinae 476
Menschenfloh 338, 413, 414
Menschenläuse 15
Merogonie 4, 5
Mesocestoides 9, 368, 369, 375, 376,
  378
–, corti 370, 376
–, leptothylacus 369
Mesocestoididae 9, 369
Mesoknemidocoptes laevis 474
Mesostigmata 14
Metagonimus 8
Metaphylaxe 27, 29, 156, 157, 186
Metastigmata 14
Metastrongylidae 12
Metastrongylidose 315
Metastrongylus 12, 304, 324
–, apri 315, 316, 317, 493
–, confusus 316, 493
–, pudendotectus 315, 316, 493
–, salmi 315, 316, 493
Metazerkarien 7, 113
Metazestoden 9, 145, 254
metazyklische Form 56
Methodik 1, 34
Methylbenzoat 431, 496, 503
Methylbromid 435
Metichlorpindol 433
Metorchis 8
–, albidus 365
–, bilis 449
Metrifonat 405, 416
Metronidazol 62, 302, 344, 421, 422
Micronema 11
–, deletrix 256
Micronematose 256, 257
Microsomacanthus 452
–, collaris 452
–, compressus 452
Microspora 5
Microsporea 5
Microsporida 5
Mieschersche Schläuche 85, 297
MIFC 35, 36, 39
Mikrofilarien 20, 45, 196, 396
Mikrogamet 4, 5
Mikroklima 20

Mikropräzipitation 390
Mikropyle 63
Mikrothriches 9
Mikrovilli 10
Milben 202
Milbenseuche 514
milk spots 326, 327, 328, 391
Mineralstoffmangel 20
Mirazidium 113
Mischinfektion 23
Mist 33, 114
Mistkäfer 265, 450
Mitochondrien 5
Mittelmeerfieber 108
Molluskizide 120, 130
Monacha 163
Mondblindheit 278
Monensin 67, 71, 72, 429, 431, 433, 496, 503
Moniezia 9, 114, 134, 253, 482
–, benedeni 134, 136
–, expansa 134, 136
Moniliformidae 14
Moniliformis 14
Monocercomonadida 4, 418
Monocercomonas cuniculi 499
Monogenea 6, 7
Monoinfektion 23
Monoxene Parasiten 18
Monozytose 98
Moosmilben 254
Moranteltartrat 186, 187, 189, 191, 328
Mücken 16, 218, 222, 277, 282
Muellerius 12, 158, 164
–, capillaris 161, 162, 163, 483
–, tenuispiculatus 483
Muffelwild 81, 154, 183, 184
Mules-Operation 233
Multiceps 369, 375
–, multiceps 371, 374
–, serialis 372
Musca 16
–, amica 196
–, autumnalis 196, 231, 232
–, convexifrons 196
–, corvina 196
–, domestica 198, 231, 232, 275, 284
–, humilis 275
–, larvapara 196
–, lusoria 198
Muscidae 16, 231, 284
Muscinae 231
Muscomorpha 16
Muskelegel 303
Mutterlose Aufzucht 68
Mutualismus 1, 2
Myiasis 202, 233, 280, 338, 416
Myobia 15
Myobiidae 15
Myocoptes 15
Myocoptidae 15
Mykose 282
Myositis 89
Myxobolidae 5
Myxobolus 5

Myxospora 5
Myxozoa 5

Naegleria 5
Nährmedium 62
Naganol 243
Nagemilben 214
Nanophyetus 8
Naphthalin 517
Narasin 429, 432, 503
Nasendasseln 234, 235, 285, 490
Nasenrachenbremsen 234, 287, 490
Natriumpentachlorphenolat 452
Natriumsulfadimidin 437
Natronlauge 256, 315, 388
Ndama 58
Neguvon 267, 268, 288, 405
Nemathelminthes 1, 6, 10
Nematocera 16, 222, 223
Nematoden 1, 10, 11, 147
Nematodirose 174, 179
Nematodirus 12, 27, 44, 114, 165, 174, 180, 186, 191, 484
–, abnormalis 484
–, battus 166, 174, 179, 180, 484
–, europaeus 484
–, filicollis 172, 174, 179, 180, 484
–, helvetianus 168, 174, 179, 180, 484
–, roscidus 484
–, spathiger 174, 179, 180, 484
Neminil 189, 267, 324
Nemural 376
Neoechinorhynchida 13
Neoknemidocoptes 15
–, gallinae 473
neonatale Diarrhoe 75
Neopynamin 404
Neoschöngastia xerothermobia 211
Neostrongylus 12, 158, 164
–, linearis 163, 483
Neotrombicula 15, 281
–, autumnalis 210, 211, 280, 406, 487
–, desaleri 487
Nestmilben 15
Nicarbacin 429, 431
Niclofolan 120, 251, 303
Nicrazin 431
Niclosamid 130, 136, 376, 378, 447, 452, 459, 505
Nierenkokzidiose 437
Nifursol 420
Niridazol 302
Nissen 219, 220, 282
Nitrobenzamide 431
Nitrophenole 120
Nitroscanat 376, 377, 378, 387
Nitroxynil 120, 198, 235
Nocht-Röhrchen 49
Nosema 5
–, apis 513
Nosemack 514
Nosematidae 5, 513
Nosematose 513
Nosopsyllus 16
Notocotylidae 8
Notocotylus 8

Notoedres 15
–, cati 408, 409, 508
Noviben 150, 324

Obeliscoides 12
Oberflächenantigen 57, 59
Octomitus 4
Odagmia 16, 200
–, ornata 225, 283
Oedemagena 16, 492
–, tarandi 492
Oesophagodontus 12, 259, 264
Oesophagostomum 12, 114, 181, 189, 301, 304, 308, 319, 324, 327, 328, 484
–, columbianum 181, 182, 183
–, dentatum 320, 321, 322, 493
–, granatensis 320
–, longicaudum 320
–, quadrispinulatum 320, 321, 322, 323
–, radiatum 181, 183, 484
–, venulosum 181, 182, 484
Oestradiol 308
Oestridae 16, 234
Oestrinae 16
Oestrus 16, 202, 234
–, ovis 235, 491
Ohrenzecken 204
Ohrräude 281, 408, 410, 508
Oligacanthorhynchida 14
Oligohymenophora 5
Oligoxene Parasiten 18
Ollulanidae 12, 332
Ollulanus 12, 331, 378
–, tricuspis 331, 332, 398, 399
Onchocerca 13, 486
–, cervicalis 277, 278, 279
–, cervipedis 486
–, flexuosa 486
–, garmsi 486
–, gutturosa 200, 201, 278
–, lienalis 201
–, raillieti 278
–, reticulata 277, 278, 279
–, tarsicola 486
–, tubingensis 486
–, volvulus 201
Onchocercidae 13, 273
Onchozerkose 277
Oncomelania 132
–, formosana 132
–, hupensis 132
–, nosophora 132
–, quadrasi 132
Onkosphäre 8
Ontophagus 265
Ookinet 4, 104, 362
Oozyste 4
Operculum 7, 8
Ophidascaris 12
Ophryoscolex 5, 112
Opisthorchiidae 8, 365, 449
Opisthorchis 8, 364
–, felineus 303, 363, 365
Organotropismus 22
Organtupfpräparate 35

Oribatella 253
Oribatiden 134, 253, 370, 453
Orientbeule 341
Orienthobilharzia 133
–, turcestanicum 133
Ormetropin 432
Ornithocheyletia 15
–, hallae 469
Ornithodoros 14
–, lahorensis 204
–, savignyi 204
–, turicata 204
Ornithonyssus 14
–, sylviarum 469
Oslerus 382
–, osleri 382
Ostertagia 12, 22, 27, 114, 152, 155, 165, 170, 177, 180, 186, 187, 188, 189, 190
–, circumcincta 177, 178, 180, 191, 323, 484
–, leptospicularis 168, 169, 484
–, lyrata 177
–, occidentalis 484
–, ostertagi 151, 168, 169, 177, 180, 484
–, pimata 180, 484
–, trifurcata 177, 180, 484
Ostertagiose 21, 170
Othämatom 409
Otitis externa parasitaria 408
Otobius 14
–, megnini 204
Otodectes 15
–, cynotis 408, 409, 413
Ovarium 6, 8
Ovassay 35, 39, 42
Ovatector 39, 42
ovipar 11
Ovis musimon 480
Ovitelmin 136, 189
ovovivipar 11, 160, 274
Oxantelpamoat 378
Oxfendazol 136, 157, 160, 187, 190, 254, 258, 267, 273, 274, 276, 317, 324, 387
Oxibendazol 189, 254, 256, 267, 268, 273, 274, 276, 324, 461, 506
Oxyclozanid 120
Oxytetrazyklin 301
Oxyurata 272, 301
Oxyurida 12, 254
Oxyuridae 12
Oxyuridose 272
Oxyuris 12, 255, 267
–, equi 252, 272, 273

Pachydermie 246
Palisadenwürmer 259
Panacur 136, 157, 189, 267, 324, 377, 378, 384, 459
Pancoxin 430, 496, 503
Pansenegelkrankheit 128
Panseninfusorien 112
Parabasalkörper 4, 62
Parabronema 12, 13

Parafilaria 13, 196
–, antipini 198
–, bovicola 198
–, bulgarica 198
–, multipapillosa 275, 276, 279
Parafilariose 198, 276
Parafilaroides 12
Paragonimus 8, 367
–, kellicoti 366
–, westermani 366
Parakeratose 335
Paramphistomidae 7
Paramphistomina 7
Paramphistomum 7, 113, 114, 128, 151
–, cervi 128, 129
–, daubneyi 128
–, hiberniae 128
–, ichikawai 128
–, leydeni 128
–, microbothrium 128
–, sertiae 128
Paranisakis 12
Paranoplocephala 9, 253
–, mamillana 253
–, wimerosa 505
Parascaris 12, 255, 267
–, equorum 18, 252, 270
Parasitenbekämpfung 26
Parasitismus 2
Parasitiformes 14
parasitifug 29
parasitizid 29
parasitophore Vakuole 85, 346
Paratect-Bolus 156, 186, 187, 189
Parbendazol 189, 191, 267, 324
Parelaphostrongylus 12
Parhistomonas 340
–, major 340
–, perniciosus 340
–, wenrichi 420
Parthenogenese 14
PAS-Färbung 76, 420
Passalurus 12, 499
–, ambiguus 505, 506, 507
passive Immunität 24
Pasteurella 468
Patenz 23
Pathogenese 1, 21
Pathogenität 21, 22
Pediculidae 15
Pediculus 15
Peitschenwürmer 147, 309
Pelodora strongyloides 400
Pentamidin 341
Pentastomiden 1, 14, 201, 333
Pentastomum 400
–, denticulatum 401
Pentatrichomonas 63
–, bovis 63
Pentoetham 341
Pepsinogentest 27, 45, 167, 170
Pepsinverdauung 90
Perchloräthylen 328
Perfusionsmethode 47
periodische Augenentzündung 278

perkutane Infektion 19
Permanet 479
Permethin 232, 469
Persicargas 466
Pferdelaus 282
Pferdelausfliege 288
Pfriemenschwanz 272, 462
Phagozytose 4, 23
Pharyngomyia 16, 234
–, picta 491
Phasmidien 11
Pheidole 450
Phenamidin 361
Phenanthridinium 59
Phenole 392
Phenothiazin 190, 191, 268, 463, 517
Pheromone 28
Philipomyia 16
Phlebotomidae 16, 340
Phlebotomus 16
Phosmet 227
Phosphorsäureester 206, 210, 220, 233, 237, 280, 281, 283, 285, 336, 337, 403, 405
Photophobie 197
Phoxin 216, 217, 220
Phthirus 15
Physaloptera 13
Physalopteridae 463
Physocephalus 13, 304, 332, 493
–, sexalatus 331
Pilobolus 153
Pinguinstellung 448
Piperazin 195, 267, 268, 269, 271, 273, 274, 322, 324, 328, 378, 391, 459, 461
Piroplasmenantigen 107
Piroplasmia 5
Piroplasmida 5, 97
Piroplasmose 97
Pirvedine 361
Plagiorchiidae 8
Plagiorchis 8
Planorbis 128, 131, 446
Plasmazellen 25
Plasmodiidae 5
Plasmodiidose 442
Plasmodium 5, 38, 442
–, circumflexum 443
–, gallinaceum 442, 443
–, juxtanucleare 442
–, praecox 443
Plathelminthes 1, 6
Platycuemis 448
Plerozerkoid 9, 308
Pneumonyssus 14
Pneumostrongylus 12
Pökelung 76
Polfadenapparat 513
Polkappe 63
Polkörperchen 63
Polymorphida 13
Polymorphus 13
–, boschadis 465
Polyplastrum 112
Polyplax 16
Polystoma 7

Polystomatidae 7
Porocephalida 14
Postmortale Untersuchung 46
Postodiplostomum 7
post parturient rise 166
Poteriostomum 12, 265
pour on-Methode 220, 238, 240, 283, 285, 337, 413, 415
Prämunisierung 102
Prämunität 24, 101, 109, 110
Präpatenz 22, 26
Präpuppen 239
Präzipitation 25
Präziquantel 133, 140, 142, 144, 306, 365, 367, 376, 377, 378, 452, 459
Primäre Parasitose 22
Primärlarve 401
Primaquine 361
Proban 403, 406
Probenzimidazol 268
Proboscis 13
Probstmayria 12
–, vivipara 12, 272, 273
Procercoid 9
Proliferationszone 8
promastigote Form 56
Propoxur 404
Prophylaxe 27
Propylenglycol 406
Prosimulium 16
Prosthenorchis 14
Prosthogonimidae 8, 447
Prosthogonimus 8, 446, 447
–, longus morbificans 448
–, pellucidus 447, 448
Prostigmata 15
Proteus vulgaris 509
Prostomatida 5
Prothidium 39
Protonymphe 334
Protostrongylidae 12, 151, 152
Protostrongylus 12, 158, 161, 164
–, austriacus 483
–, brevispiculum 161
–, commutatus 505
–, davtiani 161
–, hobmaieri 161
–, rupicaprae 483
–, rufescens 161, 163
–, skrjabini 161
–, stilesi 161
Protozoen 1, 2, 4, 55, 242, 290, 340, 418
Protozoologische Methoden 1
Przhevalskiana 234
Pseudaliidae 12
Pseudalius 12
Pseudamphistomum truncatum 365
Pseudocoel 13
Pseudodiscus collinsi 251
Pseudohyphen 420
Pseudoküstenfieber 109
Pseudomonas 405
–, aeroginosa 509
Pseudophyllidae 8, 9
Pseudopodien 2, 4

Pseudoscabies 489
Pseudotuberkel 132
Psilotrema 449
–, swerimensis 449
–, spiculigerum 449
Psorergates 15
–, bos 211
–, ovis 211
Psorergatidae 15, 203
Psoroptes 15, 212, 213, 214, 281, 499
–, cuniculi 217, 281, 508, 511
–, equi 281
–, natalensis 216
–, ovis 215, 216
Psoroptidae 15, 203, 212, 280, 407
Pterolychus 498
Pterygota 15
Pulex 16
–, irritans 338, 413, 414
Pulicidae 413
Pupipara 240, 443
Pyometra 62
Pyrantelpamoat 267, 274, 378, 387, 388, 392
Pyranteltartrat 189, 254, 268, 269, 273, 319, 324, 328, 457, 458, 462, 486, 510
Pyrethrine 207, 283, 498
Pyrethroide 207, 216, 220, 227, 232, 233, 283, 284, 336, 338, 410, 510
Pyrethrum 282, 338, 404, 410, 415, 467, 498
Pyridine 433
Pyridinole 431
Pyrimethamin 349, 352, 430, 432, 444, 503
Pyrimidine 433

Quesenbandwurm 371
Quinapyramin 59, 242
Quinoline 431, 433

Rachenbremse 490
Radioimmunassay 101
Räucherstreifen 516
Räude 20, 212, 333
Rafoxanid 120, 121, 122, 123, 235, 251, 481, 491
Raillietina 10, 446, 449, 451, 496
–, bonini 453
–, friedbergeri 496
–, cesticillus 450, 451, 452
–, echinobothrida 450, 451, 496
–, tetragona 450, 451
Randschild 203
Ranide 121, 235, 251, 481, 491
Ratemia 16
–, squamulata 282
Raubmilbe 410, 508
Receptaculum seminis 6
Redien 7, 113
Red water 99
Reed buck 59
Regenbremse 284
Regenwurm 137, 316, 399, 418, 452, 455, 458, 497

Rehbremse 490
Rehdassel 492
Rehwild 81, 94, 183, 184, 197
Reinfektion 23
Rentier 83, 483
Repellentien 231, 289, 407
Reservoir-Wirt 19
Residualeffekt 208
resin-strips 477
resistente Zeckenstämme 208
Resistenz 23, 232
–, aktive 23
–, natürliche 23
–, passive 23
–, Alters 24
–, Rassen 24
Resochin 341
Resorantel 130
Respiratorisches Syndrom 227
Reticularia 13
Reticulariidae 13
Retikulipeurus 15
Retikulopodien 4
Retortamonas 499
–, cuniculi 499
Rhabdiasidae 11
Rhabdias 11
Rhabditida 11, 254
Rhabditis 400
Rhinitis atrophicans 291, 315
Rhinoestrus 16, 285
–, purpureus 285
Rhinozerushaut 214
Rhipicephalus 14, 60, 105, 107, 202, 248
–, appendiculatus 107, 108, 110
–, bursa 99, 102, 110, 205, 248
–, evertsi 110, 249
–, sanguineus 204, 248, 360, 362, 402, 404
–, turanicus 248
Rhizopodea 4
Rhoptrien 5
Rhynchophthirina 15
Rickettsien 203, 302
Riesenkratzer 332
Rinderbandwurm 137
Rinderbremse 228, 284
Rinderlaus 219
Rintal 157, 189, 258, 267, 268, 324
Rivoltasia 15
–, bifurcata 472
Robenidin 429, 431, 496, 503
Robenz 431
Röhrenkiemen 220
Rofenaid 432
Rompun 398
Ronidazole 422, 423
Ronnel 406
Rostellum 8
Rotationsweide 155, 188
Rotaviren 73
rote Ruhr 66, 424
rote Vogelmilbe 467
Rotwild 81, 94, 102, 183, 197
Rotwurmseuche 458

Roxarson 432
Rückstände im Fleisch 216
Rückstände in Milch 202, 216, 228
Ruhestadien 153, 166, 320
Ruhramöbe 343
Rumefite-Wermablock 190
Rupicapra rupicaprae 480

Sabin-Feldman-Test (SFT) 38, 78, 79, 80, 245, 299, 349, 351, 355, 440
Saisondynamik 316
Salicylanilide 120
Salinomycin 67, 429, 431, 432, 503
Salivaria 56
Salmonellose 438
Salzlecken 190
Sammelweiden 155
Samorin 59, 242, 243
Sandbäder 408
Sandmücken 16
Sandkästen 33, 351
Sarcocystidae 5
Sarcocystis 32, 38, 85, 86, 339, 344, 347, 364
–, alceslatrans 94, 356, 357
–, bertrami 246
–, bovicanis 87, 356
–, bovifelis 87, 88, 356
–, bovihominis 87
–, cameli 356
–, capracanis 93, 356
–, capreolicanis 94, 356, 481
–, cervi 94
–, cruzi 87, 88, 356
–, cuniculi 356
–, cyrunsis 356
–, equicanis 246, 356
–, fayeri 246, 356
–, fusiformis 356
–, gigantea 90, 91, 92, 356
–, gracilis 94, 356, 481
–, haemionilatrantis 356
–, hirsuta 87, 88, 356
–, hominis 87, 88
–, horvathi 441
–, leporum 356
–, levinei 356
–, medusiformis 90
–, miescheriana 297, 356, 359, 493
–, monlei 93
–, muris 356, 358, 359
–, odocoileocanis 356
–, ovicanis 90, 356
–, ovifelis 90
–, rileyi 356
–, suicanis 297, 356, 493
–, suihominis 297, 299
–, tenella 90, 91, 92, 93, 94, 356
Sarcodina 4
Sarcomastigophora 4
Sarcophaga 16, 232, 234
Sarcophaginae 16, 232, 233
Sarcopterinus 15
Sarcoptes 15, 212, 214, 281
–, bovis 214
–, canis 407, 409

Sarcoptes
–, cuniculi 508
–, equi 283
–, ovis 217
–, rupicaprae 217, 487, 488
–, suis 334, 338, 493, 494
Sarcoptidae 15, 203, 212, 280, 407
Sarkozystose 85, 246, 297, 356, 441
Sauggruben 8
Saugmilben 214
Scarabaeus sacer 136, 394
Schaben 440
Schadwirkung 21
Schafbremse 235
Schafduschen 216
Schafgesundheitsdienst 71, 216
Schafläuse 220
Schafzecke 206
Scheinräude 335, 489
Scheloribates 253
–, laevigatus 136
Schildzecken 14, 280
Schistocephalus 9
Schistosoma 7, 113, 151
–, bovis 122, 131, 133
–, haematobium 131
–, indicum 251
–, japonicum 131, 132
–, leiperi 131
–, mattheei 131, 132, 133
–, spindale 251
Schistosomatidae 6, 7
Schistomatose 131
Schizogonie 3, 4, 65
Schizontenantigen 107
Schizopyrenide 5
Schlammbelebung 33
Schlammpasteurisierung 139
schlecht heilende Sommerwunden 275
Schleimhautabstriche 67
Schleppgeißel 2
Schleuderkrankheit 491
Schluckimpfung 156
Schmeißfliegen 232, 333, 338, 416
Schmetterlingsmücken 340
Schneckenbekämpfung 120, 498
Schockwirkung 22
Schwachfinnigkeit 140, 305
Schwanzräude 215
Schwarzwild 299, 310, 331, 332, 336, 368, 493
Schwefelkohlenstoff 392
Schweinefließmist 33
Schweine-Influenza 317
Schweinelaus 336
Schweinepest 317
Scolaban 376, 378
Scolex 8, 9
Scolexpräzipitation 146
screw worm-disease 233
SDG 118
Sebacil 208
Secernentea 11
Sedimentationsverfahren 40, 42, 43, 119, 126, 244, 303
–, modifiziert (Dicrocoelium) 43

Sekrete 22
sekundäre Parasitose 22
Sekundärinfektion 23
Sekundärlarve 401
Selbstheilung 166, 173, 318
Selendisulfid 400
selfcure 25, 166, 176
Serologische Nachweismethoden 37
Setaria 13, 196, 486
–, digitata 199
–, equina 277, 279
Setariidae 273
Setariose 199, 276
shuttle system 433
Sicherheitsindex 30, 121, 268, 324, 328
Silage 120
Simondsia 13
–, paradoxa 331, 332, 493
Simuliidae 16, 222, 224, 283, 338
Simuliotoxikose 227, 284
Simulium 16, 200, 224
–, reptans 225
Siphona 16, 232
–, irritans 232
–, stimulans 232
Siphonaptera 16, 477
Sklerodermie 246
Skrjabinagia 168
–, kolchida 484
–, lyrata 168, 170, 180, 484
Skrjabinema 12
–, ovis 484
–, rupicaprae 484
Skrjabingylidae 12
Skrjabingylus 12
Sobelin 352
Sobolevicanthus gracilis 452
Sodalösung 388, 497
Solenopotes 16, 218, 219
–, capillatus 219
somatischer Wanderweg 19, 390, 393
Somatoxenie 1
Sommerausschlag 198
Sommerbluten 275, 276
Sommerdiarrhoe 233
Sommermastitis 231, 232
Sommerostertagiose 171
Sommerwunden 198, 275, 285
Sparganum 208
Spartrix 423
Speckkäfer 451
Spicocaulus 12
Spiculopteragia 12
–, asymmetrica 484
–, böhmi 484
Spikula 11, 151
Spilopsyllus cuniculi 510, 511
Spiramyzin 352
Spirocerca 13, 364
–, lupi 394, 395
Spirocercidae 13
Spirometra 9, 367
–, erinacei 368
–, europaei 368
–, felis 368

Spirometra
–, mansoni 368
–, mansonoides 368
Spironucleus 4
Spirurida 13, 254, 273, 394, 463
Spiruridosen 273
Splenektomie 101
Splenomegalie 98, 249
Sporogonie 3, 5
Sporokinet 97
Sporozoa 5
Sporozoit 5
Sporozysten 7, 113
–, Restkörper 63
spot on-Methode 220, 238
Spray 208, 215
spring rise 166, 167
Spritz-dip 208
Sprung-dip 208
Spulwürmer 381
Stachellarve 202
Stadium-zu-Stadium-Übertragung 97, 98
Stallfliege 231
Standweiden 190
Stapelwirt 460
Staphylococcus 405
–, albus 504
–, aureus 509
Starkfinnigkeit 305
Statyl 503
Stechfliegen 284
Stechmücken 16, 28, 222, 223, 396
Steinwild 183, 184
Steißräude 281
Stenorol 431, 496
stenoxene Parasiten 18, 21
Stephanofilaria 13, 196, 198
–, stilesi 198
Stephanofilariose 196
Stephanurus 12
–, dentatus 330
Stercoraria 56
sterile male-Technik 28, 58
Stichosom 10, 11
Stieda-Körperchen 63
Stigmenplatte 203, 237
Stilesia 9, 134, 135, 136, 482
–, globipunctata 134
–, hepatica 136
–, vittata 135
Stilbamidin 341
Stomacher-Verfahren 47
Stomoxynae 231
Stomoxyn 232
Stomoxys 16, 231, 242
–, calcitrans 231, 232, 275, 285
Strahlenkörper 97
strategische Bekämpfung 30
Streifensommerekzem 287
Streptocara 13, 463
–, crassicauda 464
–, pectinifera 464
Streptopharagus 13
Strickleiternervensystem 14
Strigea 7

Strigeidae 7, 445
Stripping Effekt 208, 232
Strobila 8
Strobilocercus 9
–, fasciolaris 369, 371
Strongid-P 267
Strongylida 11, 12, 151, 254
Strongylidae 12, 151, 152, 181, 259
Strongylidosen 22, 149, 151, 181, 186, 255
Strongylinae 259
Strongyloides 10, 11, 39, 113, 252, 255, 267, 304, 316, 324, 327, 328
–, papillosus 149, 150, 255
–, ransomi 312, 313
–, stercoralis 399
–, westeri 255, 256
Strongyloididae 12
Strongylus 12, 189, 252, 259
–, asini 264
–, edentatus 259, 262, 263, 264, 267
–, equinus 259, 261, 262, 263, 267
–, vulgaris 21, 259, 260, 261, 262, 263, 267, 268
Suanovil 352
Stubenfliege 198
Stylus 223
Styrax 210
Succinea 161, 383
Suifilaria 13
Sulfachlorpyrazin 430
Sulfadiazin 35
Sulfadimethoxin 430, 432, 437
Sulfadimidin 430, 440
Sulfadoxin 347
Sulfamerazin 352
Sulmet 445
Sulfamethazin 67, 294, 352
Sulfamethoxazol 347
Sulfaquinoxalin 294, 436, 496, 503
Sulfonamide 85, 294, 296, 347, 349, 351, 430, 444, 503
Superinfektion 23
Surface coat 6
Surra 59
Suspensionsverfahren 32
Suszeptibilität 21
Swiss rickettsia 205
Symbiose 1, 2
Symptomatische Therapie 30
Synanthik 136, 157, 189, 267
Syngamidae 12, 106
Syngamus 12, 446, 459, 495
–, trachea 456, 458, 497
Synzytium 6, 13
Syphacia 12
Syphaciidae 12, 506
Syringophilidae 15, 469
Syringophilus 15, 469
–, bipectinatus 470
Systamex 136, 157, 189, 267
Systematik 9, 11, 13

Tabanidae 16, 56, 228
Tabaniden 229
Tabanomorpha 16

Tabanus 16, 60, 228, 242, 284
–, bovinus 228
–, bromius 228
–, fuscicostatus 284
–, sudeticus 228
Taenia 9, 364, 378
–, cervi 371
–, coenurus 371
–, gaigeri 145
–, hydatigena 139, 141, 142, 305, 370, 378
–, marginata 370
–, multiceps 142, 371
–, ovis 139, 142, 371, 378
–, pisiformis 371, 377, 505
–, saginata 9, 137, 138
–, solium 18, 378
–, taeniaeformis 9, 25, 377
Taeniidae 9, 369
Talerflecken 242
Tartarus stibiatus 133
Task 378
Taube 438, 442
Taubenfloh 477
Taubenwanze 477
Tauchbehandlung 336
Taxonomie 2
Teladorsagia 177
–, dautiana 177
Telamon 151
Teleonymphe 344
Telmin 267, 268, 288, 377, 378, 381
Tenac 378
Tenoban 376
Terenol 130
Terminallarven 201, 401
Terramycin 109, 302
Testosteron 308
Tetrachlorvinphos 232, 469
Tetracyclin 108
Tetrameres 13, 463
–, fissispinus 463
Tetrameridae 13
Tetramisol 384
Tetramorium 450
Tetrathyridium 369, 370
–, bailleti 379
–, elongatum 379
Tetratrichomonas bovis 63
Tettnang-Virus 205
Texasfieber 99
Theba 161, 163
Theileria 5, 27, 38, 97, 203
–, annulata 105, 107, 108, 109, 110
–, hirci 110
–, lawrencei 107, 108
–, mutans 107, 108, 109
–, orientalis 107, 109
–, ovis 110
–, parva 24, 97, 106, 107, 108, 109
–, taurotragi 110
–, velifera 106, 110
Theileriidae 5, 97
Theileriose 104
Thelazia 13, 22, 196
–, alfortensis 196

Sachverzeichnis

Thelazia
–, gulosa 196
–, lacrymalis 273, 274
–, rhodesi 196
–, skrjabini 196
Thelaziidae 13, 273
Therapie 27, 29
Thiabendazol 157, 189, 191, 251, 256, 267, 268, 269, 271, 276, 314, 324, 459, 462, 506
Thiacetarsamid 397
Thiamin 431
Thibenzole 127, 150, 189, 324, 459
Thiodarn 58, 410
Thiophanat 191, 268
Thominx 454
–, contorta 455, 456
–, phasianina 496
–, retusa 454, 456
Thrombopenie 109
Thrombus 260
Thuricide 28
Thysaniezia 9, 134, 135, 136
–, giardi 134
Thysanosoma 9, 134
–, actinioides 134, 136
Tiamulin 432
Tibimix 324
Tiefkühlung 296
Tierläuse 16
Tierversuch 37, 51, 243
Tiguvon 220, 283, 285, 337, 415
Tioxidazol 268
Toluolsäurediäthylamid 228
Topclip 189
Toxascaris 12, 364, 392
–, leonina 387, 389, 390, 391, 392
Toxizität 23, 94
Toxocara 12, 33, 364, 392
–, canis 19, 22, 195, 327, 339, 387, 389, 390, 391
–, cati 393
–, mystax 327, 393
–, vitulorum 114, 194, 195
Toxogonie 400
Toxoplasma gondii 32, 33, 37, 38, 76, 77, 78, 81, 245, 294, 296, 339, 344, 347, 348, 349, 374, 440, 493, 499, 503
Toxoplasmatidae 5
Toxoplasmen 5
Toxoplasmose 76, 245, 294
Tracheata 15
trachealer Wanderweg 11, 19, 389, 393
Tracheenmilbe 514
Tracheophilus cymbicus 449
transovarielle Übertragung 5, 97, 98, 99, 102
Transportwirt 19
Trematoden 1, 6, 113, 251, 290, 303
Triazin 233
Tribozytisches Organ 7
Trichinella 11
–, spiralis 18, 25, 257, 310, 311, 493
Trichinellidae 11, 310
Trichinellose 257, 310

Trichinenschau 311
Trichlorfon 233, 267, 268, 269, 276, 288
Trichobilharzia 7, 449
Trichocephalus 147
Trichodectes 15
–, canis 374, 413
Trichomonadidae 4
Trichomonadose 55, 61, 243, 291
Trichomonas 4, 35, 38
–, buttreyi 291
–, equi 243
–, equibuccalis 243
–, gallinae 421
–, gallinarum 421, 423
–, intestinalis 364
Trichonema 12, 265, 266
Trichonematinae 264, 265
Trichomosoides 11
–, crassicauda 11
Trichophytie 215, 217
Trichostomatida 5
Trichostrongylidae 12, 151, 152, 165, 318
Trichostrongylidose 165, 167, 168, 186, 258
Trichostrongylus 12, 114, 165, 191, 267
–, askivali 484
–, axei 165, 168, 171, 172, 176, 177, 178, 180, 189, 258, 332, 484
–, capricola 484
–, colubriformis 178, 180, 484
–, longispicularis 171, 178, 484
–, retortaeformis 505, 506
–, tenuis 456
–, vitrinus 172, 178, 180, 484
Trichterverfahren 258, 273
Trichuridae 10, 11, 147
Trichuris 11, 114, 147, 189, 304, 324, 328, 363, 364, 378, 486
–, campanula 381
–, capreoli 484
–, discolor 147, 148
–, globulosa 147, 148, 484
–, leporis 505
–, ovis 147, 148, 149, 484
–, serrata 381
–, skrjabini 147, 148, 484
–, suis 308, 493
–, trichiura 309
–, vulpis 381, 382
Trichuridose 147
Triclabendazol 120, 121, 251
Trimenopon 15
Trimethoprim 347
Trinoton 15
Triodontophorus 12, 259
–, serratus 264
Triplexan 410
Triprissen 347
Tritrichomonas 4, 291
–, enteris 63
–, foetus 25, 37, 62, 63, 291
–, rotunda 291
–, suis 62, 291

Trockenlegung 120
Trockenschlamm 47
Troglotrema 8
Troglotrematidae 8, 449
Trombicula 15
–, desaleri 407
Trombiculidae 15, 203, 406
Trombidiose 210, 280, 406, 487
Tropische Rindertheileriose 108
Trophozoit 5
Tropisurus 463
–, fissispinus 463
Trypamidium 59
Trypanosoma 4, 38
–, brucei 56, 57, 285, 340
–, congolense 37, 56, 57, 340
–, cruzi 340
–, equinum 242, 285
–, equiperdum 37, 55, 242
–, evansi 37, 56, 59, 242, 285
–, melophagium 60, 239
–, simiae 37
–, theileri 37, 60, 205
–, theodori 60
–, vivax 37, 56, 57, 58
Trypanosomatidae 4, 55
Trypanosomatose 55
Trypanosomenkultur 37
Trypanotoleranz 24, 58
Trypsin-Verdauungs-Technik 34
Tsetsebekämpfung 58
Tsetsefliegen 16, 56
Tupfpräparate 74
Turbellaria 6
Typhlocoelum 7
Tyrophagus 15
Tyroglyphidae 15
Tyroglyphus 15
Tyzzeria 5
–, parvula 438
–, perniciosa 438

Ueberwinterung 20, 70, 116, 148, 153, 155, 176, 226, 284, 457, 458
Umwelt 23
Uncinaria 12, 33, 364
–, stenocephala 385, 386, 387
Undulierende Membran 2

Vagina 8
Vaginitis 62
Vakzination 25, 28, 84, 100, 133, 156, 187, 460
Valbazen 121, 127, 136, 156, 189, 383
Valkampfia 5
Valvata 446
Vapona Halsband 378
Varestrongylus 483
–, capreoli 483
–, sagittatus 483
Variabilität 21
Varroa jacobsoni 515
Varroatose 515
Venerie 371
Verdauungsmethode 47, 298, 311
Verdünnungseffekt 208

Versand von Untersuchungsmaterial
   39, 40
Verseuchungsgrad 20
Vestibulitis 62
Vielfachteilung 4
virulent 21, 78
Virulenz 21
Vitellarium 6, 8
vivipar 11
Viviparus 446
Volieren 498
Voreuterekzem 199
Vormagenflora 1
Vulvaklappe 151

Wadenstecher 231
Wanderlarven 285
Wanderphase 116, 325
Wanderschäferei 176, 177
Wanzen 16, 477
Wartefrist 30, 324
Wartewirt 19, 331
Waschverfahren 48
Wasserassel 465
Wasserschnecke 366
Weidehygiene 7, 156, 187
Weidekontamination 166, 177, 188
Weidemanagement 20, 120, 187
Weidemelioration 27
Weideumtrieb 155
Weidewechsel 27, 186, 190, 191, 256
Wehrdikmansia 486
–, rugosicauda 486

Wellensittich 439
Werneckiella 15, 283
–, equi asini 283
–, equi equi 283
Wespen 228
white spots 195
Widerristschäden 278
Wildbret 484
Wildesellaus 282
Wildgeflügel 494
Wildgehege 480, 494
Wildtiere 81, 94
Wilhelmia 16
–, equina 225, 283
Wimperlarve 113
Windeier 448
Winter-Dictyocaulose 153
Winterfütterung 486
Winter-Ostertagiose 166, 171, 187
Wintertotenfall 514
Wirt 2, 18
Wirt-Parasit-Verhältnis 1, 2, 23
Wirtsresistenz 461
Wirtsspektrum 23
Wirtsspezifität 18, 21, 24
Wirtswechsel 7, 18
Wohlfahrtia 16, 232, 234
Woo-Methode 58
Wuchereria 13
Wundmyiasis 489
Wurmkälber 195
Wurmknötchen 160, 162, 264, 483
Wurmspinnen 14

Zandersches Breiverfahren 514
Zanil 121
Zebrina 125, 160, 163
Zecken 28, 202, 280, 333
Zeckenfieber 206
Zellinfiltrationen 22
zelluläres Abwehrsystem 22
Zerkarien 7, 113
Zestoden 134, 253, 290, 367, 459
Ziliaten 2, 4, 112, 250
Zilien 2, 4, 5
Zinkchlorid 402
Zinksulfat 402
Zirrhose 132
Zirrusbeutel 7, 8
Zoalen 429, 431, 432
Zönurose 142
Zoomastigophora 4
Zoonosen 26, 33, 145, 291, 392
Zuggeißel 2
Zungenwurm 14, 201, 400
Zweiflügler 222
Zweiteilung 4
Zwergschlammschnecke 113
Zwischenwirt 18
Zwitter 6
Zyklische Übertragung 60
Zysten 4, 76
Zystenwand 72, 85
Zystizerkoid 253
Zystomere 106
Zytopyge 4
Zytostom 4
Zytotoxizität 25, 57

Handbuch der Schutzimpfungen in der Tiermedizin

Von Prof. Dr. Drs. h. c. A. Mayr, München, Prof. Dr. G. Eißner, Tübingen und Prof. Dr. B. Mayr-Bibrack, München. 1983. Ca. 1100 Seiten mit ca. 160 Abbildungen, davon ca. 55 farbig. Leder Ca. DM 380,-

Durch die Fortschritte speziell der Immunologie und Pathogenese von Infektionskrankheiten ist die Schutzimpfung in der Veterinärmedizin zu einem eigenständigen Lehr-und Fachgebiet geworden, das erstmalig in diesem neuen Handbuch als Gesamtbereich ‚Schutzimpfung und prophylaktische Medizin' umfassend dargestellt wird.

Der allgemeine Teil des Werkes beschäftigt sich u. a. mit den Grundlagen der Bekämpfung von Infektionskrankheiten einschließlich der veterinärbehördlichen Maßnahmen, mit den Immunitätsvorgängen und den Wesenskriterien aktiver und passiver Schutzimpfungen sowie mit der Herstellung und Prüfung von Impfstoffen und Immunseren und den Applikationsarten.

Im speziellen Teil werden die derzeit möglichen Schutzimpfungen mit ihren Vor- und Nachteilen bei den einzelnen Krankheiten besprochen. Entsprechend ist er gegliedert in Viruskrankheiten, bakterielle Krankheiten, Mykosen, Krankheiten durch Protozoen und metazoische Parasiten, infektiöse Faktorenkrankheiten und Fischkrankheiten, wobei die für die Gesundheit von Mensch und Tier besonders gefährlichen Seuchen und Krankheiten, gegen die es außer der Schutzimpfung keine anderen Bekämpfungsmethoden gibt, im Vordergrund stehen.

Aus der Praxis für die Praxis geschrieben, zeigt das wichtige Werk Grundlagen, Anwendung und Grenzen einer Immunprophylaxe bei Nutz-, Haus-, Sport-, Zoo- und Wildtieren einschließlich der Fische. Es wendet sich damit nicht nur an die Studierenden und Praktiker der Veterinärmedizin und der benachbarten Disziplinen wie Biologie, Biochemie, Mikrobiologie und Landwirtschaft, sondern auch an Tierzüchter, -halter und -betreuer, an Amtsärzte und Amtstierärzte im öffentlichen Gesundheits- und Veterinärdienst, an Hersteller von Impfstoffen sowie an alle einschlägigen Bibliotheken.

Zentralblatt für Veterinärmedizin Journal of Veterinary Medicine

Reihe B: Infektions- und Invasionskrankheiten, Mikrobiologie (Bakteriologie, Virologie, Mykologie), Immunbiologie, Parasitologie, Tierhygiene, Lebensmittelhygiene, Pathologie der infektiösen und parasitären Erkrankungen.

Hrsg.: Prof. Dr. M. Berchtold, Zürich; Prof. Dr. DDr. h. c. A. Mayr, München; Prof. Dr. Dr. h. c. H. Spörri, Zürich; Prof. Dr. E. G. White, Liverpool.

Erscheinungsweise: Jährlich 10 Hefte, die jeweils einen Band bilden. Jedes Heft umfaßt etwa 5 1/2 Druckbogen à 16 Seiten. Abonnementspreis 1983: DM 890,- zzgl. Versandkosten.

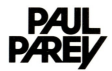

Berlin und Hamburg

Einführung in die veterinärmedizinische Immunologie

für Tiermediziner, Biologen und Agrarwissenschaftler

Von Prof. I. R. Tizard, Ontario/Canada. Bearb. und übers. von Prof. Dr. H. G. Buschmann, München. 1981. 363 S. mit 161 Abb. und 52 Tab. Balacron brosch. DM 48,80. (Pareys Studientexte 30)

Den Studierenden der Tiermedizin, Biologie und der Agrarwissenschaften bietet das Buch eine erste, elementare Einführung in die Immunologie, wobei zugleich die in der Praxis tätigen Tierärzte und Biologen eine Übersicht über die neuesten Forschungsergebnisse der Immunologie der Haustiere erhalten, auf denen dieser Studientext basiert. Dazu werden Grundlagen und Bedeutung der Immunreaktionen besonders herausgestellt; ein Gebiet, auf dem sich in den letzten Jahren eine gewaltige Entwicklung vollzogen und zu einer Vielzahl neuer Erkenntnisse und Fachbegriffe geführt hat.

Kompendium der allgemeinen Virologie

Von Prof. Dr. M. C. Horzinek, Utrecht. 1975. 172 S. mit 80 Abb. und 14 Tab. Balacron brosch. DM 29,–. (Pareys Studientexte 4)

Als Leitfaden und zugleich als Zusammenfassung des heutigen Wissens der allgemeinen Virologie führt das Buch durch dieses wichtige Teilgebiet der Biologie. Die aktuellen Probleme werden angesprochen und die Grundlagen für das Verständnis der Viruskrankheiten bei Mensch, Tier und Pflanze vermittelt, wobei Kenntnisse der Zellbiologie, der Immunologie, der Biochemie und der molekularen Genetik vorausgesetzt werden.

Kompendium der allgemeinen Immunologie

Von Dr. R. von Fellenberg, Zürich. 1978. 201 S. mit 64 Abb. und 21 Tab. und 2 Anhängen (28 Tab). Balacron brosch. DM 29,–. (Pareys Studientexte 20)

Nach einführenden und definierenden Kapiteln stehen im Hauptteil die Infektionserreger und Antigene im Organismus sowie die vielfältigen Immunreaktionen und ihre Korrelate im Mittelpunkt der Darstellung. Weitere Themen sind die neonatale Immunologie und Immuntoleranz, das Komplementsystem, die Überempfindlichkeitsreaktionen (Allergien) und die Autoimmunreaktionen sowie die Immunprophylaxe und -therapie.

Kompendium der allgemeinen medizinischen Bakteriologie

Von Prof. Dr. H. Frey, Bern. 1978. 227 S. mit 77 Abb. und 13 Tab. Balacron brosch. DM 28,– (Pareys Studientexte 19)

Vom strukturellen und funktionellen Aufbau der Bakterien, von ihrer Isolierung und Reinkultur, bis zu den pathogenen Mechanismen und zur bakteriologischen Untersuchung und der Beschreibung prophylaktischer und epidemiologischer Verfahren führt das Buch durch die medizinische Bakteriologie.
Es ist ausgerichtet auf die Anforderungen der Studierenden der Human- und Veterinärmedizin und wendet sich darüberhinaus auch an Ärzte, Tierärzte, Biologen und diagnostisch tätige Mikrobiologen.

Kompendium der medizinischen Mykologie

Von Prof. Dr. B. Gedek, München. 1980. 395 S. mit 195 Abb., davon acht farbig, und 34 Tab. Balacron brosch. DM 48,–. (Pareys Studientexte 25)

In zwei Hauptteile gegliedert, umfaßt das Buch den gesamten Bereich der medizinischen Mykologie. Der Allgemeine Teil bringt eine gründliche Einführung für die Studierenden beider medizinischen Disziplinen: Grundstrukturen und systematische Zuordnung der Pilze, ihre Fortpflanzung und Vermehrung, ihre Ernährung und Lebensweise, Stoffwechsel und Stoffwechselprodukte, Einteilung und Systematik, Vorkommen und Verteilung, Nachweis und Differenzierung von Pilzen und Toxinen, Methoden zur Erkennung von Pilzen mit medizinischer Bedeutung sowie von Mykotoxinen. In dem noch umfangreicheren Speziellen Teil des Buches, der für den praktizierenden Arzt und Tierarzt besonders wichtig ist, werden die einzelnen Pilzkrankheiten bei Mensch und Tier ausführlich und, wo immer möglich, nach einem einheitlichen Schema dargestellt. Das Buch wendet sich an die Studierenden und Praktiker der Human- und Veterinärmedizin sowie der Mikrobiologie und Parasitologie.

Berlin und Hamburg